AF141613

HANDBUCH DER MEDIZINISCHEN RADIOLOGIE

ENCYCLOPEDIA OF MEDICAL RADIOLOGY

HERAUSGEGEBEN VON · EDITED BY

L. DIETHELM　**O. OLSSON**　**F. STRNAD**
MAINZ　　　　　LUND　　　　FRANKFURT/M.

H. VIETEN　**A. ZUPPINGER**
DÜSSELDORF　　BERN

BAND/VOLUME I
TEIL/PART 1

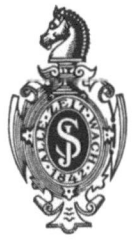

SPRINGER-VERLAG BERLIN HEIDELBERG GMBH 1968

PHYSIKALISCHE GRUNDLAGEN UND TECHNIK
TEIL 1

PHYSICAL PRINCIPLES AND TECHNIQUES
PART 1

VON · BY

L. ACKERMANN · A. BOUWERS · C. CARLSSON · K. DÜMMLING · U. GOERING
O. HAXEL · R. KREBS · S. LEDIN · K. LIDÉN · L. LORENTZON · G. A. MAGNI
H. MERGLER · F. W. SPIERS · H. SCHLEUSSNER · M. P. VISSER
F. WACHSMANN · E. S. WASSER † · E. ZIELER

REDIGIERT VON · EDITED BY

H. VIETEN
DÜSSELDORF

MIT 474 ABBILDUNGEN
WITH 474 FIGURES

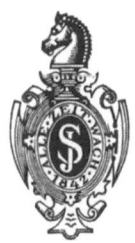

SPRINGER-VERLAG BERLIN HEIDELBERG GMBH 1968

Kein Teil dieses Buches darf ohne schriftliche Genehmigung des Springer-Verlages
übersetzt oder in irgendeiner Form vervielfältigt werden.

ISBN 978-3-642-95043-8   ISBN 978-3-642-95042-1 (eBook)
DOI 10.1007/978-3-642-95042-1

© by Springer-Verlag Berlin Heidelberg 1968
Ursprünglich erschienen bei Springer-Verlag Berlin Heidelberg New York 1968
Softcover reprint of the hardcover 1st edition 1968
Library of Congress Catalog Card Number 62-22437

Die Wiedergabe von Gebrauchsnamen, Handelsnamen, Warenbezeichnungen usw. in
diesem Werk berechtigt auch ohne besondere Kennzeichnung nicht zu der Annahme,
daß solche Namen im Sinn der Warenzeichen- und Markenschutz-Gesetzgebung
als frei zu betrachten wären und daher von jedermann benutzt werden dürften.

Titel-Nr. 5822

Vorwort

Es ist wohl die Eigenart der meisten „Handbücher", daß ihre Einzelbände nicht in numerischer Reihenfolge erscheinen. Das hat mehrere Gründe: Je mehr sich der in einem Handbuch zu bearbeitende Wissensbereich mit den verschiedensten Fachdisziplinen, z.B. der Medizin, überschneidet und je mehr andere Wissenschaften, wie Physik, Technik und Biologie, ihre Beiträge leisten müssen, um so schwieriger wird eine zeitliche Koordinierung. Hinzu kommt u.v.a., daß manche Gebiete bereits seit einiger Zeit einen (mehr oder weniger) endgültigen Entwicklungsstand erreicht haben und damit handbuchmäßig zumindest schneller bearbeitet werden können, während andere Fragestellungen ein gewisses „Abwarten" zweckmäßig und auch berechtigt erscheinen lassen.

Bei einem „Handbuch der Medizinischen Radiologie" spielen diese und auch noch viele andere Gesichtspunkte verständlicherweise hinsichtlich des Erscheinungstermins der einzelnen Bände eine ganz wesentliche Rolle.

Verlag und Herausgeber freuen sich, mit dem nunmehr abgeschlossenen Band I/1 allen Interessierten die „Basis" dieses Handbuches vorlegen zu können.

Grundlage der gesamten Radiologie sind die ionisierenden Strahlungen selbst und namentlich die am 8. November 1895 von W. C. RÖNTGEN (geb. 27. 3. 1845 in Lennep, gest. 10. 2. 1923 in München) entdeckten Bremsstrahlen, die ihm zu Ehren in aller Welt „*Röntgenstrahlen*" genannt werden, nachdem er sie selbst als X-Strahlen bezeichnet hatte.

Wegen dieser bewußten Verknüpfung mit dem Namen von RÖNTGEN ist es bedauerlich, daß man gelegentlich gerade diesen Namen des Entdeckers durch falsche Schreibweise, wie „Roentgen" oder „Rentgen", entstellt.

An dieser Stelle sei eine kurze geschichtliche Exkursion gestattet.

Die Vorgeschichte der Entdeckung der Röntgenstrahlen wurde eingeleitet durch die Versuche über elektrische Entladungen in verdünnten Gasen, die von DAVYS bereits 1822 durchgeführt wurden und deren Weiterführung in Entladungsgefäßen mit stark verdünnter Luft 1858/59 zur Entdeckung der *Kathodenstrahlen* durch PLÜCKER u. GEISSLER führte.

Weitere Untersuchungen der Eigenschaften dieser Kathodenstrahlen durch HITTORF u. CROOKES (1869) sowie die Entdeckung der *Kanalstrahlen* durch GOLDSTEIN (1886) liegen bereits unmittelbar auf dem Wege zu RÖNTGENS Entdeckung. Zwei Forscher waren ihr sicher so nahe, daß später, wenigstens einer von ihnen Prioritätsansprüche geltend machen zu können glaubte.

Als in der Folgezeit HERTZ (1892) und LENARD (1894) versuchten, die Kathodenstrahlen aus dem Entladungsgefäß durch dünne Metallfolien austreten zu lassen, um dann ihre Eigenschaften besser untersuchen zu können — und zwar spätestens zu diesem Zeitpunkt —, experimentierte man bereits unbewußt mit dem Bremsspektrum einer unbekannten Strahlung. Wahrscheinlich war diese Transformation von Kathodenstrahlen sogar schon viel früher in der als Antikathode wirkenden Glaswand der Entladungsröhren erfolgt. Die genannten Forscher erkannten auch, daß die aus dem Glaskolben „befreiten Kathodenstrahlen" in der Lage waren, fluorescierende Stoffe aufleuchten zu lassen und lichtempfindliche Photoemulsionen zu schwärzen. Eine neue Art von Strahlen wurde von ihnen jedoch nicht vermutet, jedenfalls nicht festgestellt.

In einer Studie zur Geschichte der Entdeckung der Röntgenstrahlen stellt Schreus (1963/64) zu den Versuchen von Hertz fest: „..., aber niemand kann heute sagen, was geschehen wäre, wenn er (Hertz) nicht über diesen Versuchen bereits 1894 gestorben wäre" [Radiologe *4* (1964), S. 27].

Es ist bekannt, daß Röntgen sich seit 1894 mit den ungeklärten Problemen der Kathodenstrahlen und insbesondere ihrer Wirkungen außerhalb des Entladungsgefäßes beschäftigte. Aus vielen Berichten ist zu schließen, daß er ungelöste Fragen vielleicht klarer als die anderen Experimentatoren erkannt hatte. Möglicherweise dachte auch er, genau wie Lenard (1888) und Zehnder (1890), der seine Versuche übrigens in Röntgens eigenem Institut durchgeführt hatte, an eine Strahlung im Bereich des Ultraviolett. Später (1896) hat Röntgen in einem Interview mit MacKenzie Davidson gesagt: „... er sei auf der Suche nach unsichtbaren Strahlen gewesen..." (Schreus a.a.O., S. 27). Am 8. November 1895 wurde diese Suche vom Erfolg gekrönt.

Die überragende Leistung von Röntgen besteht zweifellos darin, klar erkannt zu haben, daß tatsächlich eine neue Art von Strahlen die Ursache der außerhalb des Entladungsgefäßes beobachteten Wirkungen war. Gerade diese Erkenntnis war allen denen versagt geblieben, die vorher bereits unbewußt Röntgenstrahlen erzeugt hatten. Für die Priorität dieses „Erkennens" ist es auch vollkommen belanglos, ob der Institutsdiener Marstaller ein Aufleuchten des Fluorescenzschirmes zuerst gesehen hat oder nicht. Schließlich war bereits viel früher bei ähnlichen Versuchen das Aufleuchten fluorescierender Substanzen (Uranglas etc.) gesehen worden, ohne daß die wirkliche Ursache dieser Erscheinung erkannt worden war.

Wie umfassend dagegen bei Röntgen dieses Erkennen war, geht aus der Tatsache hervor, daß er bereits in seiner ersten, von ihm selbst als „vorläufig" bezeichneten Mitteilung, also innerhalb weniger Tage, die meisten Eigenschaften und Wirkungen dieser Strahlen erfaßt hatte.

Die Entdeckung der Röntgenstrahlen war auch die Geburtsstunde der medizinischen Radiologie; denn die berühmte „schwarze Linie" auf dem aufleuchtenden Bariumplatincyanürschirm, die zur Erkennung der neuen Strahlen führte, war das erste Röntgenbild eines Knochens, und zwar eines Knochens der Hand des Entdeckers. Auch bei seinem ersten Vortrag in der Sitzung der Würzburger physikalisch-medizinischen Gesellschaft am 23. Januar 1896 demonstrierte Röntgen ein Bild der Hand seines Kollegen und wies als Physiker dadurch eindringlich auf die medizinische Bedeutung der neuen Strahlenart hin.

Der diagnostischen folgte dann sehr bald auch die therapeutische Anwendung der Röntgenstrahlen, nachdem deren biologische Wirkungen erkannt worden waren.

Die Basis der medizinischen Radiologie wurde durch weitere Entdeckungen erweitert. Schon 1896 entdeckte Becquerel die *Radioaktivität* von Uranerzen, und 1898 isolierte das Ehepaar Curie aus der Pechblende das *Radium*, dessen γ-Strahlung die therapeutischen Möglichkeiten der Strahlenheilkunde wesentlich erweiterte.

Die Entdeckung der *künstlichen Radioaktivität* durch Joliot (1934) und die Nutzbarmachung der künstlich radioaktiven Isotope für die Medizin vergrößerten etwa seit 1940 den Umfang der Radiologie erheblich. Damit entwickelte sich die *Nuklearmedizin* als spezielles Arbeitsgebiet innerhalb der medizinischen Radiologie.

Künstlich radioaktive Isotope, namentlich *Kobalt-60*, und die *Elektronenbeschleuniger* (Wideroe, 1928; Kerst, 1942) gaben die Grundlage für die *Hochvolttherapie*, und es ist heute kaum abzusehen, welche Bedeutung Neutronen, Protonen, π-Mesonen oder andere Corpuscularstrahlen vielleicht in naher Zukunft für die Strahlentherapie erlangen werden. Sicher ist aber eines: Kernphysikalische Erkenntnisse werden immer eine der wesentlichen Grundlagen der medizinischen Radiologie sein.

Wie sehr unmittelbar nach der Entdeckung Röntgens die neuen Strahlen die ganze Welt beschäftigten, geht sehr anschaulich aus der Flut der Veröffentlichungen hervor, die bereits im Jahre 1896 erschienen. GLASSER hat in seiner Monographie über W. C. RÖNTGEN (Springer-Verlag, 2. Aufl. 1959) nicht weniger als 1044 Titel erfaßt, darunter 49 Bücher und Broschüren.

Die schnelle Zunahme neuer Techniken und Erkenntnisse in der diagnostischen und therapeutischen Anwendung der Röntgenstrahlen machten auch schon sehr bald für Lehre und Forschung zusammenfassende Darstellungen des gesamten Wissensgebietes erforderlich, die zwangsläufig zu handbuchartigen Bearbeitungen führten. So erschien das von GOCHT bereits 1898 herausgegebene „Lehrbuch der Röntgenuntersuchung zum Gebrauche für Mediziner" (Stuttgart, F. Enke) bereits 1903 in zweiter Auflage als „*Hand-buch der Röntgenlehre*". Seit der 3. Auflage (1911) erschien als „Anhang" dazu bis zum Jahre 1936 „*Die Röntgen-Literatur*" (Stuttgart, F. Enke). In dieser unvergleichlichen Sammlung ist das gesamte röntgenologische Schrifttum vom ersten Beginn an bis zum Jahre 1934 praktisch lückenlos enthalten.

An die Seite der „Röntgen-Literatur" trat ab 1926 das „*Zentralblatt für die gesamte Radiologie*" (Springer-Verlag), das als Referatenblatt die Gochtsche Tradition — leider mit einer tragischen Unterbrechung von 1944—1951 — bis zum heutigen Tage weiterführt.

Das Gochtsche „Handbuch der Röntgenlehre" erreichte bis 1921 insgesamt sieben Auflagen. Bis zu diesem Zeitpunkt und vor allem auch hinterher wurden auf radiologischem Gebiet noch mehrere „Handbücher" herausgegeben, die hier aber unmöglich einzeln aufgeführt werden können.

Die Zunahme der Erkenntnisse auf den verschiedenen Gebieten der Medizinischen Radiologie führte dazu, daß parallel zu diesen Handbüchern für das gesamte Fachwissen einzelne Gebiete, namentlich Röntgendiagnostik und Strahlentherapie in umfangreichen Werken bearbeitet wurden, von denen hier nur als Beispiele das H. MEYER herausgegebene „*Lehrbuch der Strahlentherapie*" (Berlin-Wien, Urban u. Schwarzenberg, 1925 bis 1929) und vor allem das „*Lehrbuch der Röntgendiagnostik*" von SCHINZ, BAENSCH u. FRIEDL (Leipzig, Thieme 1928), das in der neuesten Auflage bereits fünf Bände erreichen wird, genannt seien.

Zu erwähnen sind in diesem Zusammenhang auch die „Ergebnisse der medizinischen Strahlenforschung", die — herausgegeben von HOLFELDER, HOLTHUSEN, JÜNGLING u. MARTIUS und später auch von SCHINZ — zwischen 1925 und 1936 in sieben Bänden erschienen sind (Stuttgart, Thieme).

Trotz dieser und anderer hervorragender Werke blieb die Notwendigkeit eines Handbuches der *gesamten* Radiologie immer bestehen; sie nahm sogar um so mehr zu, je schneller sich etwa seit den 30er Jahren neben der Strahlen-Physik, -Technik, -Diagnostik und -Therapie weitere Spezialgebiete, wie die Strahlenbiologie und später die Nuclearmedizin, entwickelten.

Aus jener Zeit stammt das „*Handbuch der gesamten Strahlenheilkunde, Biologie, Pathologie und Therapie*" (München, J. F. Bergmann, 1927—1931) von P. LAZARUS und vor allem das von G. HOLZKNECHT großzügig geplante „*Handbuch der theoretischen und klinischen (allgemeinen und speziellen) Röntgenkunde*" (Wien: J. Springer, 1929—1931). Nachdem bereits drei Bände erschienen waren, blieb dieses umfassende Werk — nicht zuletzt durch den plötzlichen Tod seines Herausgebers — leider unvollendet.

Der 2. Weltkrieg machte die Herausgabe eines neuen Handbuches unmöglich. Daran änderte sich auch nach dem Kriege zunächst nichts.

Da aber gerade in dieser Nachkriegszeit die Medizinische Strahlenkunde auf allen Gebieten eine sprunghafte Weiterentwicklung erfuhr, war mittlerweile das Fach so groß geworden, und die radiologische Literatur hatte einen solchen Umfang erreicht, daß der einzelne Radiologe unmöglich das gesamte Gebiet auch nur annähernd noch in allen Einzelheiten übersehen, geschweige denn beherrschen konnte. Das ist sicher nicht der einzige Grund dafür, daß Bestrebungen nach einer Teilung der Strahlenheilkunde immer größer wurden. Wenn man trotzdem den großen Rahmen des Gesamtgebietes der Medizinischen Radiologie erhalten will, so ist dies nur möglich, indem man jedem, der auf einem bestimmten Sektor dieses Faches (Biologie, Diagnostik, Therapie usw.) arbeitet, wenigstens eine Möglichkeit schafft, sich in geeigneter Form über die anderen Teilgebiete erschöpfend zu unterrichten.

Das war der Hauptgrund für den Entschluß des Verlages und den Herausgeber, in einem — zweifellos sehr umfangreichen — Handbuch den heutigen Stand der Medizinischen Radiologie zusammenzufassen.

Seit 1963 sind nunmehr bereits acht Teilbände erschienen. Der vorliegende Band befaßt sich mit den physikalischen Grundlagen und Problemen der Röntgentechnik.

Es war gewiß keine leichte Aufgabe, für ein Handbuch der *medizinischen* Radiologie die physikalischen Grundlagen der Entstehung, der Eigenschaften und Wirkungen sowie des Nachweises und der Messung ionisierender Strahlen zu schreiben. Wir glauben aber, daß die Autoren diese Aufgabe gemeistert haben.

Band I/1 enthält außerdem die Kapitel über die Sichtbarmachung des zunächst latenten Röntgenbildes sowie über die photographischen und phototechnischen Grundlagen seiner Dokumentation, wozu auch die Bekämpfung der bildverschlechternden Wirkung der Streustrahlung sowie die Leuchtschirmphotographie gehören.

Elektronik und Automatisierung haben in der Röntgendiagnostik in den letzten zwei Jahrzehnten in kaum geahntem Maße an Bedeutung gewonnen. Über den heutigen Stand dieser Möglichkeiten und Methoden wird von kompetenter Seite berichtet.

Die zunehmende Kenntnis der biologischen Gefahren ionisierender Strahlen, über deren klinische Manifestationen in anderen Bänden noch mehrfach berichtet wird, erforderte auch hier spezielle Kapitel über Physik und Technik des Strahlenschutzes sowie über die zu seiner Verwirklichung und Überwachung zweckmäßige Dosimetrie.

Düsseldorf, im Juni 1967   H. VIETEN

Preface

It is a peculiarity of encyclopedic works that the separate volumes are not published in numerical order, and there are several reasons for this. When the subject matter is a branch of learning like medicine, which impinges upon a variety of other disciplines and contributions have to be obtained from other sciences, such as physics, biology and technology, the material becomes much more difficult to co-ordinate. There is also the fact that, while some sectors will have long since attained a more or less definitive stage of development and can readily be put into textbook form, others are still open to question and a certain delay is justified and even desirable.

In a "Encyclopedia of Medical Radiology" these and many other viewpoints understandably play a very essential part with regard to the publication date of individual volumes.

The publisher and editor are pleased to be able to present the now completed Vol. I/1 to all those interested as the "foundation" of this handbook.

The basis of all radiology is naturally ionizing radiation itself, in particular, the Bremsstrahlen discovered on 8 November 1895 by W. C. RÖNTGEN (born 27 March 1845 in Lennep, died 10 February 1923 in Munich); throughout the world these rays were called "*Röntgen rays*" in his honor, while he himself termed them X-rays.

Because of this intentional association with the name of RÖNTGEN it is regrettable that the name of the discoverer is sometimes distorted by the misspellings, "Roentgen" and "Rentgen".

At this point a short historical introduction would seem appropriate.

The history of the subject before the discovery of Röntgen rays began with experiments on electrical discharges in rarefied gases; these experiments were performed as early as 1822 by DAVYS. Continuation of these experiments with tubes containing highly rarefied air in 1858—1859 led to the discovery of *cathode rays* by PLÜCKER and GEISSLER.

Further investigations made by HITTORF and CROOKES (1869) concerning the characteristics of these cathode rays, and the discovery of canal rays by GOLDSTEIN (1886), led directly to RÖNTGEN'S discovery. Two researchers were surely so close to this discovery that later at least one of them thought he could claim priority rights.

In the period following this, HERTZ (1892) and LENARD (1894) attempted to control the release of cathode rays from the discharge tube by means of thin metal foil in order better to be able to investigate their characteristics. And at this time, at the latest, people were already unconsciously experimenting with the Bremsstrahlen spectrum of an unknown radiation. Probably this transformation of cathode rays had been achieved much earlier in the glass wall which acts as the anticathode in the discharge tube. The scholars mentioned also realized that the cathode rays "freed" from the glass tubes were capabel of making appropriate materials fluoresce and of blackening sensitized photographic emulsions. However they did not suspect a new type of radiation or at least did not determine it.

In a treatise on the history of the discovery of Röntgen rays SCHREUS (1963/64) states concerning the experiments of HERTZ, ". . . but no one can say today what would have happened if he (HERTZ) had not died in 1894 during these experiments" [Radiologie *4* (1964), p. 27].

It is known that RÖNTGEN had occupied himself with the unexplained problems of cathode rays since 1894, particularly with their effects outside the discharge tubes. It can be deduced from many reports that he had recognized unsolved problems perhaps more clearly than the other experimenters. It is possible that he also considered a radiation in the frequency region of ultraviolet, just as LENARD (1888) and ZEHNDER (1890) had done. As a matter of fact, the latter carried out his experiments in RÖNTGEN's own institute. Later (1896) RÖNTGEN made the statement in an interview with MacKENZEL DAVIDSON, "that he was looking for invisible rays . . ." (SCHREUS, *op. cit.*, p. 27). On 8 November 1895 this search was crowned with success.

RÖNTGEN's major contribution is without doubt that he clearly recognized that a new kind of ray was responsible for the effects observed outside the discharge tube. This particular realization had not occurred to the others who had already produced Röntgen rays without knowing it. For the priority of this "recognition" it is also completely irrelevant whether or not the institute employee, MARSTALLER, first saw illumination of the fluorescent screen. After all, illumination of fluorescent substances had previously been observed in such experiments without the true cause of this phenomenon being recognized.

On the other hand, how comprehensive this realization was with RÖNTGEN can be seen from the fact that within a few days he had included most of the characteristics and effects of these rays in his first report, which he himself termed "tentative".

The discovery of Röntgen rays was also the birth of medical radiology; for the famous "black line" on the illuminated barium-platinocyanide screen, which led to the recognition of the new rays, was the first Röntgen picture of a bone, and of a bone in the hand of the discoverer at that. Even in his first lecture at the meeting of the Würzburg Physical and Medical Society (Würzburger physikalisch-medizinische Gesellschaft) on 23 January 1896, RÖNTGEN demonstrated a picture of the hand of his colleague and clearly indicated, as a physicist, the medical importance of the new type of ray.

Therapeutic use of Röntgen rays followed close upon the heels of diagnostic use after the biological effects of the rays had become known.

The basis of medical radiology was extended by further discoveries. As early as 1896 BECQUEREL discovered the *radioactivity* of uranium ore, and in 1898 MARIE CURIE and her husband, isolated *radium* from pitchblende; the gamma rays of radium considerably increased the therapeutic possibilities of radiation treatment.

The discovery of *artificial radioactivity* by JOLIOT (1934) and the utilization of artificial radioactive isotopes in medicine have considerably enlarged the scope of radiology since 1940. Upon this basis *nuclear medicine* has developed as a special field within medical radiology.

The artificial radioactive isotopes, *cobalt-60*, and the *electron accelerator* (WIDEROE, 1928; KERST, 1942) provided the basis for *high-voltage therapy*, and it is hardly possible today to predict what importance neutrons, protons, π-mesons and other corpuscular rays may have for radiation therapy in the near future. One thing is certain: knowledge of nuclear physics will always be one of the foundations of medical radiology.

It can be seen clearly from the flood of publications which appeared as early as 1896 how intensely the new rays interested the entire world immediately after RÖNTGEN's discovery. In his monograph on W. C. RÖNTGEN (Springer-Verlag, 2nd. ed., 1959) GLASSER compiled no less than 1044 titles, among them 49 books and pamphlets.

The rapid increase in new techniques and discoveries in the diagnostic and therapeutic use of Röntgen rays also very soon necessitated summary presentations of the entire field of knowledge for teaching and research. These presentations of course became textbook treatises. Thus the "Lehrbuch der Röntgenuntersuchung zum Gebrauche für Mediziner" (Stuttgart, F. Enke) edited by GOCHT appeared in 1898 and the second edition in 1903 as the "Handbuch der Röntgenlehre". After the third edition (1911) "Die Röntgen-Literatur" (Stuttgart, F. Enke) appeared as a supplement until the year 1936. The entire röntgenological literature from the beginning to the year 1934 is contained in this incomparable collection with practically no omissions.

From 1926 on the "Zentralblatt für die gesamte Radiologie" (Springer-Verlag) joined the "Röntgen-Literatur". The "Zentralblatt" continues the GOCHT tradition as a journal to this day — unfortunately with a tragic interruption between 1944 and 1951.

GOCHT's "Handbuch der Röntgenlehre" went into seven editions by 1921. Before that time and especially afterward, several other "handbooks" were published in the radiological field, but it would be impossible to enumerate them here.

The increase of knowledge in the various areas of medical radiology led to the writing of extensive works parallel to these handbooks devoted to individual areas, namely Röntgen-diagnosis and radiation therapy. Of these one should mention the "Lehrbuch der Strahlentherapie" edited by H. MEYER (Berlin-Wien: Urban und Schwarzenberg 1925—1929) and especially the "Lehrbuch der Röntgendiagnostik" by SCHINZ, BAENSCH and FRIEDL (Leipzig: Thieme 1928), whose current edition will consist of 5 volumes already.

In this connection one may also mention the "Ergebnisse der medizinischen Strahlenforschung", edited by HOLFELDER, HOLTHUSEN, JÜNGLING and MARTIUS and later also by SCHINZ, which appeared in seven volumes from 1925 to 1936 (Stuttgart: Thieme).

In spite of these and other excellent works the need for a handbook on radiology as a whole remained; in fact the need increased after the 1930's as other special areas such as radiation biology and later nuclear medicine developed alongside radiation physics, radiation technology, radiation diagnosis and radiation therapy.

The "Handbuch der gesamten Strahlenheilkunde, Biologie, Pathologie und Therapie" (Munich: J. F. Bergmann 1927—1931) by P. LAZARUS dates from that time and especially the boldly planned "Handbuch der theoretischen und klinischen (allgemeinen und speziellen) Röntgenkunde" (Wien: J. Springer 1929—1931) by G. HOLZKNECHT. When seven volumes had appeared, this extensive work was unfortunately not completed, due in part to the sudden death of the editor.

The Second World War made the publication of a new handbook impossible, and the situation remained unchanged for some time after the war.

But medical radiation technique made a great leap forward in all fields in this very postwar period, and the subject had in the meantime grown so large, and the radiological literature had assumed such proportions that the individual radiologist could not even attempt to survey the entire area in all its details, let alone master it. This is certainly not the only reason that there was a greater desire to break up radiation therapy into smaller areas. Despite this, the whole subject of medical radiology can be preserved as an overall framework, but only if suitable facilities are provided for workers in particular sectors (biology, diagnosis, therapy etc.) to obtain up-to-date information on the other branches of the subject.

This was the main reason for the decision of the publisher and the editor to summarize the present level of achievement of medical radiology in an undoubtedly very extensive handbook.

Since 1963 eight volumes have appeared. This volume deals with the physical foundations and problems of Roentgen ray technology.

It was certainly no easy task to compile a handbook of medical radiology covering the physical bases of the origin, characteristics, and effects, as well as the proof and measurement of ionizing radiation. But we believe that the authors have accomplished this task. In addition, Volume I/1 contains chapters on the production of the latent Röntgen image and on the photographic and technical bases for its documentation. Included here is fluorescent screen photography, as well as the attempts to combat the fogging effect of stray radiation.

During the past two decades, the importance of electronics and automation in medical radiology has increased beyond all expectation. A report on the present level of these possibilities and methods is given by experts in these fields.

The clinical manifestations of the biological dangers of ionizing radiation are reported in other volumes. Here, however, the growing volume of knowledge has made it necessary to include special chapters on the physics and technology of radiation protection as well as on the dosimetry appropriate for its implementation anol control.

Düsseldorf, June 1967

H. VIETEN

Inhaltsverzeichnis

Inhaltsübersicht zu Band I/2

Mitarbeiter von Band I/1

Dr. Lothar Ackermann, 624 Königstein/Taunus, Friedrich-Bender-Straße 12

Professor Dr. Albert Bouwers, N. V. Optische Industrie „de Oude delft", van Miereveltlaan 9, Delft (Holland)

Dozent Dr. Carl Carlsson, Lunds Universitet Radiofysiska Institutionen, Lasarettet, Lund (Schweden)

Dipl.-Ing. Klaus Dümmling, Erlangen, Hedenusstr. 31

Ulrich Goering, 852 Erlangen, Bissingerstr. 32

Professor Dr. Otto Haxel, 6900 Heidelberg, Philosophenweg 12

Dipl.-Ing. R. Krebs, N. V. Optische Industrie „de Oude delft", van Miereveltlaan 9, Delft (Holland)

Dr. Sven Ledin, Edsbergsgränd 6, Hägersten 10 (Schweden)

Professor Dr. Kurt Lidén, Lunds Universitet Radiofysiska Institutionen, Lasarettet, Lund (Schweden)

Dipl.-Ing. Lars Lorentzon, Statens Strålskyddsinstitut, Karolinska sjukhuset, Stockholm 60 (Schweden)

Direktor G. Albert Magni, Lidingö, Skyttevägen 30 (Schweden)

Dr. Hermann Mergler, 6231 Oberliederbach, Kirchweg 6

Professor Dr. F. W. Spiers, Department of Medical Physics, The University of Leeds The General Infirmary, Leeds 1, Yorkshire (England)

Dr. H. Schleussner, 6000 Frankfurt a. M. 10, Nansenring 26

Dr. M. P. Visser, Koninklijk Meteorologisch Instituut, De Bilt, Holland

Professor Dr. Ing. Felix Wachsmann, Gesellschaft für Strahlenforschung, 8042 Neuherberg, Ingolstädter Landstr. 1

Dr. Eric Wasser†, Stockholm

Dr. Erich Zieler, 2 Hamburg 39, Gryphiusstraße 2

A. Entstehung, Eigenschaften und Wirkungen ionisierender Strahlen

Von

O. Haxel

Mit 52 Abbildungen

I. Ionisierende Strahlen

1. Einleitung

Bei der Absorption von Röntgenstrahlen oder anderen ionisierenden Strahlen in einem Edelgas, z.B. Helium, entstehen Elektronen, Ionen und angeregte Heliumatome. Stört man den Vorgang nicht durch ein elektrisches Feld, das die positiven Ionen und negativen Elektronen trennen würde, so vereinigen sich diese wieder — sie rekombinieren — zu neutralen Heliumatomen. Ebenso geben die angeregten Heliumatome ihre Anregungsenergie durch Lichtausstrahlung oder bei Stößen mit Nachbaratomen ab und kehren alsbald wieder in den normalen Grundzustand zurück. Bei allen diesen Vorgängen wird Energie frei, die zu einer Erwärmung des Gases führt. Schaltet man die ionisierende Strahlung ab, so befindet sich Bruchteile von Sekunden später das Helium wieder in seinem Ausgangszustand.

Abgesehen von der zugeführten Wärmemenge, die der absorbierten Strahlungsenergie äquivalent ist, hat die Röntgenstrahlung im Heliumgas keine bleibende Veränderung hinterlassen.

Anders liegen die Dinge, wenn die Röntgenstrahlung nicht in einem Edelgas, sondern in einem chemisch weniger stabilen System, z.B. in Luft, absorbiert wird. Aus den gebildeten Stickstoff- und Sauerstoffionen können sich jetzt Stickoxyde und Ozon bilden, so daß nach der Bestrahlung neben der Temperaturerhöhung eine chemische Veränderung zurückbleibt. In noch stärkerem Maße treten solche bleibenden chemischen Veränderungen bei den hochmolekularen organischen Substanzen des lebenden Gewebes auf. Diese chemischen Produkte, deren Natur und vor allem deren weitere Reaktionen bis heute noch sehr unvollkommen aufgeklärt sind, rufen die biologischen Wirkungen der ionisierenden Strahlung hervor.

Das auffallendste Merkmal der ionisierenden Strahlung ist dabei, daß bereits sehr kleine Energiemengen erhebliche biologische Wirkungen hervorrufen. So entspricht eine Dosis von $500 R$ an ionisierender Strahlung, die bei Ganzkörper-Bestrahlung beim Menschen eine 50 %ige Mortalität zur Folge haben würde, nur einer Energiezufuhr von $1,2 \cdot 10^{-3}$ kleiner Calorien pro Gramm Gewebe. Bei kurzzeitiger Zufuhr dieser Dosis erwärmt sich das Gewebe nur um $1/_{1000}\,^{0}$C, d.h. die Wärmewirkung wäre nicht zu empfinden und nur sehr schwer zu messen.

Der Biologe und Mediziner, der eine Strahlendosis definieren und messen will, ist daher in der Regel auf die physikalische Ermittlung der durch die Strahlung erzeugten Ionisation angewiesen. Bei der Auswertung biologischer Experimente und bei medizinischen Anwendungen muß er sich dabei im klaren sein, daß ein und dieselbe physikalisch ermittelte Dosis in Geweben verschiedener Art auch verschiedene biologische Wirkungen entwickeln kann und daß auch in ein und demselben Gewebe die biologische Wirkung davon abhängen kann, in welcher Zeit die Dosis verabreicht wurde. Ferner ist zu beachten, daß die meisten physikalischen Geräte nur die Zahl der Ionisationsakte zu messen vermögen, nicht aber deren räumliche Verteilung. Schließlich wäre noch darauf hinzuweisen, daß im Gebiet der Ultraviolett-Strahlung die Proportionalität zwischen biologischer Wirkung und Ionisationswirkung ganz verlorengeht, da diese Strahlung biologisch sehr wohl wirksam ist, jedoch ein Gas nicht zu ionisieren vermag. Trotz dieser Einschränkungen ist für den Radiologen die Kenntnis der Physik der ionisierenden Strahlung und der physikalischen Meßmethoden die zuverlässigste Grundlage für die Beurteilung des Umfangs der biologischen Wirkung einer zu verabreichenden Strahlendosis.

2. Der Ionisationsprozeß

Gase sind bei Zimmertemperatur ausgezeichnete Isolatoren, da Gasatome und Gasmoleküle ohne äußere Eingriffe elektrisch neutral sind.

In Tabelle 1 sind die Energien eingetragen, die einem Atom bzw. einem Molekül mindestens zugeführt werden müssen, damit ein Elektron abgespalten werden kann. Als Energiemaß ist die Einheit Elektron—Volt (eV) gewählt. (1 eV $=1,602\cdot10^{-19}$ Ws $= 1,602\cdot10^{-12}$ erg.) 1 eV ist diejenige Energie, die ein Elektron erhält, das eine Potentialdifferenz von einem Volt durchfällt. Zum Vergleich sei angegeben, daß bei 20°C die mittlere kinetische Energie eines Gasmoleküls infolge der Wärmebewegung 0,038 eV

Tabelle 1. *Ionisierungsenergien einiger Gase*

Ionisationsprozeß	Ionisierungsenergie in eV	Ionisationsprozeß	Ionisierungsenergie in eV
$He \to He^+ + e^-$	24,48	$H_2 \to H_2^+ + e^-$	15,8
$Ne \to Ne^+ + e^-$	21,47	$O_2 \to O_2^+ + e^-$	12,5
$A \to A^+ + e^-$	15,68	$N_2 \to N_2^+ + e^-$	15,8
$Kr \to Kr^+ + e^-$	13,94	$CH_4 \to CH_4^+ + e^-$	14,5
$Xe \to Xe^+ + e^-$	12,08	$CO_2 \to CO_2^+ + e^-$	14,4

beträgt oder anders ausgedrückt, daß bei einer Temperatur von 10 000°C die mittlere kinetische Energie der Moleküle erst 1,33 eV beträgt und damit immer noch 10mal kleiner ist, als die Ionisierungsenergie von Gasen. Die in der Tabelle 1 angegebenen Zahlenwerte machen es verständlich, daß bei Zimmertemperatur keinerlei spontane Ionisation durch Temperaturbewegung auftreten kann. Um meßbare Ionendichten zu bekommen, bedarf es Temperaturen von mehreren 1000°C oder einer anderen Form der Energiezufuhr, die einem einzelnen Atom ein Vielfaches seiner thermischen Energie zu übertragen vermag, wie dies die ionisierende Strahlung tut.

Mit den oben angestellten Überlegungen scheint zunächst die Beobachtung in Widerspruch zu stehen, daß Gase in der Umgebung glühender Körper mit Temperaturen unter 1000° C eine gut beobachtbare Leitfähigkeit zeigen. Die Entstehung dieser Ladungsträger ist darauf zurückzuführen, daß die Austrittsarbeit für Elektronen aus festen Körpern erheblich kleiner ist als die Ionisierungsenergie einzelner Atome und Moleküle im Gaszustand.

Die für einen Ionisationsprozeß notwendige Energie kann einem Atom durch raschfliegende Partikel (Corpuscularstrahlung) oder durch elektromagnetische Wellen (Photonenstrahlung) übertragen werden, sofern die Partikelenergie bzw. Quantenenergie des Photons groß genug ist, um zu ionisieren.

Die Corpuscularstrahlen ionisieren direkt durch Stoß, indem sie aus dem Atom, das sie durchqueren, ein Elektron herausstoßen. Die Photonenstrahlen ionisieren indirekt, indem sie die Energie eines Strahlungsquantes ganz oder teilweise auf ein Elektron übertragen, das nun infolge seiner kinetischen Energie längs seiner Bahn als Corpuscel ionisiert (s. Abb. 1).

Der mittlere Energieaufwand zur Bildung eines Ionenpaares, der sog. *Ionisationsaufwand*, ist erheblich größer als die in Tabelle 1 angegebenen Werte, da zusätzlich zur Ionisation noch ein Teil der Corpuscelenergie für Lichterregung und für direkte Wärmeproduktion verbraucht wird. In Luft beträgt der Ionisationsaufwand mehr als das doppelte der in Tabelle 1 angegebenen Werte, nämlich 34,7 eV.

Für die Meßtechnik ist dabei wichtig, daß der Ionisationsaufwand weitgehend von der Geschwindigkeit und sogar von der Art der ionisierenden Partikel unabhängig ist und nur von der Natur des ionisierten Gases abhängt. Die Gesamtzahl der von einem Corpuscularstrahl oder einem Strahlungsquant in einem Gas erzeugten Ionen hängt daher nur von der Energie der Corpuscel bzw. des Quantes ab. Daher kann aus der Zahl der gebildeten Ionen die Energie einer absorbierten Corpuscel bzw. eines absorbierten Quantes ermittelt werden.

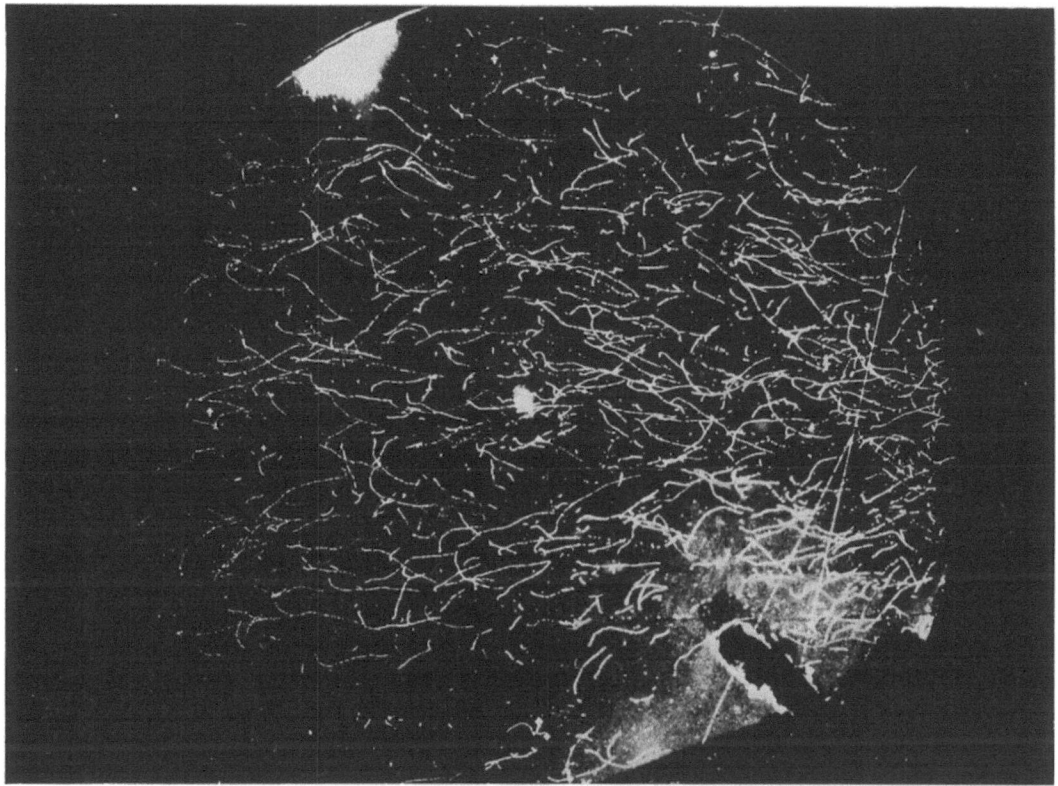

Abb. 1. Sekundärelektronen (meist Compton-Elektronen) einer Kobalt 60-Quelle, die sich rechts außerhalb des Bildes befindet, aufgenommen mit einer Wasserstoffblasenkammer (s. S. 19). Während der Aufnahme wurde die Kammer am rechten Bildrand von einem energiereichen Höhenstrahl (wahrscheinlich μ-Meson) durchsetzt, der ein energiereiches Sekundärelektron erzeugt hat. Kammerdurchmesser 30 cm

3. Nomenklatur der ionisierenden Strahlen

a) Corpuscularstrahlen

Corpuscularstrahlen sind rasch fliegende Masseteilchen, die Elektronen, Ionen, Atome, Moleküle, Neutronen oder Mesonen sein können.

Elektronenstrahlen, die in einer Gasentladungsröhre oder mit Hilfe einer Glühkathode erzeugt werden, bezeichnet man meist als *Kathodenstrahlen*, da die Kathode ihr Ausgangspunkt ist. Elektronenstrahlen, die beim radioaktiven Zerfall von den Atomkernen emittiert werden, führen den Namen *β-Strahlen*. Kathodenstrahlen sind immer negativ geladen, ebenso die β-Strahlen der natürlich radioaktiven Kerne. Unter den künstlich erzeugten Radionukliden gibt es auch *Positronenstrahler*, die *Positronen*, das sind positive Elektronen, emittieren.

Positive Ionenstrahlen kann man aus einer Gasentladungsröhre austreten lassen, indem man die Kathode mit einem Kanal versieht, so daß die auf die Kathode zufliegenden positiven Ionen durch den Kanal den Entladungsraum verlassen können. Da noch vor einigen Jahrzehnten dies der einzige Weg war, um positive Ionenstrahlen zu erhalten, nennt man sie auch heute noch gelegentlich *Kanalstrahlen*. Meist spricht man jedoch von *Protonenstrahlen, Heliumstrahlen* usw.

Die beim radioaktiven α-Zerfall emittierten doppelt positiv geladenen Heliumkerne sind die *α-Strahlen*.

Bei geeigneten Kernreaktionen, insbesondere im Innern von Uranreaktoren, werden Neutronen gebildet. Die *Neutronenstrahlen* können, da sie keine elektrische Ladung tragen, nicht selbst ionisieren. Beim Zusammenstoß mit Atomkernen übertragen sie jedoch einen Teil ihrer kinetischen Energie auf diese und machen sie dadurch zu ionisierenden *Rückstoßkernen*.

In der *kosmischen Höhenstrahlung* (s. Abb. 1, 6 und 8) treten neben Protonen, Elektronen und γ-Strahlen kurzlebige Teilchen hoher Energie auf, deren Masse zwischen der der Elektronen und der der Nucleonen liegt, die deshalb *Mesonen* genannt werden. Die Natur dieser Teilchen, von denen heute eine Vielzahl bekannt geworden ist, wird in der Hochenergiephysik mit großen Beschleunigern studiert. Die durchdringende Komponente der *kosmischen Höhenstrahlung* auf Seehöhe besteht größtenteils aus den sog. *μ-Mesonen*.

Hyperonen sind kurzlebige Teilchen, deren Masse etwas größer als die des Protons ist. Sie zerfallen in Protonen und Mesonen. Zu den meisten Teilchen gibt es sog. Anti-Teilchen, die die entgegengesetzte Ladung der normalen Teilchen haben. So gibt es beispielsweise ein negatives Antiproton. Treffen Antiteilchen und Teilchen zusammen, so zerstrahlen sie in Mesonen oder Photonen. Das Positron ist das Antiteilchen des Elektrons. Positron plus Elektron zerstrahlen in zwei γ-Quanten. Eine Antimaterie, bestehend aus Antiprotonen, Antineutronen und Positronen, ist wahrscheinlich ebenso stabil wie unsere Materie. Bei der Begegnung von Materie und Antimaterie würden sich diese gegenseitig vernichten, und es würde dabei eine dem Energieäquivalent der beiden Massen entsprechende Photonenstrahlung erzeugt.

Antiteilchen, Hyperonen und Mesonen sind für radiologische Anwendungen uninteressant, da ihre Erzeugung zu aufwendig ist und ihre Verwendung keine nennenswerten Vorteile gegenüber den konventionellen Strahlungen bieten würde.

Zur natürlichen Strahlenbelastung des Menschen am Erdboden durch die Höhenstrahlung tragen nur die μ-Mesonen neben Elektronen, Protonen und deren Bremsstrahlung und Vernichtungsstrahlung bei.

b) Photonenstrahlen

Photonenstrahlen sind elektromagnetische Wellen. Sie können ionisieren, wenn ihre Quantenenergie $E = h\nu$ größer als die Ionisierungsenergie des durchstrahlten Gases ist; dabei bedeutet $h = 6{,}625 \cdot 10^{-27}$ erg·sec eine der wichtigsten physikalischen Naturkonstanten, das Plancksche Wirkungsquantum und ν die Frequenz der Strahlung.

Da die Frequenz in dem hier interessierenden Gebiet der *Röntgenstrahlen* nicht direkt zu messen ist, wohl aber die Wellenlänge λ, charakterisiert man die Photonenstrahlung häufig durch ihre Wellenlänge λ, die mit der Frequenz durch die Beziehung $\nu\lambda = c$ verknüpft ist, wobei $c = 2{,}998 \cdot 10^{10}$ cm/sec die Lichtgeschwindigkeit, d.h. die Ausbreitungsgeschwindigkeit aller elektromagnetischen Wellen im Vakuum ist.

Zur Umrechnung der Quantenenergie E in Wellenlängen ist die Beziehung

$$\lambda = \frac{c}{\nu} = \frac{ch}{E} = \frac{12{,}40}{U} \cdot 10^{-8}\,\text{cm},$$

wobei U in Kilovolt einzusetzen ist, von Nutzen.

Bei Röntgenstrahlen wird die Wellenlänge meist in Ångström-Einheiten Å (1 Å = 10^{-8} cm) oder in X-Einheiten (1 $X = 10^{-11}$ cm) angegeben. Das für die Medizin interessante Gebiet der Röntgenstrahlen umfaßt den Wellenlängenbereich von einigen Ångström-Einheiten bis herab zu 0,001 Ångström-Einheiten, entsprechend Quantenenergien von einigen keV bis zu 10^4 keV. Im selben Bereich liegen auch die Wellenlängen und

Quantenenergien der beim radioaktiven Zerfall ausgesandten *γ-Strahlen*, die physikalisch mit den Röntgenstrahlen identisch sind. Noch wesentlich kurzwelligere Strahlen kommen in der *kosmischen Höhenstrahlung* vor und in den Speziallaboratorien der Hochenergiephysik.

Röntgenstrahlen mit größeren Wellenlängen als 10 Å, spielen in der medizinischen Anwendung keine Rolle, da die Durchdringungsfähigkeit mit abnehmender Quantenenergie stark abnimmt, so daß diese Strahlung die Röhrenwand der Röntgenröhren nicht mehr zu durchdringen vermag und schon auf einem Luftweg von wenigen Zentimetern völlig absorbiert wird. Experimente mit diesen Strahlen müssen im Vakuum ausgeführt werden. Bei Wellenlängen über tausend Ångström-Einheiten nimmt die Durchdringungsfähigkeit der Strahlen wieder rasch zu, da jetzt die Quantenenergie so klein geworden ist, daß keine Ionisationsprozesse mehr stattfinden können. In diesem Bereich spricht man nicht mehr von Röntgenstrahlen, sondern von Ultraviolettstrahlung. Mit weiter zunehmender Wellenlänge kommt man schließlich in das Gebiet des sichtbaren Lichtes (4000—8000 Ångström-Einheiten) (s. Tabelle 2).

Tabelle 2. *Photonenstrahlen*

Quanten-energie eV	Wellenlänge $1 \text{ Å} = 10^{-8} \text{ cm}$ $= 1000 \text{ XE}$	Gebräuchliche Bezeichnungen
1 eV	12400 Å	} Ultrarotes Licht sichtbares Licht (8000—4000 Å)
10 eV	1240 Å	} Ultra-Violett
10^2 eV	124 Å	} Ultra-Violett bzw. Röntgenlicht, das in Luft absorbiert wird
10^3 eV	12,4 Å	
10^4 eV	1,24 Å	sehr weiche Röntgenstrahlung
10^5 eV	0,124 Å	weiche Röntgenstrahlung mittelharte Röntgenstrahlung harte Röntgenstrahlung sehr harte Röntgenstrahlung
10^6 eV	$1,24 \cdot 10^{-2}$ Å	
10^7 eV	$1,24 \cdot 10^{-3}$ Å	ultraharte Röntgenstrahlung

γ-Strahlen

4. Die Rekombination der Ionen

Werden in einem Gasvolumen durch Strahlung α Ionenpaare pro cm³ und Sekunde gebildet, so steigen mit dem Einschalten der Strahlung die Ionendichten n^+ und n^- der positiven bzw. negativen Ionen zunächst an, erreichen aber sehr rasch einen Gleichgewichtswert, da sich die Ionen wieder rekombinieren und dadurch gegenseitig als Ladungsträger vernichten. Da in der Regel ebenso viele positive wie negative Ionen vorhanden sind, können wir setzen: $n^+ = n^- = n$. Für die Änderung der Ionendichte in einem Gasvolumen gilt dann die Gl. (1)

$$\frac{dn}{dt} = \alpha - \beta n^2 \tag{1}$$

Der Faktor $β$ wird Rekombinationskoeffizient genannt. Er ist von der Art des Gases, dessen Temperatur und dessen Druck abhängig, und ist in den Tabellen nachzusehen.

Wenn sich der Gleichgewichtszustand eingestellt hat, also ebenso viele Ionen durch Rekombination verschwinden wie durch die Einstrahlung entstehen, gilt

$$\alpha = \beta n^2 . \tag{2}$$

Unter der Einwirkung der normalen Umgebungsstrahlung (natürliche Radioaktivität und kosmische Höhenstrahlung) entstehen in der Atmosphäre dauernd etwa fünf Ionenpaare in der Sekunde und im cm³. Setzt man in Gl. (2) für den Rekombinationskoeffizienten den für Luft geltenden Wert von $\beta = 1{,}56 \cdot 10^{-6}$ cm³ · sec⁻¹ ein, so errechnet sich der Wert für die Ionendichte zu $n+ = n- = 1{,}8 \cdot 10^3$ Ionen pro cm³. Obgleich in der Atmosphäre in Bodennähe fast immer elektrische Felder in der Größe von einigen 100 V/m vorhanden sind, die (positive) Ionen herausziehen, ist die Ionendichte normalerweise höher als $1{,}8 \cdot 10^3$ Ionenpaare/cm³, da sich Ionen an die in der freien Atmosphäre immer vorhandenen Aerosolpartikelchen anlagern und damit an Beweglichkeit verlieren, wodurch der Rekombinationskoeffizient β und damit die Rekombination erheblich verkleinert wird.

Bei Messungen mit Ionisationskammern tritt die Rekombination als Störung auf. Ohne Rekombination ist der Strom, den eine Ionisationskammer liefert, unabhängig von der angelegten Spannung, der Zahl der in der Zeiteinheit erzeugten Ionenpaare, d. h. der Strahlungsintensität (Dosisleistung), proportional. Die Rekombination reduziert diesen Strom proportional zum Quadrat der Ionendichte. Die angelegte Spannung muß daher so hoch gewählt werden, daß die Ionen rasch abgezogen werden, damit die Ionendichte möglichst klein bleibt. Durch genügend hohe Spannungen kann bei geeigneter Konstruktion der Ionisationskammer immer erreicht werden, daß der durch Rekombination entstehende Fehler vernachlässigt werden darf.

5. Strahlendosis und Strahlendosisleistung

Bei der Anwendung von Medikamenten bezeichnet man mit dem Wort Dosis die Menge des verabreichten Medikamentes. Bezieht man die Dosis auf das Kilogramm Körpergewicht, so müßte man diese Dosis nach physikalischem Sprachgebrauch mit spezifischer Dosis bezeichnen. Wenn man im Zusammenhang mit ionisierender Strahlung von Dosis spricht, so ist immer diese spezifische Dosis gemeint.

Dementsprechend ist die Dosiseinheit das „R" (Röntgen genannt) so definiert, daß es diejenige Strahlendosis darstellt, die in 1 cm³ Luft von 0⁰ C und 760 mm Hg Druck — was 1,293 mg Luft entspricht —, Ionen eines Vorzeichens im Betrag von einer elektrostatischen Ladungseinheit erzeugt. Es ist also:

$$1\,R = \frac{1\ \text{Elektrostatische Ladungseinheit}}{1{,}293\ \text{mg Luft}} = \frac{2{,}58 \cdot 10^{-4}\ \text{Coulomb}}{1\ \text{kg Luft}}$$

In einem cm³ Luft unter Normalbedingungen (1,293 mg Luft) werden daher $2{,}08 \cdot 10^9$ Ionenpaare durch die Dosis 1 R geschaffen.

Das so definierte R ist physikalisch gesehen keine echte Dosis, es definiert die Dosis nur im Spezialfall der Absorption in Luft. Es charakterisiert aber nicht das, was den Mediziner und Biologen eigentlich interessiert, nämlich die absorbierte Strahlenmenge. Die absorbierte Strahlenmenge, die physikalisch in Energieeinheiten gemessen werden sollte, muß vielmehr aus der oben definierten R-Einheit von Fall zu Fall errechnet werden. Das ist lästig, aber leider nicht zu umgehen. Für Luft läßt sich die Energiemenge, die der Einheit 1 R entspricht, ohne Schwierigkeiten ausrechnen; man braucht dazu nur die Zahl der Elementarladungen, also die Zahl der Ionenpaare, die einer elektrostatischen Ladungseinheit entsprechen ($2{,}08 \cdot 10^9$), mit dem Ionisationsaufwand zu multiplizieren und erhält auf diese Weise, daß bei der „Dosis" 1 R rund 88 erg pro Gramm Luft absorbiert werden. Läßt man dieselbe „Dosis" auf Wasser oder Gewebe fallen, so werden pro Gramm Wasser oder Gewebe ungefähr 100 erg absorbiert. Noch größer ist bei mittelharten Röntgenstrahlen die Absorption in Knochensubstanz. Hier entspricht einem R eine absorbierte Energiemenge von etwa 300 erg pro Gramm Substanz.

Um den Bedürfnissen des Mediziners entgegenzukommen und eine physikalisch korrekte Dosisdefinition zu erhalten, wurde die sog. *Energiedosis* definiert. Unter Energiedosis versteht man die in einer Substanzmenge absorbierte Strahlenmenge, in Energieeinheiten gemessen. Die Einheit der Energiedosis ist das rad. Es gilt:

$$1\,\text{rad} = \frac{100\ \text{erg}}{1\ \text{g Substanz}}$$

Außer der klareren Definition bietet die Energiedosis keine Vorteile, denn es ist nicht möglich, eine Energiedosis direkt zu messen. Dies wäre nur über die Wärmewirkung möglich, die aber in dem für die Biologie interessanten Gebiet für eine Messung viel zu klein ist. Man ist deshalb darauf angewiesen, die Ionisation in Luft, also die Dosis in R (oft Ionendosis genannt) zu messen und daraus die Energiedosis auszurechnen. Der entsprechende Umrechnungsfaktor hängt vom Massenabsorptionskoeffizienten und damit von der Zusammensetzung des absorbierenden Materials und der Strahlenqualität ab. Die Diskussion über die geeignete Dosisdefinition und Dosiseinheit ist noch nicht abgeschlossen, ebensowenig wie die technische Entwicklung der Dosimetrie ionisierender Strahlen.

Unter der *Dosisleistung* versteht man die Dosis pro Zeit. Die Dosisleistung ist ein Maß für den Energiefluß. Entsprechend der Ionendosis bzw. der Energiedosis gibt es eine Ionendosisleistung, deren Einheit 1 R/sec ist und die Energiedosisleistung, deren Einheit 1 rad/sec ist. In der Regel erfassen die Meßinstrumente die Dosisleistung, aus der sich durch Multiplikation mit der Bestrahlungszeit die Dosis ergibt.

6. Physikalische Meß- und Nachweismethoden

a) Methoden der Dosismessung

Eine eingehende Beschreibung der heute wichtigsten Meßmethoden und -geräte bringt Kapitel B, so daß sich dieser Abschnitt auf die für das Verständnis des Folgenden notwendigen physikalischen Grundlagen beschränken kann. Für den Nachweis und die Dosimetrie ionisierenden Strahlen können folgende physikalische Wirkungen herangezogen werden.

α) Die Ionisation in Gasen und Festkörpern (Halbleiter).

β) Die Erzeugung von Licht (Fluorescenz und Phosphorescenz).

γ) Die photographische Wirkung und andere strahlenchemische Prozesse.

In der Radiologie ist in der Regel die Natur der verwendeten Strahlenquelle und damit deren Strahlenzusammensetzung bekannt, so daß an das Meßgerät nur die Forderung gestellt wird, die Dosis bzw. die Dosisleistung an der gewünschten Stelle zu ermitteln. Von Geräten dieser Art soll zunächst die Rede sein. Wird darüber hinaus an das Meßgerät die Forderung gestellt, auch die Strahlenzusammensetzung zu ermitteln, also Energie und Natur einer Corpuscularstrahlung oder die Quantenenergie einer Photonenstrahlung zu erfassen, so muß auf die komplizierten Meßmethoden der Kernphysik zurückgegriffen werden.

α) Ionisation in Gasen

Die Luftionisationskammer ist das technisch einfachste und damit zuverlässigste Gerät für exakte Dosismessungen. Sie besteht aus einer Kammer, in der sich zwei Elektroden befinden, an denen eine Spannung von einigen 100 V liegt. Durch das elektrische Feld werden die von der ionisierenden Strahlung gebildeten Ionen aus dem Gasraum abgesaugt und über die Elektroden dem elektrischen Meßgerät zugeführt.

Darf die Rekombination der Ionen vernachlässigt werden und ist durch geeignete Anordnung der Elektroden das Meßvolumen V gut definiert, so kann die Dosis direkt in R ermittelt werden, d.h. es ist eine Absolutmessung möglich, die sich direkt auf die Definition des Röntgen (R) stützt.

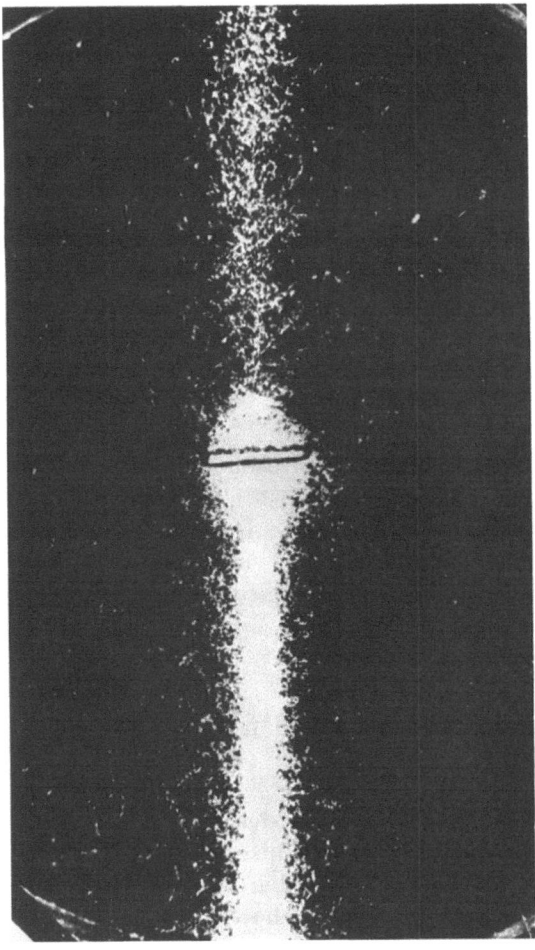

Abb. 2 zeigt den Durchgang eines eng ausgeblendeten, ungefilterten Röntgenstrahlenbündels durch die mit Luft gefüllte Kammer. In der Mitte der Kammer befindet sich ein Silberblech, das den größten Teil der Strahlung absorbiert. Die Röntgenstrahlen lösen im Gas eine sehr große Zahl von Photoelektronen aus, die das scharf ausgeblendete Strahlenbündel verlassen. Vor dem Durchgang durch das Silberblech ist die Zahl der Photoelektronen so groß, daß die Bahnen nicht einzeln sichtbar sind. Um das Silberblech ist die Ionisation besonders groß, da hier die Röntgenstrahlen eine starke Absorption erfahren und daher entsprechend viel Photoelektronen auslösen. Außerdem sind außerhalb des Röntgenstrahlenbündels einzelne Elektronenbahnen sichtbar. Diese stammen im wesentlichen von der K- und L-Fluorescenzstrahlung des Silberbleches, die nach der Absorption eines Röntgenquants in der K- bzw. L-Schale des Silbers emittiert wird und die Quantenenergie 22 bzw. 3 keV besitzt

Die vom Meßgerät angezeigte Elektrizitätsmenge Q beträgt dann:

$$Q = 2{,}58 \times 10^{-7} \cdot D \cdot V \cdot \varrho \ \frac{\text{Coulomb}}{R \cdot \text{Gramm}} \, ,$$

dabei ist die Dosis D in R, das Volumen in cm³ und die Dichte der Luft ϱ, die von Druck und Temperatur abhängt, in g/cm³ einzusetzen.

Mißt man die Dosisleistung $L = \dfrac{\text{Dosis}}{\text{Zeit}}$ in den Einheiten R/sec, so beträgt der zugehörige Ionisationsstrom I

$$I = 2{,}58 \cdot 10^{-7} \cdot L \cdot V \cdot \varrho \ \frac{\text{Ampere}}{R \cdot \text{Gramm}} \, .$$

Naturgemäß arbeitet die Ionisationskammer um so empfindlicher und genauer, je größer das Volumen V ist. Für Präzisionsmessungen möchte man gerne ein Volumen von einigen 100 cm³ haben. Das Meßvolumen kann jedoch nicht beliebig groß gemacht werden, denn eine Präzisionsmessung setzt voraus, daß das Strahlenfeld im Bereich des Meßvolumens genügend homogen ist.

Bei Messungen am Phantom besteht die Aufgabe darin, ein Strahlenfeld, das örtlich stark variiert, auszumessen. Für diesen Zweck muß das Meßvolumen der Kammer möglichst klein sein, damit über nicht zu große Bereiche gemittelt wird. Ferner möchte man bei Messungen am Phantom die Dosisleistung aus Strahlenschutzgründen klein halten. Mit diesen beiden Forderungen kommt man sehr rasch an die Grenze des technisch Möglichen, da bei einer Dosisleistung von 10^{-2} R/sec und einem Meßvolumen von 1 cm³ der Ionisationsstrom nur mehr $3 \cdot 10^{-12}$ A beträgt und somit nur mit einigem technischen Aufwand zu messen ist. Kleinkammern (Fingerhutkammern) eignen sich gut für Relativmessungen, was für die Praxis meist ausreicht, weniger gut für präzise Absolutmessungen.

Eine präzise Absolutmessung setzt voraus, daß entsprechend der Definition des Röntgen, die Strahlung im Gleichgewicht mit ihrer Sekundärstrahlung in Luft ist. Welche Probleme hierbei auftauchen, zeigt sehr eindringlich die in Abb. 2 wiedergegebene Wilson-Aufnahme (Wilsonsche Nebelkammer s. S. 18) eines Röntgenstrahles in Luft, der von unten kommend eine dünne Silberfolie durchsetzt. Vor der Silberfolie ist die Zahl der von dem Strahl erzeugten Ionen wesentlich größer als hinter der Folie, da ein Teil der Röntgenstrahlen in der Folie absorbiert wurde. In nächster Umgebung der Folie, zu beiden Seiten, ist jedoch die Ionendichte größer als an jeder anderen Stelle, da beim Absorptionsvorgang im Silber Sekundär-Elektronen ausgelöst werden, die zum Teil in die Luft austreten. In der Nähe der Folie ist daher die Strahlendosis durch Sekundärelektronen angehoben. Solche Übergangseffekte, die die Dosismessung völlig verfälschen würden, dürfen keinesfalls in der Kammerwand der Ionisationskammer auftreten, sie müssen vermieden werden. Die Erklärung für diesen Effekt, der immer auftritt, wenn Materialien mit verschiedenen Massenabsorptionskoeffizienten aneinander grenzen, bringt Kapitel V. 5.

In einer Präzisionsionisationskammer mit großem Meßvolumen kann man die obigen Übergangseffekte sehr leicht vermeiden, indem man den Strahl direkt aus Luft in das Meßvolumen eintreten läßt oder falls man Fenster verwenden will (meist dünne Kunststoffolien), indem man diese in solchem Abstand vom Meßvolumen anbringt, daß die Sekundärelektronen dieses nicht erreichen können. Bei Kleinionisationskammern, bei denen gedrängte Bauweise das oberste Ziel ist und bei denen möglichst auch eine von allen Seiten einfallende Strahlung gemessen werden soll, müssen die Sekundärelektronen aus dem Wandmaterial in Kauf genommen werden. Dies kann man tun, wenn das Kammermaterial oder wenigstens die Innenseite der Kammer aus sog. luftäquivalentem Material besteht, d.h. Material, dessen effektive Ordnungszahl ebenso groß ist wie die der Luft. Es gibt eine Reihe von technischen Ausführungen, in denen dies mit einer für die Praxis ausreichenden Genauigkeit erreicht wird.

β) Die Ionisation im Festkörper

In einem idealen Isolator gibt es keine freibeweglichen Elektronen, da diese alle für die Bindung der Gitterbausteine benötigt werden. Durch ionisierende Strahlung können jedoch Elektronen aus ihren festen Plätzen befreit werden, so daß bewegliche Elektronen und an den Auslösestellen überschüssige positive Ladungen, sog. positive Löcher entstehen. Meist können die beweglich gewordenen Elektronen auch bei Gegenwart von elektrischen Feldern nur kurze Wegstücke zurücklegen, da sie von Fremdatomen oder in Gitterstörungen eingefangen werden. Die positiven Löcher sind an sich unbeweglich, doch kann ein Loch durch ein Elektron des jeweiligen Nachbaratoms aufgefüllt werden, wodurch das positive Loch zu diesem übergeht. Auf diese Weise kommt eine scheinbare Wanderung positiver Ladungsträger, die sog. Löcherleitung, zustande. Da die Dichte der Festkörper rund 10^3mal größer ist als die der Gase und zudem der Ionisierungsaufwand etwa 10mal kleiner ist, wird die Zahl der von einer vorgegebenen Dosis geschaffenen Ladungsträger im Festkörper 10^4mal größer als im gleichen Gasvolumen. Trotz dieser Vorteile hat die Festkörperionisationskammer bis jetzt noch keinen Eingang in die Meßtechnik finden können, da die Driftlängen der Ladungsträger zu kurz und zu wenig reproduzierbar sind. In der Halbleitertechnik bahnt sich eine aussichtsreiche Entwicklung an, da hier der Leitungsmechanismus genügend beherrscht wird. Leider haben die Halbleiter einen zu hohen Nullstrom, d.h. eine Eigenleitung auch ohne äußere Einstrahlung. Auf dem Umweg über die Zählmethode läßt sich dieser Nachteil teilweise umgehen, was in Abschnitt 6 b (Zählmethoden) genauer ausgeführt wird.

γ) Lichtanregung durch ionisierende Strahlen

Corpuscularstrahlen und damit auch die Sekundärelektronen einer Röntgen- oder γ-Strahlung erzeugen beim Durchgang durch Gase, neben Ionen auch sichtbares Licht. Weiteres Licht entsteht bei der Rekombination der Ionen als sog. Rekombinationsleuchten. Die hierbei entstehenden Lichtintensitäten sind jedoch so gering, daß sie für Dosismessungen, wozu sie im Prinzip herangezogen werden können, technisch uninteressant sind. Nur die sog. Čerenkov-Strahlung hat in der Hochenergiephysik für Meßzwecke Eingang gefunden. Diese interessante Strahlung geht von schnellen Corpuscularstrahlen aus, deren Geschwindigkeit größer als die Lichtgeschwindigkeit in der durchstrahlten Materie ist. Die Čerenkov-Strahlung ist daher nur in Substanzen mit großem Lichtbrechungsindex wie Wasser und Glas beobachtbar. Das Čerenkov-Licht ist als elektromagnetische Kielwelle der fliegenden Partikel anzusehen, die sich ausbildet, wenn die Partikel schneller fliegen, als sich die elektromagnetische Welle in der durchsetzten Materie ausbreitet. Für Dosismessungen kommt die Čerenkov-Strahlung nicht in Frage, da energiearme Partikel keinen Beitrag geben können. In der Hochenergiephysik wird die Čerenkov-Strahlung gerne benützt, um Aussagen über die Geschwindigkeit von Partikeln zu erhalten. Das eindrucksvolle Leuchten im Reaktorkern von Schwimmbadreaktoren ist im wesentlichen Čerenkov-Strahlung, die von den Sekundärelektronen der γ-Strahlen im Wasser ausgeht.

δ) Fluorescenz

Die größte Lichtausbeute durch ionisierende Strahlen erhält man mit fluorescierenden Substanzen, wie sie für Leuchtschirme zum Sichtbarmachen von Röntgenbildern verwendet werden. Unter Fluorescenz versteht man das charakteristische, meist farbige Leuchten einer Substanz bei Bestrahlung. Bekannt ist die Fluorescenz vieler Stoffe im sichtbaren Gebiet bei der Bestrahlung mit ultraviolettem Licht. Nach der Stokesschen Regel muß das eingestrahlte Licht immer kurzwelliger sein als das ausgestrahlte, was physikalisch einleuchtend ist, denn es besagt, daß die Quantenenergie des eingestrahlten Lichtes größer sein muß als die des ausgestrahlten. Da die Energiebeträge, die bei einer Ionisation zur Verfügung stehen, wesentlich größer sind als die Quantenenergie des sichtbaren Lichtes (1,55—3,1 eV), kann die Fluorescenz auch durch ionisierende Strahlen aller Art angeregt werden.

Am eingehendsten ist das Zustandekommen der Fluorescenz in Kristallen untersucht und aufgeklärt. Sehr reine Kristalle zeigen keine oder nur eine schwache Fluorescenz. Erst durch Einbau von Fremdatomen, sog. Aktivatoren, in das Kristallgitter erhält man einen fluorescierenden Kristall, dessen Leuchtfarbe der Aktivator bestimmt. Die Konzentration der Aktivatoren (Cu, Ag, Mn, Cd, Tl und andere Atome) ist so gering (ca. $1^0/_{00}$), daß diese zur Absorption der einfallenden Strahlung praktisch nichts beitragen können; die Absorption findet im Grundgitter statt. Es muß daher im Kristall eine Energiewanderung geben, die einen Teil der absorbierten Energie von der Absorptionsstelle zu den Aktivatoren transportiert. Der Mechanismus, der dies besorgt, wurde schon bei der Ionisation im Festkörper (β) erwähnt; die durch die Einstrahlung befreiten Elektronen sind es, die sich im Kristallgitter bewegen können. Auf ihrem Weg werden sie von den Aktivatoratomen, die als Ionen eingebaut sind, eingefangen, wobei es zur Lichtemission kommt. Die Zeitdifferenz zwischen Einstrahlung und Aussendung des Fluorescenzlichtes beträgt nur einige 10^{-8} sec.

Für die Leuchtschirme der Röntgentechnik wurde früher Bariumplatincyanür [BaPt(CN$_2$)] verwendet, an dessen Stelle heute die billigeren Materialien Calcium-Sulfid (CaS) oder Zink-Silicat (ZnSiO$_3$) mit geeigneten Aktivatoren treten. Calcium-Wolframat (CaWO$_4$) eignet sich wegen seines blauen Fluorescenzlichtes sehr gut für Verstärkerfolien. Es gibt auch eine Reihe organischer Substanzen, die in sehr verdünnten Lösungen (meist 1:10^4) fluorescieren (z. B. Terphenyl in Benzol). Diese spielen in der modernen Meßtechnik eine Rolle, worauf bei den Zählmethoden unter 6b näher eingegangen wird. Auch feste Lösungen z. B. Kunststoffe oder Gläser können durch Beigabe fluorescierender Substanzen zum Leuchten gebracht werden. Insbesondere können fluorescierende Kunststoffe für Meßzwecke benutzt werden. Bekannt ist, daß auch die Hornhaut des Auges fluoresciert. Bei gut dunkeladaptiertem Auge kann man eine Dosisleistung von 1 R/min „sehen", in Form eines schwachen, das ganze Gesichtsfeld überdeckenden Lichtschleiers. Doch ist dieser Versuch nicht zu empfehlen, da das Auge zu den strahlenempfindlichsten Organen gehört.

ε) Phosphorescenz

Einzelne fluorescierende Substanzen zeigen nach einer Bestrahlung ein Nachleuchten, das sich über Sekunden oder auch Stunden erstrecken kann (Leuchtphosphore, Leuchtfarben). In diesem Falle spricht man von Phosphorescenz. Diese kommt dadurch zustande, daß sich im Kristallgitter sog. Haftstellen für Elektronen befinden, in denen die durch die Strahlung befreiten Elektronen wieder eingefangen werden können und in denen sie sich längere Zeit aufhalten. Die Bindung der Elektronen in diesen Haftstellen ist jedoch sehr schwach, so daß bereits die normale Temperaturbewegung ausreicht, um sie wiederum zu befreien und den Aktivatoratomen zur Lichtemission zu überlassen. Aus diesem Grunde ist die Phosphorescenz im Gegensatz zur Fluorescenz sehr temperaturempfindlich. So kann man das gespeicherte Licht eines Phosphors über beliebig lange Zeit konservieren, indem man den bestrahlten Phosphor auf tiefe Temperatur (z.B. mit flüssiger Luft) bringt. Umgekehrt kann man ihn „ausleuchten", d.h. das Nachleuchten intensivieren, und auf eine kürzere Zeitspanne zusammendrängen, indem man den Leuchtphosphor erwärmt. Die insgesamt ausgesandte Lichtmenge bleibt konstant. Sie ist ein Maß für die eingestrahlte bzw. absorbierte Dosis, worauf im übernächsten Abschnitt (η) näher eingegangen wird.

ζ) Die Dosismessung mit Hilfe von Fluorescenz

Mit einem Fluorescenzschirm kann man sich ein ungefähres Bild über die Dosisverteilung im Strahlenfeld einer Röntgenröhre machen. Es stellt sich die Frage, warum die Photometrie des Fluorescenzlichtes nicht im stärkeren Maße zur Dosimetrie in der Radiologie herangezogen wird. In der Tat dürfte diese Methode, obgleich sie technisch einige Schwierigkeiten birgt, eine große Zukunft haben, deshalb soll im folgenden näher auf sie eingegangen werden.

Damit eine Messung in Übereinstimmung mit der Definition des R (Röntgen) bzw. des rad möglich ist, müssen folgende Bedingungen erfüllt sein:

1. Die fluorescierende Substanz muß luftäquivalent bzw. gewebeäquivalent sein.

2. Die Menge des Fluorescenzlichtes muß der absorbierten Dosis proportional sein.

3. Eine präzise und stabil arbeitende Meßvorrichtung für Lichtmessungen muß gegeben sein.

Die in der Leuchtschirmtechnik gebräuchlichen Substanzen erfüllen die erste Forderung nicht, doch gibt es Kunststoff-Szintillatoren[1], die ihr sehr nahe kommen. Die zweite Bedingung ist in der Regel von selbst erfüllt. Technischen Aufwand und damit einige Schwierigkeiten bereitet lediglich die Lichtmessung. Auch die empfindlichsten Photozellen ergeben bei den in der Praxis auftretenden Lichtintensitäten so kleine Ströme, daß diese mit Elektronenvervielfachern nachverstärkt werden müssen, um zur Anzeige gebracht werden zu können. Die Technik stellt hierfür sog. Photo-Multiplier zur Verfügung, das sind handliche Geräte von der Größe einer Faust, in denen die Photozelle mit ihrer lichtelektrischen Schicht und der Sekundärelektronenvervielfacher in einer Einheit zusammengebaut sind. Ein gewisser Nachteil dieses Instrumentes ist jedoch, daß der Verstärkungsfaktor des Photomultipliers sehr empfindlich von der angelegten Spannung, die rund 1000 V beträgt und anderen äußeren Einflüssen (schwache Magnetfelder) abhängt, so daß eine solche Meßanordnung nur dann zuverlässige Meßwerte liefert, wenn sie genügend oft mit einer Standardstrahlenquelle geeicht wird. Eine weitere Komplikation stellt bei vielen Meßaufgaben die Verbindung zwischen Szintillator und Photomultiplier dar. Die beste Lichtausbeute erhält man, wenn der Szintillator in möglichst engen Kontakt mit der lichtempfindlichen Schicht des Photomultipliers gebracht wird. Bei Messungen am Phantom stört jedoch die große räumliche Ausdehnung des Photomultipliers, so daß man zur Abhilfe zwischen Szintillator und Photomultiplier einen sog. Lichtleiter einschalten muß. Als Lichtleiter eignen sich dünne Stäbe aus Glas oder Kunststoff. Die Totalreflexion verhindert den Lichtaustritt aus dem Stab und gibt so eine Lichtleitung, die verlustfreier arbeitet als die Lichtleitung in einer innen verspiegelten Röhre. Alle heute bekannten Materialien, die für Lichtleiter in Frage kommen, zeigen jedoch im

---

[1] Für die in der Meßtechnik verwendeten fluorescierenden Substanzen hat sich der Name Szintillatoren, der aus der kernphysikalischen Meßtechnik stammt, eingeführt. In der Kernphysik werden die einzelnen Lichtblitze (Szintillationen), die von den einzelnen Partikeln herrühren, nachgewiesen.

Strahlenfeld eine, wenn auch schwache Fluorescenz, die sich dem Meßfluorescenzlicht überlagert und daher stört, insbesondere, wenn das Volumen des Lichtleiters sehr viel größer als das des Szintillators ist.

Trotz der eben besprochenen Nachteile ist die Dosimetrie mit Szintillatoren sehr verlockend, denn sie ergibt eine der absorbierten Dosis proportionale Anzeige. Wenn beispielsweise in der Therapie Röntgenstrahlen und Radium oder Radioisotope angewandt werden, und es sollen Dosen von β-, γ- und Röntgenstrahlen mit dem gleichen Gerät gemessen werden, dürfte die Szintillationsmethode unübertroffen sein. In der Kernphysik hat sie die übrigen Meßmethoden schon weitgehend verdrängt.

η) Dosismessung mit Thermoluminophoren

Unter Thermoluminophoren versteht man Phosphore, also nachleuchtende Substanzen, die einen Teil des gespeicherten Lichtes erst bei Erwärmung auf über $100^{\circ}C$ abgeben, und die bei Zimmertemperatur die gespeicherte Energie über Jahrhunderte konservieren können. Der bekannteste Thermoluminophor ist der Wölsendorfer Flußspat (CaF_2) der, wenn er dem Boden entnommen wird, beim erstmaligen Ausheizen aufleuchtet, und dabei die im Laufe einer erdgeschichtlichen Epoche als γ-Strahlung aus der Umgebung angesammelte Energie abgibt. Neben CaF_2 zeigen noch $CaWO_4$, LiF und einige andere Substanzen diese Erscheinung.

Eine Dosimetrie mit Thermoluminophoren würde so vor sich gehen, daß man lichtdicht verpackte Stückchen CaF_2 an die auszumessenden Stellen bringt. Nach beendeter Bestrahlung bringt man sie in eine Apparatur, in der sie einzeln erwärmt werden und mißt die dabei freiwerdende Lichtmenge mit einem Photomultiplier. Der Vorteil dieser Thermoluminophoren besteht hauptsächlich in ihren kleinen Dimensionen und der bequemen Handhabung während der Bestrahlung. Sie benötigen keine raumbeanspruchenden Zusätze, keine Zuleitung und können beliebig oft wiederverwendet werden. Die Methode ist technisch noch nicht durchentwickelt, insbesonders gibt es noch keine gewebeäquivalenten Thermoluminophore, mit denen wellenlängenunabhängige Messungen möglich wären. Man hat schon daran gedacht, diese Methode bei der Personendosimetrie im Strahlenschutz an Stelle der üblichen Filmplaketten zu verwenden. Die Empfindlichkeit der bisher bekannten Substanzen ist jedoch nicht ausreichend[1].

ϑ) Die photographische Wirkung

Ebenso wie Licht vermag auch ionisierende Strahlung die photographische Platte zu schwärzen bzw. ein latentes Bild zu erzeugen, das durch Entwicklung sichtbar gemacht werden kann. Definiert man die Schwärzung S einer entwickelten photographischen Schicht durch

$$S = \log \frac{I_0}{I},$$

wobei I_0 die durch die unbelichtete Schicht (Grundschleier) hindurchgehende Lichtintensität und I die durch die geschwärzte Schicht hindurchgelassene Lichtintensität bedeutet, so ist diese Schwärzung S der in der photographischen Schicht absorbierten Dosis an ionisierender Strahlung direkt proportional. Für die Schwärzung der photographischen Schicht durch Licht gilt dieser einfache Zusammenhang nicht, was berücksichtigt werden muß, wenn man mit Verstärkerfolien arbeitet. Die Verstärkerfolie trägt mit dem von ihr ausgehenden Fluorescenzlicht sehr wesentlich zur Schwärzung der photographischen Schicht bei, so daß in diesem Fall die Proportionalität von Dosis und Schwärzung nicht mehr gegeben ist.

Die photographische Schicht ist für die Diagnostik mit Röntgenstrahlen unentbehrlich, trotzdem ist sie für die Dosimetrie mit Röntgenstrahlen im Röntgengebiet von

---

[1] Siehe z.B. Kenney, G. N., J. R. Cameron, and D. Zimmermann, Rev. Sci. Instrum. **34**, 769 (1963).

untergeordneter Bedeutung und nur da verwendbar, wo an die Genauigkeit keine Anforderungen gestellt werden, z. B. bei der Filmdosimetrie zur Personenüberwachung beim gewerblichen Umgang mit ionisierenden Strahlen. Es ist technisch nicht ohne weiteres möglich, Filme mit stets gleichbleibender Empfindlichkeit herzustellen und das Entwicklungsverfahren so reproduzierbar zu gestalten, daß man über die Filmschwärzung Absolutmessungen ausführen könnte. Relativmessungen an Corpuscularstrahlen sind möglich; im Röntgengebiet stört die sehr starke Wellenlängenabhängigkeit der Absorption in der photographischen Schicht. Zur Illustration sei auf Abb. 3 verwiesen, auf deren Ordinate die Dosis aufgetragen ist, die benötigt wird, um die Schwärzung $S = 1$ zu erzielen, in Abhängigkeit von der auf der Abszisse aufgetragenen Quantenenergie. Wie

man sieht, ist die photographische Schicht für Quantenenergien von 30 keV 10mal empfindlicher als für Energien über 200 keV. Die Erklärung für den komplizierten Verlauf der Kurve wird in Abschnitt V. 5 a gegeben.

Das latente photographische Bild entsteht durch eine photochemische Reaktion, bei der in den Silberbromidkristallen der photographischen Schicht einzelne metallische Silberatome gebildet werden. Der ungestörte Kristall besteht aus positiven Ag^+-Ionen und negativen Br^--Ionen. Durch die Lichteinstrahlung bzw. die ionisierende Strahlung werden Elektronen im Kristall frei beweglich, so daß Silberionen neutralisiert und zu ungeladenen Ag-Atomen gemacht werden können.

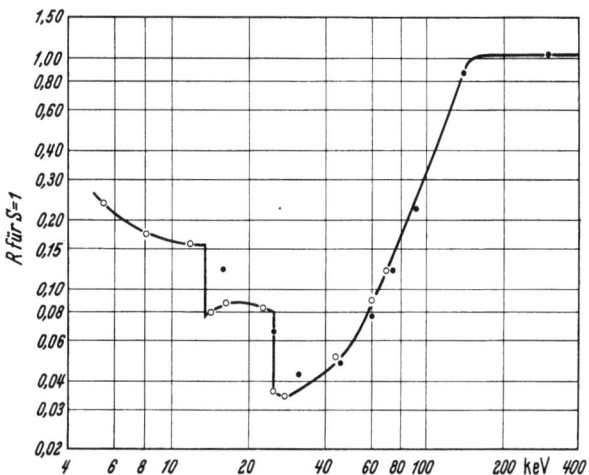

Abb. 3. Strahlendosis in R, die erforderlich ist, um die Schwärzung $S = 1$ in einer photographischen Schicht hervorzurufen, in Abhängigkeit von der Quantenenergie. (Aus A. LIECHTI u. W. MINDER, Springer-Verlag, Wien)

Diese wandern an die Oberflächen der Kriställchen und bilden dort die Keime für den späteren Entwicklungsprozeß. Von diesen Keimen ausgehend wird durch den Entwickler der gesamte Kristall zu metallischem Silber reduziert. Durch diesen Verstärkereffekt wird das latente Bild erst sichtbar. Im latenten Bild ist die Menge an metallischem Silber so gering, daß sie nicht erkennbar ist. Diesem Verstärkereffekt durch die Entwicklung verdankt die photographische Methode ihre hohe Empfindlichkeit. Ohne sie wäre es nicht möglich mit einer Dosis von weniger als 1 R im mittelharten Röntgengebiet eine Aufnahme zu machen.

ι) Andere strahlenchemische Prozesse

Es gibt eine große Zahl strahlenchemischer Prozesse, die zum Nachweis von ionisierenden Strahlen verwendet werden könnten, von denen besonders diejenigen von Interesse sind, bei denen die Reaktion mit einer Farbänderung verknüpft ist. Durch Vergleich mit geeichten Farbmustern wäre eine sehr einfache Dosimetrie ohne jeden technischen Aufwand möglich. Leider sind jedoch diese Methoden sehr unempfindlich und daher nur in dem Dosisbereich über 1000 R anwendbar, der in der Regel für radiologische Zwecke uninteressant ist.

Erwähnt sei zur Illustration die Verfärbung von Kristallen. Natriumchlorid- oder Kaliumchloridkristalle werden durch Einstrahlung bräunlich bzw. violett verfärbt. Diese der Dosis weitgehend proportionale Verfärbung entsteht auf die gleiche Weise wie das latente Bild in der photographischen Schicht. Die durch die Einstrahlung beweglich gewordenen Elektronen machen die positiven Natrium- bzw. Kaliumionen zu neutralen

Atomen, die dem ursprünglich glasklaren Kristall eine bräunliche bzw. violette Färbung geben. Auch hier erfordern gut erkennbare Verfärbungen Dosen von 1000 R.

Die Methode der Verfärbung von Alkalihalogenidkristallen läßt sich wesentlich empfindlicher gestalten, wenn man die Kristalle zunächst künstlich verfärbt, indem man sie in eine Atmosphäre von Kalium- bzw. von Natriumdampf bringt und das Alkalimetall eindiffundieren läßt, wobei der Kristall undurchsichtig wird. Bringt man den Kristall in eine Wasserstoffatmosphäre und läßt bei höherer Temperatur Wasserstoff ein-diffundieren, so wird der Kristall trotz seines Kaliumüberschusses wieder klar. Ein so behandelter Kristall ist wesentlich empfindlicher und ergibt schon bei Dosen von einigen R meßbare Verfärbungen.

Die gleichen Verfärbungen wie Alkalihalogenide zeigen viele andere Kristalle und vor allem auch Gläser. So kann man aus der Verfärbung eines Glases unter Bestrahlung erkennen, ob es Natriumsilicat (gelb-bräunliche Verfärbung) oder Kaliumsilicat (violette Verfärbung) enthält. Die Verfärbung von Kristallen und Gläsern eignet sich nur bedingt zur Dosimetrie in der Radiobiologie, da abgesehen von der unzureichenden Empfindlich-keit ebenso wie bei der photographischen Schicht die Anzeige nicht wellenlängenunab-hängig ist (s. z. B. K. Becker, Nukleonik, Bd. 5, 154, 1963).

b) Zählmethoden

Eine Strahlendosis kann auch durch Zählung der einzelnen Absorptionsakte, also durch Zählung der in einem Meßvolumen absorbierten Corpuscularstrahlen oder Röntgen-bzw. γ-Quanten gemessen werden. Um die absorbierte Strahlendosis angeben zu können, muß neben der Zahl der Absorptionsakte auch die in jedem Einzelfall absorbierte Energie gemessen werden können. Bei einer Reihe von Zählmethoden ist dies möglich. Die im Elementarakt absorbierte Energie multipliziert mit der Zahl der Ereignisse gibt dann die gesamte, im Meßvolumen absorbierte Strahlendosis.

Die Zählmethode ist jedoch nicht für Dosismessungen in der Radiologie geschaffen worden, dieses Ziel kann mit den unter a) beschriebenen Methoden einfacher erreicht werden. Ihre Aufgabe ist vielmehr, als Meßinstrument der Kernphysik den einzelnen Elementarvorgang zu erfassen und über ihn eine möglichst vielseitige Information zu liefern. Die Stärke der Zählmethoden besteht in ihrer Fähigkeit, zwischen verschiedenen Strahlenarten diskriminieren zu können und z. B. aus einem Strahlengemisch eine einzelne γ-Strahllinie herauszugreifen. In der Radiologie, insbesondere bei der Verwendung von Radioisotopen, muß man gelegentlich von dieser Möglichkeit Gebrauch machen, weshalb einiges Grundsätzliche über diese Zählmethoden gebracht werden soll. Technische Einzelheiten bringt Kapitel B.

Der Meßfühler einer Zählanordnung wird — sprachlich nicht sehr treffend — Zähler genannt. Dieser liefert elektrische Signale, meist Impulse genannt, die über einen Ver-stärker einem Impulssieb (Impulsdiskriminator) zugeführt werden. Die Impulse sind verschieden hoch, je nach der Energie, die beim einzelnen Strahlendurchgang durch den Zähler absorbiert wurde. Das Impulssieb hat die Aufgabe die einzelnen Impulse ihrer Höhe nach zu sortieren und dementsprechend auf die einzelnen „Kanäle" zu verteilen. Es zeigt an, wie viele Ereignisse in den einzelnen Kanälen, d. h. Impulshöhenbereichen, aufgetreten sind.

Moderne Impulssiebe besitzen einige hundert Kanäle und machen die Besetzungs-zahlen der einzelnen Kanäle mit einer Braunschen Röhre sichtbar. Durch vollautomatisch elektronisch gesteuerte Zusatzeinrichtungen können die einzelnen Besetzungszahlen in Tabellenform ausgedruckt werden. In der Radiologie ist dieser Aufwand nicht erforder-lich. Normalerweise genügt an Stelle des Impulshöhendiskriminators ein Addierwerk, das die Zahl der Impulse ohne Rücksicht auf ihre Größe aufsummiert. In Einzelfällen kann es nötig sein einen Einkanal-Impulsdiskriminator zu verwenden, der einen be-stimmten Impulshöhenbereich, z. B. die γ-Linie eines bestimmten Radionuklids, heraus-greift.

Für den Nachweis von α-Strahlen und anderen stark ionisierenden Corpuscular-strahlen kann die einfache Ionisationskammer herangezogen werden, denn die Ionenmenge eines einzelnen α-Strahls reicht aus, um am Verstärkereingang einen verwertbaren Spannungsimpuls zu geben. Die Impulse einzelner β-Strahlen sind jedoch zu klein, sie gehen in dem unvermeidlichen Rauschen des Verstärkers, dessen Ursache die thermische Bewegung der Leitungselektronen ist, unter. Um sie nachzuweisen, bedarf es einer Vorverstärkung der gebildeten Ionenmenge mit Hilfe der Stoßionisation. Dazu wird die Feldstärke zwischen den Elektroden der Ionisationskammer so hoch gewählt, daß die primär beim Ionisationsvorgang gebildeten Elektronen so hohe Energien bekommen, daß sie auf ihrem Weg zur positiven Elektrode neue Elektronen im Gas auslösen können. Die hierfür geeignete Anordnung ist das Proportionalzählrohr. Es besteht aus einer negativ geladenen zylindrischen Elektrode, in deren Zylinderachse sich ein dünner Draht als positive Elektrode befindet. Bei dieser Anordnung werden die im Gasraum durch Ionisation gebildeten Elektronen auf den zentralen Draht zugetrieben. In nächster Nähe des sehr dünnen Drahtes ist die elektrische Feldstärke so hoch, daß die gewünschte Stoßionisation eintritt. Bei Verstärkungsgraden unter 10^4 sind die vom Proportionalzählrohr gelieferten elektrischen Impulse der primär gebildeten Elektronen- bzw. Ionenmenge proportional.

Steigert man die Spannung zwischen Draht und Zylinder, so steigt der Verstärkungsgrad sehr rasch bis zu einem Sättigungswert an. Die Impulse werden dann alle gleich groß, unabhängig von der sie auslösenden Elektronen- bzw. Ionenmenge. Das Zählrohr arbeitet jetzt im sog. Geiger-Müller-Bereich als Geiger-Zähler. Der Geiger-Zähler ist wegen seiner hohen Ausgangsimpulse ein sehr robustes Gerät, bei dem schon ein einfacher Verstärker zum Betrieb eines Addierwerks ausreicht. Da bereits ein einziges Ionenpaar zur Auslösung eines Zählimpulses führt, ist er besonders zur Ausmessung sehr schwacher Strahlungsfelder und zur Strahlenüberwachung in kerntechnischen Betrieben sehr geeignet.

Der Festkörperzähler in Form des Halbleitersperrschichtzählers, der für den Nachweis von Corpuscularstrahlen sehr geeignet ist, beruht auf der Ionisation im Festkörper. Im Halbleiter Silicium beträgt der Abstand zwischen dem Valenz- und dem Leitfähigkeitsband der Elektronen nur 1,1 eV, d.h. diese Energiezufuhr genügt bereits, um ein gebundenes Elektron frei beweglich zu machen. Bei normaler Temperatur ist die Leitfähigkeit von extrem gereinigtem Silicium sehr gering. Durch Beigabe von etwas Phosphor, der fünfwertig ist, in das Gitter des vierwertigen Siliciums, steigt die Leitfähigkeit sehr stark an, da das Phosphoratom sein fünftes Elektron für die Leitung zur Verfügung stellen kann; es entsteht das n-leitende Silicium (negative Ladungsträger besorgen die Leitung). Dotiert man das Silicium mit dem dreiwertigen Bor, so entsteht ein Elektronenloch, und das Silicium wird p-leitend (positive Ladungsträger besorgen die Leitung). Bringt man n-leitendes Silicium und p-leitendes in engen Kontakt und macht die n-leitende Seite gegenüber der p-leitenden positiv, so wandern die Elektronen von der Berührungszone weg, ebenso die positiven Löcher. Die Berührungszone verarmt an Ladungsträgern, es bildet sich eine Sperrschicht aus, die den Stromfluß unterbindet. Wird in diese Sperrschicht eine ionisierende Partikel eingeschossen, so löst sie Ladungsträger beider Vorzeichen aus, die einen Stromstoß ergeben, genau wie in der Ionisationskammer.

Der Sperrschichtzähler ist auf dem besten Wege, die auf der Gasionisation beruhenden Zähler zu verdrängen. Abb. 4 zeigt das Energieauflösevermögen eines Sperrschichtzählers, das wesentlich besser als dasjenige der auf Gasionisation beruhenden Zähler ist.

Der Sperrschichtzähler ist im Prinzip auch für die Dosimetrie von Röntgen- und γ-Strahlen verwendbar und hätte hier als Kleinstdosimeter viele Vorteile. Für diesen Zweck muß die Dicke der Sperrschicht möglichst groß gemacht werden, damit die Sekundärelektronen genügend große Impulse geben, die sich aus dem Verstärkerrauschen herausheben können. Wie schon erwähnt, ist auch ohne Einstrahlung ein Strom, der Sperrstrom, vorhanden, der den meist viel kleineren Ionisationsmeßstrom überdeckt. Es müssen deshalb die einzelnen Impulse durch einen Impulshöhendiskriminator aus dem Untergrund des Sperrstroms herausgeholt werden und zur Dosis- bzw. zur Dosisleistungsanzeige weiterverarbeitet werden. Dies ist technisch möglich, erfordert jedoch einigen elektronischen Aufwand, insbesondere, wenn energiearme Quanten angezeigt werden sollen. Die technische Entwicklung ist hier noch im Fluß.

α) Der Szintillationszähler

Der Szintillationszähler ist das empfindlichste Nachweismittel für harte Röntgen- und γ-Strahlen. Mit ihm kann man Intensität und spektrale Verteilung zugleich erfassen. NaJ (Tl)-Kristalle oder CsJ (Tl)-Kristalle eignen sich wegen ihrer hohen Absorption hauptsächlich für γ-Strahlenuntersuchungen. Plastik-Szintillatoren sind zum Nachweis von β-Strahlen vorteilhaft, vor allem in Gegenwart einer γ-Strahlung, da die Plastik- substanz wegen ihrer niedrigen mittleren Ordnungszahl auf eine begleitende γ-Strahlung weniger anspricht als Natrium-Jodid und Caesium-Jodid-Kristalle. Der Szintillations- zähler hat beim Nachweis von β- und γ-Strahlen die übrigen Zähler fast völlig verdrängt.

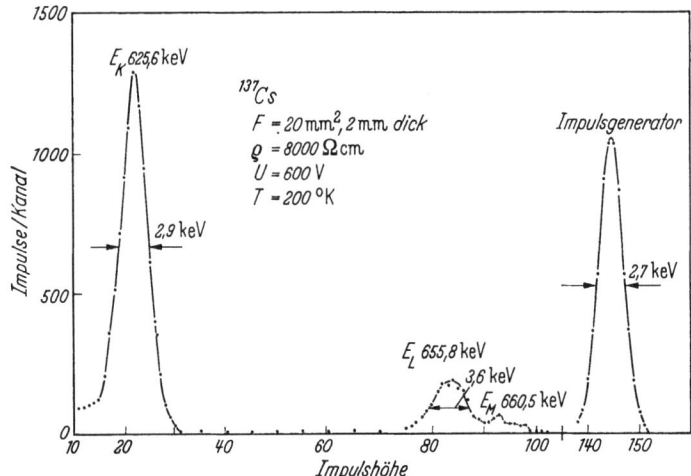

Abb. 4. β-Strahlenlinien eines Cs 137-Präparates, mit einem gekühlten Siliciumzähler aufgenommen. Auf der Abszisse ist die Kanalnummer aufgetragen, auf der Ordinate die Impulszahl je Kanal. Die β-Linien sind Konversionslinien einer 0,662 MeV-γ-Linie (s. S. 36)

Nur beim Nachweis sehr weicher β-Strahlen (Energie kleiner 0,1 MeV) ist das normale Zählrohr mit einem dünnen Einlaßfenster überlegen, so z. B. beim Nachweis der β-Strahlen des Tritium und des Kohlenstoff-14. Diese energiearmen β-Strahlen ergeben in den Szintillatorsubstanzen nur kleine Impulse, so daß sich ein großer Teil aus dem Verstärker- rauschen nicht genügend abhebt. Erschwerend kommt bei diesen weichen β-Strahlern noch hinzu, daß ein großer Teil der emittierten β-Teilchen in der emittierenden Substanz selbst absorbiert wird und den Zähler nicht erreichen kann. Diesen letzteren Übelstand kann man mit Flüssigkeitsszintillatoren beheben, indem man das Tritium oder den Kohlenstoff-14 in Form einer löslichen Verbindung der Szintillationsflüssigkeit (z. B. 5 g/l p-Terphenyl in Toluol) beimengt.

β) Nachweis sehr schwacher Aktivitäten

Beim Nachweis von Substanzen mit geringer spezifischer Aktivität muß man ver- suchen die immer vorhandene Umgebungsstrahlung so weit wie möglich auszuschalten, damit sie den kleinen Meßeffekt nicht überdeckt. Dies ist mit mehreren Zählern, die in Koincidenz bzw. Antikoincidenz geschaltet werden, möglich. Als Beispiel sei eine Appara- tur beschrieben, mit der der radioaktive Kohlenstoff ^{14}C in der Konzentration, wie er in der Natur vorkommt (das ist ein ^{14}C-Atom auf 10^{12} ^{12}C-Atome), für Zwecke der Alters- bestimmung ausgemessen werden kann.

Für die Messung wird der zu untersuchende Kohlenstoff entweder in fester Form auf die Innenwand eines Zählrohrs aufgebracht oder in Gasform (CO_2, C_2H_2, CH_4) als Zählgas in einem Zähler (meist Proportionalzählrohr) verwendet. Ohne besondere Maßnahmen ist die Impulszahl eines Zählers, hervorgerufen durch die Umgebungsstrahlung und die kosmische Höhenstrahlung, mehr als 100mal größer als die Impulszahl, die vom ^{14}C ausgelöst wird. Durch einen 10—15 cm starken Bleipanzer oder einen entsprechend dicken Eisenpanzer muß daher zunächst die Umgebungsstrahlung weitgehend herabgedrückt werden. Die Höhenstrahlung, die durch diesen Panzer nur wenig geschwächt wird, kann durch Antikoincidenzzählrohre eliminiert werden. Dazu wird, wie Abb. 5 zeigt, das zentrale Zählrohr, in dem sich der auszumessende Kohlenstoff befindet, von einem Kranz von normalen Zählrohren umgeben. Trifft ein durchdringendes Höhenstrahlteilchen,

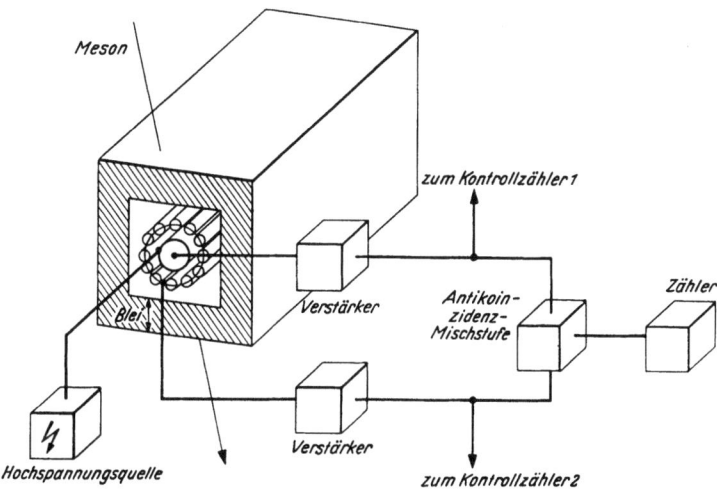

Abb. 5. Schema einer Zählapparatur für C 14-Messungen. Das C 14-Zählrohr befindet sich zentral in einem allseitig geschlossenen Bleigehäuse, das die Umgebungsstrahlung abschirmt. Der zu untersuchende Kohlenstoff wird als CO_2-Gas in den C 14-Zähler gebracht. Die von den radioaktiven Zerfällen des C 14 herrührenden Impulse werden im Zähler registriert. Die Antikoincidenz-Mischstufe sorgt dafür, daß die durchdringenden Höhenstrahlteilchen (Mesonen), die den Kranz von Antikoinzidenzrohren durchsetzen, von der Registrierung ausgeschlossen werden. Die Hochspannungsquelle liefert die Betriebsspannungen für die Zählrohre

beispielsweise ein Meson, das zentrale Zählrohr, so muß jenes auch ein oder zwei Zählrohre des Zählrohrkranzes durchsetzt haben. Die Impulse des zentralen Meßzählrohrs und Zählrohrkranzes werden über getrennte Verstärker einer Antikoincidenzmischstufe zugeführt, die dafür sorgt, daß nur solche Impulse des C14-Zählrohres an das mechanische Addierwerk (in der Figur Zähler genannt), weitergegeben werden, die nicht von einem Impuls des Zählrohrkranzes begleitet sind. Durch diese Maßnahme läßt sich erreichen, daß in dem mechanischen Zähler im wesentlichen nur die Impulse registriert werden, die von dem Zerfall des ^{14}C kommen, und daß der Beitrag der Umgebungsstrahlung und der Höhenstrahlung auf ein tragbares Maß herabgedrückt wird. Es ist gelungen, diesen Beitrag auf 10 % des ^{14}C-Effektes herabzudrücken. Für genaue Messungen ist es zwar wichtig, daß dieser Beitrag klein ist, aber noch wichtiger ist es, daß er sich während einer Messung nicht ändert. Deshalb muß durch eine größere Zahl von Kontrolleinrichtungen das einwandfreie Arbeiten aller Teile und die Konstanz der Umgebungs- und Höhenstrahlung laufend überwacht werden.

γ) Die Kernspurplatte

Auch die photographische Schicht kann so empfindlich gemacht werden, daß einzelne α-Teilchen, aber auch einzelne β-Strahlen und Sekundärelektronen von Röntgen- und γ-Strahlen sichtbar gemacht werden können. Die photographische Schicht einer solchen

Kernspurplatte unterscheidet sich von der normalen photographischen Schicht durch eine höhere Empfindlichkeit, feineres Korn und eine dicke gelatinearme Schicht. Sehr wesentlich ist eine spezielle Entwicklungstechnik, die ein gleichmäßiges Durchentwickeln der dicken Schicht gewährleistet. Entwickelt man eine solche Platte einige Monate nach ihrer Herstellung, so findet man bei mikroskopischer Betrachtung in dem Grundschleier eingebettet die Bahnen einzelner Corpuscel als Ketten geschwärzter Körner. In Abb. 6 ist die Bahn eines Höhenstrahlteilchens, eines sog. π-Mesons zu erkennen, dessen gesamte Lebensgeschichte aus dem Bild zu entnehmen ist.

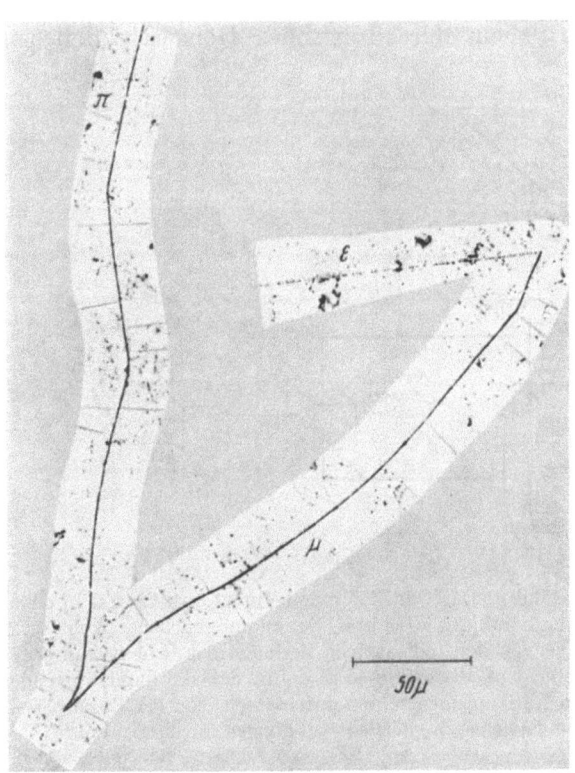

Abb. 6. Spur eines π-Mesons mit dem aus ihm entstehenden μ-Meson und dessen Zerfallselektron in einer Kernphotoplatte. (Aus Heisenberg: Kosmische Strahlung)

Durch Auszählen der in der Platte enthaltenen Teilchenbahnen, Vermessen ihrer Längen usw. kann man eine Aussage über die Strahlendosis, die in der photographischen Emulsion absorbiert wurde, gewinnen. Von dieser Methode macht man jedoch nur Gebrauch, wenn es sich um die Messung extrem schwacher Dosen handelt. Um ein Beispiel für die Anwendung zu nennen: man kann mit dieser Methode das in einem Knochen enthaltene Radium lokalisieren und die Zahl der Zerfallsprozesse auszählen, indem man unter gewissen Vorsichtsmaßnahmen einen Knochendünnschnitt auf die Kernspurplatte legt und einige Wochen einwirken läßt. Die Kernspurplatte wird auch mit Erfolg zum Nachweis von Neutronenstrahlen, z. B. bei der Strahlenüberwachung angewendet. Die Neutronen stoßen die Wasserstoffkerne in der Gelatineschicht an, deren Bahnen ausgemessen und abgezählt werden können. Aus der Länge der Bahn kann auf die Energie der auslösenden Neutronen und aus der Zahl der Bahnen auf den entsprechenden Neutronenfluß geschlossen werden.

Die mikroskopische Durchmusterung einer photographischen Platte ist sehr zeitraubend und mühsam. Man greift daher auf diese Methode nur zurück, wenn die anderen, bisher genannten nicht zum Ziele führen.

δ) Die Wilsonsche Nebelkammer

Die Wilsonsche Nebelkammer erlaubt die Bahnen einzelner Teilchen sichtbar zu machen. Durch eine Expansion des Kammergases wird dieses abgekühlt und dabei mit Wasserdampf übersättigt, so daß sich an den Ionen längs der Teilchenbahn Nebeltröpfchen bilden. Diese Nebelspuren photographiert man möglichst rasch nach ihrer Entstehung, bevor die Tröpfchen auseinanderdiffundieren und durch die Schwerkraft herabfallen. Man benützt die Tatsache, daß sich übersättigter Wasserdampf in einem Gasvolumen nur ausscheiden kann, wenn ihm sog. Kondensationskerne zur Verfügung stehen. Normale Zimmerluft enthält immer viele Tausende solcher Kerne im Kubikzentimeter. Hat man diese entfernt, und ist die Übersättigung genügend hoch, so wirken auch einzelne Ionen als Kondensationskerne.

Die Wilsonsche Nebelkammer ist für die Aufklärung und Sichtbarmachung von Elementarvorgängen unentbehrlich. Meist wird sie in Verbindung mit einem Magnetfeld gebraucht, da geladene Teilchen, die normalerweise eine gerade Bahn beschreiben, im Magnetfeld auf eine Kreisbahn abgelenkt werden. Der Radius r der Kreisbahn im Magnetfeld H eines Teilchens mit der Masse m und der Ladung e und der Geschwindigkeit v ist dann gegeben durch $H \cdot r = \dfrac{m \cdot v}{c \cdot e}$, wobei c eine Konstante ist, die, wenn man im CGS-System rechnet, gleich der Lichtgeschwindigkeit wird. Aus dem Krümmungsradius der Bahn kann dann bei bekannter Masse die Geschwindigkeit des Teilchens bestimmt werden. Typische Wilson-Aufnahmen zeigen die Abb. 2, 7 und 9.

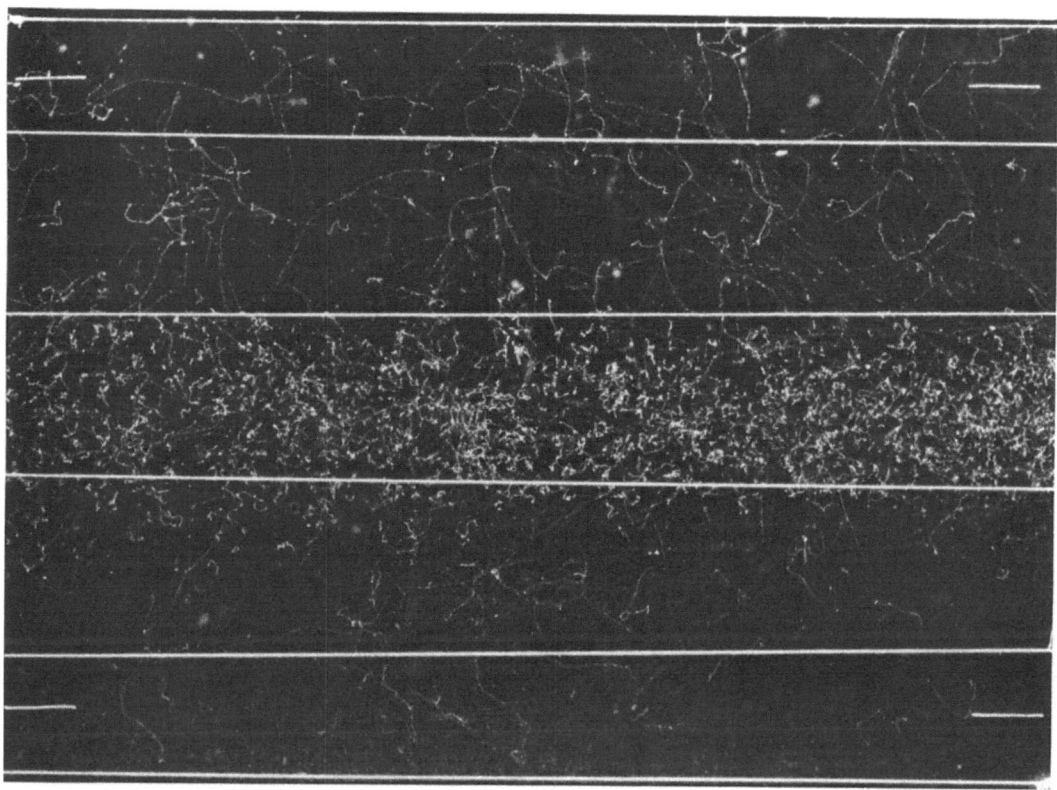

Abb. 7. Wilson-Kammeraufnahme der Sekundärelektronen der (ungefilterten) Bremsstrahlung eines 15 MeV Betatrons. Die energieärmeren Quanten werden im Kammergas (Argon) bevorzugt absorbiert. Die energiereicheren Sekundärelektronen der Quanten mit hoher Energie sind gestreckter und sind über und unter dem in der Bildmitte verlaufenden Röntgenstrahl zu sehen. (Die dicken horizontalen Striche sind Drähte für das elektrische Feld im Innern der Kammer, mit dem die in den Aufnahmepausen gebildeten Ionen herausgezogen werden)

ε) Die Blasenkammer (bubble-chamber)

Für sehr energiereiche Corpuscularstrahlen, mit denen sich die Hochenergiephysik befaßt, ist die von GLASER angegebene Blasenkammer von größtem Wert geworden. Bei der Blasenkammer wird mit einer Flüssigkeit gearbeitet, die bei Betriebstemperatur eben noch nicht siedet. Durch eine rasche Druckerniedrigung wird die Dampfentwicklung provoziert. Die Dampfblasen bilden sich an den Kammerwänden, aber auch im Innern der Flüssigkeit. Offenbar leiten die lokalen Störungen längs der Spur eines ionisierenden Teilchens den Verdampfungsprozeß ein, denn eine Teilchenbahn zeichnet sich in der Flüssigkeit als Kette kleinster Dampfbläschen ab. Die Blasenkammer zeichnet schärfer als die Wilson-Kammer und bringt wegen der höheren Dichte der Flüssigkeit einen wesentlich größeren Teil einer Bahnspur zur Abbildung. Für die Hochenergiephysik ist die Blasenkammer mit flüssigem Wasserstoff von besonderem Wert. Abb. 8 zeigt eine Blasenkammeraufnahme eines Ereignisses aus der Hochenergiephysik. Die Krümmung der Bahnspuren rührt von einem angelegten Magnetfeld her.

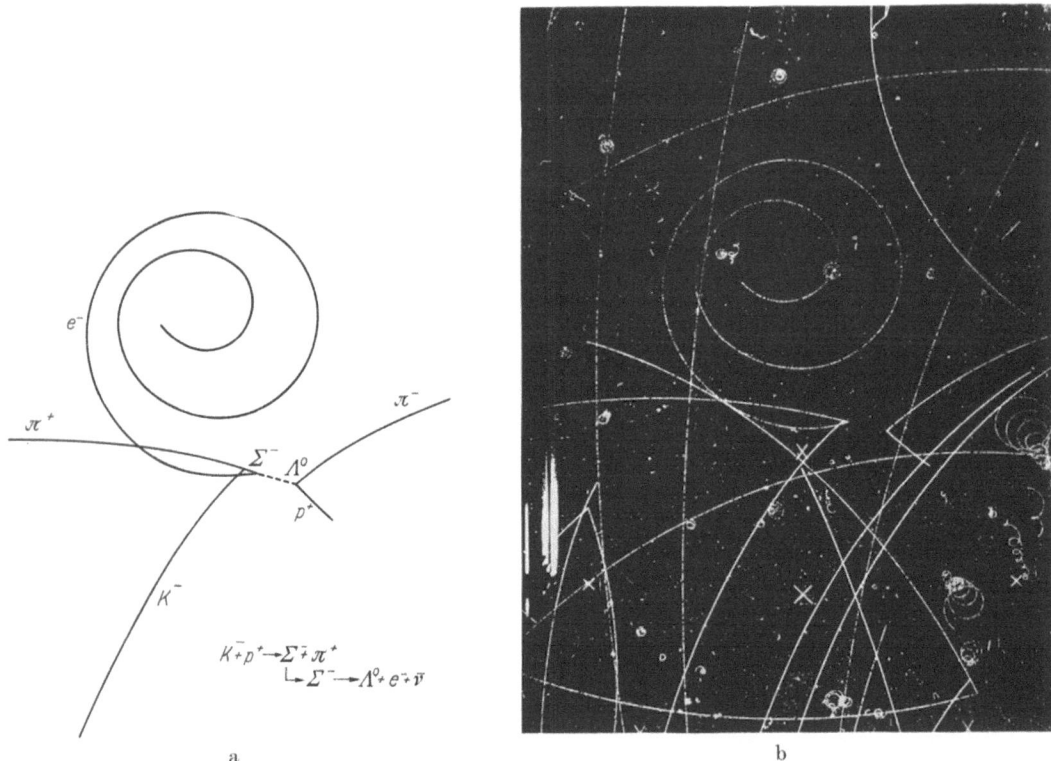

a   b

Abb. 8. Blasenkammeraufnahme (81 cm Kammer für flüssigen Wasserstoff des CERN). Ein K^--Meson trifft ein Proton p^+ und bildet ein Hyperon Σ^- (Masse größer als die des Protons) und ein π^+-Meson nach der Reaktion $K^- + p^+ = \Sigma^- + \pi^+$. Das Hyperon Σ^- zerfällt in ein Λ^0-Teilchen und ein Elektron e^- + Neutrino (sehr seltenes Ereignis) $\Sigma^- = \Lambda^0 + e^- + \nu$. Das Λ^0-Teilchen (Bahn unsichtbar, da keine Ladung) zerfällt wieder: $\Lambda^0 = p^+ + \pi^-$. (Aus CERN, Annual Report 1962)

II. Radionuklide

1. Aus der Geschichte der Kernphysik

Auch ohne menschliches Zutun sind wir dauernd ionisierender Strahlung ausgesetzt die von den überall vorhandenen natürlich radioaktiven Substanzen ausgesandt wird und in Form der kosmischen Höhenstrahlung aus dem Weltraum zu uns kommt.

Die Radioaktivität wurde von HENRI BECQUEREL im Jahre 1896 entdeckt, 1 Jahr nach der Entdeckung der Röntgenstrahlen. Er fand, daß Uransalze die photographische Platte durch die Verpackung hindurch zu schwärzen vermögen, ebenso wie Röntgenstrahlen dies tun. Zunächst glaubte BECQUEREL an Phosphorescenz, d.h. an ein Nachleuchten, das von einer zuvor vorgenommenen Röntgenstrahlung herrührt. Aber schon nach wenigen Monaten hatte er klar erkannt, daß die Intensität der „Becquerel-Strahlen", wie sie damals genannt wurden, nur von dem Gehalt an Uran-Element in den Salzen abhängt.

Zwei Jahre später fand das Ehepaar MARIE und PIERRE CURIE die Elemente Polonium und Radium, die wesentlich stärker strahlten als Uran, ferner wurde inzwischen das Thorium ebenfalls als strahlende Substanz erkannt (Ehepaar CURIE und G. C. SCHMIDT,

1898). Das stark strahlende Radium erregte das Interesse vieler Physiker, insbesondere von E. RUTHERFORD und seiner vielen Schüler.

Schon 1897 war es RUTHERFORD bekannt, daß es zwei verschiedene Strahlenarten gibt: die leichtabsorbierbaren α-Strahlen, deren Reichweite in Luft wenige Zentimeter beträgt und die wesentlich durchdringungsfähigeren β-Strahlen mit Reichweiten von über einem Meter in Luft. Letztere wurden bald durch Ablenkversuche in magnetischen und elektrischen Feldern als raschfliegende Elektronen erkannt, wie sie J. J. THOMSON und PH. LENARD um diese Zeit untersuchten. Die Identifizierung der α-Strahlen war schwieriger. 1903 fand RUTHERFORD, daß das Verhältnis von Ladung zur Masse dem von doppelt ionisiertem Helium entspricht. Ein Jahr darauf fand W. RAMSAY und FR. SODDY Helium in Radiumverbindungen. Aber erst 1909 konnte RUTHERFORD zusammen mit T. E. ROYDS eindeutig nachweisen, daß abgebremste α-Teilchen mit Heliumatomen identisch sind.

OTTO HAHN hatte inzwischen die Nuklide Radiothor und Mesothor und zusammen mit LISE MEITNER das Element Protactinium entdeckt. A. S. RUSSEL, K. FAJANS und FR. SODDY konnten die Vielzahl der inzwischen entdeckten radioaktiven Nuklide in das periodische System der Elemente einordnen, das um diese Zeit durch die Fortschritte der Röntgenphysik eine physikalische Basis erhalten hatte. Sie fanden, daß ein radioaktives Element, heute sagen wir ein Radionuklid, durch einen α-Zerfall zu einem Nuklid wird, dessen Ordnungszahl zwei Einheiten niedriger liegt und daß durch einen β-Zerfall ein Nuklid entsteht, dessen Ordnungszahl um eine Einheit höher ist. Die γ-Strahlung (1900 von PAUL VILLARD entdeckt) wurde als eine Begleiterscheinung des α- und β-Zerfalls erkannt.

Die alte Vorstellung, daß die Atome die unteilbaren und unveränderlichen letzten Bausteine der Materie sind, mußte aufgegeben werden. Als schließlich GEIGER und RUTHERFORD mit dem ersten Zähler (1909) die Zahl der von 1 g Radium pro Sekunde ausgehenden α-Strahlen auszählen konnten, und diese Zahl multipliziert mit der inzwischen aus Ablenkversuchen bekannt gewordenen Energie eines α-Teilchens gerade den Energiebetrag ergab, den das Ehepaar CURIE als laufende Energieproduktion des Radiums beobachtet hatte (1903), konnte kein Zweifel mehr bestehen, daß die von ELSTER und GEITEL schon 1899 aufgestellte Hypothese, daß der radioaktive Zerfall auf der Umwandlung der Elemente beruht, der Wirklichkeit entspricht.

Die erste künstliche Kernumwandlung gelang RUTHERFORD im Jahre 1919 mit der Reaktion $^{14}_{7}N + ^{4}_{2}He \rightarrow ^{17}_{8}O + ^{1}_{1}H$, indem er Stickstoff mit α-Teilchen bestrahlte und die dabei entstehenden Protonen mit der Szintillationsmethode visuell nachwies. Eine Wilson-Aufnahme dieser Reaktion (P. M. S. BLACKETT, 1925) zeigt Abb. 9, auf der neben der Spur des Protons auch diejenige des bei der Reaktion entstehenden ^{17}O zu sehen ist.

Fast alle leichteren Elemente (mit Ausnahme von ^{12}C und ^{14}O) bis herauf zum Kalium konnten umgewandelt werden, wobei, wie W. BOTHE und H. BECKER (1930) zeigten, eine durchdringende γ-Strahlung als Begleiterscheinung auftritt. Beim Studium dieser γ-Strahlung, beim Beschuß von Beryllium, entdeckte J. CHADWICK 1932 das Neutron über die Reaktion $^{9}_{4}Be + ^{4}_{2}He \rightarrow ^{12}_{6}C + ^{1}_{0}n$. Im gleichen Jahr lösten J. COCKCROFT und E. WALTON erstmalig die Reaktion $^{7}_{3}Li + ^{1}_{1}H \rightarrow ^{4}_{2}He + ^{4}_{2}He$ durch künstlich beschleunigte Protonen aus.

Aus der Fülle von Kernreaktionen, die in der Folgezeit entdeckt wurden, ragen die 1934 von IRENE CURIE und F. JOLIOT gefundenen Reaktionen heraus, deren Produkte künstlich geschaffene Radionuklide sind (z. B. $^{27}Al + ^{4}He \rightarrow ^{30}P + ^{1}n$). Diese Radionuklide waren Positronenstrahler, also Strahler, die es bei den natürlichen Radionukliden nicht gibt.

Hand in Hand mit der technischen Entwicklung von Beschleunigern für Protonen, Deuteronen, Helium- und schwereren Kernen konnte eine Vielzahl von Radionukliden hergestellt werden, in vielen Fällen auch in Mengen, die für Anwendungen in Medizin und Technik ausreichten.

Bei allen diesen Reaktionen, ebenso wie bei der Erzeugung von Radionukliden durch den Kernphotoeffekt (W. BOTHE und W. GENTNER, 1937) entstehen immer Nuklide in nächster Nachbarschaft des Ausgangskerns. Deshalb war die überraschendste und die in der Entwicklung der modernen Kernphysik einschneidendste Entdeckung die der Uranspaltung durch O. HAHN und F. STRASSMANN (1938), bei der unter der Einstrahlung von Neutronen aus Uran mittelschwere Kerne entstehen. Die technischen, wirtschaftlichen und politischen Auswirkungen dieser Entdeckung sind heute noch nicht zu übersehen. Die großen Mengen an Radionukliden, die in den kerntechnischen Anlagen aus der Spaltung des Urans anfallen, haben Strahlenschutzprobleme von bisher nicht gekanntem Ausmaße aufgeworfen und viele neue strahlenbiologische Fragestellungen ausgelöst.

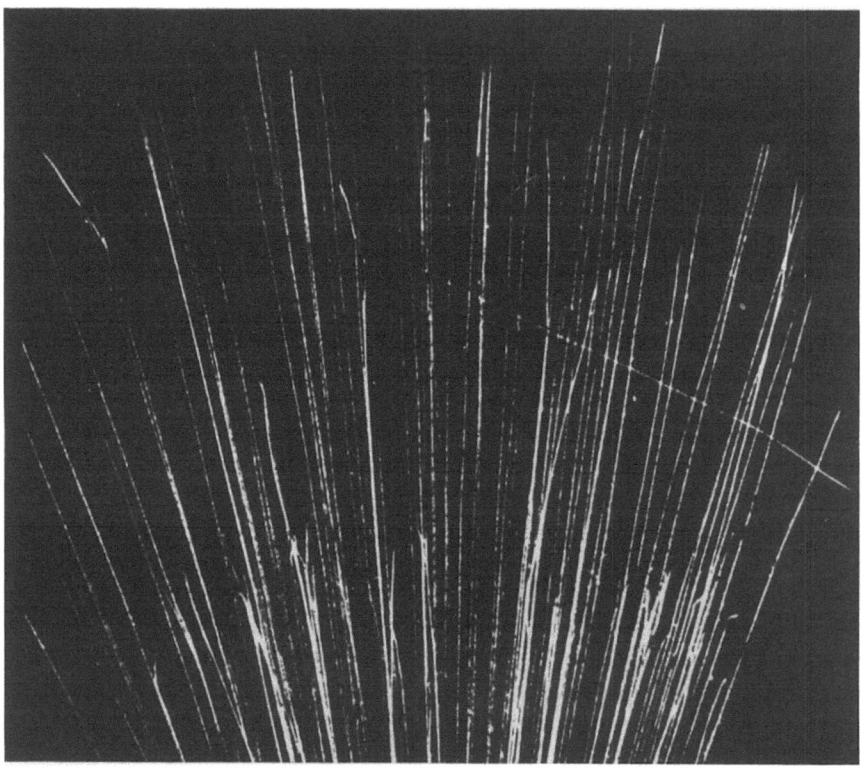

Abb. 9. Wilson-Kammeraufnahme der Umwandlung des Stickstoffs durch α-Strahlen. Energie des α-Teilchens beim Stoß 3,9 MeV. Reichweite des Protons 3,5 cm, des Rückstoßkerns (^{17}O) 0,278 cm. Die kürzeren α-Strahlen rühren von ThC (Bi 212), die längeren von ThC' (Po 212) her. (Aus Atlas typischer Nebelkammerbilder)

2. Der Bau der Atome

Bei der Untersuchung des Durchgangs von Kathodenstrahlen durch Materie wurde LENARD — wie in seinem auch heute noch fesselnden Nobel-Vortrag (1906) nachzulesen ist — bereits zu der Vorstellung geführt, daß die Materie nicht aus undurchdringlichen Atomen besteht, sondern leer ist, und daß das, was uns als Raumerfüllung der Atome erscheint, Kraftfelder sind. RUTHERFORD konnte auf Grund der Versuche von GEIGER und MARSDEN über die Streuung von α-Strahlen in Materie diese Vorstellungen näher präzisieren (1911). Er kam zu der Hypothese, daß das Atom aus einem positiv geladenen Kern und einer diesen symmetrisch umgebenden negativ geladenen Elektronenhülle besteht. Der positiv geladene Kern ist nahezu punktförmig und enthält praktisch die gesamte Masse des Atoms (Elektronenmasse ist gleich 1/1837 der Masse des Wasserstoffatoms). Im Innern des Atoms herrscht daher ein elektrisches Feld, das in nächster Nähe des Kernes extrem hohe Werte annimmt, aber am Rande des Atoms verschwindet.

Im neutralen Atom sind daher in der Hülle ebenso viele Elektronen wie positive Ladungen im Kern. Vom Standpunkt der in der makroskopischen Physik geltenden Gesetze war das Rutherfordsche Modell unbefriedigend, denn die den Kern umkreisenden Elektronen sollten nach den Gesetzen der Elektrodynamik laufend Energie durch Strahlung verlieren und schließlich in den Kern stürzen. Erst als NIELS BOHR (1913) die Grundgedanken der Quantentheorie (M. PLANCK, 1900) auf das Modell übertrug und damit die Frequenzen des Wasserstoffspektrums aus dem Planckschen Wirkungsquantum, der Ladung und Masse des Elektrons berechnen konnte, wurde das *Rutherford-Bohrsche Atommodell* allgemein akzeptiert, obgleich einige ad hoc-Annahmen, wie die, daß die Elektronen auf ihren stationären Bahnen nicht ausstrahlen können, noch nicht befriedigten.

Ein Jahrzehnt später (1924) sprach L. DE BROGLIE die Vermutung aus, daß eine Korpuskel mit der Masse m und der Geschwindigkeit v auch als eine Welle aufgefaßt werden könne, deren Wellenlänge λ gegeben ist durch

$$\lambda = \frac{h}{mv},$$

wobei h das Plancksche Wirkungsquantum bedeutet. Wenig später wurde diese Vermutung durch die Entdeckung der Elektroneninterferenz bestens bestätigt. Die Erkenntnis, daß das Elektron als eine Materiewelle aufgefaßt werden muß, war für das Rutherford-Bohrsche Atommodell von großer Tragweite, denn die Energien der Hüllenelektronen entsprechen Wellenlängen, die vergleichbar mit dem Atomdurchmesser sind. Hüllenelektronen können daher nicht als bewegte Massenpunkte in einem Kraftfeld aufgefaßt werden, sondern müssen durch die Wellenmechanik beschrieben werden, deren Grundlage die von SCHRÖDINGER (1926) aufgestellte und nach ihm benannte Schrödinger-Gleichung ist. Die Lösungen dieser Schwingungsgleichung geben die stationären Zustände der Elektronenhülle wieder. Danach sind die einzelnen Elektronen als stehende Wellen aufzufassen, die sich über den ganzen Bereich der Hülle erstrecken. An Stelle der Ortskoordinaten eines Elektrons, die im Wellenbild ihre Bedeutung verlieren, treten die Quantenzahlen, die den jeweiligen Schwingungszustand charakterisieren. Analog zu der Forderung, daß zwei Corpusceln zur gleichen Zeit nicht an der gleichen Stelle sein können, also nicht in allen ihren Ortskoordinaten übereinstimmen können, gibt es in der Wellenmechanik die Forderung, daß zwei Elektronen eines Atoms nicht in allen ihren Quantenzahlen übereinstimmen können (Pauli-Prinzip).

Die physikalischen und chemischen Eigenschaften der Atome, soweit sie durch die Elektronenhülle bestimmt sind, können heute auf der Grundlage des Rutherford-Bohrschen Atommodells durch die Wellenmechanik mit erstaunlicher Genauigkeit beschrieben und verstanden werden. Die Kerne mit ihren Ladungen, Massen, Volumina und Momenten werden dabei als vorgegebene, unveränderliche Größen betrachtet.

3. Atomkerne

Die Kernphysik stellt sich die Aufgabe die Eigenschaften der Atomkerne auf Grund ihres Aufbaus zu erklären. Keines der bis heute vorgeschlagenen Kernmodelle konnte in der Kernphysik dasselbe leisten, was das Rutherford-Bohrsche Modell in der Physik der Elektronenhülle geleistet hat. Wir kennen zwar die Bestandteile der Kerne, die Nukleonen, sehr genau, wir kennen aber nicht die Natur der Kräfte, die die Nukleonen im Kern zusammenhalten. Sie gehören nicht in die Kategorie der aus der makroskopischen Physik bekannten elektrischen, magnetischen Kräfte oder der Gravitationskraft; wahrscheinlich haben wir es mit einer neuen Kraft zu tun, deren Eigenschaften und Gesetze nur über das Studium der Kerne und der Elementarteilchen erkannt werden können.

Aus diesem Grunde können wir die kernphysikalischen Eigenschaften der Atome, also ihre γ-Strahlenspektren, ihre radioaktiven Lebensdauern, ihre Zerfallsenergien usw. nicht vorausberechnen, wir müssen vielmehr jedes einzelne Nuklid für sich experimentell erforschen.

Alle Kerne sind aus Protonen und Neutronen, den sog. Nukleonen, aufgebaut. Das Proton ist der Kern des Wasserstoffatoms mit dem Atomgewicht $A=1$ und einer positiven Elementarladung. Das Neutron, das 1932 von J. Chadwick entdeckt wurde, ist ladungslos und hat eine Masse, die um etwa 1°/oo größer als die des Wasserstoffatoms ist. Man hat gewichtige Argumente dafür, daß es im Kern nur Nukleonen geben kann und keine Elektronen. Die Kernladungszahl Z ist daher stets positiv und gleich der Zahl der Protonen im Kern, die dank einem glücklichen Zufall mit der viele Jahrzehnte früher eingeführten Ordnungszahl der Elemente im periodischen System übereinstimmt. Durch die Zahl seiner Protonen im Kern ist daher die chemische Natur eines Nuklids eindeutig bestimmt. Die Gesamtzahl der Nukleonen, also Protonen plus Neutronenzahl, ergibt die Nuklidmasse A, das Atomgewicht. Bei den leichten Elementen bis zur Massenzahl 40 ist die Zahl der Protonen und Neutronen im Kern nahezu gleich. Bei schwereren Kernen überwiegt mit zunehmender Massenzahl der Anteil der Neutronen. Dies hängt mit der abstoßenden Kraft der Protonen untereinander zusammen. Ohne elektrische Abstoßungskräfte wären Kerne mit gleichviel Protonen und Neutronen am stabilsten, d.h. hätten die größte Bindungsenergie. Mit zunehmender Protonenzahl verschiebt sich diese für die Bindungsenergie günstige Mischung immer mehr in Richtung des Neutronenüberschusses.

a) Der Kernradius

Die Kernkräfte, durch die die Nukleonen zusammengehalten werden, haben eine sehr kurze Reichweite, die von der Größenordnung des Nukleonenradius (ca. $1,3 \cdot 10^{-13}$ cm) ist. Ein Nukleon ist daher nur an seine nächsten Nachbarn stark gebunden. Andererseits durchdringen sich die Nukleonen gegenseitig nicht. Dies hat zur Folge, daß das Volumen eines Kernes seiner Nukleonenzahl A proportional ist. Der Radius eines Kernes mit dem Atomgewicht A ist mit guter Genauigkeit gegeben durch

$$r = 1,3 \cdot 10^{-13} \, A^{\frac{1}{3}} \text{ cm.}$$

b) Bindungsenergie

Die kurze Reichweite der Kernkräfte hat zur Folge, daß die Bindungsenergie eines Nukleons, das ist die Arbeit, die aufgewendet werden muß, um ein Nukleon aus dem Kernverband zu lösen, für alle Nukleonen in erster Näherung gleich groß ist. Die Gesamtbindungsenergie eines Kerns ist daher in grober Näherung der Nukleonenzahl proportional. Eine genauere Betrachtung zeigt, daß die Bindungsenergie je Nukleon für sehr leichte und sehr schwere Kerne geringer als die für mittelschwere Kerne (Abb. 10) ist. Bei leichten Kernen ist dies verständlich, denn bei diesen ist ein größerer Prozentsatz von Nukleonen an der Oberfläche des Kernes und hat daher weniger Nachbarn als die Nukleonen im Innern. Bei den schweren Kernen macht sich die positive Ladung der Protonen bemerkbar, die zu einer gegenseitigen Abstoßung der geladenen Nukleonen führt, die der anziehenden Wirkung der Kernkräfte entgegenwirkt. Da die Reichweite der elektrischen Kräfte sich über den ganzen Kern hinweg erstreckt, die Kernkräfte aber nur auf die Nachbarnukleonen wirken, werden die Kerne mit zunehmender Zahl der geladenen Nukleonen immer weniger stabil. Aus diesem Grunde sind die Elemente oberhalb der Ordnungszahl 82 (Blei) alle instabil, d.h. radioaktiv. Beim schwersten der in der Natur vorkommenden Elemente, beim Uran mit der Ordnungszahl 92, ist die Instabilität infolge der abstoßenden elektrischen Kräfte bereits so groß geworden, daß sich das Uran-Nuklid der Masse 238 von selbst in zwei mittelschwere Kerne aufspalten kann (spontane Spaltung) und beim Uran-235 der Stoß eines Neutrons genügt um eine Uranspaltung auszulösen.

Die Bindungsenergie pro Nukleon beträgt im Mittel 8 MeV. Die bei einer radioaktiven Umwandlung auftretenden Energien sind von der gleichen Größenordnung und damit rund 1 Million mal größer als die Energien bei chemischen Reaktionen. Die Bindungsenergie der Kerne läßt sich aus Kernreaktionen berechnen oder direkt durch Präzisionsmassenbestimmungen mit dem Massenspektrometer messen. Setzt man, wie es heute üblich ist, die Masse des neutralen C12-Atoms gleich zwölf Masseneinheiten (ME), so wird die Masse des Wasserstoffatoms 1,007825 und die des Neutrons 1,008665 ME. Das Nuklid Deuterium besitzt die Masse 2,014102 ME, die um 0,002388 ME kleiner ist als die Summe der Massen von Neutron plus Wasserstoffatom. Dieser Massendefekt des Deuterons gegenüber der Summe der Massen seiner Bestandteile stellt das Massenäquivalent der Bindungsenergie des Deuterons dar.

Nach der Einsteinschen Beziehung besitzt jede Energie E eine Masse m, die, wenn man E in erg und m in Gramm mißt, durch $E = m \cdot c^2$ gegeben ist, wobei $c = 2{,}998 \cdot 10^{10}$ cm/sec die Lichtgeschwindigkeit ist. Die Energie einer Masseneinheit ergibt sich dann zu 1 ME $= 931441$ keV. Der Massendefekt des Deuterons entspricht damit einer Bindungsenergie von $E = 2225$ keV. Diese Bindungsenergie kann direkt über die Kernreaktion $_1^1\mathrm{H} + {}_0^1\mathrm{n} \rightleftarrows {}_1^2\mathrm{D} + \gamma$ ausgemessen werden.

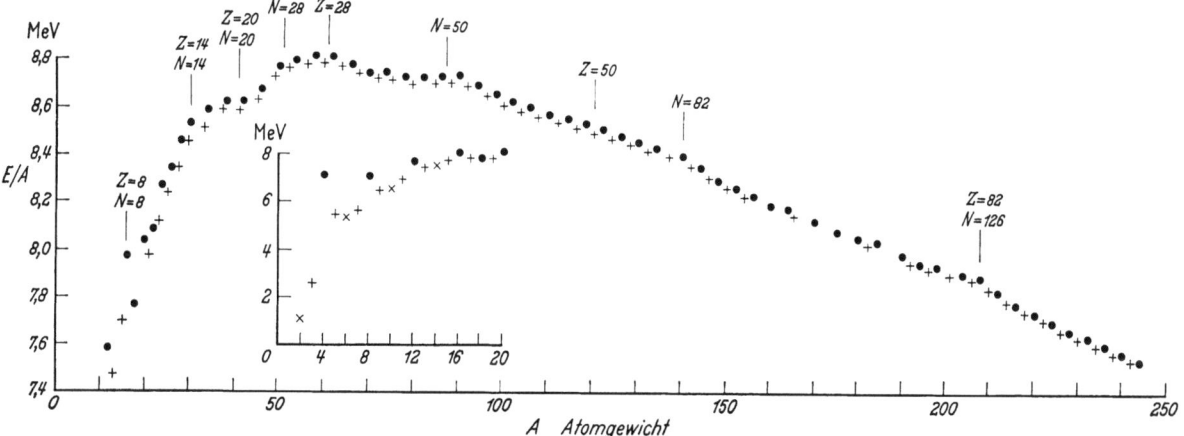

Abb. 10. Die Bindungsenergie je Nukleon in Abhängigkeit vom Atomgewicht A der Kerne

$$E/A = \frac{\text{Gesamtbindungsenergie des Kernes}}{\text{Atomgewicht des Kerns}}$$

Will man die von links nach rechts zu lesende Reaktion untersuchen, so läßt man langsame Neutronen in eine wasserstoffhaltige Substanz eintreten und mißt die Energie $E\gamma$ der γ-Strahlen, die bei der Anlagerung des Neutrons an das Proton ausgesandt werden. Auch die Rückreaktion läßt sich untersuchen, indem man γ-Strahlen in Deuterium einstrahlt und feststellt, von welcher γ-Energie $E\gamma$ ab das Deuterium wieder in seine Bestandteile aufgespalten wird. In beiden Fällen erhält man $E\gamma = 2225$ keV.

Genaue Massenwerte bei F. EVERLING, L. A. KÖNIG, J. H. MATTAUCH und A. H. WAPSTRA, Nuclear physics, vol. 18, No 4529 (1960).

c) Isotope — Isobare

Zu einer vorgegebenen Protonenzahl, d.h. zu einem bestimmten Element, gibt es verschiedene Nuklide, die sich durch ihre Neutronenzahl unterscheiden. Sie werden Isotope genannt, da sie im periodischen System der Elemente isotop sind, d.h. an der gleichen Stelle stehen. Die meisten Elemente, insbesondere diejenigen mit gerader Ordnungszahl, besitzen mehrere stabile Isotope.

Die Mischungsverhältnisse der stabilen Isotope eines Elementes sind auch bei ganz verschiedener Herkunft erstaunlich konstant, was damit zusammenhängt, daß die Isotope in der Urmaterie gut durchmischt worden sind und eine spätere Trennung durch chemische Umsetzung nicht mehr möglich war, da Isotope sich chemisch nicht unterscheiden. Kleinere Unterschiede in der Isotopenzusammensetzung können entstehen, wenn Diffusionsvorgänge eine Rolle spielen, da das leichtere Isotop etwas beweglicher ist und damit schneller diffundieren kann. Aus dem gleichen Grunde kann auch die chemische Reaktionsgeschwindigkeit der Isotope etwas verschieden sein, was zu einer Verschiebung der Isotopenzusammensetzung führen kann. In der Regel sind die hierdurch hervorgerufenen Veränderungen der isotopischen Zusammensetzung so klein, daß sie nur durch eine Präzisionsmessung mit dem Massenspektrometer erfaßt werden können.

Haben verschiedene Nuklide dieselbe Massenzahl, so nennt man sie Isobare. Solche Nuklide müssen notwendigerweise verschiedenen Elementen angehören. Durch einen β-Zerfall, also die Emission eines negativen oder positiven Elektrons, geht ein Nuklid in das Nachbar-Isobar über, dessen Ordnungszahl um eine Einheit größer bzw. kleiner ist. Es gibt daher keine zwei benachbarten Isobare, die sich in der Ordnungszahl nur um eine Einheit unterscheiden und die beide stabil wären, da notwendigerweise eines der beiden durch einen β-Zerfall in das andere, stabilere übergehen muß. Sehr wohl können isobare Paare existieren, die sich in der Ordnungszahl um zwei Einheiten unterscheiden.

Gelegentlich spricht man auch von Isotonen und versteht darunter Kerne, die gleiche Neutronenzahlen besitzen und sich durch die Protonenzahl unterscheiden. Isotone Nuklide müssen verschiedenen Elementen angehören.

d) Der Kern-Spin

Die Elementarteilchen, aus denen sich die Atome zusammensetzen, also Protonen, Neutronen und Elektronen, besitzen alle einen Drall (Drehimpuls) von der Größe $1/2 \cdot \dfrac{h}{2\pi}$. Dieser Drall ist ein ebenso wesentlicher Bestandteil der Elementarteilchen wie Ladung und Masse. Man muß sich vorstellen, daß beispielsweise das Proton dauernd um eine durch seinen Schwerpunkt gehende Achse rotiert, und daß diese Rotation weder verstärkt noch abgebremst werden kann. Diejenigen Anteile der positiven Protonenladung, die einen gewissen Abstand von der Drehachse haben, beschreiben damit Kreisbahnen und stellen einen Kreisstrom dar. Jeder Kreisstrom erzeugt aber ein Magnetfeld, und zwar das eines kleinen magnetischen Dipols. In der Tat haben Protonen und Elektronen solche magnetischen Momente; aber nicht nur das Proton, sondern auch das elektrisch ungeladene Neutron. Es ist die Aufgabe einer noch zu schaffenden Theorie der Elementarteilchen, diese Tatsachen zu erklären. Die Physiker haben die Hoffnung, daß die Hochenergiephysik, in der man die Entstehung und das Zerstrahlen der Elementarteilchen untersucht, den Zugang zu einer solchen Theorie der Elementarteilchen eröffnet.

Für das Verständnis des Folgenden genügt es, wenn wir festhalten, daß Protonen und Neutronen mechanische und magnetische Momente besitzen. Wir brauchen auf deren Zahlenwerte, die bestens bekannt sind, nicht weiter einzugehen.

Eine der merkwürdigsten Beobachtungen, die im Bereich der Atomphysik gemacht wurden, ist die, daß sich die Drehimpulskomponente eines Systems nur um ganze Vielfache von $h/2\pi$ ändern kann. Merkwürdig deshalb, weil im Bereich der Makrophysik nicht einzusehen ist, warum der Drall eines Systems sich unstetig in Sprüngen ändern soll. Die Größe $h/2\pi$ ist jedoch so klein, daß sie in einem Makrosystem nicht faßbar wird. Im atomaren Bereich ist sie jedoch groß genug, um alle mit Rotationen zusammenhängenden Vorgänge zu beherrschen.

Der Eigendrall der Elementarteilchen beträgt wie bereits erwähnt $1/2 \cdot h/2\pi$. Da die Größe $h/2\pi$ die naturgegebene Größeneinheit für Drehimpulse im atomaren Bereich ist, mißt man den Eigendrall der Elementarteilchen und der Atomkerne in diesen Einheiten und spricht dann vom Spin eines Teilchens oder eines Kerns; demnach ist der Spin der Elementarteilchen $1/2$. Der Spin eines Systems aus mehreren Teilchen setzt sich aus den Einzelspins zusammen und kann sich, wenn er sich ändert, nur um ganzzahlige Werte, also 1, 2, 3 usw. ändern.

In einem Kern setzen sich die Drehimpulse (Spins) der einzelnen Nukleonen zu dem Gesamtdrehimpuls (Spin des Kerns) zusammen. Bei dieser Zusammensetzung können jedoch die Drehachsen der einzelnen Nukleone nicht alle denkbaren Lagen im Raume einnehmen, sie stehen entweder parallel oder antiparallel zueinander. Kerne mit gerader Nukleonenzahl haben daher ganzzahlige Spins, Kerne mit ungerader Nukleonenzahl, halbzahlige. Das Deuteron, das aus einem Proton und einem Neutron besteht, besitzt den Spin 1, d. h. die Nukleonenspins haben sich parallel gestellt.

Die Erfahrung lehrt, daß Kerne mit geraden Protonen- und geraden Neutronenzahlen (sog. gg-Kerne) im Grundzustand ausnahmslos den Spin Null haben. Kerne mit ungerader Protonen- und ungerader Neutronenzahl (sog. uu-Kerne) haben ganzzahlige von Null verschiedene Spins. Kerne mit ungerader Nukleonenzahl, also solche, bei denen die Protonenzahl gerade und die Neutronenzahl ungerade ist, oder umgekehrt, haben immer von Null verschiedene halbzahlige Spins.

e) Der Grundzustand und die angeregten Zustände eines Kernes

Unter all den vielen Kombinationsmöglichkeiten der Spins der Nukleonen muß es eine geben, bei der die Bindungsenergie des Kerns am größten ist. Diesen, den stabilsten Zustand, nennt man den Grundzustand des Kernes, in dem er sich normalerweise befindet. Im Falle des Deuterium und des ^{14}N hat der Spin des Grundzustandes den Wert 1.

Die Zustände mit geringerer Bindungsenergie, die sog. angeregten Zustände, können unter Energieabgabe in den Grundzustand übergehen; dies geschieht in der Regel durch Emission einer γ-Strahlung, die den Energieunterschied zwischen den beiden Zuständen in Form von elektromagnetischer Energie wegträgt, ebenso die Drehimpulsdifferenz zwischen Ausgangszustand und Endzustand.

Anstelle der γ-Strahlenemission kann es auch durch sog. innere Umwandlung zum Ausstoßen eines Konversions-Elektrons kommen, das dann den Energieunterschied zwischen dem Anfangs- und Endzustand des Kernes plus Elektronenhülle als kinetische Energie wegträgt (Konversionselektronen s. Kapitel II 4e).

Angeregte Kerne entstehen bei Kernumwandlungen und beim radioaktiven Zerfall, wenn die bei der Umwandlung oder dem Zerfall verfügbare Energie ausreicht, um angeregte Zustände zu schaffen.

f) Isomere Kerne

Im allgemeinen ist die Lebensdauer eines angeregten Zustandes unmeßbar kurz (ca. 10^{-15} sec), so daß eine γ-Strahlung, die einer Kernumwandlung oder einem radioaktiven Zerfall folgt, praktisch gleichzeitig mit der auslösenden Reaktion auftritt. Im Gebiet der mittelschweren und schweren Kerne gibt es jedoch mehrere Nuklide, bei denen die Lebensdauer des tiefsten angeregten Niveaus Sekunden, Tage, ja sogar Jahre betragen kann. Solche angeregten Nuklide gehen nach den Gesetzen des radioaktiven Zerfalls mit einer charakteristischen Halbwertszeit unter Emission von γ-Strahlen bzw. Konversionselektronen in den Grundzustand über. Sie werden Isomere genannt, in Anlehnung an den Sprachgebrauch der organischen Chemie, wo man unter isomeren Verbindungen solche versteht, die die gleichen Atome in gleicher Anzahl aber in verschiedener Anordnung enthalten. Kernisomerie wird immer dann beobachtet, wenn der Spin des tiefsten angeregten Zustandes von dem des Grundzustandes sehr stark, z.B. um vier oder mehr Einheiten verschieden ist. In diesen Fällen ist die Aussendung der γ-Strahlung, die ja die Spin-Differenz wegzuführen hat, sehr erschwert, was die Lebensdauer des angeregten Zustandes verlängert. Beispiele der Kernisomerie bringt Kapitel II, 4e.

4. Der radioaktive Zerfall

a) Der β-Zerfall

Wir betrachten zunächst den einfachsten β-Strahler, das Neutron, das mit einer Halbwertszeit von ca. 12 min in ein Proton und ein Elektron zerfällt. Der Zerfall des Neutrons ist experimentell nur sehr schwer zu fassen, da freie Neutronen in der Natur nicht vorkommen, es sei denn, sie werden künstlich durch Kernreaktionen, z.B. in einem Uran-Reaktor hergestellt. Das Neutron wird bei der Begegnung mit Materie von den

Atomkernen begierig eingefangen, längst bevor es zerfallen kann. Auch unter günstigen Bedingungen läßt sich ein Neutron nur einige hundertstel Sekunden als freies ungebundenes Neutron halten. Diese experimentelle Schwierigkeit soll uns hier nicht berühren, denn unser Interesse gilt den Produkten des Zerfalls und der freiwerdenden Energie.

In Abb. 11 ist der Zerfall des Neutrons schematisch dargestellt. Durch den spontanen Zerfall wird aus dem Neutron ein Proton unter gleichzeitiger Aussendung eines Elektrons (β-Strahl) und eines Neutrinos. Dieses Neutrino ist ein noch viel geheimnisvolleres Teilchen als das Neutron. Es trägt wie dieses keine Ladung und hat zudem keine Ruhemasse. Wie die Lichtquanten bewegt es sich mit Lichtgeschwindigkeit und trägt kinetische Energie und Impuls mit sich und besitzt wie die Elementarteilchen den Spin 1/2. Das Neutrino läßt sich experimentell nur sehr schwer fassen. Es macht sich beim β-Zerfall durch das Fehlen des weggeführten Impulses und der mitgenommenen Energie bemerkbar.

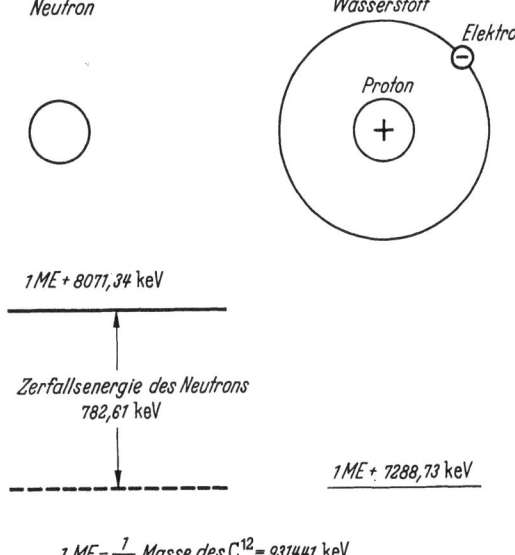

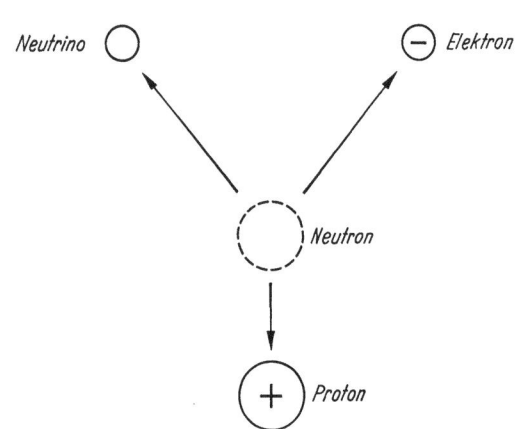

Abb. 11. Der Zerfall des Neutrons in ein Proton und Elektron plus Neutrino, $n \rightarrow p^+ + e^- + \nu$

Abb. 12. Die Energiebilanz des Neutronenzerfalls

Außerdem sorgt es dafür, daß die Drehimpulsbilanz beim Zerfall in Ordnung bleibt. Wir wissen heute nicht, wann und wo die Energie, die das Neutrino mit sich führt, wieder auftaucht. An Hand der Abb. 12 wollen wir uns die Energieverhältnisse beim Zerfall des Neutrons ansehen. Durch horizontale Striche sind die Massen von Neutron links und Wasserstoffatom rechts markiert. Die Masse des Neutrons ist größer als die des Wasserstoffatoms, was durch die verschieden hohe Lage der Horizontalstriche ausgedrückt sei. Gibt man die Massen mit der heute möglichen Genauigkeit an, so erhält man für das Neutron die Masse 1 ME + 8071,34 keV und für das Wasserstoffatom die Masse 1 ME + 7288,73 keV. Bei diesen Angaben sind die Abweichungen von der Masseneinheit in der Energieeinheit keV gemacht, da uns im folgenden nur die Energien interessieren (1 ME = 931441 keV). Die Massendifferenz zwischen Neutron und Wasserstoffatom von 782,61 keV ist die Energie, die dem Neutron beim Zerfall in ein Proton, Elektron und Neutrino zur Verfügung steht.

Da sich diese Energie auf β-Strahl, Neutrino und Proton verteilt, kann das beim Zerfall emittierte β-Teilchen alle Energien zwischen Null und einer Maximalenergie (Zerfallsenergie minus Rückstoßenergie des Protons) haben. Ein Radionuklid emittiert daher trotz einer exakt gegebenen Zerfallsenergie ein kontinuierliches β-Spektrum, dessen Energie von Null bis zur Maximalenergie reicht.

Es stellt sich die Frage, warum nicht auch die Neutronen in den stabilen Kernen zerfallen. Um die Stabilität der Neutronen in den Kernen zu verstehen, betrachten wir den einfachsten zusammengesetzten Kern, das stabile Nuklid Deuterium, den schweren

Wasserstoff. Sein Kern mit der Masse 2 besteht aus einem Proton und aus einem Neutron. Würde dieses Neutron zerfallen, so würden zwei Wasserstoffatome entstehen. Die Masse dieser zwei Wasserstoffatome wäre aber wesentlich größer als die des Deuteriums. Aus energetischen Gründen kann daher das Neutron im Deuteron nicht zerfallen, das gleiche gilt für die Neutronen stabiler Kerne.

Anders liegen die Dinge, wenn wir zum nächsten Isotop des Wasserstoffs, zum Nuklid ³H (Tritium) übergehen, das neben einem Proton zwei Neutronen enthält. Wandeln wir eines der beiden Neutronen in ein Proton um, so kommen wir zu dem Nuklid Helium 3, dessen Masse um 18,13 keV kleiner als die des Tritiums ist. Das bedeutet aber, daß die Umwandlung von Tritium in He 3 ohne unser Zutun durch einen β-Zerfall des Neutrons erfolgen kann. Freilich ist die Zerfallsenergie wesentlich kleiner als die des freien Neutrons, deshalb wird es uns nicht wundern, wenn die Lebensdauer des im Tritium gebundenen Neutrons erheblich größer ist als die des freien Neutrons, nämlich 12,26 Jahre.

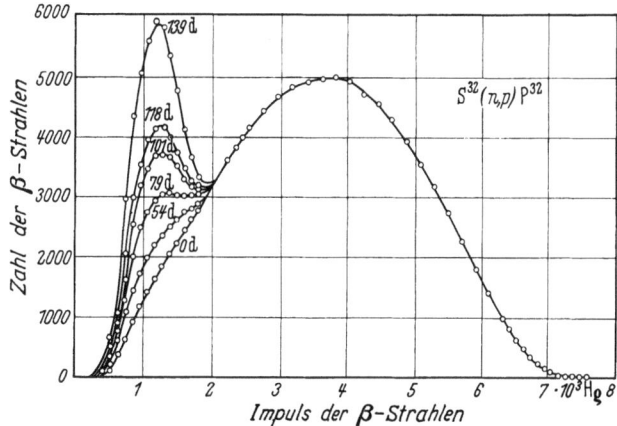

Abb. 13. Das β-Spektrum von Phosphor 32 und Phosphor 33. Die verschieden großen Anteile der β-Strahlen des Phosphor 33 sind durch verschiedene Herstellungsbedingungen entstanden

In Abb. 13 ist als Beispiel für ein β-Spektrum dasjenige des Phosphor 32 mit einer Halbwertszeit von 14,2 Tagen und einer Zerfallsenergie von 1,7 MeV aufgetragen. Wie man sieht, kommen alle β-Strahlen-Energien zwischen Null und der Maximalenergie, der Zerfallsenergie, vor. Sehr kleine und sehr große β-Energien sind seltener vertreten als die mittleren Energien. Der Mittelwert der β-Energie beträgt 0,7 MeV; den Rest, also im Mittel 1 MeV pro Zerfall, übernimmt das Neutrino.

Dem Spektrum des Phosphor 32 ist noch das des Phosphor 33 überlagert, dessen Maximalenergie 0,25 MeV beträgt (Halbwertszeit 25 Tage). Die verschiedenen Kurven entsprechen verschiedenen Anteilen von Phosphor 33, die durch verschiedene Herstellungsbedingungen entstanden sind.

Will man die absorbierte Dosis berechnen, die von einem inkorporierten β^-- oder β^+-Strahler in Form von β-Strahlen abgegeben werden, so muß man der Berechnung die *mittlere* β-Energie und nicht die Maximalenergie zugrunde legen.

Die als β-Strahlung absorbierte Dosis ist daher gleich der Zahl der Zerfälle multipliziert mit der *mittleren* β-Energie. Die Neutrinos haben keinerlei biologische Wirkung, da sie nicht absorbiert werden. Es ist bisher noch nicht gelungen, eine Ionisation durch Neutrinos nachzuweisen.

b) Der β^+-Zerfall

In gebundenem Zustand kann das sonst stabile Proton in ein Neutron zurückverwandelt werden, wenn das protonenärmere Isobar das stabilere ist. Dies zeigt Abb. 14 an den Isobaren $^{14}_{8}$O, $^{14}_{7}$N und $^{14}_{6}$C. Der Zerfall des $^{14}_{6}$C in $^{14}_{7}$N ist ein normaler β^--Zerfall eines Neutrons in ein Proton mit einer Zerfallsenergie von 156,07 keV und einer Halbwertszeit von 5570 Jahren, der uns nichts Neues bietet. Für den Übergang des $^{14}_{8}$O in das Nuklid $^{14}_{7}$N, bei dem sich ein Proton in ein Neutron zurückverwandeln muß, stehen uns insgesamt 5148 keV zur Verfügung. Bei dieser Umwandlung entsteht durch die Emission eines Positrons (Positives Elektron) und eines Neutrinos aus einem Proton ein Neutron. Für die kinetische Energie des Positrons plus Neutrino steht jedoch nicht wie beim β^--Zerfall die gesamte Zerfallsenergie zur Verfügung, sondern nur eine um 1022 keV geringere Energie, worauf weiter unten eingegangen werden wird.

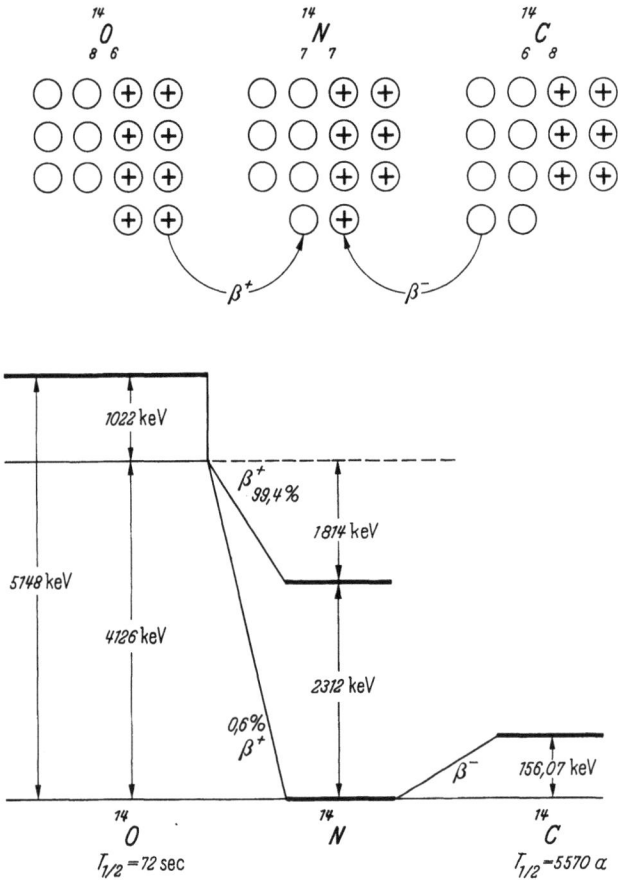

Abb. 14. Der β^+-Zerfall des ^{14}O in ^{14}N. Die unterste horizontale Linie bei ^{14}N entspricht dem (stabilen) Grundzustand des ^{14}N

Der stabile Endkern ^{14}N hat ein Niveau mit einer Anregungsenergie von 2312 keV, das bei dem Zerfall bevorzugt entsteht (in 99,4% aller Fälle). Die Maximal-Energie dieses β^+-Spektrums liegt daher, wie der Abb. 14 zu entnehmen ist, bei 1,814 MeV. Die wenigen Zerfälle, die zum Grundzustand führen (0,6% aller Fälle), ergeben ein dementsprechend intensitätsärmeres Spektrum, dessen Maximalenergie bei 4,126 MeV liegt. Alle Zerfälle, die zum energieärmeren, aber intensitätsreicheren Spektrum gehören, sind von einer γ-Strahlung von 2,312 MeV begleitet. Die einzelnen γ-Quanten, die beim Übergang des Kerns in den Grundzustand emittiert werden, folgen dem β^+-Teilchen innerhalb unmeßbar kurzer Zeit (10^{-15} sec).

Es ist jetzt noch nachzutragen, wo die 1,022 MeV der verfügbaren Zerfallsenergie verblieben, die bisher nicht in Form von kinetischer oder γ-Strahlen-Energie aufgetreten sind. Dazu betrachten wir Abb. 15, die schematisch den Zerfall eines Wasserstoffatoms — der nur unter Energiezufuhr geschehen kann — zeigt. Aus dem Wasserstoffatom entspringt ein Neutron, ein Positron und ein Neutrino. Außerdem bleibt das vom Wasserstoffatom stammende Hüllenelektron übrig. Die rechte Seite der Abbildung zeigt, wie sich das Positron, wenn es zur Ruhe gekommen ist, mit dem übriggebliebenen Elektron oder, was auf das gleiche herauskommt, mit einem beliebigen anderen vereinigt und in zwei entgegengesetzte auseinanderlaufende γ-Strahlen zerstrahlt. Die Energie der beiden γ-Strahlen ist gleich dem Energieäquivalent der Masse eines Elektronenpaares, nämlich 1022 keV. Die Energie des einzelnen Quantes beträgt 511 keV, das ist die Quanten-energie der *Vernichtungsstrahlung*, die immer als Begleitung eines Positronenzerfalls auftritt. Stellt man die Energiebilanz auf (unterer Teil der Abb. 15), so sieht man, daß die kinetische Energie von Positron plus Neutrino um 1022 keV kleiner sein muß als die verfügbare Zerfallsenergie, denn die Vernichtungsstrahlung ist mit dem Positronenzerfall zwangsläufig gekoppelt. Diese Vernichtungsstrahlung erleichtert in vielen Fällen den Nachweis der Positronenstrahler.

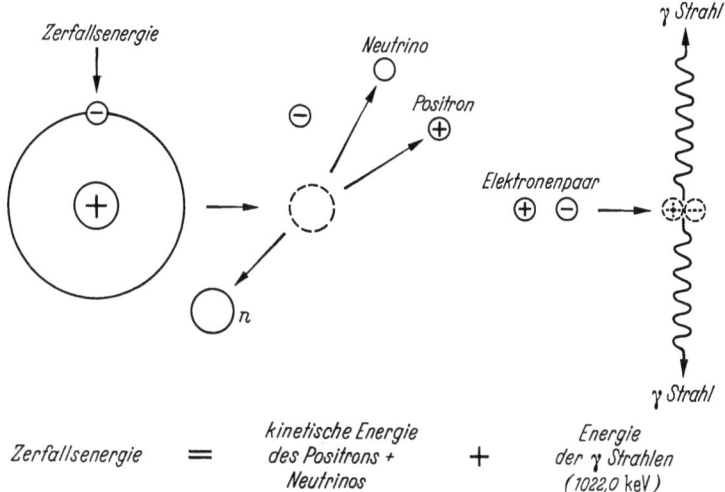

$$\text{Zerfallsenergie} = \begin{array}{c}\text{kinetische Energie}\\ \text{des Positrons +}\\ \text{Neutrinos}\end{array} + \begin{array}{c}\text{Energie}\\ \text{der } \gamma \text{ Strahlen}\\ (1022{,}0 \text{ keV})\end{array}$$

Abb. 15. Aufteilung der Zerfallsenergie beim β^+-Zerfall auf Positron + Neutrino und Vernichtungsstrahlung

c) Der Elektroneneinfang (K-capture)

Ist die Zerfallsenergie kleiner als 1022 keV so kann aus Gründen der Energiebilanz kein Positron emittiert werden. Trotzdem kann es zu einer Umwandlung kommen, indem der Kern aus seiner Hülle ein Elektron einfängt und damit unter Umgehung der Emission eines Positrons und seiner Vernichtungsstrahlung ein Proton in ein Neutron umwandelt. Die Umwandlungsenergie wird jetzt allein von dem Neutrino weggetragen. Da dieses nicht nachweisbar ist, kann die Umwandlung als solche nicht festgestellt werden, erst ihre Folgeerscheinungen machen sich bemerkbar. Im neugebildeten Atom fehlt in der Atomhülle, meist in der innersten Schale, ein Elektron. Bei der Reorganisation der Elektronenhülle wird dann die charakteristische Röntgenstrahlung (meist die K-Strahlung) des betreffenden Elements emittiert. Daher werden diese Nuklide auch K-Strahler genannt. Ist die Zerfallsenergie größer als 1022 MeV, so konkurrieren Elektroneneinfang und Positronenemission miteinander. Viele K-Strahler emittieren auch γ-Strahlen, sofern die Zerfallsenergie ausreicht, um angeregte Zustände des Endkernes zu schaffen, was den Nachweis der Umwandlung vereinfacht.

d) Der α-Zerfall

Beim α-Zerfall sendet der Ausgangskern ein α-Teilchen, d.h. den Kern eines Helium-Atoms aus, so daß das entstehende Nuklid ein um vier Einheiten kleineres Atomgewicht und eine um zwei Einheiten kleinere Ordnungszahl erhält. Als Beispiel sei der Zerfall des Radiums (Ra) in das radioaktive Edelgas Radon (Rn) herangezogen.

$$^{138}_{88}\text{Ra}^{226} \rightarrow {}^{136}_{86}\text{Rn}^{222} + {}^{2}_{2}\text{He}^{4} + 4875 \text{ keV} \ .$$

Für diese Umwandlung stehen 4875 keV zur Verfügung, die sich als kinetische Energie auf die beiden entstehenden Kerne Rn und He im Verhältnis 4:222 verteilen, so daß das α-Teilchen eine Energie von 4789 keV erhält (ca. 3,3 cm Reichweite in Luft) und der Rückstoßkern den Rest von 86 keV (Reichweite extrem klein).

Abgesehen von einigen für die Radiologie uninteressanten langlebigen α-Strahlern im Gebiet mittelschwerer Kerne (Sm 147, Ce 142) gehören fast alle natürlichen und künstlich erzeugbaren α-Strahler den Elementen oberhalb des Bleis an ($Z > 82$). Die Zerfallsenergien liegen zwischen 3,9 und 8,8 MeV. Damit unterscheidet sich der α-Zerfall

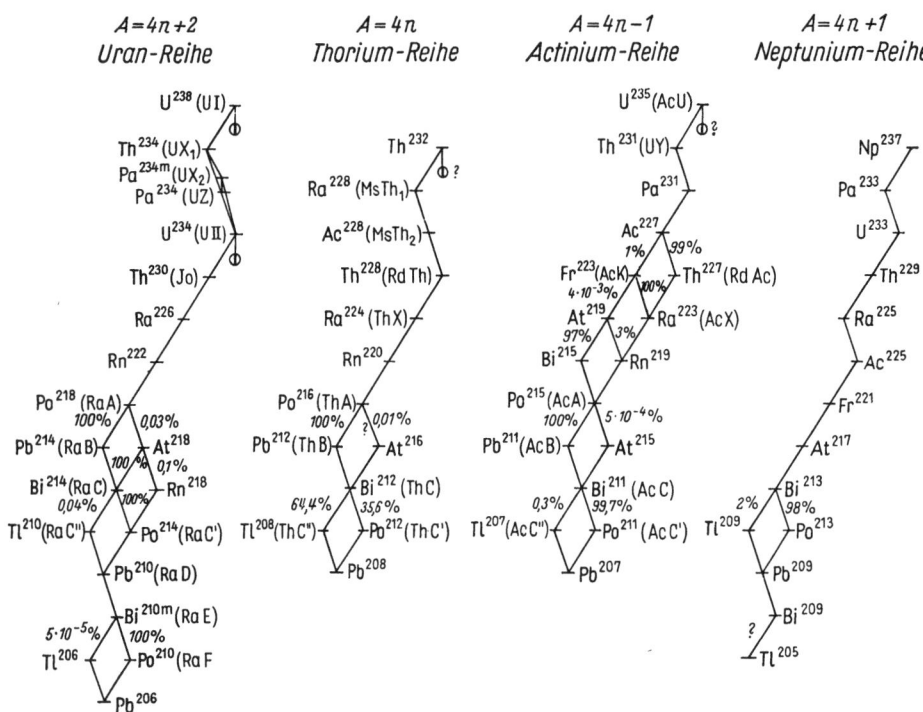

Abb. 16. Die vier radioaktiven Zerfallsreihen. Die Neptuniumreihe kann nur künstlich erzeugt werden. Die übrigen kommen in der Natur vor, dank der langen Lebensdauer der Muttersubstanzen U 238, Th 232 und U 235. Ein Strich nach links unten bedeutet einen α-Zerfall, ein solcher nach rechts einen β^--Zerfall. Die Bezeichnungen in Klammern sind früher gebräuchliche Nuklidnamen. Die Halbwertszeiten der Nuklide bringt Tabelle 3

wesentlich vom β-Zerfall, der im ganzen Bereich des periodischen Systems der Elemente zu finden ist und bei dem es eine untere Grenze der Zerfallsenergie nicht gibt. Einige Radionuklide zerfallen dual, d.h. bei ihnen konkurrieren α- und β-Zerfall, so daß als Endkerne zwei verschiedene Nuklide entstehen können. Auf dieser Eigenschaft beruhen die Verzweigungen in den Zerfallsreihen der natürlich radioaktiven Elemente (s. Abb. 16 und Tabelle 3).

Der Mechanismus des α-Zerfalls unterscheidet sich wesentlich von dem des β-Zerfalls. Man hat sich vorzustellen, daß das α-Teilchen im Kern schon vor der Emission bereitgestellt wird, aber trotz der verfügbaren Zerfallsenergie den Kern nicht ohne weiteres verlassen kann. Nach Gamow befindet sich das α-Teilchen im Kern hinter einem Potentialwall, wie ihn Abb. 17 darstellt. Für große Abstände r vom Kernmittelpunkt nimmt das Potential U mit $1/r$ ab und ist nur durch die abstoßenden Kräfte zwischen der Kernladung des α-Teilchens und der des beim Zerfall entstehenden Kernes gegeben. Würde sich ein α-Teilchen mit der kinetischen Energie E_{kin} dem Kern von außen her nähern, so könnte es bis zum Punkt A gelangen. In diesem Punkt hat es seine kinetische Energie aufgezehrt und wird durch die abstoßenden Kräfte zur Umkehr gezwungen. Ein α-Teilchen derselben Energie, das sich im Kerninnern befindet und gegen den Kernrand bewegt, wird im Punkt B gestoppt und kann sich wegen der anziehenden Kernkräfte nicht über den Punkt B hinaus vom Kernmittelpunkt entfernen. Das Gebiet zwischen B und A ist für das α-Teilchen somit nicht erreichbar; es kann sich nur entweder im Innern des

Tabelle 3a. *Zerfallsreihen der natürlichen radioaktiven Elemente*

Uran-Reihe		Thorium-Reihe	
Nuklid	Halbwertszeit	Nuklid	Halbwertszeit
U 238	$4,5 \cdot 10^9$ a	Th 232	$1,39 \cdot 10^{10}$ a
Th 234	24,1 d	Ra 228	6,7 a
Pa 234 m	1,2 min	Ac 228	6,1 h
Pa 234	6,66 h	Th 228	1,9 a
U 234	$2,5 \cdot 10^5$ a	Ra 224	3,64 d
Th 230	$8 \cdot 10^4$ a	Rn 220	52 sec
Ra 226	$1,62 \cdot 10^3$ a	Po 216	0,16 sec
Rn 222	3,8 d	At 216	$3 \cdot 10^{-4}$ sec
Po 218	3,05 min	Pb 212	10,6 h
At 218	1,3 sec	Bi 212	60,5 min
Rn 218	0,019 sec	Po 212	$3 \cdot 10^{-7}$ sec
Pb 214	26,8 min	Tl 208	3,1 min
Bi 214	19,7 min		
Po 214	$1,6 \cdot 10^{-4}$ sec		
Tl 210	1,32 min		
Pb 210	19,4 a		
Bi 210	5,0 d		
Po 210	138,5 d		
Tl 206	4,2 min		

Tabelle 3b. *Zerfallsreihen der natürlichen radioaktiven Elemente*

Actinium-Reihe		Neptunium-Reihe	
Nuklid	Halbwertszeit	Nuklid	Halbwertszeit
U 235	$7,1 \cdot 10^8$ a	Np 237	$2,2 \cdot 10^6$ a
Th 231	25,6 h	Pa 233	27 d
Pa 231	$3,4 \cdot 10^4$ a	U 233	$1,6 \cdot 10^5$ a
Ac 227	22 a	Th 229	$7,3 \cdot 10^3$ a
Th 227	18,2 d	Ra 225	14,8 d
Fr 223	22 min	Ac 225	10,0 d
Ra 223	11,6 d	Fr 221	4,8 min
At 219	0,9 min	At 217	0,018 sec
Rn 219	3,92 sec	Bi 213	47 min
Po 215	$1,83 \cdot 10^{-3}$ sec	Po 213	$3,7 \cdot 10^{-6}$ sec
At 215	$1,0 \cdot 10^{-4}$ sec	Tl 209	2,2 min
Pb 211	36,1 min	Pb 209	3,3 h
Bi 211	2,15 min	Bi 209	$2 \cdot 10^{17}$ a
Po 211	0,52 sec		
Tl 207	4,78 min		

Kernes oder im Außenraum befinden aber nicht von einem zum anderen Bereich überwechseln; d.h. ein α-Zerfall wäre nach diesem Bilde nicht möglich, es sei denn, die Energie des α-Teilchens ist mindestens gleich der Höhe des Potentialwalls.

Das eben beschriebene Bild, das im makroskopischen Bereich streng gültig ist, muß jedoch im atomaren Bereich modifiziert werden. Die Wellenmechanik, die im atomaren Bereich an die Stelle der Punktmechanik des makroskopischen Bereichs zu treten hat, besagt, daß das α-Teilchen durch eine Materiewelle zu beschreiben ist. Für diese Materiewelle ist der Bereich zwischen *A* und *B* nicht völlig undurchdringlich, wenn die Länge der Strecke *AB* vergleichbar mit der Wellenlänge des α-Teilchens wird, was im atomaren

Bereich der Fall ist. Die Durchdringungswahrscheinlichkeit ist um so größer je kleiner der Abstand AB wird, d.h. je größer die Energie des α-Teilchens ist. Für α-Teilchen von 3,9 MeV (Th 232) ergibt sich so eine Halbwertszeit von $1,39 \cdot 10^{10}$ Jahren und für das Nuklid Po 212 mit einer α-Energie 8,8 MeV — in Übereinstimmung mit der oben skizzierten Theorie — eine Halbwertszeit von nur 0,3 μsec. Hiermit wird auch verständlich, warum es keine α-Strahler mit sehr kleiner Zerfallsenergie geben kann, denn für sie wird die Halbwertszeit so groß, daß der radioaktive Zerfall sich der Messung entzieht.

Für α-Strahler gibt es daher einen universellen Zusammenhang zwischen der Zerfallsenergie und der Lebensdauer, die sog. Geiger-Nuttal-Beziehung, die graphisch in Abb. 18 dargestellt ist. Daß nicht alle α-Strahler streng auf einer einzigen Kurve liegen, hängt damit zusammen, daß die Kernvolumina und Kernladungen von Nuklid zu Nuklid etwas variieren und damit auch die Form der Potentialkurven (Abb. 17).

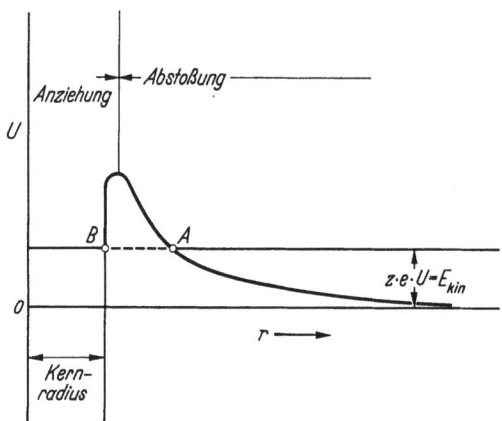

Abb. 17. Potential U eines geladenen Nukleons in Abhängigkeit von seinem Abstand r vom Kernmittelpunkt

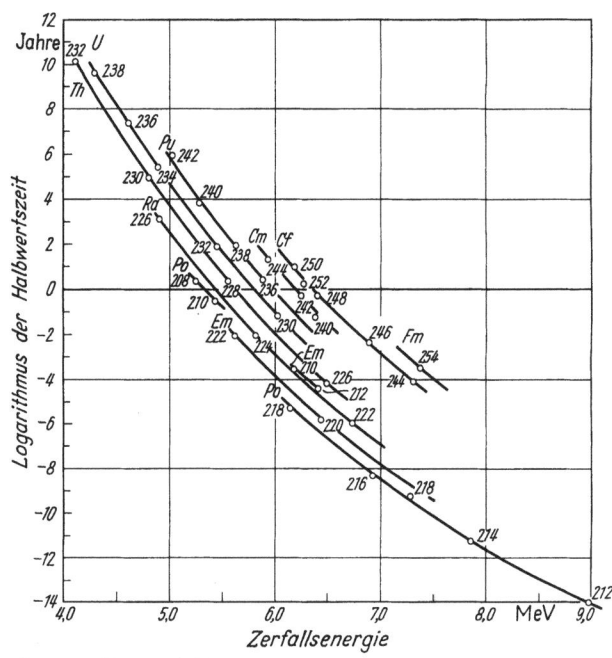

Abb. 18. Die Zerfallskonstante λ in Abhängigkeit von der Zerfallsenergie für α-Strahler (Geiger-Nuttal-Kurve)

e) Die γ-Strahlen-Emission

γ-Strahlen treten als Begleiterscheinung des β- und α-Zerfalls auf, wenn bei diesen Zerfällen angeregte Zustände des Endkerns entstehen, was bei β-Strahlern meist der Fall ist. Die Quanten-Energien der γ-Strahlen $E_\gamma = h \cdot \nu$ sind gleich den Energieunterschieden dieser angeregten Zustände des entstehenden Kernes. Das γ-Strahlenspektrum eines Nuklids kann je nach der Zahl der Anregungsmöglichkeiten aus einer oder mehreren γ-Linien bestehen, deren Energien und Intensitäten für das betreffende Nuklid charakteristisch sind. Die Ausmessung eines γ-Spektrums ist daher ein sehr geeignetes Mittel, um ein Radionuklid zu identifizieren.

Für die Dosisberechnung muß die Energie der γ-Quanten und ihre Zahl pro Zerfall bekannt sein. Beides läßt sich aus den Tabellen über die Energieniveaus der Kerne entnehmen (s. z.B. Landolt-Börnstein oder Nuclear Data sheets, herausgegeben von National Academy of Sciences, Washington). Ein sehr einfacher Fall, bei dem jeder β-Zerfall von einem γ-Quant begleitet ist, begegnete uns bereits bei dem in Abb. 14 dargestellten β⁺-Zerfall des $^{14}_8O$ in das Nuklid $^{14}_7N$. Ein anderes Beispiel zeigt Abb. 19, in dem die β⁻-Umwandlung des in der Radiologie viel verwendeten Nuklids Kobalt-60 dargestellt ist. Durch den β⁻-Zerfall ($E_{max} = 0,314$ MeV) entsteht ein angeregter ^{60}Ni-Kern, der durch zwei praktisch gleichzeitig aufeinander folgende γ-Strahlen von 1,178 MeV bzw. 1,332 MeV in den Grundzustand übergeht. Jeder β-Zerfall des Co 60 ist daher von zwei γ-Quanten begleitet. Das Umwandlungsschema des Co 60 ist sehr einfach, da der β-Zerfall in das mittlere angeregte Niveau oder in den Grundzustand so selten ist, daß er nicht in Betracht gezogen werden muß.

Weniger einfach ist die in Abb. 20 dargestellte Umwandlung des Au 198. Hier wird das mittlere angeregte Niveau des entstehenden Hg 198 bei der Mehrzahl der β-Umwandlungen gebildet. In diesen Fällen (99 %) ist das β-Teilchen von einem γ-Quant von 0,412 MeV begleitet. Daneben gibt es noch Umwandlungen (1 %), die ein höher angeregtes Niveau schaffen. Dieses Niveau kann entweder durch zwei gleichzeitige γ-Quanten von 0,675 und 0,412 MeV in den Grundzustand übergehen (in 82 % dieser Fälle) oder aber unter Emission eines einzigen Quantes (in den restlichen 18 %), das die gesamte Anregungsenergie

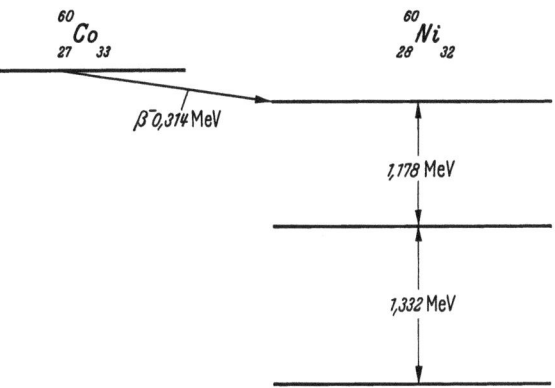

Abb. 19. Der β⁻-Zerfall des Kobalts 60 ($T_{1/2} = 5,2\,a$). Auf jeden β-Zerfall folgen zwei γ-Quanten

übernimmt. Das γ-Spektrum des Au-198-Zerfalls besteht daher aus einer intensiven Linie von 0,412 MeV, einer rund 100mal intensitätsärmeren Linie von 0,675 MeV und einer noch schwächeren Linie von 1,087 MeV.

Das Zustandekommen des γ-Spektrums von J 131-Präparaten illustriert Abb. 21. Das durch den β-Zerfall entstehende Xenon 131 besitzt viele angeregte Zustände, von denen der Übersichtlichkeit halber nicht alle in die Abbildung eingezeichnet wurden. Alle β-Zerfälle ergeben angeregte Niveaus, während der β-Zerfall in den Grundzustand praktisch nicht auftritt. Die meisten Zerfälle führen zu dem Niveau mit der Anregungsenergie 0,364 MeV, das zu 80 % durch Emission eines γ-Quants in den Grundzustand übergeht.

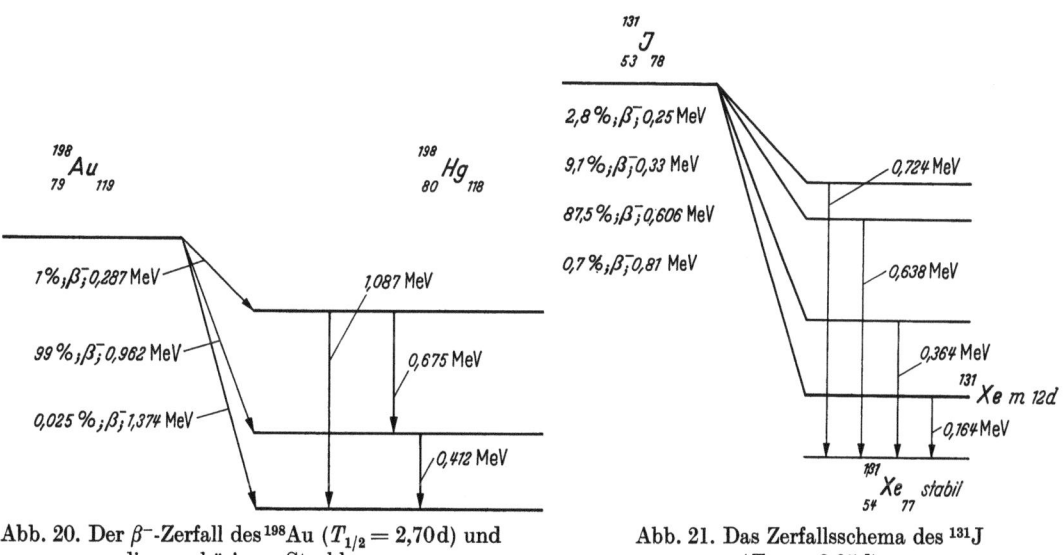

Abb. 20. Der β⁻-Zerfall des ¹⁹⁸Au ($T_{1/2} = 2,70\,d$) und die zugehörige γ-Strahlung

Abb. 21. Das Zerfallsschema des ¹³¹J ($T_{1/2} = 8,05\,d$)

In den restlichen 20 % der Fälle werden zwei γ-Quanten emittiert mit Energien von 0,284 und 0,080 MeV oder 0,210 und 0,154 MeV (die für diese Übergänge verantwortlichen Zwischenniveaus sind in der Abb. 21 weggelassen). Neben diesen γ-Linien gibt es noch zwei γ-Linien von 0,724 und 0,638 MeV, die in 2,8 bzw. in 9,1 % der Zerfälle auftreten.

Von besonderem Interesse sind noch die 0,7% der β-Zerfälle, die zu dem eingezeichneten tiefsten angeregten Niveau führen. Dieses Niveau besitzt den Kernspin $^{11}/_2$, während derjenige des Grundzustandes $^3/_2$ beträgt. Dieser große Spin-Unterschied behindert die γ-Strahlen-Emission so stark, daß dieses Niveau nicht sofort durch Emission eines γ-Quants in den Grundzustand übergehen kann, sondern als sog. metastabiles Niveau eine beachtliche Lebensdauer besitzt. Dieses Nuklid Xe 131 m ist ein Isomer des normalen stabilen Xe 131. Es zerfällt im Laufe der Zeit nach den Gesetzen des radioaktiven Zerfalls mit einer Halbwertszeit $T_{1/_2}$ = 12 Tage unter Emission von γ-Strahlen bzw. Konversionselektronen in den Grundzustand. Die γ-Strahlung tritt in diesem Fall nur bei 3% der Übergänge auf, in der Mehrzahl der Fälle (97%) wird an Stelle der γ-Strahlung aus der Atomhülle ein Elektron ausgestoßen, das die Energie des γ-Strahls, vermindert um die Bindungsenergie des Elektrons, als kinetische Energie übernimmt. Der Zerfall des Xenon 131 m macht sich daher in erster Linie durch eine Elektronenstrahlung, die sog. Konversionselektronen, bemerkbar.

Im Gegensatz zu einem normalen β-Strahler, dessen β-Spektrum kontinuierlich ist, besteht das Spektrum der Konversionselektronen aus Linien mit scharf definierter Energie. Meist findet man zwei starke Linien, die eine, die der Aussendung von K-Elektronen und die andere, die der von L-Elektronen entspricht. Abb. 4 zeigt das Spektrum der Konversionselektronen beim Zerfall des Cs 137.

Bei inkorporiertem Radio-Jod wird das entstehende Xenon-Isomer nicht im Körper bleiben, sondern schon sehr bald nach seiner Entstehung mit der Atemluft ausgeschieden werden, da die Verweilzeit der Edelgase im Körper nur einige Minuten beträgt.

5. Das Zerfallsgesetz

a) Einheitliches Nuklid

Der α- und β-Zerfall, der Elektroneneinfang und die Umwandlung isomerer Kerne haben trotz großer Unterschiede in den Umwandlungsmechanismen folgendes gemeinsam:

1. Die Zerfalls- bzw. Umwandlungsgeschwindigkeit kann durch Druck, Temperatur und chemische Umsetzungen nicht beeinflußt werden.

2. Die Zerfallsgeschwindigkeit eines Nuklids ist von seiner Vorgeschichte unabhängig, d.h. Atomkerne kennen kein Altern.

3. Die Zerfallswahrscheinlichkeit eines Kernes hängt nicht davon ab, ob in seiner Umgebung andere zerfallen oder nicht.

Deshalb läßt sich der zeitliche Verlauf aller radioaktiven Umwandlungen durch dasselbe einfache Zerfallsgesetz beschreiben, wobei zur Charakterisierung der Zerfallsgeschwindigkeit des Nuklids eine einzige Konstante genügt, seine Zerfallskonstante, die von Druck, Temperatur, Aggregatzustand und chemischer Bindung des Radionuklids unabhängig ist.

Betrachtet man N Kerne eines Radionuklids, so ist die Zahl der in einem Zeitintervall dt durch Zerfall verlorengehenden Kerne $-dN$ gegeben durch:

$$-dN = \lambda \cdot N \cdot dt, \qquad (1)$$

wobei λ die für das betreffende Nuklid charakteristische Zerfallskonstante ist. Integriert man diese Differentialgleichung, so erhält man das Zerfallsgesetz in der Form

$$N_t = N_0 \cdot e^{-\lambda t}, \qquad (2)$$

wobei N_t die Zahl der Atomkerne zur Zeit t und N_0 diejenige zu Beginn der Messung angeben.

In der Praxis rechnet man gerne an Stelle der Zerfallskonstanten mit der anschaulicheren Halbwertszeit $T_{1/_2}$, das ist die Zeit, in der die Hälfte der Atome eines Präparates zerfällt. Für sie gilt

$$\frac{N_t}{N_0} = \frac{1}{2} = e^{-\lambda\,T_{1/2}},$$

woraus

$$T_{1/2} = \frac{1}{\lambda} \cdot \ln 2 = \frac{0{,}693}{\lambda}\,.$$

Das Zerfallsgesetz läßt sich dann schreiben

$$N_t = N_0 \cdot e^{-\frac{t \cdot 0{,}693}{T_{1/2}}}\,. \tag{2a}$$

In der physikalischen Literatur rechnet man gelegentlich mit der mittleren Lebensdauer τ der Kerne eines Nuklids. Für sie gilt:

$$\tau = \frac{1}{\lambda} = \frac{T_{1/2}}{\ln 2} = \frac{T_{1/2}}{0{,}693}\,.$$

Das Zerfallsgesetz nimmt dann die Form an:

$$N_t = N_0 \cdot e^{-\frac{t}{\tau}}\,. \tag{2b}$$

In der Zeitspanne τ nimmt die Aktivität eines Präparates vom Wert 1 auf

$$^1/e = 0{,}368 \quad \text{ab.}$$

Meist interessiert man sich nicht für die Zahl N der vorhandenen Atome eines Präparates, sondern für die Zahl der Zerfallsakte je Zeitintervall, also die Strahlungsstärke des Präparates, gegeben durch die Größe $-\dfrac{dN}{dt}$.

Aus Gl. (1) und (2) folgt:

$$\frac{-dN_t}{dt} = \lambda N_t = \lambda N_0 \cdot e^{-\lambda t}. \tag{3}$$

Die Zahl der Zerfälle und damit die Zahl der pro Zeiteinheit ausgesandten α-, β- oder γ-Strahlen ist somit der jeweils noch vorhandenen Menge des Radionuklids proportional. Präparatstärke und Zahl der vorhandenen Atome eines einheitlichen Präparates werden also durch das gleiche experimentelle Abfallsgesetz beschrieben.

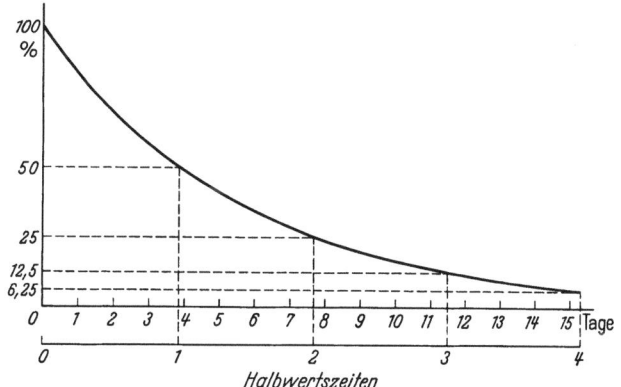

Abb. 22. Abfallskurve des Radon ($T = 3{,}825\,\text{d}$)

In Abb. 22 ist der Abfall des Radon (Rn) — auch Radiumemanation genannt —, das eine Halbwertszeit von 3,825 Tagen besitzt, aufgetragen. In jeweils $T_{1/2} = 3{,}825$ Tagen nimmt die Aktivität auf die Hälfte des Anfangswertes ab. Nach zehn Halbwertszeiten ist die Aktivität $2^{10} = 1024$mal kleiner geworden. Nach 20 Halbwertszeiten, also 76,5 Tagen, ist die Aktivität auf weniger als ein Millionstel des Anfangswertes gesunken.

Trägt man das Verhältnis N_t/N_0 auf der Ordinate in logarithmischem Maßstabe und die Zeit auf der Abszisse in linearem Maßstabe auf, so wird aus der Exponentialkurve eine Gerade, wie die Darstellung in Abb. 23 zeigt. Aus dieser graphischen Darstellung läßt sich mit einer für die Praxis meist ausreichenden Genauigkeit die jeweils noch vorhandene Menge eines Radionuklids in Abhängigkeit von der Anzahl der verstrichenen Halbwertszeiten entnehmen. Als Zeit $t = 0$ braucht man dabei nicht den Zeitpunkt der Herstellung des radioaktiven Präparates zu nehmen, man kann vielmehr jeden beliebigen Zeitpunkt nehmen, zu dem die Präparatstärke bekannt ist. Aus diesem Grunde kann man die Abfallskurve in Abb. 23 mehrmals hintereinander anwenden. Für diesen Zweck ist es nützlich zu wissen, daß nach je 6,64 Halbwertszeiten die Präparatstärke auf 1% des Ausgangswertes abgefallen ist.

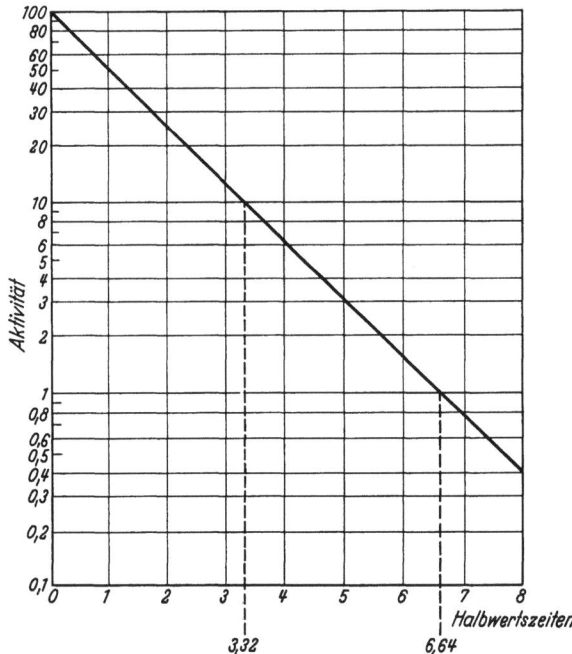

Abb. 23. Abfallskurve eines Radionuklids in logarithmischer Darstellung

Das oben Geschilderte gilt nur für ein einheitliches Radionuklid, durch dessen Zerfall nicht wieder neue Nuklide entstehen, und das nicht selbst laufend durch den Zerfall eines vorhergehenden neu produziert wird.

b) Radioaktive Familien

In der Praxis hat man es oft mit radioaktiven Präparaten zu tun, bei denen das Nuklid, für dessen Strahlung man sich interessiert, durch den Zerfall eines vorhergehenden entsteht. Als Beispiel betrachten wir ein Strontium 90-Präparat. Sr 90 ist ein reiner β-Strahler ($E_{max} = 0{,}544$ MeV) mit einer Halbwertszeit von 28 Jahren. Durch den Zerfall entsteht Yttrium 90, das ebenfalls ein β-Strahler ($E_{max} = 2{,}27$ MeV) ist, mit einer Halbwertszeit von 64 Std. Mißt man nur energiereiche β-Strahlen ($E_\beta > 0{,}554$ MeV), so kann das Sr 90 selbst nichts zur Messung beitragen, nur die Tochtersubstanz Y 90. Im radioaktiven Gleichgewicht sendet das Y 90 ebenso viele β-Teilchen aus wie das Sr 90. Stellt man jedoch ein Strontium 90-Präparat frisch her oder hat man das Y 90 chemisch abgetrennt, so fehlen die β-Strahlen des Y 90 zunächst ganz und erst im Laufe der Zeit wächst es wieder nach, bis das radioaktive Gleichgewicht erreicht ist, was nach einer Halbwertszeit zur Hälfte und nach zehn Halbwertszeiten bis auf $1^0/_{00}$ geschehen ist.

Bezeichnet man die Atomzahl des Ausgangsnuklids (z.B. Sr 90) mit N_1 und die des entstehenden Nuklids (z.B. Y 90) mit N_2 und die zugehörigen Zerfallskonstanten mit λ_1 bzw. λ_2 und ist zu Beginn der Messung $t = 0$ und $N_2 = 0$, so wird

$$N_2 = \frac{\lambda_1}{\lambda_2 - \lambda_1} \cdot N_1(o)\,(e^{-\lambda_1 t} - e^{-\lambda_2 t}) . \tag{4}$$

Ist wie in unserem Beispiel $\lambda_2 \gg \lambda_1$, so vereinfacht sich die Gl. (4) für nicht zu lange Zeiten $(t \ll T^{(1)}_{1/2})$ zu

$$N_2 = \frac{\lambda_1}{\lambda_2}\, N_1(o)\,(1 - e^{-\lambda_2 t}) . \tag{4a}$$

Die Zahl der Atome N_2 und damit die Aktivität des Y 90 steigt also von 0 bis zu ihrem Sättigungswert

$$N_2 = N_1(o)\,\frac{\lambda_1}{\lambda_2}\ \text{an. (Siehe Abb. 24.)}$$

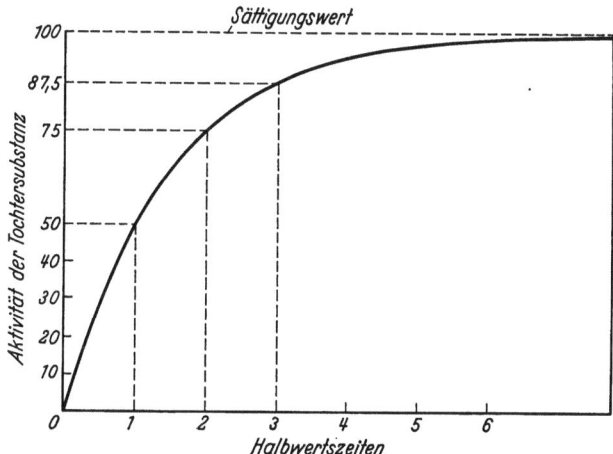

Abb. 24. Anwachsen einer radioaktiven Tochtersubstanz aus einer langlebigen Muttersubstanz (z.B. Y 90 aus Sr 90)

Für sehr lange Zeiten $t \geqq T^{(1)}_{1/2}$ wird der zeitliche Aktivitätsverlauf durch den Zerfall des ersten Nuklids (Strontium 90) bestimmt und es gilt

$$N_2(t) = N_1(o)\,\frac{\lambda_1}{\lambda_2} \cdot e^{-\lambda_1 t} = \frac{\lambda_1}{\lambda_2}\, N_1(t) . \tag{4b}$$

Wir haben jetzt das sog. radioaktive Gleichgewicht erreicht, für das gilt

$$N_1 \lambda_1 = N_2 \lambda_2 ,$$

d.h. es zerfallen jetzt von dem zweiten Nuklid (Tochtersubstanz) ebenso viele Kerne in der Zeiteinheit, wie durch den Zerfall der ersten Muttersubstanz entstehen.

c) Verzweigungen

Bei den natürlich radioaktiven Substanzen tritt mehrfach der Fall auf, daß ein und dasselbe Nuklid sowohl durch einen α- als auch durch einen β-Zerfall in andere Nuklide übergehen kann. Wir haben dann zwei Zerfallskonstanten λ_α und λ_β, die die Zahl der α-Zerfälle zu

$$dN_\alpha = -\lambda_\alpha N dt$$

und die Zahl der β-Zerfälle zu

$$dN_\beta = -\lambda_\beta N dt$$

bestimmen. Unter N ist dabei die Gesamtzahl der jeweils vorhandenen Kerne des Ausgangsnuklids zu verstehen. Es gilt also

$$\frac{dN_\alpha}{dN_\beta} = \frac{\lambda_\alpha}{\lambda_\beta} \, ;$$

d.h. das Aufteilungsverhältnis auf α- und β-Zerfälle ändert sich im Laufe der Zeit nicht; die Kerne eines Nuklids, das auf verschiedene Weise zerfallen kann, sind also nicht von vornherein für eine bestimmte Zerfallsart prädestiniert. Das zeitliche Abklingen der Zahl der Kerne des Ausgangsnuklids ist daher durch $dN = dN_\alpha + dN_\beta = -(\lambda_\alpha + \lambda_\beta)N dt$ bestimmt. Gleichgültig, ob man den α- oder den β-Zerfall verfolgt, in beiden Fällen ist das Abklingen durch die gleiche Gesamtzerfallskonstante $\lambda = \lambda_\alpha + \lambda_\beta$ gegeben.

Die einzelnen Zerfallskonstanten λ_α und λ_β lassen sich daher nicht durch das zeitliche Abklingen direkt messen, sondern nur aus dem Aufteilungsverhältnis der beiden Zerfallsarten berechnen.

Als Beispiel sei das Nuklid Bi 212 angeführt, das mit einer Halbwertszeit von $T_{1/2} =$ 60,5 min, sowohl durch einen β-Zerfall in Po 212 als auch durch einen α-Zerfall in das Tl 208 zerfallen kann. Entsprechendes gilt auch, wenn β^+-Zerfall und Elektroneneinfang miteinander konkurrieren, nur mit dem Unterschied, daß dabei auf beiden Wegen das gleiche Endnuklid entsteht.

d) Das Curie

Die Substanzmenge eines kurzlebigen radioaktiven Nuklids läßt sich in der Regel nicht durch eine Massenbestimmung ermitteln, da die in der Radiologie verwendeten Substanzmengen für eine Wägung viel zu klein sind. Nach Gl. (1) des vorhergehenden Abschnittes kann sie jedoch aus der Zahl der Zerfälle pro Sekunde (dN/dt) und der Zerfallskonstanten berechnet werden. Da in der Radiologie in der Regel die Substanzmenge weit weniger interessiert als die Zahl der Umwandlung pro Zeiteinheit, nimmt man die letztere zur Charakterisierung der Stärke eines radioaktiven Präparates.

Für das Nuklid Ra 226 $(T_{1/2} = 1620$ Jahre$)$ ist die Zahl der Zerfälle pro Sekunde und pro Gramm Substanz schon sehr früh ausgemessen worden und der Wert $3,7 \cdot 10^{10}$ Umwandlungen pro Sekunde je Gramm Radium erhalten worden.

In Anlehnung an diese Zahl wurde die Einheit der Präparatstärke, das Curie (Ci) definiert. Ein radioaktives Präparat, gleich welcher Zerfallsart, hat dann die Stärke 1 Curie (Ci), wenn in diesem Präparat $3,700 \cdot 10^{10}$ Umwandlungen in der Sekunde ablaufen. In der nuklearen Technik, auch bei Kobaltquellen in der Radiologie hat man es mit wesentlich größeren Präparatstärken zu tun, die man in Kilo-Curie $(1 \text{ kCi} = 10^3 \text{ Ci})$ bzw. in Mega-Curie $(1 \text{ MCi} = 10^6 \text{ Ci})$ mißt. Das Milli-Curie $(1 \text{ mCi} = 10^{-3} \text{ Ci})$, das den 1000sten Teil des Curie bezeichnet und das Mikro-Curie $(1 \text{ }\mu\text{Ci} = 10^{-6} \text{ Ci})$ sind vielgebrauchte Untereinheiten. Bei der Angabe der Radioaktivität von Lebensmitteln, Trinkwasser und Luft, werden sehr häufig die Untereinheiten Pico-Curie $(1 \text{ pCi} = 10^{-12} \text{ Ci})$ und gelegentlich auch das Nano-Curie $(1 \text{ nCi} = 10^{-9} \text{ Ci})$ gebraucht. Andere Einheiten, wie das Rutherford, das für eine Präparatstärke von 10^6 Umwandlungen in der Sekunde vorgeschlagen wurde, haben sich in der Praxis weniger gut durchgesetzt. Dagegen findet man bei sehr schwachen Aktivitätsangaben bzw. Präparaten sehr oft die Angabe dpm als Abkürzung für „decays per minute" (Zerfälle pro Minute).

e) Dosisleistung eines Präparates

Die Dosisleistung eines radioaktiven Präparates ist umgekehrt proportional zu dem Quadrat des Abstandes d der punktförmig gedachten Strahlenquelle von dem Ort der Messung, vorausgesetzt, daß die Absorption zwischen Strahlenquelle und dem Meßort keine Rolle spielt. Für γ-Strahlen in Luft, bei Entfernungen bis zu 10 m, ist diese Voraussetzung gut erfüllt. Die Dosisleistung DL ist dann:

$$DL = I_\gamma \cdot \frac{P}{d^2} \, , \tag{1}$$

wobei I_γ eine für das betreffende Nuklid charakteristische Umrechnungskonstante ist, welche die in Curie gemessene Präparatstärke P in die in Röntgen pro Stunde zu messende Dosisleistung umrechnet. Der Umrechnungsfaktor I_γ kann experimentell bestimmt werden oder auch berechnet werden, wenn Zahl und Energie der pro Zerfall emittierten γ-Strahlen bekannt sind. Die Tabelle 4 gibt für einige häufig gebrauchte Nuklide die Werte I_γ an, wobei die Entfernung d in Metern zu messen ist. Wählt man als Präparatstärke $P = 1$ Curie, so geben die Zahlen der Tabelle die Werte der Dosisleistung DL in Röntgen pro Stunde in einem Meter Abstand an.

Für grobe Abschätzungen von Dosisleistungen kann man festhalten: Ein Radiumpräparat von 1 Curie ergibt in 1 m Abstand in 1 Std eine Dosis von 1 Röntgen (genauer 0,85 R bei einer Platinhülle von 0,5 mm Stärke).

Die Gl. (1) gilt strenggenommen nur für punktförmige Präparate bzw. näherungsweise für Präparate, deren Ausdehnung klein gegen den Abstand d ist. Muß man das Strahlenfeld in der Nähe eines ausgedehnten Präparates ermitteln, so ist man auf eine Messung am Phantom angewiesen, oder man kann näherungsweise rechnen, indem man sich das ausgedehnte Präparat in eine größere Anzahl von Punkt-Präparaten aufgeteilt denkt.

Tabelle 4. *Spezifische Dosisleistungen in* $\dfrac{r \cdot m^2}{h \cdot Curie}$

Nuklid	$I\gamma$	
Ra	0,825	$\dfrac{r \cdot m^2}{h \cdot Curie}$
Co 60	1,30	desgl.
I 131	0,25	desgl.
Au 198	0,23	desgl.
Ir 192	0,50	desgl.

Weitere Zahlenwerte siehe: LANDOLT-BÖRNSTEIN, Zahlenwerte und Funktionen, 6. Aufl., I. Bd., S. 356. Berlin-Göttingen-Heidelberg: Springer 1952; International Atomic Energy Agency, Vienna 1960. Safety Series No 2; JAEGER, R. C., Dosimetrie und Strahlenschutz, S. 84. Georg Thieme: Stuttgart 1959

Sehr einfache Verhältnisse erhält man wieder, wenn das radioaktive Präparat in einem absorbierenden Medium gleichmäßig verteilt ist, wie beispielsweise eine inkorporierte radioaktive Substanz. Im Innern des mit radioaktiver Substanz beladenen Körpers wird in jedem Volumenelement ebensoviel Strahlung absorbiert, wie in ihm produziert wird. Die absorbierte Dosisleistung läßt sich daher sehr einfach aus der Strahlenproduktion errechnen, indem man die Zahl der Zerfälle mit der Zerfallsenergie (bei β-Strahlern die mittlere β-Energie) multipliziert.

6. Natürliche Radionuklide

a) Die radioaktiven Zerfallsreihen

Die meisten der in der Natur vorkommenden Radionuklide sind Abkömmlinge des Th 232, des Uran 238 und des Uran 235, deren Halbwertszeiten (s. Tabelle 3) vergleichbar mit dem Alter der Materie (ca. $7 \cdot 10^9$ Jahre) sind, so daß sie uns trotz ihres radioaktiven Zerfalls bis zum heutigen Tage erhalten geblieben sind. Die Endprodukte der drei Zerfallsreihen sind die stabilen Bleiisotope 208, 206 und 207.

In einem genügend alten Mineral, aus dem weder radioaktive Bestandteile herausgewaschen wurden, noch andere eingeschleppt wurden, sind die Nuklide einer Zerfallsreihe untereinander im radioaktiven Gleichgewicht, es gilt also

$$N_1 \lambda_1 = N_2 \lambda_2 = N_3 \lambda_3 \ldots$$

oder

$$N_1 : N_2 : N_3 \ldots = T_1 : T_2 : T_3 \ldots$$

Aus den Mengenverhältnissen der einzelnen Radionuklide kann daher das Verhältnis der Halbwertszeiten gefunden werden.

Beispielsweise erhält man für das Verhältnis der Atomzahlen von U zu Ra den Wert $4,49 \cdot 10^9 / 1,622 \cdot 10^3 = 2,77 \cdot 10^6$; somit sind in rund 3 t Uran nur 1 g Radium enthalten und von dem sehr kurzlebigen Nuklid Po 214 (RaC') gar nur $3 \cdot 10^{-15}$ g.

In Abb. 16 sind die vier radioaktiven Zerfallsreihen eingezeichnet. Nur die Uran-, Thorium- und Actinium-Reihe kommen in der Natur vor. Die Neptunium-Reihe ist längst ausgestorben, da keines ihrer Familienmitglieder eine Lebensdauer hat, die mit dem Alter der Erde vergleichbar wäre; ihre Nuklide müssen daher künstlich durch Kernreaktion hergestellt werden. Alle Familien lassen sich, wenn man künstlich erzeugte Nuklide mit einschließt, nach oben in das Gebiet der Transurane fortsetzen.

Die Zerfallsreihen werden von oben nach unten durchlaufen. Steht ein Nuklid links unter dem Mutternuklid, so ist es durch einen α-Zerfall entstanden, steht es rechts darunter, durch einen β-Zerfall. Die Nuklide sind durch ihre chemischen Symbole und die Massenzahl bezeichnet, daneben ist in Klammern die frühere, auch heute gelegentlich noch gebrauchte Bezeichnung, angegeben.

Die bei U 238 und einigen anderen Nukliden angebrachten senkrecht nach unten zeigenden Striche bedeuten, daß diese Nuklide auch durch spontane Spaltung zerfallen können. Die Halbwertszeiten der einzelnen Nuklide sind in Tabelle 3a und b eingetragen. Nähere physikalische Einzelheiten findet man bei Daniel (Ergebnisse der exakten Naturwissenschaften, Bd. 32, 118—179, 1959).

Einzelne für die Radiologie wichtige Nuklide sollen im folgenden besprochen werden.

b) Das Nuklid Radium 226

Das für die medizinische Anwendung wichtigste Nuklid der Uranreihe ist das Ra 226. Für den therapeutischen Gebrauch wird das Radium in Platinhülsen gefaßt, die manchmal noch mit einem Goldabsorber umgeben werden, um die β-Strahlung und weiche γ-Strahlung zu reduzieren, wenn das Hauptgewicht auf die durchdringende γ-Strahlung gelegt wird. Ein eben frisch hergestelltes Radiumpräparat emittiert zunächst noch keine γ-Strahlen, da das Radium ein reiner α-Strahler ist. Erst mit dem Anwachsen der Emanation mit der Halbwertszeit von 3,8 Tagen setzt die γ-Strahlung ein, die von den Folgeprodukten der Emanation ausgesandt wird. Aus dem gleichen Grunde ist ein offenes oder undichtes Radiumpräparat als γ-Strahlenquelle ungeeignet, da die Emanation entweicht und damit dem Präparat die γ-strahlenden Folgeprodukte entzieht.

Andererseits kann man γ-strahlende Präparate aus Radon herstellen, indem man das Radon von einem gut emanierenden Ra-Präparat abpumpt und in einem Glas- oder Metallröhrchen konzentriert. Solche Radonpräparate sind in ihrer γ-Strahlung einem Radiumpräparat völlig äquivalent und haben diesem gegenüber den Vorteil, daß sie kompakter gestaltet werden können und ein Verlust keine Rolle spielt, da die Emanation in der Muttersubstanz immer wieder nachwächst und abgepumpt werden kann. Nachteilig ist naturgemäß die geringe Halbwertszeit der Radonpräparate von 3,8 Tagen.

c) Dichtigkeitsprüfung von Radiumpräparaten

Offene und undichte Präparate sind mit größter Vorsicht zu behandeln, da die entweichende Emanation durch ihre Folgeprodukte die Umgebung der Präparate radioaktiv kontaminiert. Geschlossene Radiumpräparate müssen daher von Zeit zu Zeit auf ihre Dichtigkeit geprüft werden. Ein Präparat kann durch eine mechanische Beschädigung undicht werden; auch ohne äußere Einwirkung kann ein Radiumpräparat aufplatzen, wenn bei seiner Herstellung die Feuchtigkeit (Kristallwasser) nicht vollständig beseitigt wurde und durch radiolytische Zersetzung des Wassers im Laufe der Jahre ein Überdruck entsteht.

Zur Dichtigkeitsprüfung bringt man das Präparat in eine einigermaßen dicht schließende Blech- oder Kunststoffschachtel. Nach einer Wartezeit von einigen Stunden entnimmt man das zu prüfende Präparat wieder und untersucht, ob sich auf der Innenseite der Schachtel die aktiven Folgeprodukte der Emanation niedergeschlagen haben. Ist das Präparat dicht, so muß das Innere der Schachtel völlig inaktiv sein; ist das Präparat undicht, so konnte Radon entweichen und das Innere der Kapsel mit seinen Folgeprodukten aktivieren.

d) Das Nuklid Thorium 232

Das Thorium wurde wegen seines hohen Atomgewichtes gelegentlich als Kontrastmittel in der Röntgendiagnostik verwendet. Man glaubte wegen der großen Halbwertszeit und geringen Energie seiner α-Strahlen seine Aktivität vernachlässigen zu dürfen. Es hat sich jedoch gezeigt, daß die Verweilzeit im Körper so groß ist, daß sich die Folgeprodukte ausbilden können, unter denen sich mehrere zum Teil sehr energiereiche α-Strahler befinden, so daß die Strahlenbelastung durch diese Folgeprodukte ein Mehrfaches derjenigen des reinen Thoriums ist.

Unter den Folgeprodukten ist das Ra 224 (ThX) mit einer Halbwertszeit von 3,64 Tagen von Bedeutung. Im Gleichgewicht mit seinen Folgeprodukten, das sich nach einigen Stunden eingestellt hat, ist es wie das Radium, ein γ-Strahler mit hoher Quantenenergie.

e) Das Radon in der Atmosphäre

In den drei Zerfallsreihen ist das Element 86, ein Edelgas, erwähnenswert. Die Emanation, vornehmlich die Radium-Emanation, kann zu einem merklichen Prozentsatz aus den Oberflächenschichten der Erdkruste in die Atmosphäre entweichen, und bildet dort mit ihren Folgeprodukten die Hauptmenge der Luftradioaktivität. Die mittlere Konzentration über dem Festlande beträgt ca. 2×10^{-10} Ci pro Kubikmeter Luft; über dem Meer ist sie geringer. Von den Folgeprodukten befinden sich nur die vier ersten (Radium A, Radium B, Radium C und Radium C' + C'') im Gleichgewicht mit der Radium-Emanation. Das darauffolgende Produkt Radium D, ein Bleiisotop, wird wegen seiner großen Lebensdauer (19,4 Jahre) im wesentlichen durch Niederschläge aus der Atmosphäre entfernt und dem Boden zurückgeführt, wo dann der weitere Zerfall über Radium E und Radium F zu Blei abläuft.

Die Thoriumemanation kann wegen ihrer kleinen Halbwertszeit von rund 1 min nur zu einem sehr kleinen Bruchteil aus der Erdoberfläche in die Atmosphäre entweichen. Deshalb ist der Beitrag der Thoriumemanation und ihrer Folgeprodukte zur Luftradioaktivität rund 25mal kleiner als derjenige der Radiumemanation und deren Folgeprodukte. Im Erdboden ist die Zahl der Zerfälle in der Thoriumreihe und der Uranreihe im Mittel gleich groß.

f) Die Nuklide ^{40}K, ^{14}C und T

Das Nuklid ^{40}K, das im Element Kalium zu 0,0118% enthalten ist, besitzt eine Halbwertszeit von $1,28 \cdot 10^9$ Jahren. In 90% der Zerfälle geht es durch einen β^--Zerfall in ^{40}Ca über, in den restlichen 10% unter K-Einfang mit anschließender γ-Strahlung in ^{40}A. Es ist von biologischem Interesse, da es zu etwa 10—15% zur natürlichen Strahlenbelastung biologischer Objekte beiträgt.

Zu den natürlich radioaktiven Nukliden müssen noch der Kohlenstoff der Masse 14 und der überschwere Wasserstoff der Massenzahl 3, das Tritium, gerechnet werden. Die Halbwertszeiten sind 5580 Jahre für das ^{14}C und 12 Jahre für das Tritium (T). Daß diese Nuklide trotz ihrer kurzen Lebensdauer auf der Erde zu finden sind, verdanken sie ihrer dauernden Nachbildung durch die kosmische Strahlung. Der Kohlenstoff 14 wird hauptsächlich in den obersten Schichten der Atmosphäre über die Reaktion ^{14}N (n, p) ^{14}C gebildet und findet sich im CO_2 der Atmosphäre. Die Mischungszeiten in der Atmosphäre sind klein gegen die Lebensdauer des ^{14}C, so daß zumindest in der Troposphäre die Konzentration überall dieselbe ist, nämlich ein ^{14}C-Atom auf 10^{12} normale Kohlenstoff-Atome der Masse 12. Dieselbe Konzentration an ^{14}C besitzt auch der Kohlenstoff in allen lebenden Organismen, da der gesamte Kohlenstoff der organischen Welt über die Assimilation der Kohlensäure aus der Luft stammt. Die Gesamtmenge an ^{14}C auf der Erde beträgt ca. 80 t, was rund 360 MCi entspricht. Der Beitrag des ^{14}C zur natürlichen Strahlenbelastung biologischer Objekte beträgt ca. 1%.

Das Tritium wird ebenfalls in der hohen Atmosphäre gebildet und findet sich im wesentlichen im Wasserdampf der Atmosphäre. Die natürliche Konzentration beträgt im Regen ca. 10—20 Tritium-Einheiten (TU); eine Tritium-Einheit bedeutet dabei 1 Tritium-atom auf 10^{18} Wasserstoffatome der Masse 1. Der Tritiumgehalt des Meerwassers ist naturgemäß sehr gering (praktisch nicht nachweisbar), da die Verweilzeit des Wassers im Meer sehr groß gegen die Lebensdauer des Tritium (12 Jahre) ist. In den letzten Jahren ist die Tritium-Konzentration im Regen durch die Atombombenversuche um beinahe das Hundertfache angestiegen. Die Konzentration des Kohlenstoff 14 in der Atmosphäre hat sich hierdurch verdoppelt.

Über die in der Natur vorkommenden Nuklide Tritium und Kohlenstoff ^{14}C kann man das Alter von wasserstoff- bzw. kohlenstoffhaltigen organischen Substanzen be-stimmen. Scheidet ein Lebewesen, z.B. ein Baum, durch Tod aus dem Biocyclus aus, so nimmt es aus der Umwelt kein Tritium bzw. ^{14}C mehr auf. Die Konzentration dieser

Tabelle 5. *Natürliche Radionuklide*

Nuklid	Halbwertszeit	Strahlenart
^{40}K	$1{,}28 \cdot 10^{9}$ Jahre	β-Strahler und K-Einfang, γ-Strahler
^{87}Rb	$5 \cdot 10^{9}$ Jahre	β-Strahlen
^{50}V	$4{,}8 \cdot 10^{14}$ Jahre	K-Strahlen
^{115}In	$6 \cdot 10^{14}$ Jahre	β-Strahlen
^{147}Sm	$1{,}2 \cdot 10^{11}$ Jahre	α-Strahlen

Radionuklide nimmt daher entsprechend ihrer Halbwertszeit ab. Altersbestimmungen mit Tritium reichen bis etwa 60 Jahre (5 Halbwertszeiten), solche mit ^{14}C bis zu 50 000 Jahren (ca. 10 Halbwertszeiten). Für die Früh- und Vorgeschichte, insbesondere die aus-gehende letzte Würm-Eiszeit, ist die ^{14}C-Methode die wichtigste Datierungsmethode ge-worden. Freilich eignet sich nicht jedes Fundstück für eine Datierung, denn es muß sichergestellt sein, daß während der Lagerung im Boden kein Kohlenstoff bzw. Wasser-stoff ausgetauscht wurde. Auch ist die Methode wegen der sehr geringen spezifischen Konzentration der Radionuklide T und ^{14}C in der Natur etwas diffizil und daher nur in kernphysikalisch gut ausgerüsteten Speziallaboratorien handzuhaben. Einige weitere natürliche Radionuklide sind in Tabelle 5 aufgeführt.

7. Kernreaktionen

a) Austauschreaktionen

Die erste künstlich erzwungene Kernumwandlung gelang Rutherford im Jahre 1919 mit der Reaktion $^{14}\text{N} + {}^{4}\text{He} \rightarrow {}^{17}\text{O} + {}^{1}\text{H} + Q$, die er mit natürlichen α-Teilchen in Stick-stoff auslöste.

Abb. 9 zeigt eine Wilsonsche Nebelkammeraufnahme dieses Kernprozesses. Die α-Teil-chen kommen von unten aus der nicht sichtbaren Quelle und laufen im Normalfalle geradlinig durch das Stickstoffgas, bis ihre Energie durch Ionisation aufgebraucht ist. Sehr selten, etwa auf jeder tausendsten Wilson-Aufnahme, findet man ein Umwandlungs-ereignis wie das in der Abbildung dargestellte. Man sieht neben den normalen α-Strahlen-bahnen eine Spur, die sich gabelt. Die von unten kommende Spur ist die des auslösenden α-Teilchens. An der Gabelungsstelle trifft es auf einen Stickstoffkern und löst das nach rechts unten laufende Proton aus, dessen Reichweite größer ist als die des auslösenden α-Teilchens. Die kurze dicke Spur ist die des entstandenen ^{17}O-Kernes, auf den sich ein Teil der α-Strahlenenergie übertragen hat. Aus den Reichweiten der Teilchenspuren lassen sich die kinetischen Energien der Reaktionspartner ermitteln und damit auch die Reaktionsenergie Q. Die Reaktionsenergie Q kann man auch errechnen, wenn man die Massen der Reaktionspartner genügend genau kennt. Die gesamte Masse auf der linken Seite der Reaktionsgleichung muß gleich derjenigen auf der rechten Seite sein, wenn für Q das Massenäquivalent der Reaktionsenergie eingesetzt wird. Im obigen Falle ist $Q = -1,19$ MeV, d.h. bei dieser Reaktion wird Energie verbraucht; sie muß vom α-Teilchen als kinetische Energie mitgebracht werden.

Naturgemäß gibt es auch exotherme Reaktionen mit positiven Q-Werten, z.B. die von rechts nach links zu lesende Umkehrreaktion.

Reaktionen des eben besprochenen Types, bei denen das auslösende Teilchen in den beschossenen Kern eingebaut wird und dafür ein anderes Teilchen ausgelöst wird, nennt man Austauschreaktionen. In der physikalischen Literatur ist es üblich, solche Reaktionen abgekürzt zu schreiben, z.B. die eben besprochene Reaktion in der Form ^{14}N$(^4$He, ^{1}H$)^{17}$O und die Umkehrreaktion ^{17}O$(^1$H, ^{4}He$)^{14}$N, eine Schreibweise, von der im folgenden durchgehend Gebrauch gemacht werden soll.

Die meisten Kernreaktionen, die durch Corpuscularstrahlen ausgelöst werden, sind solche Austauschreaktionen. Als auslösende Corpusceln kommen Protonen, Deuteronen, Tritonen, Heliumkerne und Neutronen in Frage. Gelegentlich arbeitet man auch mit schwereren Corpusceln, z.B. Lithium, Kohlenstoff- und Stickstoffcorpuscularstrahlen, doch werden dann, wie im nächsten Abschnitt gezeigt wird, größere Einschußenergien gebraucht. In vielen Fällen entsteht bei Austauschreaktionen ein angeregter Endkern, der unter Emission eines oder mehrerer γ-Quanten in den Grundzustand übergeht. Die Reaktion ist dann von einer γ-Strahlung begleitet, deren Zusammensetzung für den entstehenden Kern charakteristisch ist. Die Reaktionsenergie Q und damit die kinetische Energie der entstehenden Reaktionspartner ist in diesem Falle um den Betrag der Anregungsenergie kleiner.

b) Kernreaktionen durch geladene Corpusceln

Damit eine Kernreaktion eintreten kann, müssen die Kerne miteinander in Kontakt kommen. Eine geladene Corpuscel, mit der eine Kernreaktion ausgelöst werden soll, muß daher mindestens so viel kinetische Energie besitzen, daß sie die elektrische Abstoßung der beiden reagierenden Kerne überwinden kann. Hat die auslösende Corpuscel die Kernladung $Z_1 \cdot e$ und den Kernradius r_1 und entsprechend der beschossene Kern die Ladung $Z_2 \cdot e$ und den Kernradius r_2, so beträgt die potentielle Energie der sich eben berührenden Kerne

$$E_{\text{pot}} = \frac{Z_1 \cdot Z_2 \cdot e^2}{r_1 + r_2};$$

mindestens ebenso groß muß die kinetische Energie der auslösenden Corpuscel sein, wenn es zu einer Kernberührung und damit zu einer Kernreaktion kommen soll.

Mit den α-Teilchen des Po 212, deren Energie $E_\alpha = 8,78$ MeV beträgt, können Kernumwandlungen bis herauf zum Ca $(Z_2 = 20)$ ausgelöst werden. Für die Umwandlung von Kernen mit höheren Ordnungszahlen durch α-Strahlen muß man auf künstlich beschleunigte Corpusceln zurückgreifen. Mit Energien von 50—100 MeV können bei allen Elementen Umwandlungen ausgelöst werden.

Die Chemie der Kernreaktionen ist in gewisser Hinsicht eintöniger als die der Atom- und Molekülreaktionen. Jede Austauschreaktion, die energetisch möglich ist, läßt sich auch realisieren. In der Chemie der Kerne findet man kein Analogon zu dem elektronegativen oder elektropositiven Charakter der Atomhüllen, der verschiedenen Wertigkeit der Elemente und der daraus entspringenden Affinität bestimmter Reaktionspartner, die der Chemie der Atome das charakteristische Gepräge geben.

c) Neutronenquellen

Von besonderem Interesse sind Reaktionen, bei denen Neutronen entstehen, da uns ergiebige natürliche Neutronenquellen nicht zur Verfügung stehen. Viele Jahre war die Reaktion ^{9}Be$(^4$He, n$)^{12}$C die meist gebrauchte, um Neutronen zu erzeugen; diese Reaktion war es auch, mit der das Neutron entdeckt wurde (CHADWICK, 1932). Die sog. Radium-Berylliumquelle, die auch heute noch gute Dienste leistet, wenn man nur kleine Neutronenintensitäten braucht, besteht aus einem Röhrchen, in das man Berylliumpulver, das mit Radiumsalz vermischt wurde, gebracht hat. Die α-Strahlen des Radiums und insbesondere die seiner Folgeprodukte lösen im Beryllium die gewünschte Reaktion aus. Eine solche Quelle mit 1 Ci Radium gibt ca. 10^7 Neutronen/sec.

Sehr viel stärkere Quellen erhält man über die Reaktionen $D(D, n)^3He$, $^7Li(D, n)^8Be$, $^9Be(D, n)^{10}B$, zu deren Betrieb allerdings Teilchenbeschleuniger benötigt werden. Die Kernladungen Z_1 und Z_2 der bei diesen Reaktionen beteiligten Kerne sind niedrig, man kommt daher schon mit Deuteronenenergien unter 1 MeV zu ergiebigen Quellen. Die D + D-Reaktion ergibt beispielsweise für einen Strahlstrom von 1 mA bei 1 MeV Spannung ca. 10^{11} Neutronen/sec. Die ergiebigste Neutronenquelle ist der Uranreaktor, der unter 7 g näher besprochen wird.

d) Kernreaktionen durch Neutronen

Da Neutronen keine Kernladung tragen, verlieren sie keine Energie durch Ionisation, sie können nur durch Stöße mit Kernen abgebremst werden. Bei jedem dieser Stöße berührt das Neutron den Kern und kann mit ihm reagieren. Austauschreaktionen vom Typ (n, α) oder (n, p), bei denen geladene Teilchen emittiert werden, können im Gebiet der mittelschweren und schweren Kerne nur von schnellen Neutronen ausgelöst werden. Geladene Teilchen können den Kern nur verlassen, wenn ihre Energie ausreicht, um die Potentialschwelle zu überschreiten, wie dies im Abschnitt 4d beim α-Zerfall gezeigt wurde. Die Reaktion muß also entweder sehr stark exotherm sein, oder das Neutron muß durch seine kinetische Energie die benötigte Energie zur Verfügung stellen. Die Emission eines Neutrons, für das keine Potentialschwelle existiert, ist sehr viel wahrscheinlicher. Bei der Reemission eines Neutrons kommt es nicht zu einer echten Umwandlung, bestenfalls entsteht ein angeregter Kern. Ist die Energie des auslösenden Neutrons groß $(E_n > 8\,MeV)$, so kann es zur Emission von zwei Neutronen kommen. Solche $(n, 2n)$-Prozesse führen zu einem neutronenärmeren Isotop des Ausgangskernes.

Im Gebiet der leichten Kerne gibt es einige Reaktionen, die genügend exotherm sind, so daß geladene Teilchen emittiert werden können, auch bei Auslösung der Reaktion durch langsame Neutronen. Die niedrige Kernladung Z und damit die niedrige Potentialschwelle ermöglicht die Emission geladener Teilchen im Gebiet der leichten Kerne. Es sind dies die Reaktionen $^6Li(n, \alpha)T$, $^{10}B(n, \alpha)^7Li$, $^{14}N(n, p)^{14}C$ und $^{14}N(n, T)^{12}C$. Die beiden ersten Reaktionen werden für den Nachweis von langsamen Neutronen viel gebraucht. Man bringt dazu eine Bor- bzw. Lithiumschicht auf die Innenseite eines Proportionalzählers oder auf die Oberfläche eines Halbleiterzählers und weist die von den Neutronen ausgelösten α-Teilchen bzw. Tritonen nach. Die Wahrscheinlichkeit für das Eintreten einer dieser Reaktionen ist um so höher, je langsamer das Neutron ist. Dieses Verhalten zeigen alle exotherm verlaufenden Reaktionen, die durch Neutronen ausgelöst werden, insbesondere die im folgenden beschriebenen Anlagerungsreaktionen.

e) Anlagerungsreaktionen

Langsame Neutronen können sich an die meisten Nuklide anlagern, ohne daß es zur Aussendung anderer Nukleonen kommt. Die bei der Anlagerung freiwerdende Bindungsenergie wird als γ-Strahlung von dem entstandenen Kern ausgesandt. Erwähnt wurde bereits die Anlagerung eines Neutrons an das Proton unter Bildung eines Deuterons (3b). In Anlehnung an die bei Austauschreaktionen übliche Schreibweise wird diese Reaktion $H(n, \gamma)D$ geschrieben. Diese Anlagerungsreaktion, die mit nur wenigen Ausnahmen bei allen Nukliden möglich ist, führt zu Neutronenüberschußkernen und ist eine der wichtigsten Reaktionen zur Herstellung von β^--Strahlern.

Die Einfangwahrscheinlichkeit eines Neutrons schwankt von Nuklid zu Nuklid ganz beträchtlich. Sie wird durch den Einfangquerschnitt charakterisiert, der die scheinbare in cm² gemessene Trefffläche darstellt, mit der das einfallende Neutron das einfangende Nuklid sieht. Dieser Einfangquerschnitt hängt von der Geschwindigkeit der Neutronen ab und ist im Gebiet der sog. thermischen Neutronen bei fast allen Nukliden der Geschwindigkeit v des Neutrons umgekehrt proportional. Thermische Neutronen sind solche, die durch Zusammenstöße mit leichten Kernen ihre kinetische Energie soweit verloren haben, daß diese nur noch der thermischen Bewegungsenergie bei normaler Temperatur entspricht. Abb. 25 zeigt den Verlauf des Wirkungsquerschnittes der Reaktion $U + n$ in Abhängigkeit von der Neutronenenergie. Man sieht bei kleinen Neutronenenergien den

Abfall des Wirkungsquerschnittes mit $1/v$ und dann ein Wiederansteigen bei Neutronenenergien über 4 eV auf hohe Werte. Neutronen dieser Energien werden bevorzugt eingefangen. Ein solcher sog. Resonanzeinfang tritt immer dann auf, wenn das Nuklid, das durch den Neutroneneinfang entsteht, einen angeregten Zustand besitzt, dessen Anregungsenergie gerade gleich der Bindungsenergie des Neutrons plus seiner mitgebrachten kinetischen Energie ist.

Trifft dies bei langsamen oder gar thermischen Neutronen zu, so kann der Wirkungsquerschnitt extrem große Werte annehmen. Sehr große Wirkungsquerschnitte für thermische Neutronen besitzen das Nuklid Cd 113 mit $\sigma_\alpha = 20000$ barn (1 barn $= 10^{-24}$ cm²), Xe¹³⁵ mit $\sigma_\alpha = 2{,}7 \cdot 10^6$ barn. Mittelgroße Wirkungsquerschnitte haben z. B. Wasserstoff mit $\sigma = 0{,}33$ barn, Na 23 mit $\sigma = 0{,}56$ barn. Das Nuklid Helium 4 lagert keine Neutronen an, da es kein

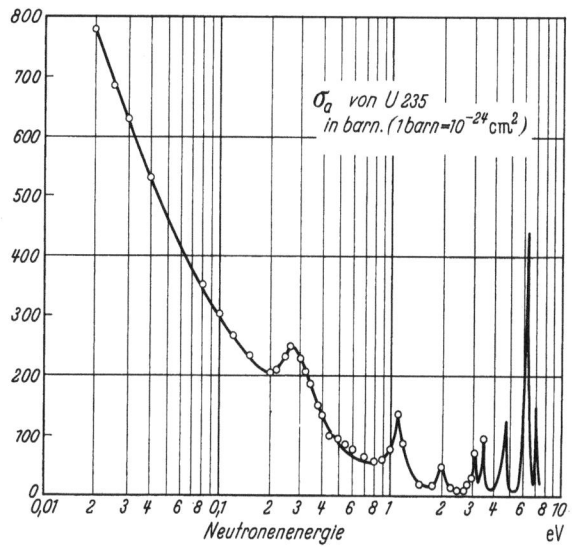

Abb. 25. Der Absorptionsquerschnitt σ_a von U 235 für langsame Neutronen. Der Einfang der thermischen Neutronen (En < 0,1 eV) führt vorwiegend zur Spaltung des Urans. Die Resonanzneutronen mit Energien oberhalb 4 eV werden überwiegend angelagert, so daß ein U 236-Kern entsteht

stabiles Helium der Masse 5 gibt. Sehr kleine Einfangquerschnitte haben auch das Deuterium und alle Nuklide der Elemente Kohlenstoff und Sauerstoff. Unter den schwereren Elementen fallen noch Blei und Wismut durch kleine Wirkungsquerschnitte auf.

Auch mit geladenen Teilchen, insbesondere Protonen, gibt es Anlagerungsreaktionen, die ganz analog verlaufen, wie die eben besprochene Neutronenanlagerung. Doch spielen sie für die Gewinnung von Radionukliden wegen der kleinen Wirkungsquerschnitte eine untergeordnete Rolle. Eine vieluntersuchte Reaktion ist ²⁷Al(¹H, γ)²⁸Si.

f) Kernphotoreaktionen

Der Kernphotoprozeß ist die Umkehrung der Anlagerungsreaktion. Der einfachste Prozeß dieser Art ist die Photospaltung des Deuteriums, D(γ, n)H. Im Deuteron ist das Neutron nur schwach gebunden, so daß bereits mit einer γ-Energie von 2,2 MeV der Photoprozeß zustande kommt. Bei schwereren Kernen ist die Bindungsenergie je Nukleon etwa 8 MeV, deshalb benötigt man für den Kernphotoeffekt in diesem Gebiet γ-Strahlen mit wesentlich größeren Energien. Hat man 100 MeV und mehr zur Verfügung, so kann man auch Mehrfachprozesse, also Prozesse von der Art (γ, $2n$) und (γ, $p + 2n$) auslösen. Die Wirkungsquerschnitte für den Kernphotoeffekt sind sehr klein, so daß dieser Prozeß für die technische Herstellung von Radionukliden kaum in Frage kommt.

g) Kernspaltung; Uranreaktor

Das Nuklid U 235 spaltet sich bei der Anlagerung eines Neutrons in zwei Bruchstücke auf (HAHN und STRASSMANN, 1939), unter gleichzeitiger Abgabe von 2—3 Neutronen (JOLIOT, v. HALBAN und KOWARSKI). Die dabei freiwerdende Energie, die als kinetische

Energie der Spaltprodukte und Neutronen in Erscheinung tritt, ist erheblich und beträgt etwa 200 MeV. Dieser hohe Energiebetrag erklärt sich aus der Tatsache, daß die Bindungs-energie je Nukleon (s. Abb. 10) für Uran merklich kleiner ist als für mittelschwere Kerne, die als Spaltprodukte entstehen. Bei der überwiegenden Mehrzahl der durch langsame Neutronen ausgelösten Spaltungen verteilen sich die Atommassen unsymmetrisch auf die Spaltprodukte mit Schwerpunkten bei den Massenzahlen in der Umgebung von 100 und 135. Die dazwischen liegenden Massenzahlen werden bei einer Spaltung seltener erreicht, Massenzahlen unter 75 und dementsprechend über 160 treten nicht in verwert-barem Ausmaße auf.

Da das Uran einen höheren Prozentsatz an Neutronen enthält als die mittelschweren Kerne, haben die entstehenden Spaltprodukte einen beträchtlichen Neutronenüberschuß, so daß jeweils eine Familie von β-Strahlern erzeugt wird. So entsteht beispielsweise das Nuklid Jod 131, das sich sehr gut durch Spaltung herstellen läßt, nur zu einem kleinen Teil direkt durch Spaltung, die überwiegende Menge Jod 131 ist primär in Form von kurzlebigen Nukliden der Masse 131 mit geringerer Ordnungszahl entstanden, die durch β-Zerfälle in Jod 131 übergegangen sind.

Ebenso wie U 235 können auch die Nuklide U 233 und Pu 239 durch langsame Neu-tronen gespalten werden. Die Uran- und Plutoniumisotope mit gerader Massenzahl, z.B. das U 238, lagern langsame Neutronen an, ohne zu spalten. Mit schnelleren Neutronen bei Energien über 1 MeV spalten auch diese Nuklide.

Bei einer Spaltung entstehen 2—3 Neutronen, die man durch geeignete geometrische Anordnung einer großen Menge spaltbaren Materials dazu verwenden kann neue Spal-tungen auszulösen, so daß eine Kettenreaktion entsteht, mit der in großtechnischem Maß-stab spaltbares Material, z.B. U 235 umgesetzt werden kann. In der nuclearen Waffen-technik verwendet man die spaltbaren Nuklide U 235 oder Pu 239 in möglichst großer Reinheit. Eine nucleare Explosion tritt ein, wenn eine überkritische Menge spaltbaren Materials auf kleinem Raum vereinigt wird. Eine kritische Menge ist dann gegeben, wenn von den bei einer Spaltung freigesetzten Neutronen im Mittel wenigstens eines in dieser Menge zu einer neuen Spaltung führen kann. Nimmt man eine kleinere Menge, so entweichen zu viele Neutronen nach außen, so daß es nicht zu einer Kettenreaktion kommen kann. Nimmt man eine überkritische Menge, so schwillt die Zahl der Reaktionen lawinenartig zu einer Explosion an. Die Kettenreaktion wird dabei von schnellen Neu-tronen getragen.

Neutronen, die die Kettenreaktion zünden, sind immer vorhanden, da Uran 238 auch spontan ohne Neutroneneinstrahlung spaltet. In der Waffentechnik leitet man die Ex-plosion dadurch ein, daß man mehrere für sich unterkritische Teilmengen des spaltbaren Materials möglichst kurzzeitig zu einer überkritischen Menge vereinigt.

Bei der technischen Energiegewinnung aus der Uranspaltung muß man die Ansamm-lung einer überkritischen Menge spaltbaren Materials vermeiden. Diese Bedingung ist immer erfüllt, wenn man mit Natururan arbeitet. Natürliches Uran enthält auf je ein spaltbares U 235-Atom 140 Atome des durch langsame Neutronen nicht spaltbaren U 238. Auch in einer beliebig großen Menge reinsten Urans kann sich keine Kettenreaktion ausbilden, da das Uran 238 die gebildeten Neutronen wegfängt und damit der Ketten-reaktion entzieht. Beim Neutroneneinfang des U 238 entsteht U 239, das sich durch einen β-Zerfall zunächst in Neptunium (Np 239) und dann durch einen weiteren β-Zerfall in das langlebige Plutonium (Pu 239; $T_{1/2} = 24300$a) umwandelt.

Mit Natururan kann eine Kettenreaktion nur eingeleitet werden, wenn man das Uran in Form von meist stabförmigen Brennelementen in einen Neutronenmoderator einbettet.

Der Moderator hat die Aufgaben, die bei der Spaltung entstehenden schnellen Neu-tronen durch möglichst wenige Kernstöße zu verlangsamen und zu thermischen Neutronen zu machen. Für thermische Neutronen ist der Spaltquerschnitt des spaltbaren U 235 ($\sigma = 600$ barn) wesentlich größer als der Einfangquerschnitt des nichtspaltbaren Uran 238

($\sigma = 3$ barn). Durch die Verlagerung der Reaktion in das Gebiet der thermischen Neutronen hat man die Neutronenabsorption in dem nichtspaltbaren U 238 so weit herabgesetzt, daß eine Kettenreaktion eben möglich wird; außerdem ist damit die Gefahr einer unkontrollierbaren nuclearen Explosion beseitigt. Die Moderatorsubstanz muß ein niedriges Atomgewicht besitzen, um das Neutron mit wenigen Stößen in das thermische Gebiet zu bringen; ferner darf sie nicht selbst Neutronen absorbieren. Technisch verwertbare Moderatorsubstanzen sind schweres Wasser (D_2O) und reinster Kohlenstoff. Gewöhnliches Wasser kann in Natururanreaktoren nicht verwendet werden, da der Einfangquerschnitt des gewöhnlichen Wasserstoffes H_1 ($\sigma = 0,3$ barn) zu groß ist und damit der Reaktion zu viele Neutronen entziehen würde.

In Natururanreaktoren ist die Neutronenreserve sehr bescheiden und reicht eben aus, um die Verluste durch das Entweichen nach außen und in den unbedingt nötigen Konstruktionsmaterialien zu decken. Neutronenökonomie ist daher die oberste Forderung bei der Konstruktion dieser Reaktoren. Die technischen Schwierigkeiten werden sehr viel geringer, wenn angereichertes Uran verwendet wird. Bei einer Anreicherung des spaltbaren U 235 auf das Doppelte kann auch gewöhnliches Wasser als Moderator und als Arbeitssubstanz verwendet werden. Die Arbeitssubstanz hat die Aufgabe, die im Reaktor erzeugte Energie diesem in Form von Wärme zu entziehen und an die Wärmekraftmaschinen zu übertragen.

Bei einer Leistung von 1 MW wird in einem Reaktor pro Tag 1 g Uran 235 gespalten. Dafür entsteht eine ebenso große Menge an Spaltprodukten, deren Aktivität 6—8 MCi beträgt.

Ausgediente Brennelemente von Reaktoren sind daher ein billiger Rohstoff für Radionuklide, insbesondere langlebige. Die Kosten der so gewonnenen Radionuklide sind im wesentlichen durch die Aufbereitung der Brennelemente gegeben, die wegen der nötigen Telemechanismen, ferngesteuerten chemischen Operationen, und den Strahlenschutzmaßnahmen zur Zeit noch sehr erheblich sind.

In der Regel läßt man die ausgebrannten Brennelemente eines Reaktors einige Zeit abkühlen, bevor sie aufgearbeitet werden. Brennelemente kommen daher als Rohstoff für kurzlebige Radionuklide nicht in Betracht. Kurzlebige Nuklide werden in speziell für die Isotopenproduktion vorgesehenen Reaktoren durch Bestrahlung von Uran hergestellt, das durch mechanische Vorrichtungen (z.B. Rohrpost) rasch entnommen werden kann. Reaktoren dieser Art verfügen über einen Neutronenfluß von ca. 10^{13} bis 10^{14} Neutronen/cm² sec.

h) Spallation

Von Spallation spricht man, wenn Corpusceln mit Energien über 10^9 eV in Kerne eindringen und aus ihnen mehrere Nukleonen oder Kernbruchstücke abspalten. Reaktionen dieser Art werden durch die Primärstrahlung der kosmischen Ultrastrahlung ausgelöst und können in den Laboratorien der Hochenergiephysik realisiert werden. Eine Reihe von Radionukliden wie Beryllium 10, Natrium 22 und Schwefel 35 werden durch die kosmische Strahlung durch Spallation von Stickstoff- und Sauerstoffkernen bzw. Argon in eben nachweisbarer Menge in der Atmosphäre erzeugt. Für die technische Produktion von Radionukliden spielt die Spallation wegen der geringen Ausbeuten keine Rolle.

8. Herstellung von Radionukliden

a) Allgemeines

Zu jedem Element lassen sich heute durch künstlich erzwungene Kernumwandlungen mehrere Radionuklide herstellen. In der Regel ist ein so hergestelltes Nuklid um so kurzlebiger, je mehr das Verhältnis von Protonen- zu Neutronenzahl von dem der stabilen Isobare abweicht. Fast alle künstlich erzeugten Radionuklide sind β^-- oder β^+- bzw. K-Strahler; nur im Gebiet oberhalb des Bleis, also im Ordnungszahlbereich der natürlichen Radionuklide und dem der Transurane, ist die Zahl der künstlich erzeugten α-Strahler etwa ebenso groß wie die der β-Strahler. Da diese α-Strahler gegenüber den natürlichen für die Radiologie keine besonderen Vorteile bieten, sollen sie hier nicht näher besprochen werden, obgleich sie für die Kernphysik, die Chemie und die nukleare Technik von Bedeutung sind.

Nuklide mit Neutronenüberschuß, also β⁻-Strahler im Bereich der Massenzahl 75—160 lassen sich durch Uranspaltung herstellen. Die Spaltprodukte lassen sich rein, d.h. ohne Verdünnung durch stabile Isotope aus dem bestrahlten Uran auf chemischem Wege abtrennen. Sie können daher mit sehr hoher spezifischer Aktivität gewonnen werden. β⁻-Strahler können auch durch Neutronenanlagerung gewonnen werden. Hier ist aber das entstehende Radionuklid mit der Ausgangssubstanz isotop, so daß eine chemische Trennung nicht möglich ist und daher die spezifische Aktivität begrenzt ist. Die spezifische Aktivität kann auch nicht durch längeres Bestrahlen erhöht werden, denn nach einigen Halbwertszeiten ist das radioaktive Gleichgewicht erreicht, bei dem ebenso viele Kerne durch Zerfall verlorengehen wie durch Neutroneneinfang neu gebildet werden. Die spezifische Aktivität ist in diesem Falle dem Neutronenfluß im Reaktor proportional. Hohe spezifische Aktivitäten werden daher in Hochflußreaktoren hergestellt.

In günstig gelagerten Fällen kann das neugeschaffene Nuklid mit Hilfe einer Szilard-Chalmers-Reaktion von der Ausgangssubstanz abgetrennt werden. Diese Reaktion beruht auf dem Rückstoß bei der γ-Strahlenemission, die der Neutronenanlagerung folgt. Das betroffene Atom wird aus dem ursprünglichen Molekülverband herausgestoßen und geht eine andere chemische Verbindung ein, die sich von der Ausgangssubstanz abtrennen läßt. So kann beispielsweise Mangan 56 ($T = 2{,}58$ h; β- und γ-Strahler) mit hoher spezifischer Aktivität gewonnen werden, indem man eine Kaliumpermanganatlösung ($KMnO_4$) mit langsamen Neutronen bestrahlt. Beim Neutroneneinfang tritt das neugebildete Mn^{56}-Nuklid aus dem MnO_4-Ion aus und bildet den schwerlöslichen Braunstein (MnO_2), den man von der Permanganatlösung abfiltrieren kann. Als Filterhilfe muß man unter Umständen etwas frisch gefälltes MnO_2 zusetzen.

Auch Jod 128 läßt sich durch Neutronenanlagerung an das stabile Jod 127 erzeugen und mit einer Szilard-Chalmers-Reaktion von dem stabilen Isotop trennen, indem man Äthyljodid mit langsamen Neutronen bestrahlt. Anschließend unterschichtet man die organische Lösung mit schwach alkalischem Wasser und schüttelt kräftig, dabei geht das aus dem Äthyljodid ausgetretene elementare Jod in die wäßrige Phase.

Das Szilard-Chalmers-Verfahren gibt im allgemeinen nur bei kurzlebigen Nukliden hohe spezifische Aktivitäten. Bei den für die Radiologie interessanteren langlebigen Nukliden muß entsprechend länger bestrahlt werden. Die radiolytische Zersetzung während dieser langdauernden Bestrahlung setzt inaktives Material frei, das die spezifische Aktivität herabdrückt.

Neutronendefizitkerne lassen sich über den Kernphotoeffekt aus stabilen Isotopen herstellen. Die so erzeugten Radionuklide sind mit dem stabilen Ausgangsmaterial isotop und können daher auf chemischem Wege nicht abgetrennt werden. Da die Ausbeute beim Kernphotoeffekt gering ist, können mit ihm keine Präparate mit genügender spezifischer Aktivität erzeugt werden. Um diesen Nachteil zu umgehen, werden Neutronendefizit-kerne meist durch (p, n), (d, n) und (α, n) Reaktionen hergestellt, indem man die stabilen Nuklide mit Protonen, Deuteronen oder Heliumkernen, die in einem Beschleuniger auf Energien von 40 MeV und mehr gebracht sind, beschießt.

b) Radionuklide aus der Uranspaltung

α) Jod 131

Jod 131, Halbwertszeit 8,1 Tage; Maximalenergie der Hauptgruppe der β-Strahlen $E_\beta = 0{,}61$ MeV und mittlere β-Energie $E = 0{,}19$ MeV; mehrere γ-Linien, die Hauptlinie mit einer Energie $E_\gamma = 0{,}36$ MeV (s. Abschnitt 4e, Abb. 21).

Jod 131 entsteht bei der Uranspaltung und läßt sich dank seiner Flüchtigkeit sehr leicht abtrennen. Für die Herstellung kleiner Mengen kann auch der Prozeß $^{130}Te\,(n, \gamma)\,^{131}Te$

herangezogen werden. ^{131}Te zerfällt mit einer Halbwertszeit von 1,2 Tagen in Jod 131, das von Te abgetrennt werden kann.

$$\beta)\ {}^{90}Sr - {}^{90}Y$$

Strontium 90 ($T_{1/2} = 28$ a) zerfällt durch β^--Zerfall in ^{90}Y ($T = 64$ h), das ebenfalls β^--Strahler ist, so daß im Gleichgewicht immer die Strahlung beider Nuklide vorhanden ist. Strontium 90 entsteht mit guter Ausbeute bei der Uranspaltung und fällt bei der Aufarbeitung von Brennelementen an. Strontium 90 ist ein reiner β-Strahler mit $E_\beta = 0,544$ MeV ebenso wie das Folgeprodukt ^{90}Y mit $E_\beta = 2,27$ MeV. Eine γ-Linie von 1,73 MeV ist so intensitätsschwach, daß man ein Strontium-Yttrium-Präparat als reinen β-Strahler ansehen kann (s. radioaktives Gleichgewicht, Abschnitt 5b und Abb. 24).

$$\gamma)\ {}^{137}Cs\,(T_{1/2} = 30\,\text{a})$$

entsteht bei der Uranspaltung und wird bei der Aufarbeitung von Brennelementen gewonnen. Es ist ein β^--Strahler mit $E_\beta = 0,52$ MeV und einer schwachen β-Strahlung mit $E_\beta = 1,18$MeV. Eine intensive γ-Linie von $\gamma = 0,66$ MeV wird von dem stabilen Folgenuklid ^{137}Ba ausgesandt.

c) Durch (n, γ)-Prozesse erzeugte Nuklide

$\alpha)$ ^{60}Co ($T_{1/2} = 5,24$ a; β- und γ-Strahlen) wird durch Neutronenanlagerung an ^{59}Co in Reaktoren erzeugt. Die maximal mögliche spezifische Aktivität würde man in Hochflußreaktoren bei einer Bestrahlung von mehreren Halbwertszeiten erhalten. Wegen der langen Halbwertszeit von 5 Jahren begnügt man sich jedoch mit kürzeren Bestrahlungszeiten und dementsprechend geringeren spezifischen Aktivitäten. Die heute erreichbaren spezifischen Aktivitäten sind für die Therapiebestrahlung voll ausreichend. Kobalt 60 gibt pro Zerfall zwei γ-Quanten von $E_\gamma = 1,33$ MeV bzw. 1,17 MeV (s. Abschnitt 4e und Abb. 19) und ist damit für die Teletherapie das günstigste Radionuklid. Es ist auch dem Ra 226 überlegen, da es preisgünstiger ist und keine weichen γ-Strahlen-Anteile emittiert.

$\beta)$ ^{192}Ir ($T_{1/2} = 74$ d, β- und γ-Strahlen) wird durch Neutronenbestrahlung von stabilem ^{191}Ir im Reaktor hergestellt. Es lassen sich wie beim ^{60}Co sehr starke Quellen herstellen, doch ist für die Verwendung in der Teletherapie die Halbwertszeit zu kurz und die γ-Strahlung mit ihrem Schwerpunkt bei $E_\gamma = 0,3$ MeV zu weich. ^{192}Ir ist ein beliebtes Radionuklid in der zerstörungsfreien Werkstoffprüfung insbesondere zur Untersuchung von Schweißnähten.

$\gamma)$ ^{198}Au ($T_{1/2} = 2,7$ d; β- und γ-Strahlen) ist das in der Radiologie meist benützte Radionuklid. Es wird durch Neutronenbestrahlung des stabilen ^{197}Au im Reaktor hergestellt. Dank seines hohen Einfangquerschnittes ($\sigma = 100$ barn) kann es mit hoher spezifischer Aktivität gewonnen werden. Seine Zerfallsenergie beträgt $E_\beta = 0,959$ MeV und $E_\gamma = 0,412$ MeV (s. Abschnitt 4e und Abb. 20). Die mittlere β-Energie ist $E_\beta = 0,333$ MeV. Bei der Verwendung von kolloidaler Goldlösung kommen im infiltrierten Gewebe die β- und γ-Strahlen im Verhältnis 0,333 zu 0,412 zur Wirkung. Da die Reichweite der β-Strahlen im Gewebe nur etwa 1 mm beträgt, muß das kolloidale Gold, soll die Wirkung der β-Strahlen zur Wirkung kommen, sehr gleichmäßig über den ganzen Tumorbereich verteilt werden. Bei der Anwendung von Goldkörnern (seeds) entfällt der Anteil der β-Strahlen fast vollständig, infolge ihrer Absorption im Innern der Körner. Die Goldkörner sind daher praktisch reine γ-Strahler.

d) Durch Austauschreaktionen erzeugte Nuklide

$\alpha)$ ^{32}P ($T_{1/2} = 14,2$; reiner β-Strahler) könnte im Prinzip durch einen (n, γ)-Prozeß aus ^{31}P erzeugt werden. Der Neutroneneinfangquerschnitt ist jedoch klein, so daß keine hohe spezifische Aktivität erzielt werden kann. Die mit schnellen Neutronen im Reaktor ablaufende Reaktion ^{32}S(n, p)^{32}P ergibt höhere Ausbeuten, insbesondere kann der Phosphor weitgehend trägerfrei vom Schwefel abgetrennt werden, so daß ein Präparat hoher spezifischer Aktivität zur Verfügung steht. Der (n, p)-Prozeß geht nur mit schnellen Neutronen vor sich und hat einen kleinen Wirkungsquerschnitt. Um diesen Nachteil zu kompensieren muß man große Mengen elementaren Schwefels (z.B. einige kg) bestrahlen. Phosphor 32 ist ein reiner β-Strahler mit der Zerfallsenergie $E_\beta = 1,708$ MeV und der mittleren β-Energie $\bar{E}_\beta = 0,693$ MeV.

$\beta)$ ^{35}S ($T_{1/2} = 87$ d; reiner β-Strahler). Auch bei der Gewinnung von ^{35}S ist die Austauschreaktion mit schnellen Neutronen ^{35}Cl$(n, p)^{35}$S der Erzeugung durch ^{34}S$(n, \gamma)^{35}$S vorzuziehen. Meist werden Chloride, z.B. Kaliumchlorid bestrahlt, von denen sich der Schwefel als Sulfation abtrennen läßt. ^{35}S ist ein sehr weicher β-Strahler mit $E_{max} = 0,167$ MeV und einer mittleren β-Energie $\bar{E}_\beta = 0,05$ MeV.

$\gamma)$ ^3T, ^{14}C und die radioaktiven Isotope des Sauerstoffs und Stickstoffs. Die in der Biochemie und in der Medizin als Indicatornuklide vielverwendeten Nuklide Tritium und ^{14}C werden über die Reaktion ^{7}Li$(n, \alpha)^3$T und ^{14}N$(n, p)^{14}$C mit langsamen Neutronen im Reaktor hergestellt. Beides sind β-Strahler mit geringen β-Energien, was ihren Nachweis erschwert, worauf bereits in Abschnitt I/6b hingewiesen wurde.

Die radioaktiven Isotope des Sauerstoffs sind ^{14}O, ^{15}O und ^{19}O mit Halbwertszeiten von 72 sec, 2,05 min und 29 sec. Diese Halbwertszeiten sind für den praktischen Gebrauch zu kurz, so daß für dieses Element leider kein verwendbarer radioaktiver Indicator zur Verfügung steht. Dasselbe gilt für das Element Stickstoff mit den radioaktiven Isotopen ^{12}N, ^{13}N sowie ^{16}N und ^{17}N. Die längste Halbwertszeit ist die des ^{13}N mit 10 min, die der übrigen beträgt nur wenige Sekunden. Es ist eine Unfreundlichkeit der Natur, daß sie uns für diese in der organischen Materie häufigen Elemente nur unhandliche oder überhaupt nicht zu verwendende radioaktive Indicatoren zur Verfügung stellt. Will man daher Sauerstoff oder Stickstoff indizieren, so ist man auf deren stabile Isotope angewiesen, zu deren Nachweis aber die sehr viel unhandlichere Massenspektrometrie nötig ist.

III. Technische Herstellung ionisierender Strahlen

1. Corpuscularstrahlen

a) Physik der Teilchenbeschleunigung

Eine Corpuscel mit der Masse m_0 und der Ladung $Z \cdot e$, die eine Potentialdifferenz von U Volt durchfällt, erhält eine kinetische Energie T, die gegeben ist durch

$$T = ZeU \, , \tag{1}$$

wobei für kleine Geschwindigkeiten

$$v \ll c \, (c = 2,998 \cdot 10^{10} \, \text{cm/sec}) \text{ gilt}$$

$$T = \frac{1}{2} m_0 v^2 \, . \tag{2}$$

Für große Geschwindigkeiten, wie sie z.B. die Kathodenstrahlen in einer Röntgenröhre besitzen, gilt Gl. (2) nicht mehr, da die Masse der Partikel mit steigender kinetischer Energie zunimmt. Bezeichnet man mit m_0 die Masse der ruhenden Partikel und mit m die der bewegten, so besteht folgende Beziehung

$$m = \frac{m_0}{\sqrt{1 - \beta^2}} \, ,$$

wobei

$$\beta = \frac{v}{c} . \tag{3}$$

Die Massenzunahme ist eine Folge der Tatsache, daß jeder Energie E eine Masse M zukommt, derart, daß

$$E = Mc^2 \, , \tag{4}$$

wobei E die gesamte Energie und M die gesamte Masse des betrachteten Systems bedeutet. In der Masse M ist daher die Ruhemasse M_0 enthalten, und in E das der Ruhemasse M_0 entsprechende Energieäquivalent $M_0 c^2$.

Die Gesamtenergie einer fliegenden Partikel mit der Ruhemasse m_0 besteht daher aus der kinetischen Energie T und der Ruheenergie $m_0 c^2$, d.h.:

$$E = T + m_0 c^2 = mc^2 \, .$$

Unter Berücksichtigung von (3) errechnet sich damit die kinetische Energie T zu

$$T = mc^2 - m_0 c^2 = m_0 c^2 \left(\frac{1}{\sqrt{1 - \beta^2}} - 1 \right) \tag{5}$$

Gl. (5) gilt für alle Geschwindigkeiten; für sehr kleine β, d.h. Geschwindigkeiten $v \ll c$, geht sie in Gl. (2) über. Will man die Geschwindigkeit einer Partikel berechnen, so kann man für Geschwindigkeiten bis zu $\beta = \frac{v}{c} = 0,1$ Gl. (2) benutzen, sofern man einen Fehler von $2^0/_{00}$ in Kauf nehmen kann. Mit wachsender Geschwindigkeit verliert Gl. (2) rasch ihre Gültigkeit, und man ist auf (5) angewiesen. Gl. (5) zeigt, daß sich die Geschwindigkeit v mit steigender Energie der Lichtgeschwindigkeit nähert, diese aber nie ganz erreichen kann. Für spätere Überlegungen ist von Wichtigkeit, daß bereits bei einer kinetischen Energie, die der 6fachen Ruheenergie entspricht (Ruheenergie des Elektrons 0,511 MeV), also für Elektronen von 3 MeV, die Geschwindigkeit schon 99% der Lichtgeschwindigkeit erreicht hat. Sehr energiereiche Partikel (kinetische Energie groß gegen Ruheenergie) fliegen demnach alle gleich schnell mit Lichtgeschwindigkeit. Mit zunehmender Energie kann die Geschwindigkeit nicht mehr wesentlich zunehmen, dafür wächst die Masse entsprechend der kinetischen Energie an.

Tabelle 6. *Geschwindigkeit, Masse und kinetische Energie von Elektronen. In der letzten Spalte: Wellenlänge von Photonen der Energie T*

$\beta = \dfrac{v}{c}$	$\dfrac{m}{m_0}$	$\dfrac{T}{\text{keV}}$	$\dfrac{\lambda}{10^{-8}\,\text{cm}}$
0,1	1,00504	2,574	4,817
0,2	1,02062	10,536	1,177
0,3	1,04828	24,673	0,5025
0,4	1,09106	46,531	0,2664
0,5	1,15469	79,047	0,1568
0,6	1,25000	127,75	0,0971
0,7	1,40029	204,55	0,0606
0,8	1,66667	340,67	0,0364
0,8660	2,00000	511,00	0,0242
0,9	2,29416	661,3	0,0188
0,95	3,20256	1125,5	0,0110
0,99	7,089	3111,5	0,003985
0,999	22,366	10918,0	0,001136

Zur Illustration dieses Sachverhalts bringt Tabelle 6 die Zahlenwerte für Elektronen. In der ersten Spalte ist die Geschwindigkeit v im Verhältnis zur Lichtgeschwindigkeit c angegeben, in der nächsten Spalte das Verhältnis von bewegter Masse m zur Ruhemasse m_0, in der dritten Spalte die kinetische Energie T. In der letzten Spalte ist die Wellenlänge eines Photons eingetragen, dessen Quantenenergie $E = h \cdot \nu$ gleich der Energie T ist. Diese Werte benötigen wir im nächsten Kapitel.

Die entsprechenden Energiewerte T für Protonen oder α-Teilchen erhält man, indem man die Werte der Tabelle 5 mit dem Verhältnis von Protonenmasse zu Elektronenruhemasse bzw. Masse des Heliumkerns zur Elektronenmasse multipliziert, das sind

$$\frac{m_p}{m_e} = 1836 \quad \text{bzw.} \quad \frac{m_{He}}{m_e} = 4 \cdot 1836 \, .$$

b) Partikelbeschleuniger

Das physikalisch naheliegendste, aber bei hohen Energien keineswegs einfachste Verfahren zur Partikelbeschleunigung ist das Anlegen einer entsprechenden Spannung an eine evakuierte Röhre, in die man die zu beschleunigenden positiven Ionen bzw. Elektronen bringt (Kanalstrahlenrohr, Kathodenstrahlröhre). Die Spannung, die man ohne allzu große technische Schwierigkeiten an eine Beschleunigungsstufe anlegen kann, liegt bei ca. 200 kV. Will man zu wesentlich höheren Energien und damit Spannungen übergehen, so unterteilt man das Entladungsrohr zweckmäßigerweise in eine größere Anzahl von Beschleunigungsstrecken und dementsprechend auch die Beschleunigungsspannung in entsprechende Zahl von Teilspannungen. Die erforderliche Spannung kann durch Gleichrichten der Spannung eines Transformators gewonnen werden. Bei Spannungen über 200 kV wird der Transformator sehr voluminös, so daß man in der Regel Spannungs-vervielfacherschaltungen (z.B. Greinacher-Schaltung) benutzt. Der erste Beschleuniger dieser Art, der für Kernumwandlungen verwendet wurde, war die Anlage von Cockcroft und Walton, die von einer Spannung von 200 kV ausgehend mit Hilfe von Gleich-richtern und Kondensatoren diese Spannung auf 800 000 V erhöhte. Mit den bei dieser Spannung erzeugten Protonen konnten Cockcroft und Walton erstmals die Reaktionen $^7Li(p, \alpha)^4He$ einleiten. Kaskadengeneratoren dieser Art sind heute für wesentlich höhere Spannungen in Gebrauch. Sie können für hohe Strahlstromstärken gebaut werden und sind vor allem sehr betriebssicher, benötigen jedoch viel Raum.

Für kleinere Strahlstromstärken eignen sich die elektrostatischen Generatoren, die handlicher aber im Dauerbetrieb weniger betriebssicher sind. Eine vielverwendete Hoch-spannungsmaschine ist der von van de Graaff entwickelte elektrostatische Generator. Über eine Spitzenentladung wird elektrische Ladung auf ein Band gesprüht, das diese Ladung in das Innere eines kugel- oder zylinderförmigen Konduktors befördert, wo sie wiederum durch Spitzen abgenommen wird. Mit diesen Generatoren in Druckgefäßen können Spannungen bis zu 10 MeV erzeugt werden und dementsprechend Elektronen oder Ionen auf Energien von 10 MeV bzw. $Z \cdot 10$ MeV beschleunigt werden. Für höhere Spannungen und damit Teilchenenergien würde die Apparatur bei direkter Beschleuni-gung zu groß und unhandlich werden, so daß andere Beschleunigungsverfahren vorteil-hafter sind.

Für die Beschleunigung von Elektronen eignet sich das Betatron, bei dem das Induk-tionsprinzip ausgenutzt wird. Das Betatron gleicht in seiner Wirkungsweise einem Trans-formator, der als Sekundärwicklung eine ringförmige evakuierte Röhre enthält, in der die Elektronen beschleunigt werden. Durch geeignete Formgebung des Magnetfeldes kann erreicht werden, daß die Elektronen während des Beschleunigungsvorganges immer auf derselben Bahn innerhalb des Beschleunigungsrohres gehalten werden. Bei Energien über 100 MeV wachsen die Energieverluste, die die umlaufenden Elektronen durch Abstrahlung erleiden, so daß das Betatronprinzip über 300 MeV nicht mehr anwendbar wird.

Schwere Teilchen, wie Protonen, Deuteronen und Heliumteilchen lassen sich mit dem Cyclotron beschleunigen. Die Wirkungsweise des Cyclotrons beruht darauf, daß der Radius der Kreisbahn, die ein geladenes Teilchen in einem homogenen Magnetfeld be-schreibt, seiner Geschwindigkeit proportional ist. Die Zeitdauer eines Umlaufes ist des-halb von der Energie des Teilchens unabhängig. E. O. Lawrence hat erkannt, daß mit Hilfe einer Hochfrequenzspannung, deren Frequenz mit der Umlauffrequenz des Teil-chens übereinstimmt, es möglich ist, die im Magnetfeld umlaufenden Teilchen mit jeder Halbwelle der Hochfrequenz zu beschleunigen. Der Beschleunigungsraum eines Cyclotrons besteht aus einer flachen Dose, die sich zwischen den Polschuhen eines Magneten befindet. Die Dose ist in zwei D-förmige gegeneinander elektrisch isolierte Halbdosen aufgespalten, zwischen denen die Hochfrequenzspannung angelegt wird. Im Mittelpunkt der Dose be-findet sich eine Ionenquelle. Die Ionen, die in den Spalt zwischen den beiden Halbdosen gelangen, werden durch das elektrische Feld beschleunigt und beschreiben im Innern der feldfreien Halbdose einen Halbkreis. Wenn sie wiederum in den Spalt austreten, hat die Hochfrequenzspannung das Vorzeichen gewechselt, so daß sie nochmals beschleunigt werden. Dies wiederholt sich bei jedem Durchgang durch den Spalt, bis schließlich die Geschwindigkeit und damit der Bahnradius so groß geworden ist, daß sie an einer ge-eigneten Stelle aus dem Beschleunigungsraum austreten können. Das Cyclotronprinzip arbeitet bis zu Protonenenergien von 20 MeV bestens, bei höheren Energien macht sich die relativistische Massenzunahme störend bemerkbar, wodurch die Teilchen aus dem Takt kommen. Wegen der relativistischen Massenzunahme eignet sich das Cyclotron nicht zur Beschleunigung von Elektronen.

Zu höheren Energien kann man mit dem Synchrocyclotron kommen, das sich von dem Cyclotron dadurch unterscheidet, daß die Hochfrequenz keine konstante Frequenz besitzt, sondern moduliert wird. Die Frequenzänderung wird synchron mit der Abnahme der Umlauffrequenz der beschleunigten Partikel vorgenommen. Ein solches Synchrocyclotron kann naturgemäß keinen gleichmäßigen Teilchenstrom liefern, sondern nur kurze Stromimpulse im Rhythmus der Modulationsfrequenz. Dies bedingt eine erhebliche Reduktion des Teilchenstromes, da nur diejenigen Teilchen auf die Endenergie beschleunigt werden können, die in Phase mit der Modulationsfrequenz umlaufen. Die Modulationsfrequenz und damit die Pulsfrequenz beträgt 50—100 Hz. Energien von 200 MeV und mehr sind auf diese Weise zu erreichen.

Für noch höhere Energien eignet sich das Synchrotron, bei dem die zu beschleunigenden Teilchen auf einer vorgegebenen Bahn umlaufen. Jetzt müssen naturgemäß mit wachsender Energie der Teilchen sowohl das Magnetfeld und die Frequenz geändert werden. Das Protonsynchrotron der CERN bei Genf liefert Protonen von 28 GeV (1 GeV $= 10^9$ eV). Das Synchrotronprinzip läßt sich sehr vorteilhaft auch zur Beschleunigung von Elektronen anwenden.

Durch die Entwicklung leistungsstarker Hochfrequenzgeneratoren (Magnetron, Klystron) wurde es in den letzten Jahren möglich, sehr hohe Spannungen bei hohen Frequenzen zu erzeugen, so daß mit mehreren hintereinander liegenden gemeinsam gespeisten Beschleunigungsstrecken genügend hohe Energien erreicht werden konnten. Die Beschleunigungsstrecken müssen gerade so lang sein, daß die zu beschleunigenden Teilchen immer die richtige Spannung vorfinden. Diese sog. Linearbeschleuniger benötigen keine schweren Magnete, haben jedoch für hohe Energien beträchtliche Baulängen.

Die Teilchenbeschleuniger für sehr hohe Energien spielen in der Kernphysik eine dominierende Rolle, da mit ihnen die sonst nur noch in der kosmischen Höhenstrahlung auftretenden Mesonen und Hyperonen erzeugt und untersucht werden können. Das Betatron findet in der Medizin steigend Anwendung, wobei gelegentlich die Elektronenstrahlen direkt verwendet werden, meist jedoch die durch diese erzeugten ultraharten Röntgenstrahlen.

Das Betatron kann sehr kompakt gebaut werden, so daß Apparaturen für Pendelbestrahlungen gebaut werden können. Alle übrigen Beschleuniger sind sehr schwer und voluminös und haben daher einen ortsfesten Strahlengang, was die Anwendung in der Radiologie sehr einschränkt. Dies gilt vor allem für die Beschleuniger für Protonen- und α-Teilchen, deren Anwendung wegen der definierten Reichweite und scharfen Begrenzung ihrer Strahlen in der Radiologie viele Vorteile bieten könnte.

2. Technische Erzeugung von Röntgenstrahlen

a) Bremsstrahlung und charakteristische Strahlung

Röntgenstrahlen entstehen beim Auftreffen von Kathodenstrahlen hoher Energie auf Materie, wobei die kinetische Energie der Elektronen in elektromagnetische Energie der Photonen umgesetzt wird. Gelegentlich bezeichnet man Röntgenstrahlen hoher Quantenenergie auch als γ-Strahlen. Strenggenommen sind γ-Strahlen Photonen, die von Atomkernen ausgesandt werden, wobei deren Energie aus einer vorhergehenden Kernumwandlung, z.B. einem β-Zerfall oder einer künstlich erzwungenen Kernumwandlung stammt. Physikalisch sind Röntgenstrahlen und γ-Strahlen wesensgleich. Durch ein physikalisches Experiment läßt sich nicht entscheiden, ob ein Photon in einer Röntgenröhre erzeugt oder von einem Kern ausgesandt wurde. Im Energiebereich bis 100 keV (Diagnostik) arbeitet man technisch am einfachsten mit Röntgenröhren. Im Bereich über 1 MeV (Therapiebestrahlung) werden vielfach die γ-Strahlen eines Radionuklids an Stelle von Röntgenstrahlen oder der Strahlung eines Betatron verwendet. Deshalb wird der Ausdruck γ-Strahlen vielfach auch für energiereiche Röntgenstrahlen benutzt. So ist es in der Physik der kosmischen Höhenstrahlung üblich, von γ-Strahlen zu sprechen, obgleich die damit gemeinte Strahlung Röntgenbremsstrahlung ist und nicht von Atomkernen emittiert wird.

Die technischen Ausführungsformen von Röntgenröhren und die der anderen Geräte zur Erzeugung von Röntgenstrahlen werden in Band I/2 ausführlich beschrieben, so daß wir uns hier auf die physikalischen Grundlagen der Strahlenerzeugung beschränken können.

Bei der Strahlung einer Röntgenröhre unterscheidet man die *Bremsstrahlung* und die *Charakteristische Strahlung*. Die erste wird von Elektronen bei der Abbremsung in Materie ausgesandt. Das Spektrum der Bremsstrahlung ist kontinuierlich, d.h. es erstreckt sich kontinuierlich von niedriger bis zur maximalen Photonenenergie, die gleich der kinetischen Energie der auslösenden Elektronen ist. Die Charakteristische Strahlung wird von angeregten Atomen ausgesandt. Ihr Spektrum besteht aus einzelnen Linien, d.h. aus Photonen bestimmter Quantenenergien, die für das aussendende Atom charakteristisch sind. Damit ein Atom seine Charakteristische Strahlung aussenden kann, muß aus einer der inneren Elektronenschalen ein Elektron herausgelöst werden, was durch den Stoß eines genügend energiereichen Elektrons oder durch die Absorption eines Photons geschehen kann. Die Charakteristische Strahlung wird bei der Reorganisation der Elektronenschalen ausgesandt. Wir betrachten zunächst die Bremsstrahlung.

b) Die räumliche Verteilung der Bremsstrahlung

Ein fliegendes Elektron stellt einen Strom dar und besitzt daher ein Magnetfeld H. Ist die Bewegung des Elektrons ungleichförmig, so ändert sich das Magnetfeld zeitlich. Da ein zeitlich veränderliches Magnetfeld nach dem Induktionsgesetz ein elektrisches Feld zur Folge hat, ruft jede Beschleunigung oder Verzögerung des Elektrons eine elektromagnetische Störung im umgebenden Raum hervor. Die Maxwellschen Gleichungen der Elektrodynamik beschreiben die Verknüpfung der elektrischen und magnetischen Felder und die Ausbreitung der sich mit Lichtgeschwindigkeit fortpflanzenden elektromagnetischen Wellen. Im Bereich niedriger Frequenzen ($\nu < 10^{10}$ sec^{-1}), wie sie in der Nachrichtentechnik verwendet werden, beschreiben die Maxwellschen Gleichungen alles Wissenswerte mit größter Vollkommenheit. In dem hier interessierenden Bereich der Röntgen- und γ-Strahlen mit seinen wesentlich höheren Frequenzen ($\nu > 10^{17}$ sec^{-1}) reichen die Maxwellschen Gleichungen zu einer vollständigen Beschreibung nicht aus, denn die Maxwellschen Gleichungen wissen nichts von der Existenz von Photonen. Im Bereich niedriger Frequenzen (Nachrichtentechnik) ist die Photonenenergie ($E = h\,\nu < 10^{-4}$eV) so gering, daß diese praktisch nicht in Erscheinung tritt und daher bei der Beschreibung auch nicht berücksichtigt zu werden braucht. In dem uns interessierenden Gebiet ist die Energie der Photonen jedoch größer als die Bindungsenergie der Elektronen im Atom, so daß der Photonencharakter die auffallendste Eigenschaft der energiereichen elektromagnetischen Strahlung ist. Obgleich die Maxwellsche Theorie dieser Tatsache nicht Rechnung trägt, gibt sie doch viele Erscheinungen richtig wieder, z.B. die Winkelverteilung der ausgesandten Strahlung, deren Polarisation und die kohärente Streuung. Deshalb sollen einige Züge dieser Theorie hier kurz skizziert werden.

Im Koordinatennullpunkt (s. Abb. 26) sei eine positive Ladung (Atomkern) festgehalten. Ein Elektron werde in Pfeilrichtung, das ist die Richtung der Z-Achse, gegen die positive Ladung beschleunigt oder verzögert. Auf der Kugel mit dem Radius r um den Koordinatennullpunkt sei ein beliebiger Punkt P herausgegriffen. Die Elektrodynamik sagt dann aus, daß im Punkte P eine magnetische Feldstärke in Richtung des Breitenkreises und eine dazu senkrechte elektrische Feldstärke in Richtung des Meridiankreises herrscht; als Pol der Kugel würde der Durchstoßpunkt der Beschleunigungsrichtung (Z-Achse) durch die Kugeloberfläche gewählt. Die durch die Feldstärken E und H charakterisierte elektromagnetische Welle bewegt sich mit Lichtgeschwindigkeit ($c =$

$3 \cdot 10^{10}$ cm/sec) vom Kugelmittelpunkt weg. Wurde das Elektron zur Zeit $t = 0$ beschleunigt, so trifft die elektromagnetische Welle nach der Zeit $t = r/c$ im Punkte P ein. Dieser Zeitpunkt ist in der Abb. 26 festgehalten. Bei der weiteren Ausbreitung der elektromagnetischen Welle entlang der verlängerten Geraden r, bleiben die Richtungen von E und H im Raume erhalten, d.h. sie sind immer senkrecht zueinander und stehen senkrecht auf der Ausbreitungsrichtung. Der Betrag der Feldstärken E und H nimmt mit zunehmender Entfernung vom Emissionspunkt mit $1/r$ ab.

Wenn die Emissionsrichtung, also r, mit der Beschleunigungsrichtung (Z-Achse) den Winkel θ bildet, so sind die Beträge der elektrischen Feldstärke E und der magnetischen Feldstärke H gegeben durch

$$E = H = \frac{b \cdot e}{r \cdot c^2} \sin \theta \; ; \qquad (1)$$

dabei ist E der einfacheren Darstellung zuliebe in elektrostatischen CGS-Einheiten und H in elektromagnetischen CGS-Einheiten gemessen. Die Größe b stellt den Betrag der Beschleunigung der Ladung e dar. Es ist ferner vorausgesetzt, daß die Geschwindigkeit der Ladung e immer klein, verglichen mit der Lichtgeschwindigkeit bleibt.

Der Betrag der elektrischen und magnetischen Feldstärke ist also bei einer Emission in der Äquatorialebene, d.h. senkrecht zur Richtung der Beschleunigung am größten, und er wird null bei einer Emission in der Beschleunigungsrichtung, also in Richtung der Z-Achse.

Pendelt das Elektron in der Z-Richtung mit der Frequenz ν um den positiven Kern, so wird man im Punkte P eine mit der gleichen Frequenz periodisch sich ändernde elektrische und magnetische Feldstärke beobachten, d.h. ein elektromagnetischer Wellenzug der Frequenz ν passiert den Punkt P. Führt das Elektron keine periodische Bewegung aus, sondern wird in einem einzigen Akt abgebremst, so erhalten wir in P eine kurzzeitige elektromagnetische Störung. Diese kann man als eine Überlagerung vieler periodischer Wellenzüge mit einem breiten Frequenzbereich auffassen (Bremsstrahlung).

Der Energiefluß I durch den Punkt P ist dem Quadrat der Feldstärken proportional und wird, wenn wir ihn durch die elektrische Feldstärke darstellen, gegeben durch:

$$I = c \frac{E^2}{4\pi} = \frac{b^2 e^2}{4\pi c^3 \cdot r^2} \cdot \sin^2 \theta \, . \qquad (2)$$

In unseren Einheiten ist er in erg/cm^2 sec zu messen. Die Strahlungsenergie, die ein Elektron bei der Abbremsung aussendet, fließt also vornehmlich in der Ebene senkrecht zur Beschleunigung bzw. Verzögerungsrichtung ab.

Die obigen Aussagen der Elektrodynamik gelten auch für die Ausstrahlung von Photonen. Wir dürfen daher erwarten, daß die durch die Abbremsung eines Elektrons (im Felde eines Atomkerns) erzeugten Photonen vornehmlich in der Ebene senkrecht zur Verzögerungsrichtung ausgestrahlt werden. In Richtung der Abbremsung haben wir keine Ausstrahlung. In Abb. 27 ist dieser Sachverhalt graphisch dargestellt. Der Abstand vom Koordinatennullpunkt bis zu den eingezeichneten Kurven gibt ein Maß für die in die jeweilige Richtung ausgestrahlte Intensität an.

Ist die Geschwindigkeit der Elektronen nicht mehr klein gegen die Lichtgeschwindigkeit, so ist Gl. (2) nach SOMMERFELD zu ersetzen durch Gleichung

$$E = H = \frac{b \cdot e}{r \cdot c^2} \cdot \frac{\sin \theta}{(1 - \beta \cdot \cos \theta)^3} \qquad (3)$$

Der Klammerausdruck im Nenner von Gl. (3) sorgt dafür, daß die Emission in der Flugrichtung des Elektrons bevorzugt wird.

Die in Abb. 27 gezeichnete Kurve mit der größten Bevorzugung der Flugrichtung gilt für den Fall, daß das Elektron vor seiner Bremsung eine Geschwindigkeit von $v/c = \beta = 0,44$ (60 keV) hatte. Je größer die Geschwindigkeit des zu bremsenden Elektrons ist, desto mehr konzentriert sich die gesamte Ausstrahlung in die Bewegungsrichtung des Elektrons. Die Strahlung eines Betatrons von 25 MeV ist in einem spitzen

Kegel von wenigen Grad Öffnungswinkel in der Flugrichtung der auslösenden Elektronen konzentriert. Man hat sich demnach vorzustellen, daß die fliegenden Elektronen die von ihnen ausgesandte Strahlung mit sich führen.

Schwere Teilchen, wie Protonen und α-Teilchen, erzeugen bei der Abbremsung praktisch keine Bremsstrahlung. Diese Erfahrungstatsache wird durch Gl. (1) verständlich gemacht. Nach dieser Gleichung ist die elektrische bzw. magnetische Feldstärke proportional zur Beschleunigung bzw. Verzögerung des aussendenden Teilchens. Ein Proton mit der Ladung e erfährt beim Durchgang durch ein Atom die gleichen elektrischen und magnetischen Kräfte wie ein Elektron gleicher Geschwindigkeit. Das schwerere Proton wird aber durch die gleichen Kräfte wegen

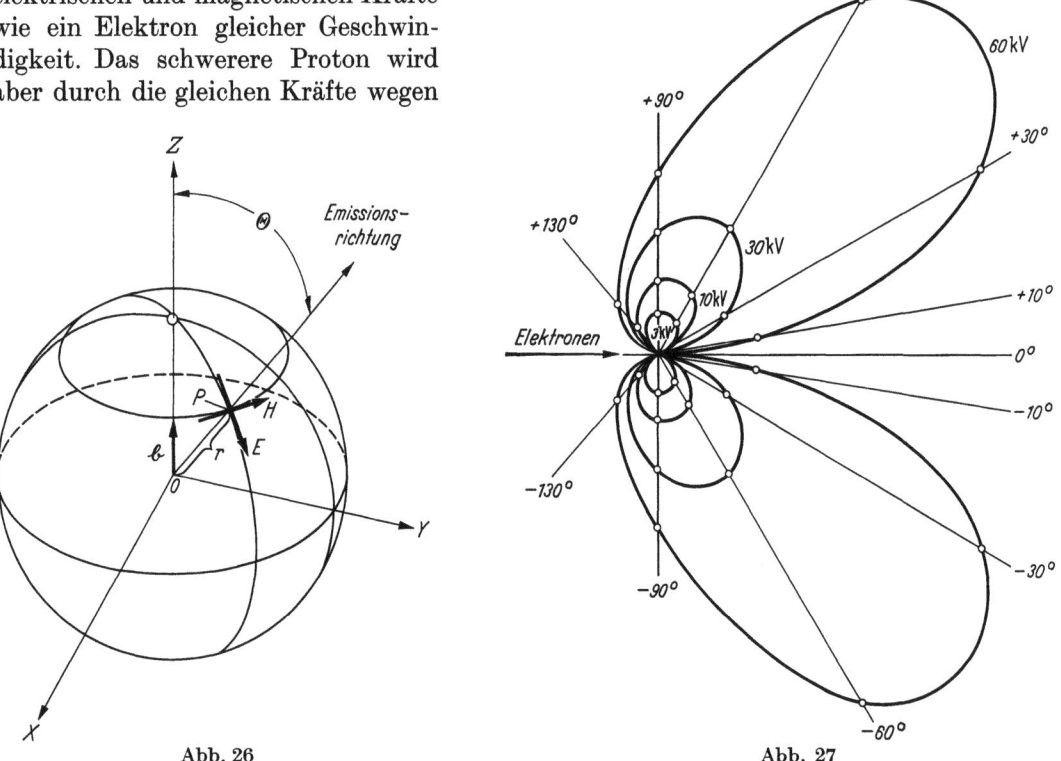

Abb. 26   Abb. 27

Abb. 26. Die Lage der elektrischen Feldstärke E und der magnetischen Feldstärke H einer elektromagnetischen Welle im Punkte P, die von einer elektrischen Ladung ausgeht, die in Richtung der Z-Achse im Koordinatennullpunkt beschleunigt wurde

Abb. 27. Die räumliche Intensitätsverteilung der Bremsstrahlung eines abgebremsten Elektrons. Der Abstand vom Koordinatenanfangspunkt bis zu den eingezeichneten Kurven ist ein Maß für die in die jeweilige Richtung abgestrahlte Intensität

seiner 1836mal größeren Masse entsprechend weniger beschleunigt bzw. verzögert. Da der Energiefluß der Bremsstrahlung dem Quadrat der Feldstärke und damit dem Quadrat der Beschleunigungen proportional ist, verhält sich die Bremsstrahlungsintensität von Elektronen zu der von Protonen wie $1836^2 : 1^2$. Für schwerere Teilchen ist die Bremsstrahlerzeugung entsprechend noch kleiner.

Auch die Polarisation der Bremsstrahlung wird durch den in Abb. 26 skizzierten Sachverhalt erklärt. Wie man sieht, liegt für alle Emissionsrichtungen die Richtung der magnetischen Feldstärke immer in einer Ebene, die senkrecht zur Beschleunigungsrichtung des Elektrons steht und besitzt keine Komponente senkrecht zu dieser Ebene. Dies besagt aber, daß die ausgesandte Strahlung polarisiert ist, denn bei unpolarisierter Strahlung müßten alle Richtungen von H bzw. E gleichberechtigt sein.

Die Experimente bestätigen in großen Zügen die obigen Überlegungen. Die Richtungs-Asymmetrie der Bremsstrahlung ist jedoch im Experiment nicht ganz so ausgesprochen wie in unserem vereinfachten theoretischen Bilde. Dies ist verständlich, denn ein Kathodenstrahl, der auf Materie trifft, wird in dieser gestreut, und nicht immer braucht die Beschleunigungs- bzw. Verzögerungsrichtung mit der Flugrichtung übereinzustimmen. Dies erklärt auch, warum man im Experiment nur eine teilweise und keine vollständige Polarisation findet. Ein weiterer isotroper und unpolarisierter Anteil der Ausstrahlung kommt hinzu, wenn charakteristische Strahlung (s. übernächstes Kapitel) ausgesandt wird, die isotrop und unpolarisiert emittiert wird.

c) Die Quantenenergie der Bremsstrahlung

Ein Elektron, das mit der kinetischen Energie T in ein Atom eindringt und bei der Durchquerung ein Photon der Energie $E = h\nu$ emittiert, hat nach dessen Emission eine geringere kinetische Energie T'.

Der Energieerhaltungssatz fordert dann:

$$E = h\nu = T - T' \ . \tag{1}$$

Die maximale Quantenenergie, die emittiert werden kann, ist demnach

$$E_{\mathrm{max}} = h\,\nu_{\mathrm{max}} = T = eU \ . \tag{2}$$

Das Bremsspektrum besitzt daher eine scharfe durch die Energie der auslösenden Elektronen festgelegte obere Grenze der Quantenenergie. Der Maximalfrequenz ν_{max} entspricht eine kurzwellige Grenze des Bremsspektrums $\lambda_{\mathrm{min}} = \dfrac{c}{\nu_{\mathrm{max}}} = \dfrac{hc}{eU}$, die experimentell von W. Duane und F. L. Hunt schon im Jahre 1915 entdeckt wurde.

Die Existenz der kurzwelligen Grenze ist eines der überzeugendsten Argumente für die Einsteinsche Lichtquantenhypothese. Über die Messung der kurzwelligen Grenze des Bremsspektrums kann das Plancksche Wirkungsquantum h sehr genau bestimmt werden, mit der gleichen Genauigkeit, mit der die Spannung U, die Wellenlänge λ_{min}, die Lichtgeschwindigkeit und die Elementarladung e gemessen werden können.

Um die Energieverteilung der Photonen des Bremsspektrums beschreiben zu können, muß man wissen, mit welcher Wahrscheinlichkeit ein Photon bestimmter Energie beim Elementarprozeß entsteht. Die Überlegungen an Hand der Elektrodynamik sagen uns nur, daß wir nicht eine einheitliche Frequenz erwarten dürfen, sondern ein kontinuierliches Frequenzspektrum. Präzise Aussagen über den Verlauf dieses Spektrums kann uns die Elektrodynamik nicht geben, da sie den quantenhaften Charakter der Ausstrahlung nicht berücksichtigt.

Man wird dem experimentellen Sachverhalt mit einer für die Praxis ausreichenden Genauigkeit gerecht, wenn man annimmt, daß in jedem Frequenzbereich $d\nu$ zwischen der Frequenz null und der Maximalfrequenz ν_{max} die gleiche Energiemenge $dI = J_\nu \cdot d\nu$ abgestrahlt wird. Bestrahlt man daher eine dünne Materieschicht mit Elektronen einheitlicher Energie eU, so erhält man die in Abb. 28 dargestellte Intensitätsverteilung (das unterste, stark hervorgehobene Rechteck). Zur Vereinfachung ist dabei angenommen, daß die Schichtdicke so klein ist, daß wir den Energieverlust der Elektronen durch Ionisation nicht zu berücksichtigen brauchen. Auf der Abszisse ist die Quantenenergie bzw. Frequenz aufgetragen und auf der Ordinate die Größe J_ν, die die abgestrahlte Intensität pro Frequenzintervall $d\nu$ angibt. Da in jedem Intervall $d\nu$ die gleiche Energie dI abgestrahlt wird und die Energie des einzelnen Photons $E = h\nu$ ist, bedeutet dies, daß die Zahl der Photonen dn in einem Frequenzbereich $d\nu$ gegeben ist durch $dI = h\nu \cdot dn = J_\nu \cdot d\nu$; also ist $dn = J_\nu/h\nu \cdot d\nu$. Photonen mit großer Quantenenergie werden daher selten, solche mit kleiner Quantenenergie häufig ausgesandt.

Bisher haben wir nur von solcher Bremsstrahlung gesprochen, die von Elektronen einheitlicher Energie ausgeht; dieser Fall würde vorliegen, wenn die Elektronen eine dünne Materieschicht durchsetzen, die so dünn ist, daß der Energieverlust der Elektronen durch Ionisation nicht ins Gewicht fällt. In der Röntgenröhre treffen die Elektronen auf eine massive Antikathode, so daß alle Elektronengeschwindigkeiten von der Maximalenergie bis herab zu Null ihren Beitrag zur Bremsstrahlung geben können. Um die Bremsstrahlung aus einer dicken Schicht zu beschreiben, denken wir uns diese in hintereinander liegende dünne Schichten zerlegt. In jeder folgenden Schicht ist die Energie der Elektronen durch die Ionisationsverluste in der vorhergehenden reduziert. Daher ist auch die Maximalfrequenz der Bremsstrahlung entsprechend niedriger, und man erhält, wenn man diesen Sachverhalt graphisch darstellt, die Treppenstufen in Abb. 28. Die Größe J_ν für eine dicke Schicht ist nicht mehr konstant, sondern wächst linear mit abnehmender Frequenz an.

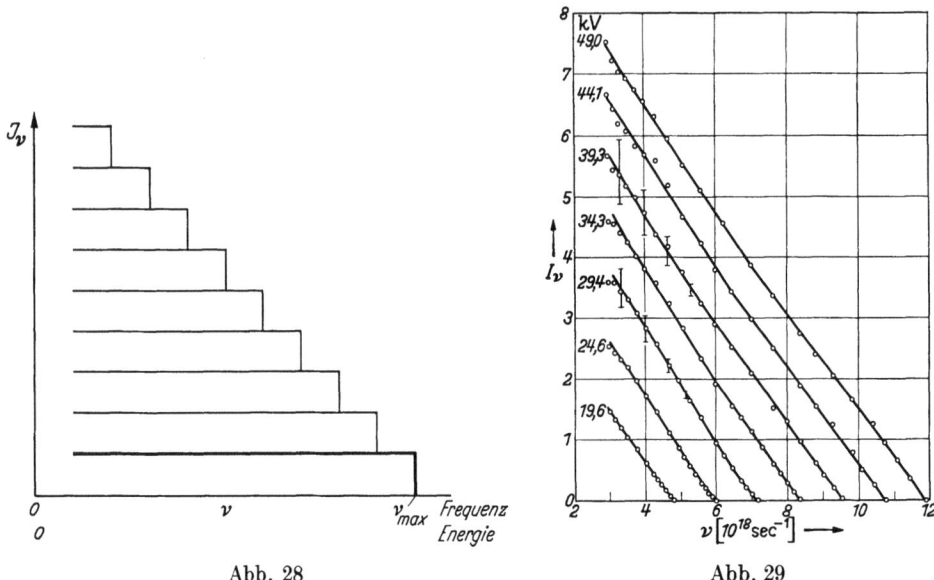

Abb. 28   Abb. 29

Abb. 28. Schematisches Bild der Frequenzverteilung der Bremsstrahlungsenergie, die in einer dünnen Schicht ausgelöst wurde (stark ausgezogenes Rechteck). Die dünner gezeichnete Treppe soll die spektrale Verteilung aus dicker Schicht wiedergeben

Abb. 29. Die spektrale Intensitätsverteilung der Bremsstrahlung aus einer dicken Schicht nach Messungen von H. KUHLENKAMPFF

Denkt man sich die einzelnen Schichten, wie es sein muß, unendlich dünn, so wird aus dem in Abb. 28 eingezeichneten treppenförmigen Verlauf eine Gerade, wie sie Abb. 29 zeigt, die Ergebnisse von Messungen wiedergibt.

Die insgesamt abgegebene Bremsstrahlungsintensität I wird dann

$$I = \int_0^{\nu_{\max}} J_\nu \, d\nu \, .$$

Der Wert dieses Integrals ist gleich der Fläche unter der Geraden, die J_ν für eine dicke Schicht darstellt.

Wie man aus Abb. 28 und 29 entnimmt, ist der Wert dieses Integrals und damit die Intensität der Bremsstrahlung aus dicker Schicht dem Quadrat der Maximalfrequenz $\nu_{\max}$ proportional und damit auch dem Quadrat der Röhrenspannung U.

d) Der Wirkungsgrad der Bremsstrahlerzeugung

Unter dem Wirkungsgrad der Bremsstrahlerzeugung versteht man die Intensität der Bremsstrahlung dividiert durch die Energie der auslösenden Kathodenstrahlen, beide in gleichen Energieeinheiten gemessen.

$$\text{Wirkungsgrad} = \frac{\text{Intensität der Bremsstrahlung}}{\text{Energie der auslösenden Elektronenstrahlung}} \, .$$

Der Wirkungsgrad hängt nach dem eben besprochenen von der kinetischen Energie T, der auslösenden Kathodenstrahlen und von der Ordnungszahl des Materials, in dem die Bremsstrahlung ausgelöst wird, ab. Wie wir im vorhergehenden Abschnitt gesehen haben, ist die Intensität der Bremsstrahlung dem Quadrat der Corpuscelenergie $e \cdot U$ proportional. Dividieren wir, um den Wirkungsgrad zu erhalten, mit der kinetischen Energie $e \cdot U$ der auslösenden Elektronen, so erhalten wir für den Wirkungsgrad eine Proportionalität mit $e \cdot U$, d.h. Proportionalität mit der Röhrenspannung.

Auch über die Z-Abhängigkeit des Wirkungsgrades lassen sich aufgrund der bereits erwähnten Fakten Aussagen machen. Gl. (1) und (2) des Abschnittes b sagen aus, daß die Intensität der Bremsstrahlung dem Quadrat der Beschleunigung des ausstrahlenden Elektrons proportional ist. Die Beschleunigung ist der wirkenden Kraft proportional, die in unserem Falle die Anziehungskraft der Kernladung eZ auf das Elektron ist. Wir müssen daher erwarten, daß die Strahlungsintensität pro Atomdurchgang dem Quadrat der Kernladungszahl Z proportional ist. Um die gesamte Ausstrahlungsintensität zu erhalten, müssen wir mit der Zahl der Atomdurchgänge eines Elektrons längs seiner ganzen Bahn multiplizieren. Ein Elektron mit gegebener Energie $e \cdot U$ vermag, bis seine Energie durch Ionisation aufgezehrt ist, in einem Material von niedrigem Z sehr viel mehr Atome zu durchqueren, als in einem Material mit hohem Z. Dies leuchtet ein, denn der Kathodenstrahl wird ausschließlich durch Atomelektronen gebremst, deren Zahl pro Atom gleich Z ist. Die Zahl der Atome, die ein Kathodenstrahl gegebener Energie durchqueren kann, ist deshalb mit einer für diese Überlegung ausreichenden Genauigkeit der Ordnungszahl Z des bremsenden Materials umgekehrt proportional zu setzen. Die Intensität der Bremsstrahlung längs der ganzen Bahn eines Kathodenstrahlteilchens ist daher nicht Z^2 sondern Z proportional.

Wir erhalten daher für den Wirkungsgrad der Bremsstrahlerzeugung den Ausdruck:

$$\text{Wirkungsgrad} = k \cdot U \cdot Z,$$

wobei k eine Konstante ist, die im Röntgengebiet experimentell zu $k = 1{,}1 \cdot 10^{-9}$ bestimmt wurde. Die Betriebsspannung U der Röntgenröhre ist dabei in Volt einzusetzen und für Z der Wert der Ordnungszahl des Antikathodenmaterials.

Für eine Wolframantikathode ($Z = 74$) und eine Spannung von $U = 10^5\,\text{V}$ ergibt sich ein Wirkungsgrad von 0,8 % und für Kohlenstoff ($Z = 6$) und eine Spannung von $U = 10^4\,\text{V}$ ein solcher von 0,007 %.

Für sehr hohe Werte von U verliert die obige Formel ihre Gültigkeit, denn der Wirkungsgrad kann ja nicht größer als eins werden. Für Elektronen von 100 MeV und Blei als auslösendes Material kommt man dem Wert eins schon sehr nahe. Dies besagt, daß diese energiereichen Elektronen fast ausschließlich durch Bremsstrahlenproduktion abgebremst werden. Die bei niedrigen Energien vorherrschende Bremsung durch Ionsisation spielt für Elektronen im Hochenergiebereich gegenüber der Bremsstrahlproduktion keine Rolle mehr.

e) Spektroskopie der Röntgenstrahlen

α) Wellenlängenmessung

In der älteren radiologischen Literatur und in der physikalischen Literatur der Röntgenstrahlen wird in der Regel nicht die Quantenenergie der Röntgen- und γ-Strahlung, sondern deren Wellenlänge angegeben. Dies hat historische Gründe, denn erst seit einem Jahrzehnt ist es möglich die Quantenenergie direkt zu messen. Vordem war man ausschließlich auf die Messung der Wellenlänge angewiesen. Heutzutage kann mit einem Szintillationszähler die Zahl und Energie der Photonen einer Wellenstrahlung mit einer für radiologische Zwecke ausreichenden Genauigkeit gemessen werden. Für präzise physikalische Messungen im Röntgengebiet wird man auch heute noch die Wellenlängenmessung vorziehen, da sie eine größere Genauigkeit und damit ein größeres Auflösungsvermögen bietet. Aus diesem Grunde sollen im folgenden die physikalischen Grundlagen der Wellenlängenmessung an Röntgenstrahlen und weichen γ-Strahlen kurz skizziert werden.

Im Jahre 1912 hat Max v. Laue vorgeschlagen, man solle versuchen, ob nicht die regelmäßig angeordneten Atome eines Kristalls zur Beugung und Interferenz von Röntgenstrahlen herangezogen werden können. W. Friedrich und P. Knipping führten den von v. Laue inspirierten Versuch erfolgreich durch. Sie benützten ein enges Bündel weißen Röntgenlichtes (Bremsstrahlung), das sie auf einen Kristall fallen ließen und fanden hinter dem Kristall in scharf definierten Richtungen die durch Interferenz entstandenen Maxima des abgebeugten Röntgenlichtes. Nicht alle der von v. Laue erwarteten Interferenzen erschienen auf der Photoplatte, da, wie man heute weiß, wegen der kurzwelligen Grenze des Bremsspektrums die kürzeren Wellenlängen nicht vertreten waren.

Mit diesem Versuch wurde das Gebiet der Röntgenspektroskopie erschlossen, das seinen entscheidenden Beitrag zur Aufklärung des Baus der Atomhülle brachte. Gleichzeitig wurde der Beweis erbracht, daß im Kristall die Atome in einem regelmäßigen Raumgitter angeordnet sind. Damit wurde die moderne Mineralogie begründet und ihr das Werkzeug zur Untersuchung des Gitteraufbaus der Materie gegeben.

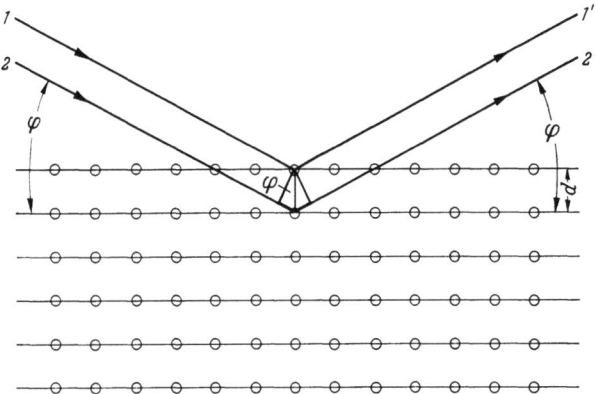

Abb. 30. Netzebenen im Innern eines Kristalls. Die beiden an Netzebenen gespiegelten Strahlen 1 und 2 verstärken sich durch Interferenz, wenn ihr Gangunterschied (dick eingezeichnet) gerade ein Vielfaches der Wellenlänge λ ist

Vater und Sohn W. H. Bragg bzw. W. L. Bragg haben die nach ihnen benannte Drehkristallmethode entwickelt, die hier, da am meisten benutzt, stellvertretend für die übrigen Verfahren beschrieben werden soll. In einem Kristall können wir Ebenen, die besonders dicht mit Atomen besetzt sind, die sog. Netzebenen, definieren. In Abb. 30 sind durch horizontale Striche einige solcher Netzebenen, die senkrecht zur Zeichenebene liegen sollen, angedeutet. Der Netzebenenabstand sei d. An jeder solchen Netzebene wird ein sehr kleiner Bruchteil der einfallenden Röntgenstrahlen reflektiert. In Abb. 30 sind zwei solcher Strahlenwege eingezeichnet. Im allgemeinen ist die reflektierte Intensität auch vieler Netzebenen so gering, daß sie sich dem Nachweis entzieht, insbesondere, wenn sich die Beiträge durch Interferenz größtenteils kompensieren. Wie man aus der Abb. 30 ersieht, hat der Strahl 2 — 2′ einen etwas größeren Weg zurückzulegen als 1 — 1′. Der Wegunterschied ist durch Verstärkung der Strichdicke gekennzeichnet. Aus der Abb. 30 entnimmt man, daß dieser Mehrweg $2d \cdot \sin \varphi$ beträgt, wenn man mit φ den Winkel zwischen der Einfallsrichtung und der Netzebene bezeichnet. Ist nun dieser Mehrweg gerade gleich einem Vielfachen der Wellenlänge λ, z.B. $n \cdot \lambda$ (n ist ganzzahlig), so sind die Strahlen 1′ und 2′ in Phase, wenn 1 und 2 dies waren. Dasselbe gilt für alle weiteren Strahlen und Netzebenen. Sind aber alle in Phase, so addiert sich ihre Amplituden, und da die Intensität dem Amplitudenquadrat proportional ist, erhalten wir immer dann, wenn $2d \cdot \sin \varphi = n \cdot \lambda$ ist (Braggsche Reflexionsbedingung), eine besonders große Intensität des reflektierten Röntgenlichtes.

Die Braggsche Reflexionsbedingung wird durch das Experiment bestens bestätigt. Die erzielbare Genauigkeit ist so groß, daß sich der kleine Einfluß der Brechung des Röntgenlichtes beim Eintritt in den Kristall erfassen läßt.

Bei der Drehkristallmethode trifft das aus einem engen Spalt austretende Röntgenlicht auf einen gut ausgebildeten, nicht zu kleinen Kristall, der, wie Abb. 31 zeigt, drehbar ist, so daß der Winkel zwischen dem einfallenden Röntgenlicht und der Netzebenenschar, die man sich parallel zur Kristalloberfläche denken muß, geändert werden kann. Das reflektierte Licht, das mit der Einfallsrichtung den Winkel 2 φ bildet, trifft auf die

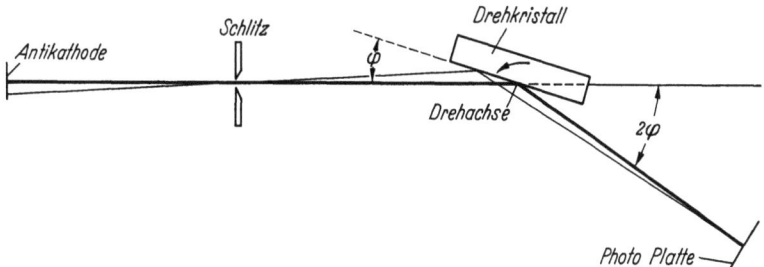

Abb. 31. Die Braggsche Drehkristallmethode zur Wellenlängenmessung von Röntgen- und γ-Strahlen (schematisch)

Photoplatte und ergibt dort das Spektrum des zu analysierenden Röntgenlichtes. Mit der Braggschen Bedingung kann dem Winkel φ und dem bekannten Netzebenenabstand d die Wellenlänge λ des Röntgenlichtes zugeordnet werden.

Ist der Abstand zwischen Eingangsschlitz und der Drehachse des Kristalls gleich demjenigen zwischen Drehachse und Photoplatte, so darf der aus dem Schlitz austretende Röntgenstrahl eine gewisse Divergenz haben, ohne daß das Bild auf der Photoplatte verschmiert wird. Diese Focussierung kann noch verbessert werden, wenn man dem Kristall und damit den Netzebenen eine leichte Krümmung gibt. Dies wird insbesondere bei Messungen an weichen γ-Strahlen ausgenutzt, wo man wegen der kurzen Wellenlänge mit entsprechend kleinem Winkel arbeiten muß.

Abb. 34 zeigt im oberen Teil das Spektrum der K-Serie verschiedener Elemente und im unteren das der L-Serie von Molybdän. Um ein Maß für die Leistungsfähigkeit der Methode zu geben, sei erwähnt, daß die Wellenlänge der $K\alpha_1$-Linie des Zr 784,297 X-Einheiten und die der Linie $K\beta_1$ 700,284 XE beträgt (1000 XE = $1,002 \cdot 10^{-8}$ cm).

β) Wellenlängen des Bremsspektrums

In der physikalischen Literatur wird die Intensitätsverteilung des Bremsspektrums in der Regel in Abhängigkeit von der Wellenlänge angegeben, wie sie Abb. 32 darstellt. Diese Darstellung ist der in Abschnitt 2c (Abb. 29) gegebenen vollkommen äquivalent. Anstelle der oberen Grenze der Quantenenergie haben wir jetzt die kurzwellige Grenze des Spektrums. Die Kurven in Abb. 29 und 32 sehen ganz verschieden aus, obgleich sie denselben Sachverhalt wiedergeben. Im Falle der Frequenzdarstellung steigt

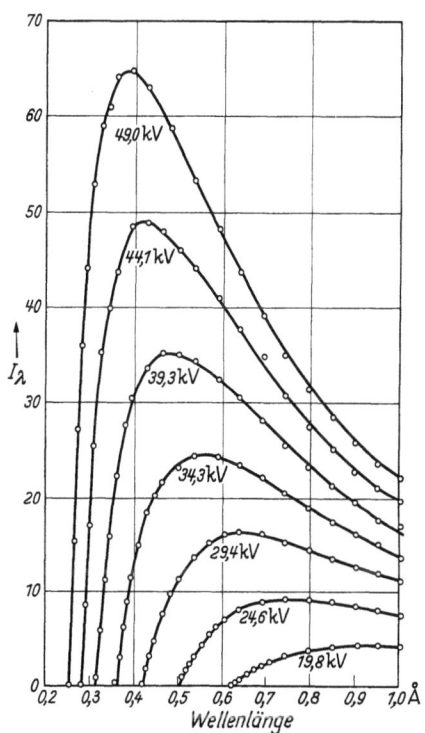

Abb. 32. Die Intensitätsverteilung des Bremsspektrums in Abhängigkeit von der Wellenlänge λ. (Nach H. KUHLENKAMPFF)

die Intensität monoton mit abnehmender Frequenz an; in der Wellenlängendarstellung haben wir ein Intensitätsmaximum. Die Verschiedenheit beruht darauf, daß wir im ersten Falle die Intensitätsverteilung in Schritten $d\nu$ und im letzteren in Schritten $d\lambda$ betrachten.

Die beiden sind durch die Beziehung $\lambda\nu = c$, also $\Delta\nu = -\dfrac{c}{\lambda^2}\,\Delta\lambda$ miteinander verknüpft.

Rechnet man die Kurven in Abb. 29 auf die Darstellung in Wellenlängen um, so erhält man die in Abb. 32 gezeichneten Kurven. Für die Wellenlänge $\lambda_{\max}$, bei der das Maximum der Intensitätsverteilung auftritt, erhält man $\lambda_{\max} = \frac{3}{2} \cdot \lambda_{\mathrm{gr}}$, wobei λ_{gr} die Wellenlänge der kurzwelligen Grenze ist.

In der Radiologie sind exakte Wellenlängenangaben nicht nötig, deshalb sollte man hier Strahlungen nur durch ihre Quantenenergie charakterisieren und auf die Angabe in Wellenlänge verzichten.

f) Die charakteristische Strahlung

α) Atombau und Spektrallinien

Die Energiezustände der Elektronenhülle eines Atoms sind gequantelt, d.h. sie können nur bestimmte für das betreffende Atom charakteristische Werte annehmen. Der energetisch tiefste Wert ist der des Grundzustandes, die höheren Energiewerte gehören zu den angeregten Zuständen. Diese können unter Lichtemission in einen weniger hohen Anregungszustand oder den Grundzustand übergehen. Dabei gilt für die Frequenz des emittierten Lichtes bzw. deren Energie $E = h\nu = W_i - W_f$, wenn mit W_i und W_f die Energie des Anfangs- bzw. Endzustandes bezeichnet wird.

Für das Wasserstoffatom liefert die Wellenmechanik die Werte

$$W_n = -\frac{2\pi^2 Z^2 e^4 m}{h^2 n^2} \text{ für } n = 1, 2, 3, \ldots,$$

wobei Z die Kernladungszahl (für Wasserstoff ist $Z = 1$), e die Elementarladung, m die Elektronenmasse und h das Plancksche Wirkungsquantum bedeuten.

Den tiefsten Zustand des Wasserstoffatoms erhalten wir für $n = 1$. Sein Wert $W_1 = -13,54$ eV ist die Ionisierungsarbeit des Wasserstoffs, d.h. der Energiebetrag, der aufgewandt werden muß, um dem neutralen Wasserstoffatom sein Elektron zu entreißen. Setzt man $n = 2$ und berechnet die Frequenz des Lichtes, das beim Übergang von höheren in diesen Zustand emittiert wird, so erhalten wir die berühmte Balmerformel:

$$h\nu = \frac{2\pi^2 m e^4}{h^2} \left(\frac{1}{2^2} - \frac{1}{n^2} \right); \quad n = 3, 4, \ldots,$$

die im Jahre 1885 von J. J. BALMER aufgestellt wurde und mit der er die im Sichtbaren und nahen Ultraviolett liegenden Linien des Wasserstoffspektrums beschreiben konnte. BALMER kannte naturgemäß nur den Zusammenhang zwischen $1/\lambda$ und der Differenz der reziproken Quadratzahlen. Die Proportionalitätskonstante und deren Zusammenhang mit den Naturkonstanten e, h und m konnte erstmals NIELS BOHR im Jahre 1913 berechnen, aufgrund von ad hoc-Annahmen, deren Berechtigung sich erst später durch die Wellenmechanik ergab.

Geht man zu schweren Atomen mit größeren Kernladungszahlen und mit entsprechend größeren Elektronenzahlen über, so werden die Verhältnisse verwickelter, da das auf ein Elektron wirkende Feld des Atomkerns durch die übrigen Elektronen zum Teil abgeschirmt wird. Auch zeigt es sich, daß die Energiewerte eines Zustandes nicht nur von der bisher betrachteten Zahl n, der sog. Hauptquantenzahl, abhängen, sondern durch weitere Quantenzahlen modifiziert werden. Um mit den Erfahrungstatsachen in Einklang zu bleiben, muß der *Bahndrehimpuls* des Elektrons und sein Eigendrehimpuls, sein Spin, berücksichtigt werden. Der Bahndrehimpuls wird durch die Quantenzahl l der Eigendrehimpuls durch die Spinquantenzahl s bestimmt. Die Bahndrehimpulsquantenzahl l kann alle ganzzahligen Werte zwischen o und $n - 1$ annehmen. Zur Hauptquantenzahl $n = 1$ gibt es nur die Drehimpulsquantenzahl $l = 0$. Diese bedeutet, daß der Zustand mit der Hauptquantenzahl $n = 1$ keinen Bahndrehimpuls besitzt. Die Spinquantenzahl kann für ein einzelnes Elektron nur die Werte $+^1/_2$ und $-^1/_2$ annehmen, was der Einstellung des Elektronenspins in zwei entgegengesetzten Richtungen entspricht. Da der Zustand $n = 1$ und $l = 0$ keinerlei Vorzugsrichtung besitzt, sind die beiden Einstellungen des Elektronenspins energetisch gleichwertig.

Für einen Zustand mit der Hauptquantenzahl $n = 2$ kann l die Werte 0 und 1 annehmen. Der Wert $l = 0$ bringt uns nichts neues. Der Wert $l = 1$ bedeutet, daß der Zustand einen Drehimpuls besitzt, dessen maximal beobachtbare Komponente $l \cdot h/2\pi$ beträgt. Die Bindungsenergie eines Elektrons mit dem Drehimpuls $l = 1$ ist etwas geringer als die eines Elektrons mit $l = 0$. Man hat sich dies so vorzustellen, daß ein Elektron mit $l = 1$ durch die übrigen Elektronen etwas stärker vom Felde des Kerns abgeschirmt wird als eines mit $l = 0$. Für das Wasserstoffatom, das nur ein Elektron besitzt, fallen die Zustände mit $l = 0$ und $l = 1$ deshalb zusammen, nicht aber für Atome mit mehreren Elektronen. Der Spinquantenzahl $s = +^1/_2$ bzw. $-^1/_2$ entspricht eine Einstellung des Eigendrehimpulses des Elektrons in Richtung des Bahnimpulses bzw. entgegengesetzt dazu. Die beiden Einstellungen sind jetzt energetisch nicht mehr gleichwertig, so daß der Zustand mit $n = 2$ und $l = 1$ in zwei energetisch verschiedene Zustände ein sog. Spindublett aufspaltet. Insgesamt gehören zur Hauptquantenzahl $n = 2$ drei verschiedene Energiewerte. Die Aufspaltung dieser Energiewerte ist jedoch sehr klein im Vergleich zu dem Unterschied zwischen dem Zustand $n = 1$ und dem Schwerpunkt der drei Zustände mit $n = 2$. Für $n = 3$ erhalten wir noch zwei weitere Energieniveaus mit der Drehimpulsquantenzahl $l = 2$, so daß wir hier insgesamt eine Aufspaltung in fünf Niveaus haben.

β) Die Elektronenschalen

Das *Pauliprinzip* fordert, daß in einem durch die Quantenzahlen n, l und s charakterisierten Zustand eines Atoms sich jeweils nur ein Elektron befinden darf. Das Pauliprinzip tritt damit im atomaren Bereich an die Stelle der im makroskopischen Bereich trivialen Tatsache, daß an einem Ort mit den Koordinaten x, y und z, an dem sich ein Gegenstand befindet, sich nicht gleichzeitig ein anderer Gegenstand befinden kann. Will man einen zweiten Gegenstand unterbringen, so muß sich mindestens eine seiner Koordinaten, von denen des ersten unterscheiden. Im atomaren Bereich wäre es sinnlos von den Lagekoordinaten eines Elektrons im Atom zu sprechen, denn die die einzelnen Elektronen verkörpernden Materiewellen sind stehende Wellen mit Wellenlängen, die mit der Ausdehnung des Atoms vergleichbar sind.

Da die Energie der einzelnen Positionen, die mit Elektronen besetzt werden können, von den Quantenzahlen, insbesondere der Hauptquantenzahl n, abhängen, sind die Elektronen eines Atoms nicht alle gleich stark gebunden. Am stärksten gebunden sind diejenigen mit der Quantenzahl $n = 1$. In diesem Zustand haben zwei Elektronen Platz, nämlich solche mit der Spinquantenzahl $s = +^1/_2$ und $s = -^1/_2$. Die Bindungsenergie eines dieser Elektronen beträgt:

$$W_K = - \frac{2\pi^2 m e^4}{h^2} \cdot (Z - \sigma_K)^2 \cdot \frac{1}{1^2} \, .$$

Die Größe σ_K ist die Abschirmkonstante, die die Abschirmung des Kernfeldes durch die übrigen Elektronen berücksichtigt.

Die nächsten acht Elektronen befinden sich in Energieniveaus, die durch die Hauptquantenzahl $n = 2$ charakterisiert sind. Es sind dies zwei Elektronen mit $l = 0$ und weitere zwei Elektronen, mit $l = 1$, bei denen sich l und s antiparallel zusammengesetzt haben, so daß der resultierende Drall $\pm \frac{1}{2} \cdot \frac{h}{2\pi}$ beträgt. Die nächsten vier Elektronen sind solche, bei denen sich Spin und Bahnachsen parallel gestellt haben, so daß die maximal beobachtbare Drallkomponente $\frac{3}{2} \cdot \frac{h}{2\pi}$ beträgt. Daß wir in diesem Niveau vier Elektronen unterbringen können, hängt mit der Richtungsquantelung zusammen. Die Drallachse kann im Raum verschiedene Richtungen einnehmen. Im Sinne der Quantentheorie sind jedoch nur solche Richtungen als verschieden anzusehen, deren Komponenten in einer vorgegebenen Richtung sich um $h/2\pi$ oder ein ganzzahliges Vielfaches davon unterscheiden. Das sind im vorliegenden Falle die vier Komponenten $\pm \frac{3}{2} \cdot \frac{h}{2}$ und $\pm \frac{1}{2} \cdot \frac{h}{2}$.

Die Bindungsenergie der acht Elektronen der L-Schale beträgt

$$W_L = -\frac{2\pi^2 m e^4}{h^2}(Z - \sigma_L)^2 \cdot \left(\frac{1}{2^2} + \delta\right).$$

Die Abschirmkonstante σ_L, die ebenso wie σ_K etwas von Z abhängt, ist größer als σ_K. Die Größe δ soll die Korrektur angeben, die wir für die Aufspaltung in die drei Niveaus der L-Schale anzubringen haben. Für die Hauptquantenzahl $n = 3$, $n = 4$ usw., erhalten wir analoge Ausdrücke und Aufspaltungen in fünf bzw. sieben Niveaus.

Da die Energieaufspaltungen durch die Quantenzahl n wesentlich größer ist als diejenige durch die Quantenzahlen l und s, kann man die Elektronen mit gleichem n zu Schalen zusammenfassen. Dementsprechend spricht man von der am stärksten gebundenen Schale $n = 1$, in der sich zwei Elektronen befinden — für die sich schon in der Frühzeit der Röntgenphysik der Ausdruck K-Schale oder innerste Schale eingebürgert hat. Auf die K-Schale folgt die L-Schale mit acht Elektronen, dann die M-Schale mit 18 Elektronen usw. Die Ausbildung der Schalen, auch der Unterschalen, zeichnet sich im periodischen System der Elemente ab, denn jede abgeschlossene Periode im periodischen System entspricht einer vollbesetzten Schale bzw. Unterschale (verschiedene l-Werte).

γ) Das Moseley-Diagramm

Ein Atom, das durch eine Corpuscel oder ein Photon ionisiert wird, verliert bei diesem Prozeß in der Regel eines seiner äußeren, schwächer gebundenen Elektronen. Ist die Quantenenergie eines Photons groß genug, so kann auch ein stark gebundenes Elektron z.B. ein K-Elektron abgelöst werden. Ist dies geschehen, so wird das Elektronenloch in der K-Schale sofort durch ein weniger stark gebundenes Elektron aufgefüllt, meist durch eines aus der L-Schale, weniger häufig aus einer höheren Schale also der M- oder N-Schale. Der dabei freiwerdende Energiebetrag, das ist die Differenz zwischen der Bindungsenergie eines Elektrons der K-Schale W_K und der L-Schale W_L bzw. einer höheren Schale, wird als elektromagnetische Strahlung ausgesandt. Die Quantenenergie dieser sog. K-Strahlung eines Atoms der Ordnungszahl Z ist nach den Ausführungen des vorhergehenden Abschnittes β gegeben durch:

$$h\nu_K = W_K - W_L = \frac{2\pi^2 m e^4}{h^2} \cdot (Z - \sigma)^2 \left(\frac{1}{1^2} - \frac{1}{2^2}\right).$$

Zur Vereinfachung wurde in der obigen Formel $\sigma_K = \sigma_L = \sigma$ gesetzt, und der Korrekturterm δ, der die Aufspaltung in der L-Schale berücksichtigt, unterdrückt. Die Abschirmkonstante σ hat ungefähr den Wert 1, so daß wir erhalten:

$$h\nu_K = R \cdot (Z - 1)^2 \cdot \frac{3}{4}.$$

Dieser Zusammenhang zwischen der Frequenz und dem Quadrat der Ordnungszahl Z ist die berühmte Moseleysche Beziehung, die 1913 von H. G. J. Moseley experimentell entdeckt wurde. Die Moseleysche Beziehung und die Balmerformel haben wesentlich zu dem Verständnis des Aufbaus der Atomhülle beigetragen.

Das in der L-Schale entstandene Loch wird in analoger Weise durch ein Elektron aus der M-Schale aufgefüllt, was zur Ausstrahlung der charakteristischen L-Strahlung führt, deren Quantenenergie rund 5- bis 6mal kleiner als die der K-Strahlung ist. Die weiter nachrückenden Elektronen können zu einer M- und N-Strahlung Veranlassung geben. In Abb. 33 ist die Lage der K-Linien in Abhängigkeit von der Ordnungszahl eingezeichnet. Man sieht überzeugend den durch die Moseleysche Beziehung beschriebenen regelmäßigen Gang der Quantenenergie mit dem Quadrat der Ordnungszahl. Auch für die L-Strahlung gilt ein analoger Zusammenhang, ebenso wie für die M- und N-Strahlungen, die für die höheren Ordnungszahlen eingetragen sind. Die M- und N-Strahlung ist für die Radiologie ohne Interesse, da sie bei zu geringen Quantenenergien liegt.

Einzelheiten der K-Strahlung erkennen wir in Abb. 34. Die beiden Linien $K_{\alpha 1}$ und $K_{\alpha 2}$ gehören zu dem Übergang von der L-Schale zur K-Schale, die $K_{\beta 1}$-Linie mit ihrer größeren Quantenenergie zu einem Übergang aus der M-Schale zur K-Schale, und die noch energiereichere Linie $K_{\beta 2}$ zu dem Übergang aus der N-Schale. Man sieht deutlich, daß die Intensität mit zunehmender Quantenenergie abnimmt, d.h. Übergänge von Elektronen aus der L-Schale zur K-Schale sind häufiger als solche aus der M- oder gar N-Schale.

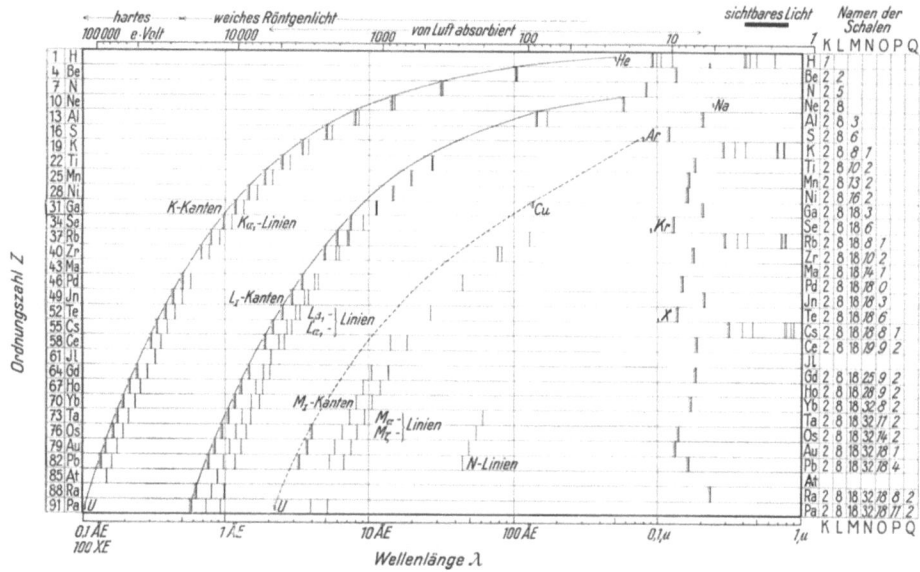

Abb. 33. Übersicht über die Lage der K-, L- und M-Spektren und die Lage der K- und L-Absorptionskanten

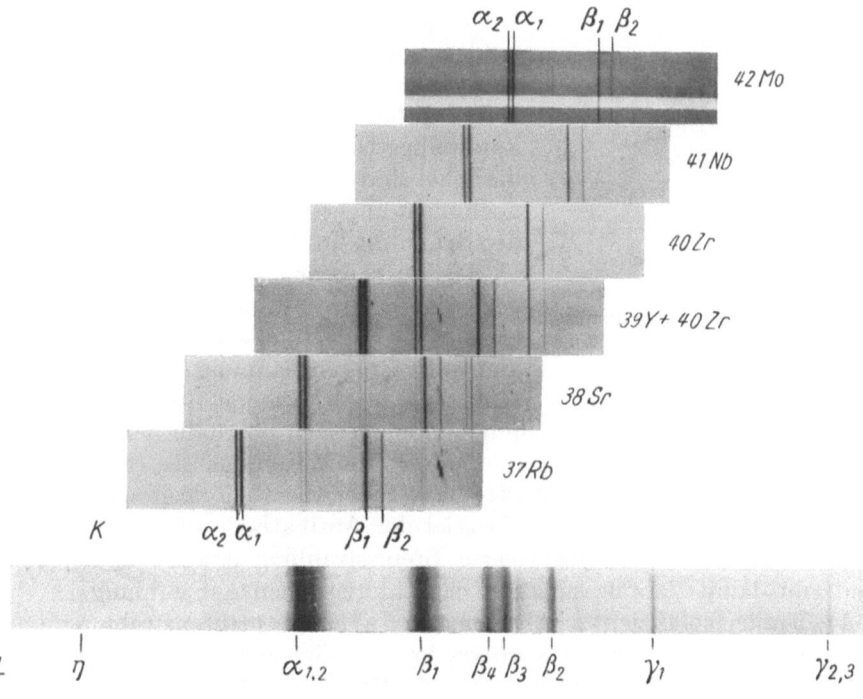

Abb. 34. Die K-Serien der Elemente Rb ($Z = 37$) bis Mo ($Z = 42$) und die L-Serie des Mo (unten)

Noch höhere Schalen können sich in den betrachteten Beispielen nicht beteiligen, da diese erst bei höheren Ordnungszahlen ausgebildet werden.

Die Aufspaltung der K_{α}-Linie in die beiden Komponenten $K_{\alpha 1}$ und $K_{\alpha 2}$ ist eine Folge der im vorhergehenden Abschnitt erwähnten Energieunterschiede der Elektronen der L-Schale. Die Energiedifferenz zwischen $K_{\alpha 1}$ und $K_{\alpha 2}$ ist gerade der Energieunterschied der beiden Spinstellungen der Elektronen.

Das in der gleichen Abb. 34 abgebildete Spektrum der *L*-Schale ist linienreicher. Dies ist eine Folge der Aufspaltung der *L*-Schale in drei Niveaus, die alle aus den höheren ebenfalls aufgespaltenen Schalen bevölkert werden können.

δ) Die Anregung der charakteristischen Strahlung

Damit die charakteristische Strahlung, z. B. ein *K*-Quant, ausgestrahlt werden kann, muß ein Elektron aus der *K*-Schale abgelöst werden. Dies kann durch einen Ionisationsakt einer das Atom durchquerenden Corpuscel oder durch einen Photoeffekt eines absorbierten Photons geschehen. Die kinetische Energie der Partikel bzw. die Quantenenergie des Photons muß dabei mindestens gleich der Bindungsenergie eines Elektrons in der *K*-Schale sein, sie muß also rund um $^1/_5$ größer sein als die Energie des *K*-Quantes. Es genügt nicht, dem Atom eine Energie zu geben, die gleich der Energie des *K*-Quantes ist; dieser Energiebetrag würde zwar ausreichen, um ein Elektron aus der *K*-Schale bis in die *L*-Schale anzuheben. Die *L*-Schale ist aber (für $Z > 10$) vollbesetzt, so daß das Elektron in dieser, ebenso wie in den höheren vollbesetzten Schalen, keinen Platz finden kann. Das Elektron muß bis in eine noch unbesetzte Schale angehoben werden; dazu ist aber praktisch die Bindungsenergie eines *K*-Elektrons nötig.

Die Charakteristische Strahlung setzt sich auf das Bremsspektrum auf, wie dies Abb. 35 zeigt. Mit wachsender Röhrenspannung rückt die kurzwellige Grenze nach links zu kürzeren Wellenlängen. Man sieht deutlich, daß bei einer Röhrenspannung von 23,2 kV die kurzwellige Grenze schon bei Quantenenergien liegt, die höher sind als die der K_α-Linie, trotzdem kann diese noch nicht angeregt werden. Erst bei einer Erhöhung der Spannung auf 31,8 kV erscheint die *K*-Linie.

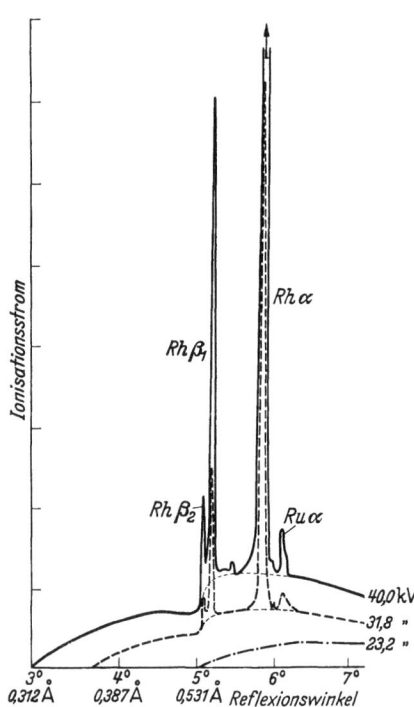

Abb. 35. Das charakteristische Spektrum überlagert sich dem Bremsspektrum (drei verschiedene Röhrenspannungen mit Rhodium als Antikathodenmaterial)

Die ausgezogene zu der Röhrenspannung 40 kV gehörende Kurve läßt noch eine wichtige Erscheinung erkennen. Das Bremsspektrum, das im Falle der kleinsten Röhrenspannung einigermaßen glatt verläuft, zeigt bei der höheren Spannung einen deutlichen Sprung derart, daß die Intensität für Quantenenergien oberhalb der β_2-Linie wesentlich tiefer liegt. Der Sprung liegt genau bei der Ionisationsenergie (Bindungsenergie der *K*-Schale). Die Quanten der Bremsstrahlung einer die Ionisationsenergie der *K*-Schale übersteigenden Energie werden im Material der Antikathode durch Photoeffekte in der *K*-Schale absorbiert. Die so absorbierte Bremsstrahlung erzeugt in der *K*-Schale ein Loch und gibt damit Veranlassung zur charakteristischen *K*-Strahlung.

Der Absorptionskoeffizient (s. Abschnitt V, 5 a) einer Quantenstrahlung nimmt in dem Gebiet, in dem der Photoeffekt vorherrscht, im allgemeinen mit steigender Quantenenergie ab. Er ist aber um so größer, je mehr Elektronen bei gegebener Quantenenergie in dem absorbierenden Atom abgelöst werden können. Aus diesem Grunde vergrößert sich der Absorptionskoeffizient bei steigender Quantenenergie jeweils sprunghaft, wenn die Quantenenergie eben ausreicht, um Elektronen aus einer neuen Schale auszulösen. Diese Erscheinung wird sehr deutlich durch Abb. 36 illustriert. Auf der Ordinate ist der Massenschwächungskoeffizient aufgetragen und auf der Abszisse die Wellenlänge der Röntgenstrahlung. Man sieht, wenn man von rechts nach links, also in Richtung steigender Quantenenergie geht, wie der Absorptionskoeffizient abnimmt aber an den sog. Absorptionskanten sprunghaft ansteigt. Die Quantenenergien, bei denen die Absorptionskanten liegen, entsprechen genau den Bindungsenergien der Elektronen in den betreffenden Schalen. Man sieht die in drei Unterschalen aufgeteilte L-Schale und die dazugehörigen L-Absorptionskanten und bei höherer Quantenenergie die K-Absorptionskante. Aus der Lage der Absorptionskanten läßt sich die Bindungsenergie der betreffenden Elektronen entnehmen. Aus Abb. 36, in die der Verlauf der Absorptionskanten in Abhängigkeit von Z eingetragen ist, lassen sich die Werte dafür entnehmen, ebenso aus der letzten Spalte der Tabelle 7.

Das sprunghafte Ansteigen des Absorptionskoeffizienten, z.B. beim Überschreiten der K-Kante, beweist, daß der Photoeffekt an den beiden K-Elektronen sehr wesentlich zur Absorption der Röntgenstrahlen beiträgt. Bei jedem dieser Absorptionsakte wird in der K-Schale ein Elektronenloch hervorgerufen, bei dessen Auffüllung die Charakteristische Strahlung emittiert wird. Der Absorptionsvorgang ist daher zwangsläufig mit der Emission der charakteristischen Strahlung der absorbierenden Substanz verbunden. Die charakteristische Strahlung wird isotrop ausgesandt und hat nicht wie die Bremsstrahlung eine bevorzugte Emissionsrichtung.

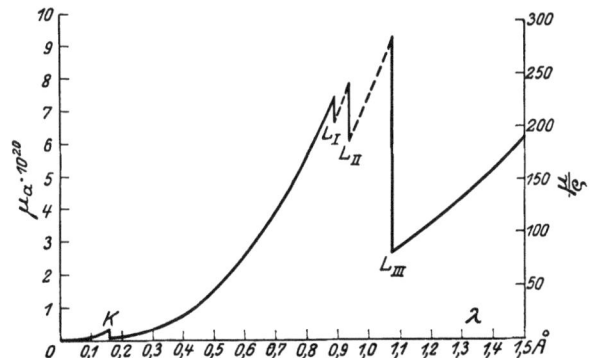

Abb. 36. Schwächung von Röntgenstrahlen verschiedener Wellenlänge (Abszisse) in Platin. Auf der Ordinate ist der Schwächungskoeffizient aufgetragen

Tabelle 7. *Anregungsenergien der Röntgen-K-Strahlen*

Element	Energie der $K_{\alpha 1}$-Linie	Anregungs- energie
92 U	98,4 keV	115,0 keV
82 Pb	75,0 keV	87,6 keV
74 W	59,3 keV	69,3 keV
50 Sn	25,3 keV	29,1 keV
40 Zr	15,8 keV	18,0 keV

ε) *Fluorescenzstrahlung*

Die durch Absorption von Photonen ausgelöste charakteristische Strahlung wird Fluorescenzstrahlung genannt, in Anlehnung an analoge Erscheinungen im Gebiet des sichtbaren Lichtes. Die Röntgenfluorescenzstrahlung tritt immer auf, wenn Photonen ausreichender Energie absorbiert werden. Bei der Röntgenspektralanalyse, bei der man die Zusammensetzung eines Materials über die charakteristische Strahlung untersuchen möchte, macht man häufig von der Fluorescenzstrahlung Gebrauch. Man bestrahlt dazu die Probe mit kurzwelligem Röntgenlicht und mißt das Spektrum der dadurch erregten Fluorescenzstrahlung aus. Aus der Lage und Intensität der K-Linien kann man auf die Art und Häufigkeit der in der Probe vorhandenen Elemente schließen.

Beim Umgang mit harten Röntgen- und γ-Strahlen hat man auf die Fluorescenzstrahlung zu achten, die beispielsweise von Absorbern und Blenden aus Blei ausgeht, die von den primären Röntgen- bzw. γ-Strahlen getroffen werden. Die Energie dieser Fluorescenzstrahlung (s. Tabelle 7) ist hoch genug, um durchdringend zu sein, andererseits nicht so hoch, daß man ihre Absorption im Körper des Experimentators vernachlässigen könnte.

IV. Durchgang von Corpuscularstrahlen durch Materie
1. Die Bremsung schwerer geladener Teilchen

Geladene Teilchen werden auf ihrem Weg durch Materie von Elektronen gebremst und von Atomkernen aus ihrer Flugrichtung abgelenkt.

Schwere Teilchen, wie Protonen, Deuteronen, α-Teilchen usw. werden im Normalfalle nur um sehr kleine Winkel gestreut, so daß ihre Bahnen praktisch geradlinig verlaufen. Ein Parallelbündel geladener schwerer Teilchen hat daher eine mit guter Genauigkeit angebbare Reichweite. Da diese Reichweite leicht zu messen ist, werden bei α-strahlenden Radionukliden statt der Zerfallsenergien meist die Reichweiten ihrer α-Strahlen angegeben, wobei man diese üblicherweise auf eine Lufttemperatur von 15⁰ C und einen Druck von 760 mm Quecksilber bezieht. Als Reichweitenangabe wird in der neueren Literatur immer die mittlere Reichweite gewählt. In der älteren Literatur wurde eine durch Extrapolation gewonnene Maximalreichweite genommen, die bei α-Strahlen 1 bis 2 mm größer ist als die mittlere. Die mittlere Schwankung der Werte der Einzelreichweiten um den Mittelwert beträgt nur einige Prozent.

Elektronen, z.B. β-Strahlen, werden wegen ihrer kleinen Masse stark gestreut, so daß ihre Bahnen nur selten einigermaßen gestreckt verlaufen (s. Abb. 1 und 7). Lediglich schnelle Elektronen, deren Energie groß gegenüber dem Energieäquivalent ihrer Ruhemasse ist, haben wegen ihrer entsprechend größeren Masse gestreckte Bahnen, ähnlich denen der schweren Teilchen.

Wir sehen zunächst von der Streuung ab und interessieren uns nur für die Reichweite der Teilchen und ihre Energieverluste beim Durchsetzen einer Materieschicht. Diese Größe muß der Radiologe kennen, wenn er wissen will, welcher Energiebetrag in der durchsetzten Schicht in Form von Ionisation freigemacht wurde.

a) Der Energieverlust

Man bleibt mit den Experimenten in sehr guter Übereinstimmung, wenn man bei der Berechnung des Energieverlustes eines Teilchens nur dessen Wechselwirkungen mit den Hüllenelektronen der durchquerten Atome berücksichtigt und diejenigen mit den Kernen bzw. mit dem Atom als Ganzes unberücksichtigt läßt. Dabei genügt es, wenn man nur die elektrostatischen Kräfte zwischen dem geladenen Teilchen und den Elektronen der durchsetzten Materie als wirksam ansieht.

Wir betrachten ein schweres Teilchen mit der positiven Ladung $z \cdot e$, das mit der Geschwindigkeit v in einigem Abstand von einem Elektron vorbeifliegt, das wir uns zunächst als frei und ungebunden vorstellen. Nach dem Vorbeiflug wird sich das Elektron in Folge der anziehenden elektrischen Kräfte in Richtung auf die Flugbahn unseres Teilchens bewegen. Die Geschwindigkeit u, die das Elektron während des Vorbeifluges erhält, ist der Ladung z unseres schweren Teilchens proportional und um so größer je länger die Kraftwirkung gedauert hat, also je langsamer unser Teilchen an dem Elektron vorbeigeflogen ist. Die Energie, die das Elektron erhalten hat, ist dem Quadrat seiner Geschwindigkeit u proportional, so daß die von unserem Teilchen auf das Elektron übertragene Energie proportional zu z^2/v^2 sein wird. Die auf das Elektron übertragene Energie wurde unserem Teilchen entzogen und bestimmt damit seinen Energieverlust. Summiert man — mit einigen Vorsichtsmaßnahmen — über alle Vorbeigänge an Elektronen längs eines Wegstückes dx und berücksichtigt, daß im cm³ des durchsetzten Materials N Atome sind mit je Z (Kernladungszahl) Elektronen, so erhält man nach Bethe für den Energieverlust dT unseres Teilchens:

$$-\frac{dT}{dx} = \frac{4\pi e^4 z^2}{m_e \cdot v^2} N \cdot Z \cdot \ln \ (2m_e v^2/I_z) . \tag{1}$$

Die Größe m_e bedeutet dabei die Elektronenmasse und I_z ein mittleres Ionisierungspotential der bremsenden Substanz, das für Luft etwa 80 eV beträgt. Der Ausdruck unter dem Logarithmus berücksichtigt die Tatsache, daß nicht alle Z-Elektronen eines Atomes in gleicher Weise zur Bremsung beitragen können, da die stärker gebundenen, z.B. die K-Elektronen bei einem Vorbeigange nicht genügend Energie erhalten, um sich aus dem Atomverband zu lösen. Mit zunehmender Ordnungszahl Z wächst I_z an.

Die Gl. (1) verliert ihre Gültigkeit für Protonen unter 0,1 MeV, da dann die Voraussetzungen für ihre Ableitung nicht mehr gegeben sind. Bei diesen niedrigen Energien fängt das Proton ein Elektron ein und wird ein neutrales Wasserstoff-Atom. Als solches verliert es ebenfalls Energie, jedoch nicht mehr durch den oben betrachteten Mechanismus.

Für extrem hohe Energien, d.h. wenn sich die Geschwindigkeit v der Lichtgeschwindigkeit nähert, muß Gl. (1) erweitert werden, was bei der Bremsung von Elektronen von Bedeutung wird und dort besprochen werden wird (s. Abschnitt 3).

Die Gl. (1) zeigt, daß der Energieverlust eines Teilchens nicht von dessen Masse, sehr stark jedoch von dessen Ladung z und dessen Geschwindigkeit v abhängt, nämlich von dem Quadrat dieser Größen. Ein α-Teilchen mit $z = 2$ erleidet demnach einen 4mal größeren Energieverlust als ein Proton gleicher Geschwindigkeit. Die Ionendichte längs der Spur eines α-Teilchens ist daher 4mal größer als bei einem Proton gleicher Geschwindigkeit.

Sehr hohe Ionendichten treten bei den schwereren Teilchen auf, die bei der Uranspaltung entstehen und Ordnungszahlen zwischen 40 und 50 haben. Die für den Energieverlust maßgebende effektive Ladung z ist jedoch erheblich kleiner als die Ordnungszahl der Bruchstücke, denn trotz der hohen Energie (ca. 80 MeV je Fragment) durchqueren diese die Materie nicht als nackte Kerne, sondern führen einen Teil der stark gebundenen Elektronen mit sich.

Die Geschwindigkeitsabhängigkeit des Energieverlustes wird im wesentlichen durch den Faktor $1/v^2$ bestimmt; dem gegenüber fällt der

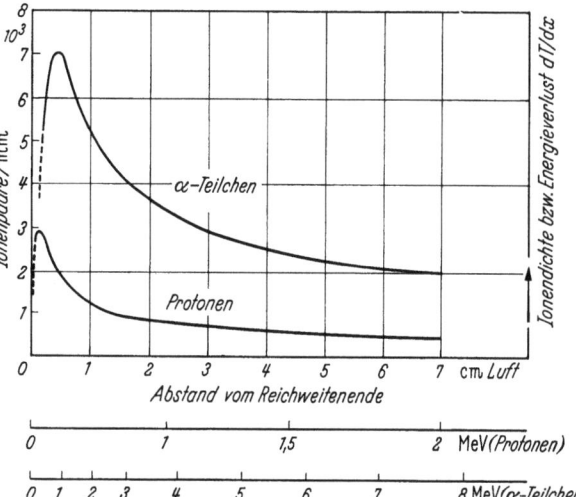

Abb. 37. Der Energieverlust (Ionenpaare/mm) von Protonen und α-Teilchen in Luft in Abhängigkeit von Reichweite und Energie

Beitrag des unter dem Logarithmus stehenden Gliedes nicht ins Gewicht. Der Energieverlust ist daher bei kleinen Geschwindigkeiten am größten und sinkt mit wachsender Geschwindigkeit. Für sehr große Geschwindigkeiten nähert er sich einem Grenzwert, in dem Maße in dem sich v der Lichtgeschwindigkeit nähert.

In Abb. 37 sind auf der Abszisse die Reichweiten in Zentimeter Luft und die dazugehörigen Energien von Protonen und α-Teilchen aufgetragen, und auf der Ordinate die Zahl der von diesen Teilchen in Luft je Millimeter Weglänge gebildeten Ionenpaare. Die Kurven zeigen, daß der Energieverlust mit abnehmender Energie bzw. Reichweite zunimmt. Bei α-Teilchen beträgt der maximale Energieverlust ca. $7 \cdot 10^3$ Ionenpaare je Millimeter bei einer Energie von 1 MeV bzw. 0,5 cm Reichweite. Zu kleineren Energien hin sinkt die Ionendichte rasch auf den Wert 0 ab. Dies hängt damit zusammen, daß das α-Teilchen bei dieser niedrigen Geschwindigkeit in seiner Hülle ein Elektron einbaut und damit nur noch mit $z = 1$ ionisiert und schließlich auch noch ein zweites Elektron einfängt und damit keine für die Ionisation effektive Ladung mehr trägt. Ein analoges Verhalten zeigt die Kurve für Protonen.

Für höhere Proton-Energien geben die Tabellen 8 und 9 einige Zahlenwerte für Energieverluste und Reichweiten in Luft, Wasser und einigen anderen Materialien an. In Tabelle 8 ist der Energieverlust in Ionenzahlen je Millimeter Luftweg in Anlehnung an Abb. 37 angegeben. Die Reichweiten sind in Metern und in Gramm je cm² gegeben. Die Angaben in Metern beziehen sich auf Luft von 15° C und 760 mm Hg Druck. Die Angabe der Reichweite in Gramm pro cm² ist unabhängig von Druck und Temperatur. Sie gibt an, wieviele Gramm Luft man sich in einer Säule von 1 cm² Querschnitt aufgeschichtet denken muß, damit die Reichweite des Teilchens gerade gleich der Länge der Luftsäule wird. In Tabelle 9 sind die Energieverluste ganz entsprechend in MeV je Gramm pro cm² angegeben. Der jeweilige Zahlenwert gibt an, welcher in MeV gemessene Energiebetrag in einer Schicht von 1 g pro cm² im Mittel abgegeben wird.

b) Die Energie-Reichweitebeziehung für schwere Teilchen

Aus Gl. (1) folgt, daß

$$R = \int_0^T \frac{m_e v^2 \cdot dT}{4\pi e^4 z^2 N \cdot Z \cdot \ln(2m_e v^2/I_z)} = \frac{m}{z^2 N}\; f(v,Z)\,. \tag{2}$$

Das Integral, das zur Gl. (2) führt und damit den Wert der Funktion $f(v, Z)$ ergibt, die von der Geschwindigkeit v des Teilchens und der Ordnungszahl Z des bremsenden

Tabelle 8. *Energieverluste und Reichweiten von Protonen in Luft und Wasser*

Protonen-energie in MeV	Energiever-lust in Ionen/ mm Luft	Reichweite in Luft in m	in g/cm²	Reichweite in Wasser cm bzw. g/cm²
0,1	3000	0,0015		
2	480	0,07	0,0086	
5	240	0,34	0,0424	0,036
10	140	1,18	0,145	0,125
20	80	4,05	0,496	0,428
50	40	21,0	2,57	2,23
100	23	72,5	8,86	7,70
150	17	147	18,06	15,90

Tabelle 9. *Reichweiten und Energieverluste von Protonen in Stickstoff (N), Aluminium (Al) und Gold (Au)*

Energie der Protonen in MeV	Stickstoff Reichweite in g/cm²	Brems-vermögen in MeV/g/cm²	Aluminium Reichweite in g/cm²	Brems-vermögen in MeV/g/cm²	Gold Reichweite in g/cm²	Brems-vermögen in MeV/g/cm²
5	0,042	67,5	0,051	57,9	0,146	27,4
10	0,144	39,3	0,169	33,8	0,379	17,8
20	0,494	22,6	0,576	19,6	1,115	11,1
50	2,560	10,9	2,94	9,5	5,14	5,7
100	8,828	6,40	10,0	5,7	16,74	3,5
150	18,00	4,78	20,4	4,25	33,27	2,7

Weitere Zahlenangaben in: Tables of range and rate of energy loss of charged particles, by C. Williamson and J. P. Boujot. Rapport CEA No 2189, 1962.

Materials abhängt, ist nicht in einfacher Weise auszurechnen, deshalb ist der Zusammenhang zwischen Energie und Reichweite für Protonen, Deuteronen und α-Teilchen in Abb. 38 graphisch dargestellt. (Die Reichweiten-Angaben für Elektronen beziehen sich auf die sog. gestreckte Reichweite.) Weitere Werte in anderen Materialien bringt Tabelle 9.

Gl. (2) sagt aus, daß man die Reichweite einer beliebigen Teilchenart in einem Material der Ordnungszahl Z angeben kann, wenn man für eine bestimmte Teilchenart z.B. Protonen die Reichweite in diesem Material in Abhängigkeit von der Geschwindigkeit bereits kennt. So ist z.B. für α-Teilchen die Größe $\frac{m}{z^2} = \frac{4}{4} = 1$ ebenso groß wie die für Protonen, d.h. die Reichweite von α-Teilchen ist ebenso groß wie die von Protonen gleicher Geschwindigkeit.

Die Reichweite von Deuteronen mit $m = 2$ ist doppelt so groß wie die von Protonen gleicher Geschwindigkeit.

Da in den Tabellen 8 und 9 und in der graphischen Darstellung (Abb. 38) die Reichweiten der Protonen in Abhängigkeit von der Energie angegeben sind, muß man bei der Berechnung von Reichweiten nach (2) immer solche Energien heranziehen, die zu gleichen Geschwindigkeiten gehören.

Bezeichnet man die Reichweite eines Protons der Energie E mit R_p und die Masse des Teilchens, dessen Reichweite R man berechnen will, mit m, so gilt:

$$R\,(m,E) = \frac{m}{z^2 m_p} \cdot R_p \left(\frac{m_p}{m} \cdot E\right). \tag{3}$$

Die Reichweite eines α-Teilchens von 20 MeV ist daher ebenso groß wie die eines Protons von 5 MeV. Entsprechendes gilt für die Reichweiten von Deuteronen und Tritonen, deren Reichweiten 2- bzw. 3mal so groß sind wie die von Protonen mit der

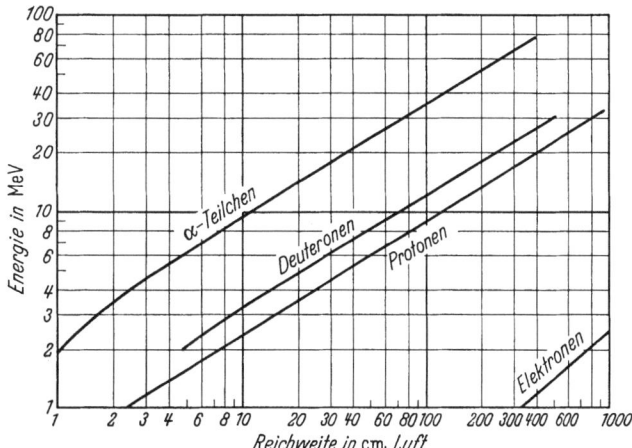

Abb. 38. Die Energie-Reichweitebeziehung für Protonen, Deuteronen und α-Teilchen (und Elektronen) in Luft von 15⁰ C und 760 mm Hg

Energie $E/2$ bzw. $E/3$. Gl. (3) gilt um so genauer, je größer die Energien sind. Bei kleinen Energien treten Ungenauigkeiten wegen des verschiedenen Verhaltens der Teilchen am Reichweitenende auf.

c) Energieverlust und Reichweite in verschiedenen Materialien

Der Energieverlust in einem vorgegebenen Geschwindigkeitsbereich ist nach (1) der Zahl der Atome N und deren Ordnungszahl Z proportional, d.h. proportional zur Zahl der Elektronen je cm³. Diese Größe ist in groben Zügen der Dichte ϱ proportional. Aus diesem Grunde betrachtet man gern statt des Energieverlustes dT/dx pro Zentimeter Weg den Energieverlust $dT/\varrho\,dx$ pro durchsetzte Masse, die man in Gramm pro cm² mißt. Der Energieverlust wird dann in MeV·cm²/g gemessen.

Dieser so definierte Energieverlust ist nicht mehr von der Dichte, der Temperatur und dem Druck der absorbierenden Substanz abhängig, was besonders bei der Berechnung des Energieverlustes in Gasen wichtig ist; er hängt auch nicht vom Aggregat-Zustand des absorbierenden Materials ab. Der auf die Masse der Substanz bezogene Energieverlust, den wir im folgenden kurz Bremsvermögen der Substanz nennen, ist für Elemente, die sich in der Ordnungszahl nur wenig unterscheiden, praktisch gleich.

Bei großen Unterschieden in der Ordnungszahl Z ergeben sich Unterschiede im Bremsvermögen, da Materialien mit hohem Z wegen des Neutronen-Überschusses der schweren Kerne pro Gramm weniger Elektronen enthalten als solche mit niedrigem Z. Außerdem müssen wir berücksichtigen, daß in Atomen mit hohem Z ein Teil der Elektronen so stark gebunden ist, daß sich diese nicht an der Bremsung beteiligen können. Aus diesem Grunde ist der Energieverlust in einer Folie mit niedriger Ordnungszahl größer als in einer gleichschweren mit hohem Z. In Tabelle 9 ist dieser Sachverhalt zu sehen. Die Zahlenwerte, die dort für das Bremsvermögen, also die Größe $dT/\varrho \cdot dx$ angegeben sind, geben den Energieverlust in MeV wieder, den Protonen der angegebenen Energie in einer Schicht mit einer Materialbelegung von 1 g pro cm² erleiden. Wie man sieht, bremst

Gold weniger als Aluminium oder Stickstoff. Neben dem Bremsvermögen sind auch die Reichweiten eingetragen, und zwar in Gramm/cm². Diese Zahlenwerte geben die Massenbelegung einer Schicht in g/cm² an, die Protonen der angegebenen Energie eben stoppt. Je kleiner das Bremsvermögen ist, desto größer wird naturgemäß die Reichweite.

In Tabelle 8 sind noch die Reichweiten von Protonen in Wasser eingetragen. Wie man sieht, ist die in g/cm² gemessene Reichweite in Wasser erheblich kleiner als diejenige in Stickstoff. Dies ist der Einfluß des Wasserstoffs. Das Bremsvermögen des Wasserstoffes ist doppelt so groß wie das des Stickstoffes oder Sauerstoffes, denn für Wasserstoff ist $Z = A = 1$, während für alle höheren Elemente $Z < \dfrac{A}{2}$ ist, d.h. Wasserstoff enthält pro Gramm Substanz doppelt soviel Elektronen wie Stickstoff oder andere Elemente höherer Ordnungszahl.

d) δ-Strahlen

Längs der Bahn eines Teilchens sind die Ionen weder gleichmäßig noch nach den Gesetzen der Statistik verteilt, sondern finden sich gehäuft an einzelnen Stellen; sie bilden sog. Cluster. In diesen Häufungsstellen übersteigt die Ionendichte den Mittelwert erheblich. Besonders deutlich sieht man diese Erscheinung auf Wilson-Kammeraufnahmen, bei denen die Kammer zur Vergrößerung der Reichweite mit Unterdruck betrieben wurde. Hier zeichnen sich besonders bei energiereichen α-Strahlenbahnen kurze Elektronenspuren ab, die aus der α-Bahn austreten, die sog. δ-Strahlen. Die oben erwähnten Cluster sind δ-Strahlen, deren Reichweite so klein ist, daß sie sich von der α-Strahlbahn nicht abheben können. Wahrscheinlich sind die hohen Ionendichten in diesen Cluster dafür verantwortlich, daß die relative biologische Wirksamkeit (RBW) der α-Strahlen und Protonstrahlen größer als die der Elektronenstrahlen ist. Aus diesem Grunde sollen die Eigenschaften dieser δ-Strahlen ausführlicher besprochen werden.

Ein Proton kann auf ein Atomelektron um so mehr Energie übertragen, je näher es an diesem vorbeifliegt. Da die großen Abstände überwiegen, bekommen die meisten Elektronen gerade soviel Energie, daß sie den Atomverband eben verlassen können.

Kommt es zu einer größeren Energieübertragung, so erhält das ausgelöste Elektron kinetische Energie und kann als δ-Strahl selbst ionisieren. Die Anzahl der δ-Strahlen, deren kinetische Energie einen Betrag E überschreitet, ist zu E umgekehrt proportional. Die maximale Energie, die auf ein Elektron übertragen werden kann, wird durch die Stoßgesetze bestimmt. Danach kann ein δ-Strahl maximal die doppelte Geschwindigkeit des schweren stoßenden Teilchens erhalten; dies bedeutet, daß ein Proton rund $^1/_{500}$ seiner Energie einem δ-Strahl mitzugeben vermag. Die maximale δ-Strahlenenergie eines Protons von 10 MeV beträgt somit 20 keV. Ein solcher δ-Strahl hat in Luft eine Reichweite von etwa 5 mm und erzeugt rund 600 Ionenpaare. Die Häufigkeit der δ-Strahlen längs der Bahn eines schweren Teilchens ist der jeweils dort herrschenden mittleren Ionendichte proportional. Gegen das Ende der Bahn nimmt daher die Zahl der δ-Strahlen bzw. Cluster zu, die mittlere Energie jedoch ab, entsprechend der abnehmenden Energie des auslösenden Teilchens.

Wie bereits erwähnt, sind δ-Strahlen mit kleiner Energie bzw. Cluster sehr viel häufiger als δ-Strahlen großer Energie. Da für Elektronenstrahlen ebenso wie für schwere Teilchenstrahlen die spezifische Ionisation mit abnehmender Geschwindigkeit anwächst, haben die energiearmen δ-Strahlen, das sind die Cluster, die höchsten Ionendichten. Ein δ-Strahl von 1 keV hat eine Reichweite von 4×10^{-3} cm in Luft und erzeugt etwa 30 Ionenpaare, die Hälfte davon auf dem letzten Viertel der Bahn. Im Gewebe reduziert sich die Reichweite auf etwa 4×10^{-6} cm. Der mittlere Abstand zweier Ionen beträgt daher im Cluster 10^{-7} cm. Ein großes organisches Molekül mit dem Molekulargewicht 1000 hat die gleiche Ausdehnung. Ein solches Molekül, das in einen Cluster zu liegen kommt, kann daher an mehreren Stellen gleichzeitig ionisiert werden. Die Annahme liegt nahe, daß ein auf diese Weise mehrfach ionisiertes Molekül in stärkerem Maße irreversible Veränderungen erleiden wird als ein nur an einer Stelle ionisiertes.

e) Anwendung von Protonenstrahlen in der Radiologie

Ein Protonenstrahl mit einer Energie von 150 MeV hat nach den Tabellen 8 und 9 eine Reichweite von rund 150 m in Luft, so daß er im Mittel etwa 1 MeV pro Meter Luft und Teilchen verliert. Der Energieverlust nimmt jedoch gegen das Bahnende sehr stark zu, so daß auf dem letzten Meter der Bahn 10 MeV, also 10mal mehr Energie als am Bahnanfang in Form von Ionisation freigesetzt wird. Eine Protonenstrahlung mit Teilchen-energien zwischen 50 und 150 MeV, entsprechend Reichweiten zwischen 2,2 und 16 cm in Wasser bzw. Gewebe, wäre demnach eine ideale Strahlung für die Tiefentherapie. Man hätte dazu die Energie bzw. Reichweite der Teilchen so zu wählen, daß das Bahnende in den Herd zu liegen kommt. Die Herddosis würde dann ein Vielfaches der Oberflächen-dosis betragen. Leider gibt es heute noch keine klinisch verwendbaren Beschleuniger für schwere Teilchen, so daß die Anwendung schwerer Teilchen bisher auf wenige Fälle wie z.B. die Hypophysenausschaltung mittels einer ortsfesten Anlage beschränkt blieb.

2. Die Absorption von Neutronen

a) Allgemeines

Das Neutron kann als neutrales Teilchen selbst nicht ionisieren. Als schnelles Neutron legt es in festen und flüssigen Stoffen oft mehrere Zentimeter, in Luft viele Meter zurück, ohne mit der Materie in Wechselwirkung zu treten und ohne von seiner geraden Bahn abgelenkt zu werden. Nur wenn es einen Atomkern trifft, überträgt es einen Teil seines Impulses und damit seiner Energie auf den getroffenen Kern, der nun als ladungstragende Corpuscel längs seiner Bahn Ionen erzeugt. Neutronen ionisieren also indirekt über die angestoßenen *Rückstoßkerne*, sowie die Kernreaktionen, die sie auslösen. Durch mehr-malige Kernzusammenstöße verliert das schnelle Neutron seine kinetische Energie und wird schließlich zu einem sog. *thermischen Neutron*, dessen kinetische Energie nur noch derjenigen der Wärmebewegung des bremsenden Materials entspricht. Diese thermisch gewordenen Neutronen werden von den meisten Nukliden über eine (n, γ)-Reaktion ein-gefangen.

Die bei einer Neutronenanlagerung an mittelschweren und schweren Kernen auf-tretende γ-Strahlung besitzt eine Energie von etwa 8 MeV, die der Bindungsenergie des angelagerten Neutrons entspricht. In der Regel wird diese γ-Strahlung nicht durch ein einziges Quant emittiert, sondern in Stufen durch eine Vielzahl von Quanten, ent-sprechend dem Niveauschema des entstandenen Kernes. Diese Anlagerungs-γ-Strahlung trägt sehr wesentlich zur Ionisation durch Neutronen bei. Bei der Absorption langsamer Neutronen in Lithium, Bor und Stickstoff treten Austauschreaktionen auf, nämlich die Reaktionen $^7\mathrm{Li}(n, He)T$, $^{10}\mathrm{B}(n, \alpha)^7\mathrm{Li}$ und $^{14}\mathrm{N}(n, H)^{14}\mathrm{C}$. Hier erscheint die Reaktions-energie als kinetische Energie der neu entstehenden Teilchen, es kommt daher nicht zur Aussendung einer Anlagerungs-γ-Strahlung. Von dieser Tatsache macht man Gebrauch, wenn man bei der Neutronenabsorption die γ-Strahlung vermeiden will. Man gibt dem Material, das die Absorption der Neutronen bewirken soll, Bor oder Lithium zu.

b) Bremsung schneller Neutronen

Die Neutronen, die in einem Kernreaktor oder Beschleuniger erzeugt werden, haben Anfangsenergien von einigen MeV. Läßt man einen solchen von einer Neutronenquelle ausgehenden schnellen Neutronenstrahl in Materie eintreten, so werden die Neutronen an den Kernen gestreut, wobei die elastische Streuung überwiegt, d.h. der Energieverlust, den das Neutron bei der Streuung erleidet, ist durch die Stoßgesetze bestimmt. Ist das Atomgewicht A des streuenden Kernes wesentlich größer als dasjenige des Neutrons, so ist die Streuung isotrop. Bei leichten Kernen ist die Vorwärtsrichtung bevorzugt. Schon nach wenigen Streuprozessen hat das Neutron seine Anfangsrichtung vollkommen ver-loren, es diffundiert in der Materie umher, wobei es bei jedem Streuprozeß einen Teil seiner Energie verliert. Wir betrachten zunächst diesen Energieverlust bei der Streuung.

Ein Neutron der Energie E, das zentral auf einen Kern mit dem Atomgewicht A auftritt, überträgt auf den getroffenen Kern einen Energiebetrag

$$\Delta E_{\max} = \frac{4A}{(A+1)^2} \cdot E.$$

Um diesen Betrag hat seine eigene Energie abgenommen. Trifft das Neutron nicht zentral, so ist die übertragene Energie kleiner. Da im Mittel alle Energieübertragungen zwischen 0 und der maximal möglichen $\Delta E_{\max}$ gleichhäufig vorkommen, ist der mittlere Energieverlust $\overline{\Delta E}$ pro Stoß nur halb so groß. Der mittlere Energieverlust pro Stoß wird daher

$$\overline{\Delta E} = \frac{2A}{(A+1)^2} \cdot E.$$

Für $A = 200$ wird $\frac{\overline{\Delta E}}{E} = \frac{1}{100}$; d.h. daß beispielsweise in Blei ein Neutron bei einem Stoß im Mittel nur 1 % seiner jeweiligen kinetischen Energie verliert. In Stoffen mit niedrigem Atomgewicht, wie sie als Moderatoren in Uranreaktoren verwendet werden, ist die Bremsung wesentlich stärker. Für Kohlenstoff mit $A = 12$ wird $\frac{\overline{\Delta E}}{E} = \frac{1}{7}$ und für Wasserstoff mit $A = 1$ wird $\frac{\overline{\Delta E}}{E} = \frac{1}{2}$.

In Kohlenstoff verliert ein Neutron im Mittel bei jeder Streuung $1/_7$ seiner jeweiligen Energie und in Wasserstoff sogar die Hälfte.

In Wasserstoff oder wasserstoffhaltigen Substanzen, wie z.B. Wasser oder organischem Material, sinkt die Anfangsenergie eines Neutrons nach zehn Stößen im Mittel auf $1/_{1000}$ und nach weiteren zehn Stößen auf $1/_{10}{}^6$ des Anfangswertes. Die Energie des Neutrons ist damit in den Bereich der thermischen Energien abgesunken. Bei den Stößen in diesem Energiebereich kann es keine weitere Energie mehr verlieren, da es jetzt im thermischen Gleichgewicht mit der Umgebung ist und ebenso oft Energie aufnimmt wie es abgibt.

c) Reichweite schneller Neutronen

Ein Bündel schneller Neutronen, das in einen Absorber eindringt, hat in diesem keine einheitliche Reichweite, da die einzelnen Neutronen durch Streuung sehr rasch ihre Anfangsrichtung verlieren und in dem Material auseinanderdiffundieren. Für ein breites Bündel, etwa die Neutronen, die aus einem Reaktorkern in den Strahlenschutzschild eindringen, nimmt die Intensität der schnellen Neutronen exponentiell mit der Eindringtiefe in den Absorber ab. Besteht der Absorber aus Wasser, so nimmt die Intensität auf je 10 cm Wasser auf $1/e$ ab, d.h. man darf wie bei Röntgenstrahlen mit einem Absorptionsgesetz rechnen, wobei der Absorptionskoeffizient für Neutronen im Wasser 0,1 cm^{-1} beträgt.

Eine Wasserschicht von 1 m Dicke reduziert die schnellen Neutronen auf $1/_{20\,000}$ des Anfangswertes. Der Absorptionskoeffizient für Beton ist etwas kleiner und beträgt rund 0,09. Eine Betonschicht von 1 m Dicke reduziert schnelle Neutronen auf etwa $1/_{8000}$ der Eintrittsintensität. Durch Beschweren des Betons mit Eisen oder Eisenerz läßt sich die Absorptionswirkung verstärken. Diese Zahlenwerte gelten für Neutronen von einigen MeV wie sie bei der Uranspaltung auftreten. Für sehr energiereiche Neutronen mit Energien über 10 MeV nimmt der Wirkungsquerschnitt für Streuung stark ab, so daß hier die Durchdringungsfähigkeit der Neutronen größer wird, was bei der Bemessung der Absorptionsschichten von Beschleunigeranlagen zu berücksichtigen ist.

d) Reichweite thermischer Neutronen

Ein schnelles Neutron wird in Wasser in ca. 10^{-5} sec auf thermische Geschwindigkeiten, d.h. rund 2000 m/sec, abgebremst. Mit dieser mittleren Geschwindigkeit kann es sich noch etwa $2 \cdot 10^{-4}$ sec bewegen, wobei es rund 100 weitere Zusammenstöße mit Wasserstoffkernen macht, bis es von einem Wasserstoffkern unter Bildung eines Deuteriumkerns eingefangen wird. Diese Stöße im thermischen Bereich haben keinerlei biologische

Wirkung, denn die dabei auftretenden Energien sind thermische Energien, wie sie bei Stößen infolge der Temperaturbewegung ständig auftreten. Das thermische Neutron legt im Mittel etwa 40 cm im Wasser zurück, allerdings in einer ungeordneten Hin- und Herbewegung, so daß der Ort, an dem es verschwindet, im Mittel nur 2—3 cm von der Stelle entfernt ist, an der es thermisch geworden ist. Läßt man einen Strom thermischer Neutronen in eine Wasserfläche eintreten, so nimmt dieser exponentiell mit der Eindringtiefe ab, wobei die Intensität auf je 2,6 cm auf $1/e$ abnimmt. Eine Wasserschicht von 12 cm Dicke bringt eine Reduktion auf $^1/_{100}$ des Anfangswertes.

Da die Reichweite der schnellen Neutronen in Wasser wesentlich größer ist als die der thermischen, braucht man bei der Bemessung von Absorbern nur auf die schnellen Neutronen Rücksicht zu nehmen.

In Materialien, die keine Neutronen absorbierende Kerne enthalten, kann jedoch die Reichweite der thermischen Neutronen größer als die der schnellen werden. Solche Substanzen sind schweres Wasser (D_2O) und extrem gereinigter Kohlenstoff. Die meisten Forschungsreaktoren besitzen eine sog. thermische Kolonne oder thermische Säule. Dies ist eine an den Reaktorkern angebaute Schicht aus Kohlenstoff oder schwerem Wasser, die genügend dick ist um die schnellen Neutronen abzubremsen, die aber dank der geringen Absorption der thermischen Neutronen diese aus dem Bereich der schnellen Neutronen austreten läßt. Solche thermischen Neutronen, befreit von schnellen Neutronen, sind für Bestrahlungsexperimente und für Aktivierungsanalysen von Wert.

e) Biologische Wirkung der Neutronen

Ein Strahl schneller Neutronen, der in organisches Material eindringt, wird im wesentlichen durch die Zusammenstöße mit Wasserstoffkernen abgebremst und gestreut, da der Wirkungsquerschnitt der Neutronen für die Streuung am Wasserstoffkern rund 4mal größer ist als für die Streuung am Kohlenstoff und Sauerstoff. Die angestoßenen Rückstoßkerne ionisieren als Protonen bzw. geladene Kohlenstoff- oder Sauerstoffkerne, wie dies unter IV, 1 näher beschrieben wurde. Über die Rückstoßkerne wird daher die gesamte kinetische Energie der Neutronen in Ionisation umgesetzt.

Bei der Beurteilung der biologischen Wirkung dieser Ionisation ist jedoch zu berücksichtigen, daß die meisten Ionen durch sehr langsame Rückstoßkerne erzeugt werden. Das Neutron verliert ja bei einem Stoß immer den gleichen Bruchteil seiner Energie, so daß die Schritte, in denen die Energie an Rückstoßkerne abgegeben wird, mit abnehmender Neutronenenergie immer kleiner und damit häufiger werden. Zwischen 1 MeV und 1 keV liegen ebenso viele Schritte wie zwischen 1 keV und 1 eV. Die meisten Rückstoßkerne haben daher sehr kleine Energien.

Die langsamen Rückstoßkerne setzen nur noch einen kleinen Teil ihrer Energie in Ionisation um, den größeren Teil direkt in Wärme und damit in chemische Veränderungen der angestoßenen Moleküle. Es ist nicht einwandfrei erwiesen, aber doch höchst wahrscheinlich, daß in diesem Energiebereich keine Proportionalität mehr zwischen der Ionisation in einem Gas und der chemischen und damit biologischen Wirkung in organischem Material besteht. Es ist daher zu erwarten, daß die relative biologische Wirksamkeit schneller Neutronen größer als die der Elektronen bzw. Röntgen- und γ-Strahlen ist.

Neutronen, die im organischen Material thermisch geworden sind, werden von Protonen und Stickstoffkernen eingefangen. Dasselbe gilt für thermische Neutronen, die von außen in die organische Substanz eindringen. Die Wahrscheinlichkeit für die Absorption in einer bestimmten Atomart ist der Größe $n \cdot \sigma_a$ proportional, wobei n die Zahl der betreffenden Atome je cm³ Substanz und σ_a der Absorptionsquerschnitt ist, der meist in barn (1 barn = 10^{-24} cm²) angegeben wird. Die Tabelle 10 gibt einige Zahlenwerte für den Wirkungsquerschnitt des Neutroneneinfangs wieder.

Die vorherrschende Reaktion ist in der Regel die Anlagerung an die am häufigsten vertretenen Wasserstoffkerne. Die bei der Anlagerung freiwerdende Energie wird als γ-Strahlung ausgesandt, die aus einer monoenergetischen γ-Linie von 2,224 MeV besteht.

Die von dieser γ-Strahlung erzeugte Ionisation addiert sich zu der durch Rückstoßkerne gebildeten, wobei allerdings zu berücksichtigen ist, daß die 2,224 MeV γ-Strahlung sehr durchdringend ist und daher bei kleineren Versuchsobjekten nach außen, ohne absorbiert zu werden, entweichen kann.

Neben der Absorption der langsamen Neutronen im Wasserstoff kommt noch diejenige in Stickstoff zur Geltung, da Stickstoff einen 5mal größeren Einfangsquerschnitt als Wasserstoff besitzt. Die meisten der so eingefangenen Neutronen rufen die Reaktion ^{14}N (n, p) ^{14}C hervor, bei der die freiwerdende Energie von 0,626 MeV als kinetische Energie des Protons in Erscheinung tritt. Da die Reichweite des Protons sehr klein ist, trägt diese Energie im vollen Umfang zur Ionisation bei. Für die biologische Wirkung kann unter Umständen noch von Bedeutung sein, daß aus dem Stickstoffatom des betreffenden organischen Moleküls ein Kohlenstoffatom geworden ist, so daß eine irreversible Veränderung des Moleküls eingetreten ist, die nicht wie im Falle einer einfachen Ionisation durch eine Rekombination rückgängig gemacht werden kann.

Tabelle 10. *Absorptionsquerschnitte thermischer Neutronen*

Nuklid	Absorptionsquerschnitt	Reaktion
^{1}H	$0,33 \cdot 10^{-24}$ cm^2	^{1}H (n, γ) ^{2}D
^{12}C	$0,0034 \cdot 10^{-24}$ cm^2	^{12}C (n, γ) ^{13}C
^{14}N	$1,88 \cdot 10^{-24}$ cm^2	^{14}N (n, p) ^{14}C
^{16}O	0,000	—
^{31}P	$0,19 \cdot 10^{-24}$ cm^2	^{31}P (n, γ) ^{32}P
^{40}Ca	$0,22 \cdot 10^{-24}$ cm^2	^{40}Ca (n, γ) ^{41}Ca

Die Anlagerung von Neutronen an Calcium und Phosphor in der Knochensubstanz gibt eine γ-Strahlung, die jeweils in mehreren Quantensprüngen mit einer Gesamtenergie von je 8 MeV abgegeben wird. Die entstehenden Kerne sind isotop mit den Ausgangskernen und haben Halbwertszeiten von 10^5 Jahren bzw. 14 Tagen. Calcium 41 hat wegen seiner langen Halbwertszeit keine biologische Wirkung. Phosphor 32 geht unter β-Strahlenemission in Schwefel 32 über, wobei die Energie der β-Strahlen voll in der Knochensubstanz zur Wirkung kommt. Die Anlagerungs-γ-Strahlung entweicht größtenteils aus dem Knochen, da ihre Halbwertsdicke etwa 10 g pro cm^2 beträgt.

3. Die Bremsung von Elektronenstrahlen

a) Durchgang von Elektronen durch Materie

In Abb. 1 sieht man eine große Zahl von Elektronenbahnen mit Energien von etwa 1 MeV, am rechten Bildrand die Bahn eines schweren Teilchens. Der Unterschied im Habitus der Bahntypen ist auffallend; die Bahn des schweren Höhenstrahlteilchens verläuft geradlinig, verglichen mit den durch Richtungsstreuung gekrümmten und geschnörkelten Bahnen der Elektronen. Bei der Berechnung der Energie-Reichweite-Beziehung für schwere Teilchen konnten wir den Einfluß der Richtungstreuung vernachlässigen; bei Elektronen ist die Streuung das beherrschende Phänomen. Dies hängt mit der kleinen Masse der Elektronen zusammen. Die ablenkenden Kräfte der elektrischen Felder im Inneren der Atome sind für Elektronen und Protonen von gleichem Betrag, doch wirken sie sich auf das leichte Elektron wesentlich stärker aus als auf das 1832mal schwerere Proton.

Während merkliche Richtungsänderungen längs der Bahn eines Protons äußerst selten auftreten, werden Elektronen mit einer Energie von wenigen MeV so stark hin und hergestreut, daß ihre Bewegungsrichtung schon nach einem kurzen Wegstück von der Anfangsrichtung unabhängig geworden ist. Ein paralleles Bündel solcher Elektronen, das in Materie eindringt, wird aufgefächert, so daß die Elektronen von der Einschußstelle ausgehend in das Material hineindiffundieren und zum Teil auf der Einschußseite wieder austreten (Rückdiffusion). Bereits in einer Schicht von 100 mg/cm^2 ist die Auffächerung vollkommen, d.h. die Winkeldivergenz der auf der anderen Seite der Schicht austretenden Elektronen nimmt mit dicker werdender Schicht nicht mehr weiter zu.

Ein monochromatisches Strahlenbündel von Elektronen hat daher keine einheitliche Reichweite, wie wir sie bei Protonen oder α-Strahlen kennen. Die Endpunkte der Elektronenbahn sind vielmehr über ein großes Gebiet verteilt, das von der Einschußstelle nach allen Seiten bis zur maximalen Eindringtiefe reicht. Aus diesem Grunde nimmt auch die erzeugte Ionisation von der Einschußstelle nach der Tiefe hin ab. Mit Elektronenstrahlen von einigen MeV kann daher die Herddosis in der Tiefe nicht größer als die Oberflächendosis gemacht werden, was mit schweren Teilchenstrahlen möglich ist.

Mit zunehmender Elektronenenergie werden die Elektronenbahnen gestreckter, da die kinetische Energie die Elektronenmasse vergrößert; so ist beispielsweise für Elektronen von 50 MeV die effektive Masse rund 100mal größer als die Elektronenruhemasse. Ein Strahlenbündel solcher energiereicher Elektronen behält deshalb in dem energiereichen Anfangsteil der Bahn die ursprüngliche Richtung weitgehend bei und fächert sich erst im späteren Teil der Bahn auf. Elektronen von 50 MeV und darüber sind jedoch für direkte Anwendungen in der Radiologie bereits zu durchdringend (Maximalreichweite etwa 25 cm Wasser).

Auch die entlang der gekrümmten Bahn gemessenen Reichweiten einzelner Elektronen weisen untereinander große Unterschiede auf. Nach den Stoßgesetzen kann ein Elektron bei einem Stoß jeden Energiebetrag von null bis zur Gesamtenergie auf ein Sekundärelektron übertragen. Wird ein größerer Energiebetrag auf ein Sekundärelektron übertragen, so gabelt sich an dieser Stelle die Elektronenbahn. Da sich nicht feststellen läßt, welches der beiden Elektronen das primäre und welches das sekundäre ist, pflegt man die energiereichere der beiden Bahnen als die des primären anzusehen. Die Maximalenergie, die nach dieser Definition auf ein Sekundärelektron übertragen werden kann, ist somit die Hälfte der Elektronenenergie vor dem Stoß. Ein Elektron, das schon zu Beginn seiner Bahn einen erheblichen Teil seiner Energie auf ein Sekundärelektron übertragen hat, wird daher eine wesentlich kürzere Reichweite haben als eines, dem dies erst am Bahnende oder gar nicht zustößt. Die wahren Bahnlängen ursprünglich monoenergetischer Elektronen schwanken daher von Elektron zu Elektron recht erheblich, ebenso werden die Elektronenenergien eines Elektronenstrahls beim Eindringen in Materie rasch uneinheitlich.

Ein monoenergetischer Elektronenstrahl unterscheidet sich ganz wesentlich von einem Strahl schwerer monoenergetischer Teilchen, die ihre Energie nur in vielen kleinen Schritten (s. IV, 1d) abgeben können und daher nahezu alle dieselbe Reichweite haben, und überdies nur wenig Richtungsstreuung erleiden.

b) Der mittlere Energieverlust von Elektronen

Abb. 39 zeigt die Energieverteilung von Elektronen, die Aluminiumschichten verschiedener Dicke durchsetzt haben. Kurve A gibt die Energieverteilung der Elektronen vor dem Eintritt in die Absorberschicht wieder. Alle Elektronen haben Energien nahe bei 53,61 MeV. Hinter einer Aluminiumschicht von 2,699 g/cm² (Kurve E) ist die häufigste Elektronenenergie auf 49,58 MeV abgesunken, und die ursprünglich einheitliche Elektronenenergie ist verwaschen worden. Der sog. wahrscheinlichste Energieverlust, d.h. derjenige, der am häufigsten auftritt, beträgt 4,03 MeV, das sind 1,49 MeV/g cm⁻². Dieser *wahrscheinlichste* Energieverlust ist experimentell am leichtesten zu erfassen, aber für den Radiologen nicht der interessanteste. Der Radiologe will in der Regel nicht wissen, welcher Energieverlust am häufigsten auftritt, sondern welcher Energiebetrag im Mittel in der durchsetzten Schicht umgesetzt wurde. Dieser *mittlere* Energieverlust ist merklich größer als der wahrscheinlichste Energieverlust, da zum mittleren Energieverlust nicht nur die am häufigsten vorkommenden Elektronen mit kleinen Energieverlusten beitragen, sondern auch diejenigen, die durch den Anstoß eines Sekundärelektrons einen erheblichen Teil ihrer Energie verloren haben. Um den zur Kurve E in Abb. 39 gehörenden mittleren Energieverlust zu erhalten, muß man den Abszissenwert des Schwerpunktes der Fläche, die durch Kurve E und die Abszissenachse umrahmt wird, aufsuchen. Hierfür würde sich ein Wert von 1,75 MeV/g·cm⁻² ergeben, der nahezu 20% über dem für den häufigsten Energieverlust liegt. Im folgenden betrachten wir nur noch den für die Radiologie wichtigen mittleren Energieverlust. Für seine Berechnung greift man auf die in Abschnitt IV, 1 dargelegten Überlegungen zurück und erhält für langsame Elektronen, d. h. für $v < 0,5\ c$ die Beziehung

$$-\frac{dT}{dx} = \frac{4\pi e^4}{m_e v^2} \cdot N \cdot Z \cdot \ln \frac{0,58 \cdot m_e \cdot v^2}{I}\,, \qquad (4)$$

die sich nur durch einen Zahlenfaktor unter dem Logarithmus von der für schwere Teilchen geltenden Beziehung 1 jenes Abschnittes unterscheidet. Alle für schwere Teilchen gemachten Aussagen gelten daher sinngemäß auch für Elektronen, insbesondere sieht

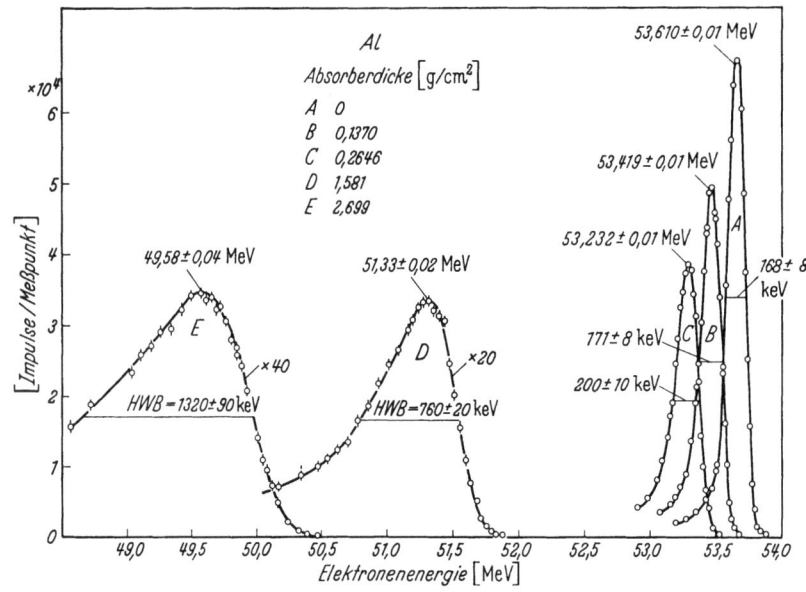

Abb. 39. Energieverluste von Elektronen in Aluminiumschichten verschiedener Dicke. Kurve A zeigt die Energieverteilung im primären Elektronenstrahl, die Kurven B bis E die Energieverteilung, nachdem der Strahl die entsprechenden Aluminiumabsorber durchsetzt hat. Die Elektronenenergien wurden durch magnetische Ablenkung gemessen [H. Breuer, Z. Physik 180, 209—218 (1964)]

man, daß mit abnehmender Geschwindigkeit, also gegen das Ende der Bahn eines Elektrons, der mittlere Energieverlust und damit die Ionendichte größer wird. Auf Wilson-Kammeraufnahmen von Elektronenbahnen sieht man daher am Bahnende eine kleine Verdickung, die der Anhäufung von Ionen entspricht.

Die Geschwindigkeit v von Elektronen mit Energien von 1 MeV und darüber, nähert sich mit steigender Energie der Lichtgeschwindigkeit c, ohne diese je zu überschreiten. Im energiereichen Teil der Bahn nimmt daher der mittlere Energieverlust und damit die Ionendichte längs der Bahn eines Elektrons mit steigender Energie nicht mehr weiter ab. Die Ionendichte ist zwischen 1 und 10 MeV von der Elektronenenergie weitgehend unabhängig und beträgt etwa 70 Ionenpaare pro Zentimeter Bahn in Luft unter Normalbedingungen. Der Energieaufwand zur Erzeugung eines Ionenpaares ist für Elektronen derselbe wie der für schwere Teilchen, und beträgt in Luft 34 eVolt je Ionenpaar.

Für Elektronen mit Energien über 10 MeV und mehr muß Gl. (4) erweitert werden, da für Elektronen deren Geschwindigkeit der Lichtgeschwindigkeit sehr nahekommt, sich das elektrische Feld des fliegenden Elektrons auf eine Ebene senkrecht zur Flugrichtung konzentriert, damit tiefer in die Materie hineingreift und mehr Elektronen erfaßt. Mit steigender Elektronenenergie wächst daher der mittlere Energieverlust wieder etwas an, nachdem er bei Energien zwischen 1 und 2 MeV ein Minimum durchlaufen hat.

Diesen Sachverhalt kann man nach Bethe und Möller dadurch berücksichtigen, daß man den logarithmischen Faktor in Beziehung 4 durch $-\ln(1-\beta^2) - \beta^2$ erweitert, wobei $\beta = v/c$. Für kleine β verschwindet dieser Zusatz wie β^4 und für $\beta \to 1$ ergibt er die Zunahme des Energieverlustes mit wachsender Energie T wieder.

Die so erweiterte Beziehung[1] gilt zunächst nur für Gase; in dichter Materie, also in Flüssigkeiten, festen Körpern oder Gasen unter hohem Druck, wird das elektrische Feld der fliegenden Elektronen durch die Polarisation der durchsetzten Materie geschwächt. Dies reduziert den Wiederanstieg des Energieverlustes bei hohen Energien in dichter Materie.

In Abb. 40 sind für einige Substanzen die Werte des mittleren Energieverlustes eingetragen. Von kleinen Elektronenenergien herkommend fällt der Energieverlust rasch ab, durchläuft zwischen 1 und 2 MeV ein flaches Minimum, um dann wieder leicht anzusteigen. Wie man sieht, bremsen Substanzen mit niedriger Ordnungszahl (Al) stärker als solche mit hoher Ordnungszahl (Au), eine Erscheinung, der wir noch ausgeprägter bei der Bremsung von schweren Teilchen begegnet sind. Dieses Verhalten des Bremsvermögens (Definition s. Abschnitt 1c) hängt damit zusammen, daß Substanzen niedriger Ordnungszahl in der gleichen Gewichtsmenge mehr Elektronen enthalten und daher stärker bremsen als solche mit hoher Ordnungszahl. So enthält 1 g Aluminium rund 20% mehr Elektronen als 1 g Gold. Für die Bremsung schwerer Teilchen kommt noch hinzu,

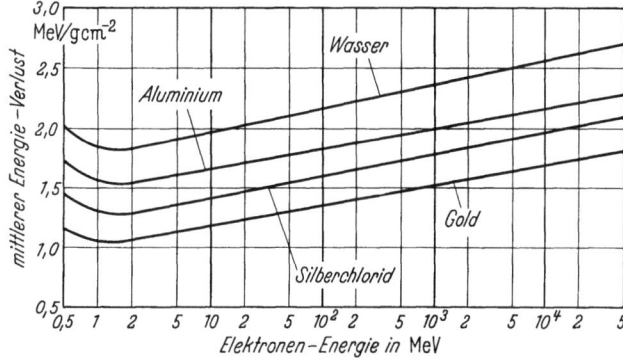

Abb. 40. Der mittlere Energieverlust durch Ionisation von Elektronen. Teilweise entnommen aus R. D. BIRKHOFF, Handbuch der Physik, Bd. XXXIV, S. 70. Berlin-Göttingen-Heidelberg: Springer 1958

daß die Elektronen des Goldes stärker gebunden sind als die des Aluminiums und sich daher nicht im gleichen Maße an der Bremsung beteiligen können. Für Elektronen von einigen MeV fällt dies weniger ins Gewicht, da Elektronen größere Energiebeträge übertragen können, also auch die stärker gebundenen Elektronen anstoßen können.

Für Substanzen mit Ordnungszahlen zwischen 3 und 20 (Lithium bis Calcium) gibt die Aluminiumkurve das Bremsvermögen mit einer für die meisten Fälle ausreichenden Genauigkeit wieder. Für Substanzen mit höherer Ordnungszahl muß man zwischen den Kurven für Aluminium und Gold interpolieren. Das Bremsvermögen von Wasserstoff ist etwas mehr als doppelt so groß wie das für Aluminium, da im Wasserstoffatom die Elektronenzahl gleich der Nukleonenzahl ist, während für alle übrigen Elemente $Z < A/2$. Dies ist bei der Berechnung des Bremsvermögens von wasserstoffhaltigen Substanzen zu berücksichtigen. Das Bremsvermögen von Wasser ist in Abb. 40 ebenfalls eingetragen.

Will man das Bremsvermögen einer zusammengesetzten Substanz berechnen, so darf man die Bremsung der einzelnen Anteile addieren, gleichgültig ob es sich um eine Mischung oder eine chemische Verbindung von Atomen mit verschiedener Ordnungszahl Z handelt. Hat man eine chemische Verbindung mit dem Molekulargewicht $M = n_1 A_1 + n_2 A_2 + \cdots$, wobei n die Atomzahlen, A die Atomgewichte der Verbindungspartner sind, so wird das Bremsvermögen der molekularen Substanz bzw. Mischung

$$B = \frac{n_1 A_1}{M} B_1 + \frac{n_2 A_2}{M} B_2 + \cdots,$$

wobei B_1 und B_2 die Bremsvermögen der Atomarten A_1 bzw. A_2 sind.

---

[1] Eine genauere Beziehung findet sich bei R. D. BIRKHOFF, Handbuch der Physik, Bd. XXXIV, S. 61 ff.

Der in diesem Abschnitt besprochene mittlere Energieverlust ist durch Ionisation, Anregung und Wärmeentwicklung verursacht, er enthält noch nicht den Energieverlust durch Bremsstrahlung. Dieser kann für hohe Elektronenenergien T in Materialien mit hoher Ordnungszahl Z erheblich werden (s. Abschnitt III, 2d). Er ist zu berücksichtigen, wenn man sich für die Energie der Elektronen nach dem Durchsetzen beispielsweise einer Bleischicht interessiert. Mit guter Annäherung gilt, daß der Energieverlust durch Bremsstrahlung ebenso groß wie der durch Ionisation wird, wenn das Produkt $T \cdot Z$ den Wert 800 erreicht, wobei die Elektronenenergie T in MeV einzusetzen ist. Der Energieverlust kann unberücksichtigt bleiben, wenn man sich nur für die in der Schicht absorbierte Energie interessiert, denn die Bremsstrahlung ist wesentlich durchdringender als die auslösenden Elektronen, so daß die erzeugte Bremsstrahlung aus der Schicht herausläuft, ohne zur Energieabsorption beizutragen.

Positronen erleiden denselben mittleren Energieverlust wie negative Elektronen, er kann daher ebenfalls aus Gl. (4) bzw. Abb. 40 entnommen werden. Bei physikalischen Experimenten kann ein ins Gewicht fallender Unterschied zwischen Positronen und Elektronen dann auftreten, wenn man sich nicht für den im Mittel umgesetzten Energiebetrag interessiert, sondern für die Energie, die dem Positronenstrahl entzogen wurde, analog etwa dem in Abb. 39 dargestellten Experiment für Elektronen. Während es bei negativen Elektronen nicht möglich ist, zwischen den Primärelektronen und den durch sie angestoßenen Sekundärelektronen zu unterscheiden, kann man dies bei Positronen durch magnetische Ablenkung sehr wohl. Tut man dies, so erhält man für die Positronen einen höheren mittleren Energieverlust, da in einem Positronenbündel die Energie der Positronen beim Eindringen in die Materie in steigendem Maße auf die negativen Sekundärelektronen übergeht. Die Energie des Positronenbündels nimmt daher rascher ab als die von Positronen und negativen Sekundärelektronen zusammen. Da den Radiologen in der Regel nur die insgesamt in der durchsetzten Schicht als Ionisation freigemachte Energie interessiert und er auf die Absorption des Positronenanteils allein keinen Wert legt, kann, wie oben erwähnt, Abb. 40 zur Bestimmung des mittleren Energieverlustes herangezogen werden.

Bei Positronenstrahlen ist lediglich zu beachten, daß jedes Positron, das zur Ruhe kommt, bei seiner Zerstrahlung zwei γ-Quanten zu je 511 keV liefert. Da diese Vernichtungsstrahlung sehr viel durchdringender als die auslösende β-Strahlung ist, fällt ihr lokaler Beitrag zur Ionisation nicht ins Gewicht.

c) Die Energie-Reichweitebeziehung für Elektronen

Bei schweren Teilchen läßt sich eine mittlere Reichweite definieren, deren Zusammenhang mit der Energie gut bekannt ist. Bei Elektronenstrahlen ist die Streuung so stark, daß man mit einer mittleren Reichweite nicht nützlich arbeiten kann; man muß sich bei Reichweitenmessungen mit der Angabe der Maximalreichweite begnügen. Auch diese Angabe ist mit einer gewissen Willkür behaftet, da die Maximalreichweite um so größer ausfällt, je empfindlichere Nachweismethoden man benützt. Bringt man zwischen eine β-Strahlenquelle und das Strahlennachweisgerät wachsende Schichtdicken einer absorbierenden Substanz, so erhält man eine Absorptionskurve ähnlich der in Abb. 41 dargestellten. Mit zunehmender Absorberdicke sinkt die gemessene Intensität ab. Als Reichweite definiert man diejenige Absorberdicke, bei der die Intensität auf einen sehr kleinen Bruchteil, z.B. $1^0/_{00}$ des Anfangswertes abgesunken ist. Im obigen Falle wäre dies eine Schichtdicke von 0,6 g/cm² Polystyrol (Polystyrol ist ein Kunststoff, dessen Absorption der von Wasser bzw. von Gewebe sehr nahe kommt). Diese so definierte Reichweite wächst mit der Maximalenergie T_{max} des β-Strahlers. Es sind eine Reihe von empirischen Formeln angegeben worden, die den Zusammenhang zwischen T_{max} eines β-Strahlers und der Reichweite seiner Strahlen für verschiedene Energiebereiche angeben. In Abb. 42 ist dieser Zusammenhang für Elektronen von 0,01—20 MeV für Aluminium als Absorbermaterial wiedergegeben. Da die Reichweitenangaben in mg/cm² nur sehr wenig von der Ordnungszahl Z des Absorbermaterials abhängen, gelten die in dieser Abbildung dargestellten Werte für alle Absorbermaterialien auch für Wasser.

Dies mag überraschen, da Abb. 40 zeigt, daß das Bremsvermögen von der Ordnungszahl abhängt. Diese Abhängigkeit wird aber durch die Streuung, die mit der Ordnungszahl sehr stark ansteigt, kompensiert. Bei hoher Ordnungszahl ist zwar der mittlere Energieverlust geringer, jedoch die Streuung stärker und damit der Umwegfaktor der Bahn größer als bei kleinerer Ordnungszahl.

Arbeitet man statt mit dem kontinuierlichen Spektrum eines β-Strahlers der Maximalenergie T, mit den monoenergetischen Elektronen eines Beschleunigers der gleichen

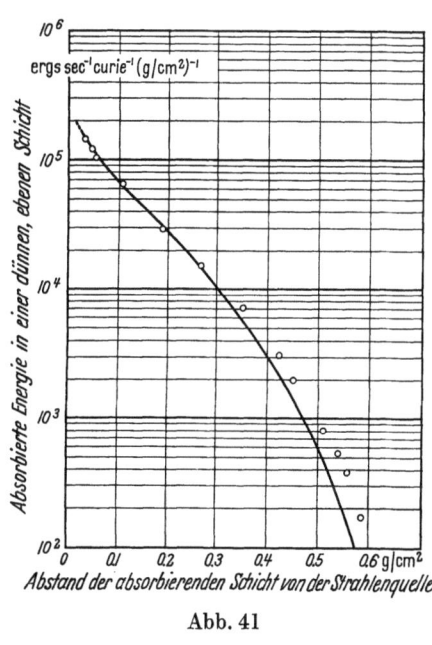

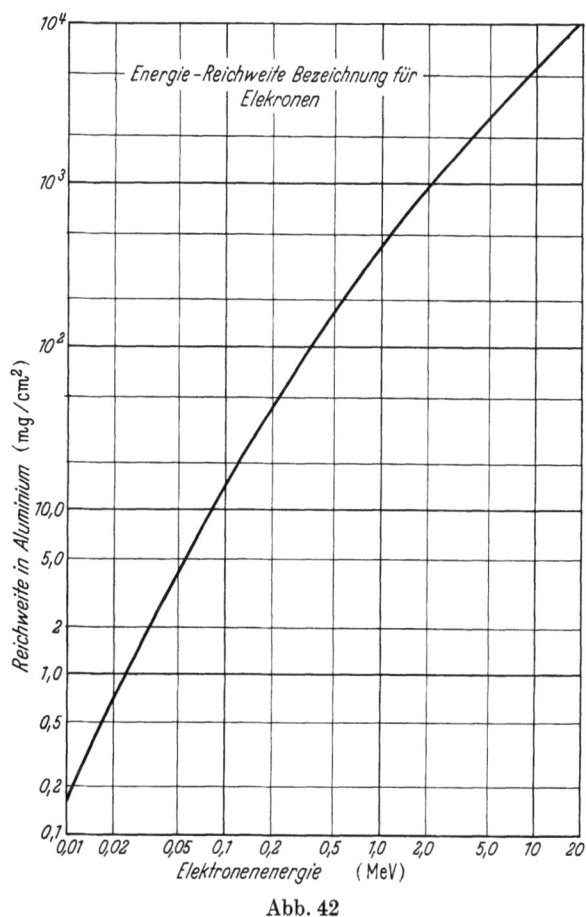

Abb. 41

Abb. 42

Abb. 41. Die Energiedosisleistung einer ³²P-β-Strahlenquelle in Abhängigkeit von der Absorberdicke zwischen Präparat und Detektor. (Aus R. D. BIRKHOFF, Handbuch der Physik, Bd. XXXIV, S. 131. Berlin-Göttingen-Heidelberg: Springer 1958)

Abb. 42. Die Energie-Reichweitebeziehung für Elektronen. (Aus Nuclear Data Tables 1960, Part 3, National Academy of Science — National Research Council)

Energie T, so sind auch die Reichweiten gleich, doch die Absorptionskurven haben verschiedene Gestalt. Als Beispiel diene Abb. 43, die die Energieproduktion, d. h. die Ionisation eines monoenergetischen Elektronenstrahls als Funktion der Eindringtiefe in Wasser für verschiedene Elektronenstrahlenergien wiedergibt.

Die Form einer Absorptionskurve hängt außer von der Strahlenenergie und der spektralen Energieverteilung auch stark von der Strahlengeometrie, insbesondere von der Größe des Feldes ab. Eine Rolle spielt auch, ob im Zentrum oder am Rande des Strahlbündels gemessen wird. Die senkrecht auf den Absorber auftreffenden Elektronen werden gestreut und erzeugen Sekundärelektronen. In der Achse eines breiten Strahlbündels erhöht sich dadurch in der Tiefe die Strahlendosis gegenüber derjenigen an der Oberfläche. Hinzu kommt noch, daß die Oberfläche Elektronen durch Rückdiffusion verliert. In großen Tiefen nimmt die Dosis rasch ab, da das Elektronenstrahlbündel durch Streuung weit aufgefächert wird. Unabhängig von der jeweiligen Kurvenform bleibt die Reichweite immer ungefähr dieselbe. Als Faustformel kann dienen, daß für Elektronen über 1 MeV die Reichweite der Energie proportional ist und rund 0,5 cm H$_2$O für je 1 MeV beträgt.

Die Berechnung der Dosisverteilung eines Strahlenbündels im Absorber ist wegen der Komplikation durch die Streuung sehr mühsam und wenig genau, so daß man in der Praxis meist auf die Messung am Phantom angewiesen ist. Für einfache geometrische Anordnungen liegen Rechnungen vor, so ist z.B. die ausgezogene Kurve in Abb. 41, die für eine punktförmige Phosphor 32 β-Strahlenquelle gilt, berechnet und mit den experimentellen Punkten in guter Übereinstimmung.

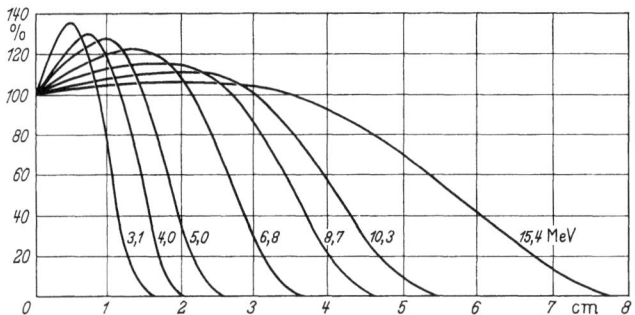

Abb. 43. Energieproduktion monoenergetischer Elektronenstrahlen in Wasser nach B. Markus [Strahlentherapie 97, 376 (1955)]

Für grobe Abschätzungen kann man den Anfangsteil der in Abb. 41 dargestellten Absorptionskurve durch eine Gerade ersetzen. Dies ist gleichbedeutend mit der Annahme, daß die β-Strahlung näherungsweise nach einem Exponentialgesetz absorbiert wird, also näherungsweise gilt:

$$\ln \frac{I_0}{I_d} = \mu \cdot d,$$

dabei bedeuten I_0 bzw. I_d die gemessene Strahlungsintensität (z.B. die Zahl der β-Strahlen) ohne bzw. mit Absorber, d die Absorberdicke in g/cm^2 und μ den scheinbaren Absorptionskoeffizienten in cm^2/g. Dieser so definierte Massenabsorptionskoeffizient hängt von der Maximalenergie des β-Strahlers ab. Hält man den Abstand zwischen β-Strahlenquelle und dem Nachweisgerät konstant und bringt zwischen die beiden die absorbierenden Schichten, so läßt sich der Massenabsorptionskoeffizient aus der empirisch gewonnenen Formel

$$\mu = 17 \, T_{\max}^{-1,43}$$

errechnen. Die maximale Energie $T_{\max}$ des β-Strahlers ist in MeV einzusetzen, damit sich μ in den Einheiten cm^2/g ergibt. Man kann mit dieser etwas groben Methode die Dosisverteilung in der Umgebung einer punktförmigen β-Strahlquelle berechnen. Umgekehrt kann man über die Aufnahme der Absorptionskurve zu einer ungefähren Angabe der Maximalenergie eines unbekannten β-Strahlers kommen und damit einen Anhaltspunkt für dessen Identifizierung erhalten.

Elektronen mit Energien von 100 MeV und darüber verlieren in Wasser oder Gewebe bereits einen beträchtlichen Teil ihrer Energie durch Bremsstrahlung, erst recht in Materialien von höherer Ordnungszahl. Die Bremsstrahlung ihrerseits erzeugt durch Paarbildung wieder neue Elektronen, so daß sich in diesem Hochenergiebereich ein anderes Bild ergibt. Der primär in einen Absorber eindringende Elektronenstrahl hoher Energie baut eine Elektronen- und γ-Strahlenkaskade auf, in der die Energie der primär einfallenden Elektronen auf eine große Zahl von Sekundärelektronen aufgeteilt wird (näheres s. V/5).

d) Die Bestimmung der spezifischen Aktivität einer β-aktiven Substanz

Bei Arbeiten mit radioaktiven Tracern steht man oft vor der Aufgabe, die spezifische Aktivität eines Materials zu bestimmen, d.h. die Zahl der radioaktiven Zerfälle pro Gramm und Sekunde anzugeben. Relativ einfach stellt sich diese Aufgabe, wenn die spezifische Aktivität so hoch ist, daß man mit einer so dünnen Schicht arbeiten kann, daß die Absorption und Streuung der Strahlung in dieser Schicht vernachlässigt werden darf bzw. korrigiert werden kann. Hierbei hat man beim Nachweis von β-Strahlen lediglich auf die Rückstreuung der Elektronen an der Präparatunterlage zu achten, die man dadurch reduziert, daß man als Unterlage eine möglichst dünne Schicht aus Material mit niedriger Ordnungszahl wählt. Oft ist jedoch die spezifische Aktivität nicht groß genug, oder die nachzuweisende Strahlung so weich, daß man nicht mit genügend dünnen Schichten arbeiten kann. Hier empfiehlt es sich mit sättigungsdichten Schichten zu arbeiten, also Schichten, deren Dicke die Reichweite der nachzuweisenden β-Strahlen oder α-Strahlen übersteigt.

Für den Nachweis von α-Teilchen kann man die Tatsache ausnützen, daß aus einer sättigungsdicken Schicht pro Sekunde und cm²

$$n = \frac{1}{4} \cdot \sigma \cdot R$$

Teilchen austreten. R ist dabei die Reichweite in g/cm² und σ die spezifische Aktivität, angegeben als Zahl der Zerfälle pro Sekunde und Gramm (d/g sec). Diese Formel läßt sich leicht aus einfachen geometrischen Überlegungen gewinnen unter Berücksichtigung der Tatsache, daß alle α-Teilchen einer einheitlichen Substanz dieselbe Reichweite haben und die Streuung keine Rolle spielt. Die Reichweite R der α-Teilchen ist von der Ordnungszahl des Materials, in dem die α-Teilchen absorbiert werden, abhängig (s. Abschnitt 1c).

Diese für α-Strahler gültige Formel kann überraschenderweise auch auf β-Strahler recht gut angewandt werden. Man muß allerdings berücksichtigen, daß die Zerfallselektronen eines β-Strahlers keine einheitliche Energie besitzen, vielmehr alle Energien zwischen null und der Maximalenergie vertreten sind.

Man kann jedoch eine mittlere Reichweite $\bar{R}$ derart definieren, daß man die obige Beziehung verwenden kann. Dazu muß man die Energieverteilung im β-Spektrum in eine Reichweitenverteilung umrechnen, wozu man die Energiereichweitenbeziehung (Abb. 42) benützt. Aus dieser Reichweitenverteilung errechnet man die mittlere Reichweite $\bar{R}$. Tabelle 11 gibt für einige Radionuklide die Werte von $\bar{R}$ und R_{max} wieder[1].

Die Maximalreichweite R_{max} legt fest, wie dick die Schicht mindestens sein muß, damit die Methode anwendbar ist. Die oben definierten mittleren Reichweiten $\bar{R}$ sind ebenso wie die maximalen Reichweiten von der Ordnungszahl der absorbierenden Substanzen weitgehend unabhängig, so daß man gegenüber den α-Strahlen den Vorteil hat, daß die Art des absorbierenden Materials nicht berücksichtigt werden muß. Für die praktische Durchführung solcher Messungen benützt man am besten einen fensterlosen Methandurchflußzähler, in den man die auszumessenden Präparatschichten einführt.

Tabelle 11. *Die mittleren Reichweiten $\bar{R}$ der β-Strahlen einiger Radionuklide für die Berechnung der spezifischen Aktivität (Zerfälle pro Gramm und Sekunde) aus der Zahl n (pro cm² Oberfläche pro Sekunde austretende β-Teilchen) mit der Formel*

$$n = \frac{1}{4} \sigma \cdot \bar{R}$$

Nuklid	$\bar{R}$ mg/cm²	R_{max} mg/cm²
¹⁴C	4,99	28,7
³⁵S	4,88	31,5
⁶⁰Co	15,0	81
⁴⁰K	221	590

Will man nur Relativmessungen der spezifischen Aktivitäten σ durchführen, so erübrigt sich die Kenntnis der mittleren Reichweite $\bar{R}$. Die spezifischen Aktivitäten σ sind direkt proportional den gemessenen Oberflächenaktivitäten n, sofern man nur dafür

---

[1] Nähere Angaben über diese nützliche Methode siehe J. Heintze u. H. Fischbeck, Z. Physik **147**, 277 (1957).

gesorgt hat, daß die Dicke der jeweiligen Schicht nicht wesentlich kleiner als die Maximal-reichweite R_{max} der β-Strahlen ist. Man kann auch ohne Kenntnis von R zu einer Absolut-bestimmung von σ gelangen, indem man sich ein Präparat bekannter spezifischer Aktivität herstellt und in die Meßreihe aufnimmt. Der Vorteil der Methode besteht darin, daß das Resultat nicht durch die Art des Materials, in dem sich die Aktivität befindet, beeinflußt wird. Man kann daher die ^{14}C-Aktivität einer organischen Substanz direkt mit der einer Ba CO_3-Schicht vergleichen.

e) Die biologische Wirksamkeit von Elektronenstrahlen verschiedener Energie

Aus der Tatsache, daß der Ionisierungsaufwand von der Elektronengeschwindigkeit unabhängig ist, darf nicht ohne weiteres geschlossen werden, daß auch die relative bio-logische Wirksamkeit (RBW) von der Elektronengeschwindigkeit völlig unabhängig sein muß. Erzeugt man in einem Volumen eine bestimmte Ionenzahl durch langsame Elek-tronen, etwa durch die Sekundärelektronen einer 20 kV-Röntgenstrahlung, so bestehen die Elektronenbahnen im wesentlichen aus stark ionisierenden kurzen Bahnelementen.

Erzeugt man dieselbe Ionenzahl durch Elektronen von einigen MeV, z.B. als Sekundär-elektronen einer γ-Strahlung, so werden die Ionen im wesentlichen durch die schwach ionisierenden schnellen Bahnelemente geschaffen. Im letzteren Falle wird die Ionisation in dem bestrahlten Volumen sehr viel homogener verteilt sein als im ersten Fall, wo die Ionen zu Klümpchen zusammengeballt sind. Es wäre denkbar, daß eine Strahlung einen biologischen Effekt bevorzugt dann hervorruft, wenn die lokale Ionendichte einen Mindestwert überschreitet. In diesem Fall wäre die biologische Wirkung einer 20 keV-Röntgenstrahlung größer als die einer gleichgroßen Dosis einer 1 MeV-γ-Strahlung. Der umgekehrte Effekt wäre zu erwarten, wenn für die Erzeugung der biologischen Wirkung eine möglichst homogene Verteilung der Ionen erforderlich ist.

Die Erfahrung mit α-Strahlen und den Rückstoßprotonen von Neutronen, die mehrere 100mal höhere Ionendichten haben als schnelle Elektronenstrahlen, sprechen dafür, daß hohe Ionendichten biologisch wirksamer sind (z.B. bei der Mutationsrate). Es ist daher nicht völlig auszuschließen, daß sich auch langsame und schnelle Elektronen und damit auch weiche und harte Röntgenstrahlen in ihrer relativen biologischen Wirksamkeit etwas unterscheiden. Naturgemäß wird dieser Unterschied wesentlich kleiner sein als der zwischen schweren Teilchen (Neutron, Proton) und Elektronen (Röntgen- und γ-Strahlen).

V. Durchgang von Röntgen- und γ-Strahlen durch Materie

1. Photonen

a) Allgemeines

Das Spektrum der von einem glühenden Körper ausgehenden elektromagnetischen Strahlen war um die Jahrhundertwende experimentell gut bekannt, dagegen war es lange Zeit nicht möglich, die beobachteten Fakten in einer geschlossenen Theorie der Wärmestrahlung zusammenzufassen. Max Planck gelang es im Jahre 1900 erstmalig, ein alle Beobachtungen richtig beschreibendes Strahlungsgesetz anzugeben, zu dessen Begründung er allerdings die für die damalige Zeit höchst unplausible Annahme machen mußte, daß die emittierenden und absorbierenden Atome die Strahlungsenergie nur in Energiepaketen abgeben bzw. aufnehmen können, deren Energiebetrag $E = h \cdot \nu$ der Frequenz proportional ist. Der Proportionalitätsfaktor h ist das Plancksche Wirkungs-quantum, das mit dem Strahlungsgesetz als wichtigste Naturkonstante in die moderne Physik einzog. Zunächst blieb es vollkommen offen, wie man sich die quantenhafte Emission und Absorption von Strahlungsenergie vorzustellen hat, da weder die Maxwell-schen Gleichungen noch die Atommodelle der damaligen Zeit einen Hinweis für das Verständnis dieses Phänomens geben konnten. Einstein ging einen Schritt weiter mit der These, daß die paketweise Absorption und Emission von Strahlungsenergie nicht eine

Eigenschaft der absorbierenden und emittierenden Atome sei, sondern eine Eigenschaft der Strahlungsenergie an sich. Heute wissen wir, daß die elektromagnetische Strahlung aus Energiequanten $E = h\nu$ besteht, den *Lichtquanten* oder *Photonen*. Die Lichtquanten unterliegen keinem Verschleiß, ebensowenig wie die Massen der Atome. Wird ein Lichtquant erzeugt oder vernichtet, so geschieht dies in einem atomaren Elementarakt, bei dem kinetische Energie eines Elektrons oder potentielle Energie eines Atoms in Strahlungsenergie umgewandelt wird bzw. umgekehrt.

Die Lichtquantenvorstellung erwies sich als ungewöhnlich fruchtbar für das Verständnis aller Vorgänge, die mit der Absorption und Emission elektromagnetischer Strahlung zusammenhängen. So blieb der lichtelektrische Effekt, das ist die Auslösung von Photoelektronen aus einer Metalloberfläche durch ultraviolettes Licht, bis zur Einführung der Photonenvorstellung unerklärlich. Beim Photoeffekt hatte man beobachtet, daß das Licht eine bestimmte Mindestfrequenz haben muß, damit es Photoelektronen auslösen kann. Nimmt man Licht mit höherer Frequenz als der Grenzfrequenz, so ist der Elektronenstrom dem Lichtstrom proportional. Unterhalb der Grenzfrequenz ergibt auch eine noch so hohe Lichtintensität keine Photoelektronen.

Dieses Verhalten war nach den Vorstellungen, die man sich vor der Einführung der Lichtquanten von der elektromagnetischen Strahlung machte, nicht zu verstehen, denn man hätte erwarten müssen, daß für die Stärke der Elektronenemission nur die Lichtintensität entscheidend ist, denn man nahm an, daß die entscheidende Größe die elektrische Feldstärke ist, die nur von der Intensität, nicht aber von der Frequenz abhängt. Die Lichtquantenvorstellung gibt demgegenüber in einfacher Weise die richtige Erklärung. Eine Elektronemission kann nur auftreten, wenn die Photonenenergie $E = h \cdot \nu$ gleich oder größer als die Ablöserarbeit A des Elektrons aus dem Metallverband ist. Die Überschußenergie wird dem Elektron als kinetische Energie $T = h\nu - A$ mitgegeben. Eine Elektronenemission findet nicht statt, solange $h\nu < A$; sie wird der Zahl der Lichtquanten, also der Lichtintensität, proportional, wenn $h\nu > A$.

Diese eben skizzierte Vorstellung trifft auch für sehr kurzwelliges Licht, also die hier interessierenden Röntgen- und γ-Strahlen zu. In diesem Bereich ist die Photonenenergie so groß, daß nicht nur die sehr schwach gebundenen Leitungselektronen eines Metalls abgelöst werden können, sondern auch die zum Teil sehr stark gebundenen Atomelektronen, insbesondere die der innersten Schalen (K- und L-Schale), wo A sehr hohe Werte annimmt. Dieser Photoeffekt ist der vorherrschende Absorptionsprozeß für Photonenenergien bis zu einigen MeV, vor allem in Materialien mit hoher Ordnungszahl.

b) Energie, Masse und Impuls des Photons

Das einzelne Photon besitzt eine seiner Energie $E = h\nu$ entsprechende Masse

$$m_{h\nu} = \frac{h\nu}{c^2};$$

da es sich mit Lichtgeschwindigkeit bewegt, besitzt es einen Impuls

$$p = m_{h\nu} \cdot c = \frac{h\nu}{c}.$$

Insbesondere bei hohen Photonenenergien erhält damit die elektromagnetische Strahlung corpusculare Züge. Ein Röntgenstrahl besteht aus einem Strom von Photonen, die Energie und Impuls transportieren, analog einem Bündel von Corpuscularstrahlen.

Es besteht jedoch ein prinzipieller Unterschied zwischen Corpusceln und Photonen. Die geladenen Corpusceln ionisieren längs ihres gesamten Weges, die Photonen als solche ionisieren überhaupt nicht. Sie durchfliegen die Materie, die zwischen dem Ort ihrer Entstehung und dem ihrer Absorption liegt ohne Wechselwirkung mit den durchquerten Atomen. Erst die durch den Absorptionsakt ausgelösten Photoelektronen bzw. die bei einer Streuung angestoßenen Comptonelektronen ionisieren. Ein schönes Bild solcher Elektronen, die von den Photonen einer Co-γ-Strahlenquelle ausgelöst wurden, zeigt Abb. 1.

2. Die Schwächung eines Photonenstrahles

a) Das Schwächungsgesetz

Wir betrachten zunächst ein sehr enges Bündel von Röntgen- oder γ-Strahlen, das von einer punktförmigen Quelle ausgeht und in einem Detektor nachgewiesen wird, dessen Querschnitt gleich dem des Bündels sein soll (s. Abb. 44a). Die Strahlung soll außerdem monochromatisch sein, d.h. aus Photonen einheitlicher Energie bestehen. Bringt man in den Strahlengang dieses Bündels ein dünnes Stück Materie der Dicke Δx, so wird die Photonenzahl n in dem Bündel um den Betrag Δn vermindert, da einige Photonen absorbiert, andere aus dem Bündelquerschnitt herausgestreut werden. Die Schwächung Δn wird der Materialdicke Δx und der Zahl der auftreffenden Photonen n proportional sein, so daß gilt

$$-\Delta n = \mu \cdot n \cdot \Delta x.$$

Die Proportionalitätskonstante μ nennen wir den Schwächungskoeffizienten. Arbeitet man mit dicken Schichten x, so muß man die obige Gleichung integrieren und erhält

$$n = n_0 e^{-\mu x},$$

wobei n_0 die Photonenzahl vor dem Absorber und n hinter dem Absorber bedeutet.

Versteht man unter n die Zahl der Photonen, die pro Sekunde den Bündelquerschnitt durchsetzen, so ist der *Energiefluß* durch den Bündelquerschnitt $I = n\,h\cdot\nu$ und das Schwächungsgesetz läßt sich für diesen in der gleichen Form schreiben $I = I_0 \cdot e^{-\mu x}$, wobei I und I_0 den Energiefluß hinter bzw. vor dem Absorber der Dicke x bedeuten. Die Dicke x ist dabei in Zentimeter zu messen und der Schwächungskoeffizient μ dementsprechend in cm^{-1}.

b) Der Massenschwächungskoeffizient

Der Schwächungskoeffizient μ hängt von der Photonenenergie und der Art des absorbierenden Materials, insbesondere dessen Ordnungszahl Z und Dichte ϱ ab. Die Abhängigkeit von der Dichte ϱ läßt sich sehr leicht eliminieren, da die Schwächungswirkung eines Materials nur von der Zahl und der Art der absorbierenden Atome abhängt, nicht jedoch von deren Aggregatzustand oder deren chemischer Bindung im Material. Die Schwächungswirkung eines Absorbers hängt deshalb von dessen Flächendichte

$$d = \varrho \cdot x,$$

die in g/cm² zu messen ist, ab. Mißt man die Dicke des Absorbers d in g/cm², so muß entsprechend der Schwächungskoeffizienten

$$\mu_m = \frac{\mu}{\varrho} \quad \text{in cm}^2/\text{g}$$

gemessen werden. Das Schwächungsgesetz nimmt dann die Form an

$$I = I_0 e^{-\mu_m \cdot d}.$$

Der so definierte Schwächungskoeffizient μ_m wird *Massenschwächungskoeffizient* genannt. Mit ihm wird in der Regel in Tabellenwerken und bei graphischen Darstellungen gearbeitet, da er eine von Temperatur und Dichte unabhängige Materialkonstante des Absorbers ist. Überdies hat er den Vorteil, ebenso wie die im nächsten Abschnitt zu behandelnden Massenabsorptions- und Massenstreukoeffizienten, weit weniger von der Ordnungszahl abhängig zu sein als der zuvor definierte Schwächungskoeffizient. Wenn im folgenden von Absorptionskoeffizienten die Rede ist, soll immer μ_m gemeint sein, so daß der Index m entfallen kann.

Der Massenschwächekoeffizient μ eines Materials, das aus verschiedenen Komponenten aufgebaut ist, kann aus den Massenschwächungskoeffizienten $\mu_1\,\mu_2\ldots$ der einzelnen Komponenten und den Gewichtsanteilen dieser Komponenten berechnet werden. Es sei d das in g/cm² gemessene Flächengewicht der gemischten Schicht, und es seien $d_1, d_2\ldots$

die entsprechenden Anteile der Komponenten, aus denen die Schicht aufgebaut ist, so daß gilt $d = d_1 + d_2 + \ldots$ Für den Massenschwächungskoeffizient der gemischten Schicht gilt dann

$$\mu = \frac{\mu_1 d_1 + \mu_2 d_2 + \ldots}{d}.$$

Der Massenschwächungskoeffizient einer chemischen Verbindung berechnet sich nach der gleichen Vorschrift, so als ob eine Mischung der Atome, aus denen die Verbindung besteht, vorliegen würde.

c) Der Wirkungsquerschnitt

Für physikalische Überlegungen ist es oft vorteilhaft, eine Größe zu definieren, die der Schwächungswirkung eines einzelnen Atoms, Moleküls oder Elektrons proportional ist. Hierzu eignet sich der Wirkungsquerschnitt Σ. Er wird in cm² gemessen und stellt anschaulich die Trefffläche des Atoms dar, die das Atom einem ankommenden Photonenstrahl bietet. Jedes auf diese Trefffläche auffallende Photon wird durch Absorption oder Streuung aus dem Bündel herausgenommen. Man erhält den Wirkungsquerschnitt eines Atoms oder Moleküls, indem man den Massenschwächungskoeffizienten μ_m durch die Zahl der Atome bzw. Moleküle je Gramm dividiert. Diese Zahl ist $L/M = 6,02 \cdot 10^{23}/M$, wobei $L = 6,02 \cdot 10^{23}$ Atome/Mol die Loschmidtsche Zahl ist und M das Molekular- bzw. Atomgewicht. Es ist also

$$\Sigma = \frac{\mu_m \cdot M}{L}.$$

Der so definierte Wirkungsquerschnitt ist von der Größenordnung 10^{-24} cm², eine Fläche, für die in der neueren physikalischen Literatur oft der Name 1 barn $= 10^{-24}$ cm² gebraucht wird.

Für viele Überlegungen ist der Wirkungsquerschnitt je Elektron eine nützliche, weil anschauliche Größe, die man aus dem atomaren Wirkungsquerschnitt erhält, indem man diesen durch die Zahl der Elektronen je Atom, also durch die Ordnungszahl Z, dividiert. Dieser Wirkungsquerschnitt je Elektron ist in einem weiten Energiebereich und für nicht zu hohe Ordnungszahlen Z nur wenig materialabhängig, da die Elektronen überwiegend für die Absorption und Streuung der Photonen verantwortlich sind. Es gilt:

$$\Sigma_{el} = \frac{\mu_m \cdot M}{L \cdot Z}.$$

d) Die Halbwertsdicke (HWD)

Wählt man die schwächende Schicht gerade so dick, daß die Intensität des Photonenstrahls auf die Hälfte reduziert wird, also:

$$\frac{I}{I_0} = \frac{1}{2} = e^{-\mu D},$$

so nennt man diese Dicke D die Halbwertsdicke (HWD). Für eine monochromatische Strahlung gilt

$$HWD = \frac{\ln 2}{\mu} = \frac{0,693}{\mu}.$$

Die Schwächung einer monochromatischen Strahlung läßt sich an Hand der Abb. 23 leicht ermitteln, wenn man in dieser Figur (die den zeitlichen Abfall eines radioaktiven Präparates wiedergibt) an Stelle der Zahl der Halbwertszeiten die entsprechende der Halbwertsdicken setzt. Auf der Ordinate kann die zu der betreffenden Schichtdicke, d.h. Anzahl der HW-Dicken gehörende Strahlungsintensität abgelesen werden. Die HWD ist ein anschauliches Maß für die Durchdringungsfähigkeit einer Strahlung; große Halbwertsdicke bedeutet eine durchdringende, harte Strahlung, kleine Halbwertsdicke eine weiche Strahlung. Will man die Halbwertsdicke in Zentimeter messen, so muß man naturgemäß auch μ in cm⁻¹ nehmen, will man die Halbwertsdicke in g/cm² erhalten, so ist entsprechend der in cm²/g zu messende Massenschwächungskoeffizient zu nehmen.

e) Die Schwächung einer gemischten Photonenstrahlung

Wie eingangs erwähnt wurde, gilt das Schwächungsgesetz in seiner einfachen Form nur für eine monochromatische Strahlung. Diesen Idealfall haben wir nur bei einem Radionuklid, das γ-Strahlen einheitlicher Energie emittiert, nicht jedoch bei der Strahlung einer Röntgenröhre, die Photonen zwischen Null und der Maximalenergie liefert. Hier ist zu berücksichtigen, daß μ und μ_m stark von der Photonenenergie abhängig sind. Im allgemeinen ist für Photonenenergien unter 5 MeV der Schwächungskoeffizient um so größer, je kleiner die Photonenenergie ist. Mit wachsender Schichtdicke der schwächenden Substanz werden daher zuerst die energieärmeren Photonen absorbiert, so daß die Strahlung härter wird. Will man für eine solche zusammengesetzte Strahlung die Schwächung berechnen, so muß man die Strahlung in Bereiche verschiedener Photonenenergie aufteilen und die Schwächung der einzelnen Bereiche berechnen.

Bei einer Durchleuchtung oder einer Tiefenbestrahlung wird die Härte der Strahlen so gewählt, daß auf dem Leuchtschirm bzw. am Herd genügend Intensität ankommt. Die bei einer Röntgenstrahlung immer vorhandenen weichen Anteile sind störend, da sie zum Schirmbild bzw. zur Herddosis wenig beitragen, lediglich die Strahlenbelastung des Patienten auf der Strahleneintrittsseite unnötig erhöhen. Durch eine möglichst starke Vorfilterung müssen daher die weichen Anteile unterdrückt werden. Selbstverständlich schwächt eine zu starke Vorfilterung auch den harten Anteil, mit dem gearbeitet wird. Für jeden Fall muß daher in der Praxis der geeignete Kompromiß gefunden werden.

f) Energiefluß und Dosis

Wie wichtig eine gute Vorfilterung im Interesse des Patienten ist, zeigt die folgende Tabelle 12 in der der Energiefluß in erg pro cm² für verschiedene Photonenenergien angegeben ist, der benötigt wird, damit er eine Dosis von 1 R hervorruft.

Tabelle 12. *Energiefluß in erg/cm², der in Luft eine Dosis von 1 R erzeugt, für verschiedene Photonenenergien*

Photonen-energie in keV	Energiefluß in erg/cm² für 1 R	Photonen-energie in keV	Energiefluß-in erg/cm² für 1 R
10	21	70	3220
20	166	80	3600
30	554	90	3620
40	1320	100	3620
50	2250	150	3320
60	2960	200—1000	ca. 3000

Da eine harte Strahlung wesentlich weniger absorbiert wird als eine weiche Strahlung braucht man, um an einem Ort eine bestimmte Strahlendosis zu erhalten, bei harter Strahlung an diesem Ort einen größeren Energiefluß als bei weicher Strahlung. Die Tabelle 12 zeigt, daß bei harter Strahlung (Photonenenergien über 60 keV) ca. 3000 erg/cm² nötig sind, damit eine Dosis von 1 R entsteht, während bei niedriger Photonenenergie, also weicher Strahlung, dazu ein wesentlich kleinerer Energiefluß genügt. Bedenkt man, daß die nicht vorgefilterte Strahlung einer Röntgenröhre bevorzugt im Gebiet kleiner Photonenenergien liegt, so sieht man, daß diese weichen Anteile, würde man sie nicht wegfiltern, bei einer Durchleuchtung oder bei einer Tiefenbestrahlung unnötig hohe Hautdosen hervorrufen würden.

3. Absorption und Streuung

a) Absorptions- und Streukoeffizient

Ein Photonenstrahl wird in einer Materieschicht durch Absorption und durch Streuung geschwächt. Unter Absorption wollen wir dabei solche Prozesse verstehen, bei denen ein Photon seine ganze Energie, oder einen Teil seiner Energie auf ein Elektron überträgt, so daß die verlorene Photonenenergie als Ionisation in Erscheinung tritt. Die Einzelheiten solcher Prozesse sollen später behandelt werden. Analog zum Schwächungskoeffizienten μ können wir einen Absorptionskoeffizienten μ_{abs} definieren, der die durch Ionisation verlorengegangene Photonenenergie charakterisiert. Unter Streuung wollen wir solche Prozesse verstehen, bei denen ein Photon als Ganzes aus dem primären Bündel herausgestreut wurde oder solche Prozesse (Comptonstreuung), bei denen zwar ein Elektron angestoßen wurde, jedoch nach dem Streuprozeß noch ein Photon vorhanden ist, das aus dem primären Bündel herausläuft. Der Anteil der Photonenenergie, der auf diese Weise, also ohne zur Ionisation beizutragen, aus dem Strahlenbündel herausläuft, sei durch den Streuquerschnitt σ_{str} charakterisiert. Wir haben damit den Schwächungskoeffizienten μ, den wir jetzt μ_{tot}, den totalen Schwächungskoeffizienten nennen wollen, aufgeteilt, so daß $\mu_{\text{tot}} = \sigma_{\text{str}} + \mu_{\text{abs}}$.

Diese Aufteilung der Strahlenschwächung in reine Absorption und reine Streuung ist für medizinische Anwendungen wichtig, denn zur Strahldosis trägt nur der absorbierte Anteil, nicht der Streuanteil bei. Will man jedoch wissen, welche Strahlenintensität hinter

Tabelle 13. *Aufteilung der Strahlschwächung in Streuung und Absorption. Die Streukoeffizienten σ_{str} und die Absorptionskoeffizienten μ_{abs} bzw. $\mu_{\text{tot}} = \sigma_{\text{str}} + \mu_{\text{abs}}$ sind in cm²/g angegeben*

Photonenenergie E in MeV	Luft			Wasser			Blei		
	μ_{tot}	σ_{str}	μ_{abs}	μ_{tot}	σ_{str}	μ_{abs}	μ_{tot}	σ_{str}	μ_{abs}
0,03	0,32	0,17	0,15	0,33	0,19	0,14	25	1,35	24
0,05	0,20	0,16	0,04	0,21	0,17	0,04	5,6	0,65	5
0,075	0,16	0,14	0,02	0,18	0,15	0,03	1,9	0,30	1,6
0,10	0,15	0,13	0,02	0,17	0,14	0,03	5,3	0,26	5
0,25	0,12	0,08	0,03	0,13	0,10	0,03	0,57	0,10	0,47
0,5	0,08	0,06	0,03	0,09	0,06	0,03	0,15	0,05	0,10
1,0	0,06	0,03	0,03	0,07	0,04	0,03	0,07	0,03	0,04
2,0	0,04	0,02	0,02	0,05	0,02	0,03	0,05	0,02	0,03
20,0	0,016	0,002	0,014	0,018	0,003	0,015	0,06	0,002	0,06

einem Absorber noch vorhanden ist, so sind auch die Verluste durch Streuung zu berücksichtigen. Die Tabelle 13 gibt für einige Materialien die Aufteilung der gesamten Schwächung in den gestreuten bzw. absorbierten Anteil für verschiedene Photonenenergien wieder. Bemerkenswert ist, daß in leichten Materialien, also Luft, Wasser und dementsprechend auch im Gewebe, der gestreute Anteil stets größer ist als der absorbierte. Dagegen spielt in Materialien mit hoher Ordnungszahl wie Blei die Streuung gegenüber der Absorption kaum eine Rolle, so lange die Photonenenergie unter 100 keV bleibt. Nähere Einzelheiten über die Streu- und Absorptionsprozesse bringen die späteren Abschnitte.

b) Einfluß der Strahlengeometrie auf die Dosisverteilung

α) Enges und weites Strahlenbündel

In den bisherigen Betrachtungen haben wir immer ein enges Strahlenbündel zugrunde gelegt, entsprechend der in Abb. 44a schematisch wiedergegebenen Versuchsanordnung. Mit dieser Versuchsanordnung läßt sich der Schwächungskoeffizient μ_{tot} genau bestimmen, indem man mit dem Detektor die Intensität I_0 bei herausgenommenem Absorber und dann die Intensität I mit Absorber mißt, und an Hand des Schwächungsgesetzes μ_{tot} berechnet. Die Versuchsanordnung b mit weitem Strahlenbündel ist für eine solche Messung nicht geeignet, da ein Teil der gestreuten Photonen vom Detektor mitgemessen wird. Die Messung mit Versuchsanordnung b gibt daher für den Schwächungskoeffizienten zu kleine Werte, die sich um so mehr vom wahren Wert entfernen, je weiter das Strahlenbündel ist. Die Physiker sprechen daher bei der Anordnung a von einer guten Geometrie und im Falle b von einer schlechten Geometrie. Da in der radiologischen Praxis immer mit schlechter Geometrie gearbeitet wird, soll im folgenden der Einfluß der Strahlengeometrie näher betrachtet werden.

β) Streustrahlung und Röntgenschirmbild

Ein Röntgenbild wird immer mit einer Strahlengeometrie nach Abb. 44b, also schlechter Geometrie aufgenommen, deshalb trifft ein beachtlicher Teil der Streustrahlung den Detektor, d.h. den Leuchtschirm bzw. die Photoplatte. Diese Streustrahlung gibt eine unerwünschte Aufhellung des Schirmes, die den Kontrast der abzubildenden Strukturen verringert. Um diese Streustrahlung zu reduzieren, kann man ein aus Lamellen bestehendes Raster zwischen den Patienten und Leuchtschirm bzw. Photoplatte bringen,

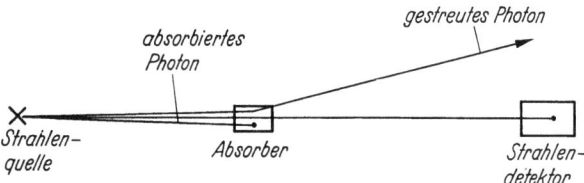

Abb. 44a. Absorptionsmessungen. Enges Strahlenbündel (gute Geometrie). Die gestreuten Photonen werden vom Detektor nicht erfaßt

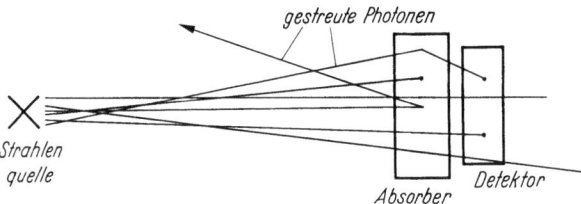

Abb. 44b. Absorptionsmessungen. Weites Strahlenbündel (schlechte Geometrie). Die gestreuten Photonen werden zum Teil vom Detektor mitgemessen

dessen Lamellen in der Strahlenrichtung stehen und das so engmaschig ist, daß die Streustrahlung nur Strahlen in der primären Richtung durchläßt und die Streustrahlung abfängt. Während der Aufnahme muß naturgemäß das Raster bewegt werden, damit es sich nicht selbst abbildet. Die technischen Einzelheiten einer solchen Buckiblende werden im technischen Teil beschrieben.

Die vom Patienten ausgehende Streustrahlung muß auch bei Strahlenschutzmaßnahmen beachtet werden. Arzt und Bedienungspersonal müssen sich nicht nur gegen den primären Strahl, sondern auch gegen die beträchtliche Streustrahlung, die vom Patienten ausgeht, schützen.

γ) Die Dosisverteilung bei Tiefenbestrahlung

Dringt ein weites Strahlenbündel in ein Medium ein, so trägt zur Dosis nicht nur die absorbierte Primärstrahlung, sondern auch die Streustrahlung, so weit sie absorbiert wird, bei. Aus diesem Grunde ist die Dosis an der Oberfläche eines Phantoms, in das mit einem großen Feld eingestrahlt wird, höher als die Dosis an derselben Stelle im freien Strahl, d.h. ohne das zurückstreuende Phantom. Die Streustrahlung ist um so intensiver, je größer das streuende Volumen ist, d.h. je größer das Feld ist. Bei Feldern von 400 cm² und mittelharter Strahlung kann die Oberflächendosis um 40% gegenüber der Dosis im freien Strahl angehoben sein.

Naturgemäß ist die Streustrahlung auch in der Tiefe vorhanden, dort sogar noch intensiver als an der Oberfläche. Den größten Beitrag zur Dosis leistet sie in der Mitte des Strahles. Die Dosis nimmt daher gegen die geometrische Strahlbegrenzung hin ab. Die aus dem Strahlenbündel herauslaufende Streustrahlung ist auch außerhalb der geometrischen Strahlenbegrenzung zu finden, doch nimmt hier die Dosis mit der Entfernung von der Strahlenachse rasch ab. Die Streustrahlung erschwert die Berechnung der Tiefendosis in einem breiten Strahl, d.h. bei großem Feld sehr, so daß man in der

Praxis auf die experimentelle Ermittlung der Isodosenkurven angewiesen ist. Dies gilt insbesonders für das Gebiet nahe der Oberfläche des Phantoms, wo sich die einfallende Primärstrahlung mit der Streustrahlung ins Gleichgewicht setzt. Die mit der Eindringtiefe zunehmende Streustrahlung sorgt dafür, daß die Dosis in den obersten Schichten zunächst konstant bleibt und erst dann entsprechend dem Schwächungsgesetz und dem quadratischen Abstandsgesetz abnimmt. Bei hohen Photonenenergien 10 MeV und mehr steigt die Dosis sogar mit der Tiefe an, da sich die Primärstrahlung außer mit der Streustrahlung auch noch mit den die Ionisation hervorrufenden Sekundärelektronen ins Gleichgewicht setzen muß. Die Reichweite dieser Elektronen wächst mit der Energie, deshalb rückt das Dosismaximum mit steigender Quantenenergie immer mehr in die Tiefe und liegt bei einer 20 MeV-Strahlung etwa 4 cm unter der Oberfläche.

δ) Streustrahlung und Abschirmung

Die Reduktion der Strahlungsintensität durch eine Wand der Dicke d (in g/cm²) läßt sich nach der Beziehung $I = I_0 e^{-\mu_{tot} \cdot d}$ berechnen; doch überschätzt man dabei die abschirmende Wirkung, denn auf der Rückseite der abschirmenden Wand tritt ein Teil der Streustrahlung, die sich bei der Schwächung des Primärstrahles ausgebildet hat, aus. Man kann diesem Einfluß Rechnung tragen, indem man das Absorptionsgesetz durch den sog. Aufbaufaktor A erweitert und dem Absorptionsgesetz die Form gibt

$$I_a = I_0 \cdot A \cdot e^{-\mu_{tot} \cdot d}.$$

Für Materialien mit niedrigem Atomgewicht wie Wasser, Aluminium, Beton und Eisen setzt man für $A = 1 + \mu_{tot} \cdot d$.

Für Blei kann man bei Quantenenergien unter 100 keV die austretende Streustrahlung vernachlässigen, da, wie Tabelle 13 zeigt, in diesem Bereich die Strahlenschwächung ganz überwiegend durch wahre Absorption geschieht und die Streustrahlungsproduktion demgegenüber nicht ins Gewicht fällt. In diesem Bereich ist daher für Blei der Aufbaufaktor $A = 1$. Für höhere Photonenenergien setzt man bei Blei für A besser

$$A = 1 + \frac{\mu_{tot} \cdot d}{2}.$$

Aus Tabelle 13 ersieht man, daß für Photonenenergien bis 250 keV Blei das geeignetste Abschirmmaterial ist, da man mit geringen Materialdicken auskommt. Oberhalb dieser Photonenenergie gleichen sich jedoch die Massenschwächungskoeffizienten der verschiedenen Materialien einander an. Aus Preisgründen ist in diesem Bereich Mauerwerk, insbesondere Beton, dem Blei vorzuziehen. Bei sehr hohen Photonenenergien, d.h. bei 20 MeV und mehr ist Schwerbeton dem Normalbeton überlegen, da dieser Beton dank seines Bariumgehaltes eine höhere Dichte besitzt und damit umbauten Raum spart. Außerdem erhöht das Barium dank seiner hohen Ordnungszahl den Schwächungskoeffizienten infolge der Paarbildung.

4. Die Streuprozesse

a) Streuung ohne Änderung der Photonenenergie

α) Thomson-Streuung

Überstreicht eine elektromagnetische Welle ein Atom, so werden dessen Elektronen durch das elektrische Feld der Welle zu Schwingungen mit der Frequenz der Welle gezwungen, während der positive Atomkern dank seiner großen Masse praktisch in Ruhe bleibt. In Abschnitt III, 2b wurde gezeigt, daß Elektronen, die sich periodisch gegenüber einer ruhenden positiven Ladung bewegen, selbst elektromagnetische Wellen aussenden, deren Frequenz gleich der Bewegungsfrequenz ist, d.h. es entsteht eine Streustrahlung, deren Frequenz gleich der der Primärstrahlung ist. J. J. Thomson hat diese Streustrahlung unter der Annahme, daß die Atomelektronen als frei zu betrachten sind, berechnet. Sie wird nach allen Seiten ausgesandt, jedoch ist die Vor- und Rückwärtsstreuung gegenüber der Streuung senkrecht zur Richtung des Primärstrahls begünstigt.

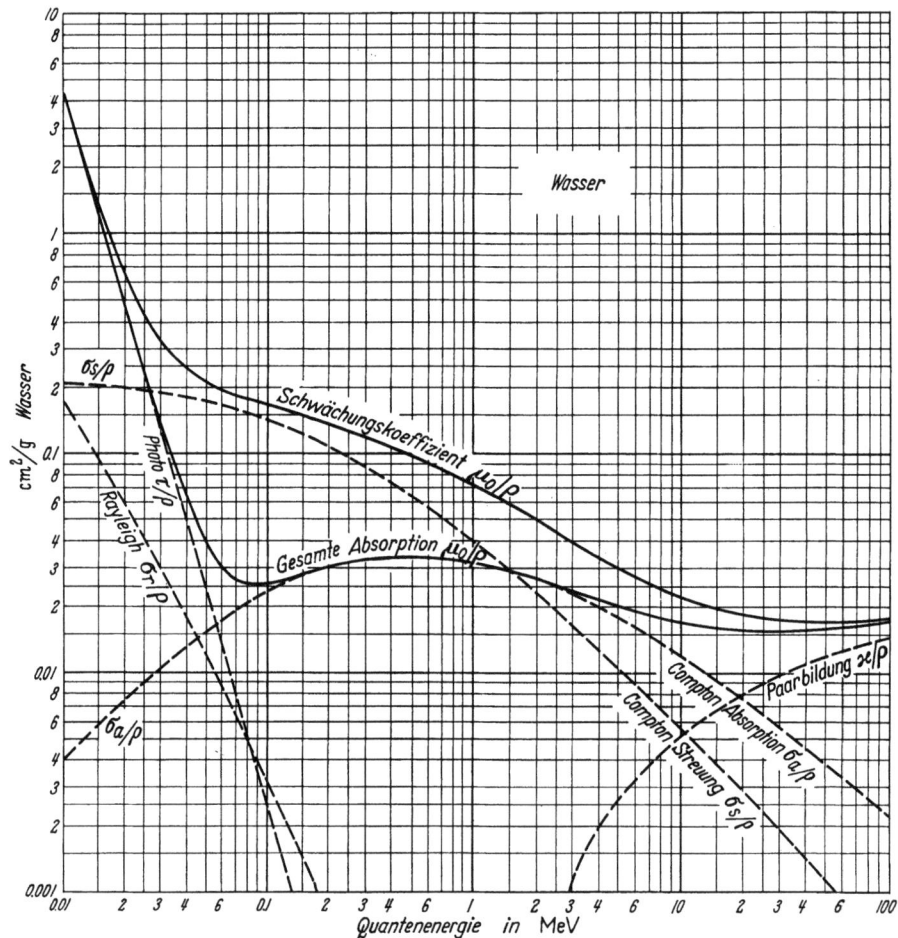

Abb. 45. Die obere, ausgezogene Kurve gibt den Massenschwächungskoeffizient μ_0/ϱ wieder, die darunter liegende den Massenabsorptionskoeffizienten μ_0/ϱ. Die einzelnen Beiträge zu den Streu- und Absorptionsprozessen sind gestrichelt gezeichnet. (R. D. Evans, Handbuch der Physik, Bd. XXXIV, S. 274ff. Berlin-Göttingen-Heidelberg: Springer 1959)

Die einfache Rechnung (s. z.B. A. H. Compton und S. K. Allison „X-Rays in Theory and Experiment", New York) ergibt, daß der Streuquerschnitt σ_e des einzelnen Elektrons gegeben ist durch:

$$\sigma_e = \frac{8\pi}{3}\frac{e^4}{m^2c^4} = 0,66 \cdot 10^{-24} \text{ cm}^2/\text{Elektron} = 0,66 \text{ barn/Elektron}.$$

Multipliziert man diesen Wert mit der Zahl der Elektronen je Gramm Material (eine Zahl die für alle Materialien ungefähr gleich groß ist), so erhält man den Thomsonschen Massenstreukoeffizienten

$$_{Th}\sigma_m \sim 0,2 \frac{\text{cm}^2}{\text{g}}.$$

Die Thomsonsche Theorie ist naturgemäß nur im Bereich kleiner Photonenenergien brauchbar, denn sie übersieht die Existenz der Photonen. Trotzdem ist der Thomsonsche Streukoeffizient für uns von Nutzen, denn er dient als Bezugsgröße für die später zu diskutierenden Streuprozesse; außerdem gibt er bis zu Photonenenergien von 50 keV und Materialien von niedriger Ordnungszahl, wie Wasser, Luft und Gewebe, die Streuintensität nahezu richtig wieder. Für Materialien mit höherer Ordnungszahl wird der Streukoeffizient im Bereich kleiner Photonenenergien, wie im nächsten Abschnitt gezeigt

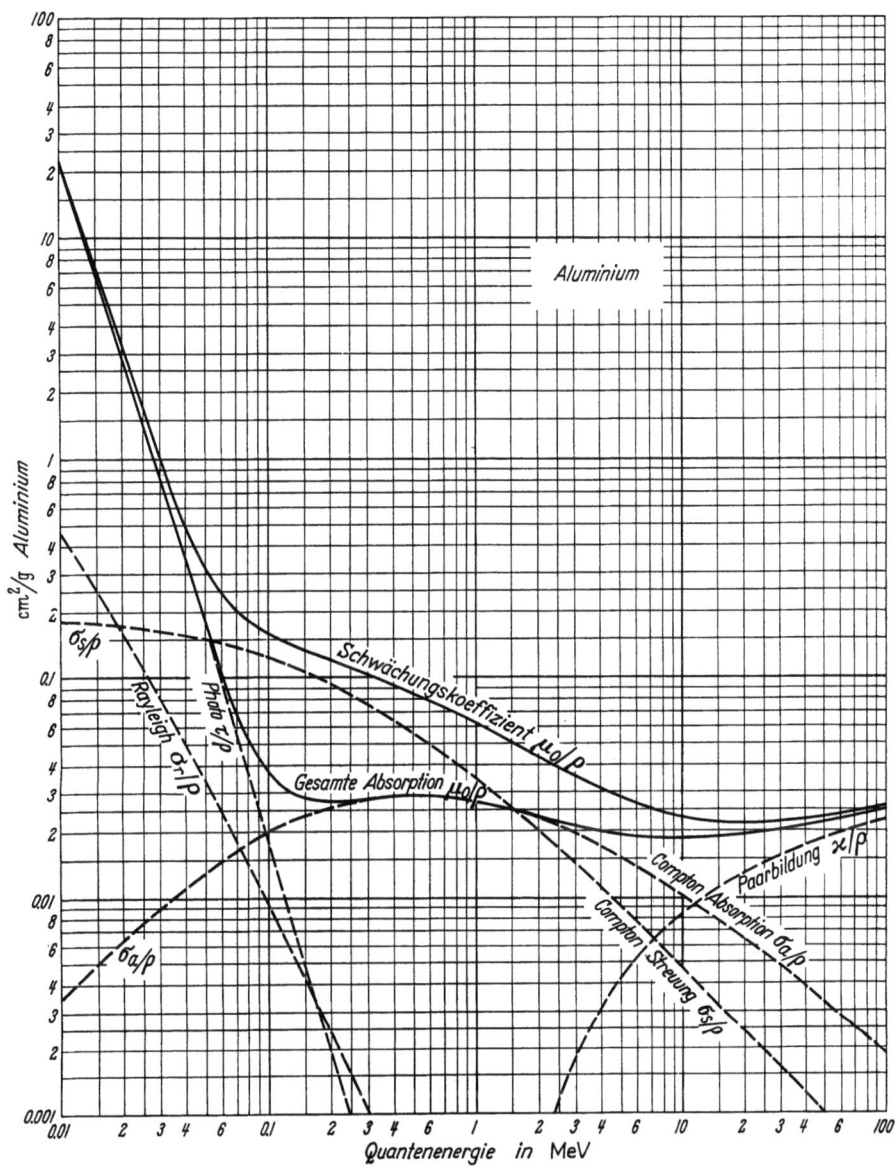

Abb. 46. Massenschwächungs- und Absorptionskoeffizienten für Aluminium

wird, wesentlich größer als der Thomsonsche. Für große Photonenenergien ($h\nu > 100$ keV) nimmt der Streuquerschnitt für alle Materialien ab und wird kleiner als der Thomsonsche.

In der Geschichte der Atomphysik hat die Thomsonsche Streutheorie eine große Rolle gespielt, denn im ersten Jahrzehnt unseres Jahrhunderts, als diese Theorie entstand, war gerade derjenige Bereich der Röntgenstrahlen experimentell zugänglich, in dem sie die Experimente gut wiedergibt. So konnte man erstmalig aus dem gemessenen Streukoeffizienten die Anzahl der Elektronen eines Atoms berechnen und feststellen, daß ihre Zahl gleich der Ordnungszahl ist. Glücklicherweise konnte man damals hohe Quantenenergien technisch noch nicht erzeugen und hatte Streumessungen nur an Sub-

stanzen mit niedriger Ordnungszahl ausgeführt (wegen der starken Absorption im Bereich hoher Ordnungszahlen) und blieb somit im Gültigkeitsbereich der Thomsonschen
Theorie. Hätte man gewußt, wie eng deren Grenzen sind, hätte man schwerlich gewagt,
so weitgehende Schlüsse aus ihr zu ziehen.

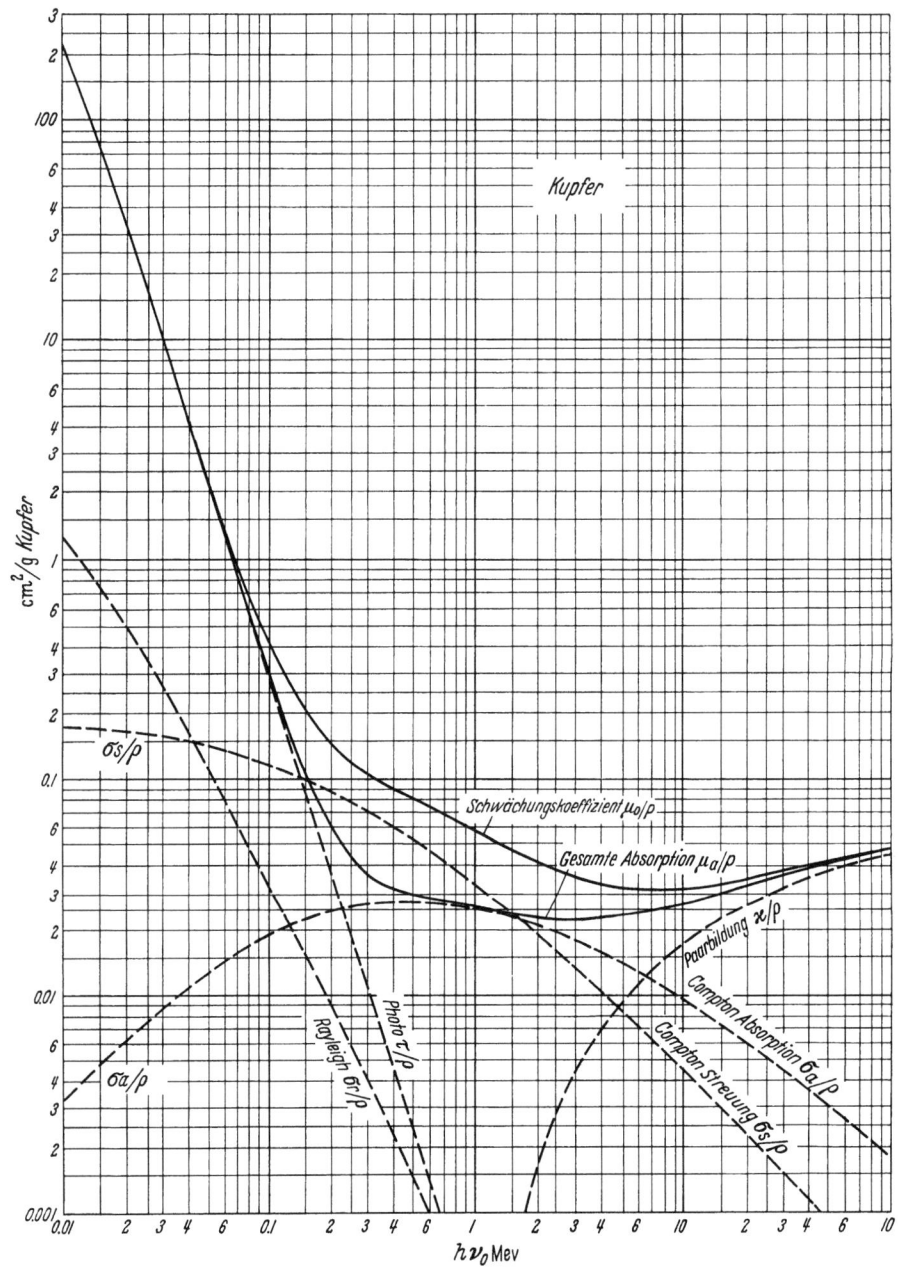

Abb. 47. Massenschwächungs- und Absorptionskoeffizienten für Kupfer

β) Die Rayleigh-Streuung

Eine Röntgenstrahlung von 12,4 keV Photonenenergie hat eine Wellenlänge von 1 Å,
also von der Größe des Atomdurchmessers. Die $Z = 82$ Elektronen eines Bleiatoms, über
die eine elektromagnetische Welle dieser Wellenlänge hinwegstreicht, werden daher weitgehend gleichphasig schwingen, auch die von ihnen ausgehenden Streuwellen werden in
Phase sein, insbesondere diejenigen in der Vorwärtsrichtung, so daß sich die Amplituden

der Z-Streuwellen addieren. Da die Intensität einer Strahlung dem Quadrat der Amplitude proportional ist, wird die Streuintensität in der Vorwärtsrichtung Z^2mal so groß wie die eines einzelnen Elektrons. Würden die Z-Elektronen des Bleis völlig unabhängig voneinander streuen, so wäre die Streuintensität nur Zmal so groß wie die eines Elektrons.

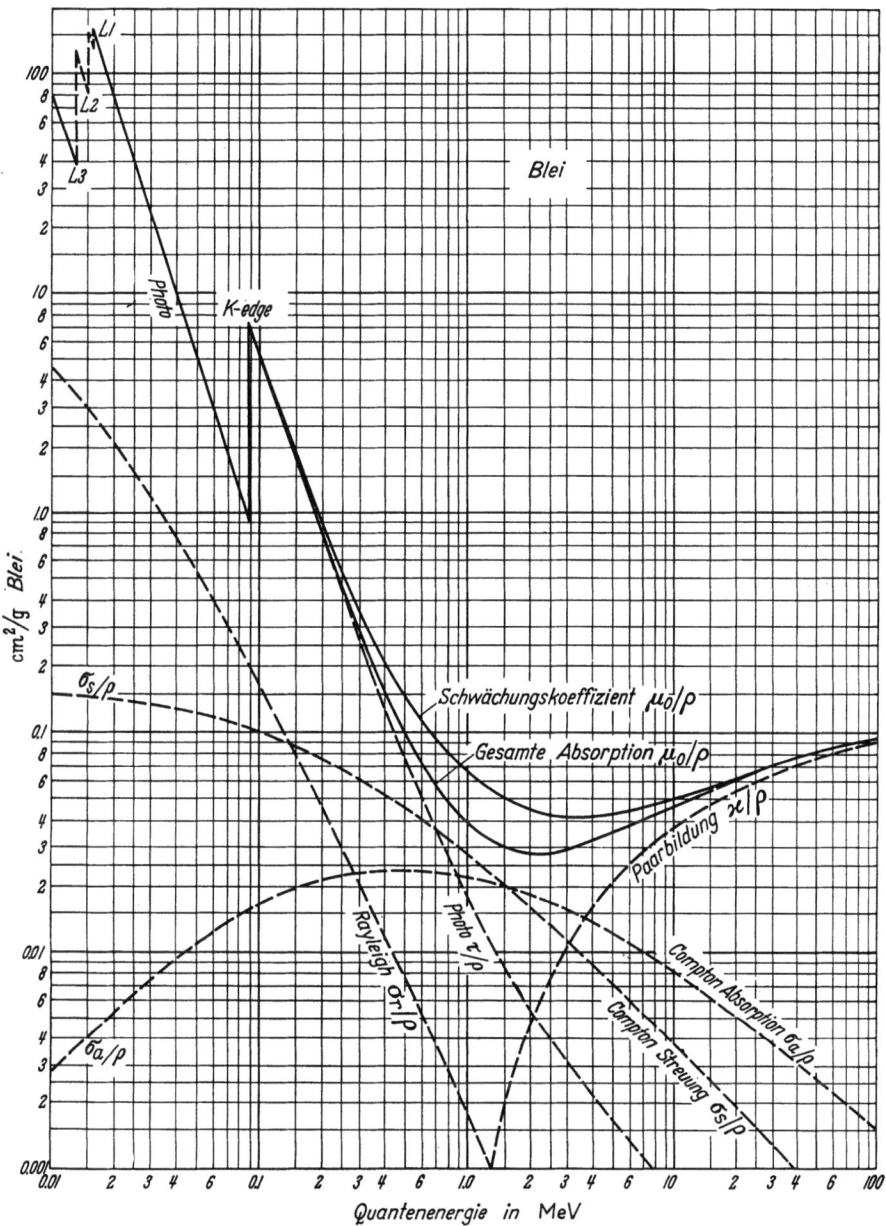

Abb. 48. Massenschwächungs- und Absorptionskoeffizienten für Blei

Durch die phasengleichen Schwingungen mehrerer Elektronen eines Atoms werden die Streukoeffizienten wesentlich größer als die im vorhergehenden Abschnitt besprochenen. Diese Streuung wird heute allgemein Rayleigh-Streuung genannt, auch wenn sie mit der Thomson-Streuung identisch ist. Für die Elemente von Wasserstoff bis zum Sauerstoff und Quantenenergien nicht über 20 keV ist der Streukoeffizient der Rayleigh-Streuung von dem der Thomson-Streuung nicht sehr verschieden. In der physikalischen Literatur wird die Rayleigh- bzw. Thomson-Streuung meist unter dem Begriff der kohärenten

Streuung zusammengefaßt, um auszudrücken, daß Streustrahlung und Primärstrahlung gleiche Quantenenergie besitzen und daß sie gleichphasig schwingen, was beim Durchgang durch das periodische Gitter der Kristalle von Bedeutung ist. Die kohärente Streuung ist in Substanzen hoher Ordnungszahl überwiegend vorwärtsgerichtet. Der Winkelbereich, in dem sie gestreut wird, verringert sich im selben Maße, indem die Wellenlänge kleiner, d.h. die Photonenenergie größer wird. In Materialien niedriger Ordnungszahl ist die Streuung allseitig mit einem Minimum senkrecht zum Primärstrahl. In den Abb. 45—48 ist der Massenstreukoeffizient der Rayleigh-Streuung σ_τ/ϱ als Funktion der Photonenenergie für Wasser, Aluminium, Kupfer und Blei eingetragen.

b) Streuung mit Änderung der Photonenenergie (Comptonstreuung)

α) Der Compton-Effekt

Der von A. H. COMPTON in den Jahren 1922 und 1923 entdeckte und nach ihm benannte Compton-Prozeß ist der für die Absorption und Streuung von Röntgen- und γ-Strahlen im Gewebe wichtigste Prozeß. Er ist für Elemente mit der Ordnungszahl $Z < 10$ und Photonenenergien zwischen 50 keV und 100 MeV häufiger als alle anderen Prozesse. Beim Compton-Effekt offenbart sich die Photonennatur der elektromagnetischen Strahlung am markantesten. Ein Photon transportiert einen Energiebetrag $E = h \cdot \nu$ und einen Impuls $p = h\nu/c$. Für Energie und Impuls gelten die bekannten Erhaltungssätze.

Betrachten wir unter diesem Gesichtspunkt zuerst die im vorhergehenden Abschnitt behandelte kohärente Streuung, so folgt aus dem Energiesatz, daß das streuende Atom beim Streuvorgang keine Energie aufgenommen haben kann, denn das Photon hat bei der Streuung seine Energie nicht geändert. Andererseits muß das Atom Impuls aufgenommen haben, denn betrachten wir eine Streuung um 90°, so muß der Impuls $h\nu/c$ des ankommenden Photons vom Atom übernommen werden. Ebenso muß der Rückstoßimpuls des gestreuten Photons vom Atom aufgenommen werden. Addiert man die beiden auf das Atom übertragenen Impulskomponenten geometrisch, so ergibt sich für den auf das Atom übertragenen Gesamtimpuls der Betrag

$$p = \frac{\sqrt{2}\,h\,\nu}{c}.$$

Hieraus errechnet sich, daß das Atom eine kinetische Energie vom Betrag

$$T_{\text{Atom}} = \frac{p^2}{2\,m} = \frac{2\,(h\,\nu)^2}{2\,m\,c^2}$$

erhalten hat, wobei mc^2 das Energieäquivalent der Ruhemasse des Atoms bedeutet. Für eine Photonenenergie von 10 keV und ein Kupferatom als Streuer wird $T = 0,0017$ eV, ein Energiebetrag der sich, da er kleiner als die thermische Bewegungsenergie des Kupferatoms ist, der Beobachtung entzieht. Das Photon prallt wie ein elastischer Ball, der gegen eine Wand geworfen wird, ohne Energieverlust zurück.

Ein anderes Bild ergibt sich, wenn wir als Streuer ein einzelnes, freies Elektron betrachten. Setzt man die sehr viel kleinere Elektronenmasse in die obige Formel ein, so erhält man als kinetische Energie des Elektrons $T_{\text{El}} = 195$ eV. Benützen wir als Streuer Lithium, so können seine drei Elektronen als frei betrachtet werden, da keines so stark gebunden ist, daß es durch diese Energie nicht frei gemacht werden könnte. Das an diesen Elektronen gestreute Photon kann daher einen Energieverlust erleiden, d.h. wir haben den Fall einer incohärenten Streuung, der Compton-Streuung, vor uns.

Das Ergebnis eines solchen Streuvorganges ist ein gestreutes Photon, dessen Photonenenergie geringer als die des primären ist, und ein Compton-Elektron, das die Energiedifferenz übernommen hat und längs seiner Bahn Ionen erzeugt. Beim Compton-Prozeß wird daher ein Teil der Photonenenergie in kinetische Energie des angestoßenen Elektrons umgesetzt, der Rest verbleibt bei dem gestreuten Photon. Benutzen wir als Streuer Kupfer, so können bei einer Photonenenergie von 10 keV nur einige wenige Elektronen des Kupfers als frei betrachtet werden, die Mehrzahl sind zu fest gebunden, als daß sie durch den Rückstoß des Photons frei gemacht werden könnten. Vergrößert man jedoch die Photonenenergie, so wächst die auf Elektronen übertragbare Energie mit dem Quadrat der Photonenenergie, so daß ein immer größerer Teil der Elektronen als frei im Sinne des Compton-Prozesses anzusehen ist. Während bei einer Photonenenergie von 10 keV noch die Mehrzahl der gestreuten Photonen kohärent, d.h. ohne Änderung der Photonenenergie gestreut wird, überwiegt bei 100 keV die Compton-Streuung bei weitem. Mit steigender Photonenenergie tritt die Rayleigh-Streuung zurück, die Compton-Streuung wird beherrschend.

β) Die Photonenenergie der Compton-Streustrahlung

In Abb. 45 denken wir uns ein von links kommendes Photon, das an einem ruhend gedachten Elektron (Ruhe-Energie $= m_0 c^2$) um den Winkel φ gestreut wird. Durch den bei der Streuung auftretenden Rückstoß wird das Elektron mit der Geschwindigkeit v

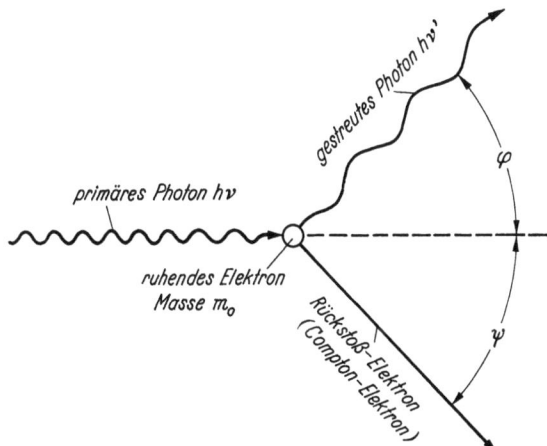

Abb. 49. Das von links kommende primäre Photon wird an dem ruhend gedachten Elektron gestreut. Dabei erhält das Elektron einen Rückstoß und wird unter dem Winkel ψ gegen die Primärrichtung weggestoßen. Das um den Winkel φ gestreute Photon hat eine um die kinetische Energie des Elektrons verminderte Photonenenergie

in die Richtung des Pfeiles gestoßen. Der Satz von der Erhaltung der Energie fordert dann, daß die gesamte Energie vor dem Stoß ebenso groß ist wie diejenige nach dem Stoß, also gilt:

$$h\,v + m_0 c^2 = h\,v' + \frac{m_0 c^2}{\sqrt{1-\beta^2}}, \qquad \text{wobei } \beta = \frac{v}{c}\;;$$

der Satz von der Erhaltung des Impulses verlangt das Entsprechende für die Impulskomponenten in Richtung des Primärstrahls:

$$\frac{h\,v}{c} = \frac{h\,v'}{c} \cdot \cos\varphi + \frac{m_0}{\sqrt{1-\beta^2}} \cdot v \cos\psi$$

und für die Komponenten senkrecht dazu

$$O = \frac{h\,v'}{c} \sin\varphi + \frac{m_0}{\sqrt{1-\beta^2}} \cdot v \sin\psi.$$

Die dritte Komponente des Impulses, das wäre diejenige senkrecht zur Papierebene der Abb. 49 ist immer null, was bedeutet, daß das Rückstoßelektron in der Ebene, die durch den primären und den gestreuten Strahl festgelegt ist, ausgesandt wird.

Gibt man die Photonenenergie des Primärstrahles $h\,v$ und den Streuwinkel φ vor, so lassen sich mit den obigen drei Gleichungen die übrigen drei Bestimmungsstücke des

Vorganges, nämlich die Photonenenergie $h\nu'$ des gestreuten Strahles und die Geschwindigkeit v und die Richtung ψ des Compton-Elektrons berechnen. Wir interessieren uns zunächst nur für die Energie der gestreuten Photonen.

Die Rechnung, die wir hier unterdrücken wollen, liefert ohne jede Vernachlässigung die folgende Beziehung:

$$h\nu' = \frac{h\nu}{1+\alpha(1-\cos\varphi)},$$

wobei

$$\alpha = \frac{h\nu}{m_0 c^2}$$

(1)

mit $m_0 c^2 = 511\,\text{keV}$.

Mit α messen wir die Photonenenergie in Einheiten des Energieäquivalentes der Ruhemasse des Elektrons.

Gl. (1) zeigt, daß für kleine Streuwinkel φ, also für $\cos\varphi \sim 1$, die Photonenenergie der Streustrahlung nur wenig kleiner als die der Primärstrahlung ist. Die weichste Streustrahlung erhalten wir für Rückwärtsstreuung, wenn $\varphi = 180^0$ und $\cos\varphi = -1$ wird. Für Rückwärtsstreuung erhalten wir

$$h\nu' = \frac{h\nu}{1+2\alpha}.$$

(2)

Für sehr große Photonenenergien, d.h. wenn $\alpha = \dfrac{h\nu}{m_0 c^2} > 1$, wird $h\nu' \sim \dfrac{m_0 c^2}{2} = 255\,\text{keV}$; für Streuwinkel von $\varphi = 90^0$ wird entsprechend $h\nu' \sim m_0 c^2 = 511\,\text{keV}$.

Für kleine Photonenenergien wird die Energie der rückgestreuten Strahlung naturgemäß kleiner, so ergibt eine Primärenergie von 100 keV unter 180 bzw. 90° Streuwinkel rückgestreute Photonen von 72 bzw. 83 keV. Wird die Photonenenergie der Primärstrahlung sehr klein, so fällt die Änderung der Photonenenergie durch den Compton-Prozeß nicht mehr ins Gewicht. Die Compton-Streuung ist dann von der Thomson- bzw. Rayleigh-Streuung nicht mehr zu unterscheiden.

Die Beziehungen 1 und 2 lehren uns, daß eine Strahlung mit Photonenenergien über 100 keV eine Streustrahlung mit verringerter Photonenenergie auslöst. Die Streuung um kleine Winkel zwischen 0 und ca. 20° gibt nur eine geringe Verminderung der Photonenenergie. Für hohe Primärenergien und große Streuwinkel ist die Reduktion jedoch beachtlich. So kann die Quantenenergie, der um 90° gestreuten Photonen nie größer als 511 keV sein, wie hoch auch immer die Primärenergie ist. Besonders weich ist die rückwärtsgerichtete Streustrahlung, ihre Photonenenergie kann 255 keV nicht übersteigen. Die aus einem Strahl ultraharter Röntgen- bzw. γ-Strahlen seitlich oder nach rückwärts austretende Streustrahlung ist daher immer sehr viel weicher und damit leichter absorbierbar als die auslösende Primärstrahlung. Dies hat der Radiologe beim Arbeiten mit einem Betatron zu beachten. Der γ-Strahl eines Betatrons, der in eine Wand oder den Fußboden eindringt, erzeugt an der Auftreffstelle eine Compton-Streustrahlung, deren Quantenenergie 250 keV höchstens 500 keV beträgt, die daher sehr viel weicher als die Primärstrahlung ist und wegen ihrer Absorbierbarkeit Dosismessungen stören kann. Vor allem ist diese Strahlung als Strahlenschutzproblem zu beachten.

γ) Winkelverteilung und Intensität der Compton-Streustrahlung

Da der Compton-Prozeß ein atomarer Elementarprozeß ist, läßt sich die Zahl der gestreuten Quanten, d.h. der Streuquerschnitt und die Aufteilung auf die verschiedenen Streuwinkel, recht genau berechnen. Die ersten Rechnungen dieser Art wurden von Klein und Nishina ausgeführt. Die Klein-Nishina-Formel ist in der Physik die Grundlage aller Streu- und Absorptionsrechnungen. Sie ist im gesamten Energiebereich der heute zugänglich ist, durch die Experimente aufs beste bestätigt worden. Leider ist diese Formel sehr lang und unhandlich, so daß wir uns hier mit einfachen Näherungsformeln begnügen und die Resultate an Hand graphischer Darstellungen diskutieren müssen.

Wir denken uns ein schmales Strahlenbündel monochromatischer Photonen, das eine dünne Materieschicht durchsetzt. Um das Streuzentrum denken wir uns eine Kugel geschlagen, auf deren Oberfläche wir mit einem Strahlendetektor entlangfahren, um die Zahl der gestreuten Quanten zu messen. Beträgt die Quantenenergie 0,01 MeV, so finden wir bei kleinen Ablenkwinkeln φ, also in der Vorwärtsrichtung und bei großen Ablenkwinkeln, also φ nahe 180°, die meisten gestreuten Photonen. Unter 90° zeigt unser Detektor nur etwa die Hälfte der in den beiden anderen Richtungen gemessenen Photonen an. In Abb. 50 ist dieses Ergebnis in Polarkoordinaten eingetragen. Der Abstand vom Mittelpunkt bis zur Kurve 0,01 MeV (Länge des Fahrstrahls) ist ein Maß für die Zahl der gestreuten Quanten in der betreffenden Richtung. Aus der Abbildung läßt sich entnehmen, wie groß die Zahl der gestreuten Quanten ist, die auf ein Objekt trifft, das sich in einer bestimmten Stellung zum Streuzentrum befindet.

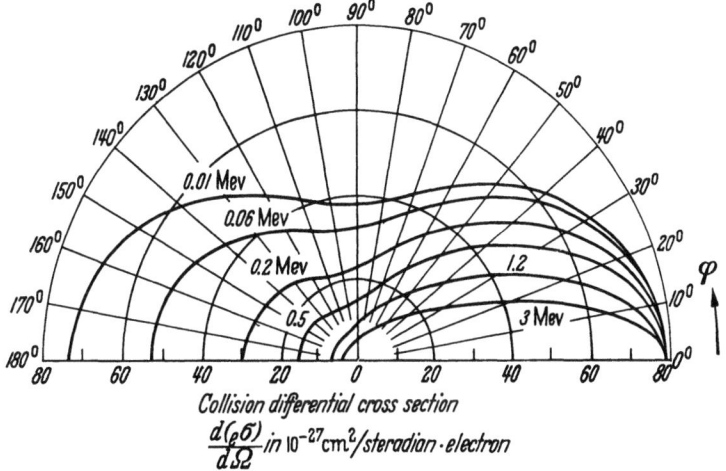

Abb. 50. Winkelverteilung der Compton-Streustrahlung in Polarkoordinaten. Die Länge der Fahrstrahlen vom Mittelpunkt der Figur bis zur Kurve gibt an wieviele Photonen der betreffenden Energie unter dem Winkel, den der Fahrstrahl mit der Nullinie bildet, in einen Detektor mit dem Öffnungswinkel $d\Omega$ aus dem Primärbündel herausgestreut werden. (Aus Handbuch der Physik, Bd. XXXIV, S. 251. Berlin-Göttingen-Heidelberg Springer 1958)

Aus der Tatsache, daß unter 90° nur halb soviele Photonen in die Raumwinkeleinheit gestreut werden wie unter 0 oder 180°, darf nicht geschlossen werden, daß die Streuung senkrecht zum Primärstrahl zur gesamten Streuung nur etwa die Hälfte beiträgt. Ganz im Gegenteil, die Streuung unter 90° gibt sogar den Hauptanteil. Die Streustrahlen, die zwischen 0 und 10° abgelenkt werden, finden sich auf unserer Kugel auf einer kleinen Polkappe mit kleiner Fläche. Die senkrecht zur Strahlrichtung in einen ebenso breiten Winkelbereich, also zwischen 85 und 95° gestreuten Photonen, erfüllen einen Streifen entlang dem Äquator unserer Kugel mit wesentlich größerer Fläche. Obgleich unser Zähler in der 90°-Stellung weniger Photonen zählt, ist die Gesamtzahl der allseitig unter 90° ausgesandten Photonen so groß, daß sie den Hauptanteil zum Streuquerschnitt beitragen. Summiert man die Beiträge aller Winkelbereiche auf, d.h. bestimmt man die Gesamtzahl aller gestreuten Photonen, die unsere Kugeloberfläche durchsetzen, so ist dies ein Maß für den Streukoeffizienten. In unserem Falle, also bei einer Photonenenergie von 0,01 MeV, ist dieser Streuquerschnitt nahezu gleich dem früher erwähnten Thomsonschen Streuquerschnitt. Auch die Winkelverteilung entspricht derjenigen der Thomsonschen Streuung. Wir wollen in folgendem diesen Thomsonschen Streukoeffizienten mit σ_0 bezeichnen.

Geht man zu hohen Photonenenergien über, so wird die Rückwärtsstreuung benachteiligt, während die Vorwärtsstreuung in ihrer Intensität erhalten bleibt. Insbesondere auch die Streuung unter 90°, die zum gesamten Streuquerschnitt wesentlich beiträgt, nimmt mit wachsender Photonenenergie ab. Aus diesem Grunde muß auch der Gesamt-streuquerschnitt mit wachsender Photonenenergie abnehmen. Messen wir die Photonen-energie wieder in Einheiten der Ruheenergie des Elektrons in $m_0 c^2 = 511$ keV und setzen $\alpha = h\nu/m_0 c^2$, so wird mit guter Näherung der Streuquerschnitt für die Compton-Streuung über alle Winkel summiert $\sigma = \dfrac{\sigma_0}{1+2\alpha}$, wobei σ_0 der Thomsonsche Streukoeffizient ist.

5. Die Absorptionsprozesse

a) Der Photoeffekt

Der Photoeffekt, ausführlicher die photoelektrische Absorption, trägt bei Photonen bis zu 1 MeV und in Materialien von hoher Ordnungszahl am meisten zur Schwächung einer Strahlung bei. Beim Photoeffekt wird das Photon als Ganzes vom Atom absorbiert und dabei ein Photoelektron emittiert. Dieses Photoelektron erhält die Photonenenergie, vermindert um die Ablösearbeit A. Seine kinetische Energie T ist daher: $T = h\nu - A$. Die kinetische Energie des Elektrons wird als Ionisation aufgezehrt. Die Ablösearbeit A verbleibt zunächst im Atom als Anregungsenergie. Die Größe dieses Energiebetrages hängt von der Schale ab, aus der das Photoelektron ausgelöst wurde. Ist die Photonen-energie groß genug, um ein Elektron aus der K-Schale auszulösen, so ist dies der häufigste Prozeß. Mit zunehmender Photonenenergie nimmt der Absorptionskoeffizient im all-gemeinen ab und verläuft etwa wie $1/\nu^3$. Sobald jedoch die Photonenenergie ausreicht, ein K-Elektron zu befreien, so springt der Absorptionskoeffizient auf ein Mehrfaches seines ursprünglichen Wertes an, da jetzt der sehr wirksame Prozeß der K-Schalen-Absorption einsetzen kann. Man nennt diese sprunghafte Vergrößerung des Absorptions-koeffizienten *die Absorptionskante*. Die Energie, bei der diese Absorptionskante liegt, ist größer als die Energie der K-Strahlung des Absorbers. Bei der Emission der K-Strahlung tritt nur die Energiedifferenz zwischen der L- und der K-Schale als Photonenenergie in Erscheinung. Bei der Absorption eines Quanten kann dieser Prozeß nicht rückgängig gemacht werden, da in der L-Schale kein Platz für ein hochgehobenes K-Elektron ist. Das zu befreiende K-Elektron muß daher über die L-Schale hinweg ganz aus dem Atom-verband herausgelöst werden, wozu ein größerer Energiebetrag nötig ist. Die Lage der K-Kanten für die verschiedenen Elemente ist in Abb. 33 eingetragen.

Dasselbe Bild ergibt sich bei kleineren Energien für die L-Schale, nur daß hier drei Absorptionskanten auftreten, die allerdings im Experiment nicht völlig aufgegliedert werden können. Diese Aufteilung in mehrere Kanten wird durch die verschieden starke Bindung der L-Elektronen in den Unterschalen L_1, L_2 und L_3 hervorgerufen. Die L_3-Kante liegt bei der kleineren Quantenenergie, sie gibt den größten Beitrag zum Anstieg des Absorptionskoeffizienten. Die Lagen der L_1-Kanten sind ebenfalls in Abb. 33 eingetragen. In den Abb. 45—48 sind die Absorptionskoeffizienten für Wasser, Aluminium, Kupfer und Blei eingetragen. In der Kurve für Blei sieht man die L- und K-Kanten gut aus-gebildet. Bei den übrigen Absorbern liegen die Absorptionskanten unterhalb 0,01 MeV, also nicht mehr im dargestellten Energiebereich. Je niedriger die Ordnungszahl ist, desto größer ist der Sprung im Absorptionskoeffizienten.

Die im Atom verbliebene Anregungsenergie A kann auf zwei Weisen abgegeben werden, entweder durch Fluorescenzstrahlung oder durch Auger-Elektronen. Bei Atomen hoher Ordnungszahl ist die Aussendung der charakteristischen Strahlung, also einer K- bzw. L- oder M-Strahlung — eben der Fluorescenzstrahlung — die Regel. Diese Strahlung wird meist wieder durch Photoeffekt absorbiert. Es kann aber vorkommen, besonders wenn der Absorber sehr dünn ist, daß ein Teil der Fluorescenzquanten entkommt, so daß nicht die ganze Energie des Photons in Ionisation durch Photoelektronen umgesetzt wird. In der Regel ist die Fluorescenzstrahlung jedoch weicher als die Primärstrahlung, so daß der als Fluorescenzstrahlung der Absorption entgehende Anteil vernachlässigt werden kann.

Bei Atomen niedriger Ordnungszahl überwiegt der Auger-Effekt, oft auch innere Konversion genannt. Bei diesem von AUGER erstmals gefundenen Effekt wird anstelle der K-Strahlung ein Elektron aus der L- oder einer höheren Schale emittiert. Die bei der Wiederauffüllung der L-Schale freiwerdende Energie kann entweder als Fluorescenzstrahlung oder wiederum als ein Auger-Elektron ausgesandt werden, so daß bei einem Absorptionsakt mehrere Elektronen zugleich auftreten können. Neben dem eigentlichen Photoelektron gehen von dem absorbierenden Atom dann noch weitere Elektronen niedriger Energie, die sog. Auger-Elektronen aus. In diesem Falle wird die gesamte Energie des primären Photons auf engstem Bereich in Ionisation umgesetzt. Für Elemente mit Ordnungszahlen oberhalb 30 (Zn) überwiegt die Aussendung einer Fluorescenzstrahlung, für Elemente mit niedrigeren Ordnungszahlen der Auger-Effekt, dies um so mehr, je kleiner die Ordnungszahl ist.

Die Photoabsorption sei im folgenden durch den Massenabsorptionskoeffizienten τ/ϱ beschrieben. Dieser Absorptionskoeffizient, also die Photoabsorption ist im Gebiet kleiner Photoenergien überwiegend für die wahre Absorption, also die Umsetzung von Photonen-Energie in Ionisation verantwortlich. In Wasser ist bis zu Photonenenergien von 30 keV der Beitrag der anderen Prozesse vernachlässigbar, in Aluminium bis zu 60 keV, in Kupfer bis zu 100 keV und in Blei sogar bis zu 300 keV. Der Photoabsorptionskoeffizient τ/ϱ nimmt mit steigender Photonenenergie rasch ab und wächst mit der Ordnungszahl des Absorbers an. Wenn man die Gebiete der Absorptionskanten ausschließt, so ist τ/ϱ der dritten Potenz der Ordnungszahl des Absorbers proportional und umgekehrt proportional zur dritten Potenz der Photonenenergie, d.h. $\tau/\varrho \sim \dfrac{Z^3}{\nu^3}$.

In den Abb. 45—48 ist der Verlauf von τ/ϱ als Funktion der Photonenenergie für Wasser, Aluminium, Kupfer und Blei eingetragen. Wie man sieht, ist er im Gebiet kleiner Photonenenergien für die Strahlenschwächung bestimmend.

b) Die Paarbildung

Ein Photon, dessen Energie $h\nu > 2\,m_0 c^2$, also größer als zweimal die Ruheenergie des Elektrons ist, kann ein Elektronenpaar erzeugen, wobei es selbst als Photon seine Existenz verliert. Dieser Prozeß ist nur in Gegenwart von Materie, genauer gesagt in Gegenwart des starken elektrischen Feldes eines Atomkerns möglich. Das freifliegende Photon kann sich nicht in ein Elektronenpaar verwandeln; es würde dabei entweder den Energie- oder den Impulssatz verletzen. Der Energiesatz fordert, daß die Photonenenergie zur Schaffung eines Elektrons und eines Positrons aufgewendet wird, und die restliche Energie als kinetische Energie T^- und T^+ der beiden Elektronen auftritt. Es gilt also $h\nu = 2\,m_0 c^2 + T^- + T^+$. Diese Energieumwandlung ist möglich, sofern die Photonenenergie den Betrag $h\nu = 2\,m_0 c^2 = 1022$ keV übersteigt. Der Impulssatz kann nicht ohne weiteres erfüllt werden, da die beiden Elektronen nicht in der Lage sind, den Impuls des Photons zu übernehmen. Es wird daher ein Atomkern als Katalysator benötigt, um die Impulsbilanz in Ordnung zu bringen.

Der Energiebetrag $T^- + T^+ = h\nu - 2\,m_0 c^2$ wird von dem Elektronenpaar auf seinem Weg durch den Absorber in Ionisation umgesetzt. Der restliche Energiebetrag von $2\,m_0 c^2$ ist im Positron gespeichert. Kommt dieses zur Ruhe, so vereinigt es sich mit einem Elektron des Absorbermaterials. Bei der dann einsetzenden Paarvernichtung werden in der Regel zwei Photonen von je 511 keV, die Vernichtungsstrahlung, ausgesandt. In einem Teil der Fälle kann die Vernichtungsstrahlung aus drei Photonen, deren Gesamtenergie ebenfalls 1022 MeV beträgt, bestehen. Hat man einen ausgedehnten Absorber, so wird die Vernichtungsstrahlung in ihm absorbiert und die gesamte Energie des primären Photons erscheint als Ionisation.

Oft wird jedoch ein Teil der Vernichtungsstrahlung nach außen entweichen und damit nicht zur absorbierten Energie, d.h. nicht zur Ionisation beitragen. Der Massenabsorptionskoeffizient, der die Paarbildung charakterisiert, ist ebenfalls in den Abb. 45—48 eingezeichnet. Wie man sieht, setzt die Paarbildung oberhalb der Schwellenenergie von 1022 keV ein und wächst rasch mit der Quantenenergie an und wird schließlich für die Absorption beherrschend, da alle anderen Absorptionsprozesse mit steigender Photonenenergie zurücktreten.

Im Bereich oberhalb 100 MeV ist bei allen Materialien die Absorption ausschließlich durch die Paarbildung beherrscht. Im Blei hat eine γ-Strahlung dieser Photonenenergie schon in wenig mehr als einem Zentimeter ihre Energie ganz in Elektronenpaare umgesetzt. Die kinetische Energie dieser Elektronen ist so hoch, daß sie auf derselben Wegstrecke durch Bremsstrahlungserzeugung aufgezehrt wird. Diese Bremsstrahlung erzeugt wiederum Paare usw. Aus der einfallenden γ-Strahlung wird eine Elektronen-γ-Strahlen-Kaskade. In einer Wilsonschen Nebelkammeraufnahme präsentiert sich eine solche Kaskade als Elektronenschauer. In der kosmischen Höhenstrahlung wurden Elektronenschauer mit 10^4 und mehr Elektronen beobachtet. In einer solchen Kaskade nimmt die Zahl der Elektronen mit dem Eindringen in den Absorber zunächst zu bis zu einem Maximum, um dann wieder abzunehmen, wenn die Energie so weit aufgeteilt ist, daß die Quanten keine Paare mehr erzeugen können und die Bremsstrahlerzeugung der Elektronen nachläßt.

c) Die Compton-Absorption

Die bei der Compton-Streuung angestoßenen Compton-Elektronen tragen zur wahren Absorption der Strahlung, also zur Ionisation bei. Das Compton-Elektron übernimmt als kinetische Energie T die Energiedifferenz zwischen der Photonenenergie des primären und des gestreuten Quantes. Es gilt also $T = h\nu - h\nu' = h\nu \cdot \dfrac{\alpha(1 - \cos\varphi)}{1 + \alpha(1 - \cos\varphi)}$.

Die energiereichsten Elektronen sind solche, die von rückgestreuten Photonen ausgelöst werden. Sie erhalten die Energie $T_{\max} = h\nu \dfrac{2\alpha}{1 + 2\alpha}$.

Für sehr große Quantenenergien, d.h. $\alpha = \dfrac{h\nu}{m_0 c^2} \gg 1$ wird die kinetische Energie $T_{\max}$ praktisch gleich der Quantenenergie selbst. Für kleine Quantenenergien ist der Anteil der Strahlungsenergie, der auf Compton-Elektronen übertragen wird, klein und der Größe α proportional. Die wahre Absorption, d.h. den Anteil der Strahlungsenergie, der beim Compton-Prozeß in Ionisation durch Compton-Elektronen umgesetzt wird, kann man am besten dadurch beschreiben, daß man den Streukoeffizient der Compton-Streuung in zwei Anteile aufteilt, von denen der eine die wahre Absorption und der andere den Anteil der Energie, der als Streustrahlung erscheint, charakterisiert. Die beiden Streukoeffizienten für Absorption und Streuung seien σ_a bzw. σ_s, so daß sich Streukoeffizient σ der Compton-Streuung schreibt:

$$\sigma = \sigma_a + \sigma_s.$$

Die beiden Anteile σ_a und σ_s lassen sich berechnen. Mit guter Näherung gilt, solange α den Wert 2 nicht überschreitet, $\sigma_a = \dfrac{\sigma_0 \cdot \alpha}{(1 + 2\alpha)^2}$ und $\sigma_s = \dfrac{\sigma_0(1 + \alpha)}{(1 + 2\alpha)^2}$.

Die durch eine genauere Rechnung gewonnenen Werte sind in den Abb. 45—48 eingetragen. Bei kleinen Photonen-Energien, $\alpha < 1$, überwiegt der Streuanteil den Absorptionsanteil. Letzterer nimmt mit der Photonen-Energie zu und ist bei 1 MeV schon nahezu so groß wie der Streuanteil; oberhalb 2 MeV überwiegt die Absorption.

Die Compton-Elektronen werden immer in die Vorwärtsrichtung angestoßen. Die energiereichsten Elektronen fliegen genau in der Richtung des Primärstrahles. Je größer der Emissionswinkel der Elektronen wird, desto mehr nimmt ihre Energie ab, unter 90^0 ist sie Null. Die energiereichsten Elektronen gehören zu rückgestreuten Photonen, die energiearmen zu den unter kleinen Winkeln gestreuten Photonen. Bei den Compton-Elektronen sind alle Energien von Null bis zur maximalen $T_{\max} = h\nu \dfrac{2\alpha}{1 + 2\alpha}$ vertreten. Die maximale Elektronen-Energie tritt am häufigsten auf, obgleich die Rückwärtsstreuung der Photonen sehr viel seltener ist als die Vorwärtsstreuung. Bei den rück-

gestreuten Photonen ändert sich jedoch die Photonen-Energie nur wenig mit dem Streuwinkel, so daß ein großer Bereich der rückgestreuten Photonen zu Compton-Elektronen
mit der Maximal-Energie beiträgt.

Der Sachverhalt wird am besten durch das Ergebnis eines Experiments, das in Abb. 51
dargestellt ist, beleuchtet. Dabei wurde die 662 keV γ-Strahlung eines Caesium 137-Prä-
parates in einem großen NaJ (Tl-) Kristall von 10 cm Durchmesser und 10 cm Tiefe absorbiert. Die absorbierte Energie der einzelnen Photonen wurde über die Lichtemission
mit Hilfe eines Photomultipliers gemessen. Die der absorbierten Energie proportionalen

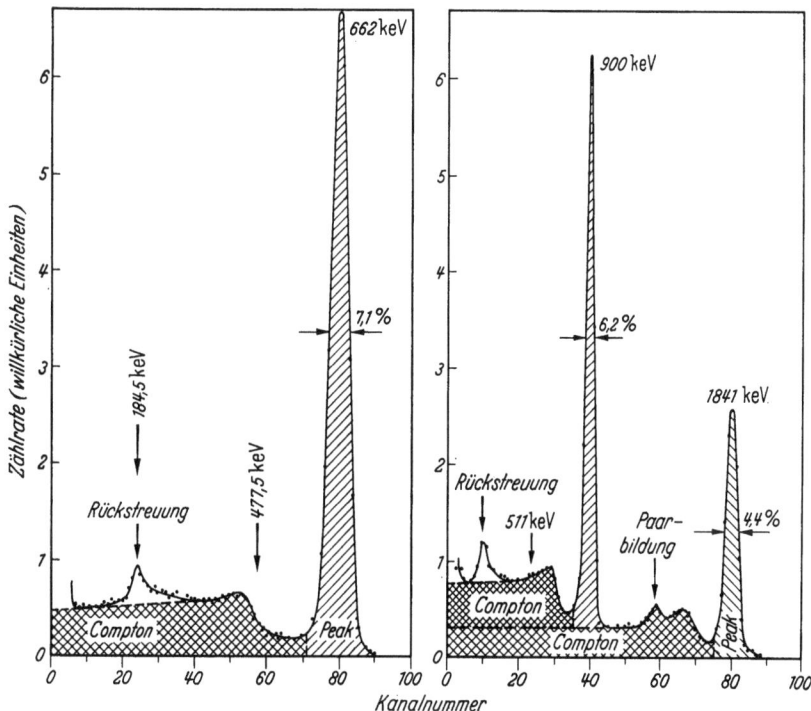

Abb. 51. Absorptionsspektrum der Photonen der 662 keV γ-Strahlung des [137]Cs (linke Figur) und der 900 keV
und 1841 keV γ-Strahlen des [88]Y. In rund der Hälfte der Fälle wurde die Photonenenergie von 662 keV ganz
im Detektor absorbiert. Ebensooft ist jedoch das Compton-Streuquant aus dem Detektor ohne Absorption
ausgetreten, so daß nur die Energie des Compton-Elektrons registriert wurde

Impulse des Multipliers wurden mit einem Impulshöhenanalysator registriert. Auf der
Abszisse der Abb. 51 ist die absorbierte Energie der registrierten Photonen und auf der
Ordinate ihre Zahl aufgetragen. Die häufigsten Impulse sind die, die der Gesamtenergie
von 662 keV entsprechen. Zu einem kleinen Teil sind diese Impulse durch die Photo-
absorption eines Photons entstanden. Die meisten dieser Impulse gehören jedoch zu
Compton-Prozessen, bei denen neben dem Compton-Elektron auch das gestreute Photon
im Kristall absorbiert wurde.

Wäre der Kristall nicht so groß gewesen, so wäre ein großer Teil der gestreuten
Photonen aus dem Kristall ohne weitere Absorption entwichen und der „Peak" bei 662 keV
wäre wesentlich niedriger ausgefallen. Trotz der Größe des Kristalls sind viele der gestreuten Quanten, vor allem an der Stirnseite des Kristalls aus diesem entwichen, so daß
nur das Compton-Elektron seinen Beitrag zu der Impulsgröße geben konnte. Die energiereichsten Compton-Elektronen haben Energien von 477,5 keV. Man sieht eine sprunghafte Änderung der Impulszahl bei dieser Energie. Nach kleineren Impulsgrößen hin,
d.h. zu kleineren Compton-Elektronenenergien hin, nimmt die Zahl etwas ab. Es gibt
nochmal eine Erhöhung bei 184,5 keV und etwas darüber. Das sind rückgestreute Compton-
Photonen, die teils aus der Quelle kommen, teils aus der Umgebung und aus der Nachweis-

apparatur. In der rechten Hälfte ist dasselbe Experiment mit der aus zwei Linien bestehenden γ-Strahlung des Y 88 dargestellt. Hätte man dasselbe Experiment statt in Natrium-Jodid in Wasser oder Gewebe ausgeführt, so wären die Ergebnisse nicht wesentlich anders ausgefallen. Lediglich der Haupt-Peak wäre wegen der geringeren Photo-Absorption in Wasser etwas niedriger geworden.

d) Strahlenschwächung und wahre Absorption

In den Abb. 45—48 sind die Absorptions- und Streukoeffizienten für die einzelnen Prozesse getrennt eingetragen. Betrachtet man die Schwächung eines engen Strahlenbündels, so tragen zur Schwächung alle Absorptions- und Streuprozesse bei. Die Summe

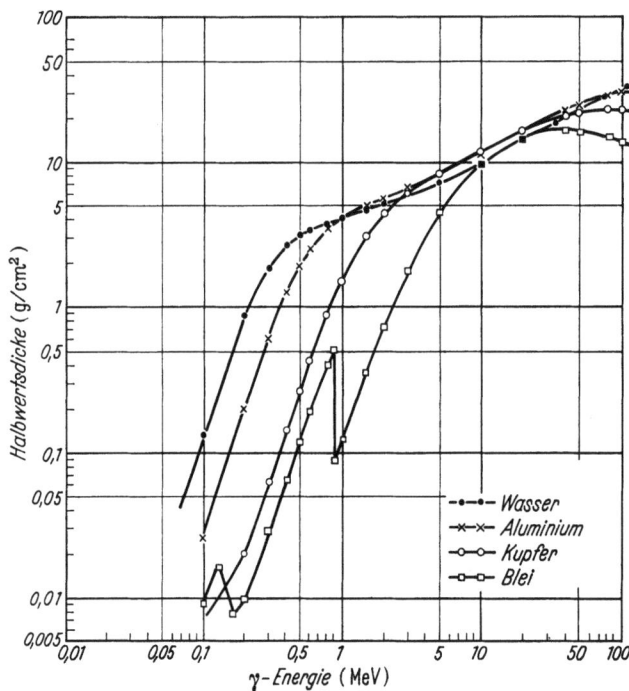

Abb. 52. Halbwertsdicken von Wasser, Aluminium, Kupfer und Blei für Photonenenergie von 10 keV bis 10 MeV. Die Werte sind entnommen aus Gladys-White-Grodstein, NBS-Circular 583 (1957)

aller Absorptions- und Streukoeffizienten ergibt daher den Schwächungskoeffizienten μ_0/ϱ, wie er in den obigen Abbildungen eingetragen wurde (dort total attenuation genannt). Dieser Schwächungskoeffizient muß benützt werden, wenn man die Intensitätsverminderung durch eine Materieschicht berechnen will, die ein enges Strahlenbündel im Bündelquerschnitt erleidet (Abb. 52). Von der durchstrahlten Materie geht eine Streustrahlung aus, die unter Umständen zu berücksichtigen ist, insbesondere bei Strahlenabschirmproblemen. Wie man in solchen Fällen diese Zusatzstrahlung berücksichtigt, wurde unter 3b, δ dieses Abschnittes näher ausgeführt.

Interessiert man sich für die in der absorbierenden Substanz erzeugte Ionisation, so darf man die weggestreute Intensität nicht zur Absorption rechnen, da diese Energie zwar dem primären Bündel entzogen wurde, jedoch nicht zur wahren Absorption beiträgt. In diesem Falle muß man für die Berechnung den wahren Absorptionskoeffizienten (in den Abb. 45—48 als total absorption μ_a/ϱ bezeichnet) heranziehen.

Der eben besprochene Idealfall liegt aber nur dann vor, wenn das Strahlenbündel eng ist und das absorbierende Medium nicht allzu ausgedehnt ist, d.h. nicht weit über den geometrischen Bündelquerschnitt hinausreicht. In der Praxis hat man es oft mit breitem Bündel und mit einem ausgedehnten absorbierenden Medium zu tun. In diesem Falle wird ein mehr oder weniger großer Teil der Streustrahlung im absorbierenden Medium zurückgehalten, so daß man sich wieder dem ersteren Falle nähert. Die praxisnahen Fälle bewegen sich zwischen den beiden eben erwähnten Extremfällen. Bestrahlt man mit einem großen Feld einen Patienten, so wird in der Achse des Strahlenbündels die weggestreute Strahlung durch die aus den Nachbargebieten herangestreute Strahlung kompensiert, so daß man für die Berechnung der Dosis in der Achse des Bündels den Schwächungskoeffizienten heranziehen muß. Ebenso wird die gesamte Körperdosis durch den Schwächungskoeffizienten bestimmt sein, da ein großer Teil der Streustrahlung, die aus der geometrischen Bündelbegrenzung heraustritt, in anderen Körpergebieten absorbiert wird. An der geometrischen Bündelgrenze wird die nach außen weglaufende Streustrahlung nicht durch die von außen hereinkommende Strahlung kompensiert. Hier ist die Dosis besser durch den wahren Absorptionskoeffizienten bestimmt. Die Berechnung der Strahlendosis aus den Absorptions- bzw. Schwächungskoeffizienten wird immer nützliche Anhaltspunkte für die Aufstellung eines Bestrahlungsplanes geben, eine exakt durchgeführte Dosismessung am Phantom kann sie jedoch nicht ersetzen.

B. Detection and measurement of ionizing radiation

I. Fundamental processes

By

F. W. Spiers

With 20 figures

1. Interaction of radiation with matter

Some of the basic principles and phenomena already discussed in Section A will be briefly reconsidered in relation to the detection and measurement of ionizing radiation. The fundamental mechanism of radiation detection is the dissipation of radiation energy in some medium in a form capable of physical or chemical measurement. Except at relatively high intensities, degeneration of the absorbed radiation energy into heat affords an insufficiently sensitive means of measurement. Transformation of the radiation energy, however, into energy of ionization and excitation of the medium can result in extremely sensitive detection by electrical, photometric or chemical methods.

The interactions by which energy is transferred to matter depend on the nature of the radiations. Charged particles such as alpha and beta particles transfer their energy by direct excitation and ionization of the medium through which they pass. X-rays and gamma rays impart energy to matter by interactions in which a secondary electron is projected from an atom with considerable energy which is then expended in the medium. Neutrons also excite and ionize indirectly. A fast neutron transfers its energy to matter by collision processes in which, for example, a proton or some other light nucleus is projected as the charged ionizing particle. A slow neutron produces detectable ionization if its capture by a nucleus, as in (np) or (nγ) processes, results in the release of a charged particle in the medium irradiated.

X-rays and gamma rays interact with matter in three principal ways: by the Compton process, by photoelectric absorption and by the pair production process. In the Compton interaction the photon loses part of its energy to an electron and is itself scattered as a photon of lower energy and longer wavelength. Unless the scattered photon is also absorbed in the measuring system, only the energy imparted to the secondary electron is effective in the radiation measurement. The Compton interaction occurs with free or loosely bound electrons; it is responsible for a large part of the absorption of high energy radiation by light elements. Photoelectric absorption takes place with bound electrons and its magnitude is approximately proportional to the cube of the radiation wavelength and the fourth power of the atomic number; it is, therefore, the dominating process in the absorption of low energy radiation. In the photoelectric process the electron takes up all the photon energy and is then projected from the atom with this energy, less the binding energy of the electron in the atom. In the pair production process, materialization of a positron and a negatron takes place in the high electric field of an atomic nucleus. The two electrons are projected in opposite directions sharing between them the residual energy of the photon which is in excess of the materialization energy of 1.02 MeV (2 mc²). Absorptron by pair production is proportional to the square of the atomic number and increases with the energy of the radiation. The total absorption coefficient of an element falls steeply at first as the photon energy increases (the photoelectric effect predominating); in the region 0.5 to 5 MeV the Compton process is mainly responsible for the absorption which then remains only slightly dependent on radiation energy until the pair production process causes absorption to increase with radiation energy above 5 MeV (see Sections A. IV. 3 and A. V. 4 and 5). The strong dependence of the absorption on energy and atomic number at low energies is used to enhance the response of an instrument in this energy region, as in the Pb-cathode Geiger-Müller tube, and to provide good energy discrimination as in the sodium iodide (thalium activated) scintillator.

The characteristics of the ionizing particle which are important to our purpose are the rate at which the particle transfers energy to the medium per unit length of track (the Linear Energy Transfer or LET) and the particle range. The Linear Energy Transfer is approximately proportional to the square of the particle charge and inversely to the square of its velocity. For low particle energies the rate of energy loss by the particle varies approximately inversely as its energy and the curve of LET against energy at first falls as the energy increases. At higher energies when the particle velocity approaches that of light (relativistic conditions of interaction) the LET curve reaches a broad minimum and then increases again. At the same velocity the singly-charged electron and proton will lose energy equally but at a rate approximately 4 times less than that of the doubly-charged alpha particle. The energies of the three particles, however, will differ greatly for the same velocity. At equal energies of a few MeV the proton and alpha particle are travelling much more slowly than the electron or beta particle and lose energy at very much greater rates. At a typical energy of 5 MeV the LET values for an alpha-particle, proton and electron are respectively 950, 85 and 2.5 keV per cm of air at 15° C and 760 mm Hg pressure, and the ranges in air of the particles having this initial energy are, in the same order, 3.5 cm, 34 cm and (approximately) 20 m.

The nature of the primary interactions and the characteristics of the particle track affect all methods of radiation measurement and afford the means by which particles of different kinds and different energies can be distinguished.

2. Ionization in gases

Ionization of a gas is brought about by charged particles, either primary or secondary, which, in passing near the electronic structure of an atom, dislodge an electron and leave the atom positively charged. The dislodged electron is usually removed sufficiently far from the electric field of the parent atom to become attached to some other to form

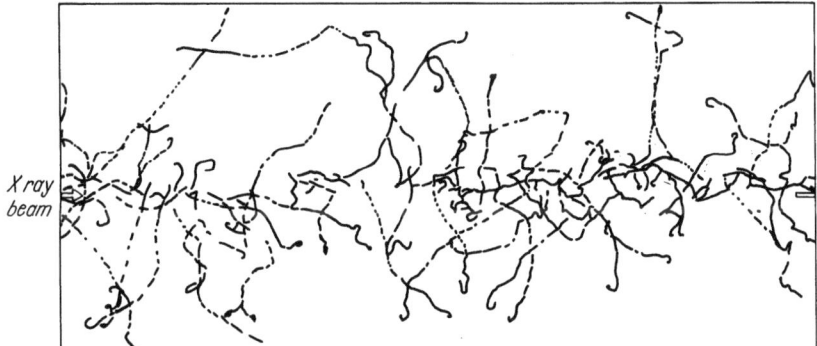

Fig. 1. Cloud chamber photograph of secondary electrons from an X-ray beam

a negative ion. Of the pairs of ions thus formed the positive ions lie on or close to the particle track and the negative ions some small distance away. The distribution of ions along the tracks of charged particles is illustrated in the cloud chamber photographs in Fig. 1 and Fig. 2. The secondary electron tracks from an X-ray beam are seen in Fig. 1 to originate in the path of the beam and extend to considerable distances away from it. The ionization density along the track is at first low and the track comparatively straight, but deviations of the track and density of ionization increase as the electron slows down. The beta particle track (Fig. 2) shows similar characteristics. The alpha particle, having a greater mass, travels almost in a straight line until nearing the end of its range and, corresponding to its high LET, exhibits a very high ionization density.

The average energy expended by the charged particle (W) per ion pair formed is different for different gases but is nearly independent of the particle energy. In air an

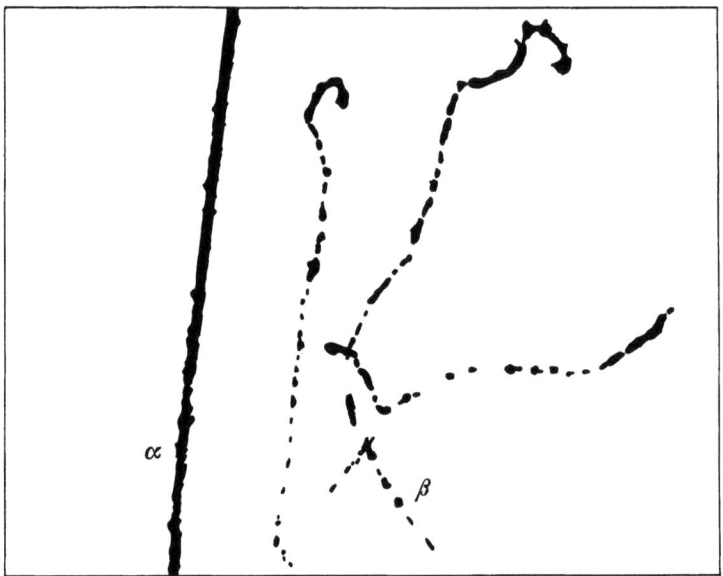

Fig. 2. Alpha and beta particle tracks in a cloud chamber

electron loses approximately 34 eV and an alpha particle 35.5 eV per ion pair; in argon the values for $\overline{W}_\beta$ and $\overline{W}_\alpha$ are both close to 26 eV. The number of ion pairs formed along the track of an ionizing particle is therefore directly related to the initial particle energy.

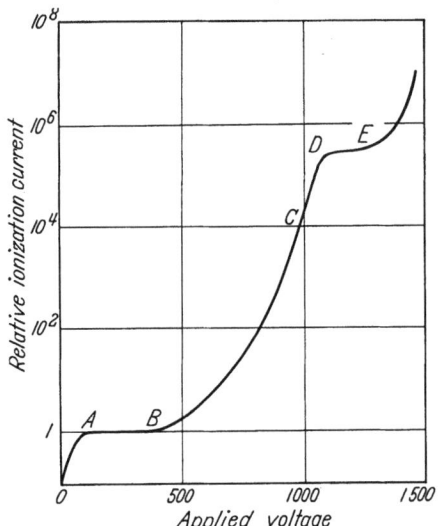

Fig. 3. Ionization-voltage curve

A 1 MeV electron, for example, will release approximately 30,000 ion pairs in air and 40,000 in argon, if all its energy is dissipated within the gas. Where radiation is absorbed photoelectrically the ionization liberated by the photoelectron is proportional to the quantum energy. In the Compton process the relationships between the ionization released by the secondary electron and quantum energy of the radiation is less direct. It should be noted that W is the average energy expended per ion pair; it is greater than the ionization potential because it includes also the energy expended in molecular or atomic excitation.

If a potential difference is maintained across an ionized gas by means of two suitably placed electrodes a small current will flow as the ions migrate to electrodes of opposite sign. The manner in which the current varies with the applied potential is shown in Fig. 3. At first the current rises because, with increasing voltage, more of the ions of either sign are collected before they can recombine. For a constant rate of ionization the current eventually "saturates" when all ions are collected as fast as they are produced and, for a limited range, the current remains constant with further rise of voltage. As greater potential differences are applied to the gas the ions acquire sufficient energy to ionize other gas atoms by collision and gas multiplication sets in. Amplification factors of the order of 10^4 can be thus obtained which are sufficient to make possible the detection of a single charged particle. At this stage the charge collected from a single particle is equal to the initial charge released by the ionizing particle multiplied by the gas factor; the charge or current pulse collected is then proportional to the particle energy (see proportional counters, Section B II. 2). As the potential is increased beyond the "proportional" region (C in Fig. 3) the inoization by collision, which has been confined mainly to the region of the particle track, spreads to a large part of the central electrode and builds up an avalanche of ionization. The charge then released is unrelated to the ionization of the primary particle which has acted as a trigger. The gas amplification factor is now of the order of 10^6 or greater and any ionizing event in the chamber gives rise to a pulse of charge which can be detected (see GEIGER-MÜLLER counters, Section B II. 3).

3. Radiation intensity and energy deposition

The intensity of a beam of radiation is defined as the energy flowing per second through an area of 1 sq. cm. at right angles to the direction of the beam. Numerically the energy flux thus defined is the same as the number of photons or particles per sq. cm. per second multiplied by the photon or particle energy. Where calorimetric methods are practicable and the whole of the radiation energy can be converted to heat in the detector, the intensity of the radiation can be directly measured. In general only a fraction of the incident particles or quanta are absorbed in the detector and the absolute intensity must then be inferred from the measured or calculated efficiency of the detector for the radiation being measured. Frequently, however, as for example in most measurements of radioisotopes, only relative intensities are required and as long as the detector performance is stable its intrinsic efficiency need not be known.

In radiation treatment and in the evaluation of radiation hazards a specification of radiation dose is required. There is international agreement that the most satisfactory measure of physical dose is the radiation energy absorbed by the relevant tissue or substance and the *unit of absorbed dose, the rad,* is defined as an energy absorption of 100 ergs per gram of material irradiated (International Commission on Radiological Units and Measurements, 1956). The dose is not the same as the time integral of the radiation intensity because, in the case of penetrating radiation, only a fraction of the incident energy is absorbed by the tissue in question. Only in limited circumstances is it possible to measure radiation energy absorbed in a material directly by micro-calorimetry. In most cases the energy absorbed by a medium is derived from a measurement of the ionization, J, per unit mass of air in a small cavity in the medium. By the BRAGG-GRAY relationship (GRAY, 1936, 1937) the energy absorbed, E, per unit mass of the medium is then given by

$$E = J\varrho W$$

where ϱ is the ratio of the rates at which the electron (or ionizing particle) loses energy in the medium and in air and W is, as before, the average energy required to form ion pair in air.

The original unit of radiation dose was defined directly in terms of ionization in air, the *roentgen* being "the quantity of X or gamma radiation such that the associated corpuscular emission per 0.001293 gram of air produces, in air, ions carrying 1 esu of quantity of electricity of either sign". A charge of 1 esu corresponds to 2.08×10^9 ions of either sign and since each ion pair formed in air requires an energy of 34 eV, it can readily be calculated that 1 roentgen corresponds to an energy absorption in air of 87.7 ergs per gram.

Because air and soft tissues differ in atomic composition, radiation absorption in air is not exactly the same as that in soft tissue. At low radiation energies of 0.1 MeV or less 1 roentgen corresponds to an energy absorption of 88 ergs per gram of aqueous tissue and the value rises to 97 ergs per gram at energies of 1 MeV or more. The roentgen is equivalent, therefore, to 0.88 rad and 0.97 rad respectively at photon energies of 0.1 and 1 MeV.

Practical methods of radiation dosimetry will be described in Section B VI; the concept of physical dose and the units in which it is expressed will be a necessary consideration in discussing the instrumentation and methods of the following sections.

II. Electrical methods

1. Ionization chambers

a) Magnitude of ionization currents

The ionic charge released by the complete absorption of a charged particle of 1 MeV energy in the air of an ionization chamber is insufficient to change the potential of a low-capacity system ($\sim$ 5 esu) by more than about 1 mV. The absorption of some thousand particles per second is therefore required to produce a potential change of about 1 V per second which is within the range of a fibre electrometer. A similar rate of particle absorption produces an ionization current of about 5×10^{-12} A which can be measured by a suitable amplifier. Dose rates in a typical X- or γ-ray beam are commonly of the order of 1 R per second and produce an ionization current of about 3×10^{-10} A per c.c. of air irradiated. Small ionization chambers of volume 1 c.c. or less can therefore be used to measure clinical dose-rates (Section B VI). Greater sensitivities are achieved by using larger ionization chambers and chambers filled with air or other gases at high pressures.

b) Basic design of an ionization chamber

An ionization chamber is essentially a gas-filled enclosure in which a potential difference is maintained between two electrodes, one of which is highly insulated and acts as the ion-collecting electrode. Frequently the collecting electrode is centrally placed

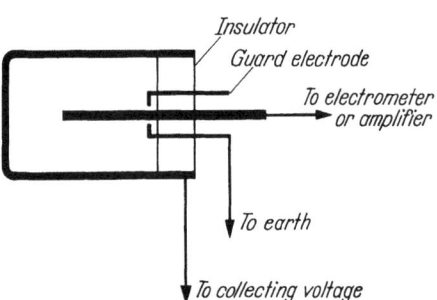

Fig. 4. Ionization chamber design

and the chamber wall itself is the second electrode. High insulation of the collecting electrode is provided by amber or now more usually by synthetic insulators of which polyethylene, polystyrene or polytetra fluoroethylene (PTFE) are the most common. The basic features of an ionization chamber are shown in Fig. 4. The size and shape of the ionization chamber and its wall thickness vary with the nature of the radiation to be measured. Walls made of light elements and having a thickness greater than the secondary electron range are used for γ-ray measurements. Very thin walls are necessary to admit to β-particles and α-ray sources are usually placed inside the ionization chamber or introduced as a component of the gas-filling. Frequently a guard electrode is included and is connected to earth so that only the potential difference being measured appears across the central insulator and leakage from the collecting potential to the guard electrode does not affect the measurements. The guard electrode is also shaped so that it shields the central insulator from the collecting potential and prevents the acquisition of spurious charges on its surface.

c) Ionization measurement: electrometers

The charge released by ionization can be measured by means of an electrometer of small capacity. Some form of fibre electrometer is usually employed such as that designed by Wulff (Fig. 5a), or by Lindemann (Fig. 5b). In the Wulff instrument the sensitivity is controlled by the proximity of the earthed plates to the fibre bow; in the Lindemann electrometer a sputtered quartz fibre moves on a quartz torsion arm between oppositely charged auxiliary electrodes A and B (Fig. 5b), and a wide range of sensitivity is achieved by adjustment of the potential difference maintained between them. In both instruments movement of the fibre is observed by means of a microscope and scale. Deflection of the fibre measures the potential V acquired by the central electrode and hence the charge CV which is proportional to the total ions formed. The rate of drift of the fibre measures the rate of collection of charge which is proportional to the ionization current.

A modern application of the fibre electrometer is the so-called pocket dosemeter in which a small ionization chamber has a quartz fibre attached to the inner electrode to act as a miniature fibre electrometer. A small microscope with an eye-piece scale

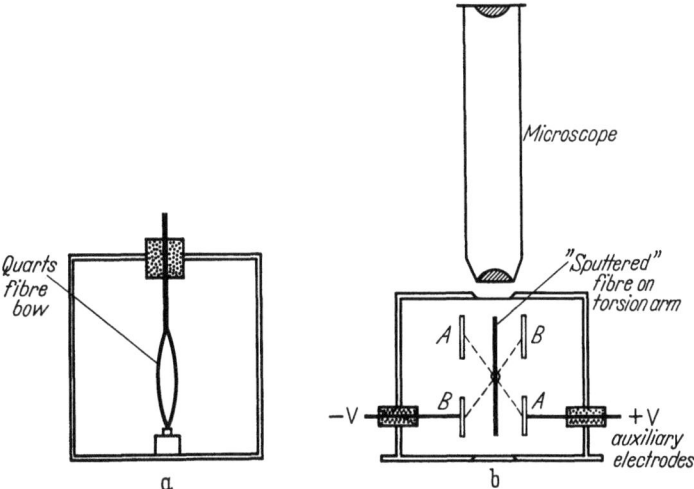

Fig. 5. Fibre electrometers

is an integral part of the whole instrument. The inner electrode is charged by external means to a potential sufficient to saturate the chamber and deflect the fibre to some standard position on the scale. Loss of charge by ionization is then measured by movement of the fibre away from the standard position.

d) Ionization measurement: amplifiers

Ionization currents greater than 10^{-12} A can be measured by comparatively simple and stable D.C. amplifiers, the basic principles of which are illustrated in the circuit diagram in Fig. 6. No details of the amplifier itself need be considered beyond the regarding it as a device by which the output voltage V_0 is M times. The voltage V_g applied to the grid of the first valve. The output voltage V_0 is measured as a current I_0 by the micro-ammeter in the output resistance chain. We have therefore the two relationships:

$$V_0 = MV_g \tag{1}$$

and

$$V_0 = I_0 R \tag{2}$$

where R is the resistance in the output circuit.

The ionization current i is passed through a resistor R_i (which can be typically of the order 10^{10} ohms) to earth *via* the connexion X and the resistor r which is small compared with R_i. The potential iR_i generated by the ionization current flowing in R_i is, in this circuit, opposed by a fraction of the output voltage — a "negative feed-back" voltage equal to $V_0 r/R$. The value of V_g the voltage applied to the first grid of the amplifier is therefore:

$$V_g = iR_i - \frac{r}{R}V_0. \tag{3}$$

Putting this value of V_g in Eq. (1) we get:

$$V_0 = i R_i \frac{M}{1 + \frac{r}{R} M} . \qquad (4)$$

If the amplifier gain is large so that $rM/R \gg 1$, the denominator in Eq. (4) reduces practically to rM/R and the expression for V_0 becomes approximately:

$$V_0 = i R_i \frac{R}{r} \qquad (5)$$

The output voltage V_0 is then independent of the exact value of M as long as M is large. The current in the output microammeter is then:

$$I_0 = \frac{V_0}{R} = \frac{i R_i}{r} . \qquad (6)$$

This equation brings out the essential feature of this method of measuring a small ionization current. Independence of variation in valve characteristics is achieved by applying negative feed-back, usually with a value of r/R that approaches unity. This means that

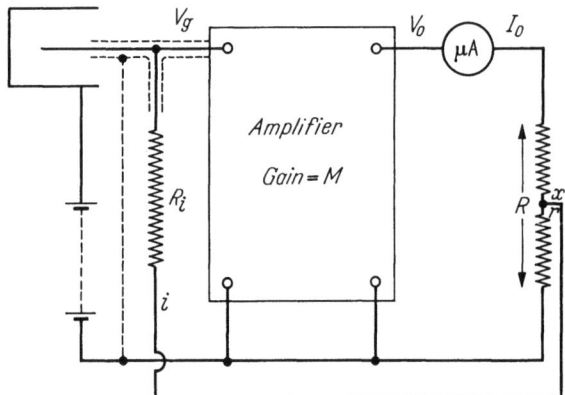

Fig. 6. D.C. amplification; elementary circuit with feed-back

V_0 is not much greater than the voltage $i R_i$ generated by the input resistor and little voltage amplification has been achieved. But whereas the input voltage is derived from a very small ionization current i through a very high resistance R_i, the output voltage represents the product of a current I_0 of some microamperes or milliamperes through output resistances of the order of a few hundred or a few thousand ohms. In the end, I_0 is proportional to i and depends on the circuit only to the extent that r and R_i are stable resistors. With very high resistors (e.g. $R_i 10^{10}$—10^{12} ohms) the capacity of the chamber and its lead takes a considerable time to attain its potential $i R_i$ and the "time constant" of the circuit is long. This effect is greatly reduced by connecting the outer case of the chamber lead (and guard electrode) to the earth line (see dotted line in Fig 6) thereby preventing the development of a large potential difference between the input lead and its sheath and reducing the capacity effect.

e) Integrating ionization chamber of high sensitivity

Very weak radiation intensities can be measured with suitably large, or pressurized, ionization chambers connected to an electrometer valve which is operated in what is essentially a Townsend balancing circuit. Such a chamber and circuit are illustrated in Fig. 7. When the earthing switch S is opened, current from the ionization chamber drives the grid of the electrometer valve negative and current through the microammeter is reduced. After a given exposure of the ionization chamber to radiation, the grid potential is restored by a balancing voltage V from the potentiometer R applied to the guard electrode, which acts as a balancing condenser, to restore the current in the microammeter to its original value. (A separate condenser of high insulation can be included in the circuit for the measurement of higher radiation doses.) The balancing voltage V is then a measure of the ionization produced by the given exposure. Instruments suitable as standard dosemeters (FARMER, 1949) and as background radiation meters (SPIERS, 1960) have been developed on the basis of this circuit.

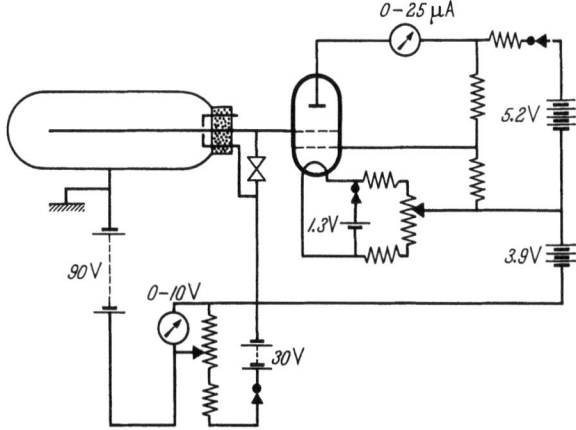

Fig. 7. Compensating circuit for high pressure ionization chamber

f) Vibrating-reed electrometer

This instrument provides the most sensitive and stable form of electrometer available to-day. The principles of the instrument applied to an ionization chamber are shown in Fig. 8. The potential difference derived from the ionization current is used to generate an alternating potential for subsequent amplification. The condenser Cl consists of an insulated fixed plate A, the "anvil", and a vibrating plate B, the "reed", by means

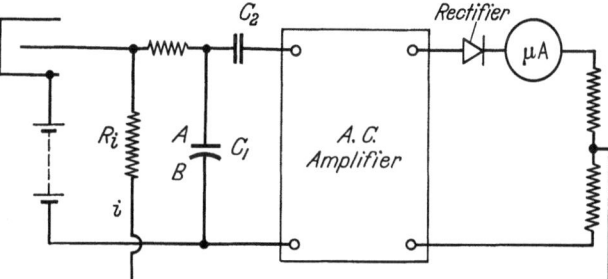

Fig. 8. Principle of the vibrating-reed electrometer

of which the capacity of Cl is periodically varied. The vibration of plate B develops an alternating potential with an amplitude proportional to the voltage $i R_i$ applied to plate A. This alternating potential is passed *via* the condenser $C\,2$ to an A.C. amplifier the output of which, when rectified, is a measure of the input voltage and therefore of the ionization current i. The electrometer has a very high sensitivity and a very low zero drift because only alternating potentials derived from condenser Cl affect the current in meter M. Great precision in the construction of the reed and anvil is called for but the best instruments available will measure currents of 10^{-15} A with a zero drift of no more than 10 per cent, and currents of 10^{-14} A with a drift of 1 per cent, of full-scale deflection per day. If an ionization chamber is suitably designed to operate with an internal α-particle source, the ionization pulse from a single α particle can be measured, the pulses of current thus obtained serving to count the α-source strength and to discriminate between α particles of different energies.

8*

2. Proportional counters

a) Design of proportional counters

A proportional counter operates under conditions of collision ionization with gas multiplication factors of the border of 10^2 to 10^4 (see section I., Fig. 3). A typical design of cylindrical ionization chamber is shown in Fig. 9a; the cylindrical cathode can be made of brass, copper or stainless steel and the central anode wire, of copper or stainless steel, is usually about 10^{-2} mm diameter. Gases of low electron-attachment are used to fill the counter so that electrons released by the ionizing particle are accelerated by the high electric field near the anode to produce collision ionization within a millimetre of the anode wire. This electron shower on the anode takes place in about 1 micro-second and the "fast" electron pulse is measured by a suitable amplifier; the movement of the shower positive ions to the cathode is not recorded.

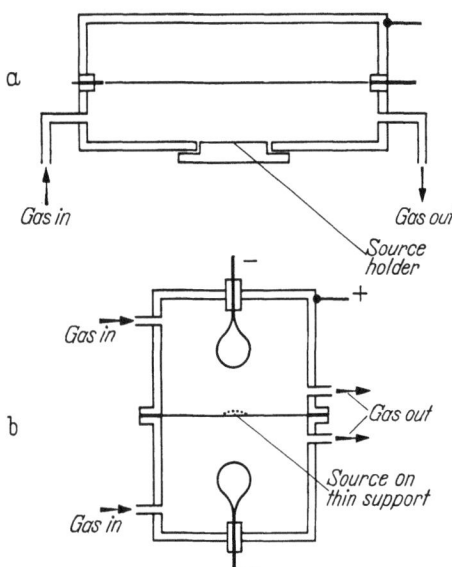

Fig. 9a and b. Proportional counters

The gas filling can be argon which, with operating voltages of less than 1000 V, is suitable for α-particle counting or methane which, at higher voltages, gives sufficiently high gas multiplication for β-particle counting. The counters can be sealed, the sources being presented externally to the counter window, but more usually, for counting α-particles and soft β particles, a flow counter is used. In this type of counter the filling gas is passed through the counter continuously at a rate sufficient to maintain the pressure slightly above atmospheric and thus to exclude air. The counter is demountable and sources can be put inside it, thereby avoiding corrections for window absorption. Sometimes a counter has the form of a pill box with a wire loop anode in order that a source of large area can be presented to the counting volume. Two such counters can be placed together, as in Fig. 9b to form a 4π counter for the standardisation of α and β sources, the source being supported between the two counting volumes on a very thin conducting film. For low-energy β emitters the radioactive nuclide (e.g. ^{3}H, ^{14}C or ^{35}S) can be introduced as a gas into a cylindrical-cathode proportional counter. For absolute measurements the counter must be sufficiently long to have either negligible or calculable end-corrections to allow for loss of counting efficiency at the ends of the counter; otherwise two counters, identical except for length, must be used and the end-correction eliminated by a difference method.

b) Recording and analysis of the counter pulses

In a typical proportional counter the charge reaching the anode wire, following the absorption of a low-energy β particle, produces a voltage pulse of the order of a few millivolts. Amplification and recording of the pulse is carried out in several stages illustrated in the block-diagram in Fig. 10. A "head-amplifier" is placed physically close to the counter to produce a low-impedance output so that long cables can be used between the head-amplifier and the main amplifier without introducing significant attenuation of the pulse. Because the of rapid development of the electron pulse ($\sim$1 microsecond) a main amplifier having short time-constants is necessary to amplify the pulse without distortion. A pulse-height analyser is included between the amplifier and the scaler which records the pulses. This can be set as a discriminator to restrict the range of pulses passed to the scaler to those above some chosen voltage or, more usefully, to pass on to the scaler only those pulses occurring in a "channel" between two defined voltages. By fixing the channel width at some convenient value (e.g. 1 volt) and counting the pulses per unit time with the channel set at successive points up the voltage scale, a frequency-spectrum of pulse-heights can be obtained which then measures relatively the energy spectrum of the particles entering the proportional counter.

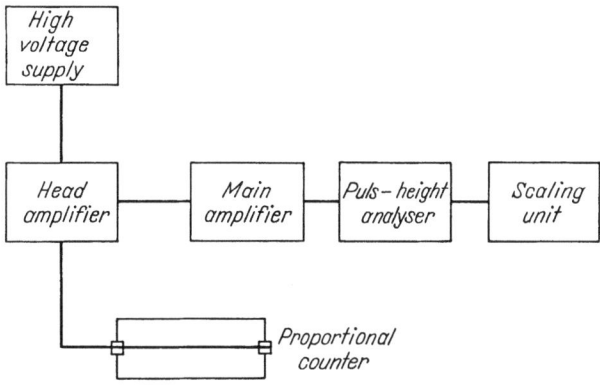

Fig. 10. Principle of counting circuit

3. Geiger-Müller counters

a) Design of Geiger-Müller counters

In a GEIGER-MÜLLER counter any ionizing event within its sensitive volume causes an avalanche of ionization to occur between the electrodes. As in the case of the proportional counter the electron avalanche is collected on the central electrode but it is now unrelated to the magnitude of the initial ionizing event.

The gas used in the counter is usually an inert gas (or a mixture of inert gases) with a small amount of a "quenching" admixture. A common gas-filling contains argon at about 10 cm Hg pressure with 1 cm Hg pressure of ethyl alcohol as the quenching agent. If argon or other simple gas is used, emission of ultra-violet light by the positive ions maintains the ionization and therefore the discharge once it is initiated. With the presence of the quenching vapour, however, charge transfer occurs from the positive ions to the organic molecules with consequent dissociation of these when they reach the cathode. Ultra-violet light associated with the charge transfer is strongly self-absorbed and the discharge is quenched. Because of the comparatively slow movement of the positive ions, the period during which the quenching action takes place is of the order of 100 to 200 micro-seconds. In each quenching operation a number of the organic molecules are dissociated and consequently the counter has a limited life, usually of the order of 10^8 counts. Traces of halogen vapours are also effective quenching agents and because they do not dissociate the useful life of the counter is theoretically unlimited. Moreover, the halogen-quenched counters can operate at much lower voltages than those with an argon-alcohol gas filling. A commonly-used counter filled with neon at 200 mm Hg, argon at 0.2 mm Hg and bromine at 0.16 mm Hg can operate in the region of 300—400 volts. Because of the inclusion of bromine, stainless steel or some corrosion-resistant metal is necessary for the cathode.

Designs of some typical GEIGER-MÜLLER counters are shown in Fig. 11. In the cylindrical type of γ-ray counter (Fig. 11a) a fine anode wire of diameter between 0.02 mm and 0.1 mm is held axially in a cylindrical cathode, all mounted in a sealed, thick-walled glass tube. The cathode can be of carbon, copper or steel for measuring relatively hard γ-rays but for γ-radiation of lower energy a lead cathode gives a considerable gain in sensitivity because of photoelectric absorption in the heavier cathode element. A thin end-window counter for measuring β-radiation is illustrated in Fig. 11b. The copper case is the cathode which is flanged to carry a thin window, either of aluminium foil, typically about 7 mg/cm², or of mica, between 1.5 and 2.5 mg/cm² in thickness. A mica window of thickness 2 mg/cm² will transmit roughly half the β-particles reaching it from a C 14 source ($E_{\max}$ 0.155 MeV) but it will be too thick for the effective measurement of the β-particles of tritium ($E_{\max}$ 0.018 MeV). The thin wire anode ends in a small glass bead to avoid distortion of the electric field between the end of the wire and the window. Usually the end-window counter is mounted vertically in a lead shield with provision for locating a small source on a planchette in a fixed position below the window. The counter illustrated in Fig. 11c is designed to measure the β-activity of liquids. A thin-

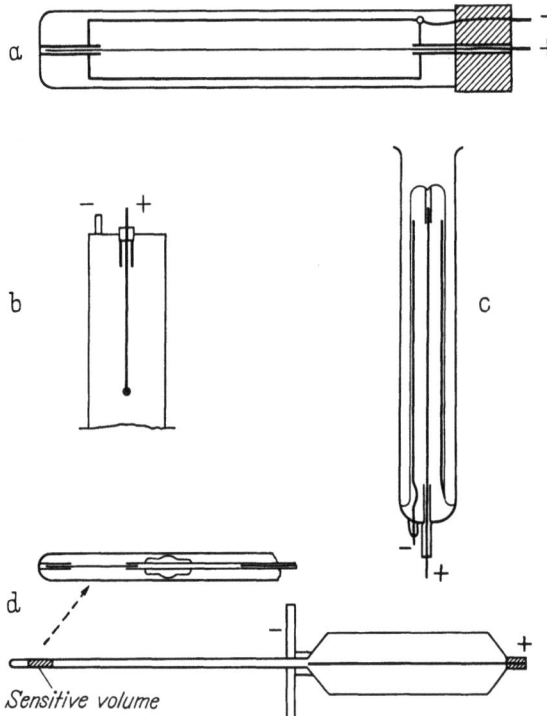

Fig. 11. Geiger-Müller counters

walled counter is mounted inside a glass tube so that 10 cc of liquid can be held in the annular space thus formed. The glass wall of the counter has a thickness of about 35 mg/cm² and the cathode is a thin carbon film on the inner surface. The "test tube" with its counter can be readily positioned in or removed from a thick lead shield for filling with the active solution or for subsequent cleaning. A so-called "needle" counter is shown in Fig. 11d. This in effect, is a 3 mm stainless steel probe, some 15 cm long, with a fine central wire insulated along its length except for a short space of 10 mm near the end which forms the actual counter volume. The steel tube connects with a small gas reservoir to hold sufficient filling gas and this part is usually fitted into a robust holder by which the counter can be handled. After sterilization, the probe can be inserted into body cavities or into tissues at operation to measure concentrations of radioactive isotopes *in vivo*.

b) Electrical characteristics and operation of Geiger-Müller counters

Under typical operating conditions in a Geiger-Müller counter an electrical pulse of a few volts magnitude is released by each primary ionizing event. The pulses, approximately equal in size, can operate a scaler without further amplification. Usually however a quench unit is interposed between the counter and the scaler to provide a fixed dead time after each pulse, since the recovery time of the self-quenched counter is somewhat variable. The quench unit can be a single valve which, when triggered by the counter pulse arriving at its grid, produces an amplified pulse giving a large voltage drop to stop the counter discharge. A second type of quench unit has two valves connected as a multi-vibrator, with one valve normally conducting and one biased to cut-off. The counter pulse suppresses the first valve and the change in anode potential of this valve is used to strike the second valve and produce a strong negative pulse to quench the counter, after which both valves return to their initial states. The time constant of this circuit controls the dead time of the counter (see Figs. 12a and b).

Scalers used to count the pulses are commonly based on a two-valve scale-of-two circuit which is basically that of the multivibrator, except that both valves are biased equally to give a symmetrical circuit. The circuit then has two stable positions, with one valve conducting and the other non-conducting, and incoming pulses from the counter throw the circuit from one stable position to the other. The output from one of the valves then gives a pulse for each second pulse received by the pair from the counter. A series of such circuits will then count pulses in a binary scale and four circuits with an electronic switch operating after the 8th count can be arranged to count with a scale of 10. A mechanical register follows to record every 10th or more conveniently (if 2 scales of 10 are used) every 100th pulse. These scaling circuits using "hard" valves have response times which are short compared with the quench time of the GEIGER-MÜLLER tube so that the

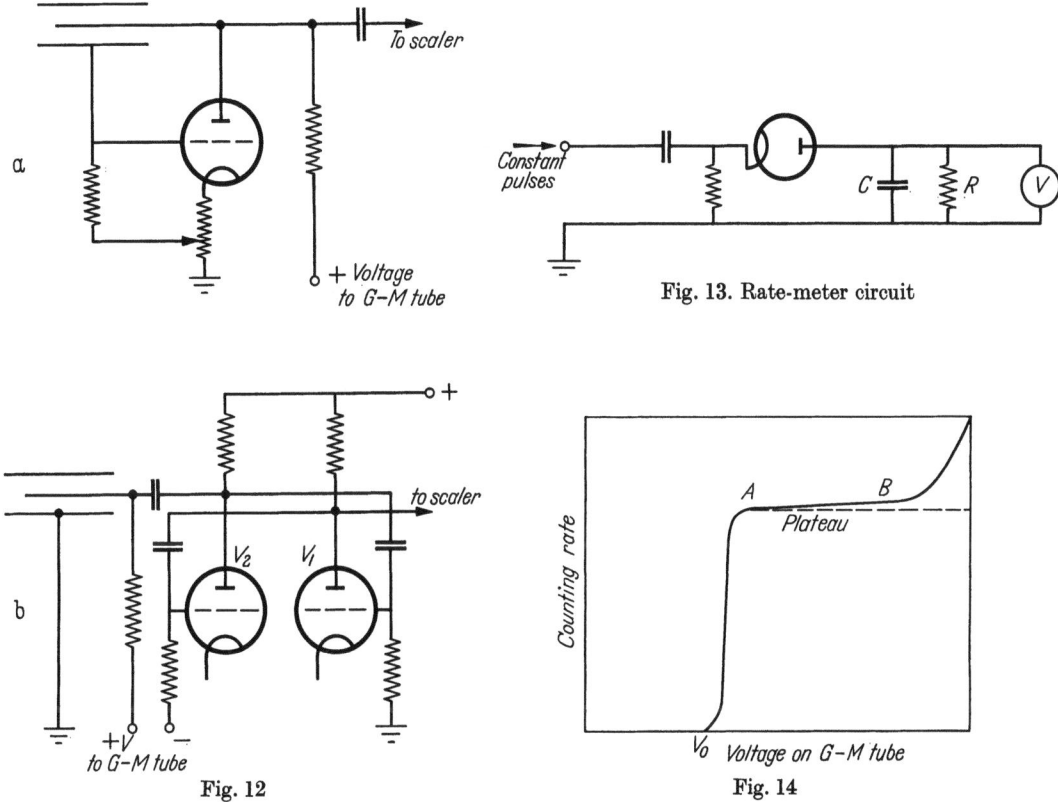

Fig. 13. Rate-meter circuit

Fig. 12

Fig. 12. (a) Simple 1-valve quench circuit. (b) Multi-vibrator circuit

Fig. 14

Fig. 14. Plateau curve for G—M counter

over-all dead time of the system is still that set by the quench circuit. Many scalers now operate with a number of gas-filled tubes which each count 10 pulses by successive stable positions of a gas discharge which moves from one electrode to the next with each incoming pulse. These gas tubes, however, have longer response times and for fast counting one or more hard-valve circuits must precede the gas tube stages.

For some purposes the GEIGER-MÜLLER tube can be incorporated in a counting-rate meter as in Fig. 13. A rectifying valve passes the pulses from the counter, via a biased multi-vibrator circuit giving output pulses of constant size, to a condenser across which is a suitable resistance. The voltage across this resistance is then directly dependent on the rate at which charge is fed into the condenser, i.e. it is proportional to the pulse rate. Because the pulses are randomly distributed in time the voltage measured will show fluctuations; these can be reduced and the accuracy of the measurement increased by increasing the value of RC, the time constant of the circuit.

The correct operating condition for a counter is determined by its voltage characteristic, shown typically in Fig. 14, where counting rate is plotted against applied voltage. Until the threshold voltage V_0 is reached the pulses are too small to operate the counting circuits. Beyond V_0 the pulse size rapidly increases and from A to B the conditions are such that all pulses are approximately equal in size and a plateau of constant counting-rate is obtained for a given source. There is a slight rise in counting-rate with increased voltage along the plateau to some point beyond B where instability sets in. Usually a working point is taken at 100 volts beyond V_0; the change in counting-rate is then usually not more than 0.1 per cent per volt and a sufficiently stable voltage is within the capability of the power supply.

c) Efficiency and energy characteristics of Geiger-Müller counters

The probability that a β-particle will release at least one ion pair in crossing the sensitive volume of a counter is for all practicable purposes 100 per cent. The sensitive volume itself, however, varies with the counter construction and in an end-window counter, for example, the efficiency is not 100 per cent over the whole area of the window but decreases towards the periphery. It is important, therefore, in comparing the activity of different samples to maintain a fixed source-window geometry. In the counter shown in Fig. 11c for measuring the activity of liquid samples, β particles reach the counter from different points in the liquid layer which is about 2 mm in thickness. The number of particles leaving the thick layer to enter the counter is then dependent on the particle energy and the efficiency of the counter increases almost linearly with the maximum energy of the β-particle spectrum.

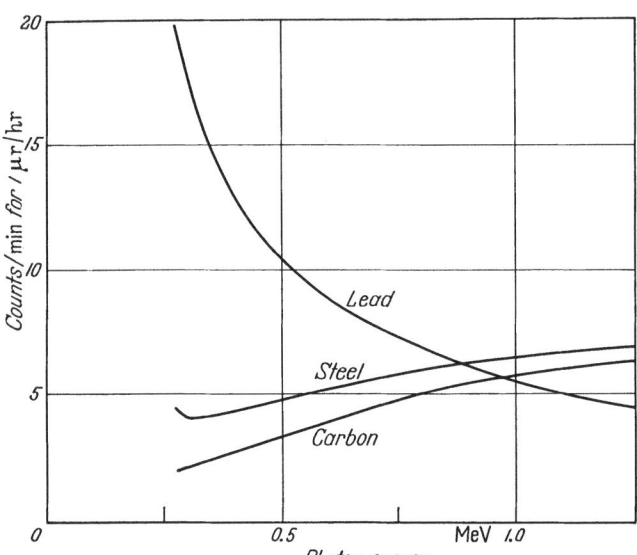

Fig. 15. Characteristics of counters with carbon, steel and lead cathodes

A γ ray is recorded by a counter if the secondary electron, released by quantum absorption, enters the sensitive volume. The probability of a quantum absorption in the counter gas is extremely small compared with that in the counter wall or cathode. Consequently the γ-ray response of the counter is determined mainly by the nature of the cathode. The intrinsic efficiency of the counter, i.e. the counts per incident γ ray, is very small and amounts only to about 1 per cent for a typical counter exposed to γ rays of 1 to 2 MeV energy. This is because only electrons arising within secondary-electron range of the inner cathode surface can enter the sensitive volume and thicknesses of metal of this order (e.g. <1 mm. Cu) offer a γ-ray stopping power of only a few per cent. The efficiency of a counter decreases as the γ-ray energy is reduced until, at low energies where photoelectric absorption becomes dominant, the counter efficiency again rises. One aspect of this variation of efficiency with energy is illustrated in Fig. 15 where the counter response per unit dose in μr is plotted against γ-ray energy for carbon, steel and lead cathodes.

d) Errors and losses in counter measurements

Because radioactive disintegration is random in time, the counter records a random series of pulses and the accuracy of a measurement will depend on the number of counts recorded. If a series of measurements is made of the number of counts, N_s in some given time the standard error (σ) of the mean count $\overline{N}$ is $\sqrt{\overline{N}}$; approximately two thirds of the measurements will lie within $\overline{N} \pm \sigma$ and 95 per cent will be within $\overline{N} \pm 2\sigma$. In practice, if a single measurement N is made, and N is not small, the standard error can be taken as $\sqrt{N}$ and the percentage standard error is then

$$\Delta = \frac{100 \sqrt{N}}{N} = \frac{100}{\sqrt{N}} . \tag{7}$$

Counts of 100, 1,000 and 10,000 therefore carry standard errors respectively of 10, 3 and 1 per cent. Generally, however, the observed count N_s includes the "background" rate of the counter and this background count N_B must be determined separately for the circumstances of the measurement. The true count $N_s - N_B$ due to the source then carries a percentage standard error of

$$\Delta = \frac{100 \sqrt{N_s + N_B}}{N_s - N_B} . \tag{8}$$

If N_B is small compared with N_s it is unnecessary, for any given accuracy, to determine N_B with the same degree of accuracy as N_s. When, however, N_B and N_s are not very different the determination of N_B is important and it is worthwhile, knowing approximately the ratio of N_s to N_B to use Eq. (8) to determine the required distribution of counts between the background and the source + background to give the desired standard error. Curves have been published by LOEVENGER and BERMAN (1951) to enable this to be done quickly in any practical case.

The dead time of the counter, during which it is insensitive to any new ionization, implies a loss in the total counts recorded which depends on the counting rate. One advantage of using a quench circuit to impose a fixed dead time τ on the counter is that the dead-time loss can then be calculated exactly for any observed counting rate n by the formula:

$$N - n = \frac{n^2 \tau}{1 - n\tau} . \tag{9}$$

If for example $\tau = 300$ μsec. then the loss of counts per second at observed counting rates (n) of 100, 200 and 400 per second will be respectively 4, 12 and 56 counts per second or 4, 6 and 14 per cent.

In measuring the activities of sources emitting α-particles and low energy β-particles considerable self absorption of the particles may take place in the source. Corrections for this can only be determined experimentally for the source-counter geometry used. In some cases sufficiently thin sources can be prepared by evaporation techniques so that the source absorption is negligible. Generally it is desirable to prepare any standard source in exactly the same form as the samples which are to be compared with it or where possible to incorporate a known amount of activity as an internal standard in a sample after the record of its own activity has been made.

III. Scintillation methods

1. Properties of phosphors

A number of solids and liquids exhibit the phenomenon of luminescence when exposed to ionizing radiation. Some of the energy transferred to the medium by the ionizing particle results in the excitation of atoms or molecules which return to the ground state with emission of ultra-violet or of visible light. In some cases, as for example when an α-particle strikes a ZnS crystal, the light emission or "scintillation" is sufficiently intense to be observable with the aid of a low-power microscope. In many of the early α-particle experiments made by Rutherford and his colleagues scintillations were counted in this way by visual observation. In recent years the development of the photomultiplier tube, in which a photosensitive surface is coupled to an electron-multiplier tube, has made possible the detection of scintillations from β particles and secondary electrons.

The combination of a phosphor and a photo-multiplier thus provides the basis for a very sensitive method of detecting and measuring iononizing radiation which is particularly advantageous for the measurement of γ rays.

Comparatively few substances luminesce when irradiated because, generally, the strong interaction between atoms and molecules in solids and liquids provides non-radiative transfer of the excitation energy to thermal levels. Those which show good luminescence fall into two classes, inorganic phosphors, activated by a trace of some impurity atoms, and pure organic phosphors. In the inorganic phosphors, such as ZnS (Ag-activated) and NaI (Tl-activated), radiation raises electrons to the conduction band in the crystal leaving a positive "hole" which migrates to an impurity centre which becomes positively ionized. An electron falling into this centre neutralises it and forms an excited centre which decays to the ground state with the emission of light. In the organic phosphor radiation excites the electronic structure of the molecule directly resulting in emission of light unless other processes, such as loss of energy to vibrational states of the molecule, or transference of energy to a molecule of a different kind, intervene. Thus the presence of dissolved oxygen in a liquid scintillator can be the means of absorbing the energy of excitation and dissipating it in a radiationless transition. In other cases advantage can be taken of the properties of a foreign molecule to capture the energy of the excited matric molecule and radiate it at its own characteristic wavelength. Because most of the organic scintillators luminesce in the near U.V., foreign molecules, or "spectrum-shifters" are introduced to bring the wavelength of the emitted light nearer to the optimum operating wavelength of the photomultiplier which is usually just over 4,000 Å.

There is an extremely rapid build-up of the light flash with the passage of the ionizing particle, followed by a "decay" as the excited atoms or molecules return to the unexcited state. These times are very short compared with the duration of a Geiger-Müller counter pulse. Inorganic phosphors have the longer decay time-constants of 0.25 to 1.5 μsec; organic phosphors have very short decay time-constants 0.05 μsec. or less. The composition and properties of a few typical phosphors are given in Table 1.

Table 1. *Characteristics of inorganic and organic scintillators*

Scintillator	Density g/cc.	Refractive index	Emission spectrum Å	Decay time μ-sec	Approx relative efficiency
Inorganic					
ZnS(Ag)Ni	4.1	2.37	4,400	1.4	250*
NaI(Tl)	3.67	1.77	3,300—5,000	0.25	100
Organic					
Anthracene	1.25	1.59	4,400	0.03	50
Terphenyl (p-diphenyl-benzene) in toluene, 4 g per litre	0.87	1.50	3,500—4,500	0.002	15

* Scintillator light strongly self-absorbed by the crystal so that only small crystallites can be used, e.g. as in a thin ZnS screen.

The action and advantages of the phosphor as a γ-ray detector are mainly evident from the properties listed. Compared with the small γ-ray stopping power of the Geiger-Müller counter, the mass of the phosphor which can be coupled to the photomultiplier gives it a very high efficiency. The inorganic phosphors incorporating heavy elements and having high density give a high stopping power per unit thickness and photo-electric absorption in the heavy element provides an energy-sensitive response. Moreover, because the scintillation intensity is proportional to the energy dissipated in the phosphor by the secondary electron, the output pulses of the photomultiplier are related to the energy of the absorbed γ-ray photon. Analysis of the γ-ray energy spectrum is thus possible. The inorganic phosphors are composed of light elements and have densities near unity. They show, therefore, much less energy discrimination than the inorganic phosphors but we have advantages in other ways. Radiation absorption in the organic phosphors approximates that in the soft tissues of the body and very high γ-ray efficiencies can be obtained by using much larger masses of phosphor (liquid or plastic media) than is possible with inorganic crystals.

The performance of the phosphor as a detector and energy discriminator depends to a great extent on its optical properties. Transmission of the light from any part of the phosphor to the photomultiplier must be efficient if the advantage of γ-ray absorption in a thick phosphor is to be realised. The phosphor must be transparent to its own luminescent light and flaws and discolorations must be absent. The practical aspects of these conditions will be discussed later in this section.

2. Electrical recording of scintillations

The scintillations from the phosphor are detected by a very sensitive photoelectric device, the photomultiplier. This is shown diagrammatically and in simplified form in Fig. 16. Light falling on the photosensitive cathode (a surface coated with an evaporated Cs-Sb layer) ejects an electron which is accelerated by a potential of about 100 volts towards the first dynode. The impact of the electron on this dynode surface ejects several electrons (3—5) which are then accelerated to the second dynode which is at about 100 volts higher potential than the first. Successive multiplication of the electron numbers at each dynode results in a large electron current flowing from the last dynode to the final collecting plate for each initiating electron from the photo-cathode. Photomultipliers have usually eleven or more stages and over-all multiplication factors greater than 10^6 are typical.

A condenser and resistance placed, across the last dynode and the collecting plate (see Fig. 16), then gives an output voltage pulse proportional to the electron charge reaching the collecting plate, i.e. proportional to the number of photo-electrons ejected from the photo-cathode by the scintillation. The rise-time of this voltage pulse is very short (> 1 μsec) but the decay of the pulse depends on the time-constants of the circuit and is usually much slower. Frequently a pulse-shaping circuit is used to apply a delayed negative signal which cancels out the photomultiplier pulse soon after the maximum pulse-height is reached. This is essential if advantage is to be taken of the very short decay times of inorganic scintillators to operate at very high counting rates. Sometimes the pulses from a combination of NaI (Tl) crystal and photomultiplier can be used to operate an analyser directly. It is

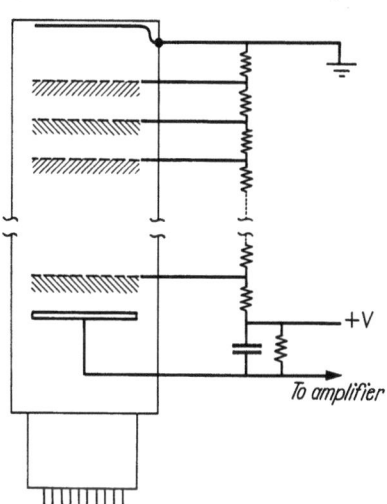

Fig. 16. Principle of the design of the photomultiplier tube

often convenient and for some purposes essential, however, to interpose a pulse-shaping circuit and linear amplifier to give a linear response between the scintillation intensity and the pulse-height fed to the analyser.

3. Scintillator apparatus and its operation

a) Design of apparatus

For most medical applications of scintillation methods a NaI (Tl-activated) crystal is used; its size depends on the sensitivity desired but a crystal 1.5″ diameter and 1″ thick is commonly used in clinical isotope work. Very large NaI crystals up to 8″diameter, can be obtained (at high cost!) for special purposes such as the measurement of the natural radioactivity of the body. The NaI crystal, being hygroscopic, is sealed in a thin aluminium box having a clear plastic window. One face of the crystal is highly polished and sealed to the window with a cement having a refractive index intermediate between that of the crystal and the window, in order to minimise loss of scintillation

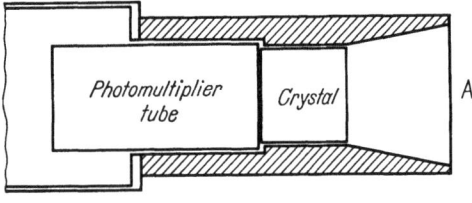

light by internal reflection. The other surfaces of the crystal are coated with magnesium oxide to provide a high reflectance to scatter back light which would otherwise escape from the crystal. In this way a high proportion of the light produced in the crystal passes either directly or by reflection or by scatter through the window towards the photo-multiplier cathode. The crystal assembly is coupled to the photomultiplier window with a suitable medium (e.g. silicone oil) again having a refractive index matched as far as possible to minimise light loss. The whole crystal-photomultiplier combination is enclosed in a light tight casing which usually also houses the resistance chain which distributes the correct potentials to the dynodes.

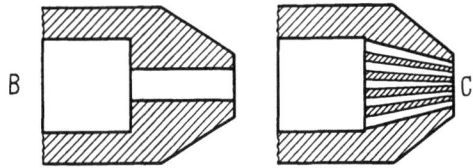

Fig. 17. Scintillator units and collimators (A) plain, (B) cylindrical, (C) focussing

The crystal and photomultiplier are usually surrounded by lead shielding designed to give a directional response and to reduce the over-all background counting rate. Examples of some collimators in clinical use are shown in Fig. 17. Collimator A accepts radiation from a limited area of the body, B admits only a narrow beam so that the

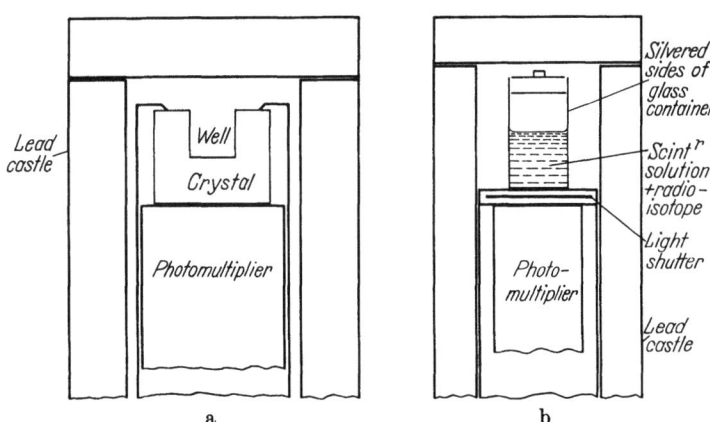

Fig. 18. (a) Well-crystal. (b) Liquid scintillator

distribution of radioactivity of an organ such as the thyroid can be determined by "scanning" and C is a "focussing" collimator which gives high geometrical resolution for activity near the plane of the focus. Two other scintillator units in common use are illustrated in Fig. 18; in a a NaI crystal has a "well" cut in it so that small samples of blood or other biological media can be placed in a position where a considerable fraction of the emitted β particles or γ rays can be trapped; in b the crystal is replaced by a liquid scintillator in a container having silvered sides. The composition of the scintillator liquid is frequently based on a mixture of toluene and ethanol[1] into which small amounts of aqueous solutions containing tritium or ^{14}C can be dissolved. The low energy β particles of ^3H or ^{14}C can then be counted under efficient conditions of 4π geometry. The pulse

---

[1] E.g. 2,5-diphenyloxazole (PPO), 2 g/l, and 1,4-bis (2,5-phenyloxazolyl) benzene (POPOP), 0.025 g/l, dissolved in a mixture of equal volumes of toluene and ethanol.

heights from the low-energy scintillations, however, are small and a considerable fraction of them are not much greater than the random electrical pulses which constitute the noise level of the photomultiplier. This noise level is minimised by cooling the photomultiplier (the photomultiplier and scintillator unit being operated in a refrigerator) and fast noise-free amplifiers are necessary to produce adequate pulse-heights for the analyser to handle.

b) Operation of a scintillator

The advantages of scintillation counting, apart from those of sensitivity and high counting rate, lie in the capacity to discriminate between γ radiations of different energies. If, as in the use of a proportional counter, an analyser counts the pulses in a channel set in turn at successive points up the voltage scale, the distribution of pulse heights

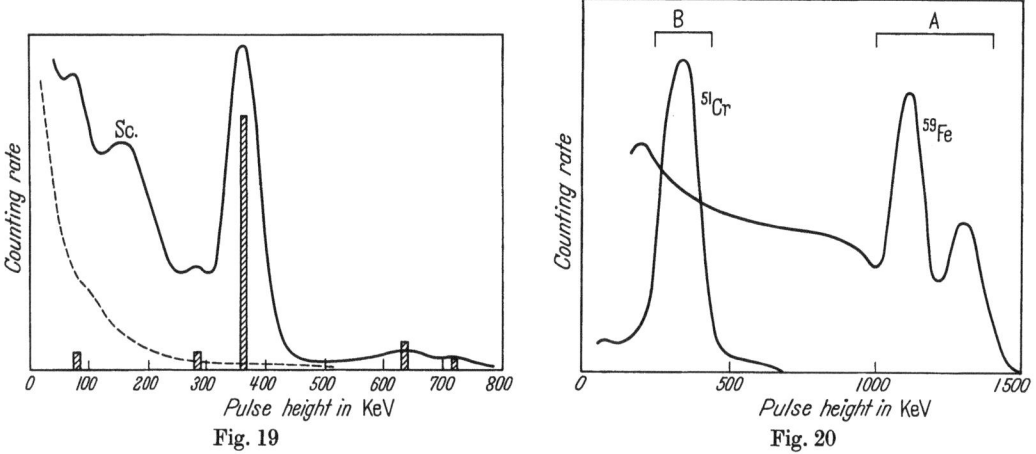

Fig. 19   Fig. 20

Fig. 19. Scintillator spectrum of γ-rays from ^{131}I in the thyroid

Fig. 20. Scintillator spectra for ^{51}Cr and ^{59}Fe

so obtained is related to the energy spectrum of the γ radiation absorbed by the phosphor. The extent to which the pulse-height distribution represents the initial γ-ray spectrum depends upon a number of factors which include the type and size of the phosphor, the efficiency of light collection and the nature of the source and its surroundings. Fig. 19 represents diagrammatically the principal features of the pulse-height spectrum which could be obtained with a NaI (Tl) crystal, about 1 inch thick, absorbing radiation from a source of ^{131}I taken up by the thyroid. The vertical lines indicate the energies and relative intensities of the principal ^{131}I γ rays as emitted by the source atoms. In the case of the principal γ ray of energy 0.364 MeV most of the absorption events in the crystal are by the photoelectric process with the photoelectron acquiring nearly the whole energy of the photon. Scintillations arising at different points in the crystal, however, are attenuated to small but different extents in their paths to the photomultiplier and photoelectric events of the same magnitude in this way produce a small range of pulse sizes in the photomultiplier. Some photoelectrons arising near the boundaries of the crystal escape from it, leaving only part of their total energy to be transformed into scintillation light. There is therefore a broadening of the "photo-peaks" corresponding to the various γ-ray energies present in the spectrum. When the source is within the body, as when ^{131}I is in the thyroid, considerable degradation of the primary radiation takes place by the Compton process. The 0.364 MeV γ ray in this case gives rise to scattered radiation of energy in the region of 0.15 MeV which produces a broad scatter peak in the pulse-height spectrum (*Sc.* in Fig. 19). Scattering processes in the source and in the crystal result in an increasing number of pulses towards the low-energy end of the pulse-height spectrum. Likewise the background response of the crystal shows a rising pulse-height distribution at low energies, illustrated by the dotted curve in Fig. 19. An intrinsically weak γ ray of low energy, such as the [131]I 0.08 MeV γ ray, then appears as a peak super-imposed on a rising curve. The heights of the peaks are not in the same proportion as the relative intensities of the γ rays emitted by the isotope because the efficiency of the crystal varies with the radiation energy, and interpretation of the pulse-height spectra must be made in the light of the physical circumstances of the measurement.

Nevertheless there are great advantages in the scintillator method. If, for example, the analyser is set to count only the energy interval which encompasses the main 0.364 MeV peak in Fig. 19, the complication introduced by scattered radiation in the measurement of ^{131}I uptake is largely avoided. It is also possible to measure simultaneously two isotopes present in a biological sample if their γ-ray spectra are sufficiently different. Fig. 20 shows separately the pulse-height distributions from sources of ^{59}Fe and [51]Cr. If both are present in a sample, clearly an analyser channel A can be set to count only the high energy γ rays from [59]Fe. Measurement with a channel set as at B, on the other hand, will count the γ rays from ^{51}Cr together with counts falling in this channel from the ^{59}Fe spectrum. Subsidiary experiments with a ^{59}Fe source will determine the counts to be found in channel B for any standard number of counts in A and hence the correction to be applied to channel B counts to give the ^{51}Cr response alone. It is an obvious convenience to have two analysers to count channels A and B simultaneously. It is now possible to have multichannel analysers to carry this principle to the logical extent of having a large number of contiguous channels to cover the whole energy range of any given spectrum so that each segment of it is counted simultaneously. Multichannel analysers operate with channels up to 256 in number, with a cathode ray tube display and with "memory" circuits and digital print-out facilities. On some models a background analysis can be transferred to a memory circuit and subsequently subtracted from any recorded spectrum to give the source spectrum alone.

IV. Photographic methods

1. Photographic action of ionizing particles

a) Formation of the latent image

The photographic emulsion, containing light-sensitive crystallites of silver bromide, responds also to ionizing radiations. It was used in the earliest researches on the properties of X-rays and radioactive materials and has remained one of the most sensitive and convenient methods of recording exposure to ionizing radiations. The emulsion itself is used in the form of a thin layer of gelatin in which are embedded fine crystallites or "grains" of silver bromide. The layer thickness ranges from a few microns to some hundreds of microns and the grain may vary from a small fraction of 1 μ to 2 or 3 μ in diameter. Commonly about 30 per cent of the emulsion mass is contributed by the silver bromide grains. On exposure to radiation the formation of developable grains takes place in stages in which a few atoms of free silver aggregate at impurity sites or lattice dislocation sites on the surfaces of the crystallites. According to Mitchell's extension of the original Gurney-Mott theory of the photographic image, absorption of radiation energy raises the energy of an electron into the conduction energy band of the crystal and leaves a "positive hole", which eventually enables a silver ion to trap a conduction electron and form a silver atom at a discontinuity site in or on the crystal. This first stage is relatively unstable, with a mean life time of only a few seconds. A second similar event within this time, however, can result in a pair of silver atoms forming at a discontinuity site with a much greater stability and a mean life time of the order of days. This latent "sub-image" speck can act as a centre for the accretion of further silver atoms and it has been estimated that the minimum-sized speck, capable of subsequently catalysing development of the crystallite, consists of at least 3 silver atoms.

When a β particle or a secondary electron crosses a silver bromide grain, sufficient energy is deposited in it to provide many conduction electrons in a time which is short compared with the life time of the first stage of the latent image formation. An ionizing particle entering a grain is therefore likely to render it developable and the reciprocity-law holds over a wide range of intensities. The number of grains developable is then independent of radiation intensity and is proportional to the exposure, the product of radiation intensity and time.

In the case of visible light, however, the absorption of one photon will raise only one electron to the conduction band and the absorption of at least two photons within the life-time of the first stage is required to form a silver speck capable of producing a latent image. The number of grains rendered developable then depends on the intensity and is proportional to the exposure only over a limited range of intensity. At low intensities, grains in which a second photochemical event does not follow soon enough after the first fail to form a latent sub-image. The reciprocity law does not hold under these conditions and at low intensities a greater exposure is required to activate a given number of grains.

b) Density of photographic blackening

The degree of photographic blackening of the developed film is defined in terms of the light transmission of the film. If L_0 is the intensity of a beam of light incident on the blackened film and L is the intensity transmitted through it, the density B of the part of the film through which the beam is passed is defined as

$$B = \log_{10} \frac{L_0}{L} . \qquad (10)$$

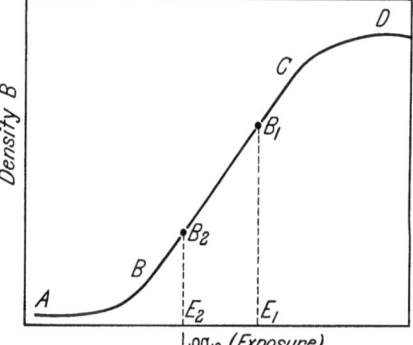

Fig. 21. Characteristic curve of a photographic film

Defined in this way the density B is also proportional to the number of grains developed per unit area of film.

The characteristic curve of an emulsion or film is the relationship shown when the density B is plotted against $\log_{10}$ (Exposure). The general shape of a characteristic curve is shown in Fig. 21; the approximately straight part of this curve is the region of correct exposure because over this part of the curve the density is a linear function of $\log_{10}$ (Exposure) and the light values seen in the developed film then correspond to those present in the original exposure.

2. Application to radiology

Radiography makes the most extensive medical use of the photographic process. Details of techniques are included in other chapters and only some general physical features will be considered here. The films used are coated with emulsion on both sides of the cellulose acetate base in order to take advantage of the penetration of the film by X-rays. The emulsion thickness is of the order of 25 μ and, in its response to visible light, the film is blue-sensitive. The film can be used alone, or sandwiched between two fluorescent screens which greatly enhance the image by the emission of fluorescent light following X-ray absorption in the crystals of which the screen is composed. Gain in sensitivity of up to 20, with corresponding reductions in the required exposure times, can be obtained in this way.

Referring to the characteristic curve in Fig. 21 the difference between two densities, B_1 and B_2, which lie on the linear part of the characteristic can be expressed as

$$B_1 - B_2 = \gamma \, (\log E_1 - \log E_2) \qquad (11)$$

where the factor γ is the slope of the line BC, i.e. dB/d (log E), and measures the "contrast" of the film. The contrast or "γ" of the film is controlled by the development time and, up to the limit of full development, increases with it. The exposure E is a function of two factors, intensity and time; generally $E = It^p$, where p is <1 for light but for ionizing radiation $p=1$ over a large range of intensity I.

In a radiograph, where all parts of the film are exposed for the same time t, the exposure E is proportional to the X-ray intensity falling on the film. If the X-ray intensities at two points on the film are I_1 and I_2, where the beam has passed through thicknesses X_1 and X_2 of tissues having, respectively, effective absorption coefficients μ_1 and μ_2, the values of I_1 and I_2 are related to the unabsorbed beam I_0 by the expressions:

$$I_1 = I_0 e^{-\mu_1 X_1} \quad \text{and} \quad I_2 = I_0 e^{-\mu_2 X_2}. \tag{12}$$

Combining these with Eq. (11) leads to a difference in photographic density of:

$$B_1 - B_2 = 0.434\,\gamma\,(\mu_2 X_2 - \mu_1 X_1) \tag{13}$$

Differences in blackening of the film are therefore proportional to differences in absorption offered by different tissues in the X-ray beam. Eq. (13) can be generalised to

$$\delta B = \text{const.}\ \delta\,(\mu X) = \text{const.}\ \frac{\mu}{\varrho}\,\delta\,(\varrho X).$$

$$= \text{const.}\ \frac{\mu}{\varrho}\,\delta m \tag{14}$$

where μ/ϱ is the mass absorption coefficient and δm is the mass per cm² in the beam.

Based on this principle, the blackening of a radiograph can be used to measure the mass of calcium present in sections of bone. A fine-focus low voltage X-ray tube is used to produce a microradiograph with a magnification of the order of 100 times. Step-wedges containing known amounts of calcium can be radiographed on the same film to produce standard blackenings. Micro-densitometry then enables the image densities to be converted to give the mass per unit area of the calcium in the bone section. The method has been applied to study calcification on a microscopic scale in bone.

3. Autoradiography

a) Types of emulsion

If a specimen containing a radioactive element is placed in close contact with a photographic film, blackening will occur on development under those parts of the specimen where the radioactivity lies. It may be recalled that the discovery of the radioactivity of uranium salts by BECQUEREL in 1896 was made by a photographic exposure of this kind. In general the type of autoradiograph obtained depends on the film used as well as on the character of the radiation. Ordinary photographic and X-ray film contains relatively large grains (2—3 μ) spaced some 5 or more microns apart. An α-particle track of length 50 μ could only be expected to encounter some 10 grains in such an emulsion and, in the presence of other grains activated by α particles or by the general radiation background no single track would be recognisable. With these films only general blackening of the emulsion is obtained under the radioactive deposit, but the method serves to delineate areas of radioactivity on a macroscopic scale.

It is necessary to use special emulsions to obtain autoradiographs which reveal detail on a microscopic scale. These emulsions contain closely packed grains of very small size; typically the grains are 0.2 μ thick and the grain spacing is of the order of 0.5 μ. In these emulsions the activated grains are sufficient in number and close enough together to delineate the track of an α particle or heavy nuclear particle. Slow β particles can also produce recognisable tracks. In general β-particle tracks are not seen on autoradiographs with "nuclear track" emulsions but the grain density is sufficient to reveal deposition of the radio-nuclide on a microscopic scale.

The precision with which a radioactive deposit can be located on an autoradiograph depends upon a number of factors which include the thickness of the specimen, the thickness and type of the emulsion and its separation from the specimen, and the range of the ionizing particle. For the simple case of a single image, the resolution can be defined as the distance on the film in microns between the point of maximum photographic density and the point at which the density is halved. In the case of a thin emulsion of a few microns thickness, in close contact with an equally thin specimen, the resolution obtainable is approximately equal to the emulsion thickness. A resolution of a few microns is therefore attainable under good conditions. Resolution is related less directly to particle range, because in most cases, the range corresponding to the mean particle energy is large compared with the thickness of emulsion used for autoradiography. In any β-ray spectrum, however, the proportion of β particles with ranges of the same order as the emulsion thickness is greater in the case of low-energy β emitters and hence better resolution is attainable with radioisotopes emitting low-energy β particles.

b) Autoradiographic techniques

Autoradiography of macroscopic sections is often carried out by pressing the section in close contact with a suitable film. This technique suffices to display the presence of radioactivity in relation to the macroscopic structure of the specimen. For example an autoradiograph, made by placing a section of thyroid tissue containing ^{131}I on an X-ray film, will indicate the presence or absence of the radio element in a suspected nodule. The distribution of ^{32}P between soft tissue and bone or the distribution of a bone-seeking radioisotope between different parts of a bone can be similarly demonstrated.

Generally in biological and histological work a nuclear emulsion is used as a stripping film to record detail on a fine scale. The emulsion is usually 5 μ thick, on a thin gelatin base, and a strip is detached from its glass support and floated, emulsion downwards, on distilled water. A microscopic slide, on which an unstained histological section is mounted, is then immersed under the film strip and brought upwards to lift it out of the water. The film strip adheres to the slide and is dried slowly to ensure that the film and specimen adhere closely together. The whole operation is carried out in a dark-room with a suitable safe-light and subsequent exposure of the film is made in a light-tight box, kept preferably in a refrigerator at 4°C. After exposure the emulsion is developed and fixed and subsequently the specimen can be stained through the emulsion. The autoradiograph then shows both histological detail and the relationship to it of the radioisotope which has been taken up by the tissue.

The exposure time must be determined by trial because many factors are involved, but a very rough guide is that the specific activity in the specimen should be about 1 μc per gram for a reasonable density to be produced in a 14 day exposure. Again in approximate terms a photographic density of about 0.5 is produced on stripping film by a flux of β particles of 2×10^8 per cm^2 for ^{14}C and 2×10^9 per cm^2 for ^{32}P, the lower energy β particle of ^{14}C giving the greater energy deposition in the thin emulsion.

4. Recording of particle tracks

Nuclear-track emulsions used in contact apposition or as stripping film have been used by many workers to record the α-particle tracks of radium and other α emitters in bone. A minimum emulsion thickness of about 50 μ is used to ensure complete recording of the length of the α-particle track. In the case of bone, the sections are usually cut and ground to thicknesses between 50 μ and 150 μ, and so form "semi-infinite" layers with dimensions greater than the α-particle range. In investigations of radium in human bones, where the radium burden has been acquired occupationally, long exposure of the autoradiograph of weeks or months may be necessary to record sufficient numbers of tracks for analysis. For example a radium burden of 1 μg may be expected to produce on the average about 100 to 200 α-particle tracks per mm² per week, although considerable variations will occur because the radium is distributed non-uniformly in concentration sites in Haversian systems.

An autoradiograph showing the α-tracks from the deposition of radium in bone is shown in Fig. 22. The tracks are almost entirely confined to the area of the Haversian canal system and cease sharply at its boundary. The counting of the track density on such a film enables the local radium concentration to be calculated. If N α particles are emitted per unit volume of bone and n tracks are recorded per unit area of film, then

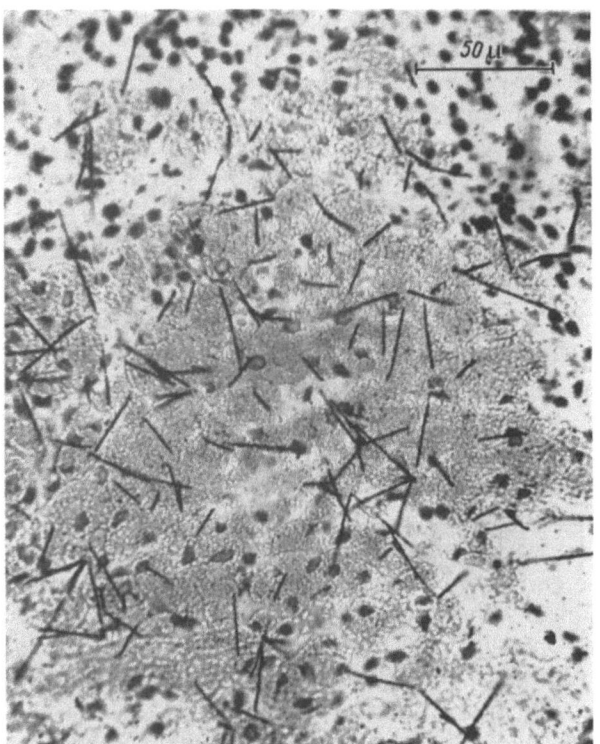

Fig. 22. Alpha particle tracks from radium in bone

$$N = \frac{4n}{R} \qquad (15)$$

(for a specimen thickness $> R$)

where R is the α-particle range in the bone. Derivation of the radium concentration requires a knowledge of the number of α particles emitted per disintegration of the radium atom and hence of the state of equilibrium of radon during the exposure and the extent to which RaF (via the long-lived RaD) has accumulated. Given these data the dose can be calculated to the biologically important structures within the bone.

It is also possible, though tedious, to measure the track lengths in the emulsion and analyse their distribution. In this way distinction can be made between the tracks of α particles in the radium chain and the longer tracks produced by α particles of ²²⁸Th and its decay products and, where bone contains both radium and meso-thorium, the amounts of the two elements can be estimated separately.

V. Neutron detection

1. Interactions between neutrons and atoms

The nature of the interaction between a neutron and the atoms through which it passes depends markedly on the neutron energy. At high energies, fast neutrons impart energy to atoms mainly by elastic collisions but above energies of 10 MeV complex nuclear reactions with nuclear break-up, or "spallation", begin to be important. At low energies slow neutron collisions are inelastic and neutron-capture processes take place.

The probability of an interaction of a neutron with an atom is characterized by an interaction cross section σ, defined as the fraction of the nuclei which interact per unit neutron flux. If therefore, N atoms interact out of N_0 atoms traversed by a flux of I neutrons per cm²:

$$\sigma = \frac{N}{N_0 I} \, \text{cm}^2 \qquad (16)$$

The cross section σ has the dimensions of area and the unit in which it is expressed is the "barn" or 10^{-24} cm^2. Cross sections are generally small (<10 barns) for fast neutrons and can be as large as 10^2 to 10^4 barns for neutron-capture interactions at low energies. Cross-sections vary greatly from one atom to another; boron and cadmium, for example, have very large cross sections for neutron capture and, in the case of cadmium, the isotope ^{113}Cd is responsible for most of the interaction.

In terms of their interactions with matter, neutrons can be conveniently considered in three categories:

a) Fast neutrons: These are usually taken to include neutrons of energies 10 keV to 10 MeV, although the division is somewhat arbitrary. In this energy range the most important interaction with matter is elastic scattering and in tissue most of the energy transference is through collisions between neutrons and hydrogen nuclei. This is both because hydrogen atoms are abundant in tissue and because the average energy transferred on collision is a maximum when the particles are of equal size. The protons"knocked-on" by collision are the principal ionizing particles in tissues and account for more than 80 per cent of the tissue dose. Small contributions to the ionization arise from collisions with nitrogen and carbon atoms.

b) Intermediate or epithermal neutrons: As the neutron slows up it imparts less energy per collision to a knock-on proton and below an energy of about 10 keV the proton is moving so slowly that ionization of the matter traversed is improbable. A range of neutron energies from about 10 keV to about 100 eV is then called the intermediate or epithermal region in which the energy dissipation in matter is by excitation processes rather than by ionization. Below 100 eV capture processes begin to predominate.

c) Slow neutrons and thermal neutrons: If neutrons are slowed up by elastic collisions without capture they come into thermal equilibrium with their surroundings and have thermal energies which at room temperature average 0.025 eV. At these energies interactions are by neutron capture with the cross-section decreasing inversely as the neutron velocity. At higher energies of a few eV strong resonance absorption occurs with some elements, the cross-section increasing sharply to a maximum at a particular energy. Ionization again appears in neutron-capture interactions; the capture of the neutron by a nucleus is accompanied by γ-ray emission and usually the new nucleus is radioactive.

2. Foil activation methods

Activation of certain atoms by neutron capture provides a method of detecting and measuring thermal neutron flux. Thin foils are exposed for a known time to the thermal neutron flux and the induced activity is subsequently measured with a counter, e.g. an end-window counter, having a fixed geometry. Because the capture cross section depends on the neutron energy the absolute flux can only be derived from the measured foil activity if the neutron spectrum is known. The method is most commonly used therefore for relative measurements. The cross sections decrease inversely as the neutron velocity in the thermal energy range, but some elements have such large resonance capture cross sections at certain energies that measurements with foils of different elements can be used to estimate approximately the neutron energy spectrum. A list of some elements useful for thermal neutron flux measurements is given in Table 2.

In the case of neutrons of intermediate or epithermal energy, neutron capture methods can only be used in conjunction with a moderator, which brings down the neutron energies into the "thermal" range. Under most conditions of neutron irradiation, however, only a relatively minor role is thought to be played by epithermal neutrons, because only a small part of the energy dissipated in the slowing up processes is transferred to tissues by neutrons in passing through the intermediate energy range.

Fast neutron fluxes can also be measured by foil activation if high energy interactions occurring at energies of about 1 MeV or more are used. These interactions set in at certain energy thresholds and hence the use of different elements can provide information on the neutron energy spectrum. Some elements employed as threshold detectors are also given in Table 2.

Table 2. *Elements for neutron flux measurements*

Element	Process	Product	Half-life	Radiation	Threshold energy MeV

Element	Process	Product	Half-life	Radiation	Threshold energy MeV
Thermal neutrons					
^{55}Mn	Capture	^{56}Mn	2.6 h	β, γ	
^{63}Cu	Capture	^{64}Cu	12.8 h	β, γ	
^{115}In	Capture	^{116m}I 75%	54 m	β, γ	
		^{116}I 25%	13 s	β	
^{197}Au	Capture	^{198}Au	2.7 d	β, γ	
Fast neutrons					
^{115}In	(n, n)	^{115m}In	4.5 h	β, γ	0.45
^{238}U	(n, f)	many	many	β, γ	0.7
^{232}Th	(n, f)	many	many	β, γ	1.3
^{32}S	(n, p)	^{32}P	14.3 d	β	1.7
^{27}Al	(n, p)	^{27}Mg	10 m	β, γ	2.6
^{56}Fe	(n, p)	^{56}Mn	2.6 h	β, γ	5.0
^{63}Cu	$(n, 2n)$	^{62}Cu	10 m	β, γ	11.4

3. Neutron counters and ionization chambers

A counter or ionization chamber can be used to detect neutrons by means of any interaction which releases a secondary ionizing particle within its sensitive volume. Neutron counters and ionization chambers are therefore constructed with materials which provide the required interactions in the range of neutron energy to be measured. The ionizing particles can range from knock-on protons from fast neutron collisions to recoil particles and fission fragments released by slow neutron capture. Neutron production is often accompanied by γ-radiation and measurement of the neutron flux must be made independently of the presence of the electromagnetic component of the total radiation. Frequently it is important to measure separately the dose contribution from the neutrons and γ rays.

a) Neutron counters

Proportional counters for fast neutron measurement are based on proton recoil interaction provided by polyethylene walls and ethylene gas filling. By setting the bias appropriately, the low voltage pulses from secondary electrons released by γ rays can be suppressed and proton recoil processes only are then recorded. This type of counter has been adapted to measure neutron dose. In one instrument, suitable choice of materials and gas filling results in a production of recoil nuclei (mainly protons) at a rate proportional to the dose delivered by neutron collisions in tissue over the energy range 0.2 to 10 MeV. In another, pulse-heights are added to give a response proportional to the neutron energy deposited in tissue. Both methods omit the fraction of the dose caused by neutron interactions of energies less than the limit set by the bias used to exclude the γ radiation.

The interaction most commonly used in slow neutron counters is that with ^{10}B, ^{10}B (n, α) ^{7}Li, in which an α-particle of 1.6 MeV is released, together with a recoil nucleus ^{7}Li having an energy of 0.9 MeV. The ionization produced in the counter gas by these two particles far exceeds the electron pulses from any γ-ray component. Boron is introduced into the counter as a gas BF_3 or in the form of a thin coating on the cathode wall; in the latter case the gas filling is usually an argon alcohol mixture. The thickness of the boron lining is about 0.1 mm., the range of the α-particles ejected by the boron nucleus. Because the cross section for neutron capture in ^{10}B so greatly exceeds that in ^{10}B; the counter operation is entirely due to the ^{10}B fraction which is 0.18 in natural boron. Artificial enrichment of ^{10}B in the counter material increases the counter sensitivity. A very thin layer of uranium on the counter cathode wall will similarly make it sensitive to neutrons by slow neutron capture and fission. The layer must, however, be sufficiently thin that the fission fragments emerge into the counter gas to give pulses which are larger than those from the natural α-particles emitted by the uranium.

The slow neutron counter can be combined with a neutron moderator to provide a neutron detector with an approximately equal response from the fast neutron range down to energies of a few hundred keV. In the so-called "long counter" a boron counter is placed in a paraffin moderator with its axis parallel to the incident neutron beam. Neutrons of different energies then penetrate to different depths in the paraffin before they are reduced in energy to the boron capture level and activate the counter. Neutron energy in this way affects principally the depth of penetration rather than the counter response.

b) Ionization chambers

Practical neutron dosimetry is commonly carried out with ionization chambers. Early measurements with "air-wall" chambers used for X- and γ-radiation were unsatisfactory because the neutron interactions in air do not parallel those in tissues with their much higher content of hydrogen. Air-filled cavity ionization chambers with tissue equivalent walls can be used, provided the cavity is sufficiently small or the pressure sufficiently low for the BRAGG-GRAY relationship to be fulfilled for the comparatively short range knock-on protons. Usually it is more convenient and satisfactory to use homogeneous chambers with walls and gas of a tissue-equivalent composition.

An atomic composition typical of soft tissue $(C_5H_{40}O_{18}N)$ n, has been obtained by making up a semi-solid gel as the inner lining of the chamber wall and using a tissue-equivalent gas containing hydrogen, methane, oxygen and nitrogen. Apart from the risk of explosion with such gas mixtures, the chambers are difficult to operate because they must be sealed to avoid loss of tissue equivalence by drying out and the consequent high humidity presents insulation difficulties. For most neutron energies of practical importance, however, it is possible to replace oxygen by an equal weight of carbon without introducing serious error in the response relative to that in a true tissue-equivalent chamber. Tissue-equivalent plastics can then be used for the chamber walls and a satisfactory tissue-equivalent gas can be composed of methane 64 per cent, carbon dioxide 33 per cent, and nitrogen 3 per cent (compositions by partial pressures). The chamber then measures the total tissue dose arising from both neutrons and γ-rays. In order to measure the neutron and γ-ray fractions of the dose separately twin ionization chambers can be used which respond equally to photons but unequally to neutrons. For example ethylene in a polythene chamber can serve as the neutron sensitive chamber and acetylene in a polystyrene chamber as the photon balancing chamber. Balancing of the photon response of the two chambers by adjusting the gas pressures when irradiated with γ-rays then provides a combination in which the difference current measures the neutron dose.

VI. Dosimetry

1. Requirements for radiation dosimetry

Consideration was given at the beginning of Chapter B to the mode of deposition of radiation energy in tissues and to the units in which radiation dose is measured. At present most measurements of dose in clinical practice are made by ionization instruments, based essentially on the röntgen with conversion factors to derive the dose in rads, in a given medium from the dose in R. The requirements for practical dosimetry fall under two headings:

(i) Standard apparatus which will measure radiation dose in R and against which instruments suitable for clinical use can be calibrated.

(ii) Dose meters which will measure dose at any point in tissues under clinical conditions or irradiation. In general these instruments must have small measuring volumes. They are frequently small ionization chambers, or other small detectors (e.g. scintillators) which are usually referred directly or indirectly to the standard apparatus for calibration.

Dose measurements based on ionization in air can be converted into absorbed doses in rads by factors calculated from the radiation absorption properties of the tissue in question. Table 3 gives factors proposed by the International Commission on Radiological Units and Measurements (1960); they relate to dose in water, muscle and bone, and are based on a value of 34 eV for the energy required to form an ion pair in air. In the case of bone, factors are given for the mineral bone itself and for soft tissues (osteocytes, contents of Haversian canals etc.) enclosed within it. Here the factors are averaged over typical dimensions of soft tissue inclusions to give a general indication of the absorbed dose in irradiated bone. The question of dosimetry in bone is discussed in greater detail in the Commission's Report.

Table 3. *Röntgen-rad conversion factors*

| Photon energy in MeV | Mean dose factor $F = rad/R$ | | | |
	Water	Muscle	Mineral bone	"Average soft tissue" in bone [1]
0.025	0.88_2	0.92_2	4.35	1.73 (1.94) [2]
0.035	0.88_2	0.92_4	4.31	2.05 (2.42)
0.050	0.90_0	0.93_4	3.61	2.27 (2.71)
0.075	0.93_3	0.94_5	2.18	1.85 (2.10)
0.1	0.95_7	0.95_7	1.47	1.36 (1.47)
0.2	0.98_2	0.97_2	0.98_8	[3]
1.0	0.97_4	0.96_5	0.92_7	[3]
2.0	0.97_4	0.96_3	0.92_9	[3]

[1] Absorbed doses averaged over two sizes (10 and 50 μ) of Haversian canal.

[2] Figures in brackets based on calculations by KONONENKO (1957).

[3] Values not calculated, but likely to be close to those of mineral bone.

2. Standard ionization chambers and clinical instruments

a) Free air ionization chambers

X-ray measurements in röntgens are made with standard free-air chambers illustrated in principle in Fig. 23. in which diagram A shows apparatus suitable for the conventional 100—250 kV range and diagram B a chamber designed for very low voltage X rays generated at about 10 kV. In both chambers a defined beam of X rays passes through air between electrodes X and Y. The guard assembly of electrode Y defines the electric field of the collecting electrode L and restricts the collection of ions to the space immediately between L and X. The dimensions of the chambers are such that X-ray quanta absorbed in air within the shaded volumes give rise to secondary electrons which effectively produce all their ionization within the collecting space of electrode L; the electrode spacing XY must therefore be twice the effective range of the secondary electrons. The dimensions in the direction of the X-ray beam must be sufficient to allow electrons to arise in an air space on the incident side of the shaded volume to compensate for those which leave from the emergent side. The mass of air in which the X-ray absorption takes place is then defined by the shaded volume at a mean distance D_c from the source. If the radiation is penetrating, this volume is equivalent to the smaller volume, at a distance D_s, given by the product of the area S of the diaphragm at D_s and the length of the collecting electrode L. This latter volume can be measured precisely and its effective position S defines the place at which small ionization chambers or other small-volume instruments must be placed for purpose of calibration.

If the voltage change measured on the collecting electrode L is V and the capacity of the measuring system is C e.s.u. (cm), the charge collected is $CV/300$ e.s.u. and the dose in R at the position of the diaphragm is

$$\text{Dose in R at distance } D_s = \frac{CV}{300} \times \frac{1}{LS} \times \left(\frac{760}{P} \times \frac{273+t}{273} \right) \qquad (17)$$

Where P is the barometric pressure in mm Hg and t the temperature in ^{0} C.

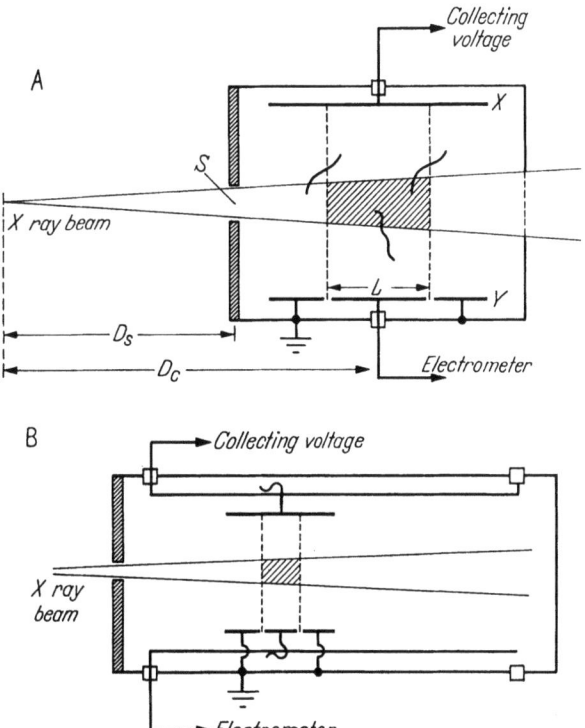

Fig. 23. Parallel-plate free-air ionization chambers

When low energy X rays are measured considerable X-ray absorption can occur in the air between the diaphragm and the measuring volume. On the other hand much smaller chamber dimensions can be used because the secondary electron tracks are short. A small chamber such as that illustrated in Fig. 23B is then enclosed in a shield within which the plate system can be moved. Measurements at a number of positions relative to the diaphragm S then enable corrections to be determined to allow for the air absorption between the diaphragm and the measuring volume.

At high radiation energies of 1—2 MeV the secondary electron ranges in atmospheric air are so large that a chamber of adequate size is not practicable. These difficulties have been successfully overcome (see for example TAYLOR and SINGER, 1940) by using a chamber at pressures up to 10 atmospheres to confine the electron tracks to the 30 cm spacing between the electrodes. Corrections are then necessary to allow for loss of ions by columnar recombination which occurs at these pressures.

b) Clinical instruments

In most clinical applications the ionization chamber (or other detector) must be of small dimensions in order to define the radiation dose at a point and to enable the variation in dose to be investigated near the edge of a radiation beam or in the vicinity of a small radiation source.

One of the most versatile methods of clinical dosimetry uses the principle of the condenser ionization chamber (Sievert, 1932) which is essentially a small ionization chamber which can be detached from the electrometer circuit used to charge and measure the potential of its central electrode. After charging to a known voltage, the chamber is closed and exposed for a known time at the site of the required radiation measurement. After exposure the residual voltage is measured with a suitable electrometer such as that described in Section II. (1c). The voltage loss is then a quantitative measure of the dose received by the chamber. Very small dose-rates can be measured by extending the duration of the exposure. Chambers of various designs and shapes are illustrated in Fig. 24.

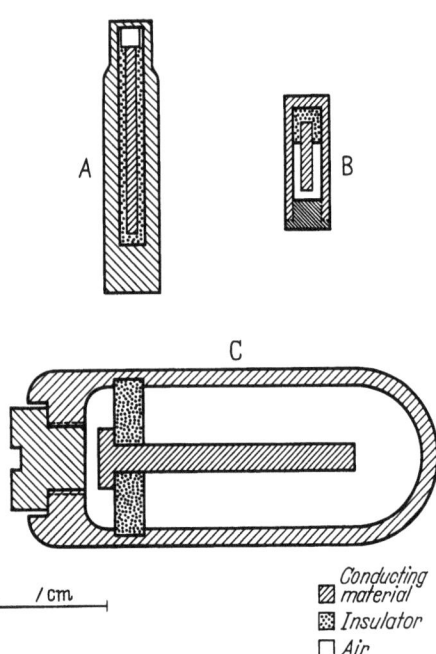

/ cm

Conducting material
Insulator
Air

Fig. 24 A—C. Condenser-ionization chambers. (A) High dose chamber (∼50 R) (after Farmer). (B) Low dose chamber (∼1 R) for Ra γ rays (after Spiers). (C) Protection chamber (Medical Research Council pattern)

Direct-reading clinical instruments usually have small ionization chambers connected by highly insulated co-axial cable to current amplifier or current integrator circuits of the basic types described in Section II. 1 (d) and (e). In clinical practice when isodose curves are to be measured the amplifier circuit giving a direct dose rate reading is usually employed. The small ionization chamber is moved about in the water-filled irradiation tank by remotely-operated servo-motors so that its position is given by a stylus on a chart outside the irradiation room. The locus of equal dose rate, i.e. an isodose curve, of any desired value can then be readily plotted. A number of investigators have made contour plotting automatic by using the out-of-balance current between the exploring ionization chamber and a reference chamber to drive the chamber and stylus always towards the contour line.

Small volume clinical dose-rate meters are also based on the scintillation principle. A small crystal of anthracene, a small piece of plastic scintillator or a thin disc of zinc sulphide screen can be used as the radiation detector and the scintillator light "piped" to the photo-cathode of a photomultiplier tube. The output current of the photomultiplier is then proportional to the dose rate provided certain conditions are fulfilled. The photomultiplier current is usually kept below 1 μA to avoid fatigue but this is of the order of 10 to 100 times the dark current of the photomultiplier and enables a larger range of dose rates to be accommodated with available scintillator materials. Thus a small plastic scintillator a few mm in dimensions will give measurable currents at clinical dose-rates of a few R/min and a scintillator of several inches dimensions will enable natural background dose rates to be measured. In clinical instruments the design of the light guide is important. It must be long enough to keep the photomultiplier tube itself out of the radiation field which is being measured; frequently shielding of the photomultiplier tube is also required. Scintillations in the light guide itself must also be avoided or allowed for, either by using air-filled polished metal guides, or if plastic light guides are used, by operating a light-shutter between the scintillator and light guide. The energy response of a scintillator depends on its effective atomic number and for an organic scintillator the response relative to an air-wall ionization chamber is constant between photon energies of about 150 keV to 3 MeV. Below 150 keV the response relative to air falls off to values as low as 0.4 (relative to 1.0 for air) because the effective atomic number is less than that for air. Mixtures of anthracene and chloranthracene have been used, however, which give a constant dose response relative to air down to photon energies of about 20 keV (see for example Radiation Dosimetry chapter 6 and BREITLING, 1952). The size of the scintillator may also affect its energy response. If, for example, a large scintillator is used to measure very low dose rates of high energy radiation, the response of such a scintillator (even if made of air-equivalent material) will fall off at low photon energies because these radiations will not reach the deeper parts of the scintillator; the effective volume of the scintillator and the efficiency of light transmission to the photomultiplier will then be different at high and low photon energies.

Monitor instruments are used to give a continuous check on the output of a clinical radiation unit and "substandard" instruments are frequently used to maintain the standardisation of clinical instruments. Either a dose-rate meter or an integrating meter can be used to monitor the output of an X-ray set by building the ionization chamber into the head of the tube holding the applicator. The X-ray tube controls can then be adjusted to a selected dose rate or the treatment time can be terminated when a pre-selected dose has been integrated. The monitor chamber reads in arbitrary units which must be related to the dose received by the patient by a factor which depends on the field size and quality of the radiation. For maintaining the standardisation of clinical apparatus one suitable portable instrument, having good long-term stability of response, is calibrated at various qualities against the national standard instrument and then kept in the local region or hospital solely as the standard against which general clinical instruments can be compared. Frequently a standard γ-ray or β-ray source is kept for the purpose of checking the constancy of the ionization response of the substandard instrument to a fixed dose rate, at a particular quality of radiation.

3. Photographic dosimetry

The principles of the photographic action of ionizing radiation and the application to radiology have been considered in section B IV. Film methods of dosimetry will be discussed here in general terms only and the practical application in the field of protection work will be described in detail in Section G. IX 2.

The photographic film provides a very sensitive radiation detector but has the inherent disadvantage that photoelectric absorption in silver bromide makes its response strongly quality-dependent at the lower radiation energies. The magnitude of this quality dependence is illustrated in Table 4 by the figures in column 2 which give the dose in R for a photographic blackening of 1.0 for radiations generated at various peak kilovoltages. It can be seen that the response is constant for radiations generated at potentials above 250 kV. Below this limit photoelectric absorption increases the film sensitivity so that at 50 kV the dose for unit blackening is only one twentyfifth of that required at high energies. At energies lower

Table 4. *X-ray dose to give density 1.0 on typical monitoring film* (WILSEY, 1951)

X-ray tube peak MV	Dose required in R	
	Film alone	Film + 1.1 mm Cd filter
2.0	1.0	0.8
1.0	1.0	0.8
0.5	1.0	0.8
0.2	0.75	0.65
0.1	0.14	0.75
0.08	0.075	1.8
0.06	0.050	—
0.04	0.045	—
0.02	0.12	—

than 50 kV the dose for unit blackening increases because absorption in the film now produces substantial attenuation of the X-ray beam as it passes through the film and not all grains are equally irradiated.

It is evident, therefore, that film methods of dosimetry are suitable at high radiation energies where, for example, the primary photon energy is 1 MeV or more and where no significant scattered radiation below 0.2 MeV is likely to be present. The distribution of dose in high energy radiation therapy can be satisfactorily determined by placing films between sections of a solid model, constructed in tissue-equivalent materials to represent the required part of the body. At lower energies interpretation of the results of film dosimetry become difficult and uncertain.

Where small films are used for personal monitoring the large variation of response can be reduced by covering the film with an absorber which itself absorbs radiation photo-electrically in the region of energy where the film is showing increased sensitivity. A filter of about 1 mm of cadmium or tin is frequently used with results which are illustrated in column 3 of Table 4. The dose per unit blackening with the cadmium filter is then constant to about ± 20 per cent down 0.1 MeV, a limit useful for a considerable range of protection work.

Combinations of plastic scintillators and film have been investigated as a means of enhancing the film response at high energies and reducing the quality dependence. Because the radiation is effectively absorbed in the low atomic number plastic, the film response per roentgen may be expected to be nearly independent of energy and a response constant to about ± 20 per cent down to 0.04 MeV has been reported (HOERLIN, 1953), the dosimeter, however, was found to show the defect of reciprocity law failure which accompanies exposure to visible and ultra-violet light.

It is evident that in the operation of any film dosimeter, calibration, under conditions representative of the experimental exposure, is all-important and that the greatest care is required to maintain satisfactory development procedures.

4. Chemical dosimetry

Although chemical methods of dosimetry are not developed to the stage of routine clinical use they are of considerable use in the laboratory and for special purposes. By chemical means large radiation doses can be measured and integral doses evaluated, for example, near large sources of radioactivity, where the radiation field varies rapidly with position, or in vessels or models where complicated geometrical shapes are involved. Moreover, because measurements can be made in aqueous systems, radiation absorption closely follows that in human soft tissues.

The possibility of chemical dosimetry was realized in the early years following ROENTGEN's discovery of X rays and, although the main advances in dosimetry have followed the use of ionization methods, chemical investigations have advanced in accuracy and reliability and have yielded fundamental information on the physico-chemical nature of radiation action. The practical chemical dosimetry which will be considered in this Section stems basically from chemical changes induced by irradiation such as the liberation of hydrochloric acid from chloroform, the oxidation of ferrous to ferric iron compounds in aqueous solution and the reduction of ceric to cerous ions. Detailed accounts of these methods and the physical and chemical principles underlying them have been given in reviews by MILLER (1950), DAINTON and COLLINSON (1951) and TAPLIN (1956). Three systems will be described which represent the commonest use of chemical dosimetry to-day.

In all three systems the solutes, which are in great dilution, react with the products of the radiolysis of water. The immediate result of the interaction between the ionizing particle and the water molecules is the formation of free radicals H and OH, with the subsequent combination of some to form H_2 and H_2O_2 and with back reactions in which H and OH radicals are lost and H_2O re-formed. The principal chemical reactions which follow are then reduction by H radicals or oxidation by OH radicals depending on the solute-water system used. If an oxidation system is used and oxygen is present in the water the oxidation can be increased by the formation of a second oxidising agent HO_2, although this second process must obviously cease when the available oxygen is used up. In oxidation reactions oxygen can become depleted in the immediate neighbourhood of a densely ionizing particle or in a region of very high dose rate. While the primary formation of H and OH radicals may be the same for all radiations, the subsequent combination reactions will depend on the rate of energy deposition along the track, i.e. on the linear energy transfer (LET) of the ionizing particle. Differences in yield occur, therefore, depending upon the nature and energy of the radiation.

a) Indicator dyes saturated with chloroform

This system consists of an aqueous solution of a pH indicator dye, Bromcresol, saturated with chloroform, and stabilised with 0.002 per cent of resorcinol. Chloroform is only soluble in water to the extent of about 1% at room temperature and in consequence the density is not appreciably greater than 1.0 g/cc and the proportion of chlorine is small enough to avoid significant energy dependence through photoelectric absorption at low energies. The acid production by irradiation can be measured by micro-titration with standard ($\sim 10^{-3}$ N) NaOH containing the same dye concentration as the system to be measured, or by measurement of the pH change using spectrophotometric or conductivity methods. The number of acid molecules formed per 100 eV of absorbed energy, the so-called G value, is about 20—30 for this system and doses in the range from a few hundred to a few thousand rad can be measured conveniently. The sensitivity of the system does not vary by more than 10 per cent over the energy range 75 kV to ^{60}Co γ rays and dose-rate dependence is small up to 100 R/min. As in all chemical dosimetry very high purity is required of all reagents and contamination through glassware must be avoided. The resorcinal-stabilised solution is stable for some months.

b) The ferrous-ferric sulphate system

The reaction system is a dilute solution of ferrous sulphate of between 10^{-3} and 10^{-4} M concentration in 0.8 N sulphuric acid. The acid strength can be reduced to 0.2 N without reducing the yield, if a more nearly water-equivalent medium is required at X-ray energies below 100 kVp. The determination of the yield of ferric ions is generally made spectrophotometrically using the absorption band 3040 to 3050 Å; in performing this analysis care must be taken to avoid errors due to the temperature dependence of the extinction coefficient of the ferric ions. Reagent purity is again essential and all traces of inorganic and organic impurities must be removed from the reaction system. The ferric ion yield depends partly on the presence of oxygen and, if air-equilibrated solutions are irradiated, the yield is linear with dose up to about 50,000 R; equilibration with pure oxygen extends the linearity to some 200,000 R. The yield is independent of dose-rate below 1,000 R/min but there is some reduction of yield at very high dose-rates. The ferrous sulphate system is suitable for measuring doses in the range 1,000 R to 10^5 R but has the disadvantage that the solutions must be freshly made up since they oxidize spontaneously if kept for more than a few days.

c) The ceric-cerous sulphate system

In the ceric sulphate system a reduction reaction takes place and the yield is not dependent on the oxygen content of the solution. The yield, however, is lower than in the ferrous sulphate dosimeter with a G value of just over 2 for the ceric ion reduction by hard γ rays. The system is useful for doses of 5,000 R to 10^6 R and is nearly dose-rate independent. The system, however, shows considerable energy-dependence below 200 kVp, the G value for 100 kVp X rays being greater than 4.

5. Calorimetry

In any medium in which chemical change is not induced by radiation the absorbed energy is degenerated to heat. Calorimetric methods then afford a direct measurement of the absorbed energy. It has been difficult, however, to apply this fundamental method to the dosimetry of ionizing radiation because of the very small increments of heat produced by radiation doses commonly used in medicine and biology; a dose of 10,000 rad in water, for example, will raise the temperature adiabatically by 0.025⁰ C. Electrical methods of measuring temperature, and particularly the use of the "thermistor", have made it possible to employ calorimetry in laboratory measurements of radiation from X-ray machines and large (kilo-curie) sources of γ-emitting radioactive isotopes.

Usually the total energy flux in a beam is measured by absorbing the radiation entirely in a lead-absorber, thermally insulated by suspension on nylon threads in a vacuum chamber which itself is immersed in a constant temperature water bath. A typical arrangement is shown in Fig. 25. The temperature of the water circulating in the bath must be controlled to very fine limits — of the order of 0.005⁰ C; an aluminium baffle between the walls of the vacuum chamber and the absorber reduce the fluctuations of temperature in the absorber still further. The temperature of the lead absorber is obtained by measurement of the resistance of a thermistor, a small element of semi-conducting metallic oxide

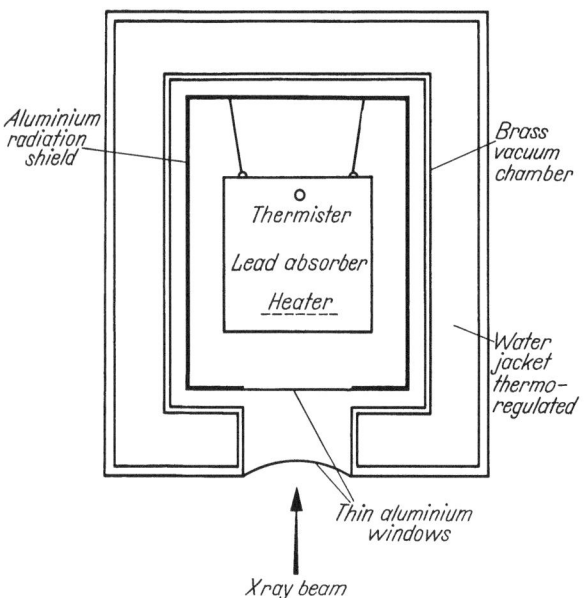

Fig. 25. Radiation calorimeter

which has a high negative temperature coefficient of about 4 per cent per degree centigrade and a total resistance of some 10,000 ohms. A bridge circuit is used and the small out-of-balance direct current is periodically interrupted — "chopped" — so that an A.C. amplifier can be used to give an output to operate a low-sensitivity fast recorder. The resistance can be then measured to better than 1 part in 10^6 corresponding to a temperature change of about 2×10^{-5} ⁰C or an energy absorption of about 100 ergs per g in the lead absorber or a dose of about 1 rad to that material. The thermistor is embedded in the absorbing block so that it is in good thermal contact with it and calibration is effected by introducing known amounts of heat from a small heating coil similarly fixed in the absorber.

This method has been used by a number of investigators, notably by Laughlin and his co-workers (1952, 1953) and by Dolphin and Innes (1956), to measure the energy flux per roentgen over the range 130 kV to 22.5 MV. Calorimetric measurements have also been made by some workers (Johns and Bernier, 1954) of radiation energy locally absorbed in small volumes.

Difficulties associated with ambient temperature changes can be minimised by the use of twin calorimeters and absorbers of identical construction and heat transfer characteristics. The heat produced by radiation in one calorimeter can then be balanced by electrical energy introduced into the other or successive inputs of radiation and electrical energy can be produced in turn in one calorimeter to produce identical temperature changes with respect to the second calorimeter. If the twin calorimeters are so housed that they are both subject to the same ambient temperature and their thermistors (or other measuring devices) are in the opposite arms of the bridge circuit, the measuring calorimeter will function as though the equilibrium temperature were that of the compensating calorimeter and the effects of fluctuations in the ambient temperature will be largely eliminated. This principle used by Callard (1911) as a radiation balance has been employed with modern equipment to measure the energy emission from radioactive sources (Mann, 1954).

6. Solid state radiation detectors

a) Radiation induced conductivity

The action of radiation in raising the energy of an electron into the conduction energy band of a crystal has already been discussed in relation to photographic action. This production of charge carriers, i.e. conduction electrons and positive holes, results in a radiation-induced conductivity in the crystal which in some cases can be readily measured. For example a potential of about 10 volts maintained across a small cadmium sulphide (CdS) crystal can give a current of the order 10^{-8} amp when the crystal is irradiated at a dose-rate of a few R per minute. Under the simplified assumption that no trapping of the carriers occurs and with steady state conditions the number of mobile carriers — and therefore the magnitude of the current — would be proportional to the square root of the carrier production. In practice trapping states exist which capture some of the radiation-produced carriers. If the trapping states are "deep", the traps once filled tend to remain filled, and the induced current varies linearly with radiation intensity at low intensities but exhibits a square root relationship at high intensities. The exact relationship depends upon the distribution of trapping states in the crystal but frequently in the range of dose-rates of clinical interest (e.g. 10 R/hour to 100 R/min) the current varies almost linearly with dose-rate with an exponent of the dose-rate between 0.9 and 1.0.

b) The cadmium-sulphide dosemeter

Practical dose-rate meters using CdS crystals have been used for a number of years (see in particular BECKER et al., 1952; MAULDON and MARTIN, 1956; FOWLER and GRANT, 1960) mainly in the form of probes containing a very small crystal. The absorption of radiation in a solid provides a large number of charge carriers and hence a current which is very large compared with that attainable by ionization of a gas. The probe illustrated in Fig. 26 incorporates a CdS crystal of about 1 cu. mm. volume and with an applied potential of 9 volts gives a current of about 2×10^{-8} amp at 1 R per minute. The crystal is vacuum-sealed in a small glass tube and connections to it are made *via* indium-soldered platinum wires. The dark current of such an instrument is negligible when dose-rates over 10 R per hour are measured. If larger crystals are used to measure low dose-rates the dark current must be allowed for; the dark current is contributed, however, by a large number of conduction electrons, with a correspondingly small percentage statistical fluctuation, so that

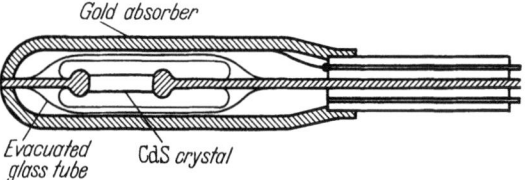

Fig. 26. Cadmium-sulphide dosemeter

it is virtually steady and can be easily biased off. Time constants are usually of the order of a few seconds although they can be as much as 10 times greater if the more radiation-sensitive cadmium-selenide crystals are used in place of CdS crystals.

The energy dependence of the response of a CdS crystal is very large and must be taken into account in any clinical application. For example in a typical crystal the current induced by a dose-rate of 1 R per minute can rise from about 5×10^{-8} amp for radiation of 1 MeV mean quantum energy to 5×10^{-7} amp at 0.1 MeV. As in the case of the film dosimeter, however, the use of filters surrounding the crystal can correct the energy response sufficiently for many practical purposes. A gold absorber, fitted as in Fig. 26, was used by JONES (1960) to correct the response so that it matched that of an air-wall ionization chamber at points in a water phantom irradiated by the γ-ray beam from a ^{60}Co therapy unit; the responses of the two instruments were in good agreement both in the primary beam and outside it in the scattered radiation field. HOLLANDER (1957) has described a special design of gold filter to give a flat response extending into the soft X-ray region.

The response of the CdS dosemeter is dependent on temperature but the variation is not too large for practical purposes. A temperature coefficient of response of 0.1 per cent per degree over the range 0^0 to 40^0 C has been given for one instrument by Jones (1960). Apart from the intermediate region of dose-rates in which there is a transition from the linear to the square root law, there does not appear to be any fundamental limitation on the use of the CdS dosemeter at very high radiation intensities. Fowler and Grant (1960) have suggested that there should be no danger in exciting an appreciable fraction of the available free electrons until dose rates of the order of 10^{10} R per second were reached and have pointed out the possibility of thereby recording the very high dose rates in electron pulses from linear accelerators.

c) Dosimetry with silver-activated glass

It has been shown that, after exposure to ionizing radiation, silver-activated glass will subsequently fluoresce under the action of ultra-violet light. Electrons are raised by the ionizing radiation to trapping sites which are stable at room temperature; ultra-violet rays excite fluorescence at these sites without removing the electrons to the ground state. The glass therefore carries a record of the exposure which can be determined at any subsequent time by measuring the visible light emission under standard conditions of ultra-violet illumination.

In a practical form Schulman and Etzel (1953) used small polished rods of silver-activated glass, 6 mm long and approximately 1 mm diameter. These can be used to integrate the dose at a large number of points simultaneously for example in experimental irradiation of animals since the small glass rods can be sterilized and inserted into the tissues of interest. Ultra-violet radiation can be introduced and the emitted visible light taken from the glass rod axially or transversely by two paths perpendicular to each other. End effects are avoided and more reproducible results are claimed in the latter method (Barr et al., 1960). There are limitations on the clinical application because the response of the silver-activated glass is strongly energy dependent. This can be lessened by reducing the content of high atomic number materials in the glass and by the use of small gold or platinum shields as in the CdS dosemeter.

References

Barr, N. F., M. B. Stark, J. Hands, and J. S. Laughlin: Private communication (1960).

Becker, J., K. E. Scheer, and A. Kubler: Strahlentherapie 88, 34 (1952).

Callendar, H. A.: Proc. Phys. Soc. 23, 1 (1911).

Dainton, F., and E. Collinson: Amer. Rev. Phys. Chem. 2, 99 (1951).

Dolphin, G. W., and G. S. Innes: Phys. in Med. Biol. 1, 161 (1956).

Farmer, F. T.: H.P.A. communication (1949).

Fowler, J. F., and E. H. Grant: Phys. in Med. Biol. 4, 344 (1960).

Gray, L. H.: Proc. Roy. Soc. A 156, 578 (1936), and Brit. J. Radiol. 10, 600, 721 (1937).

Hoerlin, H.: Argonne National Laboratory Report 5168 (1953).

Hollander, L. E.: Rev. Sci. Instrum. 28, 322 (1957).

International Commission on Radiological Units, 1953. Brit. J. Radiol. 27, 243 (1954).

International Commission on Radiological Units and Measurements (1960) (in the press).

Johns, H. E., and J. P. Bernier: Paper presented at 40th Annual Meeting of Radiol. Soc. N. America (1954).

Jones, D. E. A.: Phys. in Med. Biol. 4, 370 (1960).

Laughlin, J. S.: Brit. J. Radiol. 25, 12 (1952).

— J. W. Beattie, W. J. Henderson, and R. A. Harvey: Amer. J. Roentgenol. 70, 294 (1953).

Loevenger, R., and M. Berman: Nucleonics 9, 26 (1951).

Mann, W. B.: J. Res. nat. Bur. Standard 52, 177 (1954).

Mauldon, G., and J. H. Martin: Brit. J. Radiol. 29, 427 (1956).

Miller, N.: J. chem. Phys. 18, 79 (1950).

Schulman, J. H., and H. W. Etzel: Science 118, 184 (1953).

Sievert, R. M.: Acta radiol. (Stockh.), Suppl. 14 (1932).

Spiers, F. W.: Strahlentherapie 3, 65 (1960).

Taplin, G. V.: Radiation dosimetry (Eds. G. J. Hine, and G. L. Brownell), Chapt. 8. New York: Academic Press 1956.

Taylor, L. S., and G. Singer: Amer. J. Roentgenol. 44, 428 (1940).

C. Sichtbarmachen des Röntgenbildes mit Hilfe von Luminescenzschirmen

Von

U. Goering und K. Dümmling

Mit 64 Abbildungen

I. Einleitung

1. Objekt und Strahlenbild (Definitionen)

Bei der Betrachtung der Entstehung des Röntgenbildes kann man von der Voraussetzung ausgehen, daß das auf das Objekt auftreffende Strahlenbündel in seinem Querschnitt homogen ist, d.h. daß in allen Flächenelementen des Strahlenbündels, welche vom Focus gleich weit entfernt sind, die gleiche Dosisleistung (und Strahlenqualität) zu erwarten ist.

Beim Durchtritt der Strahlung durch das Objekt wird diese je nach Dicke, Dichte und mittlerer Ordnungszahl der einzelnen Teile des Objektes und je nach der Wellenlänge der einfallenden Strahlung mehr oder weniger stark geschwächt. Während man sich die in das Objekt einfallende Strahlung als homogene „Strahlenfront" vorstellt, bezeichnet man den Querschnitt des durch das Objekt veränderten Strahlenbündels als das „Strahlenbild". Die zum Teil übliche Bezeichnung „Strahlungsrelief", womit die Dosis- bzw. Dosisleistungsverteilung der Röntgenstrahlung in einer Fläche bzw. auf einem Auffangschirm gemeint ist, wird hier nach einem Vorschlag von GOERING und SCHOTT (1966) durch den Begriff „Strahlenbild" ersetzt, der wie die bereits gebräuchlichen Ausdrücke „Ladungsbild", „Elektronenbild" eine Erweiterung des Bildbegriffes darstellt. Die Verteilung der Dosis bzw. Dosisleistung im Strahlenbild ist von der Schwächung (bzw. Absorption und Streuung) der Röntgenstrahlung im Objekt sowie von den geometrischen Bedingungen, d.h. von der Focusgröße und den Abstandsverhältnissen abhängig.

Abb. 1 (nach WACHSMANN u. DIMOTSIS, 1957; WALTER, 1959) stellt das Verhältnis der Massenabsorptionskoeffizienten (Quotient aus linearem Schwächungskoeffizienten und Dichte des schwächenden Stoffes) Gewebe/Luft in Abhängigkeit von der Strahlenqualität dar. Da die einzelnen Gewebearten in ihrer Zusammensetzung erheblichen Schwankungen unterworfen sind, gelten die angegebenen Werte nur als ungefähre Mittelwerte (s. auch OESER et al., 1959). Der Einfluß der geometrischen Bedingungen auf die Form des Strahlenbildes ist in Abb. 2—7 schematisch dargestellt. Der Abbildungsmaßstab ist von den Abstandsverhältnissen abhängig. So ist die Bildgröße $B = O \cdot \dfrac{y}{x}$, wobei O die Objektgröße, y der Focus-Bildebenen-Abstand und x der Focus-Objekt-Abstand ist (s. auch SCHODER in Band III).

Aus der Größe des Röhrenbrennfleckes und den Abstandsverhältnissen ergibt sich bereits im Strahlenbild eine geometrische Bildunschärfe. Sie ist $U_g = z \cdot \dfrac{F}{x}$, wobei z der Objekt-Bildebenen-Abstand, F die Focusgröße und x der Focus-Objekt-Abstand ist.

In diesem Zusammenhang sei auch die Bewegungsunschärfe, welche bei der Aufnahme bewegter Objekte auftritt, erwähnt: Sie ist $U_B = \dfrac{y}{x} v \cdot t$, wobei y der Focus-Bildebenen-Abstand, x der Focus-Objekt-Abstand, v die Bewegungsgeschwindigkeit des Objektes parallel zur Bildebene und t die Belichtungszeit ist.

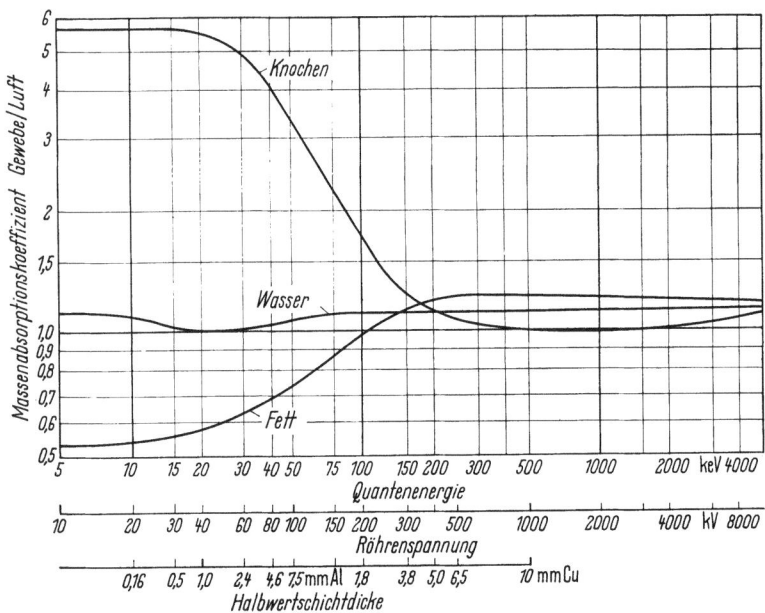

Abb. 1. Verhältnisse der Massenabsorptionskoeffizienten Gewebe/Luft in Abhängigkeit von der Strahlenqualität (nach WALTER, 1959; s. auch WACHSMANN u. DIMOTSIS, 1957)

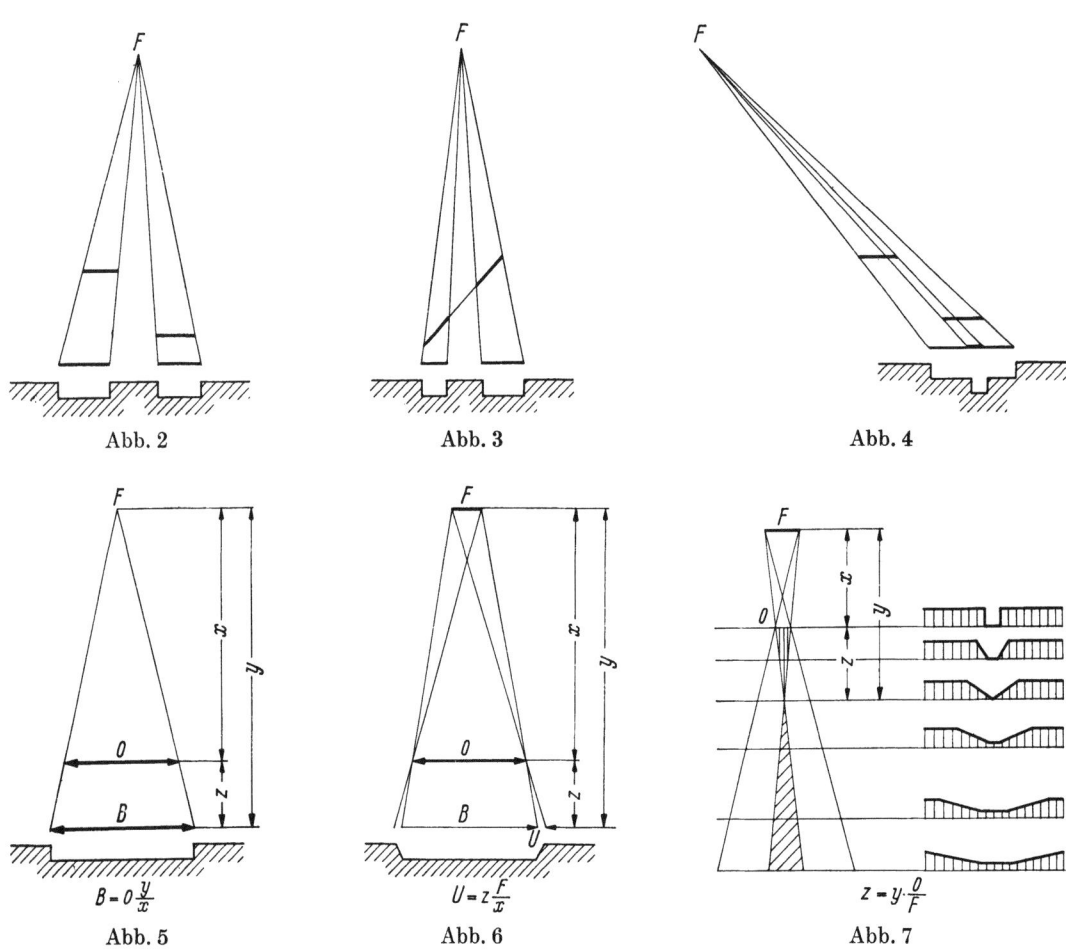

Abb. 2—7. Einfluß der geometrischen Bedingungen auf die Form des Strahlenbildes (nach BRONKHORST, 1927)

Der Einfluß der geometrischen Bedingungen (Brennfleckgröße und Abstandsverhält-
nisse) sowie der Objekt-Bewegungsgeschwindigkeit und der Belichtungszeit auf das
Strahlenbild läßt sich auch in Form von Modulationsübertragungsfunktionen darstellen
(MORGAN, 1962). Mit ihrer Hilfe kann man über das Zusammenwirken der genannten
Faktoren sowie der Eigenschaften anderer bildübertragender oder bilderzeugender Systeme
(z.B. Leuchtschirme, Filme, Röntgenbildverstärker) bei der Entstehung des Röntgenbildes Aussagen machen, welche mit Hilfe der Unschärfen allein nicht möglich sind
(s. auch Abschnitt II 2 b über Abbildungsgüte).

Einen starken Einfluß auf den Kontrast des Strahlenbildes hat die aus dem Objekt
austretende Streustrahlung, da sie ungerichtet auf die Bildebene fällt und hier einen

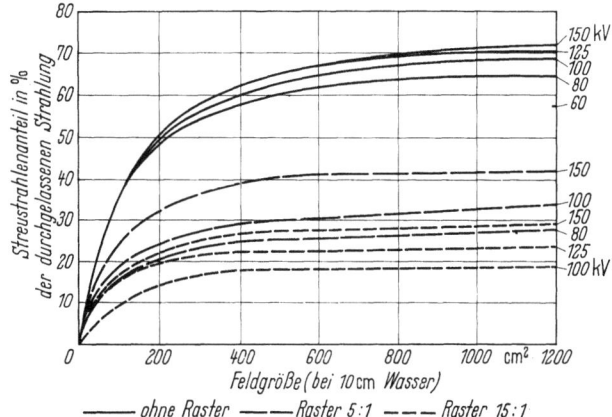

Abb. 8. Streustrahlen-Anteil in Prozent der vom Objekt durchgelassenen Strahlung in Abhängigkeit von der
Feldgröße bei verschiedenen Röhrenspannungen mit und ohne Streustrahlen-Raster für ein Phantom von
10 cm Wasserdicke [nach GAJEWSKI, 1954 (1)]. Die Raster 5:1 und 15:1 hatten eine Selektivität nach DIN 6826
von Σ = 4,5 bzw. Σ = 13

diffusen „Strahlen-Schleier" erzeugt. Ihr Anteil ist vorwiegend von der Größe des durchstrahlten Volumens, kaum jedoch von der Strahlenqualität abhängig (REISS u. MIKA,
1967). Abb. 8 [nach GAJEWSKI, 1954 (1)] zeigt den Anteil der Streustrahlung an der bildgebenden Strahlung hinter einem 10 cm dicken Wasserphantom bei Röhrenspannungen
zwischen 60 und 150 kV in Abhängigkeit von der Feldgröße bei Verwendung verschiedener
Streustrahlenraster bzw. ohne Raster (s. auch SCHAAL, 1958).

Für das Objekt und das Strahlenbild sowie die auf diese Begriffe bezogenen Bezeichnungen haben EGGERT, FRANKE und LUFT bereits (1935) eine einheitliche Nomenklatur
vorgeschlagen. Durch die Einbeziehung von optischen, elektronenoptischen und elektrischen Bildübertragungssystemen in die Röntgentechnik sind zum Teil Änderungen an
dieser Nomenklatur nötig geworden. Für den neuesten Stand sei auf das Normblatt
DIN 6814 verwiesen, das in Vorbereitung ist.

Nach EGGERT, FRANKE u. LUFT (1935) wird das *Objekt* durch die Schwächung A der
Röntgenstrahlung an den verschiedenen Objektstellen charakterisiert, welche sich aus der
Dickendifferenz der gleichen Substanz bzw. aus der Verschiedenheit der Substanzen, aus
denen das Objekt besteht, ergibt. Ein in sich geschlossener Bereich des Objektes, welcher
in der Durchstrahlungsrichtung gleichmäßige Schwächung aufweist, wird als *Objektelement*
bezeichnet.

Bei der Definition des *Objektdetails* gehen die genannten Verfasser nur auf die Verschiedenheit der Schwächung zweier Objektelemente, nicht jedoch auf die Größe und
Form des Details ein. Die größte an einem Objekt auftretende Schwächungsdifferenz
$(A_1 - A_2)_{max}$ wird als *Objektumfang* bezeichnet.

Die Gesamtheit der durch das Objekt bewirkten Differenzierungen des Strahlenbündels
ergibt das Strahlenbild. Jedem Ort dieses Strahlenbildes ist eine bestimmte Strahlungsintensität I zugeordnet. Entsprechend den Bezeichnungen im Objekt unterscheidet man

im Strahlenbild einzelne *Strahlenbildelemente*, welche in ihrem Querschnitt gleiche Intensität I_n aufweisen. Für den Strahlenkontrast gibt es verschiedene Definitionen. Im Zusammenhang mit der Belichtung von Filmen ist wegen der üblichen Darstellung der Gradationskurve die logarithmische Kontrastdefinition zweckmäßig: $K = \log (I_1/I_2) = \log I_1 - \log I_2$; wobei I_1 und I_2 die Strahlungsintensitäten zweier Strahlenbildelemente bezeichnen. Eine andere, in der Optik meist gebrauchte Kontrastdefinition lautet $K = (I_1-I_2)/(I_1+I_2)$. Diese Definition hat Ähnlichkeit zum Modulationsgrad in der elektrischen Nachrichtentechnik und ist bei der Beschreibung der Röntgenbildübertragung durch optische und elektronische Einrichtungen geeignet. Ausführliche Betrachtungen zu den angeführten und zu anderen Kontrastdefinitionen haben BIEDERMANN et al. (1967) angestellt. Der maximale im Strahlenbild vorkommende Strahlenkontrast ist der Umfang des Strahlenbildes oder der *Strahlungsumfang*. Zu seiner Angabe gehört ein Hinweis auf die verwendete Kontrastdefinition.

Um auf diesem Gebiet eine einheitliche Nomenklatur zu schaffen, werden alle diese Begriffe und ihre Definitionen in das Normblatt DIN 6814 der Deutschen Normen aufgenommen werden, welches zur Zeit (November 1966) in den entsprechenden Normungsgremien bearbeitet wird.

2. Sichtbarmachen des Strahlenbildes

Das für das Auge unsichtbare Strahlenbild kann auf mehrere Arten in ein sichtbares Bild umgewandelt werden.

1. Durch einen flächenhaft verteilten Leuchtstoff (Luminescenzschirm), welcher bei Bestrahlung mit Röntgenstrahlen sichtbares Licht aussendet (z.B. Durchleuchtungsschirm, Schirmbild-Schirm, Eingangsschirm eines elektronenoptischen Röntgen-Bildverstärkers),

2. durch eine lichtempfindliche, photographische Emulsion, welche das Strahlenbild in ein Schwärzungsbild umwandelt (Röntgenphotographie),

3. durch einen flächenhaft verteilten Halbleiter, der seinen elektrischen Widerstand unter dem Einfluß ionisierender Strahlung ändert und dessen Leitfähigkeitsänderung auf physikalischem Wege sichtbar gemacht werden kann (z.B. Elektrophotographie, Festkörper-Bildwandler, röntgenstrahlenempfindliche Fernsehaufnahmeröhren),

4. durch äußeren Photoeffekt an geeigneten Oberflächen:

a) Elektrophotographie ohne Halbleiter (REISS, 1965),

b) Verwendung von Schwermetallverstärkerfolien in der Röntgenphotographie.

Unter Sichtbarmachung des Strahlenbildes sei hier jedoch nur die direkte Umwandlung des Strahlenbildes in ein für unser Auge sichtbares Leuchtdichtebild durch einen Luminescenzschirm verstanden, gleich ob das Leuchtdichtebild zur visuellen Auswertung oder zum Zwecke der Übertragung auf eine lichtempfindliche Schicht oder eine Photokathode erzeugt wird.

(Über das Sichtbarmachen des Strahlenbildes durch die photographische Emulsion oder die Elektrophotographie s. Absatz D ,,Dokumentation des Strahlungs- bzw. Dosisbildes".)

Ein Röntgen-Luminescenzschirm besteht im Prinzip aus einem für Röntgenstrahlen durchlässigen Träger, auf den ein Leuchtstoff gleichmäßig verteilt aufgetragen ist. Der erste von RÖNTGEN benutzte Leuchtschirm war ein mit Bariumplatincyanür bestrichener Papierschirm.

Bei der Einwirkung eines Röntgenstrahlenbildes auf den Leuchtschirm entsteht auf diesem ein entsprechendes Leuchtdichtebild, das sichtbare Röntgenbild.

In der medizinischen Röntgentechnik unterscheidet man zwei Arten von Luminescenzschirmen:

Als *Leuchtschirme* werden Schirme bezeichnet, deren Leuchtdichtebild unmittelbar visuell ausgewertet wird (Durchleuchtungsschirme), mit Hilfe einer Optik auf einen lichtempfindlichen Film oder ein anderes lichtempfindliches Organ übertragen wird (Schirm-bildleuchtschirme) oder über eine dem Schirm anliegende Photokathode in ein Eingangs-signal für ein elektronisches Übertragungssystem verwandelt wird (z. B. Eingangsschirm des elektronischen Röntgenbildverstärkers).

Als *Verstärkerfolien* werden Luminescenzschirme bezeichnet, deren Leuchtdichtebild unmittelbar auf dem Wege einer Kontaktbelichtung auf einen lichtempfindlichen Film oder ein photographisches Papier übertragen wird und die Wirkung der direkten Röntgen-strahlung auf die photographische Emulsion verstärkt.

a) Leuchtstoffe

Leuchtstoffe, Phosphore oder Luminophore sind Substanzen, vielfach in kristalliner Form, welche bei Erregung durch kurzwelliges Licht (UV), Röntgen-, Elektronen- oder andere Corpuscularstrahlung sichtbares Licht emittieren. Der Vorgang wird als Photo-luminescenz bezeichnet. Nach dem Stokesschen Gesetz (1852) ist die Wellenlänge des emittierten Lichtes meist größer, jedoch nie kürzer als die des erregenden Lichtes. Nach Abschalten der Erregung zeigen die Leuchtstoffe ein mehr oder weniger langes Nach-leuchten (einige Mikrosekunden bis Stunden). Der Vorgang der Luminescenz setzt sich zusammen aus der Fluorescenz und der Phosphorescenz, wobei man unter Fluorescenz die unverzögerte Lichtemission bei der Erregung des Leuchtstoffes versteht und unter Phosphorescenz die Lichtemission, welche mit einer zeitlichen Verzögerung erfolgt (Nach-leuchten).

Die Dauer und Intensität der Phosphorescenz ist unter anderem von der Wärme-bewegung abhängig. Bei hohen Temperaturen wird die gespeicherte Lichtsumme schneller abgestrahlt als bei tiefen. So kann man z. B. bei einem lange nachleuchtenden Leucht-stoff die gespeicherte Lichtsumme durch Erwärmung oder Bestrahlung des Leuchtstoffes mit Rot- oder Infrarotlicht in kurzer Zeit „austreiben".

Die Leuchteigenschaften eines kristallinen anorganischen Leuchtstoffes sind von Stör-stellen im Kristallgitter abhängig. Bei vielen Leuchtstoffen werden diese sog. Leucht-zentren durch wenige in das Kristallgitter eingebaute Fremdatome gebildet („Aktiva-toren"). Man spricht dann von Fremdstoffluminophoren. Reinstoffluminophore dagegen sind Leuchtstoffe, deren Störstellen durch stöchiometrisch im Überschuß vorhandene „eigene" Metallatome erzeugt werden (ESPE, 1961). Umgekehrt können geringe Beimen-gungen von Fremdelementen die Fluorescenz-Intensität sowie die Phosphorescenz erheb-lich verringern. Diese Elemente werden als „Killer" bezeichnet. Der Aktivator- oder Killer-Gehalt eines Leuchtstoffes liegt im allgemeinen in der Größenordnung von 10^{-5} bis einige Prozent.

Besonders wirksam sind die Metalle Eisen, Kupfer, Nickel, Mangan und Silber. Je nach der Grundsubstanz können diese Stoffe als Aktivatoren oder auch als Killer wirken. Da die genannten Metalle in der Technik häufig verwendet werden, ist bei der Präparation und Fabrikation von Leuchtstoffen ein erheblicher Aufwand erforderlich, um eine Ver-unreinigung der Ausgangsmaterialien, der Apparaturen und der Arbeitsräume mit diesen Elementen zu verhindern.

Die Umwandlung von Röntgenstrahlenenergie in Lichtenergie durch einen Leucht-stoff ist ein physikalischer Prozeß. Dabei werden durch die absorbierte Strahlung Elek-tronen angeregt oder von ihren Atomen völlig abgetrennt (Photoelektronen). Die Photo-elektronen können weitere Elektronen im Atomverband anregen. Beim Übergang der angeregten Elektronen auf ihr ursprüngliches Energieniveau (Grundzustand) wird sicht-bares Licht emittiert. Das durch die Absorption von Strahlenenergie angeregte oder abgetrennte Elektron kann vor dem Emissionsakt in einen anderen Zustand übergehen (metastabiler Zustand oder Elektronenfalle). Aus diesem Zustand gelangt es erst nach einer gewissen Zeit in den Ausgangszustand für die Emission. Diese verzögerte Emission, die gleichbedeutend mit einer Speicherung der absorbierten Energie ist, wird als Phos-phorescenz bezeichnet. Als Fluorescenz wird dagegen nur der Vorgang bezeichnet, bei dem die Emission von dem durch die Strahlenabsorption angeregten Zustand aus direkt erfolgt.

Eine wesentliche Rolle bei diesem Vorgang spielen die Störstellen im Kristallgitter, welche durch Atome des Aktivators oder Killers besetzt sind.

Der Anteil der aus dem Leuchtstoff-Kristall austretenden Lichtenergie hängt von Absorptions- und Streukoeffizienten des Leuchtstoffes für das Licht ab und ist geringer als die tatsächlich entstehende Lichtenergie.

Der Anteil der im Leuchtstoff absorbierten Röntgenquanten ist vom Absorptions-koeffizienten, d.h. von der Ordnungszahl der im Leuchtstoff enthaltenen Elemente, von der Dichte des Leuchtstoffes, von der Dicke der Schicht und der Wellenlänge der Röntgen-strahlung abhängig. Die Lichtausbeute bei gleicher absorbierter Röntgenenergie ist vom Typ und der Aktivierung des Leuchtstoffes abhängig. [Über die Umwandlung der Röntgen-strahlung in Licht durch Röntgenleuchtstoffe s. z.B. Glocker, 1928; Schleede u. Bartels, 1938; Tasker, 1945; Hamaker, 1947; Coltman et al., 1947; Klasens et al., 1948; Eggert u. Schopper, 1948; Leverenz, 1950; Adirowitsch, 1953; Herz, 1956 (1); Blochin, 1957; Finkelnburg, 1958; Espe, 1961.]

Von der großen Zahl der bekannten Leuchtstoffe sind nur wenige Verbindungen als Röntgen-Leuchtstoffe geeignet. Zur Geschichte der Röntgen-Leuchtstoffe s. auch Stür-mer (1962). Ein Röntgenleuchtstoff soll folgende Forderungen erfüllen:

Seine Absorption und Quantenausbeute für Röntgenstrahlen soll möglichst groß sein, d.h. von den eingestrahlten Röntgenquanten sollen möglichst viele absorbiert und in eine möglichst große Zahl von Lichtquanten umgewandelt werden. Luminophore aus schweratomigen Elementen sind im allgemeinen als Röntgenleuchtstoffe besonders ge-eignet. Das Maximum der Lichtemission des Leuchtstoffes soll so liegen, daß sich eine günstige Anpassung an die spektrale Empfindlichkeit des lichtempfindlichen Organs ergibt (Auge, Film, Photokathode, Fernsehaufnahmeröhre).

Das Nachleuchten (Phosphorescenz) soll möglichst gering sein. (Nur für spezielle Nachleucht-Schirme werden Leuchtstoffe mit Nachleuchtzeiten von einigen Minuten bis Stunden verwendet.)

Der Leuchtstoff muß ferner chemisch möglichst beständig sein und soll besonders unter dem Einfluß ionisierender Strahlung seine Leucht-Eigenschaften nicht ändern.

Unter dem Einfluß ionisierender Strahlung erleiden alle Röntgen-Leuchtstoffe einen Verlust an Luminescenzfähigkeit. Bei den in der Röntgendiagnostik vorkommenden Dosis-leistungen ist dieser Verlust jedoch sehr gering (Coltman et al., 1947).

b) Leuchtstoffe für Röntgen-Leuchtschirme

α) Bariumplatincyanür

Der erste bekannte Röntgen-Leuchtstoff war das Bariumplatincyanür (BaPt $(CN)_4 \cdot$ 4 H_2O), dessen Luminescenz zur Entdeckung der Röntgenstrahlen führte. Das kristalline BaPt $(CN)_4 \cdot 4H_2O$ wird durch Kristallisieren aus wäßriger Lösung gewonnen. Unter Ein-wirkung von Röntgenstrahlen leuchtet es gelb. Es wurde lange Zeit als Leuchtstoff für Durchleuchtungsschirme verwendet. Als großer Nachteil wurde neben dem hohen Preis die Tatsache empfunden, daß das Bariumplatincyanür unter der Einwirkung von ioni-sierender Strahlung, Temperatur und Feuchtigkeit infolge Kristallstruktur-Umwandlung in eine weniger luminescenzfähige Modifikation übergehen kann. So wurde es sehr bald durch haltbarere und billigere Leuchtstoffe (Zinksilicat und Cadmiumwolframat) ersetzt. Bariumplatincyanürschirme wurden bis 1916 fabrikationstechnisch hergestellt.

β) Zinksilicat

Das mit Mangan aktivierte Zinksilicat (Zn_2SiO_4—Mn) wurde 1907 von Ch. Basker-ville als Röntgen-Leuchtstoff eingeführt. Es leuchtet grün (Maximum der Lichtemission bei 520 nm). Das Zinksilicat verdrängte sehr schnell das Bariumplatincyanür, da es chemisch beständiger und billiger war. Ein wesentlicher Nachteil war sein starkes Nachleuchten. In der Röntgentechnik wird Zinksilicat als Leuchtstoff nicht mehr verwendet. Es wurde Anfang der dreißiger Jahre durch das bessere Zink-Cadmiumsulfid ersetzt. Die letzten Zinksilicat-Durchleuchtungsschirme wurden etwa 1934 hergestellt.

γ) Cadmiumwolframat

Das Cadmiumwolframat $CdWO_4$ wurde 1896 von EDISON als Röntgen-Leuchtstoff beschrieben und 1919 von ROUBERTIE u. NEMIROWSKI für Durchleuchtungsschirme eingeführt, s. auch RUPPRECHT (1914). Es leuchtet unter Röntgenstrahlung blau, sein Emissionsmaximum liegt bei 430 nm und stimmt nicht mit dem spektralen Empfindlichkeitsmaximum des menschlichen Auges überein. Dennoch wurde besonders in den angelsächsischen Ländern der $CdWO_4$-Leuchtschirm dem Zinksilicat-Schirm wegen des geringeren Nachleuchtens vorgezogen. Auch das Cadmiumwolframat wurde bis etwa 1934 zur Herstellung von Leuchtschirmen verwendet und spielt heute keine Rolle mehr in der medizinischen Röntgentechnik.

δ) Zink-Cadmiumsulfid

Das mit Silber aktivierte Zink-Cadmiumsulfid ZnS/CdS-Ag wurde 1933 von L. LEVY und D. W. WEST (1950) als Röntgenleuchtstoff für Durchleuchtungsschirme eingeführt. Die Luminescenzfarbe des reinen ZnS-Leuchtstoffes ist blau, die des reinen CdS-Leuchtstoffes tief rot. Bei dem aus ZnS-CdS-Mischkristallen bestehenden Leuchtstoff verschiebt sich das Maximum der spektralen Emission mit zunehmendem Gehalt an CdS von blaugrün über grün, gelb bis in den roten Spektralbereich. Die Luminescenzfarbe des Leuchtstoffes läßt sich also durch Wahl des Mischungsverhältnisses in weiten Grenzen variieren, s. Tabelle 1 (s. auch LEVERENZ, 1950; ESPE, 1961).

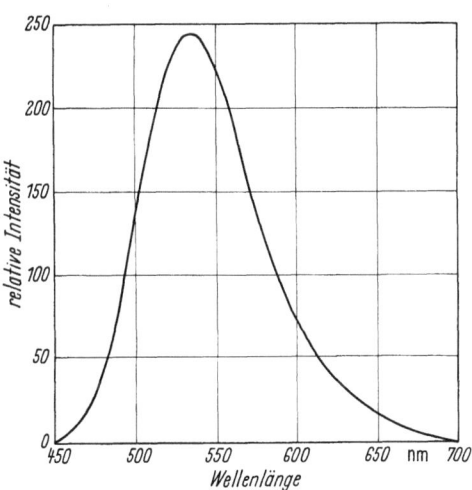

Abb. 9. Emissionsspektrum eines Zink-Cadmiumsulfid-Leuchtstoffes für Durchleuchtungsschirme (nach SKÖLDBORN, 1950)

Tabelle 1. *Beispiel für die Abhängigkeit der Luminescenzfarbe eines silberaktivierten Zink-Cadmiumsulfid-Leuchtstoffes vom Verhältnis ZnS:CdS*

Gehalt an % ZnS	% CdS	Luminescenzfarbe bei Röntgenanregung	Maximum der Emissionsbande etwa nm
100	—	violett	440
90	10	blauviolett	475
80	20	stahlblau	492
70	30	apfelgrün	515
65	35	hellgrün (maigrün)	527
60	40	gelbgrün	540
55	45	gelb	550
50	50	hell ockerfarben	565
40	60	orange	600
30	70	dunkelorange	630
20	80	dunkelrot	650
10	90	sehr dunkles Rot	670
—	100	ganz dunkles Rot und infrarot	690

Für Durchleuchtungsschirme werden Mischungen von ca. 55—65 Teilen ZnS: ca. 45—35 Teilen CdS verwendet (Emissionsmaximum bei etwa 525—550 nm, s. Abb. 9). Für Schirmbildleuchtschirme verwendet man zum Teil auch Leuchtstoffe mit höherem ZnS-Gehalt, oder den reinen blau luminescierenden ZnS-Leuchtstoff (s. auch Abschnitt 2c).

Bei der Herstellung des Leuchtstoffes geht man von den Lösungen der Chloride oder Sulfate aus und fällt die Sulfide in saurer oder alkalischer Lösung. Nach Zusatz des Aktivators (ca. 10^{-2}—10^{-3} % Silber) wird das amorphe Sulfid unter Zusatz eines Flußmittels (z.B. NaCl) bei 800—1200° C geglüht. Durch Variation der Glühtemperatur und -dauer, der Art und Menge des Flußmittels läßt sich die Korngröße des fertigen Leuchtstoffes beeinflussen.

Ein nachträgliches Zerkleinern der Kristalle im Mörser ist nicht möglich, da der Leuchtstoff dadurch seine Luminescenzfähigkeit zum größten Teil wieder verliert.

Verunreinigungen durch Kobalt, Nickel oder Eisen in der Größenordnung von $10^{-4}\%$ haben bereits starke Killerwirkung und verringern die Luminescenzintensität des fertigen Leuchtstoffes um ca. 50%. Geringste Beimengungen von Kupfer haben starkes Nachleuchten zur Folge und können die spektrale Verteilung der Emission beeinflussen.

Durch Luftfeuchtigkeit im Zusammenwirken mit kurzwelligem Licht wird der Leuchtstoff infolge Photolyse zersetzt (SCHLEEDE u. HERTER, 1923; LEVERENZ, 1950). Leuchtschirme mit Sulfid-Leuchtstoffen müssen daher stets vor Feuchtigkeit, direktem Sonnenlicht und auch vor längerer Einwirkung von Tageslicht geschützt werden. Man kann durch entsprechende Behandlung den fertigen Leuchtstoff chemisch stabilisieren (LEVY et al., 1955). Jedoch werden auch stabilisierte Leuchtstoffe durch längere intensive Sonnenbestrahlung angegriffen. Auch auf den Leuchtschirm gelegte Lichtschutzfilter bieten nur einen begrenzten Schutz.

c) Leuchtstoffe für Röntgen-Verstärkerfolien

α) Calciumwolframat

Das Calciumwolframat $CaWO_4$ wurde bereits 1896 von EDISON als Röntgen-Leuchtstoff beschrieben. Unter Röntgenstrahlen leuchtet es blau-violett (380 . . . 500 nm, Maximum der Lichtemission bei etwa 425 nm; s. Abb. 10) und findet daher ausschließlich zur Herstellung von Verstärkerfolien Verwendung. Die Luminescenz des $CaWO_4$ wird nicht durch besondere fremde Aktivatoren, sondern durch Wolframatome hervorgerufen (Reinstofffluminophor). Seine Kristallstruktur entspricht der des in der Natur vorkommenden Scheelit. In der Fabrikation wird es als Niederschlag aus einer Lösung von Ammoniumparawolframat mit $CaCl_2$ oder $Ca(NO_3)_2$ ausgefällt und durch Glühen bei Temperaturen um 1000°C in den kristallinen, luminescenzfähigen Zustand umgewandelt, wobei sich die Korngröße durch die Glühtemperatur bestimmen läßt. Das kristalline $CaWO_4$ ist chemisch sehr stabil, altert nicht merklich und wird unter normalen Bedingungen durch Feuchtigkeit und Luftsauerstoff nicht angegriffen. Das Calciumwolframat ist auch heute noch der am meisten verwendete Röntgen-Leuchtstoff. Der größte Teil aller Verstärkerfolien ist mit $CaWO_4$ belegt.

β) Zinksulfid

Das blaugrün luminescierende Zinksulfid ZnS (Cu) wurde bereits 1866 von SIDOT beschrieben (Sidotsche Blende). Das Zinksulfid braucht, um luminescenzfähig zu werden, nicht unbedingt einen Fremd-Aktivator. Es kann auch als Reinstofffluminophor hergestellt werden. Als Röntgenleuchtstoff wird jedoch heute meist das 1921 von TOMASCHEK beschriebene mit Silber aktivierte Zinksulfid ZnS-Ag verwendet. Sein Emissionsspektrum liegt im blauen Spektralbereich zwischen 390 und 550 nm, das Maximum bei etwa 440 nm (s. Abb. 11).

Bei der Herstellung des ZnS-Leuchtstoffes geht man heute von einer Zinkchlorid- oder Zinksulfat-Lösung aus und fällt das Sulfid mit Schwefelwasserstoff. Die weitere Verarbeitung ist die gleiche wie beim ZnS/CdS-Leuchtstoff beschrieben. Zinksulfid zersetzt sich wie das Zink-Cadmiumsulfid unter Einwirkung von Luftfeuchtigkeit im Zusammenwirken mit kurzwelligem Licht (Tageslicht, UV). Daher muß es vor direktem Sonnenlicht und auch diffusem Tageslicht möglichst geschützt werden.

Die ersten mit silberaktiviertem Zinksulfid belegten Verstärkerfolien wurden von der Fa. Ilford Anfang der dreißiger Jahre hergestellt.

Heute wird das ZnS-Ag nur noch selten zur Herstellung von Verstärkerfolien sowie für blauleuchtende Schirmbild-Leuchtschirme verwendet.

γ) Bleibariumsulfat

Als Leuchtstoff für Verstärkerfolien wurden 1940 von F. F. Renwick und H. S. Tasker das Bleibariumsulfat Ba/PbSO$_4$ eingeführt. Es lumineciert vorwiegend im langwelligen Ultraviolett (300 ... ca. 500 nm) (s. Abb. 12). Dieser Leuchtstoff besteht aus Mischkristallen von Bleisulfat (ca. 10 %) und Bariumsulfat (ca. 90 %). Bei seiner Herstellung geht man von den Lösungen der Nitrate aus und fällt heiß mit Na$_2$SO$_4$ in schwach salpetersaurer Lösung. Das amorphe Bleibariumsulfat wird durch mehrstündiges Glühen bei

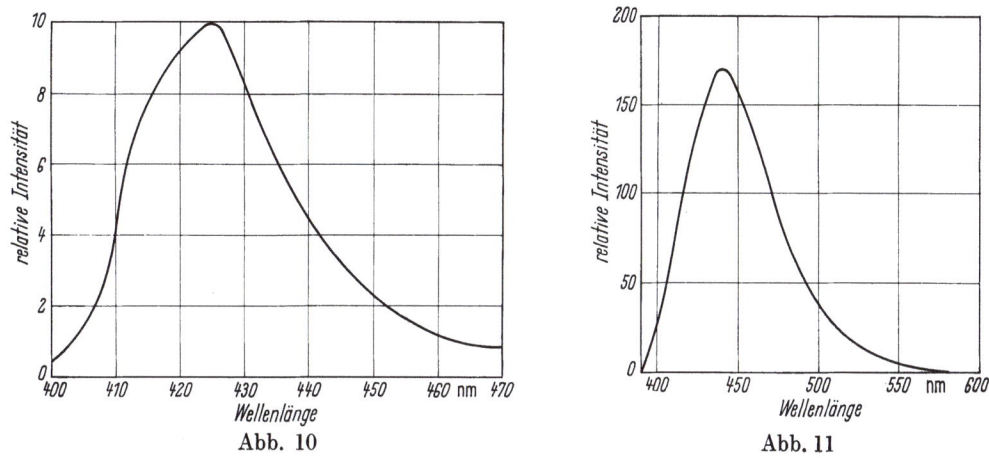

|Abb. 10 | Abb. 11|

Abb. 10. Emissionsspektrum von Calciumwolframat (nach Frost, 1957)

Abb. 11. Emissionsspektrum eines mit Silber aktivierten Zinksulfids (nach Sköldborn, 1950)

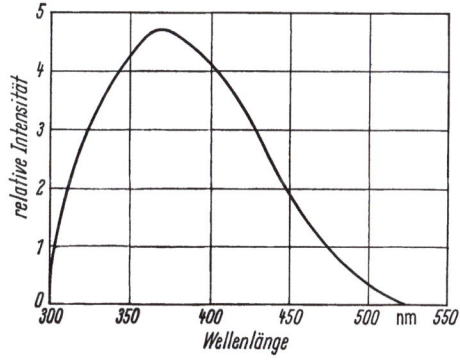

Abb. 12. Emissionsspektrum von Bleibariumsulfat (nach Frost, 1957)

etwa 1000°C in den kristallinen Zustand umgewandelt und kann im Mörser auf die gewünschte Korngröße zerkleinert werden, ohne wesentlich an Luminescenzfähigkeit zu verlieren. Der Leuchtstoff ist chemisch beständig und altert nicht merklich.

Bleibariumsulfat wird heute bei einigen Verstärkerfolien als Leuchtstoff verwendet.

δ) Kaliumjodid

Alkalijodide, z. B. NaJ oder KJ, zeigen, wenn sie mit einem Thalliumsalz aktiviert werden, unter Röntgenstrahlung eine blaue Luminescenz (s. Johnson u. Quinlan, 1939). Der notwendige Gehalt an Aktivator, in der Regel Thallium-Jodid, -Chlorid oder -Nitrat, beträgt etwa 0,005—1 Molprozent (Hofstädter, 1948). Von Ter-Pogossian (1956) wurde der Versuch unternommen, Verstärkerfolien mit diesem Leuchtstoff zu belegen. Die Folien übertrafen in ihrem Verstärkungsfaktor die üblichen Calciumwolframat-Folien um ein Mehrfaches (Carlsson, 1960). Da Kaliumjodid jedoch stark hygroskopisch und chemisch wenig beständig ist, hatten sie eine sehr kurze Lebensdauer. Das Kaliumjodid hat sich daher bis heute nicht als Röntgenleuchtstoff für Verstärkerfolien durchsetzen können.

Albrecht et al. (1961) haben aus dem gleichen Leuchtstoff Leuchtschirme hergestellt, welche aus größeren Einkristallen zusammengesetzt waren. Die Schwierigkeiten und der technische Aufwand bei der Herstellung dieses Schirmes lassen seine Anwendung in der Röntgendiagnostik fraglich erscheinen.

II. Leuchtschirme

1. Aufbau und technische Herstellungsverfahren

a) Aufbau

Den prinzipiellen Aufbau eines Röntgen-Durchleuchtungsschirmes zeigt Abb. 13. Auf einem Träger aus röntgenstrahlendurchlässigem Material befindet sich eine Leuchtschicht,

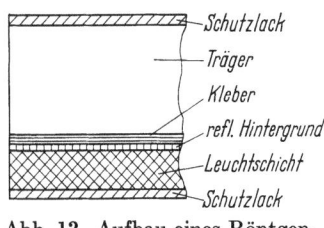

Abb. 13. Aufbau eines Röntgen-Leuchtschirmes

bestehend aus dem kristallinen Leuchtstoff und einem Bindemittel. Zwischen Träger und Leuchtschicht können sich noch 1—2 Zwischenschichten befinden, so z.B. eine Haftschicht, welche ein Ablösen der Leuchtschicht vom Träger verhindert, oder eine weiß angefärbte reflektierende Schicht („reflektierender Hintergrund") zur Erhöhung der Lichtausbeute des Leuchtschirmes. Viele Leuchtschirme haben außerdem noch eine Schutzlackierung auf der Leuchtschicht und auf der Rückseite des Trägers.

α) Der Träger

Als Träger für Röntgen-Durchleuchtungsschirme wird von den meisten Herstellern ein glatter weißer Karton verwendet. Oft ist dieser Karton zum Schutz gegen Feuchtigkeit mit einem Cellulose- oder Kunstharzlack imprägniert. Anstelle des Kartons finden in letzter Zeit auch Kunststoff-Träger, z.B. PVC-, Astralon- oder Polyester-Folien ‚Verwendung. Geeignet sind alle Materialien, welche neben einer geringen Absorption für Röntgenstrahlen die nötige mechanische Festigkeit aufweisen und sich unter klimatischen Einflüssen nicht verziehen oder krümmen.

β) Die Leuchtschicht

Als Leuchtstoff für Durchleuchtungsschirme wird heute ausschließlich das unter Abschnitt 2 b beschriebene Zink-Cadmiumsulfid benutzt. Die Leuchteigenschaften dieses Leuchtstoffes hängen unter anderem stark von seiner Korngröße ab. Mit steigender Korngröße nimmt die Lichtausbeute zu. Die mittleren Korngrößen der verwendeten Leuchtstoffe schwanken zwischen 30 und 60 μm. Es kommen jedoch Korngrößen von etwa 5 bis 130 μm vor. Die Belegung der Durchleuchtungsschirme liegt zwischen 80 und 120 mg Leuchtstoff/cm² Schirmfläche. Bei einigen Spezialleuchtschirmen, z.B. für die Schirmbildphotographie, kommen Belegungen von 50—170 mg/cm² vor. Die Dicken der Leuchtschichten schwanken zwischen 0,2 und 0,8 mm.

Als Bindemittel für den Leuchtstoff verwendet man gehärtete Gelatine, Cellulose-Lacke oder Kunstharze (z.B. PVC oder Polyester). Der Bindemittelgehalt beträgt im allgemeinen etwa 5—15% des Gewichtes der Leuchtschicht.

Die Leuchtschicht eines Schirmes soll neben einer ausreichenden mechanischen Festigkeit eine möglichst hohe Packungsdichte des Leuchtstoffes aufweisen, da die Schichtdicke die Bildgüte des Schirmes beeinflußt. Der Leuchtstoff soll in dem Bindemittel möglichst homogen verteilt sein.

γ) Zwischenschichten

Zur Verbesserung der Lichtreflexion des Trägers enthalten die meisten Leuchtschirme zwischen Träger und Leuchtschicht einen reflektierenden Hintergrund. Diese Schicht enthält ein weißes, gut deckendes Pigment (z.B. $MgCO_3$ oder TiO_2) in dünner Schicht (LEYV et al., 1955). Der Einfluß dieses reflektierenden Hintergrundes ist weitgehend von der Belegung des Schirmes, d.h. von der Dicke der Leuchtschicht abhängig. Bei dünnen Schirmen kann er einen Gewinn an Leuchtdichte bis zu 40% bewirken [PFAHNL, 1957 (1)], hat jedoch einen Verlust an Zeichenschärfe zur Folge.

δ) Die Schutzschicht

Da der Leuchtschirm gegen Feuchtigkeit und Verschmutzung sehr empfindlich ist, wird er im allgemeinen mit einer etwa 10—50 μm dicken Schutzschicht aus Cellulose- oder Kunstharzlack versehen. Auch dünne, auf die Leuchtschicht aufgezogene Kunststoff-Folien finden Verwendung. Je blanker die Schirmoberfläche ist, um so leichter läßt sie sich reinigen. Bei Durchleuchtungsschirmen, welche stets hinter Bleiglas staubdicht gefaßt sind, bevorzugt man eine rauhe Oberfläche. Der Schirm kann dann dem Bleiglas fest anliegen, ohne daß sich an den Berührungsstellen Newtonsche Ringe bilden. Leucht-schirme für die Schirmbildphotographie haben jedoch häufig eine glatte Oberfläche.

Ältere Leuchtschirme sind mitunter noch mit Lichtschutzfiltern versehen, welche entweder als Schutzschicht auf der Leuchtschicht liegen oder zwischen Schirm und Blei-glas angebracht werden. Diese oft gelblich gefärbten Filter schwächen das Luminescenz-licht kaum (ca. 5%), verhindern jedoch den Zutritt von kurzwelligem oder UV-Licht. Bei modernen Leuchtschirmen ist der Leuchtstoff im allgemeinen chemisch stabilisiert und gegen Photolyse geschützt.

b) Herstellungsverfahren

Bei der Herstellung von Leuchtschirmen sind im Prinzip zwei Verfahren üblich.

Beim sog. Direktguß wird der vorbereitete und glatt gespannte oder auf einer Unter-lage fixierte Träger in folgender Reihenfolge beschichtet:

Zuerst werden, falls vorhanden, die Haftschicht und der reflektierende Hintergrund gegossen, dann folgt der Guß der Leuchtschicht und schließlich wird durch Gießen, Spritzen oder Tauchen die Schutzschicht aufgebracht. Der Leuchtstoff kann mit dem Bindemittel zu einer zähen Paste vermischt sein, welche auf den Träger aufgestrichen wird; er kann auch aus einer dünnflüssigen Aufschlämmung, welche das Bindemittel enthält, durch Sedimentation aufgebracht werden.

Im Gegensatz dazu wird beim sog. Umkehrguß zuerst die Schutzschicht und dann die Leuchtschicht auf eine glatte Unterlage gegossen und nach Aufbringen einer Haft-schicht durch Kaschieren mit dem Träger verklebt. Das Aufbringen der Leuchtschicht auf die Gußunterlage erfolgt wie beim Direktguß z.B. durch Aufstreichen oder Sedi-mentation.

Der Guß und die Trocknung der Leuchtschicht geschehen in völlig staubfreien und klimatisierten Räumen.

Von beiden Herstellungsverfahren gibt es eine große Zahl von Varianten. Die Einzel-heiten der Leuchtschirm-Fabrikation werden von den Herstellern im allgemeinen nicht bekanntgegeben.

Ein Herstellungsverfahren, bei dem die Leuchtschichtdicke zum Rande des Schirmes zunimmt, haben NAWIJN u. VISSER (1962/63), NAWIJN u. GROOT (1965) beschrieben. Hierzu wird eine elastische Transparentfolie (beispielsweise aus Mylar) auf einen ring-förmigen Rahmen aufgespannt und durch einseitigen Überdruck so aufgewölbt, daß die nach dem Sedimentationsverfahren aufgebrachte Leuchtschicht in ihrer Dicke zum Rand hin zunimmt. Das daraus resultierende Leuchtdichteprofil dieses bevorzugt für Bild-verstärkersysteme in Frage kommenden Leuchtschirmes wirkt dem Randlichtabfall (Vig-nettierung) der Optik und des Bildverstärkers entgegen.

2. Eigenschaften der Leuchtschirme und ihre Messung

a) Leuchtdichte (Konversionsfaktor) und Quantenabsorption

Bei gleicher Strahlenqualität der auf einen Leuchtschirm treffenden Röntgenstrahlung ist die Leuchtdichte an der Oberfläche des Schirmes proportional der einfallenden Dosisleistung [Wintz u. Rump, 1926; Herz, 1956 (2)].

Ein Maß für die Lichtausbeute eines Schirmes ist das Verhältnis der Leuchtdichte zur einfallenden Dosisleistung. Dieses Verhältnis wird als Konversionsfaktor G_x bezeichnet und hat international die Dimension $\frac{cd/m^2}{mR/s}$. Die Definition des Konversionsfaktors und Vorschriften zu seiner Messung sind für Röntgenbildverstärker im Deutschen Normblatt DIN 6825 festgelegt. Dieses Normblatt kann sinngemäß auch auf die Messung des Konversionsfaktors von Leuchtschirmen angewandt werden.

Die Definition des Konversionsfaktors G_x gilt international. Die Vorschriften für seine Messung weichen in manchen Ländern von der deutschen Norm ab und lehnen sich an die Empfehlung der ICRU an (International Commission on Radiological Units, s. auch National Bureau of Standards, Handbook 89).

Die Einheit cd/m² oder nit für die Leuchtdichte gilt international, während das Apostilb =asb hauptsächlich in Deutschland gebraucht wird. Darum wird zum Teil auch heute noch die Lichtausbeute von Leuchtschirmen in asb pro mR/s oder pro mR/min angegeben. Eine Übersicht über gebräuchliche Leuchtdichteeinheiten gibt die folgende Zusammenstellung (nach DIN 5031, Blatt 3):

$$1 \text{ nit} = 1 \frac{\text{Candela}}{\text{Meterquadrat}} = 1 \frac{cd}{m^2} \text{ (international)}$$
$$= 10^{-4} \text{ Stilb (sb)}$$
$$= \pi \text{ Apostilb (asb) (hauptsächlich Deutschland)}$$
$$= \pi \cdot 10^{-4} \text{ Lambert (L)}$$
$$= 0{,}2919 \text{ Footlambert (fL) (England, USA)}.$$

Der Konversionsfaktor eines Leuchtschirmes ist von folgenden Faktoren abhängig:

1. Vom Typ des Leuchtstoffes, seiner Aktivierung und Korngröße.

2. Von der Belegung des Schirmes (mg Leuchtstoff/cm² Schirmfläche) sowie vom Aufbau der Leuchtschicht und ihrer Durchlässigkeit für das Luminescenzlicht.

3. Von der Strahlenqualität und der Einfallsrichtung der Strahlung.

4. Vom Reflexionsvermögen des Trägers oder des reflektierenden Hintergrundes.

Geht man von der Voraussetzung aus, daß der Schirm von homogener Röntgenstrahlung getroffen wird und alles entstehende Licht ungeschwächt aus der Leuchtschicht austreten kann, so wäre die Intensität des Luminescenzlichtes direkt proportional der absorbierten Röntgenenergie, d.h.

$$I = K \cdot n \cdot h\nu \cdot c \cdot (1 - e^{-\mu d})$$

$K =$ Wirkungsgrad der Umwandlung der Röntgenstrahlen in Licht

$n =$ Zahl der Quanten

$h\nu =$ Quantenenergie

$c =$ Konstante

$e =$ Basis des natürlichen Logarithmus

$\mu =$ Schwächungskoeffizient

$d =$ Dicke der absorbierenden Schicht [s. auch Pfahnl, 1957 (1)].

Eine Abschätzung der wirklichen Lichtausbeute eines Schirmes unter den in der Diagnostik herrschenden Bedingungen ist nur unter einigen vereinfachenden Voraussetzungen möglich (Glocker, 1928; Hamaker, 1947; Klasens u. de Groot, 1948; Schott, 1957). Sie kann die Messung unter den jeweils für den speziellen Fall geltenden Bedingungen der praktischen Anwendung jedoch nicht ersetzen.

Den Einfluß der Belegung auf die Leuchtdichte/Dosisleistung eines Zink-Cadmiumsulfid-Schirmes bei verschiedenen Strahlenqualitäten zeigt Abb. 14. Bei der gleichen Strahlenqualität nimmt die Leuchtdichte mit steigender Belegung zunächst zu, erreicht bei einer für die betreffende Strahlenqualität optimalen Schichtdicke ein Maximum und fällt im Bereich höherer Belegungen wieder ab. Mit zunehmender Schichtdicke gelangt immer weniger des im Innern der Schicht entstehenden Lichtes an die Oberfläche, und an der focusfernen Oberfläche entsteht infolge des zunehmenden Dosisabfalles in der Schicht immer weniger Luminescenzlicht.

Die Dicke eines Leuchtschirmes, bei der sein Konversionsfaktor maximal wird, hängt stark von der Strahlenqualität ab und verschiebt sich mit zunehmender Strahlenhärte zu höheren Werten. Nach KLUG [1937 (1)] ist ihre Größe eine Funktion von

$$\frac{\log \mu - \log \tau}{\mu - \tau},$$

wobei μ der Schwächungskoeffizient der Röntgenstrahlung und τ der Schwächungskoeffizient des Lichtes ist.

Bei der Messung der in Abb. 14 dargestellten Abhängigkeit der Leuchtdichte/Dosisleistung von der Belegung des Schirmes war das Filter bzw. das Preßspanphantom

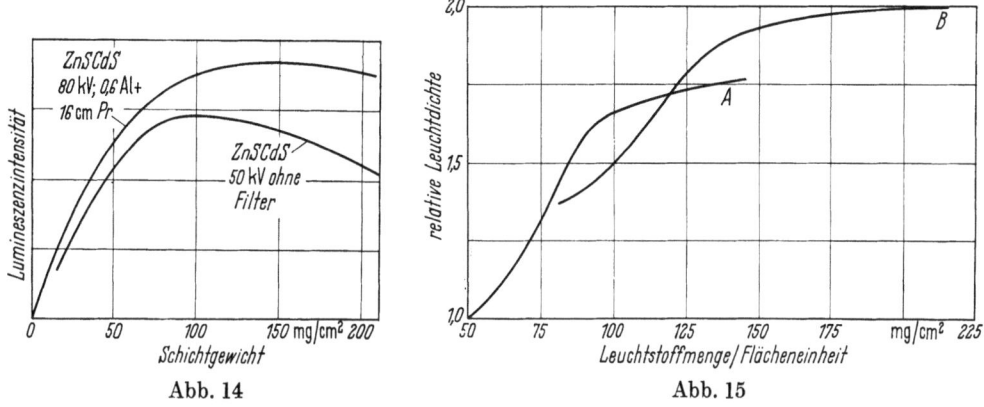

Abb. 14   Abb. 15

Abb. 14. Luminescenzintensität von ZnS/CdS-Leuchtschirmen bei gleicher Dosisleistung als Funktion der Belegung in mg Leuchtstoff/cm² Schirmfläche bei 50 kV (ungefilterte Strahlung) und bei 80 kV (0,6 mm Al + 16 cm Preßspan-Filter röhrennah) [nach PFAHNL, 1957 (1)]

Abb. 15. Abhängigkeit der Leuchtdichte bei gleicher Dosisleistung von der Belegungsstärke bei Durchleuchtungsschirmen der Hersteller A und B. 55 kV, 2 mm Al-Gl.-Wert Gesamtfilterung, 3 mA. Streukörper von 10 cm Wasser schirmnah (nach FRIK, 1959)

focusnah, d.h. schirmfern angebracht. Der Einfluß der Streustrahlung aus dem durchstrahlten Objekt ist folglich nicht erfaßt. Die durchstrahlte Schichtdicke ist jedoch vom Einfallswinkel der Strahlung abhängig. Infolgedessen ist die Wirkung der Streustrahlung eine andere als die der senkrecht oder nahezu senkrecht einfallenden Primärstrahlung.

Abb. 15 (nach FRIK, 1959) zeigt den Einfluß der Belegung auf die Leuchtdichte bei gleicher Dosisleistung unter praxisnahen Bedingungen mit einem schirmnahen Streukörper für zwei verschiedene Leuchtschirmfabrikate. Die beiden Schirmtypen zeigen ein deutlich unterschiedliches Verhalten. Die Differenzen sind durch die Verschiedenheit der Leuchtstoffe, durch unterschiedlichen Schichtaufbau und verschiedene Leuchtstoff-Träger zu erklären.

Den Einfluß der Strahlenqualität auf die Leuchtdichte/Dosisleistung eines mit 100 mg Leuchtstoff/cm² belegten Schirmes zeigt Abb. 16 (nach SCHAAL, 1958). Die Leuchtdichte nimmt im Bereich unter 90 kV zunächst zu, da in diesem Gebiet der Dosisabfall in der Leuchtschicht noch groß ist. Bei höheren Röhrenspannungen nimmt sie wieder ab, da der Anteil der in der Leuchtschicht absorbierten Röntgenenergie immer geringer wird. Die Kurve verläuft steiler bei schirmnaher Anordnung des Phantoms, da in diesem Fall ein erheblicher Streustrahlen-Anteil an der Bestrahlung des Schirmes beteiligt ist. LEVY et al. (1955) geben für die Abhängigkeit der Leuchtdichte eines Schirmes von der Röhrenspannung (bei konstanter Dosisleistung) im Bereich von 20 ... 90 kV die empirisch ermittelte Formel $I = C \cdot V^n$ an, in der I die Leuchtdichte des Schirmes und C eine dem betreffenden Schirm zugeordnete Konstante ist. Die Größe des Exponenten n wird für den genannten Spannungsbereich mit 1,2—1,5 angegeben. Die Spannungsabhängigkeit von Leuchtschirmen mit 50—120 mg Zink-Cadmiumsulfid/cm² unter Verwendung eines schirmnahen Streukörpers im Bereich von 60—120 kV zeigt Abb. 17 (nach WACHSMANN et al., 1958).

Der Konversionsfaktor beträgt bei den heute verwendeten Leuchtschirmen im Bereich von ca. 70—85 kV etwa 0,006—0,013 $\frac{\text{cd/m}^2}{\text{mR/s}}$. Die mittlere Leuchtdichte bei der Durch-

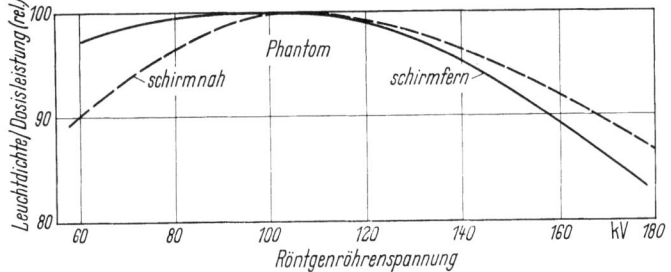

Abb. 16. Einfluß der Strahlenqualität auf die Leuchtdichte/Dosisleistung eines mit 100 mg/cm² belegten ZnS/CdS-Durchleuchtungsschirmes. 60—180 kV Gleichspannung, 10 cm Wasser-Phantom schirmnah und schirmfern (nach SCHAAL, 1958)

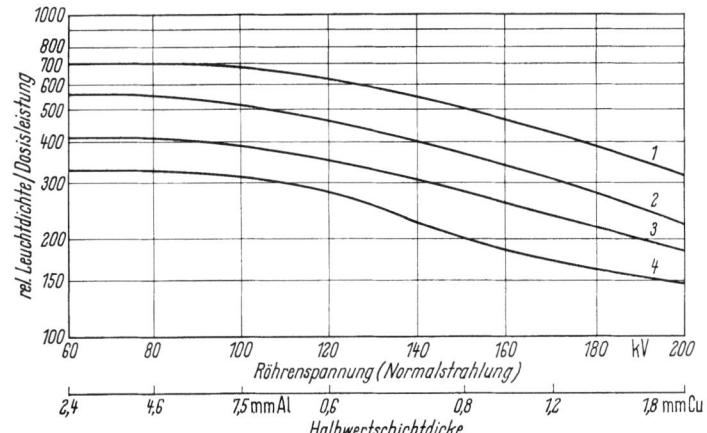

Abb. 17. Abhängigkeit der Leuchtdichte/Dosisleistung hinter 15 cm Wasser von der Röhrenspannung (Normalstrahlung) für 4 ZnS/CdS-Leuchtschirme mit einer Belegung von 1. ca. 120 mg/cm², 2. ca. 100 mg/cm², 3. ca. 80 mg/cm², 4. ca. 55 mg/cm² (nach WACHSMANN et al., 1958)

leuchtung liegt je nach den Durchleuchtungsbedingungen etwa in der Größenordnung von 10^{-4}—10^{-2} asb ($3 \cdot 10^{-5}$—$3 \cdot 10^{-3}$ cd/m²) (CHAMBERLAIN, 1942; FRIK, 1959).

Die Messung der absoluten Leuchtdichte von Leuchtschirmen setzt das Vorhandensein eines guten Photometers voraus, dessen Vergleichslichtquelle in ihrer spektralen Lichtverteilung der spektralen Emission des Leuchtschirmes angepaßt ist. Bei der Verwendung geeichter lichtelektrischer Meßgeräte ist zu beachten, daß die lichtelektrische Zelle (Photozelle, Photoelement, Photo-Elektronen-Vervielfacher) durch entsprechende Filterung in ihrer spektralen Empfindlichkeit der V_λ-Kurve des Auges angepaßt ist (s. z.B. FROMM-HOLD, 1954; FROST, 1957; KIRCHHOFF, 1957; FRIK, 1959; DIN 5031). Auf diese Bedingung kann nur bei Relativmessungen an ein und demselben Leuchtschirmtyp verzichtet werden, da ein Schirm bei Anregung mit Röntgenstrahlen unabhängig von der Dosisleistung und Strahlenqualität stets das gleiche Emissionsspektrum aufweist. Auf die Notwendigkeit einer Eichung der Meßanordnung über den gesamten zu messenden Leuchtdichte-Bereich sei hier ebenfalls hingewiesen, da bei einigen Typen von lichtelektrischen Zellen die

Linearität der Anzeige vom Außenwiderstand abhängig ist oder nur für einen begrenzten Meßbereich gilt. Jede lichtelektrische Zelle zeigt außerdem eine mehr oder weniger große Empfindlichkeit für Röntgenstrahlung. Die Zelle soll daher bei der Messung nicht von direkter Strahlung getroffen werden. Sie muß außerhalb des Strahlenbündels liegen oder durch ein entsprechend dickes farbloses Bleiglas geschützt sein. Es empfiehlt sich in jedem Falle, eine Blindmessung mit abgedecktem Leuchtschirm bei allen zu messenden Strahlenqualitäten und Dosisleistungen vorzunehmen, um auch den Einfluß geringer Strahlendosen auf die Zelle zu ermitteln. Photomultiplier sind außerdem empfindlich gegen elektrische und magnetische Felder.

Die Umwandlung des Röntgenstrahlenbildes in das Leuchtdichtebild kann auch als der mikroskopische Prozeß der Absorption von Röntgenquanten und der Emission von Lichtquanten betrachtet werden. Wie bei Lichtquanten, den Photonen, ist auch bei Röntgenquanten die Energie eines Quantes gleich $h \cdot \nu$, dem Produkt aus Planckschem Wirkungsquantum und Frequenz der Strahlung. Wegen der hohen Frequenz der Röntgenstrahlung ist auch die Energie einzelner Röntgenquanten groß und damit ist bei den in der Diagnostik üblichen Röntgenstrahlenintensitäten die Zahl der Röntgenquanten so gering, daß ihre statistischen Schwankungen um den Mittelwert bei Systemen mit Helligkeitsverstärkung des Leuchtdichtebildes bereits sichtbar werden. Da diese Schwankungen (Quantenrauschen) sich auf die Abbildungsgüte auswirken, werden sie im nächsten Abschnitt ausführlicher behandelt.

b) Abbildungsgüte

Die Abbildungsgüte eines Leuchtschirmes, bezogen auf das Leuchtdichtebild an der Schirmoberfläche, wird von einer Reihe physikalischer Faktoren beeinflußt. Hiervon sind vor allem zwei Einflüsse entscheidend: Unschärfen und statistische Störungen (Rauschen).

Die Detailerkennbarkeit oder allgemeiner, die Wahrnehmbarkeit von Objektstrukturen, ergibt sich erst aus dem Zusammenwirken von Leuchtschirm und nachfolgendem Bildübertragungssystem (Auge, Schirmbildkamera, Systeme mit elektronischer Nachverstärkung). Je nach System wird die Abbildungsgüte des Leuchtschirmes verschieden ausgenutzt, woraus sich auch verschiedene Gesichtspunkte bei der Auswahl der Leuchtschirme für den speziellen Verwendungszweck ergeben, die im folgenden noch behandelt werden.

Statistische Störungen entstehen durch die Schwankungen der Zahl der auf den Leuchtschirm auffallenden Röntgenquanten, sowie bei der Absorption der Röntgenquanten. Bei der in der Durchleuchtung üblichen Röntgenstrahlenqualität treffen im Mittel etwa $2 \cdot 10^5 \ldots 2{,}8 \cdot 10^5$ Röntgenquanten bei einer Dosisleistung von 1 mR/s auf eine Fläche von 1 mm² in der Sekunde auf (MORGAN, CORRIGAN, 1955; MORGAN, 1965). Aus der für diesen statistischen Vorgang geltenden Wahrscheinlichkeitsverteilung folgt, daß die mittlere Schwankung gleich ist der Wurzel aus dem Mittelwert, d.h. daß ein Flächenelement in den meisten Fällen von einer Anzahl von Quanten getroffen wird, die zwischen $N + \sqrt{N}$ und $N - \sqrt{N}$ liegt, wenn N den Mittelwert pro Zeiteinheit bedeutet. Nicht jedes einfallende Quant wird wirksam absorbiert; die Absorption ist ein statistischer Prozeß. Pro absorbiertes Röntgenquant werden etwa $2 \cdot 10^3$ Lichtquanten emittiert. Dem ausgesandten Licht sind die statistischen Schwankungen der Zahl der Röntgenquanten aufgeprägt. Wie Betrachtungen dieser Statistik ergeben, ist das Verhältnis von mittlerer Schwankung zum Mittelwert (nach MORGAN, 1965, 1966 „der Rauschkontrast") um so größer, je niedriger die Zahl der Informationsträger ist (Röntgenquanten, Lichtquanten, Elektronen). Der Rauschkontrast wird hauptsächlich durch die Stufe mit der niedrigsten Quantenzahl, den sog. Quantenengpaß, bestimmt. Der Quantenengpaß liegt je nach Anpassung des auf den Leuchtschirm folgenden Bildübertragungssystems im Leuchtschirm selbst oder in anderen Stufen. Über das Zusammenwirken mehrerer statistischer Prozesse s. auch BREITENBERGER (1955), ALBRECHT (1965), ALBRECHT u. PROPER (1966).

Neben statistischen Störungen beeinflussen Unschärfen die Abbildungsgüte. Sie entstehen einmal durch Nachbarschaftseffekte im Leuchtschirm und zum anderen bei bewegten Objekten infolge der Schirmträgheit, des Nachleuchtens.

In der Leuchtschicht eines Röntgenschirmes strahlt jeder angeregte Leuchtstoff-Kristall sein Luminescenzlicht in alle Richtungen ab. Das Licht wird in der Schicht stark gestreut. Ein Teil wird vom Träger reflektiert. Im Schirm selbst entstehende Röntgen-Streustrahlung regt außerdem Leuchtstoff-Partikel in der näheren Umgebung ihres Entstehungsortes an. So ergibt sich an der Leuchtschirm-Oberfläche eine Leuchtdichte-Verteilung, welche im Bereich kleiner Details nicht mehr dem auffallenden Strahlenbild entspricht. Kanten werden unscharf, kleine Details, welche in ihrer räumlichen Ausdehnung kleiner als die doppelte Kantenunschärfe sind, werden kontrastärmer abgebildet als größere Details gleicher Absorption (s. Abb. 18). Je dicker die Leuchtschicht ist, um so größer ist die Unschärfe des Schirmes.

Generell kann man sagen, daß die Zeichenschärfe und der Detailkontrast eines Leuchtschirmes durch die gleichen Faktoren bestimmt werden, welche den Konversionsfaktor beeinflussen, und zwar haben alle Maßnahmen zur Erhöhung der Schirmhelligkeit einen nachteiligen Einfluß auf die Zeichenschärfe und umgekehrt.

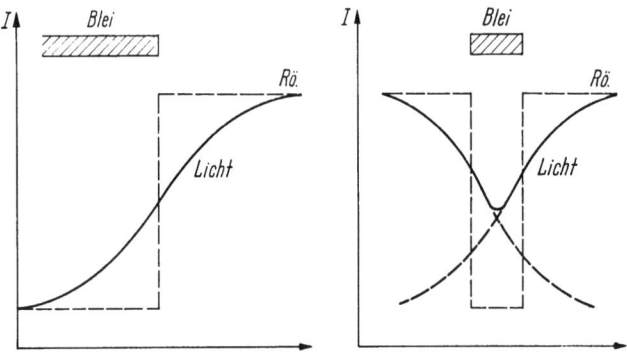

Abb. 18. Einfluß der Kantenunschärfe auf den Kontrast kleiner Details. - - - Strahlenbild auf dem Leuchtschirm (Rö); ——— Leuchtdichte-Verteilung an der Schirm-Oberfläche (Licht) hinter einer Bleikante und einem schmalen Bleistreifen. Ist das Detail kleiner als die doppelte Kantenunschärfe des Schirmes, so wird es kontrastärmer abgebildet als größere Details gleicher Absorption

Zur Kennzeichnung der beschriebenen Verwaschung oder Unschärfe gibt es mehrere Möglichkeiten: die Angabe der Kantenunschärfe nach einer verabredeten Definition (Klasens, 1947/48; Röhler, 1958), die Angabe des Auflösungsvermögens (Frik, 1959, 1966), die Angabe der Modulationsübertragungsfunktion, die dem Frequenzgang bei akustischen und sonstigen Übertragungssystemen entspricht [Röhler, 1962, 1965; Schober u. Höfert, 1963; Morgan, 1962, 1966; Morgan et al., 1964; Rossmann, 1962 (1), 1964 (1) (2), 1966; Schott, 1966 mit zahlreichen Literaturangaben] und die Angabe der Verwaschungsfunktion, die den Intensitätsverlauf im Bilde eines Punktes, einer Linie oder einer Kante beschreibt [Rossmann, 1963 (1), 1964 (1); Rossmann et al., 1964; Schott, 1966].

Von den genannten Möglichkeiten zur Kennzeichnung der Verwaschung haben die Angabe der Kantenunschärfe, der Modulationsübertragungsfunktion (MÜF) und der Verwaschungsfunktion den Vorteil, daß sie objektiv meßbare Größen darstellen, während die Bestimmung des Auflösungsvermögens eine subjektive Messung bedeutet, bei der physiologische Faktoren der Beobachter das Ergebnis beeinflussen. Von den objektiv meßbaren Größen sind die MÜF und die Verwaschungsfunktion der Angabe der Kantenunschärfe überlegen, da ein Funktionsverlauf mehr über die Abbildungsgüte aussagt, als ein einziger Zahlenwert der Unschärfe. Aus diesem Grunde wird die Angabe solcher Funktionen heute vor allem zur Beschreibung von komplizierten Röntgenbild-Übertragungssystemen, bei denen auf den Leuchtschirm noch andere Übertragungsglieder folgen, bevorzugt. Sie erlauben jedoch noch keine vollständige Beschreibung der Abbildungsgüte, da Störungen wie Körnigkeit, Struktur, statistische Schwankungen (z. B. Quantenrauschen) nicht erfaßt werden.

Solche Einflüsse müssen getrennt gemessen werden, was vielfach auch möglich ist. Es ist heute jedoch noch nicht ausreichend geklärt, wie solche Verwaschungseffekte und statistischen Störungen, die beide die Abbildungsgüte vermindern, selbst wenn sie getrennt gemessen werden, zu interpretieren bzw. zu kombinieren sind, um eine Aussage über die Wahrnehmbarkeit eines Bildes zu erhalten (O'LOUGHLIN, 1966). Deshalb hat die subjektive Messung des Auflösungsvermögens trotz des Nachteiles, keinen der verschiedenen Einflüsse für sich aufzuzeigen, unter anderem den Vorteil, unter realistischen Bedingungen und Einbezug auch physiologischer Faktoren die Erkennbarkeit zu erfassen, meist die Erkennbarkeit bestimmter Testanordnungen oder Phantome (KÜHL, 1966).

Im folgenden sollen der Reihe nach die verschiedenen Einflüsse der Schirmeigenschaften auf die Abbildungsgüte und Detailerkennbarkeit zuerst von Leuchtschirmen für visuelle Betrachtung, dann von Spezialleuchtschirmen behandelt werden.

Den Einfluß der Leuchtstoffbelegung auf die Schirmunschärfe eines Zink-Cadmiumsulfid-Schirmes hat FROST (1957) gemessen (s. Abb. 19), ebenso die Spannungsabhängig-

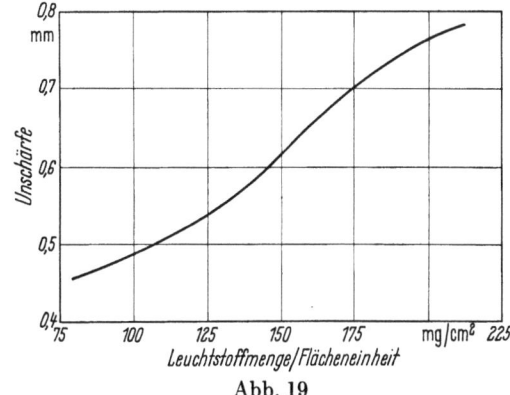
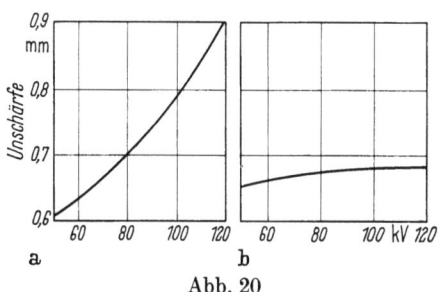

Abb. 19   a   b
                                           Abb. 20

Abb. 19. Einfluß der Belegung eines ZnS/CdS-Leuchtschirmes auf die Kantenunschärfe nach der Definition von KLASENS (nach FROST, 1957)

Abb. 20a u. b. Spannungsabhängigkeit der Kantenunschärfe von ZnS/CdS-Leuchtschirmen. a Mittlere Korngröße des Leuchtstoffes 65 μm. b Mittlere Korngröße des Leuchtstoffes 32 μm (nach FROST, 1957)

keit der Unschärfe bei zwei verschiedenen Leuchtstoff-Korngrößen (s. Abb. 20). Danach hat die Korngröße des Leuchtstoffes nicht nur einen Einfluß auf die Unschärfe des Schirmes, sondern auch auf die Spannungsabhängigkeit der Unschärfe.

SCHOBER u. KLETT (1953) haben gezeigt, daß die Korngröße des Leuchtstoffes keinen unmittelbaren Einfluß auf die Bildgüte hat, sofern die Abmessungen der Kristalle unterhalb der Größenordnung der kleinsten zu erkennenden Bilddetails liegen, und das ist bei den heute verwendeten Leuchtschirmen im allgemeinen der Fall. Die Korngröße des Leuchtstoffes beeinflußt die Abbildungsgüte des Schirmes jedoch insofern mittelbar, als von ihr die Lichtstreuung und Lichtleitung in der Schicht stark abhängt.

Eine störende Struktur im Leuchtschirmbild kann allenfalls durch Kornzusammenballungen in der Leuchtstoffschicht entstehen.

Eine direkte objektive Messung der Schirmunschärfe ist wegen der geringen Leuchtdichte schwer möglich. Man ist daher meist auf die photographische Messung mit Hilfe einer Kontaktbelichtung auf einen Dünnschichtfilm oder auf eine Schirmbildaufnahme angewiesen. Die Auswertung der Messung geschieht nach einem der Verfahren, wie sie bei der Messung der Unschärfe von Verstärkerfolien beschrieben ist (s. S. 184). Lange Zeit war die von KLASENS (1947/48) beschriebene Definition der Kantenunschärfe gebräuchlich (s. Abschnitt III. 2. b). Die photographischen Verfahren zur Bestimmung der Schirmunschärfe bergen jedoch gewisse Fehlermöglichkeiten in sich (RÖHLER, 1958). So wird z.B. vom Film die Röntgenstrahlung (auch die im Schirm entstehende Streustrahlung) mitbewertet und bei der Schirmbild-Aufnahme läßt sich der Einfluß der Optik nur schwer eliminieren.

Eine genauere Methode, die weniger anfällig ist gegen kleine Störungen im Film oder Entwicklungsvorgang ist die Bestimmung der Modulationsübertragungsfunktion, z.B. mit Hilfe von Strichrastern (Abb. 21).

Die Modulationsübertragungsfunktion (MÜF) ist nach einem Vorschlag der Internationalen Kommission für Optik (INGELSTAM, 1961) der Teil der im allgemeinen komplexen Übertragungsfunktion, der die Übertragung des Modulus, des Betrages der Modulation, in Abhängigkeit von der Ortsfrequenz beschreibt. Der andere Teil, die Phasen-

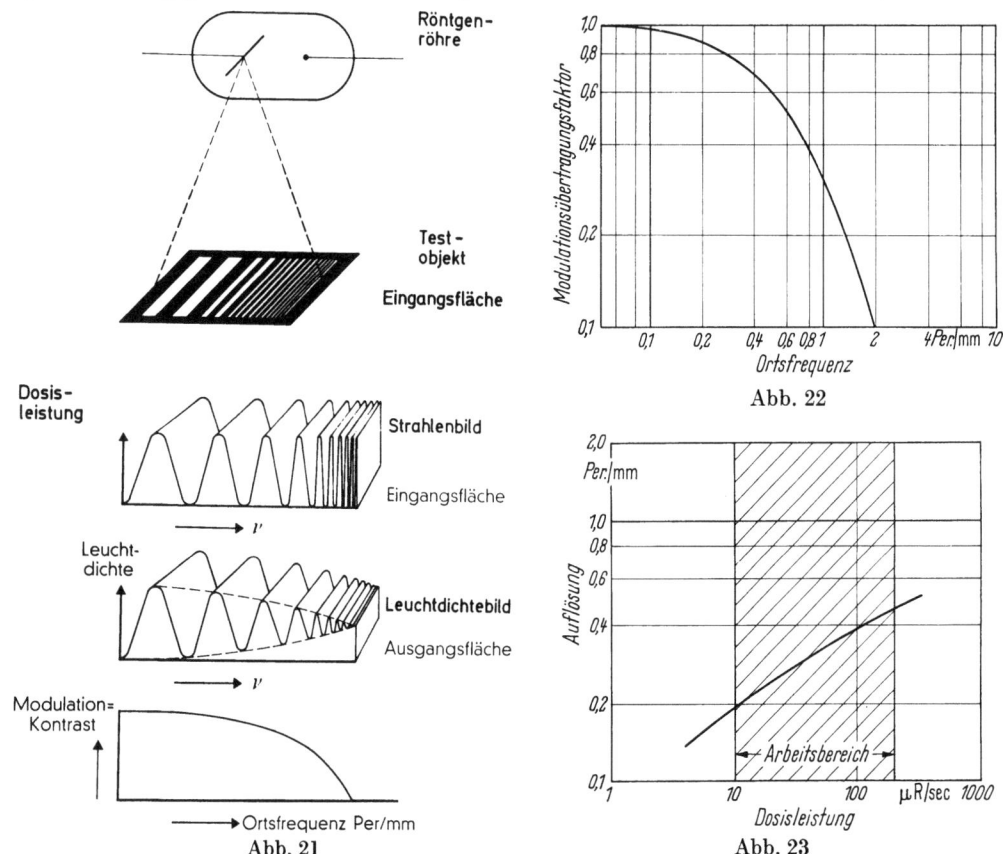

Abb. 21. Schematische Darstellung der Bestimmung der Modulationsübertragungsfunktion (MÜF). Hinter einem Raster entsteht ein Strahlenbild mit konstanter Modulation für alle Ortsfrequenzen des Rasters. Im Leuchtdichtebild nimmt die Modulation zu höheren Ortsfrequenzen hin ab. Der relative Abfall, aufgetragen über der Ortsfrequenz, ist die MÜF. Da die MÜF für sinusförmige Modulation definiert ist (für diesen Fall ist auch das Strahlenbild angedeutet) ergibt eine Messung mit dem dargestellten Rechteckraster eine „Rechteck-MÜF", die vielfach in eine echte MÜF umgerechnet werden kann. Dieses Verfahren wird wegen der schwierigen Herstellbarkeit von Sinusrastern vielfach benutzt

Abb. 22. Modulationsübertragungsfunktion eines Durchleuchtungsschirmes (nach MORGAN, 1966)

Abb. 23. Auflösungskurve für die Leuchtschirmdurchleuchtung (Testraster 50 μm Pb, Vorfilterung 20 mm Al, Halbwertschicht 7 mm Al (nach GEBAUER, LISSNER, SCHOTT, 1966)

übertragungsfunktion beschreibt die örtliche Verschiebung der übertragenen Modulation in Abhängigkeit von der Ortsfrequenz. Die Ortsfrequenz gibt an, wie viele Perioden (Maxima plus Minima) des sinusförmigen Intensitätsverlaufes auf die Längeneinheit entfallen. Als Einheit der Ortsfrequenz wird meist Perioden pro Millimeter gewählt (im englischen Sprachgebrauch oft auch als Linienpaare/mm, line pairs per mm bezeichnet).

In den meisten Röntgenbildübertragungssystemen ist die Phasenverschiebung vernachlässigbar. Besonders bei Leuchtschirmen erfolgt die Verunschärfung symmetrisch und damit keine Phasenverschiebung bei der Umwandlung des Röntgenstrahlenbildes in ein Leuchtdichtebild. In diesen Fällen stellt die MÜF bereits die komplette Übertragungsfunktion dar. Sie wird meist bei der Ortsfrequenz null auf 1 bzw. 100% normiert und kennzeichnet damit die relative Übertragung der Modulation als Funktion der Ortsfrequenz. Die so normierte MÜF ist mit der Kontrastübertragungsfunktion (KÜF) für Sinusraster identisch, wenn der Kontrast als $\dfrac{I_1 - I_2}{I_1 + I_2} = \dfrac{(I_1 - I_2)/2}{(I_1 + I_2)/2}$ definiert ist, d. h. als auf den Mittelwert bezogene Amplitude der sinusförmigen Modulation. I_1 und I_2 bedeuten maximale bzw. minimale Intensität im sinusförmigen Röntgenstrahlenbild bzw. Leuchtdichtebild.

Ein Beispiel für die Modulationsübertragungsfunktion eines Leuchtschirmes zeigt Abb. 22.

Die Beschreibung der Verwaschung durch die Modulationsübertragungsfunktion (MÜF) hat den großen Vorteil, daß die Gesamt-MÜF eines linearen Systems mit mehreren Stufen sich durch Multiplikation der MÜF der einzelnen Stufen ergibt. Der Leuchtschirm ist ein solches lineares Übertragungssystem, da seine Leuchtdichte der auffallenden Röntgenstrahlenintensität proportional ist (solange die Strahlenqualität gleichbleibt). Genau genommen ist die MÜF allerdings für Sinusraster definiert, deren Herstellung schwierig ist (Höfert, 1960, 1963). Wie Coltman (1954) und Röhler (1962) gezeigt haben, läßt sich unter gewissen einschränkenden Bedingungen die MÜF jedoch durch Rechnung aus der mit den wesentlich einfacher herstellbaren Rechteckrastern ermittelten „Rechteck-MÜF" bestimmen. Wie in Abschnitt I. 1. erwähnt, läßt sich auch der Intensitätsverteilung im Röntgenröhrenfocus für die geometrischen Bedingungen eine MÜF zuordnen.

Wie Röhler (1958) gezeigt hat, läßt sich auch aus der MÜF ein Unschärfemaß ableiten, wenn die Verwaschung durch einen einzigen Zahlenwert charakterisiert werden soll. Rechteckraster (meist aus Bleifolien hergestellt), Bleisterne und Drahtgitter werden auch häufig zur visuellen Bestimmung des Auflösungsvermögens benutzt [z. B. Witte, 1933; Klug, 1937 (1); Janker, 1958; Marhoff u. Schott, 1965; s. auch Franke in Band III].

Es hat nicht an Versuchen gefehlt, durch besondere Hilfsmittel die Entstehung und Ausbreitung des Streulichtes in der Leuchtschicht eines Schirmes zu verhindern, um damit die Abbildungsgüte zu verbessern. Dies kann man erreichen, indem man die Leuchtschicht wellig ausbildet oder ihr ein waffelähnliches Profil gibt (s. auch Pfeiffer, 1938; Geller, 1941), oder indem man in die Leuchtschicht ein Gitter, z. B. aus Metallfolien einbaut und sie damit in viele Einzelelemente zerlegt (Steger u. Schmidt, 1942). Infolge technologischer Schwierigkeiten ist keiner dieser Vorschläge bisher bei der Fabrikation von Leuchtschirmen verwirklicht worden.

Das visuelle Grenzauflösungsvermögen moderner Leuchtschirme liegt bei etwa 2 Perioden/mm. Dieser Wert wird jedoch nur bei hoher Röntgenstrahlenintensität und hohem Strahlenkontrast des Testrasters erreicht. Bei den üblichen Werten der Dosisleistung und patientenähnlichem Strahlenkontrast liegt die Auflösung, wie aus Abb. 23 zu ersehen ist, wesentlich niedriger, nämlich bei etwa 0,3 Perioden/mm. Bei dieser Ortsfrequenz ist die MÜF eines Leuchtschirmes nur wenig abgefallen (s. Abb. 22), d. h. die Auflösungsbegrenzung erfolgt nicht durch zu starke Verunschärfung, sondern durch die geringe Unterschiedsempfindlichkeit und Sehschärfe des Auges bei den geringen Leuchtdichten des Leuchtschirmes von 10^{-4} bis 10^{-2} asb ($3 \cdot 10^{-5}$ bis $3 \cdot 10^{-3}$ cd/m²) bei den bei der Durchleuchtung üblichen Dosisleistungen (Siedentopf, Meyer u. Wempe, 1941; Chamberlain, 1942; Blackwell, 1946; Sturm u. Morgan, 1949; de Palma u. Lowry, 1962; Schober, 1964). Die geringe Unterschiedsempfindlichkeit des menschlichen Auges bei extrem niedrigen Leuchtdichten läßt sich auch durch die Quantennatur der Röntgenstrahlung und des Lichtes erklären. Eine zahlenmäßige Betrachtung (Oosterkamp u. Tol, 1954; Fowler, 1960; Morgan, 1965) zeigt, daß im Mittel pro 100 Röntgenquanten im Strahlenbild nur ein Lichtquant in der Netzhaut absorbiert wird. Damit wird die statistische Schwankung der Zahl der Informationsträger im Verhältnis zum Mittelwert oder der Rauschkontrast (Morgan, 1965, 1966) hoch und schwache Strahlenkontraste können nicht mehr wahrgenommen werden. Abb. 24 zeigt die Unterschiedsempfindlichkeit des Auges in Abhängigkeit von der Leuchtdichte (Blackwell, 1946; Goldmark, 1950).

Wegen der vielen physiologischen Einflüsse (Chamberlain, 1942; Schober, 1966) auf die Wahrnehmbarkeit eines Durchleuchtungsbildes hat man sich neben der Messung objektiv erfaßbarer Größen immer schon intensiv mit möglichst praxisnahen subjektiven Bewertungsverfahren für die Abbildungsgüte von Leuchtschirmen beschäftigt. Die für diese Zwecke entwickelten Phantome enthalten vielfach in einem Streukörper Details, die nach Form, Größe und Absorption den Details in einem medizinischen Objekt möglichst ähnlich sind. Um eine zahlenmäßige Aussage machen zu können, müssen die in dem Phantom enthaltenen Strukturen in sinnvoller Weise nach Form, Größe und Kontrast zusammengestellt und verteilt werden (Röhler, 1966; Frik, 1959, 1966). Teilweise werden auch Phantome und Testanordnungen verwandt, die keinen Streukörper besitzen, bei denen der Strahlenkontrast der darin enthaltenen Strukturen jedoch so niedrig gewählt ist, wie er sich beim echten medizinischen Objekt (Zieler, 1966) mit Streustrahlung ergibt (Marhoff u. Schott, 1965). Die verwendete Röntgenstrahlung ist dann meist passend vorgefiltert, z. B. wie bei Messungen des Konversionsfaktors entsprechend Empfehlungen des Normblattes DIN 6825 Blatt 1.

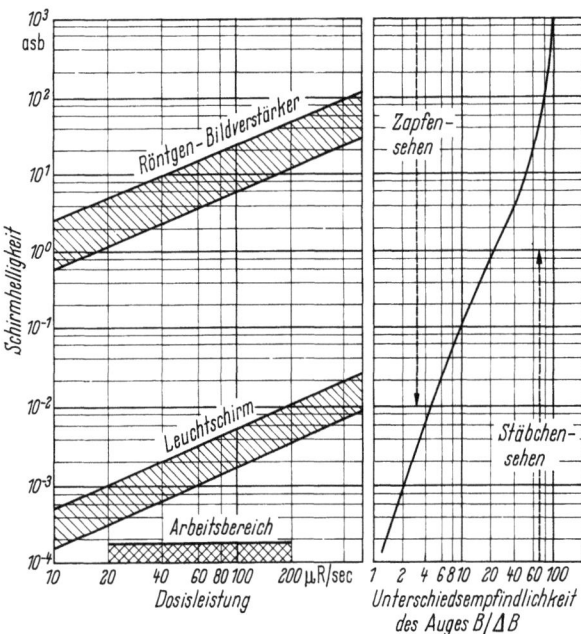

Abb. 24. Schirmhelligkeit bei der Durchleuchtung mit Leuchtschirm und Röntgen-Bildverstärker, sowie Unterschiedsempfindlichkeit des Auges in diesem Helligkeitsbereich. $B/\Delta B$ ist das Verhältnis der Umfeldleuchtdichte zu der Abweichung ΔB gegenüber der Infeldleuchtdichte; Infeld klein gegen Umfeld, jedoch groß gegenüber dem kleinsten erkennbaren Detail (nach Gebauer, Lissner, Schott, 1966)

Über die Detailerkennbarkeit bei der Durchleuchtung und ihre Grenzen liegen Messungen mehrerer Autoren vor. Die verwendeten Phantome sind z. T. sehr unterschiedlich in ihrem Aufbau. So wurden Kunststoff-Phantome mit Bohrungen und Kunststoff-

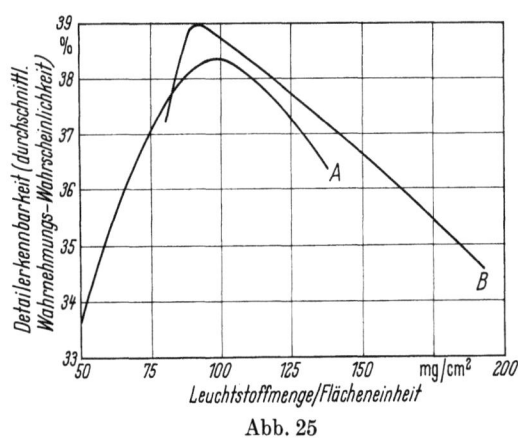

Abb. 25

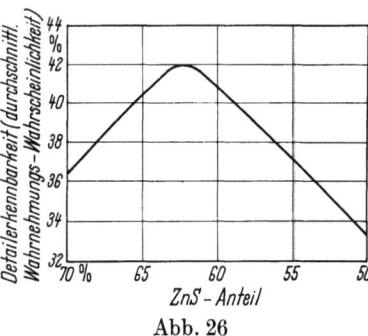

Abb. 26

Abb. 25. Abhängigkeit der Detailerkennbarkeit von der Belegungsstärke der Durchleuchtungsschirme (Hersteller A und B) (nach Frik, 1959). Die Detailerkennbarkeit ist definiert als der von einer größeren Zahl von Beobachtern durchschnittlich erkannte Prozentsatz aller im Phantom enthaltenen Testkörper

Abb. 26. Abhängigkeit der Detailerkennbarkeit von der spektralen Emission der Durchleuchtungsschirme (bzw. vom prozentualen ZnS-Anteil des ZnS/CdS-Leuchtstoffes) für Leuchtschirme gleicher Belegung (100mg/cm²) (nach Frik, 1953)

plättchen verwendet (Schopper, 1939; Axen, 1941; Chamberlain, 1942; Burger, 1949), oder Aluminiumplättchen bzw. Wachs- oder Paraffin-Kugeln (Chantraine, 1935; Rosen, 1941; Janker, 1958). Schober (1952) verwendete ein Plexiglasphantom mit Landoltschen Ringen verschiedener Größe aus Plexiglas oder Aluminium. Ein ähnliches Phantom benutzten Frik und Buchheim (1955).

Die Untersuchungen der meisten genannten Autoren beziehen sich auf einen Leuchtschirm bzw. einzelne Exemplare oder Typen von Leuchtschirmen. Über vergleichende Untersuchungen mit einer größeren Anzahl von Schirmen verschiedener Eigenschaften berichtet Peckham (1949). Mit Hilfe eines Lochphantoms und unter praxisnahen Bedingungen fand er als optimalen Leuchtschirm einen Zink-Cadmiumsulfidschirm von 0,32 mm Schichtdicke und einem Mischverhältnis des Leuchtstoffes von 55:45 (ZnS:CdS). Das Maximum der spektralen Emission dieses Schirmes lag bei 566 nm.

An einer großen Reihe neuerer Leuchtschirme hat Frik (1959) den Einfluß von Belegung, Aufbau und spektraler Emission des Schirmes auf die Detailerkennbarkeit untersucht. Die Arbeit befaßt sich ausführlich mit der Problematik der Phantomdurchleuchtung und enthält unter anderem auch eine Beschreibung und Gegenüberstellung der Arbeiten anderer Autoren zu diesem Thema. Für seine Untersuchungen verwendete er ein Plexiglasphantom mit Landoltschen Ringen verschiedener Größe und Absorption zusammen mit einem Streukörper von 10 cm Wasser. Die Messungen erfolgten bei Leuchtdichten von etwa 0,01 asb. Die Ergebnisse mehrerer Beobachter wurden statistisch ausgewertet. Dieser Arbeit sind die Abb. 25 und 26 entnommen. Abb. 25 zeigt, daß die Kurve der Detailerkennbarkeit im Bereich

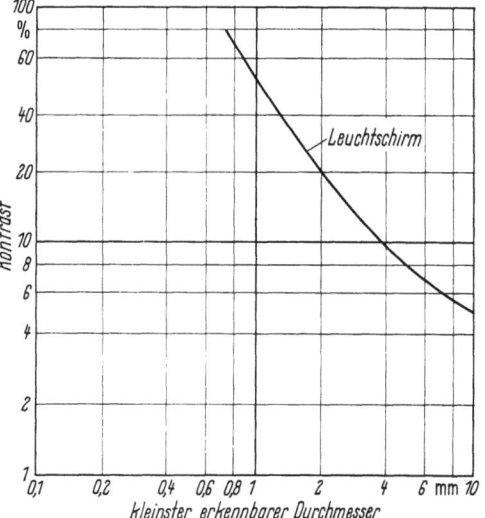

Abb. 27. Kontrast-Detail-Diagramm für einen Leuchtschirm bei einer Dosisleistung am Schirm von 80 μR/s (nach Webster u. Wippfelder, 1964)

geringer Leuchtstoff-Belegung steil abfällt, obgleich in diesem Bereich die Zeichenschärfe des Schirmes besser wird. Infolge der abnehmenden Leuchtdichte wird in diesem Bereich jedoch die Detailerkennbarkeit vorwiegend durch physiologische Faktoren bestimmt. Bei Belegungen über 100 mg/cm² nimmt zwar die Leuchtdichte zu, die Detailerkennbarkeit geht jedoch zurück, weil in dieser Richtung die Zeichenschärfe des Schirmes stark abnimmt, d.h. bei den höheren Leuchtdichten bestimmt die Zeichenschärfe des Schirmes die Detailerkennbarkeit.

Der Einfluß der spektralen Emission auf die Detailerkennbarkeit ist in Abb. 26 dargestellt. Das Optimum liegt hier bei einem Verhältnis von etwa 63% ZnS:37% CdS (Emissionsmaximum etwa 533 nm). An mehreren Leuchtschirmen verschiedener Fabrikate fand Frik Unterschiede in der Detailerkennbarkeit bis zu 11,2%, obgleich die Belegungen der Schirme sich nur wenig voneinander unterscheiden. Für einen gegebenen Leuchtschirm werden Messungen der Detailerkennbarkeit meist in Detail-Kontrast-Diagrammen dargestellt, indem etwa Kontrast mal Detaildurchmesser als Funktion der Dosisleistung aufgetragen wird oder die Ortsfrequenz gerade noch erkennbarer Strichraster-Perioden gegebenen Kontrastes als Funktion der Dosisleistung. Auch die Darstellung des reziproken Produktes von Kontrast und Durchmesser, von Hay (1962, 1964) als Informationsindex bezeichnet, wird benutzt. Abb. 27 nach Webster und Wippfelder (1964) zeigt ein Detail-Kontrast-Diagramm eines Leuchtschirmes, in dem für eine konstante Dosisleistung am Schirm der kleinste erkennbare Durchmesser von Testscheiben in Abhängigkeit vom Strahlenkontrast dargestellt ist.

c) Nachleuchten

Bei jedem Röntgen-Leuchtschirm beobachtet man nach Abschalten der Röntgen-strahlung ein relativ langes Nachleuchten. Beim früher verwendeten Zinksilicat-Leucht-schirm hatte dieses Nachleuchten ein „Schwimmen" des Bildes bei der Durchleuchtung bewegter Objekte zur Folge. Der Zink-Cadmiumsulfid-Schirm zeigt diesen Effekt nicht, jedoch ist auch heute noch die Meinung verbreitet, daß das Nachleuchten auch bei diesem Schirm einen Einfluß auf die Bildgüte hat. Im Gegensatz zum Silicat-Leuchtstoff, bei dem nach Abschalten der Erregung die Intensität des Leuchtens nur sehr langsam ab-klingt, zeigen die Sulfid-Leuchtstoffe jedoch einen steilen Intensitätsabfall, dem ein relativ langes Nachleuchten mit sehr geringer Intensität folgt [Wolf u. Riehl, 1935; Marshall 1947; Leverenz, 1950; Pfahnl, 1957 (2); Espe, 1961]. Bei den Abklingkurven gibt es zwei Grundtypen des Verlaufs, die Exponentialkurve (e^{-at}) und die Potenzfunktion (t^{-n}) (Abb. 28). Messungen von Frost (1957), Jupitz (1961), Frik, Goering u. Jupitz (1962) mit einem mit Herzfrequenz und -amplitude pulsierenden Phantom an handelsüblichen

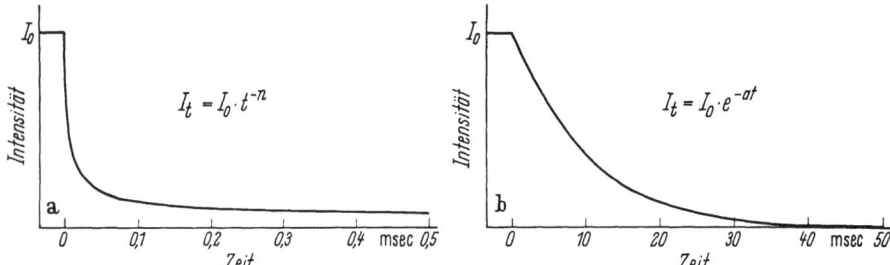

Abb. 28 a u. b. Typische Abklingkurven a) eines Zink-Cadmiumsulfid-Phosphors, b) eines Zinksilicat-Phosphors. I_t = Luminescenzintensität zur Zeit t nach Abschalten der Erregung, I_0 = Luminescenzintensität während der Erregung

ZnS/CdS-Leuchtschirmen verschiedener Nachleuchtdauer haben gezeigt, daß bei den heute verwendeten Durchleuchtungsschirmen das Nachleuchten des Schirmes keinen Ein-fluß auf die Detailerkennbarkeit hat.

So wie man die Verunschärfung heute vielfach durch die Modulationsübertragungs-funktion beschreibt, so kann man auch die Verwaschung von bewegten Testen infolge der zeitlichen Trägheit eines Leuchtschirmes durch eine entsprechende Funktion be-schreiben, die in Abhängigkeit von der zeitlichen Frequenz (Perioden/Sekunde) angibt, wie eine zeitlich sinusförmige Modulation der Röntgenstrahlenintensität im Leuchtdichte-bild vermindert erscheint. Die zeitliche Variation der Dosisleistung kann durch schwan-kende Intensität der Röntgenstrahlung von der Röntgenröhre oder durch Bewegung eines Testrasters erzeugt werden. Bei der Erzeugung der zeitlichen Intensitätsmodulation durch ein bewegtes Raster sind die Änderung der Strahlenqualität durch das schwächende Material und damit verbundene Einflüsse auf den Konversionsfaktor des Leuchtschirmes zu beachten. Zur Unterscheidung spricht man hier von zeitlicher MÜF (Morgan, 1965; Herstel, 1965), bei der Verunschärfung durch Nachbarschaftseffekte von örtlicher MÜF. Die An- und Abklingkurve ist das Analogon zur Kantenbildfunktion; An- und Abkling-zeiten bzw. Zeitkonstanten sind das Analogon zu den Unschärfewerten.

Während die Trägheit heutiger Leuchtschirme bei der visuellen Betrachtung des Schirmes die Detailerkennbarkeit nicht beeinflußt, so kann sie doch stören, wenn der Leuchtschirm für die Erfassung schneller Bewegungsabläufe verwendet wird, z. B. Rönt-genbildverstärker mit Hochfrequenzkinematographie (Goering, 1966; s. auch Abb. 36).

3. Spezialleuchtschirme

a) Leuchtschirme für die Schirmbildphotographie

Für die Schirmbildphotographie (Radiophotographie) werden zum großen Teil normale Röntgendurchleuchtungsschirme verwendet. Spezielle Schirmbild-Leuchtschirme unter-scheiden sich von Durchleuchtungsschirmen durch ihre Belegungsstärke oder durch den

Leuchtstoff. Im prinzipiellen Aufbau unterscheiden sich die beiden Schirmarten nicht. Im Tubus der Schirmbild-Kamera befindet sich im allgemeinen ein Träger aus einem ca. 1 mm starken Leichtmetall-Blech oder eine Kunststoff-Platte, auf die der Leuchtschirm aufgeklebt ist, damit er sich nicht krümmt. Auf einen speziellen Lichtschutz für den Leuchtstoff kann man verzichten, da der eingebaute Schirm dem Tageslicht nicht ausgesetzt ist. Manche Hersteller verzichten auch auf eine Schutzschicht auf der Leuchtschicht, jedoch ist es vorteilhafter, wenn der Schirm abwaschbar ist, da er mit der Zeit etwas einstauben kann. Vor dem Leuchtschirm befindet sich im Gegensatz zum Durchleuchtungsschirm kein Bleiglas.

Der verwendete Leuchtstoff, d. h. seine Luminescenzfarbe richtet sich nach der spektralen Empfindlichkeit des Filmes. Für Filme, deren Empfindlichkeitsmaximum im grünen Spektralbereich liegt, werden die Leuchtschirme mit dem gleichen Zink-Cadmiumsulfid belegt, wie es auch für Durchleuchtungsschirme verwendet wird. In Kombination mit unsensibilisierten Filmen verwendet man dagegen blauleuchtende Zinksulfid-Schirme. Nach STRUCK und SHANNON (1949) ist bei Röhrenspannungen unter 100 kV die Blau-Kombination (blauer Schirm mit blau-empfindlichem Film) der Grün-Kombination (grüner Schirm mit grün-empfindlichem Film) an Empfindlichkeit überlegen. Oberhalb 100 kV ist es umgekehrt. Das Maximum des Konversionsfaktors eines Zink-Cadmiumsulfid-Leuchtschirmes liegt im Bereich höherer Röhrenspannungen als das eines reinen Zinksulfid-Leuchtschirmes gleicher Belegungsstärke. Die Belegungsstärken der Schirmbild-Leuchtschirme liegen zwischen 50 und 170 mg Leuchtstoff pro cm². Über den Einfluß der Belegung auf die Lichtausbeute sowie über die Spannungsabhängigkeit der Lichtausbeute von Schirmbild-Leuchtschirmen verschiedener Belegung macht KIRCHHOFF (1957) ausführliche Angaben (s. auch Abb. 17 in Abschnitt II. 2. nach WACHSMANN, BUCHHEIM, KIRCHHOFF, 1958). Das in Abschnitt II. 2. ,,Eigenschaften der Leuchtschirme und ihre Messung'' über den Konversionsfaktor und über das Auflösungsvermögen und die Zeichenschärfe von Leuchtschirmen Gesagte gilt auch für Schirmbild-Leuchtschirme.

Man teilt die Schirmbild-Leuchtschirme in ähnlicher Weise wie die Verstärkerfolien in mehrere Typen ein. Besonders scharfzeichnende Schirme (Belegung etwa zwischen 50 und 70 mg/cm²) erfordern entsprechend lange Belichtungszeiten. Extra helle Schirme (Belegung über etwa 110 mg/cm²) haben dagegen eine erheblich geringere Zeichenschärfe. Zwischen diesen beiden Schirmtypen liegt der normale Schirmbild-Leuchtschirm, der mit 80—110 mg Leuchtstoff/cm² etwa dem Durchleuchtungsschirm entspricht.

Während es bei den Durchleuchtungsschirmen nicht sinnvoll ist, eine bestimmte Belegung zu unterschreiten, da zwar die Bildgüte des Leuchtschirmbildes besser, die Detailerkennbarkeit aus physiologischen Gründen jedoch schlechter wird (s. auch Abb. 25), kann durch einen Schirmbild-Leuchtschirm mit geringerer Leuchtdichte und hohem Auflösungsvermögen eine Verbesserung der Detailerkennbarkeit auf der Schirmbildaufnahme erzielt werden. Allerdings muß die Aufnahme-Dosis bzw. die Belichtungszeit entsprechend erhöht werden. Bei der Wahl des Schirmes muß die Leistungsfähigkeit des Röntgenapparates sowie die diagnostische Aufgabenstellung berücksichtigt werden.

Für Aufnahmen mit Normalschirm und feinzeichnendem Schirm gibt NAWIJN (1966) Auflösungswerte von 2,2 bzw. 3,0 Perioden/mm an (für ein 40 μm Pb-Raster hinter 20 cm Wasser bei 1,9 mm Al-Vorfilterung und 70 kV).

Im Gegensatz zur Leuchtschirmdurchleuchtung gelangen wegen des hohen Öffnungsverhältnisses der verwendeten Optiken (Spiegeloptik) wesentlich mehr der vom Leuchtschirm emittierten Lichtquanten zum Film als beim Auge zur Retina. Die Zunahme des Quantenrauschens ist deshalb wesentlich geringer als bei visueller Leuchtschirmbetrachtung (ALBRECHT u. OOSTERKAMP, 1963).

Außerdem werden durch eine genügend hohe Aufnahmedosis (3,7 bis 6,6 mR am Leuchtschirm; NAWIJN, 1966) die statistischen Störungen (Quantenrauschen) sehr gering. Da zudem Optik und Film eine bessere Abbildungsgüte besitzen als der Leuchtschirm, wird die Bildgüte einer Schirmbild-Aufnahme zu einem großen Teil durch die Eigenschaften des Leuchtschirmes bestimmt [s. auch JANKER, 1938, 1955; AXEN, 1941; SEI-

FERT, 1952; CHANTRAINE, 1954; GAJEWSKI, 1954 (2); SCHOBER, 1956 (1); WEGELIUS, 1956; SCHULTE, 1958; FRANKE u. SCHUON, 1959; DE WINTER, 1963; NAWIJN, 1963, 1966]. Die Abb. 29a und b nach SCHUON (1957) zeigen den Einfluß der Focusgröße und des

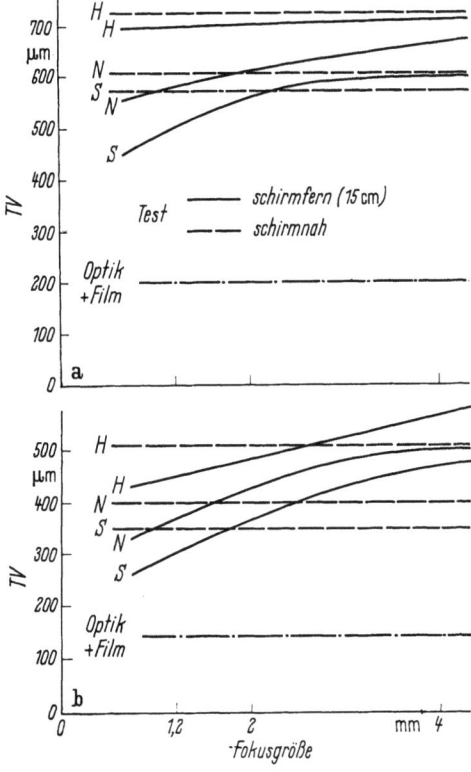

Schirmtyps auf die Bildgüte. Die verwendeten Leuchtschirme (H = hell, N = normal, S = scharfzeichnend), unterscheiden sich in ihrer Helligkeit um den Faktor 2 (Belegung ca. 55/ 85/120 mg/cm²). Die Aufnahmen im Technikformat 31 × 31 mm wurden mit einer Böger-Magazinkamera mit Zeiß R-Sonnar 1:1,5/50mm, die Aufnahmen im Mittelformat 63 × 63 mm mit einer Voigtländer-Schirmbildkamera mit Zeiß R-Sonnar 1:1,5/100mm gemacht und zwar bei 75 kV mit einem 10 cm-Wasserphantom. Als Testraster wurde ein 50 μm dickes Bleiraster von 130—1000 μm Streifenbreite verwendet.

Als Maß für die Bildgüte verwendet SCHUON das „Trennvermögen", TV. Darunter ist der

Abb. 29a u. b. Trennvermögen TV in der Objektebene bei Röntgen-Schirmbild-Aufnahmen in Abhängigkeit von der Focusgröße für drei verschiedene Leuchtschirmtypen in der Bildmitte gemessen (nach SCHUON, 1957) (Definition des TV und Aufnahmebedingungen s. im Text). a Technik-Format (31 × 31 mm) Agfa-Fluorapid-Schirmbildfilm. b Mittel-Format (63 × 63 mm) Feinkorn-Film. H Heller Schirmbild-Leuchtschirm (ZnS/CdS 120 mg/cm²); N normaler Schirmbild-Leuchtschirm (ZnS/CdS 85 mg/cm²); S scharfzeichnender Schirmbild-Leuchtschirm (ZnS/CdS 55 mg/cm²)

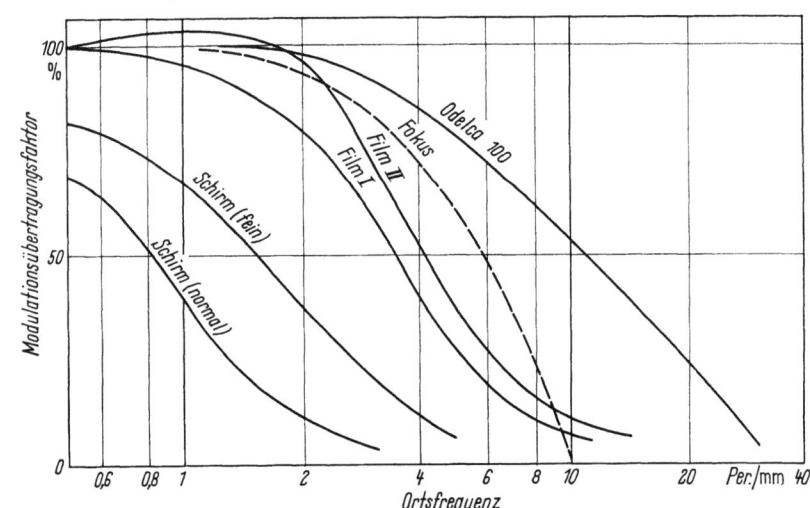

Abb. 30. Kontrastübertragung der Elemente einer Schirmbildkamera (Odelca 100). Die Ortsfrequenz bezieht sich auf die Schirmebene. Verkleinerung in der Kamera 4,4:1. Film I hochempfindlich, Film II feinzeichnend (nach NAWIJN, 1966)

kleinste eben noch erkennbare Abstand zweier Striche des Bleirasters (von Kante zu Kante gemessen) zu verstehen. Zum vielfach verwendeten Auflösungsvermögen AV, unter dem allgemein die Anzahl der eben noch erkennbaren Perioden/mm (d.h. der schwarzen und weißen Linien/mm) eines Rasters verstanden wird, steht das TV in folgendem Zusammenhang:

$$AV \text{ (Per/mm)} = \frac{1000}{2 \times TV} \text{ (in μm)}.$$

Die Abbildungen lassen erkennen, wie groß bei beiden Filmformaten noch der Einfluß des Leuchtschirmes auf das Trennvermögen ist.

Eine genauere Auskunft über den Einfluß des Leuchtschirmes auf die Abbildungsgüte des Schirmbildes gibt eine Betrachtung der Modulationsübertragungsfunktionen von Schirm, Optik und Film. Aus Abb. 30 nach NAWIJN (1966) ist zu erkennen, daß der Schirm in einer Odelca-Kamera mit Spiegeloptik den größten Beitrag zur Verunschärfung liefert. Zum Vergleich ist für die Focusunschärfe die MÜF bis zu ihrer ersten Nullstelle aufgetragen (Focus 1 mm Kantenlänge, Focus-Schirmabstand 1 m, Objekt-Schirmabstand 10 cm, bei gleichmäßiger Intensitätsverteilung im Focus). Aus dieser Darstellung ist zu entnehmen, daß der Leuchtschirm nicht nur im Auflösungsvermögen am niedrigsten liegt, sondern daß er auch bereits bei niedrigen Ortsfrequenzen (unter 0,5 Per/mm) einen Kontrastverlust verursacht.

Für die Schirmbild-Schnellserientechnik sind nur Leuchtschirme mit sehr geringem Nachleuchten geeignet. Ein Nachleuchten des Schirmes, welches bei der Durchleuchtung die Detailerkennbarkeit noch nicht nachteilig beeinflußt, kann sich bei Schirmbild-Schnellserien, besonders wenn es sich um Objekte mit hohem Kontrast handelt, bereits störend bemerkbar machen. Infolge des Nachleuchtens können sich dann auf einer Aufnahme die Konturen der vorhergegangenen Aufnahme schwach abbilden.

b) Speicherleuchtschirme

Bei Sulfid-Leuchtstoffen kann man durch entsprechende Aktivierung die Dauer und Intensität des Nachleuchtens in weiten Grenzen verändern. Zur Herstellung von sog. Speicherleuchtschirmen werden besonders präparierte Zink-Cadmiumsulfid-Leuchtstoffe verwendet, die bei Zimmertemperatur stundenlang nachleuchten. Diese Schirme fanden mitunter in der operativen Knochenbehandlung oder Unfallchirurgie Verwendung (FROST, 1954). Ein Beispiel für die Anwendung von Speicherleuchtschirmen stellt der Aurograph der Fa. „Auergesellschaft" dar (s. Abb. 31). In dem lichtdichten Gehäuse befindet sich

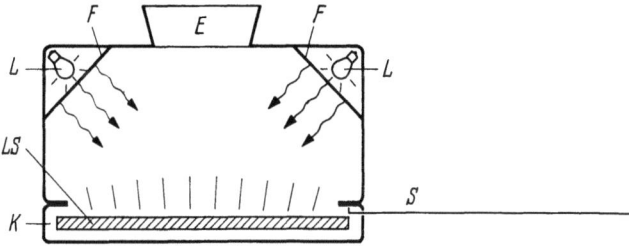

Abb. 31. Prinzipieller Aufbau des „Aurograph" der Fa. Auergesellschaft. In der Kassette K (mit Schieber S verschließbar) befindet sich der Nachleuchtschirm LS. Das Bild auf dem Schirm wird durch die Einblick-Öffnung E betrachtet und gleichzeitig mit Hilfe der Kohlefaden-Lampen L ausgeleuchtet. Die Filter F sind nur für Infrarot, jedoch nicht für sichtbares Licht durchlässig

gegenüber einer Einblicköffnung ein Kasetten-Einschub. Die Aufnahme-Kassette, welche, ähnlich wie die Platten-Kassette in der Amateur-Photographie, mit einem Schieber verschlossen ist, enthält den Speicherleuchtschirm. Nach der Röntgenaufnahme wird diese Kassette in das Gehäuse eingeschoben und der Schieber geöffnet. Durch die Einblick-öffnung läßt sich das Nachleucht-Bild auf dem Schirm betrachten. Dieses Bild würde nach der Belichtung einige Stunden mit sehr geringer Intensität leuchten. Durch Infrarot-Strahlung läßt sich jedoch die gespeicherte Lichtsumme austreiben (Ausleuchtung), d.h. die Nachleucht-Intensität bei abgekürzter Nachleucht-Zeit steigern. Hierzu dienen mehrere Kohlefaden-Lampen oberhalb des Schirmes, welche hinter schwarzen, nur für das Infrarot durchlässigen Filtern angebracht sind. Das Leuchtschirmbild kann so einige Minuten bei ausreichender Helligkeit betrachtet werden. Die für die Aufnahme auf dem Speicherleuchtschirm erforderliche Dosis beträgt etwa das 2—3fache einer folienlosen Aufnahme. Nach der Auswertung wird das Bild auf dem Leuchtschirm in einem Zusatz-

Gerät mit Infrarotlicht total gelöscht und der Schirm lichtdicht in der Kassette aufbewahrt. Das Gerät war für die Anwendung im Operationssaal gedacht. Seit Einführung der Bildverstärker-Durchleuchtung in der Chirurgie hat das beschriebene Verfahren jedoch keine Bedeutung mehr.

c) Röntgen-Leuchtschirme für elektronische Bildverstärker

Im elektronenoptischen Vakuum-Röntgenbildverstärker geschieht die Umwandlung des Strahlenbildes in ein Leuchtdichtebild ebenfalls mit Hilfe eines Röntgenleuchtschirmes. Das Leuchtschirmbild wirkt auf eine dicht auf dem Leuchtschirm liegende Photokathode, welche an den belichteten Stellen Elektronen emittiert. Diese werden in einem elektrischen Feld focussiert und beschleunigt und erzeugen auf einem zweiten Leuchtschirm ein in seiner Leuchtdichte verstärktes Bild. Die Verstärkung der Leuchtdichte kommt zustande

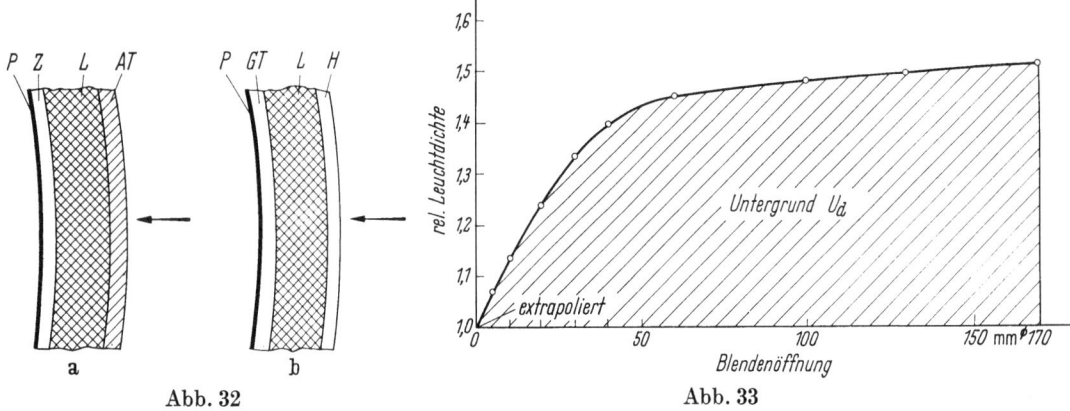

Abb. 32   Abb. 33

Abb. 32a u. b. Zwei Beispiele für den Aufbau von Röntgen-Leuchtschirmen für elektronische Bildverstärker. a AT Aluminiumträger; L Leuchtschicht; Z lichtdurchlässige Zwischenschicht; GT Glas-Träger; H reflektierender Hintergrund; P Photokathode. Die Pfeile geben die Richtung der einfallenden Röntgenstrahlung an

Abb. 33. Abhängigkeit der Leuchtdichte in der Mitte eines Röntgenschirmes von der Blendenöffnung, d.h. dem Durchmesser des bestrahlten Feldes (nach Stahnke u. Heinrich, 1966)

durch die Energieaufnahme der Elektronen in dem beschleunigenden elektrischen Feld, sowie durch die (bei den meisten Röntgenbildverstärkern mit einem Maßstab von etwa 5:1 bis 15:1 gewählte) Verkleinerung des Eingangsbildes auf den Ausgangsschirm.

Der Röntgenleuchtschirm des Bildverstärkers (BV) ist einem normalen Durchleuchtungsschirm in seinem Aufbau sehr ähnlich (Eckart, 1962). Da er sich jedoch im Hochvakuum des Bildverstärkersystems befindet, müssen alle verwendeten Materialien vakuumfest sein, d.h. sie dürfen nicht nachgasen. Die Abb. 32a und b zeigen zwei Beispiele für den Aufbau von BV-Röntgenschirmen. Der Schirm in Abb. 32a hat einen dünnen Aluminium-Träger, auf dem sich die Leuchtschicht befindet. Auf der Leuchtschicht liegt eine lichtdurchlässige Trennschicht, welche die Unterlage für die Photokathode bildet. Bei dem Schirm in Abb. 32b dient eine dünne Glasfolie auf der focusfernen Seite des Schirmes als Träger und gleichzeitig als Trennschicht zwischen Leuchtschirm und Photokathode. Die focusnahe Seite des Schirmes ist mit einer Reflexionsschicht belegt. Als Träger für die Leuchtschicht kann auch die Innenseite vom Kolbenboden des Vakuumrohres dienen. Auf der Leuchtschicht befindet sich dann ebenfalls eine Trennschicht als Unterlage für die Photokathode. Eine reflektierende Schicht zwischen dem Kolbenboden und dem Leuchtstoff erhöht die Lichtausbeute des Schirmes.

Als Leuchtstoffe werden das gelb-grünleuchtende Zink-Cadmiumsulfid oder das blauleuchtende Zinksulfid verwendet. Die Belegungen schwanken je nach dem verwendeten Leuchtstoff und den Forderungen, welche an den Leuchtschirm hinsichtlich seines Auflösungsvermögens und seiner Lichtausbeute gestellt werden, zwischen etwa 30 und 150 mg

Leuchtstoff/cm². Die Leuchtstoff-Korngrößen sind etwa die gleichen wie bei Röntgen-Durchleuchtungsschirmen. Als Bindemittel für die Leuchtschicht werden Alkali-Phosphate, -Silicate oder Silicium-organische Verbindungen verwendet.

Die Herstellung der Röntgen-Leuchtschirme für Bildverstärker kann nach ähnlichen Verfahren geschehen, wie sie bei der Fabrikation von Fernseh-Bildröhren üblich sind. Aus einer größeren Flüssigkeitsmenge, die das Bindemittel enthält, wird der Leuchtstoff z.B. durch Sedimentation gleichmäßig auf den Träger verteilt. Nach Dekantieren oder Absaugen der überschüssigen Lösung wird die Leuchtschicht dann getrocknet und von allen Bestandteilen befreit, welche im Vakuum nachgasen könnten.

Für die Abbildungsgüte und die Lichtausbeute dieser Röntgenschirme gelten im Prinzip die gleichen Gesetzmäßigkeiten wie für Röntgen-Durchleuchtungs- oder Schirm-

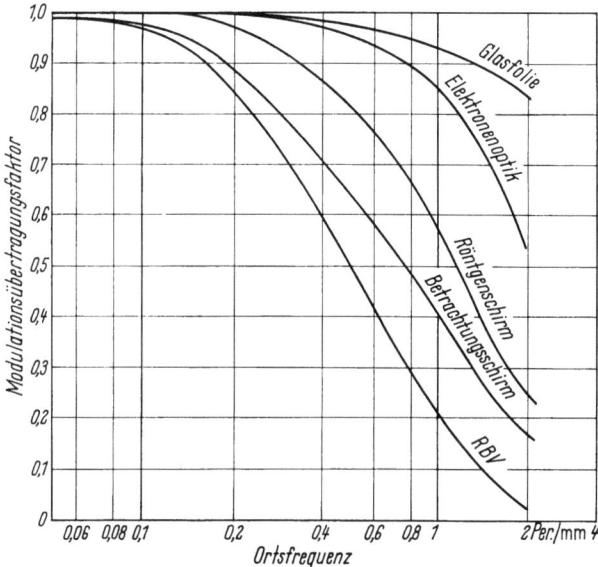

Abb. 34. Modulationsübertragungsfunktion der Bauelemente und die daraus gerechnete MÜF eines elektronen-optischen Röntgenbildverstärkers (Abbildungsverhältnis 13:1) (nach STAHNKE u. HEINRICH, 1966)

bild-Leuchtschirme. Auf die Abbildungsgüte und den Verstärkungsfaktor des Bildverstärkers haben der Aufbau und die Eigenschaften seines Röntgen-Leuchtschirmes einen entscheidenden Einfluß.

Beim Röntgenschirm des Bildverstärkers, wie beim gesamten Bildverstärker kann man Prozesse der Verunschärfung mit geringen Reichweiten in der Größenordnung von 1 mm beobachten, sowie Prozesse mit großen Reichweiten von mehreren Zentimetern (STAHNKE u. HEINRICH, 1966). Die letzteren Prozesse lassen sich z.B. durch Messung der Leuchtdichte in der Mitte eines eingeblendeten Feldes erfassen. Wie Abb. 33 zeigt, sind auch bei voller Öffnung der Blende diese Prozesse noch nicht ganz abgeklungen. Sie werden beim Röntgenschirm als Einzelelement vor allem durch Lichtleitung in der Glasfolie hervorgerufen. Der dadurch entstehende Streuuntergrund verschwindet jedoch weitgehend, wenn auf die Glasfolie die Photokathode aufgedampft ist, da sich damit das Reflexionsvermögen der Folienoberfläche durch Entstehung der Grenzfläche Glas-Photokathode ändert.

Den Einfluß der MÜF des Röntgenschirmes auf die Gesamt-MÜF eines Bildverstärkers zeigen die Abb. 34 und 35 für zwei verschiedene Abbildungsverhältnisse eines Röntgenbildverstärkers. Die MÜF des Röntgenschirmes hat auf die Gesamt-MÜF einen wesentlichen Einfluß.

Eine weitere wichtige Schirmeigenschaft ist die wirksame Röntgenquanten-Absorption. Infolge der hohen Ausgangsleuchtdichte, selbst bei niedrigen Einfallsdosisleistungen (s. auch Abb. 24), gelangen so viele Lichtquanten zur Retina des Beobachters, daß der

Quantenengpaß nicht wie bei der visuellen Leuchtschirmbetrachtung im Auge liegt, sondern im Leuchtschirm selbst (Fowler, 1960; Morgan, 1965). Damit wird das Verhältnis der statistischen Schwankungen zum Mittelwert hauptsächlich durch die wirksame

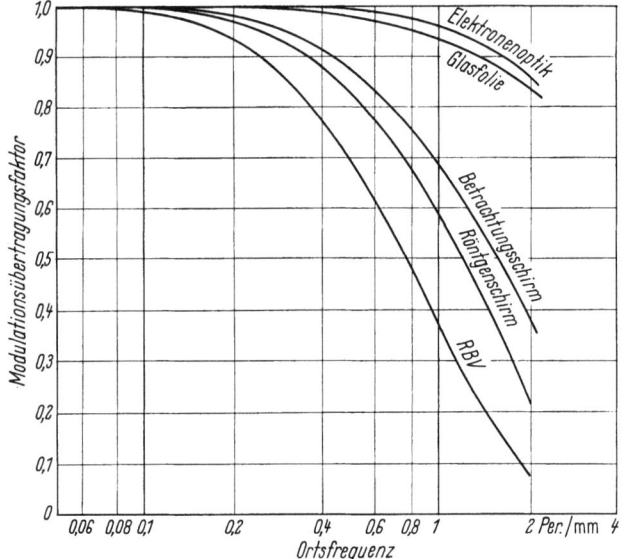

Abb. 35. Modulationsübertragungsfunktion der Bauelemente und die daraus gerechnete MÜF des Röntgenbildverstärkers (Abbildungsverhältnis 6,5:1) (nach Stahnke u. Heinrich, 1966)

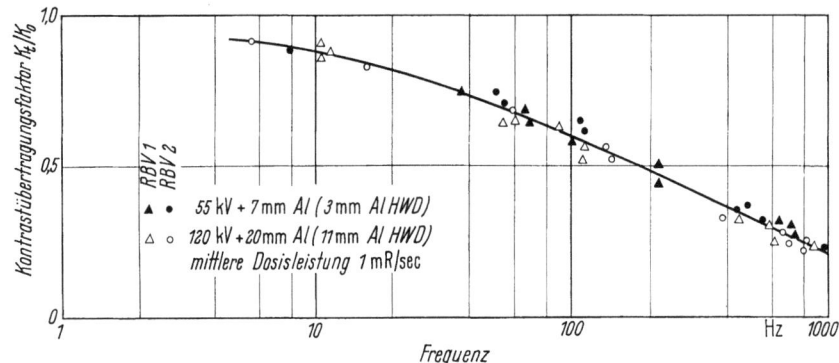

Abb. 36. Zeitliche „Rechteck-Modulationsübertragungsfunktion" zweier Röntgenbildverstärker. K_t bezeichnet den Leuchtdichtekontrast bei Anregung mit Rechteckimpulsen von 1...1000 Hz. K_0 ist der Leuchtdichtekontrast bei 0 Hz (nach Goering, 1966)

Absorption von Röntgenquanten im Eingangsleuchtschirm bestimmt (Anderson, Coltman, Schneeberger, Hansen, 1966).

Zur Erhöhung der Röntgenquantenabsorption ohne Schärfeverlust wurden Wabenschirme, Szintillationsrasterschirme vorgeschlagen (Keller, 1964), bei deren Herstellung jedoch beträchtliche Schwierigkeiten zu überwinden sind.

Durch den hohen Konversionsfaktor der Röntgenbildverstärker hat die Kinematographie und damit die Erfassung von Bewegungsvorgängen starken Auftrieb erhalten. Damit ist auch eine bei den heutigen Leuchtschirmen für visuelle Betrachtung uninteressante Eigenschaft, das Nachleuchten, wichtig geworden. Der Kontrast- oder Modulationsverlust von bewegten Objektdetails infolge der Trägheit des Leuchtschirmes läßt sich (wie in Abschnitt II. 2. c erwähnt) durch eine zeitliche Modulationsübertragungsfunktion beschreiben. Abb. 36 (nach Goering, 1966) zeigt die zeitliche MÜF eines Röntgenbildverstärkers gemessen mit Rechteck-Impulsen. Hieraus läßt sich beispielsweise entnehmen, daß die Modulation eines mit einer Geschwindigkeit von 100 mm/s bewegten

Rasters mit einer Ortsfrequenz von 1 Per/mm alleine infolge der Trägheit bereits auf etwa 60% abfällt (Zeitfrequenz = Ortsfrequenz mal Geschwindigkeit = 1 Per/mm · 100 mm/s = 100 Hz). Geringe Trägheit des Leuchtschirmes im Röntgenbildverstärker ist außer für die Erfassung von Bewegungsvorgängen auch für die Anwendung des Bildverstärkers für Stereo-Durchleuchtung und Stereo-Kinematographie wichtig, da hier das Nachleuchten als „Geisterbild" stören kann (STAUFFER, 1964; STAUFFER, DÜMMLING, 1966).

d) Festkörper-Bildwandler

Die Wirkungsweise des Festkörper-Bildwandlers beruht auf der Hintereinanderschaltung einer Elektroluminescenzschicht und einer röntgenempfindlichen Halbleiterschicht. Die Elektroluminescenz wurde 1936 von DESTRIAU entdeckt. Die Erscheinung zeigen besonders ZnS-Leuchtstoffe mit besonderer Aktivierung und Präparierung. Sie leuchten unter dem Einfluß eines elektrischen Wechselfeldes. Bringt man einen solchen Leuchtstoff in dünner Schicht auf eine Glasplatte, welche mit einer durchsichtigen leitenden Elektrode versehen ist, und auf die Rückseite der Leuchtstoffschicht eine zweite Elektrode, so erhält man einen Leuchtkondensator, der beim Anlegen einer Wechselspannung an die beiden Elektroden Licht emittiert (s. auch WILLIAMS, 1956). Die Intensität des Leuchtens hängt von der Höhe und Frequenz der Wechselspannung ab. Derartige Leuchtkondensatoren finden bereits als Skalen-Beleuchtungen, für leuchtende Uhrenziffernblätter usw., zum Teil auch als Raumbeleuchtung Verwendung.

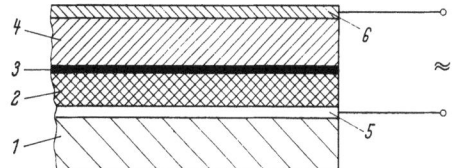

Abb. 37. Aufbau eines Festkörper-Bildwandlers (schematisch). 1 Glasplatte; 2 Leuchtschicht aus Elektroluminescenz-Leuchtstoff; 3 lichtabsorbierende Schicht; 4 Halbleiterschicht (z. B. CdS); 5 und 6 leitende Schichten (davon 5 durchsichtig). An diese beiden Schichten wird eine Wechselspannung angelegt

Bei einer festen Spannung und Frequenz kann man die Leuchtdichte eines solchen Leuchtkondensators durch einen in Reihe geschalteten veränderlichen Widerstand steuern. Nimmt man als Vorwiderstand einen Photo-Halbleiter, z. B. einen Cadmiumsulfid-Kristall, der seinen Widerstand unter dem Einfluß von Licht- oder Röntgenstrahlung ändert, so ändert sich die Helligkeit des Leuchtkondensators mit der Intensität der auf das Cadmiumsulfid fallenden Röntgenstrahlung.

Der Festkörper-Bildwandler ist ein Leuchtkondensator, der über der Leuchtschicht eine Steuerschicht aus einem röntgenstrahlenempfindlichen Halbleiter enthält (STÜRMER, 1952, 1960; DIEMER et al., 1955; KAZAN, 1958). Den prinzipiellen Aufbau zeigt Abb. 37. Eine Glasplatte ist mit einer leitenden, durchsichtigen Schicht versehen, auf der sich die Leuchtschicht, bestehend aus dem Leuchtstoff und einem Bindemittel, befindet. Auf der Leuchtschicht liegt eine dünne lichtundurchlässige Schicht. Hinter dieser befindet sich eine Halbleiter-Schicht (z. B. Cadmiumsulfid mit einem Bindemittel), deren Rückseite mit einer strahlendurchlässigen Metall-Elektrode abgedeckt ist. An der Leitglasschicht und der Metall-Elektrode liegt eine Wechselspannung. Fällt auf eine Stelle der Cadmiumsulfid-Schicht Röntgenstrahlung, so verringert sich an dieser Stelle der Schicht der Widerstand und die darunter liegenden Partien der Leuchtstoff-Schicht leuchten hell auf. Ein Strahlenbild auf der Cadmiumsulfid-Schicht erzeugt ein Leuchtdichtebild auf der Leuchtschicht, ähnlich wie beim einfachen Leuchtschirm. Die lichtundurchlässige Schicht zwischen Leuchtstoff und Halbleiter verhindert eine Lichtrückkopplung. Würde der Photo-Halbleiter von Licht aus dem Leuchtstoff getroffen werden, so würde er seinen Widerstand ändern und das Bild würde zerfließen, bis die ganze Platte gleichmäßig hell leuchtet. Der Konversionsfaktor eines Festkörperbildwandlers (FKBW) ist etwa 100—200mal größer als der eines normalen Durchleuchtungsschirmes (STÜRMER, 1960; HOLLOWAY, 1964). Die untere Helligkeitsgrenze wird durch den Dunkel-Widerstand der Halbleiterschicht bestimmt, da an der Leuchtschicht in jedem Fall eine gewisse Mindestspannung liegt, die obere Helligkeitsgrenze durch die Betriebsspannung bei sehr geringem Halbleiterwiderstand. Die Kurve der Leuchtdichte in Abhängigkeit von der Dosisleistung hat einen ähnlichen Verlauf wie die Gradationskurve eines Filmes, während die Leuchtdichte des normalen Durchleuchtungsschirmes linear mit der Dosisleistung ansteigt (Abb. 38). Beim FKBW läßt sich die Steilheit der Kurve, d. h. der Kontrast sowie der Helligkeitsbereich durch Variation der Spannung und Frequenz verändern. Einen Vergleich der Kontrasterkennbarkeit beim FKBW zu anderen Systemen aufgrund der Zahl der Röntgen- und Lichtquanten stellt Fowler (1960) an. Der Festkörper-Bildwandler ist hierin dem visuell betrachteten Leuchtschirm stark überlegen.

Infolge der Trägheit der zur Zeit bekannten, für die Widerstandsschicht geeigneten Photo-Halbleiter benötigt das Bild eines FKBW zu seinem Aufbau je nach Dosisleistung eine Anklingzeit von mindestens einigen Zehntel Sekunden. Ebenso bleibt das Bild über lange Zeit stehen (bis zu zehn und mehr Minuten) und kann unter Umständen durch besondere Kunstgriffe wieder gelöscht werden (Kazan, 1957). Die Zeichenschärfe des Bildes ist mindestens so gut wie die eines Durchleuchtungsschirmes, die Detailerkennbarkeit ist infolge der höheren Leuchtdichte und des größeren Kontrastes besser.

Die große Trägheit des Festkörper-Bildwandlers und der zum Aufbau eines Bildes benötigte hohe Dosisbedarf haben seine Einführung in die Röntgentechnik, besonders in die medizinische Röntgendiagnostik, bisher verhindert [Stürmer, 1965 (1)].

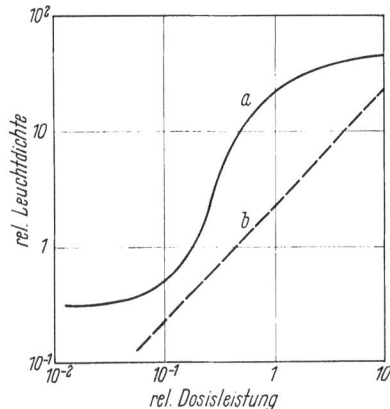

Abb. 38. Gradationskurve eines Festkörperbildwandlers (a) im Vergleich zum normalen Leuchtschirm (b) (nach Stürmer, 1960)

III. Verstärkerfolien

1. Aufbau und technische Herstellungsverfahren

a) Aufbau

Der größte Teil aller Röntgen-Direktaufnahmen wird heute mit Hilfe von Verstärkerfolien gemacht. Die Verwendung eines doppelseitig begossenen Filmes, welcher von beiden Seiten durch je eine Verstärkerfolie belichtet wird, geht auf M. Levy (1897) zurück.

Der auf dem Röntgenfilm erzielte Schwärzungskontrast ist dann am größten, wenn beide Seiten des Filmes die gleiche Belichtung erhalten. Aus diesem Grunde verwendet man heute meist sog. Folienkombinationen, bei denen die Rückfolie stärker mit Leuchtstoff belegt ist als die Vorderfolie. Da die focusnahe Vorderfolie bereits einen Teil der auffallenden Röntgenstrahlung absorbiert, erhält die Rückfolie bei der Aufnahme eine geringere Röntgen-Dosis. Infolge der stärkeren Belegung mit Leuchtstoff leuchtet sie jedoch ebenso hell auf wie die Vorderfolie und der Film wird von beiden Seiten gleichmäßig belichtet. Streng genommen kann die Abstimmung einer Folienkombination nur für eine bestimmte Strahlenqualität gelten. Geringe Unterschiede in der Belichtung der Vorder- und Rückschicht eines Filmes wirken sich jedoch in der Praxis kaum aus (Frost, 1957). Heute werden vielfach anstelle von Folienkombinationen auch sog. gleichschichtige Doppelfolien verwendet, bei denen sich Vorder- und Rückfolie nicht voneinander unterscheiden.

Bei einer Röntgenaufnahme mit Verstärkerfolien wird der Film zu etwa 95 % durch das von den Folien emittierte Licht geschwärzt. Die Röntgenstrahlung, welche den Film trifft, trägt nur maximal 5 % zur Belichtung bei.

Für das Verhältnis von Verstärkerwirkung und Zeichenschärfe der Folien gelten die gleichen Gesetzmäßigkeiten wie für das Verhältnis von Leuchtdichte und Zeichenschärfe bei Leuchtschirmen. Je größer die Verstärkerwirkung einer Folie bzw. Folienkombination ist, um so geringer ist ihre Zeichenschärfe und umgekehrt, je besser die Zeichenschärfe, um so geringer ist die Verstärkerwirkung. Dies hat zur Entwicklung mehrerer Folientypen geführt, welche in dem Verhältnis dieser beiden Eigenschaften dem jeweiligen Verwendungszweck angepaßt sind. Am meisten werden heute sog. „Universal-Folien" verwendet. Dort, wo es auf hohe Abbildungsgüte ankommt, verwendet man „feinzeichnende Folien", welche jedoch eine geringere Verstärkerwirkung als Universal-Folien haben. „Hochverstärkende oder höchstverstärkende Folien" mit entsprechend geringerer Zeichen-

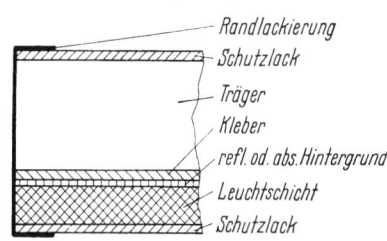

Abb. 39. Aufbau einer Röntgen-Verstärkerfolie

schärfe werden überall dort verwendet, wo eine Dosis-einsparung erwünscht ist oder die Verwendung von Universal-Folien zu unverhältnismäßig langen Belichtungszeiten führen würde.

Für Röntgenaufnahmen auf lichtempfindlichem Papier wird sinngemäß nur eine Verstärkerfolie verwendet. Im allgemeinen werden diese Aufnahmen mit Spezialfolien für Röntgenpapier gemacht, von denen es ebenfalls drei Typen mit verschiedenen Verstärkungsfaktoren gibt.

Den Aufbau einer Verstärkerfolie zeigt Abb. 39. Der Träger ist mit einer Haftschicht und einem lichtabsorbierenden oder lichtreflektierenden Hintergrund beschichtet, auf welchem die Leuchtschicht liegt. Je eine dünne Lackschicht schützt Träger und Leuchtschicht gegen Feuchtigkeit bzw. Verschmutzung. Das Eindringen von Feuchtigkeit vom Rand her wird durch eine Randlackierung verhindert.

α) Der Träger

Als Material für den Träger von Verstärkerfolien werden, wie bei den Leuchtschirmen, lackimprägnierter Karton, PVC-, Astralon- oder Polyester-Folien verwendet. Folien mit Kartonträgern sind mitunter durch eine dünne Kunststoff-Folie auf der Rückseite des Trägers gegen Feuchtigkeit geschützt. Der Träger einer Verstärkerfolie darf nicht zu steif sein und sich auch nicht im Laufe der Zeit krümmen. Die Folien müssen sich stets unter dem leichten Druck des Kassettendeckels gut an den Film anpressen lassen. Kunststoff-Folien neigen in trockenem Klima zu statischer Aufladung. Aus diesem Grunde haben manche Folien eine dünne leitende Aluminiumschicht auf der Rückseite des Trägers (s. auch Abschnitt III. 2. d).

β) Die Leuchtschicht

Zur Herstellung von Verstärkerfolien verwendet man Röntgen-Leuchtstoffe, deren Emissionsmaximum im blauen Spektralbereich liegt, in dem auch der Röntgenfilm seine maximale Empfindlichkeit aufweist. Die meisten Folien sind mit dem unter Abschnitt I. 2. c beschriebenen Calciumwolframat belegt. Einzelne Folien enthalten Bleibariumsulfat (s. Abschnitt I. 2. c). Das unter Abschnitt I. 2. b beschriebene silberaktivierte Zinksulfid wird nur noch selten verwendet. Die Bindemittel für die Leuchtschicht sind die gleichen wie bei Leuchtschirmen (gehärtete Gelatine, Celluloselacke, Kunstharze). Ihnen werden oft bestimmte Weichmacher zugesetzt, damit die Leuchtschicht elastisch bleibt und bei leichter Krümmung der Folie, z.B. in Winkelkassetten, nicht reißt. Der Bindemittelgehalt der Leuchtschicht beträgt bei Folien etwa 5—15 % des Leuchtstoff-Gewichtes. Die Korngrößen der verwendeten Leuchtstoffe betragen im Mittel etwa 10 μm. Es sind meist in einem Leuchtstoff Korngrößen von etwa 1—30 μm vorhanden. Die Dicken der Leuchtschichten liegen bei feinzeichnenden Folien zwischen 0,1 und 0,2 mm, bei Universalfolien zwischen 0,1 und 0,3 mm, bei hochverstärkenden Folien kommen Schichtdicken von 0,2—0,6 mm vor. Die Belegungen der feinzeichnenden Folien betragen 20—40 mg Leuchtstoff/cm² für die Vorderfolie und 20—60 mg/cm² für die Rückfolie. Universalfolien sind mit 20—50 mg/cm² (Vorderfolie) bzw. 30—100 mg/cm² (Rückfolie) belegt, hochverstärkende Folien enthalten 30—100 mg/cm² (Vorderfolie) bzw. 70—200 mg/cm² (Rückfolie). (Die angegebenen Werte wurden bei einer großen Zahl von Folien verschiedenster Fabrikate gemessen.)

Jede Folienkombination hat eine genau definierte Leuchtstoff-Belegung. Die Abweichungen von Exemplar zu Exemplar betragen bei einigen Fabrikaten nur wenige Prozent.

Bei einigen Verstärkerfolien ist die Leuchtschicht mit einem gelben oder roten Farbstoff leicht angefärbt (HARTMANN, 1930). Diese Anfärbung dient zur Verbesserung der Zeichenschärfe (s. Abschnitt III. 2. b). Man verwendet zu diesem Zweck möglichst lichtechte, im Bindemittel der Leuchtschicht lösliche Farbstoffe.

γ) Zwischenschichten

Wie bei den Leuchtschirmen bereits beschrieben, enthalten auch Röntgenverstärkerfolien zwischen der Leuchtschicht und dem Träger häufig eine Zwischenschicht, welche mit einem Pigment angefärbt ist.

Eine weiße reflektierende Zwischenschicht (sog. „reflektierender Hintergrund") erhöht den Verstärkungsfaktor der Folienkombination, beeinflußt die Abbildungsgüte allerdings nachteilig. Umgekehrt hat ein sog. „absorbierender Hintergrund", d.h. eine dunkle Anfärbung der Zwischenschicht, eine Verbesserung der Bildgüte bei gleichzeitigem Verlust an Verstärkungsfaktor zur Folge (s. auch HARTMANN, 1932).

δ) Die Schutzschicht

Verstärkerfolien sind im Gebrauch erheblich der Gefahr der Verschmutzung ausgesetzt. Eine gute Folie hat daher eine leicht abwaschbare und möglichst abriebfeste Schutzhaut auf der Leuchtschicht. Im allgemeinen werden für die Schutzschichten Nitrocellulose, Acetylcellulose oder Kunstharzlacke verwendet. Die Schutzschicht ist meist nicht dicker als 10—20 μm. Je dicker sie ist, um so mehr setzt sie die Zeichenschärfe der Folie herab (s. auch Abschnitt III. 2. b). Es werden sowohl blanke als auch matte oder rauhe Schutzschichten verwendet. Über einen unterschiedlichen Einfluß beider auf die Zeichenschärfe ist nichts bekannt.

b) Herstellungsverfahren

Verstärkerfolien werden nach den gleichen Verfahren hergestellt wie Leuchtschirme (s. Abschnitt II. 1. b). Es ist sowohl der Direktguß als auch der Umkehrguß üblich. Besondere Sorgfalt erfordert hierbei der Guß bzw. das Aufbringen einer möglichst gleichmäßigen Schutzschicht, da die Zeichenschärfe einer Folie unter anderem durch die Dicke der Schutzschicht beeinflußt wird. Bei Folien mit angefärbter Leuchtschicht wird der Farbstoff in der Regel vor dem Guß im Bindemittel für die Leuchtschicht gelöst. Bereits sehr geringe Unterschiede in der Farbstoff-Konzentration haben einen großen Einfluß auf den Verstärkungsfaktor und die Zeichenschärfe der Folien.

2. Eigenschaften der Folien und ihre Messung

a) Verstärkungsfaktor

Der zahlenmäßige Ausdruck für die photographische Wirkung der Folien auf den Film ist der Verstärkungsfaktor. Er ist definiert durch das Verhältnis zweier Belichtungen $\frac{B_2}{B_1}$, wobei B_1 die zur Erzielung einer Schwärzung $S = 1$ (über dem Filmschleier) notwendige Röntgenbelichtung für einen Röntgenfilm mit der betreffenden Folienkombination, B_2 die zur Erzielung der gleichen Schwärzung erforderliche Belichtung eines Filmes ohne Folien oder mit einer Vergleichsfolienkombination ist.

W. SEIDE (1955) und H. SCHOBER [1956 (2)] haben die Begriffe, welche in der Literatur unter dem Namen Verstärkungsfaktor gebräuchlich sind, wie folgt definiert:

„1. Der effektive Verstärkungsfaktor: Er wird durch das Verhältnis der Bestrahlungen bei einem Folienfilm mit einer bestimmten Folienkombination und einem bestimmten folienlosen Film definiert. Der effektive Verstärkungsfaktor ist besonders für den Praktiker interessant, wenn er berechnen will, um wieviel er die mAs-Zahl steigern muß, wenn er von seiner gewohnten Film-Folien-Kombination zu einem folienlosen Film übergehen will.

2. Der relative Verstärkungsfaktor: Er stellt das Verhältnis der Bestrahlungen, die gleiche Schwärzungen erzeugen, dar, wenn das eine Mal ein Folienfilm mit einer bestimmten Folienkombination und das andere Mal die gleiche Filmemulsion, aber eine Bezugsfolienkombination verwendet wird. Auch der relative Verstärkungsfaktor ist für den Praktiker wichtig. Denn er gibt ihm an, wie sich das mAs-Produkt ändert, wenn er bei der gleichen Filmemulsion von einer Folienkombination zu einer anderen übergeht.

3. Der direkte Verstärkungsfaktor: Er ist sozusagen das Gegenstück zum effektiven Verstärkungsfaktor. Denn er stellt das Verhältnis der Bestrahlungen dar, die zur Erzeugung der gleichen Schwärzung mit einem Folienfilm und einer bestimmten Folienkombination und dem gleichen Film, jedoch ohne Verwendung der Folien, notwendig sind. Der direkte Verstärkungsfaktor ist für den Praktiker uninteressant. Denn der Praktiker arbeitet entweder nur mit Folienfilmen und Folienkombinationen oder mit folienlosen Filmen. Er wird aber niemals einen Folienfilm ohne Folienkombination benutzen. Der direkte Verstärkungsfaktor hat allerdings ein gewisses theoretisches Interesse und ist auch für den Hersteller von Verstärkerfolien und für die labormäßige Beurteilung ihrer Qualität und Gleichmäßigkeit nicht gleichgültig.

4. Der wahre Verstärkungsfaktor: Er stellt das Verhältnis der Bestrahlungen dar, die bei einem Folienfilm mit entsprechender Folienkombination und einem Folienfilm der gleichen Emulsion und der gleichen Folienkombination, aber mit Abdeckung der optischen Folienstrahlung zur Erzielung der gleichen Schwärzung notwendig sind. Auch der wahre Verstärkungsfaktor ist für den Praktiker uninteressant und nur für den Folienhersteller und für die labormäßige Prüfung wichtig. Er bestimmt das Verhältnis zwischen der die Filmschwärzung hervorrufenden reinen Röntgenstrahlung und dem vom Folienlicht herrührenden Strahlungsanteil. Zu seiner Messung geht man am besten so vor, daß man eine bestimmte Filmschwärzung mit der Folienkombination erzeugt und dann die gleiche Schwärzung so hervorruft, daß man das Folienlicht durch Zwischenschalten von schwarzem Papier zwischen Film und Folie ausschaltet."

Vielfach wird anstelle des Verstärkungsfaktors der Belichtungsfaktor angegeben. Der Belichtungsfaktor einer Folienkombination ist der Reziprokwert des Verstärkungsfaktors. Hat z.B. eine Folienkombination A gegenüber einer Vergleichskombination B den relativen Verstärkungsfaktor 2, so ist ihr relativer Belichtungsfaktor 0,5, d.h. zur Erzielung der gleichen Schwärzung auf dem Film benötigt sie die halbe Röntgenbelichtung. In der Praxis rechnet man fast ausschließlich mit dem relativen Verstärkungs- oder Belichtungsfaktor. Die Hersteller von Folien beziehen sich bei der Angabe des Verstärkungsfaktors auf eine ihrer Folientypen, meist auf die Universal-Folie.

Der Verstärkungsfaktor einer Folie bzw. einer Folienkombination wird durch die gleichen Faktoren beeinflußt, wie die Leuchtdichte eines Leuchtschirmes:

1. Vom Typ des Leuchtstoffes.

2. Von der Belegung (mg Leuchtstoff/cm²) sowie vom Aufbau der Leuchtschicht und ihrer Durchlässigkeit für das Luminescenzlicht.

3. Von der Strahlenqualität und der Einfallsrichtung der Strahlung.

4. Vom Reflexionsvermögen des Trägers oder des Hintergrundes der Leuchtschicht.

5. Von der Größe der Leuchtstoffkristalle.

Den Einfluß der Belegung auf den Verstärkungsfaktor von CaWO₄-Einzelfolien zeigt Abb. 40 (nach GOERING, 1957, s. auch ANGERSTEIN u. PLAPPERER, 1965). Die Kurven ähneln in ihrem Verlauf den entsprechenden Leuchtdichte-Kurven von Leuchtschirmen. Die gestrichelten Linien markieren die Werte einer 30 mg-Folie im Vergleich zu einer 90 mg-Folie. Mit zunehmender Belegung nimmt auch der Einfluß der Strahlenqualität auf den Verstärkungsfaktor zu. Wie bei Leuchtschirmen ist auch bei Folien die Schichtdicke der maximalen Leuchtdichte bzw. des maximalen Verstärkungsfaktors von der Strahlenqualität abhängig. Sie nimmt mit zunehmender Härte der Strahlung zu. Der Abfall des Verstärkungsfaktors der Vorderfolien nach Erreichung des Maximums ist dadurch bedingt, daß bei weiterer Zunahme der Belegung immer weniger des filmfern erzeugten Luminescenzlichtes bis zum Film gelangt und daß außerdem immer weniger Röntgenstrahlung bis zu den filmnahen Folienschichten durchdringt. Bei Rückfolien

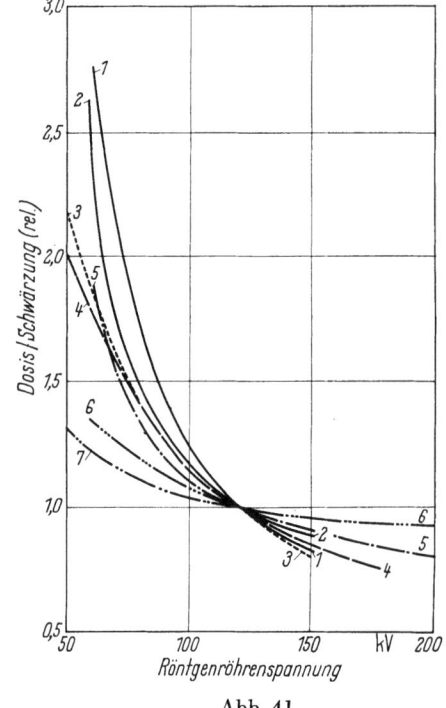

Abb. 40

Abb. 40. Verstärkungsfaktor von Calciumwolframat-Einzelfolien (benutzt als Vorderfolie) als Funktion der Flächenbelegung (mg CaWO₄/cm²) gemessen bei 50, 60 und 90 kV. Der Verstärkungsfaktor einer 20 mg-Folie wurde = 1 gesetzt (nach GOERING, 1957)

Abb. 41. Abhängigkeit der Folienempfindlichkeit von der Aufnahmespannung, ausgedrückt durch die zur Erreichung der Schwärzung $S = 1$ erforderliche Dosis, bezogen auf 120 kV = 1. *1* Nach BUCHHEIM (1957). hochverstärkende Folien; *2* nach BUCHHEIM (1957), feinzeichnende Folien; *3* nach BUCHHEIM (1952), Universalfolien; *4* nach MATTSSON (1955), Universalfolien; *5* nach FROMMHOLD (1954), hochverstärkende Folien (Leuchtdichtemessungen); *6* nach FROMMHOLD (1954), Universalfolien (Leuchtdichtemessungen); *7* nach WIDENMANN (1957), Universalfolien (Originalangaben in Schwärzung/Dosis, umgerechnet nach der von der Autorin mitgeteilten Gradationskurve für 80 kV). (Darstellung nach FRIK, 1960)

entfällt dieser zweite Effekt und der Verstärkungsfaktor steigt mit der Belegung bis zu einem asymptotischen Wert. Ausführliche Untersuchungen hierzu haben bereits BARTH u. EGGERT (1929) angestellt.

Die Abhängigkeit des Verstärkungsfaktors bzw. der Folienempfindlichkeit von der Strahlenqualität zeigt Abb. 41 (nach FRIK, 1960). Auf der Ordinate ist die zur Erzielung der Schwärzung $S = 1$ erforderliche relative Dosis, d.h. der Reziprokwert des Verstärkungsfaktors aufgetragen. Die einzelnen Kurven stellen die Meßergebnisse mehrerer Autoren an einer großen Anzahl verschiedener Folienkombinationen dar. In Abb. 41 fallen die Unterschiede in den Meßergebnissen der einzelnen Autoren auf. Diese beruhen auf der Verwendung unterschiedlicher Folienfabrikate sowie unterschiedlicher Bestrahlungs- und Meßbedingungen. Die Messungen zeigen jedoch, daß im Bereich der Röhrenspannungen, wie sie in der Röntgendiagnostik vorkommen, der Verstärkungsfaktor der Folien mit steigender Aufnahme-Spannung zunimmt. Im Mittel zeigt sich von 50 bis

120 kV etwa eine Verdopplung der Folienempfindlichkeit, über 120 kV ist die Zunahme erheblich geringer (s. auch ZIELER u. MÜLLER, 1954). Bei Zinksulfid-Folien nimmt der Verstärkungsfaktor bis etwa 100 kV zu, bei höheren Röhrenspannungen werden die Folien wieder unempfindlicher (BROSER et al., 1952; FROMMHOLD, 1954). Im Spannungsbereich von 80—85 kV sind ZnS-Folien den CaWO₄-Folien im Verstärkungsfaktor überlegen, bei harten Strahlungen ist es umgekehrt (RIEHL u. ZIMMER, 1937). Folien aus Bleibariumsulfat zeigen ein ähnliches Verhalten wie Calciumwolframat-Folien, ihr Verstärkungsfaktor nimmt jedoch mit steigender Röhrenspannung noch steiler zu (PFAHNL, 1956). Die Abhängigkeit der Leuchtdichte von der Größe der Leuchtstoffkristalle ist aus Abb. 42

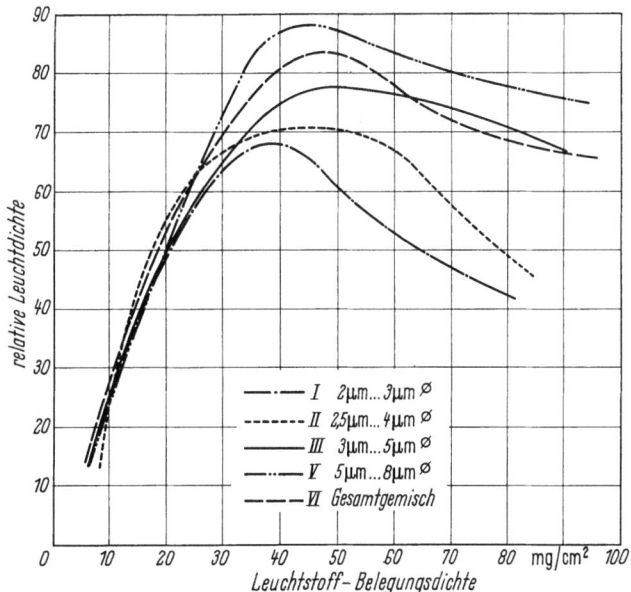

Abb. 42. Abhängigkeit der Leuchtdichte von CaWO₄-Folien von der Belegungsdichte. Parameter: Kristalldurchmesser (nach ANGERSTEIN u. PLAPPERER, 1965)

zu ersehen. Hier ist die Leuchtdichte als Funktion der Belegungsdichte aufgetragen mit dem Kristalldurchmesser als Parameter. Die Lichtausbeute ist um so größer, je größer der Kristalldurchmesser ist. Große Kristalldurchmesser vermindern jedoch die Zeichenschärfe (s. Abschnitt III. 2. b).

Die für eine Schwärzung $S = 1$ über dem Filmschleier erforderliche Dosis beträgt bei den heute handelsüblichen Filmen und Calciumwolframat-Folien etwa 0,7—1 mR (Einfalldosis an der Kassette) mit Universal-Folien. Für feinzeichnende Folien wird entsprechend mehr (1,5—2 mR), für hochverstärkende Folien entsprechend weniger (0,3 bis 0,5 mR) benötigt (s. auch WIDENMANN, 1957; FRANKE u. SCHUON, 1959).

Zur Messung des Verstärkungsfaktors von Folien sind eine Reihe von Verfahren bekannt. Um eine für die Praxis gültige Angabe über den Verstärkungsfaktor zu erhalten, muß die Messung unter praxisnahen Bedingungen erfolgen. Diese Voraussetzungen werden am besten bei den photographischen Verfahren erfüllt, während dies bei lichtelektrischen Messungen nicht unbedingt der Fall ist. Film, Folienkombination und Kassette sind in der Praxis eine Einheit. Die Absorption und Streuung der Röntgenstrahlung in jedem dieser Einzelelemente sowie die Streuung und Reflexion des Folienlichtes im Film bzw. an der Oberfläche der Gegenfolie haben einen starken Einfluß auf das Schwärzungsbild auf dem Film [s. auch WIDENMANN, 1957; PETRI 1959 (1); BERG u. SPÜHLER, 1966].

Der Einfluß verschiedener Kassetten auf das Verhalten von Film-Folienkombinationen ist nur bei weicher Röntgenstrahlung merklich, bei härterer Strahlung (Aufhärtung durch Patient) ist er zu vernachlässigen (MILLER, 1963).

Bei den photographischen Meßverfahren unterscheidet man zwischen der Intensitäts-Sensitometrie (Glocker, 1922; Bronkhorst, 1927) und der Zeit-Sensitometrie [Wilsey, 1924; Franke, 1931; Hartmann, 1931, 1932; Klug, 1937 (2); Widenmann, 1957]. Bei beiden Verfahren wird ein Film mit den beiden zu vergleichenden Folienkombinationen stufenweise belichtet. Man erhält dann zwei Schwärzungskurven des Filmes. Aus dem Abstand der beiden Kurven beim Schwärzungswert $S = 1$ über dem Filmschleier läßt sich der relative Belichtungs- bzw. Verstärkungsfaktor der einen Folienkombination bezogen auf die Vergleichskombination errechnen (s. Abb. 43).

Bei der Intensitäts-Sensitometrie erfolgt die Belichtung in Intensitäts-Stufen bei gleicher Belichtungszeit in jeder Stufe. Erfolgt die Intensitäts-Abstufung durch eine

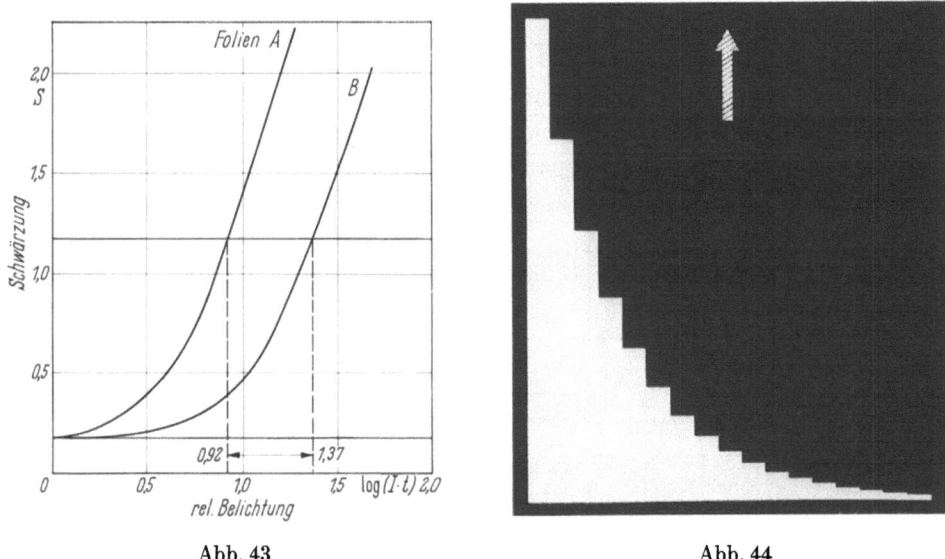

Abb. 43   Abb. 44

Abb. 43. Beispiel für die Messung des relativen Verstärkungsfaktors bzw. relativen Belichtungsfaktors von Folienkombinationen aus den gleichzeitig aufgenommenen Gradationskurven (nach Franke, 1931). Folienkombination A erreicht $S = 1$ (über dem Filmschleier) bei dem logarithmischen Belichtungswert 0,92, Folienkombination B bei dem logarithmischen Belichtungswert 1,37. Der Logarithmus des relativen Belichtungsfaktors von B gegenüber A beträgt $1,37 - 0,92 = 0,45$. Der relative Belichtungsfaktor der Folien B beträgt $= 2,82$.

$$\text{Der relative Verstärkungsfaktor} = \frac{1}{2,82} = 0,355.$$

Abb. 44. Beispiel einer logarithmisch gestuften Bleiblende zur Zeit-Sensitometrie. Der Pfeil gibt die Bewegungsrichtung während der Belichtung an. Die Belichtungszeit nimmt bei dieser Blende von Stufe zu Stufe um 25 % ab, d. h. das Verhältnis der Belichtungen vom 1. (breitesten) zum 16. (schmalsten) Schlitz beträgt 100 : 1

Filtertreppe oder ein Keilfilter, so ist nur eine Belichtung erforderlich. Das Ergebnis kann jedoch durch die unterschiedliche Strahlenqualität in jeder Belichtungsstufe verfälscht werden, besonders, wenn die Verstärkungsfaktoren beider Folienkombinationen unterschiedliche Abhängigkeit von der Strahlenqualität aufweisen. In diesem Fall muß die Intensitäts-Abstufung bei gleicher Strahlenqualität durch Variation der Dosis (z. B. durch Abstandsvariation) erfolgen (Schober, Röhler u. Meusel, 1962). Im Gegensatz zur Aufnahme mit einer Filtertreppe wird bei abschnittsweise abgedeckter Kassette jede Stufe einzeln belichtet. Die Aufnahme-Dosis bzw. der Focus-Film-Abstand wird von Stufe zu Stufe verändert.

Bei der Zeit-Sensitometrie erfolgt die Belichtung in Zeitstufen, d. h. entweder durch streifenweise Belichtung der Kassette mit gleicher Strahlenqualität, jedoch verschiedenen Aufnahmezeiten, oder durch eine während der Belichtung über die Kassette gleitende logarithmisch gestufte Bleiblende (Scheinerscheibe, s. Abb. 44). Da bei der Belichtung eines Filmes mit Verstärkerfolien das Schwarzschildsche Gesetz gilt, kann die Zeit-Sensitometrie zu einem anderen Ergebnis führen als die Intensitäts-Sensitometrie, wenn nämlich der *Schwarzschild*-Exponent des betreffenden Filmes in dem gewählten Zeitbereich größer oder kleiner als 1 ist (s. auch HARTMANN, 1931).

Bei Schwärzung eines Filmes allein durch Röntgenstrahlung gilt das Bunsen-Roscoesche Gesetz:

$$S = f\,(c \cdot I \cdot t)$$

$S =$ Schwärzung, $c =$ Konstante, $I =$ Intensität der Strahlung, $t =$ Belichtungszeit.

Bei Verwendung von Verstärkerfolien wird der Film überwiegend (ca. 95%) durch das Luminescenzlicht der Folien geschwärzt. In diesem Falle gilt das *Schwarzschild*sche Gesetz:

$$S = f\,(c \cdot I \cdot t^{p})$$

$p =$ „*Schwarzschild*-Exponent".

Der *Schwarzschild*-Exponent eines Filmes kann für einen bestimmten Belichtungs-Zeitbereich $= 1$ sein. Bei vielen Röntgenfilmen ist er für den Bereich von 1 ms bis 10 s größer oder kleiner als 1 (MORGAN u. VAN ALLEN, 1949; EGGERT, 1952; SCHOBER, 1957; GOERING u. WAGNER, 1965).

Für die lichtelektrische Messung von Verstärkerfolien hat FROMMHOLD (1954, 1956) ein Verfahren beschrieben, welches im Gegensatz zu anderen Verfahren, bei denen nur Einzelfolien gemessen werden, eine gleichzeitige Messung von Vorder- und Rückfolie in der Kombination gestattet. Die beiden Folien bilden die Seitenwände eines innen verspiegelten Kastens. Die Leuchtschichten weisen nach innen. Ein seitlich an dem Kasten angebrachter Photo-Multiplier, welcher durch Filter in seiner spektralen Empfindlichkeit dem Film angepaßt wurde, mißt die Intensität des von beiden Folien abgestrahlten Lichtes. Die Röntgenstrahlung tritt durch die Folien in der gleichen Reihenfolge wie in der Kassette. Ein Al-Filter vor der Vorderfolie ersetzt den Kassettenboden.

Die fortschreitende Automatisierung der Aufnahme- und Dunkelkammertechnik in der Röntgendiagnostik hat zwangsläufig die Forderung nach einer Standardisierung der Film- und Folieneigenschaften zur Folge. Die Angaben der Film- und Folienhersteller über die Empfindlichkeit des Aufnahmematerials sind, sofern überhaupt zahlenmäßige Angaben gemacht werden, Relativwerte, welche sich auf jeweils einen Film oder Folientyp des gleichen Herstellers beziehen. Die Normung der Empfindlichkeits-Angaben für Röntgenfilme dürfte in naher Zukunft dazu führen, daß alle Röntgen-Filme eine absolute Empfindlichkeits-Kennzeichnung ähnlich den DIN-Empfindlichkeits-Angaben der Amateurfilme erhalten (DIN 6830, s. auch SCHOBER, 1958). Eine ähnliche Regelung wird für Verstärkerfolien ebenfalls angestrebt. SCHUMANN u. SCHIER (1956) schlugen als „Normalfolie" das 1934 von KOHAUT und SPIEGLER beschriebene und von SCHLEUSSNER u. SCHUMANN (1955) weiterentwickelte Blaulicht-Gerät vor. Das in den letzten Jahren von den genannten Verfassern weiter vervollkommnete Gerät soll in Zukunft bei der Empfindlichkeits-Messung von Folien-Filmen nach DIN 6830 Verwendung finden.

b) Abbildungsgüte

Unter Abbildungsgüte werden hier die objektiv meßbaren Eigenschaften der Verstärkerfolien bzw. des Systems Film + Verstärkerfolien verstanden, welche bei einem gegebenen Strahlenbild die Eigenschaften des Schwärzungsbildes auf dem Film beeinflussen. Auf eine Behandlung der Probleme der Detailerkennbarkeit im Röntgenbild wird verzichtet, weil diese weitgehend von den Bedingungen, unter denen der Film verarbeitet und die fertige Röntgenaufnahme ausgewertet wird sowie von physiologischen und auch psychologischen Faktoren abhängt.

Bei einer Röntgenaufnahme mit Verstärkerfolien wird das Leuchtdichtebild an der Oberfläche zweier Folien durch eine Kontaktbelichtung von beiden Seiten auf den Film übertragen. Für die Entstehung von Unschärfen im Leuchtdichtebild sind die gleichen Faktoren maßgebend, die auch die Unschärfe eines Leuchtschirmes beeinflussen. Die

Abbildungsgüte des Schwärzungsbildes auf dem Film wird außerdem durch eine Reihe weiterer Faktoren beeinflußt, wie Abstand zwischen Leuchtschicht und Film, z.B. durch die Schutzschicht der Folien, sowie Lichtstreuung im Film.

Zur Beurteilung der Abbildungsgüte von Verstärkerfolien werden die gleichen Kriterien benutzt wie bei Leuchtschirmen. Da den Praktiker jedoch nur die Abbildungsgüte der gesamten Film-Folien-Kombination interessiert, wird nur selten die Abbildungsgüte der Folien isoliert bestimmt. Infolge der nichtlinearen Gradationskurve des Filmes und einiger besonderer Probleme der Anpassung von Film und Folien ergeben sich Besonderheiten für die Kriterien der Abbildungsgüte, die im folgenden behandelt werden.

Danach folgt eine Diskussion der verschiedenen Faktoren, die die Abbildungsgüte beeinflussen, sowie die Erläuterung einiger Verfahren zur Verbesserung der Abbildungsgüte von Film-Folien-Kombinationen.

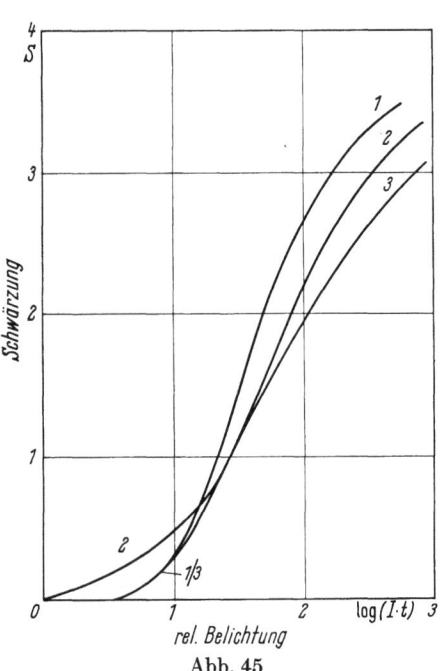

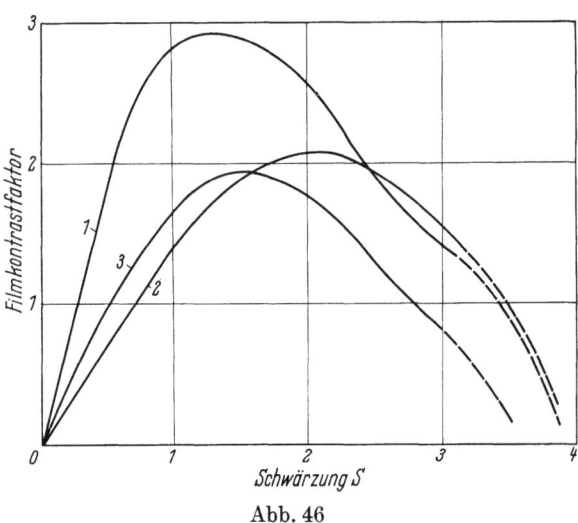

Abb. 45

Abb. 46

Abb. 45. Gradationskurven von drei röntgenographischen Filmen. *1* Film mit Folienkombination; *2* Film mit Röntgenstrahlen belichtet; *3* Schirmbildfilm (nach MORGAN, 1946)

Abb. 46. Filmkontrastfaktor (Gammawert) der drei Filme von Abb. 45 als Funktion der Schwärzung (nach MORGAN, 1946)

Von großem Einfluß auf das Schwärzungsbild auf dem Film ist die sich durch die Verwendung eines Folienpaares ergebende steile Gradationskurve. Sie ist deutlich steiler als die Gradationskurve eines Filmes, der mit einer Folie alleine belichtet wurde und eines Filmes, der durch Röntgenstrahlung direkt belichtet wurde.

Abb. 45 (nach MORGAN, 1946) zeigt die typischen Gradationskurven von Filmen, die mit Verstärkerfolien, mit Röntgenstrahlung sowie als Schirmbildfilme belichtet wurden. In Abb. 46 (nach MORGAN, 1946) sind die zugehörigen Steilheiten (Gammawerte) der drei Fälle als Funktion der Schwärzung dargestellt. In der Film-Folien-Kombination mit Vorder- und Rückfolie ergibt sich das deutlich höhere Maximum der Steilheit oder des Filmkontrastfaktors gegenüber den anderen Fällen (MORGAN, 1946). Dieser höhere Kontrastfaktor ist durch eine größere „effektive Dicke" der Emulsion des Filmes bedingt, die dadurch zustande kommt, daß infolge der Absorption des Lichtes von Vorder- und Rückfolie auch die tieferen Schichten der Emulsion nahezu so stark belichtet werden wie die Oberfläche. Damit ergibt sich für eine bestimmte Belichtungsänderung eine stärkere Änderung der Schwärzung und somit ein höherer Kontrastfaktor.

Der Kontrastfaktor eines Filmes hängt etwas von der Strahlenqualität ab, wenn der Film mit einer Folienkombination benutzt wird, dagegen nicht, wenn nur eine Einzelfolie Verwendung findet. Diese Abhängigkeit kommt zustande durch eine Verschiebung in der relativen Helligkeit der beiden Folien, wenn sich die Strahlenqualität ändert, und zwar zeigen Folienkombinationen, bei denen die Rückfolie stärker belegt ist als die Vorderfolie eine Abnahme des Film-Kontrastfaktors, wenn die Halbwertschichtdicke der Röntgenstrahlung ansteigt. Folienkombinationen mit etwa gleicher Vorder- und Rückfolie verhalten sich umgekehrt (MORGAN, 1946).

Da die Abbildungsgüte einer Röntgenaufnahme mit Verstärkerfolien nicht nur von den Folien abhängt, sondern wesentlich auch von der Anpassung des verwendeten Filmes an die Eigenschaften der Folien und umgekehrt, hat eine isolierte Untersuchung der Folieneigenschaften für praktische Anwendung nur begrenzte Bedeutung. Bei der Untersuchung der gesamten Kombination erschwert die Nichtlinearität der Gradationskurve jedoch die Anwendung der linearen Übertragungstheorie, d. h. des Konzeptes der Modulationsübertragungsfunktion bzw. der Beschreibung der Verunschärfung durch Ausbreitungsfunktionen (RÖHLER, 1965, s. auch Abschnitt II. 2. b und Abb. 21). Trotz dieser Schwierigkeiten wird heute jedoch vielfach der Prozeß der Bildentstehung mit Hilfe der Übertragungstheorie behandelt, da sich zu-

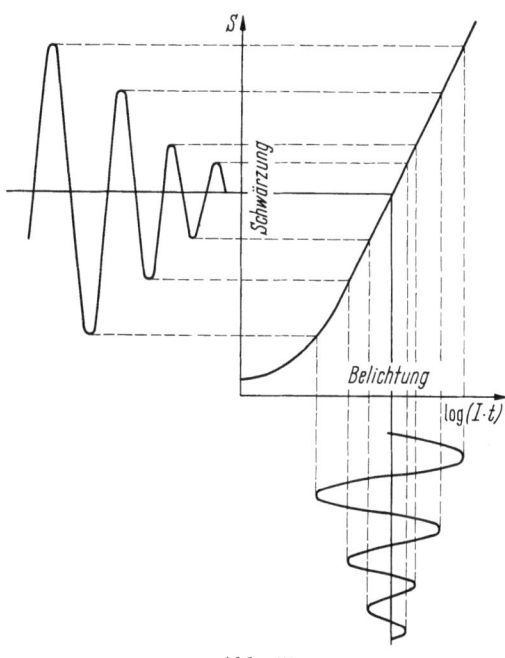

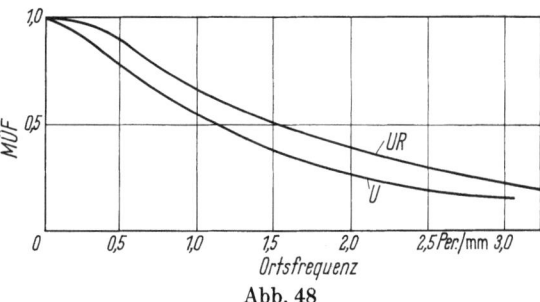

Abb. 47   Abb. 48

Abb. 47. Schematische Darstellung der Umrechnung der Schwärzungswerte aus der Raster-Abbildung in Belichtungswerte über die Gradationskurve des Filmes (nach BLANK u. GOERING, 1966)

Abb. 48. Vergleiche der Modulationsübertragungsfunktion (Kurve U) mit der Kontrastabnahme bei der Abbildung eines Rechteckrasters (Kurve UR) für die Universalfolie (nach HÖFERT, 1963)

mindest beim Film vielfach die Prozesse der Verunschärfung und die Prozesse, die die nichtlineare Gradationskennlinie bedingen, trennen lassen und somit auf den Teil der Prozesse, der die Verunschärfung verursacht, die lineare Übertragungstheorie wieder anwendbar wird (FRIESER, 1958; KELLY, 1960; SAYANAGI, 1966). Die genannte Trennung erfolgt dadurch, daß man über die Gradationskurve des Filmes von der gemessenen Schwärzung auf „effektive Belichtung" zurückrechnet und damit den Vorgang „linearisiert". Abb. 47 (nach BLANK u. GOERING, 1966) zeigt ein Beispiel für diese Methode, wobei der durch ein Testraster mit kontinuierlich variierender Ortsfrequenz verursachte Schwärzungsverlauf über die Gradationskurve des Filmes in Belichtungswerte transformiert wird. Aus der Abnahme der so erhaltenen Amplituden der Belichtungswerte mit zunehmender Ortsfrequenz läßt sich die Modulationsübertragungsfunktion der Film-Folien-Kombination bestimmen (KELLY, 1960; HÖFERT, 1960, 1963; GREIS, 1964; BLANK u. GOERING, 1966).

Die Modulationsübertragungsfunktion ist für sinusförmige Modulation definiert. Röntgen-Sinusraster sind jedoch schwierig herzustellen und werden deshalb nur selten zur Messung der MÜF verwendet. HÖFERT (1960, 1963) sowie PULVERMACHER und GREIS (1965) beschreiben Apparaturen zur Erzeugung sinusförmiger Strahlenbilder. Mit Hilfe von Rastern ist die Erzeugung eines sinusförmigen Strahlenbildes für hohe Ortsfrequenzen (einige Perioden/mm) kaum möglich. Die genannten Verfasser verwenden daher einen Spalt (veränderlicher Breite), unter dem die Kassette bei der Belichtung vorbeigleitet. Während der Belichtung wird ein durch eine Kurvenscheibe gesteuerter Aluminiumkeil vor dem Bleispalt hin- und herbewegt. Durch Variation der Spaltbreite, der Kassettengeschwindigkeit und der Frequenz der Keilbewegung lassen sich sinusförmige Röntgenstrahlen-Intensitätsverläufe unterschiedlicher Ortsfrequenz erzeugen. Wichtig ist dabei eine konstante Einfalldosisleistung während der relativ langen Belichtungszeit. Von Nachteil ist die Veränderung der Strahlenqualität durch den Aluminiumkeil.

Vielfach wird die MÜF aus Messungen mit Rechteckrastern bestimmt (HÖFERT, 1963). Die damit erhaltene „Rechteck-MÜF" dient entweder direkt zum Vergleich verschiedener Film-Folien-Kombinationen oder sie wird in die echte (Sinus)-MÜF umgerechnet (COLTMAN, 1954; RÖHLER, 1962). Die Unterschiede der Kontrastübertragung bei der Messung mit sinusförmigem und rechteckförmigem Röntgenstrahlenbild sind aus den in Abb. 48 (nach HÖFERT, 1963) dargestellten Messungen an einer Film-Folien-Kombination mit Universalfolie zu ersehen.

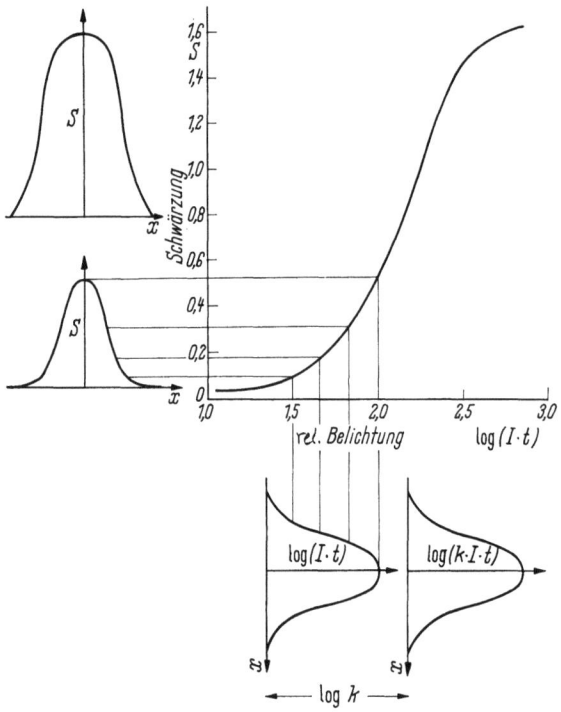

Zur Beschreibung der Verunschärfung eignen sich auch Ausbreitungs- oder Verwaschungsfunktionen (Punktbild-, Linienbild- und Kantenbildfunktion). Wegen ihrer guten Meßbarkeit und ihrer Verwandtschaft zu der meist benutzten eindimensionalen MÜF wird vielfach die Linienbildfunktion gewählt. Sie beschreibt den Intensitätsverlauf (effektive Belichtung) im Bild eines mit Röntgenstrahlen abgebildeten feinen Spaltes. Der verwendete Spalt muß sehr schmal sein im Vergleich zur Halbwertbreite der Linienbildfunktion (LBF). Bei der Messung der LBF aus dem Verlauf der Filmschwärzung wird die Nichtlinearität

Abb. 49. Schematische Darstellung der Umrechnung der Schwärzungswerte des Linienbildes in Belichtungswerte über die Gradationskurve des Filmes (nach RÖHLER, 1965)

des Filmes mit Hilfe der Gradationskurve korrigiert. Dieses Verfahren haben benutzt vor allem ROSSMANN [1963 (1), 1964 (2), 1966], ROSSMANN et al. (1964) und MORGAN et al. (1964). Abb. 49 (nach RÖHLER, 1965) zeigt die Umrechnung des Schwärzungsverlaufes auf Belichtungswerte am Beispiel der Linienbildfunktion. Die Verschiedenartigkeit des Verlaufes der Schwärzung für zwei Belichtungen, die sich lediglich um den Faktor k in der Intensität unterscheiden, d.h. im Logarithmus der Belichtung um eine Verschiebung $\log k$, ist deutlich. Hieraus ersieht man auch, daß die Linienbildfunktion nicht auf den Schwärzungsverlauf, sondern nur auf den Dosis- bzw. Dosisleistungsverlauf gegründet werden kann, zu dem der Verlauf der Belichtung in einem linearen Zusammenhang steht. Dasselbe gilt auch für die Modulationsübertragungsfunktion, sowie für Definitionen der Unschärfe (RÖHLER, 1958), da sonst Linienbildfunktion, Modulationsübertragungsfunktion und Unschärfezahl nicht nur von der Film-Folien-Kombination, sondern auch noch stark vom Schwärzungsniveau und Schwärzungsumfang abhängen würden.

Andererseits geht daraus hervor, daß die Eigenschaften der mit ein und derselben Film-Folien-Kombination erzeugten Bilder vom Schwärzungsniveau, d.h. von der Grundbelichtung, und vom Schwärzungsumfang stark beeinflußt werden. Somit reicht für die Beschreibung der Abbildungseigenschaften von Verstärkerfolien die Angabe von MÜF bzw. LBF oder einer Unschärfezahl nicht aus.

Obwohl das Folienpaar ebenso wie der Leuchtschirm linear arbeitet [bei gleicher Strahlenqualität ist die Leuchtdichte der Dosisleistung proportional (HÖFERT, 1963; ROSSMANN et al., 1964)], ergibt sich für die Zusammensetzung der Linienbildfunktionen von Vorder-und Rückfolie ein nichtlinearer Zusammenhang. Wie RÖHLER (1965) gezeigt hat, kann man unter vereinfachenden Voraussetzungen (Vernachlässigung der Überkreuzbelichtung) für die effektive Linienbildfunktion der Folienkombination schreiben

$$\text{LBF}(x) = \sqrt{\text{LBF}_1(x) \cdot a \cdot \text{LBF}_2(x)}$$

$\text{LBF}_{1,2}(x) =$ Linienbildfunktion von Vorder- bzw. Rückfolie.

$a =$ Transmission der Vorderfolie für die Röntgenstrahlung

$x =$ Ortskoordinate

Über eine Bestimmung der Linienbildfunktion kann auch die Modulationsübertragungsfunktion (MÜF) berechnet werden, da sie durch Fouriertransformation aus der Linienbildfunktion (LBF) folgt. Die MÜF ergibt sich also aus der Abbildung eines schmalen Spaltes durch folgende Schritte: Abtastung des Transparenzverlaufes des Linienbildes auf dem Film mit einem Mikrodensitometer, Berechnung der LBF aus diesem Verlauf mit Hilfe der Gradationskurve und der Eichkurve des Mikrodensitometers, Fouriertransformation der LBF. Die erforderlichen Rechenoperationen können von einem Rechner ausgeführt werden (MORGAN et al., 1964; ROSSMANN u. LUBBERTS, 1966).

Da Linienbildfunktion und Modulationsübertragungsfunktion die Verunschärfung ausführlicher beschreiben als ein einziger Zahlenwert der Unschärfe, läßt sich aus diesen Funktionen ein Unschärfemaß ableiten. Die Funktion selbst läßt sich aus der Unschärfezahl nur dann rekonstruieren, wenn die Art ihres Verlaufes bekannt ist und mit Hilfe der Unschärfezahl nur der Maßstab bestimmt wird. Dasselbe gilt für Unschärfe und MÜF bzw. den Frequenzmaßstab der MÜF.

RÖHLER (1958) definiert die Unschärfe u ähnlich wie das Schwankungsquadrat bei statistischen Verteilungen:

$$u^2 = 2\pi \int\limits_{-\infty}^{\infty} x^2 \cdot \text{LBF}(x)\, dx,$$

wobei $\text{LBF}(x)$ die Linienbildfunktion bezeichnet. Für die so definierte Unschärfe ist bei gleichzeitiger Wirkung von zwei verschiedenen unabhängigen Unschärfen die Gesamtunschärfe gegeben durch

$$u^2 = u_1^2 + u_2^2.$$

Für die Messung der Unschärfe aus dem Kantenbildverlauf gibt es verschiedene Vorschriften (RÖHLER, 1958): z.B. 1. Aufsuchen der Abszissenwerte, in denen die Unschärfekurve (auf Dosiswerte bezogen) 10 und 90 % ihres Gesamtanstiegs erreicht. Die Differenz dieser beiden Werte ist die Unschärfe. 2. Die Unschärfe ist die Differenz der Abszissenwerte, in denen die Wendetangente der Unschärfekurve die Ordinaten der Sättigungswerte erreicht. Für eine Gaußsche Linienbildfunktion ergibt sich aus beiden Meßvorschriften der gleiche Unschärfewert wie nach der oben angeführten Berechnung aus der Linienbildfunktion. Für andere Funktionsverläufe können sich Abweichungen ergeben.

Eine weitere, vielfach für die Messung von Folien-bzw. Schirmunschärfen benutzte Definition der Kantenunschärfe geht auf KLASENS (1947/48) zurück (Abb. 50).

Über Messungen der Kantenunschärfe berichten unter anderem WÜRSTLIN (1936), NITKA (1938), NEMET et al. (1946), KLASENS (1947/48), MORGAN (1949), FROMMHOLD (1956), FROST (1957), RÖHLER (1958), ROSSMANN [1963 (1)].

Die genannten Kennzeichnungen der Verwaschung werden meist aus Röntgenaufnahmen unter Verwendung eines Röntgenfilmes bestimmt. Sie stellen dann die kombinierte Film-Folien-Unschärfe dar, welche letzten Endes den Praktiker auch nur interessiert. Genau genommen müßte man sogar von einer kombinierten Kassetten-Film-Folien-Unschärfe sprechen, da die Absorption und Streuung in der Kassettenvorderwand ebenfalls einen, wenn auch nur geringen, Einfluß auf die Unschärfe des Röntgenbildes hat (Miller, 1963). Als Film muß für eine solche Prüfung ein Röntgen-Folienfilm für die medizinische Röntgendiagnostik verwendet werden. Feinkörnige Spezialfilme für die Materialprüfung mit Röntgenstrahlen oder Spezialfilme zur wahlweisen Verwendung mit oder ohne Folien sind für Untersuchungen von Folien für die Diagnostik nicht geeignet, da bei diesen Filmen der Anteil der reinen Röntgenbelichtung je nach Spannungsbereich

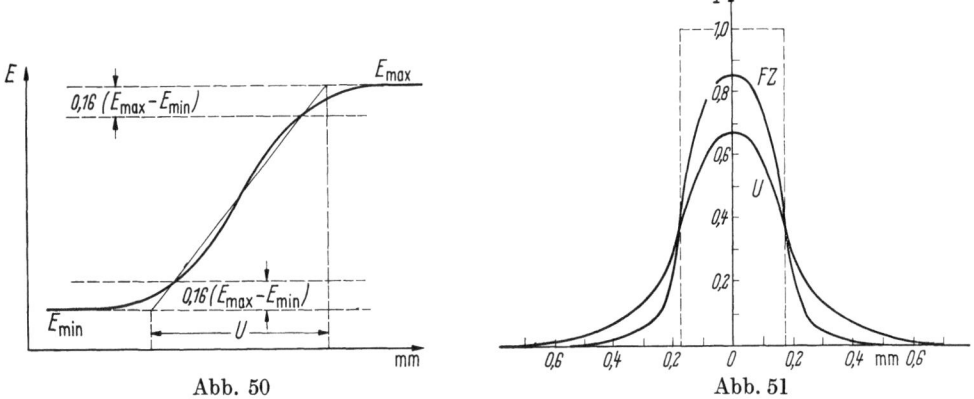

Abb. 50   Abb. 51

Abb. 50. Messung der Kantenunschärfe nach Klasens (1947/48). Aus dem Schwärzungsverlauf (E) hinter der Kante wird mit Hilfe der gleichzeitig aufgenommenen Gradationskurve des Filmes die vom Film registrierte Lichtverteilung ermittelt. Durch die Punkte $E_{max} - 0{,}16 \cdot (E_{max} - E_{min})$ und $E_{min} + 0{,}16 \cdot (E_{max} - E_{min})$ wird eine Gerade gelegt. Die Schnittpunkte dieser Geraden mit den Linien E_{max} und E_{min} werden auf die Abszisse projiziert. Ihr Abstand ergibt die Unschärfe U (in Millimeter)

Abb. 51. Verlaufskurven der vom Film registrierten Lichtintensität (I) hinter einem Spalt mit Universal- und feinzeichnenden Folien (nach Spiegler u. Rudinger, 1937). Die gestrichelte Kurve stellt die Intensitätsverteilung im Strahlbild dar. Verfasser bezeichnen das Verhältnis der maximalen vom Film registrierten Intensität zur maximalen Intensität im Strahlenbild als „Schärfeindex" (s) der Folien. Im vorliegenden Beispiel (50 kV, 1,7 m FA, Cu-Spalt 0,5 mm Cu/0,35 mm breit) beträgt $s = 0{,}85$ für die feinzeichnende und $s = 0{,}68$ für die Universal-Folienkombination

bis zu 50% betragen kann; d.h. während der „Folienfilm" nur zu 2—3% durch reine Röntgenstrahlung geschwärzt wird, ist auf diesen Filmen stets einer Aufnahme mit Folien eine „folienlose Röntgenaufnahme" überlagert.

Bei der Bestimmung der Unschärfe aus der Kantenbildfunktion darf jedoch entweder die bei der Aufnahme verwendete Bleikante nicht zu dick sein, damit sie noch durchstrahlt wird und die Schwärzung hinter dem Blei deutlich über dem Filmschleier liegt oder die minimale Schwärzung wird durch eine Vorbelichtung ohne Bleikante über den Filmschleier gebracht. Die gleiche Vorbelichtung ist auch bei der Bestimmung der Linienbildfunktion erforderlich (Morgan et al., 1964). Weiterhin ist zu beachten, daß nicht Nachbarschaftseffekte bei der Entwicklung des Filmes das Ergebnis beeinflussen. Solche Effekte treten vor allem auf, wenn der Entwickler nicht bewegt wird. Sie verursachen eine Kontrasterhöhung durch einen nichtlinearen Effekt, der durch die Gradationskurve, die mit Hilfe einer großflächigen Schwärzungstreppe oder eines Schwärzungskeils bestimmt wurde, nicht erfaßt wird (s. auch Spiegler, 1954; Hendeberg, 1960; Rossmann et al., 1964). Die Bestimmung der Kantenunschärfe ist von Natur aus wesentlich ungenauer als die Bestimmung der Linienbildfunktion und der Modulationsübertragungsfunktion (Röhler, 1958; Rossmann et al., 1964) und damit nur zum Vergleich deutlich unterschiedlicher Film-Folien-Kombinationen brauchbar. Dies ist mit ein Grund, warum die Messung der Linienbildfunktion der Auswertung der Kantenbildfunktion zum Teil vorgezogen wird.

An älteren Methoden zur Bestimmung eines Unschärfemaßes seien noch erwähnt Aufnahmen von Spalten mit einer Breite, die in der Größenordnung der Kantenunschärfe und der Halbwertbreite der Linienbildfunktion liegt (WIEST, 1935; SPIEGLER u. RUDINGER, 1937; JURIS u. RUDINGER, 1937, 1938; MEILER, 1954). Die sich hiermit ergebende Spaltbildfunktion weicht stark von der Linienbildfunktion ab und ist damit für eine Berechnung der Modulationsübertragungsfunktion ungeeignet. SPIEGLER und RUDINGER (1937) haben auf die Spaltbildfunktion die Definition eines „Schärfeindex" gegründet (s. Abb. 51).

BRONKHORST (1927) verwendet zur Messung der Bildschärfe ein Drahtnetzfocometer und bestimmt das Auflösungsvermögen bzw. den Detailkontrast hinter dünnen Drähten.

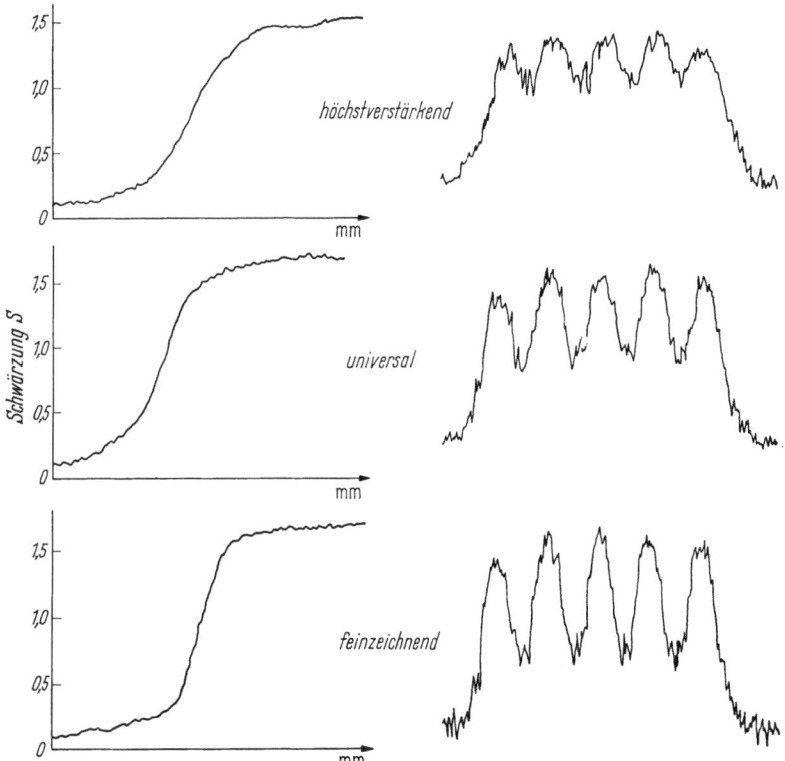

Abb. 52. Wirkung der Kantenunschärfe auf den Kontrast kleiner Details. Schwärzungsverlauf hinter einer Kante von 50 µm Bleidicke und einem gleich dicken Bleiraster von 200 µm Streifenbreite auf einem Röntgenfilm mit höchstverstärkenden, Universal- und feinzeichnenden Folien (nach GOERING, 1957)

Ähnliche Detailkontrast-Messungen mit Drähten, feinen Bleirastern oder mit Hilfe des Bleisternes werden unter anderem von WILSEY (1921), HARTMANN (1931), v. HOLLEBEN (1935), KLUG [1937 (2)], FRANKE (1952), STANGEN (1954), GOERING (1961) beschrieben.

Zur Erfassung der Verunschärfung durch einen einzigen Zahlenwert wird statt der Kantenunschärfe z.T. auch die Halbwertbreite der Linienbildfunktion benutzt (HÖFERT, 1966).

Nach der Erläuterung der verschiedenen Methoden zur Beschreibung der Verunschärfung sollen nun die Faktoren diskutiert werden, die die Verunschärfung hauptsächlich bedingen.

Der typische und deutlichste Unterschied in der Zeichenschärfe verschiedener Film-Folien-Kombinationen ergibt sich durch den verschiedenen Aufbau der als feinzeichnend, universal bzw. hochverstärkend bezeichneten Folien. Abb. 52 nach GOERING (1957) zeigt den Unterschied zwischen den verschiedenen Folientypen, gemessen mit Hilfe von Schwärzungsverläufen hinter einer Bleikante und einem Bleiraster. In Abb. 53 (nach GOERING,

1961) sind entsprechende Unterschiede auf Aufnahmen eines Bleirasters mit zunehmender Ortsfrequenz zu sehen.

Einen Schärfevergleich verschiedener Folientypen mit Hilfe der Linienbildfunktion und der Modulationsübertragungsfunktion zeigt Abb. 54 (nach Rossmann u. Lubberts, 1966). Aus dieser Darstellung sind auch Unterschiede bei der Verwendung verschiedener Folienpaare des gleichen Typs zu erkennen.

Die Schärfe einer Folienkombination hängt bei gleicher Belegung stark von der Schichtdicke ab. Man bemüht sich deshalb, die Leuchtschicht einer Folie möglichst dünn

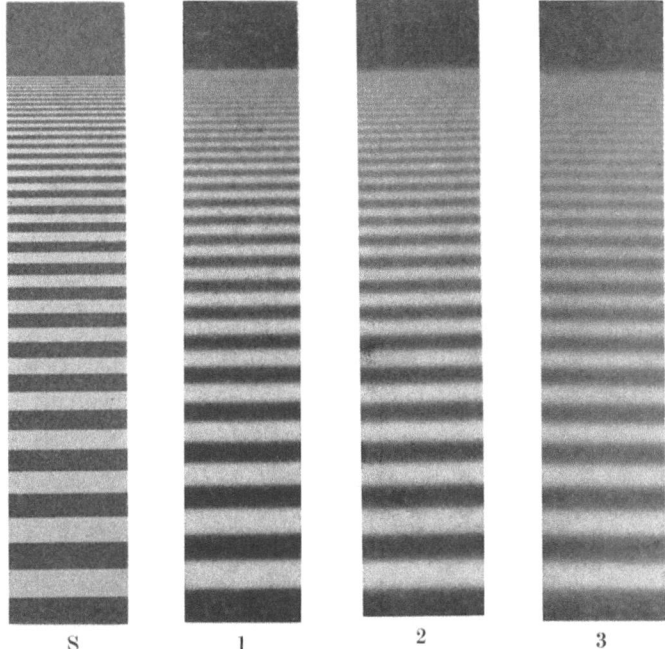

S   1   2   3

Abb. 53. Vergrößerung der Röntgen-Aufnahmen eines 50 μm dicken Bleirasters mit zunehmender Ortsfrequenz. *S* auf folienlosem Film; *1* auf Folienfilm mit feinzeichnenden Folien; *2* auf Folienfilm mit Universal-Folien; *3* auf Folienfilm mit höchstverstärkenden Folien. (Erster Streifen und Spalt je 1 mm breit, zweiter Streifen und Spalt je 0,9 mm usw., abnehmend in 10%-Stufen) (nach Goering, 1961)

zu halten. Das gleiche gilt für die Schutzschicht. Hartmann (1931, 1932) hat zwei weitere Maßnahmen zur Verbesserung der Zeichenschärfe von Folien beschrieben. Durch Aufbringen eines dunklen, lichtabsorbierenden Hintergrundes zwischen Träger und Leuchtschicht wird jede Lichtreflexion am Träger verhindert und es gelangt weniger Streulicht an die Oberfläche. Durch Anfärben der Leuchtschicht mit einem im Bindemittel löslichen Farbstoff wird alles schräg durch die Schicht fallende Streulicht erheblich mehr geschwächt als das senkrecht hindurchtretende „Nutzlicht". Beide Verfahren werden heute in der Folienfabrikation allgemein zur Verbesserung der Zeichenschärfe angewandt. Da beide Maßnahmen die zusätzliche Belichtung des Filmes durch Streulicht verhindern, wird durch sie auch der Verstärkungsfaktor der Folien herabgesetzt. Hochverstärkende Folien enthalten mitunter einen reflektierenden Hintergrund, welcher den Verstärkungsfaktor verbessert, sich jedoch nachteilig auf die Zeichenschärfe auswirkt.

Vorschläge, das in den Verstärkerfolien entstehende Streulicht durch eine Streulichtblende zwischen Folie und Film zu unterdrücken (z.B. Mayer, 1930), oder ein Raster z.B. aus Metallfolien in die Leuchtschicht einzubauen [Chantraine, 1933 (1); Steger u. Schmidt, 1942)] sind bisher in der Folienfabrikation ebenso wie bei der Herstellung von Leuchtschirmen nicht verwirklicht worden.

Den Einfluß von Belegung, Anfärbung und Hintergrund auf die mit Rechteckrastern gemessene Kontrastübertragung von Calciumwolframat-Verstärkerfolien zeigt Abb. 55

(nach BLANK u. GOERING, 1966). Die geprüften Folienkombinationen hatten dabei folgende Eigenschaften:

Hochverstärkende Folienkombination: $70 + 70$ mg $CaWO_4/cm^2$ ohne Anfärbung.

Universal-Folienkombination: $25 + 25$ mg $CaWO_4/cm^2$ ohne Anfärbung.

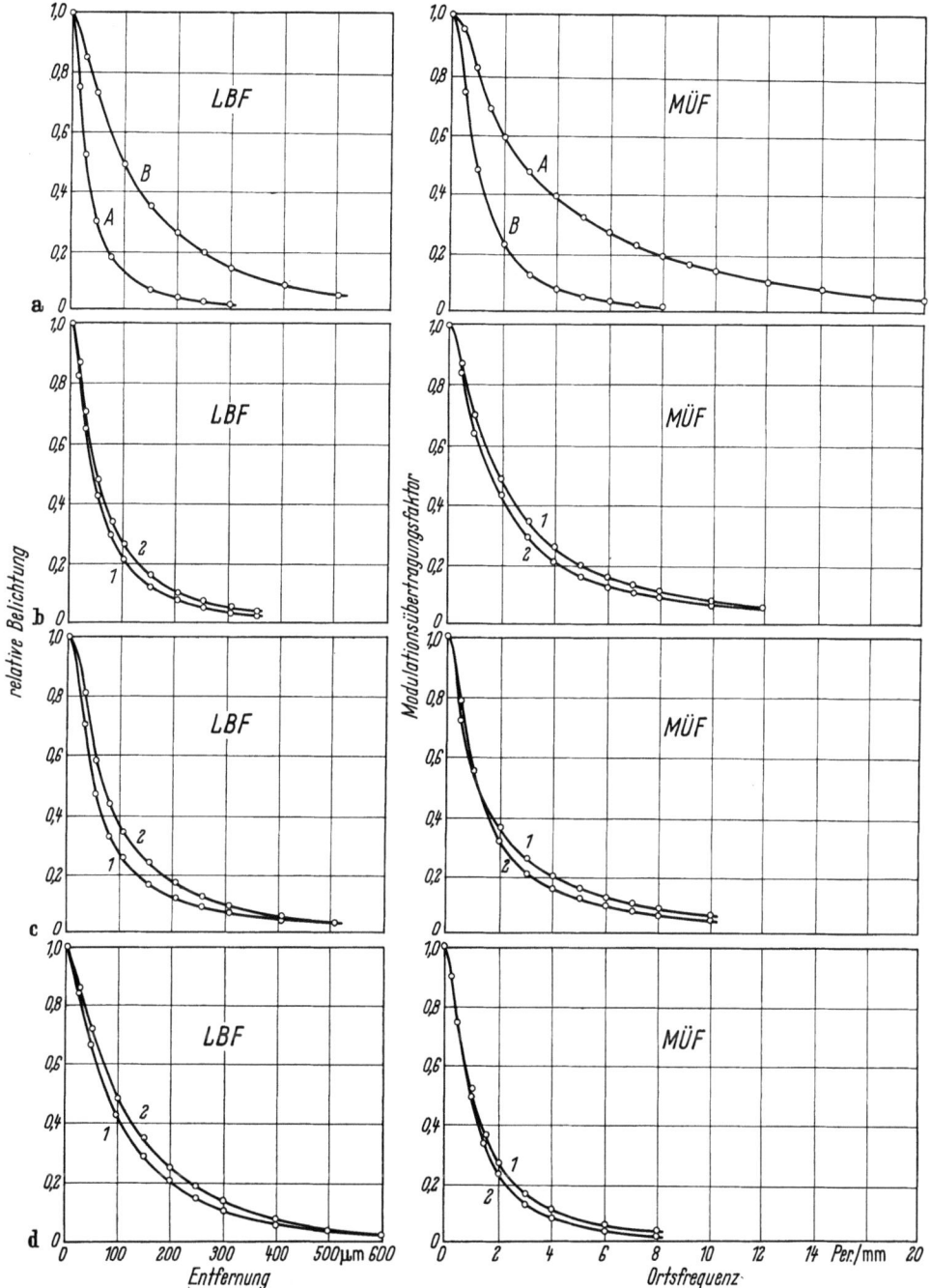

Abb. 54 a—d. Zusammenstellung der Linienbildfunktionen und Modulationsübertragungsfunktionen verschiedener Folien-Kombinationen mit Kodak Royal Blue Medizinischem Röntgenfilm (nach ROSSMANN u. LUBBERTS, 1966). Wegen der Symmetrie ist jeweils nur die Hälfte der Linienbildfunktionen gezeichnet. a) A Feinzeichnende Folienkombination (relativer Verstärkungsfaktor 20), B hochverstärkende Folienkombination (relativer Verstärkungsfaktor 200). b) Zwei feinzeichnende Folienpaare (relativer Verstärkungsfaktor 50). c) Zwei Universal-Folienpaare (relativer Verstärkungsfaktor 100). d) Zwei hochverstärkende Folienpaare (relativer Verstärkungsfaktor 200)

Feinzeichnende Folienkombination: $28 + 57$ mg CaWO$_4$/cm^2 Leuchtschicht angefärbt, absorbierender Hintergrund.

Superfeinzeichnende Folienkombination: $20 + 20$ mg CaWO$_4$/cm^2 Leuchtschicht stark angefärbt, absorbierender Hintergrund.

Die relativen Verstärkungsfaktoren dieser vier Folienkombinationen betrugen: $H = 1{,}7$, $U = 1$, $F = 0{,}5$, $S = 0{,}25$.

Sowohl Korngröße des Leuchtstoffes wie auch Kornzusammenballungen und inhomogene Verteilung des Leuchtstoffes in der Schicht haben einen Einfluß auf die Zeichen-

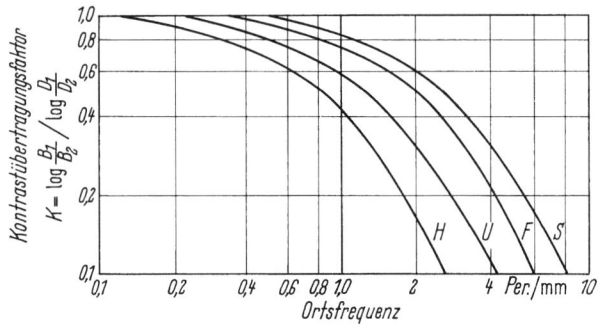

Abb. 55. Kontrastübertragungsfunktionen verschiedener Film-Folien-Kombinationen (nach BLANK u. GOERING, 1966). Die Verfasser benutzten die logarithmische Kontrastdefinition mit $\log \dfrac{B_1}{B_2} = $ Belichtungskontrast, $\log \dfrac{D_1}{D_2} = $ Dosiskontrast. H hochverstärkende Folienkombination; U Universal-Folienkombination; F feinzeichnende Folienkombination; S super-feinzeichnende Folienkombination. Weitere Angaben s. Text

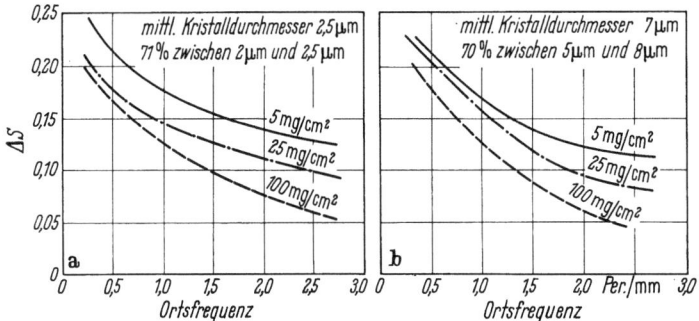

Abb. 56a u. b. Abhängigkeit der Schwärzungsdifferenzen ΔS auf Aufnahmen eines Bleistrichtestes von der Ortsfrequenz. a) Mittlerer Kristalldurchmesser 2,5 μm, b) mittlerer Kristalldurchmesser 7 μm (nach ANGERSTEIN u. PLAPPERER, 1965)

schärfe von Verstärkerfolien (s. BRONKHORST, 1927; BARTH u. EGGERT, 1929; SCHOBER u. KLETT, 1953, 1954; PIWONKA, VOIGT u. PETRI, 1965). ANGERSTEIN u. PLAPPERER (1965) fanden, daß der Einfluß des Kristalldurchmessers auf die Schärfe wesentlich geringer ist als der Einfluß der Belegungsdicke, solange der Kristalldurchmesser unter 10 μm bleibt (s. Abb. 56).

Ein weiterer Faktor, welcher die Unschärfe und den Detailkontrast beeinflußt, ist die Schutzschicht der Folien. Je dicker diese ist, um so größer wird der auf dem Film abgebildete Lichthof. SPIEGLER (1956) hat auf den Einfluß des Abstandes zwischen Leuchtschicht und Film hingewiesen. Eine dicke Schutzhaut auf der Folie hat den gleichen Einfluß auf die Unschärfe wie eine schlechte Anpressung der Folie an den Film (s. Abb. 57). Die in der Röntgendiagnostik üblichen Strahlenqualitäten haben nach OOSTERKAMP u. ALBRECHT (1963), MORGAN et al. (1964), ROSSMANN u. LUBBERTS (1966) einen vernachlässigbar kleinen Einfluß auf die Linienbildfunktion und die Modulationsübertragungsfunktion.

Schließlich ist zu beachten, daß auch im Film selbst eine Streuung des Folienlichtes stattfindet. HARTMANN (1931, 1932) hat wiederholt darauf hingewiesen und einen Lichthofschutz für den Röntgenfilm gefordert. Der von E. C. PETRI [1959 (2)] entwickelte Gelbfilm, welcher einen gelb angefärbten Filmträger enthält, erfüllt diese Forderung, hat jedoch den Nachteil geringerer Empfindlichkeit. Außerdem läßt er sich nach der Belichtung nicht entfärben, so daß die fertige Röntgenaufnahme gelb bleibt. Die Verfasserin hat die einzelnen Anteile des Streulichtes im nicht angefärbten Film und ihre Wirkung quantitativ bestimmt. Danach kann die zusätzliche Schwärzung einer Emulsionsschicht des Filmes durch das Licht der gegenüberliegenden Folie bis zu 40% betragen. Die zusätzliche Schwärzung der Emulsionsschicht durch das an den Grenzflächen der Unterlage reflektierte Licht beträgt bis zu 30%. Das an der Gegenfolie reflektierte Licht kann bis zu 10% an der Schwärzung beteiligt sein. Diese Zahlen erklären auch die Tatsache, daß der Gelbfilm eine geringere Empfindlichkeit als der unangefärbte Röntgenfilm hat. Eigene Messungen haben ergeben, daß die Zeichenschärfe und der Detailkontrast einer Testaufnahme mit Gelbfilm und Universalfolien etwa gleich gut sind wie auf einem unangefärbten Röntgenfilm mit feinzeichnenden Folien (s. Abb. 58, BLANK u. GOERING, 1966; BERG u. SPÜHLER, 1966; DE BELDER, 1966). Für die blaue Filmunterlage fand ANGERSTEIN (1965), daß diese keinen Einfluß auf die Detailerkennbarkeit hat.

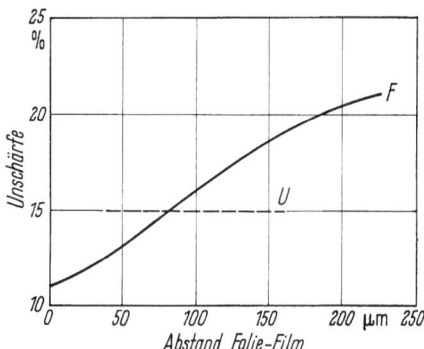

Abb. 57. Unschärfe einer Aufnahme mit feinzeichnenden Folien in Abhängigkeit vom Abstand Film-Folienoberfläche (nach SPIEGLER, 1956). Bei 75 µm Film-Folienabstand wird die Unschärfe U erreicht, welche der Unschärfe einer Universal-Kombination entspricht. (Die Messung und Definition der Unschärfe erfolgte nach dem von JURIS u. RUDINGER, 1937, 1938 beschriebenen Verfahren)

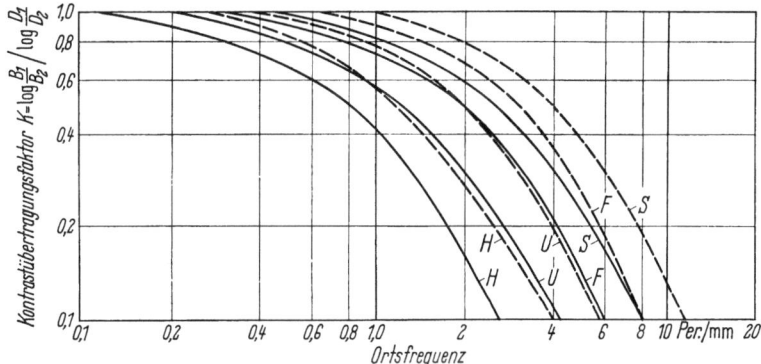

Abb. 58. Kontrastübertragungsfunktionen verschiedener Film-Folien-Kombinationen mit Blau- und Gelbfilm (nach BLANK u. GOERING, 1966). ———— Blaufilm; - - - - - - Gelbfilm. Weitere Bezeichnungen wie in Abb. 55

Die Unschärfe einer Röntgenaufnahme ist außer von Film- und Folieneigenschaften auch von der geometrischen Unschärfe und der Bewegungsunschärfe abhangig. [Über das Zusammenwirken verschiedener Unschärfe-Faktoren s. auch BRONKHORST, 1927; CHANTRAINE, 1930, 1933 (2), 1935; BOUWERS, 1931; BOUWERS u. OOSTERKAMP, 1936; WARREN, 1937, 1940; NEMET et al., 1946; KLASENS, 1946, 1947/48; MORGAN, 1949; WATSON, 1951 (1); MEILER, 1955.] Zur Darstellung des Zusammenwirkens der verschiedenen Einflüsse eignet sich sehr gut das Verfahren der Multiplikation der Modulationsübertragungsfunktionen der einzelnen Einflüsse zu einer kombinierten MÜF. Abb. 59 (nach MORGAN, 1962) zeigt als Beispiel die Zusammensetzung der MÜF von Folienkombinationen, geometrischen Bedingungen sowie Objektbewegung und Belichtungszeit.

Neben der Verunschärfung sind es auch statistische Störungen, die die Abbildungsgüte vermindern. Stellt man die Faktoren zusammen, die die Abbildungsgüte, bezogen auf das Schwärzungsbild des Filmes, beeinflussen, so erhält man das in Tabelle 2 darge

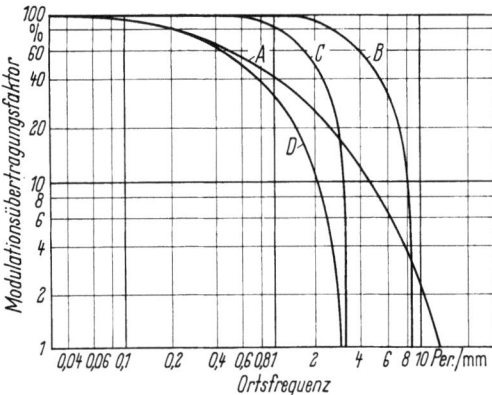

stellte Schema. Die statistischen Störungen setzen sich aus den in Tabelle 3 angegebenen Einflüssen zusammen [beide Tabellen nach Rossmann, 1966 bzw. 1963 (2)].

Bei den heute verwendeten Röntgenfilmen und Verstärkerfolien liegt die für eine Röntgenaufnahme benötigte Einfalldosis an der Kassette im Bereich von 0,2—1,5 mR. Bei hochempfindlichen Film-Folien-Kombinationen werden die statistischen Schwärzungsschwankungen hauptsächlich durch die örtliche statistische Verteilung der absorbierten Röntgenquanten verursacht. Nach Albrecht u. Proper (1966) überwiegt erst bei Aufnahmedosen, die über 1 mR liegen, der Einfluß der Struktur der Leuchtschicht. Die Zahl der Leuchtstoffkristalle liegt pro Flächeneinheit bei Universalfolien in der Größenordnung der bei einer Aufnahmedosis von 1 mR absorbierten Röntgenquanten

Abb. 59. Zusammensetzung der Modulationsübertragungsfunktionen: A der Film-Folien-Kombination, B der Focusgröße und der geometrischen Bedingungen, C der Objektbewegung und Belichtungszeit, D kombinierte MÜF, durch Multiplikation der Werte der einzelnen Funktionen (nach Morgan, 1962)

(Albrecht u. Proper, 1966). Damit entsteht infolge statistischer Schwankungen der Dichte der Leuchtstoffkristalle in der Leuchtschicht eine unregelmäßige Struktur. Weitere Ursachen dieses „Struktur-Rauschens" sind Unterschiede in der Lichtausbeute einzelner

Tabelle 2. *Faktoren, die die Abbildungsgüte beeinflussen* (nach Rossmann, 1966). *Der Einfluß der Faktoren ist durch Pfeile angedeutet*

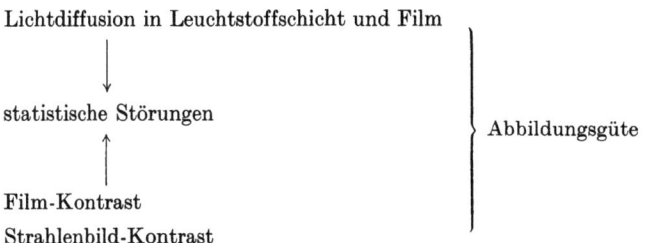

Tabelle 3. *Komponenten der gesamten statistischen Störungen auf dem Folienfilm (radiographisches Rauschen, radiographic mottle)* [nach Rossmann, 1963 (2)]

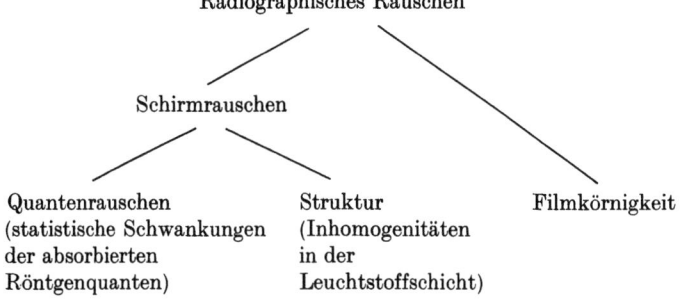

Leuchtstoffkristalle und die mehr oder weniger verwaschenen Abbildungen einzelner Leuchtstoffkristalle auf dem Film, je nach ihrer Lage an der Oberfläche oder in der Tiefe der Leuchtstoffschicht, sowie auch Kornzusammenballungen. Während das „Struktur-

Rauschen" der Folien in der Größenordnung des Röntgenquantenrauschens bei einer Aufnahmedosis von 1 mR liegt, ist das durch die Körnigkeit des Filmes bedingte „Filmkornrauschen" von nur geringem Einfluß auf das gesamte Rauschen einer Röntgenaufnahme mit Verstärkerfolien.

Das durch die statistischen Schwankungen der Röntgenquanten bedingte Rauschen auf der Röntgenaufnahme hängt nicht nur von der Quantenzahl ab, sondern auch von der Verunschärfung der Film-Folien-Kombination, d.h. davon, wie die durch einzelne Röntgenquanten erzeugten Lichtimpulse auf den Film übertragen werden.

Ausführliche Betrachtungen des Einflusses statistischer Störungen auf die Abbildungsgüte, sowie Diskussionen der Methoden zur Beschreibung dieser Einflüsse finden sich in der Literatur: Sturm u. Morgan (1949), Rossmann u. Seemann (1961), Rossmann [1962 (1, 2), 1963 (2), 1964 (1), 1965, 1966], Bischoff (1962), Cleare, Splettstosser u. Seemann (1962), Albrecht u. Oosterkamp (1963), Morgan (1965, 1966), Albrecht (1965), Albrecht u. Proper (1965, 1966), Doi (1966), Hay u. Czekalowski (1966).

c) Nachleuchten

Das hauptsächlich als Leuchtstoff für Verstärkerfolien verwendete Calciumwolframat zeigt im allgemeinen ein sehr schwaches Nachleuchten. Die Dauer und Intensität hängt stark von der Präparation des Leuchtstoffes ab, so daß bei den verschiedenen Fabrikaten unterschiedliche Werte zu erwarten sind.

Nach Messungen von Marshall (1947) klingt die Leuchtdichte einer $CaWO_4$-Folie innerhalb von 15 μsec auf etwa 10% der Primärleuchtdichte ab. Bleibariumsulfat erreicht den gleichen Wert nach weniger als 5 μsec. Bei Zinksulfid-Folien muß man dagegen mit wesentlich stärkerem Nachleuchten rechnen. Sie erreichen z.T. die gleichen Nachleuchtzeiten wie die Durchleuchtungsschirme.

Die Ansicht, daß ein starkes Nachleuchten des Leuchtstoffes einen geringeren Energie-Aufwand für Röntgen-Aufnahmen erfordert, hat Meiler (1959) widerlegt. Leuchtstoffe mit starkem Nachleuchten haben eine entsprechend lange Anklingzeit. An- und Abklingvorgang sind bei allen Leuchtstoffen eng miteinander verknüpft. Jedem Abklingvorgang geht ein entsprechender Anklingvorgang zu Beginn der Erregung voraus, so daß die abgestrahlte Lichtsumme etwa proportional der erregenden Energiesumme ist (s. auch Lenard et al., 1928; Schleede u. Bartels, 1938).

Für die Beschreibung der Trägheit mit Hilfe der zeitlichen Modulationsübertragungsfunktion gilt prinzipiell das in Abschnitt II. 2. c) über die Leuchtschirme Gesagte. Messungen der zeitlichen MÜF von Verstärkerfolien sind nicht bekannt. Eine Film-Folien-Kombination verbleibt nach der Belichtung im allgemeinen noch minutenlang in der Kassette. Wenn Film und Folien in den ersten Sekundenbruchteilen nach der Aufnahme nicht gegeneinander verschoben werden, so trägt das gesamte Licht des Phosphorescenz-Vorganges zum Bildaufbau bei, ohne daß die Abbildungsgüte verringert wird. Selbst bei Blattfilmwechslern mit schneller Bildfolge ist über einen nachteiligen Einfluß der Phosphorescenz der Folien auf das Bild nichts bekannt.

d) Mechanische Eigenschaften

Eine Folienkombination ist im Gebrauch erheblichen mechanischen Beanspruchungen ausgesetzt. Ein Vergilben der verwendeten Lacke oder ein Nachlassen der Leuchtkraft ist bei hochwertigen Folien auch nach vielen Jahren nicht zu erwarten, so daß ihre Lebensdauer im allgemeinen nur durch rein mechanischen Verschleiß oder Verschmutzung begrenzt wird. Eine gute Folienkombination soll bei guten photographischen Eigenschaften folgende Forderungen erfüllen: die Einzelfolie soll elastisch und nicht zu steif sein, damit eine gute Anpressung an den Film in der Kassette möglich ist. Die Schutzhaut muß abriebfest und leicht zu reinigen sein, sie darf durch das häufige Einlegen von Filmen keine Kratzer erhalten und muß außerdem möglichst chemikalienfest sein. Die Leuchtschicht muß zwar elastisch sein, damit sie nicht bei leichtem Biegen der Folie einreißt, sie darf jedoch nicht so weich sein, daß sich eventuell in die Kassette gelangte Fremdkörper eindrücken. Eine gute Haftung zwischen Leuchtschicht und Träger muß gewährleistet sein. Alle Teile der Folie sollen möglichst beständig gegen Feuchtigkeit sein. Folien, welche im Tropenklima verwendet werden, müssen gegen Bakterien- und Pilzbefall resistent sein.

Die meisten Verstärkerfolien sind auf ihrer Rückseite mit Klebebändern zum Einkleben in die Kassette versehen. Lose in der Kassette liegende Folien sind erheblich mehr der Gefahr einer mechanischen Beschädigung ausgesetzt als eingeklebte. Gegen Klebstoffe, besonders solche mit organischen Lösungsmitteln, sind nahezu alle Folien sehr empfindlich. Diese Stoffe diffundieren meist nach einiger Zeit durch den Träger in die Leuchtschicht ein und führen zu Flecken, welche dann auf der Röntgen-Aufnahme sichtbar werden. Das gleiche geschieht bei den meisten Folien, wenn Chemikalien, besonders Entwickler oder Fixierbad, auf die Folienoberfläche gelangen und dort eintrocknen. Vom Hersteller werden stets Mittel zur Reinigung empfohlen oder angeboten. Durch organische Lösungsmittel werden die meisten Folien angegriffen.

Am widerstandsfähigsten gegen Chemikalien-Einflüsse sind Kunststoff-Folien, jedoch nur, wenn auch die Schutzschicht oder das Bindemittel der Leuchtschicht aus einem Kunstharz besteht. Sie neigen allerdings auch am meisten zu elektrostatischer Aufladung, da die Kunststoffe gute Isolatoren sind. Quantitative Untersuchungen über die statische Aufladung von Verstärkerfolien beschreibt Frost (1955). Infolge der Aufladung ziehen die Folien Staub und Textilfasern an und diese bilden sich dann auf dem Film ab. Durch Kaschieren der Folienrückseite mit einer dünnen leitenden Aluminiumfolie kann eine Aufladung verhindert werden. Die Reinigungs- und Pflegemittel besonders für Kunststoff-Folien enthalten im allgemeinen ein Antistatik-Mittel, welches bei regelmäßiger Behandlung der Folie den gleichen Effekt erzielt.

Da der Verstärkungsfaktor, seine Spannungsabhängigkeit und die Zeichenschärfe vom Aufbau der Leuchtschicht, der Dicke der Schutzschicht und dem Material des Trägers abhängig sind, besteht auch ein enger Zusammenhang zwischen den mechanischen und den Abbildungs-Eigenschaften einer Folie. Bei der Beurteilung der Güte und des Gebrauchswertes einer Folienkombination müssen beide Eigenschaften in gleicher Weise berücksichtigt werden.

Für die genauen Abmessungen der verschiedenen Folienformate und die zulässigen Maßtoleranzen gilt in Deutschland das Normblatt DIN 6831 der Deutschen Normen (letzte Ausgabe vom Oktober 1959).

3. Die verschiedenen Folientypen und ihre Anwendung

Wie bereits oben erwähnt, werden im allgemeinen über die Eigenschaften von Verstärkerfolien vom Hersteller nur relative Zahlenangaben gemacht, welche sich auf jeweils einen Folientyp des gleichen Herstellers beziehen. Meist wird die Universal-Kombination als Standard angegeben. Die Universal-Folien verschiedener Hersteller können sich jedoch erheblich voneinander unterscheiden. Abb. 60 zeigt die Ergebnisse einer Messung des Verstärkungsfaktors und der Detailkontrast-Wiedergabe von 44 Folienkombinationen verschiedener europäischer und außereuropäischer Hersteller. Von jedem Folientyp eines jeden Herstellers wurde eine Kombination gemessen. Über die Fabrikationstoleranzen innerhalb eines Folienfabrikates sagt das Diagramm nichts aus. Jedoch können diese z.T. recht groß sein [Stürmer, 1965 (2)].

Als Standard-Folie wurde für alle Messungen die gleiche Universal-Kombination verwendet. Alle Messungen wurden auf dem gleichen Film gemacht. Bei jeder Belichtung einer Prüfkombination lag die Standard-Kombination mit in der Kassette und wurde mit ausgewertet.

Auf der Ordinate ist der relative Belichtungsfaktor (d.h. der Reziprokwert des relativen Verstärkungsfaktors) aufgetragen. Er wurde mit Hilfe der Zeit-Sensitometrie gemessen (Auswertung s. Abb. 43). Auf der Abszisse ist der relative Detail-Kontrast-Faktor dargestellt. Er wurde wie folgt gemessen: Mit der Folienkombination wurde (zusammen mit der Standard-Folie) eine Aufnahme eines 100 μm dicken Wolframdrahtes gemacht und bei einer Grundschwärzung von $S = 1{,}5$ der Schwärzungskontrast (S_{max} neben dem Draht — S_{min} hinter dem Draht) am Mikrophotometer gemessen. Der Detailkontrast der Prüf-Kombination dividiert durch den Detailkontrast der Standard-Kombination ergibt den Detail-Kontrast-Faktor der Folien.

Die Aufnahmen wurden bei einer Röhrenspannung von 90 kV (8 cm Plexiglas-Vorfilterung an der Röhre) gemacht. Die geometrische Unschärfe wurde durch Verwendung eines kleinen Brennfleckes und durch Einhalten eines großen Focus-Film-Abstandes (1,60 m) möglichst klein gehalten. Die Ergebnisse sind Relativwerte und gelten nur für die eine Strahlenqualität. Zweck dieser Darstellung ist es, zu zeigen, wie stark sich die Eigenschaften der einzelnen Folientypen bei verschiedenen Herstellern überschneiden. Die Universalfolie eines Herstellers wird von einem anderen bereits als hochverstärkende Folie klassifiziert und einige Universalfolien fallen bereits in den Bereich der feinzeichnenden Folien anderer Hersteller. Das bedeutet für den Praktiker, daß er bemüht sein muß, besonders bei der Verwendung einer Belichtungs-Automatik, möglichst nur Folien eines Fabrikates zu verwenden. Es ist außerdem nicht möglich, eine defekte Einzelfolie einer Kombination durch eine Folie gleichen Typs jedoch von einem anderen Hersteller zu ersetzen, um die Kombination auf diese Weise wieder zu ergänzen. (Über vergleichende Untersuchungen mehrerer Folienfabrikate s. auch Frommhold, 1956 sowie Widenmann, 1957).

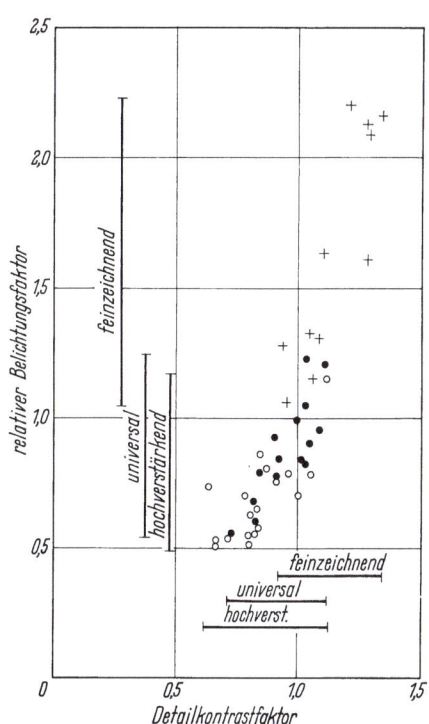

+ feinzeichnend   • universal   ○ hochverstärkend

Abb. 60. Belichtungsfaktor und Detailkontrastfaktor von 44 Folien-Kombinationen verschiedener Fabrikate. Die Balken unten und am linken Rand geben die Bereiche an, in denen die einzelnen Folientypen verschiedener Hersteller heute etwa liegen. (Die Messung des Belichtungs- und Kontrast-Faktors ist im Text beschrieben)

Aus der Abb. 60 geht ferner hervor, daß mit den heute angewandten Mitteln zur Steigerung des Verstärkungsfaktors oder der Zeichenschärfe von Verstärkerfolien kein wesentlicher Gewinn in der einen oder anderen Richtung mehr zu erreichen ist. Denkt man sich eine Kurve durch die einzelnen Meßpunkte des Diagramms, so nähert sich diese nach oben asymptotisch der Ordinate, nach unten der Abszisse. Eine weitere Steigerung des Verstärkungsfaktors bzw. Herabsetzung des Belichtungsfaktors muß mit einer starken Bildgüte-Verschlechterung, eine weitere Steigerung der Bildgüte mit einem großen Verlust an Verstärkerwirkung erkauft werden. Am sinnvollsten erscheint eine Abstufung der Belichtungsfaktoren um etwa den Faktor 2, d.h. wenn die Universal-Kombination den Belichtungsfaktor 1 hat, sollte die hochverstärkende 0,5, die feinzeichnende etwa 2 haben, damit auch die erzielten Bildgüte-Unterschiede deutlich sind.

Rund 80 % aller verwendeten Folien sind Universal-Folien. Der Anteil der feinzeichnenden und hochverstärkenden Folien dürfte etwa je 10 % betragen, doch werden mit zunehmender Leistung der modernen Röntgengeneratoren und Röhren immer mehr feinzeichnende Folien verwendet. Feinzeichnende Folien finden im allgemeinen in der Lungen-Diagnostik und für Knochen-Aufnahmen Verwendung. Bei Schweraufnahmen starker

Patienten (z.B. Lendenwirbelsäule, Schwangerschaft) verwendet man hochverstärkende Folien, desgleichen vielfach bei Serien-Aufnahmen, zur Herabsetzung der Röhrenbelastung und der Patienten-Dosis.

Nahezu das ganze übrige Aufnahmegebiet bleibt den Universal-Folien vorbehalten (mit Ausnahme der Spezialaufnahmen, z.B. mit Verlauffolien).

Die Gesamtunschärfe der Aufnahme setzt sich aus der geometrischen Unschärfe, der Bewegungsunschärfe und der Film-Folienunschärfe zusammen (s. auch Klasens, 1946; Nemet et al., 1946; Morgan, 1949). Zur Kombination der verschiedenen Verwaschungseffekte mit Hilfe der zugehörigen Modulationsübertragungsfunktionen s. auch Abb. 59 (nach Morgan, 1962). Die Verwendung eines bestimmten Folientyps setzt folglich unter anderem die Berücksichtigung der Brennfleckgröße und des Abstandes sowie der Bewegungsgeschwindigkeit der darzustellenden Organe und der möglichen (kürzesten) Belichtungszeiten voraus. Sieber (1959) kommt anhand ausführlicher Versuche unter praxisnahen Bedingungen zu dem Schluß, daß bei Röntgenaufnahmen bewegter Organe besonders in der Magen-Darm-Diagnostik Universalfolien bei Verwendung eines 1,2 mm-Focus den besten Schärfeeindruck geben.

4. Spezialfolien

a) Folien für Mehrfachaufnahmen

Bei der Anfertigung von Röntgen-Mehrfachaufnahmen (Simultan-Aufnahmetechnik, Multiple Radiographie) unterscheidet man je nach Aufgabenstellung drei Verfahren:

1. Die Simultan-Schichttechnik.

2. Die Anfertigung von Duplikat- oder Mehrfach-Aufnahmen mit gleichem Bildcharakter und gleichem dargestellten Objektumfang.

3. Die Anfertigung von Mehrfach-Aufnahmen mit unterschiedlichem Objektumfang.

In allen Fällen werden mehrere Film-Folien-Kombinationen hintereinander in einer Kassette verwendet. Die Verstärkungsfaktoren der Folienkombinationen sind unter Berücksichtigung der Absorption der durchstrahlten Kombinationen derart aufeinander abgestimmt, daß jeder Film eine genau definierte Belichtung erhält.

α) Simultanschicht-Folien

In der Simultanschicht-Technik werden Foliensätze zur gleichzeitigen Belichtung von 3—11 Filmen in Spezialkassetten verwendet [s. auch Ziedses des Plantes, 1933; Vieten, 1940; Watson, 1951 (2); Backlund, 1956; Gajewski 1956, (1, 2); Becker u. Schmitt, 1956; Becker, 1958]. Abb. 61 zeigt eine Simultankassette für 5—7 Folien-Kombinationen. Die Film-Folien-Kombinationen werden in ein Buch aus Schaumstoff-Platten von 5—10 mm Dicke in den gewünschten Abständen eingelegt. Vielfach werden auch Simultan-Foliensätze verwendet, bei denen die Folien mit den Schaumstoffplatten bereits fest verklebt sind, so daß die Abstände nicht mehr variabel sind. Gegenüber den z.T. verwendeten Luftgummikissen, Kunststoff-Platten oder Führungsnuten in der Kassettenwand zur Festlegung der Schichtabstände (s. auch Sennot u. Worrell, 1953; Lasser u. Nowak, 1956; Viallet et al., 1957; Barke, 1960) haben Schaumstoffplatten den Vorteil, daß sie bei sehr geringem Streuvolumen infolge ihrer Elastizität eine gute Anpressung zwischen Folien und Film gewährleisten.

Der Foliensatz selbst besteht aus einer Reihe von Folienkombinationen oder Einzelfolien. Im kompletten Foliensatz findet bei der Aufnahme entsprechend der Absorption in den Folien ein Dosisabfall statt. Um eine gleichmäßige Belichtung aller Filme zu erzielen, müssen die Verstärkungsfaktoren von der ersten (focusnächsten) bis zur letzten (focusfernsten) Schicht zunehmen, und zwar jeweils um den Reziprokwert des Wertes, auf den die Intensität der Strahlung infolge der Absorption in den focusnäheren Film-Folien-Kombinationen abfällt. Hartmann (1955) hat die Abhängigkeit der Belichtungszeit für gleiche Filmschwärzung mit einer Folienkombination von der Vorfilterung durch verschiedene CaWO$_4$-Schichten bestimmt (s. Abb. 62). Hinter 400 mg CaWO$_4$/cm^2 ist (bei 90 bzw. 65 kV) bereits die 8—17fache Belichtung erforderlich, um die gleiche Schwärzung auf dem Film zu erzielen, wie ohne Vorfilterung; d.h. bei einem Foliensatz, dessen Gesamtbelegung ca. 400 mg CaWO$_4$/cm^2 beträgt, muß die letzte Folienkombination je nach Strahlenqualität einen Verstärkungsfaktor von 8—17 gegenüber der ersten Kombination des Satzes aufweisen. Er schlägt daher die Verwendung wenig absorbierender „Dünnschichtfolien" mit einer Leuchtstoffbelegung um 20 bzw. unter 20 mg Leuchtstoff/cm^2 vor. Als Mittel zur Abstufung von Verstärkungsfaktoren empfiehlt er verschiedene Anfärbung der Folien, die Verwendung von Leuchtstoffen verschiedener Leuchtkraft

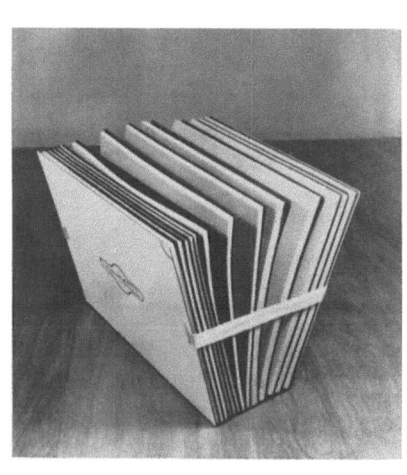 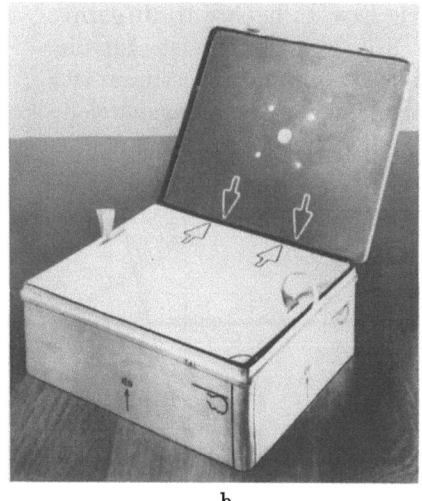

a   b

Abb. 61a u. b. Beispiel einer Simultanschicht-Kassette mit Folienbuch aus Schaumstoff-Zwischenlagen. a) Folienbuch zum Einlegen der Folienpaare in den gewünschten Abständen. b) Kassette mit eingelegtem Folienbuch (nach GAJEWSKI u. LIESE, 1955)

(infolge verschiedener Korngröße, Killerung oder Aktivierung), die Verwendung von Leuchtstoffen mit unterschiedlicher spektraler Emission oder lichtabsorbierender Filterschichten auf den Folien bzw. zwischen Film und Folien.

Von den beschriebenen Mitteln werden heute nur einige angewendet. Nicht alle Foliensätze bestehen aus Dünnschichtfolien. Einige enthalten unangefärbte Folien, deren Verstärkungsfaktoren lediglich durch die Belegung und Schichtdicke variiert werden. Damit eine größere Zahl von Schichten erreicht wird, werden mitunter die ersten Filme nur mit Einzelfolien anstelle von Folienkombinationen belichtet. Die betreffenden Filme haben dann jedoch infolge der einseitigen Belichtung mit nur einer Folie eine flachere Gradation und die Bilder werden immer kontrastärmer (s. auch GAJEWSKI u. LIESE, 1955). Nach WIDENMANN (1958) erreicht ein Röntgenfilm, welcher bei der Belichtung mit einer Folienkombination ein Gamma von 3,2 hat, bei Verwendung nur einer Folie höchstens noch ein Gamma von 2,6. Häufiger enthalten die ersten Schichten Dünnschichtfolienpaare. In den folgenden Schichten werden die Belegungen bis etwa zum Typ der hochverstärkenden Folien gesteigert. Feinabstufungen werden durch zusätzliche Anfärbung der Leuchtschicht erreicht. Auf diese Art lassen sich Foliensätze bis zu 7 Schichten zusammenstellen, in denen alle Filme durch eine Folienkombination oder ein gleichschichtiges Folienpaar belichtet werden. Am häufigsten werden Simultan-Foliensätze mit 5 bis 7 Schichten verwendet (s. auch PLAPPERER u. CREDO, 1965).

Da die Absorption und die Verstärkungsfaktoren der Folien von der Strahlenqualität abhängig sind, kann die Abstimmung eines Simultan-Foliensatzes nur für eine bestimmte Aufnahmespannung bzw. einen relativ engen Spannungsbereich gelten. L. WIDENMANN (1958) hat eine Reihe von Foliensätzen unter praxisnahen Bedingungen untersucht.

13*

Abb. 63a und b zeigt zwei Beispiele für gut abgestimmte Foliensätze mit 5 Schichten. Der eine Satz zeigt eine optimale Abstimmung bei 60 kV, während bei 70 kV infolge der geringeren Absorption in den focusnahen Folien die Belichtung der 5. Schicht bereits unzulässig hoch ist. Der andere Satz ist für einen Spannungsbereich von 70—90 kV abgestimmt, bei 60 kV werden die focusfernen Schichten bereits unterbelichtet, bei 125 kV und darüber sind sie überbelichtet. Die richtige Belichtung von Simultanschichtaufnahmen er

kennt man an der Grundschwärzung der 1. Schicht. Ein Schwärzungsabfall oder -anstieg in den folgenden Schichten zeigt an, daß die Röhrenspannung zu niedrig bzw. zu hoch war. Je geringer die Röhrenspannung ist, für die der Foliensatz optimal abgestimmt ist, um so enger ist der Spannungsbereich, in dem er benutzt werden kann.

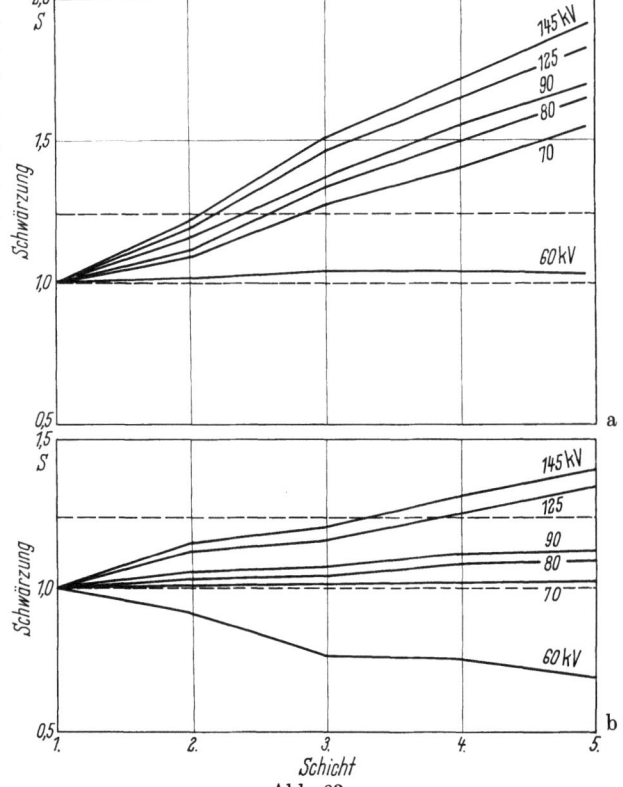

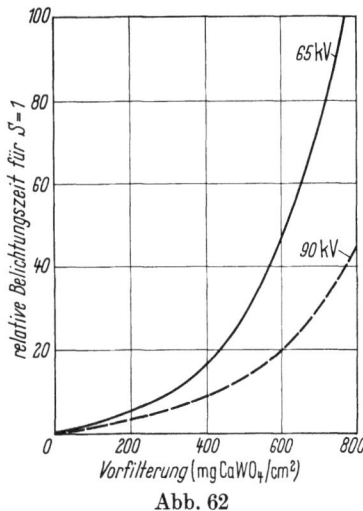

Abb. 62

Abb. 63

Abb. 62. Relative Belichtungszeit zur Erzielung einer Schwärzung $S = 1$ mit einer Dünnschicht-Folien-Kombination als Funktion der Vorfilterung durch $CaWO_4$-Folien (bis 800 mg $CaWO_4/cm^2$) für 65 kV + 5 mm Al und 90 kV + 10 mm Al. Der Einfluß der $CaWO_4$-Vorfilterung ist stark von der Strahlenqualität abhängig (s. auch Hartmann, 1955)

Abb. 63. Darstellung der bei verschiedenen Röhrenspannungen erzielten Schwärzungen innerhalb einer Simultanschicht-Serie mit 5 Aufnahmen bezogen auf $S = 1$ auf dem ersten Film. Die gestrichelten Linien bezeichnen den als zulässig angenommenen Schwankungsbereich der mittleren Filmschwärzung. a Für 60 kV optimal abgestimmter Foliensatz, b für 70—90 kV optimal abgestimmter Foliensatz (nach L. Widenmann, 1958)

Die Aufnahmedosis zur Belichtung einer Serie von 5—7 Simultan-Schichtaufnahmen ist in der Regel geringer als die Dosis für die gleiche Anzahl von Einzelschichtaufnahmen mit Universalfolien. Nach Liess (1956) beträgt sie das $1^1/_2$—2fache einer Einzelschichtaufnahme, Widenmann (1958) gibt dagegen den Faktor $3^1/_2$—6 an. Die Abbildungsgüte von Simultanaufnahmen ist nicht einheitlich. Sie nimmt von der ersten zur letzten Schicht ab, da ein zunehmender Verstärkungsfaktor eine geringere Zeichenschärfe zur Folge hat. Außerdem entsteht im Folienpaket Streustrahlung, welche bildverschlechternd wirkt. Ihr Anteil ist stark von der Feldgröße und der Strahlenqualität abhängig. Nach Widenmann (1958) kann er bei einem Satz mit 5 Folienpaaren etwa 15% in der ersten und bis zu 37% in der 5. Schicht betragen. Einen wenn auch nur geringen Einfluß auf die Abbildungsgüte hat außerdem die Größe des Schichtwinkels, da bei Schrägeinstrahlung auf eine Film-Folienkombination die Zeichenschärfe durch einen Parallaxenfehler verringert wird (s. auch Kunz, 1950).

Um eine Orientierung auf den fertigen Aufnahmen zu erleichtern, sind Simultanfolien im allgemeinen mit Ziffern am Bildrand versehen, welche sich auf dem Film abbilden. GAJEWSKI u. LIESE (1955) beschreiben eine Markierung der Folien, welche es gestattet, aus der fertigen Aufnahme nicht nur die Lage der abgebildeten Schicht, sondern auch die Körperseite und Projektionsrichtung eindeutig zu ermitteln. Zu diesem Zweck enthält die jeweilige Hinterfolie eines jeden Paares an einem Rand zwei, die Vorderfolie am gegenüberliegenden Rand eine Ziffer in Spiegelschrift. Markierungen und Symbole auf der Kassette und dem Folienbuch gewährleisten ein seitenrichtiges Einlegen des Foliensatzes in die Kassette.

β) Folien für Duplikat- oder Mehrfach-Aufnahmen mit gleichem dargestellten Objektumfang

Zur Anfertigung von Duplikat- oder Dreifach-Aufnahmen werden wie beim Simultan-Schichtverfahren zwei (oder seltener drei) im Verstärkungsfaktor aufeinander abgestimmte Folienkombinationen verwendet (CLARK, 1960). Im allgemeinen kann man zwei Kombinationen in einer üblichen Röntgenkassette noch unterbringen. Wenn das Schaumstoffpolster aus der Kassette entfernt und durch ein dünneres ersetzt wird, können auch drei Kombinationen eingelegt werden.

Nur wenige Firmen bieten Spezialfolien für diesen Zweck an. Es werden jedoch auch vielfach normale Verstärkerfolien zur Herstellung von Duplikaten verwendet. Focusnah wird eine feinzeichnende Folienkombination eingelegt, dahinter eine Universal-Kombination. Durch einige Versuchsaufnahmen mit einem Wasserphantom läßt sich die günstigste Röhrenspannung ermitteln, bei der beide Filme gleich belichtet werden. Da die Folienkombinationen der verschiedenen Hersteller sich mitunter sehr stark voneinander unterscheiden, kann man auch Kombinationen verschiedener Fabrikate hintereinander verwenden und so praktisch jede gewünschte Abstimmung der Verstärkungsfaktoren erzielen.

Einzelfolien zusammen mit einer Kombination können nicht verwendet werden, da sie, wie bereits erwähnt, einen geringeren Kontrast ergeben.

γ) Folien für Mehrfach-Aufnahmen mit unterschiedlich dargestelltem Objektumfang

Bei Verwendung zweier oder mehrerer gleicher Folienkombinationen in einer Kassette unterscheiden sich die Aufnahmen durch ihre unterschiedliche Belichtung. Verwendet man focusnah eine Universal-Kombination und dahinter eine feinzeichnende, so kann man z.B. in einem bestimmten Spannungsbereich auf dem ersten Film eine Darstellung der Knochen, auf dem zweiten Film eine Darstellung der Weichteile erzielen (CLARK, 1960). Auch gleichzeitige Aufnahmen der Lunge und des Herzens bzw. der Brustwirbelsäule sind auf diesem Wege möglich.

Für diese Aufnahmetechnik lassen sich auch die gleichen Folienkombinationen wie für Duplikat-Aufnahmen, nur in umgekehrter Reihenfolge, verwenden, oder aber Kombinationen verschiedener Fabrikate, welche man aus dem breiten Spektrum der angebotenen Folientypen auswählen kann. Unter Umständen kann hier auch die Verwendung einer Einzelfolie hinter einer Kombination Vorteile bringen, indem durch sie die Gradation des Filmes verändert wird. Auch die gleichzeitige Verwendung verschiedener Filme kann vorteilhaft sein.

b) Verlauffolien

Der Objektumfang einiger medizinischer Objekte ist so groß, daß diese sich in einer Aufnahme mit einer normalen Film-Folien-Kombination nicht einwandfrei darstellen lassen. Es ist stets nur ein Teil mittlerer Absorption des betreffenden Objektes richtig belichtet, während die dickeren oder dichteren Partien unterbelichtet, die dünneren oder weniger dichten Partien überbelichtet sind. Das gilt z.B. für Aufnahmen der ganzen Wirbelsäule, der seitlichen Lendenwirbelsäule oder für Extremitäten-Angiographien. Zum Belichtungsausgleich bei Aufnahmen von Objekten stark unterschiedlicher Dicke oder Dichte gibt es eine Reihe von Verfahren, so z.B. die Teilabdeckung des Objektes durch

Filter oder Filterschablonen, die Verwendung von Keilfiltern, den Entwicklungsausgleich oder die Nachbehandlung des fertigen Bildes sowie die Anwendung von Ausgleichs- oder Verlauffolien [s. auch Gajewski, 1956 (3)].

Verlauffolien-Kombinationen unterscheiden sich von den üblichen Folien dadurch, daß der Verstärkungsfaktor meist in der Längsrichtung des Folienformates zu- oder abnimmt. Dies kann man durch verschiedene Verfahren erreichen. Entweder wird beim Guß der Folien die Schichtdicke variiert oder durch wechselnde Anfärbung der Leuchtschicht bzw. der Schutzschicht der Verstärkungsfaktor örtlich verändert. Auch zwischen Film und Folien gelegte dünne Farb- oder Graufilter bzw. kontinuierlich geschwärzte Filme werden beschrieben (Buchholz, 1952, 1953). Diese haben jedoch den Nachteil, daß sie den Abstand zwischen Film und Folie vergrößern und damit die Zeichenschärfe verringern. Bei Folien mit angefärbter Schutzschicht lassen sich beliebige Objekt-Konturen nachbilden, so daß man sie z.B. sogar für die gleichzeitige Darstellung von Schädel und Weichteilen gewissermaßen nach Maß herstellen kann. Abgesehen von den Schwierigkeiten bei der Einstellung der Aufnahme lassen sich solche Folienkombinationen nur für einen oder wenige Patienten gleicher Statur verwenden.

Im allgemeinen sind Verlauffolien auf der Rückseite mit einem Plus- und Minuszeichen versehen. „+" bezeichnet die Seite mit hohem, „—" die mit geringem Verstärkungsfaktor. Meist nimmt der Verstärkungsfaktor von + nach — kontinuierlich ab.

Frei Luft, d.h. ohne Objekt gemessen, beträgt das Verhältnis der Verstärkungsfaktoren von einem zum anderen Ende der Folien je nach Fabrikat etwa 1:1,5 bis 1:6. In der Praxis ist dieses Verhältnis jedoch kleiner (s. unten).

Die Verwendung von $CaWO_4$-Verlauffolien haben unter anderem Viernstein (1957), Viernstein u. Hipp (1958), Seyss (1960) beschrieben. Vergleichende Untersuchungen mit Verlauffolien und Keilfiltern zwischen Röhre und Patient beschreibt Greuel (1961). Mit Hilfe von Aufnahmen eines 26 cm dicken Wasserphantoms mit einer Reihe von handelsüblichen Verlauffolien für seitliche Aufnahmen der Lendenwirbelsäule stellte er fest, daß keine dieser Kombinationen einen ausreichenden Belichtungsausgleich bewirkt. Die Verstärkungsfaktoren änderten sich bei einzelnen Fabrikaten von einem Ende der Folien zum anderen um nicht mehr als den Faktor 1,2 bis 1,5. Nur bei einzelnen Kombinationen betrug dieser Faktor 3 bis 5.

Für seitliche Aufnahmen der Lendenwirbelsäule empfiehlt er daher eine zusätzliche Verwendung eines Keilfilters vor der Röntgenröhre, um einen idealen Belichtungsausgleich zu erreichen.

Dennoch werden heute häufig Verlauffolien für seitliche Lendenwirbelsäulen-Aufnahmen und Aufnahmen der unteren Extremitäten oder Extremitäten-Angiographien (20 × 90 cm bzw. 20 × 80 cm) verwendet. Sie bringen hier gegenüber der gleichmäßigen Normal-Folienkombination zweifellos einen Vorteil. Infolge der unterschiedlichen Größenverhältnisse bei allen anatomischen Objekten ist ihre Anwendung jedoch schwierig. Die Dosisbelastung des Patienten ist außerdem höher als bei den Verfahren, bei denen der Belichtungsausgleich zwischen Focus und Patient erfolgt.

c) Kombination von Folien und Kassette

Verstärkerfolien werden in der medizinischen Röntgendiagnostik im allgemeinen in ebenen Metallkassetten verwendet. Für einige Spezial-Aufnahmetechniken gibt es Winkel- oder Sattel-Kassetten, in welche die Folien und der Film gekrümmt eingelegt werden (z.B. Winkel-Kassetten für die Kniegelenk-Darstellung nach Frik oder die Hofmann-sche Sattelkassette für Schenkelhalsnagelungen). Es werden jedoch für die genannten Spezial-Aufnahmen sowie die Aufnahmetechniken, bei denen es erwünscht ist, daß die Kassette sich den Formen des Objektes anpassen läßt, auch schmiegsame Folienkassetten benutzt.

Diese Folienkassetten bestehen aus zwei Verstärkerfolien mit flexiblem Kunststoff-Träger, welche an den Rändern zu einer lichtdichten Tasche verschweißt sind. Die Leuchtstoff-Schichten befinden sich auf der Innenseite dieser Tasche. Über diese „Folientasche" wird als Lichtschutz eine ebenfalls flexible Gegenhülle aus dem gleichen Kunststoff geschoben. Auch Kunststoff-Gleitverschlüsse werden zum Abdichten der Folien-Kassetten verwendet. Abb. 64 zeigt zwei Beispiele solcher Kombinationen von Folien und Kassette.

Die Kassetten werden mit verschiedenen Folientypen hergestellt. Es gibt Sonderformate für intraorale Zahn- oder Kiefer-Aufnahmen und operative Nierenaufnahmen. Hüssy (1956) beschreibt Versuche mit elastischen Folien-Kassetten und die damit durchführbaren Spezial-Aufnahmen. Als Vorteil nennt er die Möglichkeit, die Filmebene der Krümmungsebene des Objektes in allen Fällen anpassen zu können. Standard-Aufnahmen

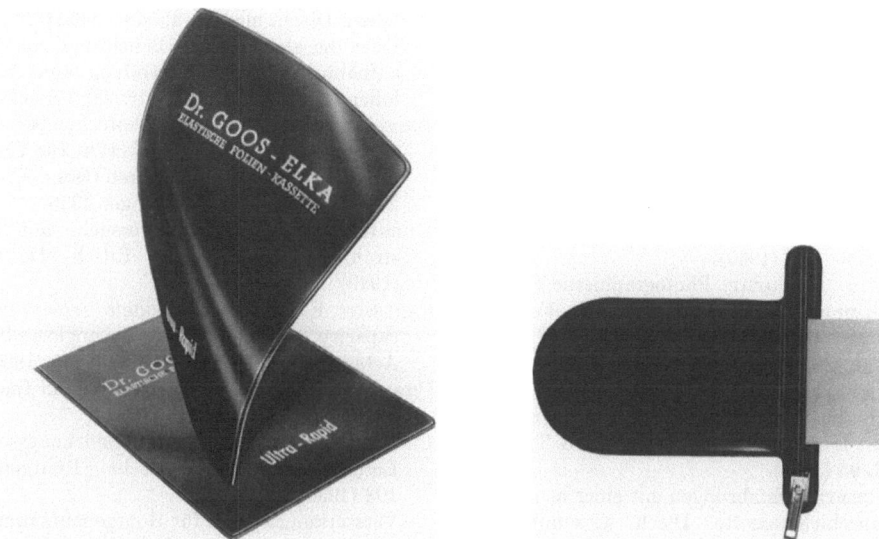

Abb. 64. Beispiel zweier elastischer Folienkassetten. Die kleine Kassette ist für intraorale Aufnahmen gedacht. Die „Folientasche" ist mit einem Gleitverschluß verschlossen. Die große Kassette besteht aus zwei Teilen. Die eigentliche Folientasche wird nach dem Einlegen des Filmes mit der Öffnung voran in eine flexible Gegenhülle geschoben

können durch Spezial-Darstellungen in neuen Projektionen ergänzt werden. Spezial-Aufnahmen mit geringen Focus-Filmabständen ergeben geringere Verzeichnungen als mit ebenen Kassetten.

Als Hauptnachteil empfindet er die Tatsache, daß bei gekrümmter Kassette ohne Streustrahlen-Raster gearbeitet werden muß. Bei größeren Formaten kann außerdem bei ungleichmäßiger Krümmung der Kassette eine schlechte Anpressung zwischen Film und Folien stellenweise Unschärfen erzeugen. Die mechanischen Eigenschaften der Folien sind gut, da auch die Leuchtschicht durch ein entsprechendes Bindemittel weich und flexibel gehalten ist (Svoboda u. Hrabal, 1963).

Literatur

Adirowitsch, E. I.: Einige Fragen zur Theorie der Lumineszenz der Kristalle. Berlin: Akademie-Verlag 1953.

Albrecht, C.: Noise sources in image intensifying devices. In: Diagnostic radiologic instrumentation, ed. by R. D. Moseley jr., and J. H. Rust. Springfield (Ill.): Ch. C. Thomas 1965.

—, and Ir. W. J. Oosterkamp: The evaluation of X-ray image-forming systems. Medica mundi 8, 106—115 (1963).

Albrecht, C., W. Oosterkamp, and C. Osenbruggen: X-ray-screen with reduced information loss. Vortr. ICR München (1959), 9. Int. Congr. Radiol. 2, 1445—1448 (1961).

—, and J. Proper: Detail rendition in x-ray images: theory and experimental results. Medica mundi 11, 44—48 (1965).

— — Quantum mottle and intrinsic noise sources in radiographic systems. Colloquium on Diagnostic Radiologic Instrumentation, Chicago (Ill.), 1966.

Anderson, A. E., J. W. Coltmann, R. J. Schnee-berger, and J. R. Hansen: Measurement of X-ray image intensifier characteristics. Colloquium on Diagnostic Radiologic Instrumentation, Chicago (Ill.), 1966.

Angerstein, W.: Zur Frage der blauen Filmunterlage bei Röntgenfilmen. Radiol. diagn. (Berl.) 6, 379—383 (1965).

—, u. H. Plapperer: Über Röntgenverstärkerfolien: Bildgüte und Dosisbedarf bei Röntgenaufnahmen in Abhängigkeit von der Größe der Leuchtstoffkristalle. Röntgenpraxis 18, 16—21 (1965).

Axen, O.: Vergleich zwischen der Detailerkennbarkeit auf Schirmbildphotographien, bei der Durchleuchtung und auf Großaufnahmen. Acta radiol. (Stockh.) 22, 547—555 (1941).

Backlund, V.: Über die Technik der simultanen Telefilmplanigraphie. Acta radiol. (Stockh.), Suppl. 137 (1956).

Barke, R.: Vergleichende Untersuchungen mit verschiedenen Simultan-Schichtkassetten. Röntgen-Bl. 13, 209—215 (1960).

Barth, W., u. J. Eggert: Photographische Studien an Kalziumwolframatverstärkerfolien. Fortschr. Röntgenstr. 39, 88—100 (1929).

Baskerville, Ch.: Synthese des Zn_2SiO_4. Zit. in Ullmanns Enzyklopädie der techn. Chemie, Bd. 11, S. 656. Berlin-Wien: Urban & Schwarzenberg 1907.

Becker, R.: Das Simultanschichtverfahren. Tuberk.-Arzt 12, 95 (1958).

—, u. H. Schmitt: Erfahrungen mit einer neuartigen Simultanschichtkassette. Dtsch. Gesundh.-Wes. 11, 1745 (1956).

Belder, M. de: Einfluß der Lichtdurchlässigkeit der Filmunterlage auf Bildgüte und Empfindlichkeit beim System Verstärkerfolie-Doppelschichtfilm. In: Bildgüte in der Radiologie (Hrsg. F.-E. Stieve). Stuttgart: Gustav Fischer 1966.

Berg, W. F., u. A. Spühler: Empfindlichkeit und Schärfe von Röntgenfilm mit Verstärkerfolien. Photogr. Korresp. 102, 118—126 (1966).

Biedermann, K., E. Borcke, F. Buchmann, H. Frieser, H. Munker, H. Schober, O. Schott, F. E. Stieve u. L. Widenmann: Über Kontrastbegriffe in der Radiologie und ihre Definitionen. Röntgen-Bl. 20, H. 3 (1967).

Bischoff, K.: Die modernen Röntgenbildsysteme für Durchleuchtung und Aufnahme, ihre Beleuchtungswerte, Bildauflösungen und die Auflösungsbegrenzung durch Quantenrauschen. Elektromedizin 7, 243—251 (1962).

Blackwell, H. R.: Contrast thresholds of human eye. J. opt. Soc. Amer. 36, 624 (1946).

Blank, R., u. U. Goering: Über den Einfluß eines Lichthofschutzes im Röntgenfilm auf die Detailkontraste einer Röntgenaufnahme mit Verstärkerfolien. Photogr. Korresp. 102, 127—130 (1966).

Blochin, M. A.: Physik der Röntgenstrahlen. Berlin: VEB-Verlag Technik 1957.

Bouwers, A.: Über die Technik der Momentaufnahme. Acta radiol. (Stockh.) 12, 175 (1931).

—, u. W. J. Oosterkamp: Die Unschärfe der Röntgenaufnahme. Fortschr. Röntgenstr. 54, 87 (1936).

Breitenberger, E.: Scintillation spectrometer statistics. Progr. Nuclear Phys. 4, 56—94 (1955).

Bronkhorst, W.: Kontrast und Schärfe im Röntgenbilde. Leipzig: Georg Thieme 1927.

Broser, I., H. Oeser u. R. Warminsky: Zur Frage der Röntgendosimetrie mit Festkörpern. Z. Naturforsch. 7a, 351 (1952).

Buchheim, C. E.: Grundlagen und Ergebnisse der Hartstrahltechnik. Diss. Erlangen (1952).

— Die praktische Bedeutung der Hartstrahltechnik für Lungenaufnahmen. Beitr. Klin. Tuberk. 117, 138 (1957).

Buchholz, W.: Zur Technik gleichmäßig belichteter Röntgenaufnahmen des Thorax durch Ausgleichsfolien. Dtsch. med. J. 3, 548—549 (1952).

— Über die gleichmäßige Belichtung von Röntgenaufnahmen durch Verwendung von Ausgleichsfolien. Fortschr. Röntgenstr. 78, 351—353 (1953).

Bunsen-Roscoesches Gesetz [photochemisches Grundgesetz (1857)]. Zit. in E. Mutter: Die Technik der Negativ- und Positivverfahren (Hrsg. K. Michel), S. 10, 73, 113. Wien: Springer 1955.

Burger, G. C. E.: Phantomversuche mit Röntgenstrahlen. Philips' techn. Rdsch. 11, 295—303 (1949).

Carlsson, E.: Potassium jodide screens and high capacity roentgen tubes in angiocardiography. Acta radiol. (Stockh.) 53, 481—485 (1960).

Chamberlain, W. E.: Fluoroscopes and fluoroscopy. Radiology 38, 383—413 (1942).

Chantraine, H.: Über den Verstärkungsschirm bei Lungenaufnahmen. Fortschr. Röntgenstr. 42, 108 (1930).

— Verstärkungsschirm für Röntgenaufnahmen. DRP Nr. 570003/581807 v. 19. 1. 1933 u. 13. 7. 1933 (1).

— Über die Unschärfe des Verstärkungsschirmes. Fortschr. Röntgenstr. 48, 613—620 (1933) (2).

— Über die unscharfe Abbildung. Fortschr. Röntgenstr. 52, 283—292 (1935).

— Zur Beurteilung der Güte von Schirmbildaufnahmen. Fortschr. Röntgenstr. 80, 102—104 (1954).

Clark, K. C.: Positioning in radiography, p. 594. Ilford Lfd. Verl. Wm. Heinemann Lfd. (1960).

Cleare, H. M., H. R. Splettstosser, and H. E. Seemann: An experimental study of the mottle produced by X-ray intensifying screens. Amer. J. Roentgenol. 88, 168—174 (1962).

Coltmann, J. W.: The specification of imaging properties by response to a sine wave input. J. opt. Soc. Amer. 44, 468—471 (1954).

—, E. G. Ebbinghausen, and W. Altar: Physical properties of calcium tungstate X-ray screens. J. appl. Phys. 18, 530—544 (1947).

Destriau, G.: Experimentelle Untersuchungen über die Wirkung von elektrischen Feldern auf Sulfidphosphore. J. Chim. physique 33, 620 (1936).

Diemer, G., H. A. Klasens, and J. G. van Santen: Solid state image intensifiers. Philips Res. Rep. 10, 401—424 (1955).

Doi, K.: Wiener spectrum analysis of quantum statistical fluctuations and other noise sources in radiography. Colloquium on Diagnostic Radiologic Instrumentation, Chicago (Ill.) 1966.

Eckart, F.: Elektronenoptische Bildwandler und Röntgenbildverstärker. Leipzig: Johann Ambrosius Barth 1962.

EDISON, TH. A.: (Telegr. an Lord Kelvin 19. 3. 1896). Nature (Lond.) **53**, 470 (1896); Electr. Rev. **38**, 508 (1896).

EGGERT, J.: Bemerkungen zum Schwarzschildeffekt. Z. angew. Phys. **4**, 445—447 (1952).

—, H. FRANKE u. F. LUFT: Vereinheitlichung der Nomenklatur in der röntgenphotographischen Aufnahmetechnik. Fortschr. Röntgenstr. **52**, 82—87 (1935).

EGGERT, J., u. E. SCHOPPER: Zur Energieausbeute der Röntgenstrahlung bei der Fluoreszenz von $CaWO_4$. Ann. Physik **3**, 270—279 (1948).

ESPE, W.: Werkstoffkunde der Hochvakuumtechnik, Bd. III. Berlin: VEB Deutscher Verlag der Wissenschaften 1961.

FINKELNBURG, W.: Einführung in die Atomphysik. Berlin-Göttingen-Heidelberg: Springer 1958.

FOWLER, J. F.: The fundamental limits of information content in solid state image intensifying panels compared with other intensifying systems. Brit. J. Radiol. **33**, 352—357 (1960).

FRANKE, H.: Die Norm im Röntgenbilde. Fortschr. Röntgenstr. **44**, 691—711 (1931).

— Die Prüfsternmethode als Leistungstest röntgenographischer Abbildung. Fortschr. Röntgenstr. **77**, Beih. 49—50, Diskussion 52 (1952).

—, u. H. SCHUON: Zur optischen und sensitometrischen Gütekennzeichnung von Schirmbildeinheiten. Fortschr. Röntgenstr. **90**, 392—400 (1959).

FRIESER, H.: Messung des Schwankungsspektrums und der mittleren Schwärzung entwickelter photographischer Schichten. Agfa Handbuch Bd. 2, S. 249 (1958).

FRIK, W.: Detailerkennbarkeit und Dosis bei der Röntgendurchleuchtung. Heidelberg: A. Hüthig 1959.

— Hartstrahltechnik. Stuttgart: Georg Thieme 1960.

— Methoden zur Kennzeichnung der Bildqualität. In: Bildgüte in der Radiologie (Hrsg. F. E. STIEVE). Stuttgart: Gustav Fischer 1966.

—, u. C. E. BUCHHEIM: Die Herabsetzung der Patientendosis bei Durchleuchtungen. Fortschr. Röntgenstr. **82**, 466—474 (1955).

—, U. GOERING u. W. JUPITZ: Detailerkennbarkeit bei der Röntgendurchleuchtung mit Schirmen verschiedener Nachleuchtdauer. Fortschr. Röntgenstr. **97**, 630—636 (1962).

FROMMHOLD, W.: Messungen über die Helligkeit von Verstärkerfolien. Röntgen-Bl. **7**, 33—42 (1954).

— Verstärkerfolie und Bildgüte. Untersuchungen an deutschen Folienfabrikaten. Fortschr. Röntgenstr. **84**, 718—740 (1956).

FROST, D.: Die Eigenschaften der Röntgen-Lumineszenzschirme. Medizinal-Markt **2**, 303—304 (1954).

— Über die elektrostatischen Aufladungen von Röntgen-Verstärkerfolien. Röntgen-Bl. **8**, 89—93 (1955).

— Über die Bildunschärfe der Verstärkerfolien und Leuchtschirme. Röntgen-Bl. **10**, 193—200, 234—254 (1957).

GAJEWSKI, H.: Physikalische und aufnahmetechnische Gesichtspunkte bei Röntgenaufnahmen mit hohen Spannungen. Fortschr. Röntgenstr. **80**, 643—649 (1954) (1).

GAJEWSKI, H.: Entwicklung und technischer Stand der Röntgen-Schirmbildphotographie. Röntgen- u. Lab.-Prax. **7**, 2—9, 67—78 (1954) (2).

— Die technischen Grundlagen des Simultan-Schichtverfahrens. Stratigrafia **1**, 80—92 (1956) (1).

— Grundlagen und Anwendungsmöglichkeiten des Simultanschicht-Verfahrens. Röntgen- u. Lab.-Prax. **9**, 265—280 (1956) (2).

— Über Dickenausgleich in der Röntgendiagnostik. Röntgen- u. Lab.-Prax. **9**, 17—30 (1956) (3).

—, u. E. LIESE: Das Simultan-Schichtverfahren. Aufnahmetechnische Grundlagen und medizinische Anwendung. Fortschr. Röntgenstr. **83**, 562—579 (1955).

GEBAUER, A., J. LISSNER u. O. SCHOTT: Das Röntgenfernsehen. Stuttgart: Georg Thieme 1966.

GELLER, K.: Leuchtschirm f. Röntgenstrahlen. DRP Nr. 743340 v. 1. 4. 1941.

GLOCKER, R.: Experimentelle Untersuchungen über die Grundlagen der Röntgendiagnostik. Fortschr. Röntgenstr. **29**, 100 (1922).

— Über die Gesetzmäßigkeiten der physikalischen und chemischen Wirkungen der Röntgenstrahlen. Z. techn. Physik **9**, 201—207 (1928).

GOERING, U.: Was jede Röntgen-Assistentin über Verstärker-Folien wissen muß. Röntgen u. Lab.-Prax. **10**, 298—306 (1957).

— Detailkontrast-Messungen an Calciumwolframat-Verstärkerfolien. Röntgen-Bl. **14**, 247—256 (1961).

— Technical problems associated with cinefluorography using high frame speeds. Fifth Rochester Symposium on Cineradiology March 3—5, 1966.

—, u. O. SCHOTT: Der Begriff „Bild" in der Radiologie. Röntgen-Bl. **19**, 230—233 (1966).

—, u. H. WAGNER: Über das Schwarzschild-Verhalten einiger handelsüblicher Röntgenfilme. Röntgenpraxis **8**, 111—115 (1965).

GOLDMARK, P. C.: Brightness and contrast in television. J. Brit. Inst. Radio Engin. **10**, 219—225 (1950).

GREIS, U.: Kontrastübertragungsfunktion bei der Röntgenphotographie mit Verstärkerfolien. Diplomarbeit Inst. f. Med. Optik der Univ. München 1964.

GREUEL, D.: Vergleichende Untersuchungen über Keilfilter und Verlaufsfolien. Vortr. Dtsch. Röntgenkongreß 1961, Hamburg.

HAMAKER, H. C.: Radiation and heat conduction in light-scattering material. Philips Res. Rep. **2**, 55—67 (1947).

Handbook 89: Methods of evaluating radiological equipment and materials. Washington (D.C.) 1963.

HARTMANN, I. H.: Fluoreszenzschirm insbesondere für Untersuchungen mit Röntgenstrahlen (Erhöhung der Zeichenschärfe durch Anfärben). DRP Nr. 660874 (24. Mai 1930).

— Verstärkerfolien, ihre Beurteilung und Eigenschaften. Fortschr. Röntgenstr. **43**, 758—776 (1931).

— Verstärkerfolien und Bildgüte. Verh. dtsch. Röntg.-Ges. **24**, 56—61 (1932).

— Über die aufnahmetechnischen Probleme des Simultanschichtaufnahmeverfahrens mit Folien und vorteilhafte Mittel zu seiner Verwirklichung. Naturwissenschaften **42**, 603 (1955).

Hay, G. A.: The image orthicon in diagnostic radiology. Advances in electronics and electron physics, vol. 14, p. 581—591. New York and London: Academic Press 1962.
— A physical assessment of the cinelix electrooptical image intensifier in television fluoroscopy. Radiology 83, 86—91 (1964).
—, and G. W. A. Czekalowski: Objective measurements of noise in X-ray television. Colloquium on Diagnostic Radiologic Instrumentation, Chicago (Ill.) 1966.

Hendeberg, L. O.: The contrast transfer of periodical structures in a photographic emulsion developed with adjacency-effects. Arkiv for Fysik 16, 457—468 (1960).

Herstel, W.: The assessment of image quality in medical fluoroscopy. Symposium on Photo Electronic Image Devices, London, 20.—24.9.1965.

Herz, R.: Die Verwendung von Photoelementen in der Röntgentechnik. Fortschr. Röntgenstr. 54, 616—627 (1956) (1).

Herz, R. H.: The spectral quantum- and energy-efficiency of calcium-tungstate X-ray-screens. Brit. J. appl. Phys. 7, 182—185 (1956) (2).

Höfert, M.: Untersuchungen über die Anwendbarkeit der Kontrastübertragungstheorie bei der Abbildung mit Röntgenstrahlen. Dipl.-Arbeit München 1960.
— Messung der Kontrastübertragungsfunktion von Röntgenverstärkerfolien. Acta radiol. Diagn. 1, 1111—1122 (1963).
— Spezielle Probleme des Röntgenfilms. In: Bildgüte in der Radiologie (Hrsg. F. E. Stieve). Stuttgart: Gustav Fischer 1966.

Hofstädter, R.: Amer. Pat. Nr. 2585551 vom 1. 5. 1948.

Holleben, K. v.: Ein Verfahren zur Prüfung der Schärfezeichnung von Röntgenfolien. Röntgenpraxis 7, 558 (1935).

Holloway, J. A.: Operating characteristics of solid state image intensifying screens. Materials evaluation 22, 118—123 (1964).

Hüssy, R.: Über die Verwendung elastischer Kassetten in der Röntgendiagnostik. Diss. Basel 1956.

ICRU: Methods of evaluating radiological equipment and materials. Recommendations of the International Commission on Radiological Units and Measurements (ICRU) Report 10 f, 1962.

Ingelstam, E.: Nomenclature for fourier transforms of spread functions. Photogr. Sci. Engin. 5, 282 (1961).

Janker, R.: Leuchtschirmphotographie. Röntgenreihenuntersuchung. Die Photographie des Leuchtschirmbildes: Eine Methode der Röntgenreihenuntersuchung. Leipzig: Johann Ambrosius Barth 1938.
— Die Erkennung feiner Details mit der Leuchtschirmphotographie im Mittelformat. Dtsch. med. Wschr. 80, 628 (1955).
— Die praktische und wissenschaftliche Verwendung der elektronischen Bildverstärkung und des Fernsehens. Fortschr. Röntgenstr. 88, 377 (1958).

Johnson, R. P., and F. B. Quinlan: US Pat. No 2248630 (9. 5. 1939).

Jupitz, W.: Diss. Erlangen 1961.

Juris, K., u. G. Rudinger: Ein objektives Verfahren zur Prüfung der Zeichenschärfe von Verstärkerfolien ohne Mikrophotometer und ein Schärfemeßapparat. Fortschr. Röntgenstr. 56, 548—558 (1937).
— — Apparat zur objektiven Messung der Zeichenschärfe von Verstärkerfolien. Fortschr. Röntgenstr. 57, 641—645 (1938).

Kazan, B.: An improved high-gain panel light amplifier. Proc. IRE 45, 1358 (1957).
— A solid-state amplifying fluoroscope screen. Amer. J. Roentgenol. 79, 709—719 (1958).

Keller, M.: Physikalische und technische Möglichkeiten zur Verbesserung der Röntgenbildverstärkung. Elektromedizin 9, 1—12 (1964).

Kelly, D. H.: Systems analysis of the photographic process. I. A three stage model. J. opt. Soc. Amer. 50, 269—276 (1960).

Kirchhoff, J.: Untersuchung verschiedener Leuchtschirme bezüglich ihrer Eignung für die Schirmbildphotographie im Hartstrahlbereich. Diss. Erlangen (1957).

Klasens, H. A.: Measurement and calculation of unsharpness combinations in X-ray photography. Philips Res. Rep. 1, 241 (1946).
— Die Unschärfe der Röntgenbilder. Philips' techn. Rdsch. 9, 364 (1947/48).
—, u. W. de Groot: Die Lichtemission der Röntgenschirme. Philips' techn. Rdsch. 9, 321—329 (1948).

Klug, H.: Vergleichende Untersuchungen der gebräuchlichen Durchleuchtungsschirme und Verstärkungsfolien. Fortschr. Röntgenstr. 55, 191—206 (1937) (1).
— Verstärkungsfolien. Fortschr. Röntgenstr. 55, 197 (1937) (2).

Kohaut, A., u. G. Spiegler: Über die Konstanz der Eigenschaften verschiedener Emulsionen des gleichen Röntgenfilmfabrikates. Z. wiss. Phot. 33, 39—47 (1934).

Kühl, W.: Durchleuchtung und Bildgüte. In: Bildgüte in der Radiologie (Hrsg. F. E. Stieve). Stuttgart: Gustav Fischer 1966.

Kunz, H.: Der Einfluß der Parallaxe auf die Güte des Röntgenbildes. Röntgen-Bl. 3, 122—129 (1950).

Lasser, E. C., and E. L. Nowak: Multiple simultaneous body-section radiography. Radiology 66, 577—581 (1956).

Lenard, P., F. Schmidt, u. R. Tomaschek: Handbuch der experimentellen Physik S. 41. Leipzig: Akad. Verlagsges. 1928.

Leverenz, H. W.: Luminescence of solids. New York and London: John Wiley & Sons 1950.

Levy, L. A., et D. W. West: Ecrans modernes pour rayons X. J. Radiol. Electrol, 31, 466—469 (1950).
— —, and C. G. A. Hill: Factors affecting the performance and efficiency of fluoroscopic screens. Brit. J. Radiol. 28, 206—209 (1955).

Levy, M.: Über Abkürzung der Expositionszeit bei Aufnahmen mit Röntgenstrahlen. Fortschr. Röntgenstr. 1, 75—82 (1897).

Liess, G.: Das Simultanschichtverfahren und seine Anwendung in der Röntgendiagnostik. Dtsch. Gesundh.-Wes. 11, 693—698 (1956).

MARHOFF, P., and O. SCHOTT: Relationship between dose-rate, characteristics of the image-intensifier television chain and image quality. In: Diagnostic radiologic instrumentation (eds. R. D. MOSELEY jr., and J. H. RUST). Springfield (Ill.): Ch. C. Thomas 1965.

MARSHALL, F. H.: Microsecond measurement of the phosphorescence of X-ray fluorescent screens. J. appl. Phys. 18, 512 (1947).

MATTSSON, O.: Practical photographic problems in radiography with special reference to high-voltage technique. Acta radiol. (Stockh.) Suppl. 120, (1955).

MAYER, K.: Röntgenoptischer Separator. DRP Nr. 492547 v. 6. 2. 1930.

MEILER, J.: Die Unschärfe von Verstärkerfolien. Fortschr. Röntgenstr. 80, 749—754 (1954).

— Die Zusammensetzung der verschiedenen Unschärfefaktoren zur Gesamtunschärfe im Röntgenbild. Fortschr. Röntgenstr. 82, 107—117 (1955).

— Ermöglicht ein Nachleuchten des Lumineszenzmaterials einen geringeren Energieaufwand für eine Röntgenaufnahme? Fortschr. Röntgenstr. 90, 255—260 (1959).

MILLER, E. R.: Significance of speed and resolution characteristic of certain cassette-screen-film combinations. Radiology 80, 103—113 (1963).

MORGAN, R. H.: An analysis of the physical factors controlling the diagnostic quality of roentgen images. Part IV. Contrast and the film contrast factor. Amer. J. Roentgenol. 55, 627—633 (1946).

— An analysis of the physical factors controlling the diagnostic quality of roentgen images. Amer. J. Roentgenol. 62, 870—879 (1949).

— The frequency response function. A valuable means of expressing the informational recording capability of diagnostic X-ray systems. Amer. J. Roentgenol. 88, 175—186 (1962).

— Threshold visual perception and its relationship to photon fluctuation and sine wave response. Amer. J. Roentgenol. 93, 982—997 (1965).

— Visual perception in fluoroscopy and radiography. Radiology 86, 403—416 (1966).

—, and W. W. VAN ALLEN: The sensitometry of roentgenographic films and screens. Radiology 52, 832—844 (1949).

— LLOYD M. BATES, U. V. GOPALARAO, and ALEX MARINARO: The frequency response characteristics of X-ray films and screens. Amer. J. Roentgenol. 92, 426—440 (1964).

— K. E. CORRIGAN: Editors Handbook of radiology, p. 121—122. Chicago: Year Book Publishers, Inc. 1955.

NAWIJN, A.: Kontrastübertragung und die Qualität der Spiegelkamera für Röntgenschirmbildphotographie. Röntgen-Bl. 16, 227—231 (1963).

— Schirmbildphotographie. In: Bildgüte in der Radiologie (Hrsg. F. E. STIEVE). Stuttgart: Gustav Fischer 1966.

—, and D. J. GROOT: Improved fluorescent screens. Vortrag 376, ICR Rom 1965.

—, u. M. P. VISSER: Ein Röntgenleuchtschirm. FR. 1334583 20. 7. 62/1. 7. 63.

NEMET, A., W. F. COX, and G. B. WALKER: Blurring in radiography. Brit. J. Radiol. 19, 257—271 (1946).

NITKA, H.: Die Messung der Zeichenschärfe von Verstärkerfolien. Physik. Z. 39, 436 (1938).

OESER, A., E. KROKOWSKI u. H. BROY: Absorption von Röntgenstrahlen 20—250 kV in Geweben. Fortschr. Röntgenstr. 90, 734—737 (1959).

O'LOUGHLIN, B. J.: Betrachtungen über die radiologische Bildqualität. In: Bildgüte in der Radiologie (Hrsg. F. E. STIEVE). Stuttgart: Gustav Fischer 1966.

OOSTERKAMP, W. J., u. C. ALBRECHT: Die Beurteilung von Fluoreszenzfolien und der Bildverstärker für Röntgenstrahlen. In: The reduction of patient dose (eds. R. D. MOSELEY jr., and J. H. RUST), p. 251—270. Springfield (Ill.): Ch. C. Thomas 1963.

—, u. T. TOL: Prinzipielle und praktische Grenzen der Detailerkennbarkeit bei verschiedenen röntgenologischen Betrachtungsmethoden, insbesondere bei Verwendung der Bildverstärkerröhre. Fortschr. Röntgenstr. 81, 381—392 (1954).

PALMA, J. J. DE, and E. M. LOWRY: Sine wave response of visual systems. II. Sine wave and square wave contrast sensitivity. J. opt. Soc. Amer. 52, 328—335 (1962).

PECKHAM, R. H.: The measurement of the luminescence of fluoroscopic X-ray screens. J. opt. Soc. Amer. 39, 714—717 (1949).

PETRI, E. C.: Mikrountersuchungen von Unschärfen bei Röntgenfilmen. Vortrag ICR München (1959), S. 1—8 (1).

— Röntgenfilm mit verbesserter Zeichenschärfe. Radiol. diagn. (Berl.) 1/2, 322—330 (1959) (2).

PFAHNL, A.: Messung der Unschärfe von Röntgenfolien. Röntgen-Bl. 9, 20 (1956).

— Über Röntgenleuchtschirme und Verstärkerfolien. Röntgen-Bl. 10, 7—15, 52—57, 107—116, 135—146 (1957) (1).

— Étude d'un tube à rayons X à grille de commande. Application à l'étude de la phosphorescence. Rev. gén. Electricité 66, 159—186 (1957) (2).

PFEIFFER, F.: Röntgenschirme. DRP Nr. 668092 v. 3. 11. 1938.

PIWONKA, R., G. VOIGT u. E. C. PETRI: Der Einfluß der wirklichen Korngröße des Calcium-Wolframat-Leuchtstoffes auf die Detailwiedergabe von Röntgen-Verstärkerfolien. Röntgen-Bl. 18, 79—84 (1965).

PLAPPERER, H., u. R. CREDO: Entwicklung eines neuen Perlux-Simultanschichtfoliensatzes. Radiol. diagn. (Berl.) 5, 775—781 (1965).

PULVERMACHER, H., and U. GREIS: Some improvements on the method of SCHOBER and HÖFERT of measuring the contrast transfer functions of intensifying screens and some results received from this new method. In: Diagnostic radiologic instrumentation. (eds. R. D. MOSELEY jr., and J. H. RUST). Springfield (Ill.): Ch. C. Thomas 1965.

REISS, K. H.: Bildmäßige Darstellung ionisierender Strahlen durch elektrostatische Speicherung von Elektronenlawinen. Z. angew. Physik 19, 1 (1965).

—, u. N. MIKA: Die Abhängigkeit des Streustrahlenanteils von den Aufnahmebedingungen. Vortrag auf dem Deutschen Röntgenkongreß Baden-Baden 1967.

RENWICK, F. F., and H. S. TASKER: Brit. Pat. No. 540252 (1940).

Riehl, N., u. K. G. Zimmer: Untersuchungen über die Zeichenschärfe von Verstärkerfolien aus verschiedenen Materialien. Fortschr. Röntgenstr. 55, 386 (1937).

Röhler, R.: Zur Definition und Messung der Unschärfe im Röntgenbild. Z. angew. Physik 10, 43—47 (1958).

— Zur Messung der KÜF mit Rechteckgittern und anderen periodischen Lichtverteilungen. Optik 19, 487—497 (1962).

— The modulation transfer function of intensifying screens-problems of its definition and measurement. In: Diagnostic radiologic instrumentation (eds. R. D. Moseley jr., and J. H. Rust). Springfield (Ill.): Ch. C. Thomas 1965.

— Methoden zur Kennzeichnung der Bildqualität. In: Bildgüte in der Radiologie (Hrsg. F. E. Stieve). Stuttgart: Gustav Fischer 1966.

Rosen, E. v.: Studien über die Lungendurchleuchtung in der Tuberkulosebekämpfung. Diss. Lund 1941.

Rossmann, K.: Modulation transfer function of radiographic systems using fluorescent screens. J. opt. Soc. Amer. 52, 774—777 (1962) (1).

— Recording of X-ray quantum fluctuations in radiographs. J. opt. Soc. Amer. 52, 1162—1164 (1962) (2).

— Image-forming quality of radiographic screen-film system: the line spread-function. Amer. J. Roentgenol. 90, 178—183 (1963) (1).

— Spatial fluctuations of X-ray quanta and the recording of radiographic mottle. Amer. J. Roentgenol. 90, 863—869 (1963) (2).

— Some physical factors affecting image quality in medical radiography. J. photogr. Sci. 12, 279—283 (1964) (1).

— Measurement of the modulation transfer function of radiographic systems containing fluorescent screens. Phys. in Med. Biol. 9, 551—557 (1964) (2).

— Effect of quantum mottle and modulation transfer on the measurement of radiographic image quality. In: Diagnostic radiologic instrumentation (eds. R. D. Moseley jr., and J. H. Rust). Springfield (Ill.): Ch. C. Thomas 1965.

— Comparison of several methods for evaluating image quality of radiographic screen-film systems. Amer. J. Roentgenol. 97, 772—775 (1966).

—, and G. Lubberts: Some characteristics of the line spread-function and modulation transfer function of medical radiographic films and screen-film systems. Radiology 86, 235—241 (1966).

— —, and H. M. Cleare: Measurement of the line spread-function of radiographic systems containing fluorescent screens. J. opt. Soc. Amer. 54, 187—190 (1964).

—, and H. E. Seemann: Detail visibility in radiographs: theoretical study of the effect of X-ray absorption in the object on the edge sharpness of radiographic images. Amer. J. Roentgenol. 85, 366—371 (1961).

Roubertie, Pl., u. A. Nemirowski: Über einen neuen Leuchtschirm für die Durchleuchtung. C. R. Acad. Sci. (Paris) 169, 233 (1919).

Rupprecht, G.: Zinkorthosilikat-Herstellung. DRP 303051 (1914), (F. P. 437741).

Sayanagi, K.: Consideration of nonlinearity in image transfer systems. Colloquium on Diagnostic Radiologic Instrumentation, The University of Chicago (Ill.), April 15—17, 1966.

Schaal, A.: Qualität und Quantität der Streustrahlung sowie Strahlenhärte innerhalb eines Phantoms bei Diagnostikspannungen. Fortschr. Röntgenstr. 88, 475—481 (1958).

Schleede, A.: Leuchtstoffe. In: Ullmanns Enzyklopädie der technischen Chemie, 3. Aufl., 11. Bd. München und Berlin: Urban & Schwarzenberg 1960.

—, u. B. Bartels: Untersuchungen über das An- und Abklingen des Leuchtvorganges. Z. techn. Phys. 19, 364 (1938).

—, u. M. Herter: Über die Schwärzung des Zinksulfids durch Licht. Z. Elektrochemie 29, 411 (1923).

Schleussner, C. A., u. G. Schumann: Die Bestimmung der Empfindlichkeit und Gradation von Röntgen-Folien-Filmen mit dem Blaulicht-Verfahren. Fortschr. Röntgenstr. 82, 97—107 (1955).

Schober, H.: Über Phantomarbeiten. Fortschr. Röntgenforsch. Beih. 76, 62—63 (1952).

— Weitere Untersuchungen zur Detailerkennbarkeit bei der Schirmbildaufnahme. Röntgen-Bl. 9, 53—60 (1956) (1).

— Über die Definition des Verstärkungsfaktors von Röntgenfolien. Fortschr. Röntgenstr. 85, 627—628 (1956) (2).

— Bestimmung der Empfindlichkeit, Gradation und des Schwarzschildexponenten, sowie weiterer wichtiger Daten an verschiedenen im Handel befindlichen Röntgenfilm-Emulsionen. Röntgen-Bl. 10, 33—34 (1957).

— Die Normenentwürfe für die Bestimmung der Empfindlichkeit, der Gradation und des Schleiers von Röntgenfilmemulsionen. Fortschr. Röntgenstr. 88, 491—499 (1958).

— Das Sehen, Bd. 2. Leipzig: Fachbuchverlag 1964.

— Allgemeine physiologische Grundregeln für die Detailwahrnehmung im Röntgenbild. In: Bildgüte in der Radiologie (Hrsg. F. E. Stieve). Stuttgart: Gustav Fischer 1966.

—, u. M. Höfert: Die Anwendbarkeit der in der Optik gebräuchlichen Kontrastübertragungs- und Informationstheorie auf die Abbildung mit Röntgenstrahlen. Acta radiol. (Stockh.) 1, 1179—1188 (1963).

—, u. C. Klett: Untersuchungen über die Zeichenschärfe von Verstärkerfolien. Röntgen-Bl. 6, 214—227 (1953) (I.); 7, 224—229 (1954) (II.).

—, R. Röhler u. A. Meusel: Zur Messung des relativen Verstärkungsfaktors von Fluoreszenz-Verstärkerfolien. Röntgen-Bl. 15, 65—76 (1962).

Schopper, E.: Photographische Fragen des Leuchtschirmbildes. Fortschr. Röntgenstr. 60, 181—185 (1939).

Schott, O.: Die Zahl der Quanten in der diagnostischen Röntgenstrahlung. Röntgen-Bl. 10, 257—270 (1957).

— Die Modulationsübertragungsfunktion in der Röntgenologie. In: Bildgüte in der Radiologie (Hrsg. F. E. Stieve). Stuttgart: Gustav Fischer 1966.

SCHULTE, E.: Schirmbildaufnahmen 100 × 100 mm in der Lungen- und Silikosediagnostik. Röntgen-Bl. 11, 9—16 (1958).

SCHUMANN, G., u. H. SCHIER: Zur Messung der Helligkeit von Verstärkerfolien. Fortschr. Röntgenstr. 85, 238—242 (1956).

SCHUON, H.: Über den Einfluß von Brennfleck, Leuchtschirm, Abbildungsmaßstab und Film auf die Schärfe des Röntgenschirmbildes. Fortschr. Röntgenstr. 87, 101—109 (1957).

Schwarzschildsches Gesetz: In: E. MUTTER, Die Technik der Negativ- und Positivverfahren (Hrsg. K. MICHEL), S. 73. Wien: Springer 1955.

SEIDE, W.: Die Empfindlichkeit von Röntgenfilmen für das Licht von Fluoreszenz-Verstärkerfolien. Diss. d. naturw. Fakultät der Univ. Hamburg (1955).

SEIFERT, W.: Vergleichende Untersuchungen im Schirmbildverfahren mit Hilfe der Prüfsternmethode. Fortschr. Röntgenstr. 77, 476—478 (1952).

SENNOTT, W. M., u. H. E. WORRELL: Eine Mehrfilmkassette für Schichtaufnahmen. Amer. J. Roentgenol. 70, 141—142 (1953).

SEYSS, R.: Zur Anwendung der Ausgleichsfolien. Röntgen-Bl. 13, 47—48 (1960).

Sidotsche Blende: Z. Chemie 9, 328 (1866); C. R. Acad. Sci. (Paris) 62, 999 (1866) und 63, 188 (1866).

SIEBER, H.: Experimentelle Untersuchungen der Bewegungsunschärfe bei Röntgenaufnahmen unter praxisnahen Bedingungen. Diss. Erlangen 1959.

SIEDENTOPF, H., E. J. MEYER u. J. WEMPE: Neue Sehschärfemessungen. Z. Instr.-Kunde 51, 372 (1941).

SKÖLDBORN, H.: Light energy and spectral distribution for some important X-ray screens. J. appl. Phys. 21, 546 (1950).

SPIEGLER, G.: Das Röntgenbild- dosimetrisch betrachtet. Fortschr. Röntgenstr. 80, 754 (1954).

— Zum guten Kontakt zwischen Verstärkungsschirm und Film. Röntgen- u. Lab.-Prax. 9, 132—135 (1956).

—, u. E. RUDINGER: Grundsätzliches zur Messung der Unschärfe von Verstärkerfolien. Z. techn. Phys. 6, 164—169 (1937).

STAHNKE, I., u. H. HEINRICH: Die Modulations-Übertragungsfunktion einer elektronenoptischen Röntgen-Bildverstärker-Röhre. Optik 23, 251—267 (1966).

STANGEN, A.: Eine einfache Vergleichsmethode zur Prüfung des Auflösungsvermögens in der Röntgenphotographie. Röntgen-Bl. 7, 115 (1954).

STAUFFER, H. M.: Observations on the performance of a stereoscopic televised fluoroscopy system. In: The reduction of patient dose (eds. R. D. MOSELEY, and J. H. RUST). Springfield (Ill.): Ch. C. Thomas 1964.

—, and K. DÜMMLING: Image processing in an experimental televised fluoroscopy system: progress in radiologic („inner space") perception studies. Colloquium on Diagnostic Radiologic Instrumentation. Chicago (Ill.) 1966.

STEGER, M., u. W. SCHMIDT: Verfahren zur Herstellung v. Leuchtschirmen, insbesondere Verstärkerfolien für Röntgenstrahlen. DRP Nr. 764195 v. 2. 11. 1942.

STOKES, G.: On the refrangibility of light. Phil. Trans. 143, 463 (1852).

STRUCK, G. R., and J. E. SHANNON: Some practical suggestions for photoradiography. Med. Radiogr. Photogr. 25, 114—119 (1949).

STÜRMER, W.: DP Nr. 968667 (1952) vom 3. 4. 1952.

— Röntgenbildwandlung mit Halbleitern. SRW-Nachrichten 10, 1—6 (1960).

— Zur Geschichte der Röntgen-Leuchtstoffe. Fortschr. Röntgenstr. 97, 514—519 (1962).

— Der gegenwärtige Entwicklungsstand des Röntgen-Festkörperbildwandlers. Vortrag 592, ICR Rom 1965 (1).

— Verstärkerfolien und Belichtungsautomatik. Bericht über die 45. Tagung der DRG, 1964. Stuttgart: Georg Thieme 1965 (2).

STURM, R. E., and R. H. MORGAN: Screen intensification systems and their limitations. Amer. J. Roentgenol. 62, 617—634 (1949).

SVOBODA, M., u. L. HRABAL: Beitrag zur Problematik elastischer Verstärkerfolien. Excerpta med. (Amst.) Sect. 17, 377 (1963).

TASKER, H. S.: Some properties and uses of X-ray-intensifying screens. Photogr. J. 85, 75—91 (1945).

TER-POGOSSIAN, M.: Belg. Pat. Nr. 558547 vom 20. 7. 1956.

TOMASCHEK, R.: Über die Zinksulfidphosphore. Ann. Phys. 65, 189—215 (1921).

VIALLET, P., L. CHEVROT, et P. AUBRY: Technique simple de tomographies simultanées. J. Radiol. Électrol. 38, 1015—1016 (1957).

VIERNSTEIN, K.: Ein neues Verfahren zur Anfertigung von Wirbelsäulenganzaufnahmen. Z. Orthop. 89, 188—193 (1957).

—, u. E. HIPP: Wirbelsäulen-Ganzaufnahmen mit der Verlaufsfolie. Röntgen-Bl. 11, 79—81 (1958).

VIETEN, H.: Verfahren zur Herstellung von Körperschichtaufnahmen in beliebig gestellten und beliebig gestalteten Schichten. Fortschr. Röntgenstr. 62, 322 (1940).

WACHSMANN, F., C. E. BUCHHEIM, u. J. KIRCHHOFF: Untersuchungen der Helligkeit von Röntgen-Leuchtschirmen bei verschiedenen Röhrenspannungen und der Frage der zweckmäßigen höchsten Durchleuchtungsspannung. Fortschr. Röntgenstr. 89, 624—629 (1958).

—, u. A. DIMOTSIS: Kurven und Tabellen für die Strahlentherapie, S. 53. Stuttgart: Hirzel 1957.

WALTER, E.: Gesichtspunkte für die Auswahl, die Erweiterung und den Betrieb von Kobalt-Therapie-Anlagen. SRW-Nachrichten (Erlangen) H. 9 (1959).

WARREN, S. R.: Roentgenographic unsharpness of the shadow of a moving object. I. Radiology 28, 450 (1937).

— Roentgenographic unsharpness of the shadow of a moving Object. II. Radiology 34, 731 (1940).

WATSON, W.: Aids to radiographic definition. Radiography 17, 67—78 (1951) (1).

— Simultaneous multisection radiography. Radiography 17, 211—228 (1951) (2).

WEBSTER, E. W., and R. WIPPFELDER: Contrast and detail perception in television and cine systems for medical fluoroscopy. J. SMPTE 73, 617—621 (1964).

WEGELIUS, C.: Les possibilités d'améliorer la précision diagnostique dans la radiophotographie. La standardisation des techniques a l'échelon national et international. Bull. Un. int. Tuberc. 24, 100—110 (1956).

WIDENMANN, L.: Untersuchungen über die Abhängigkeit der Filmschwärzungen mit handelsüblichen Verstärkerfolien v. d. Strahlenqualität. Fortschr. Röntgenstr. 87, 386—397 (1957).

— Vergleichende Untersuchungen über Bildqualität und Dosisbedarf bei Simultan-Einzelschichtaufnahmen. Fortschr. Röntgenstr. 89, 613 (1958).

WIEST, P.: Über eine quantitative Methode zur Bestimmung der Zeichenschärfe von Verstärkerfolien. Z. techn. Physik 16, 53—56 (1935).

WILLIAMS, F. E.: Electroluminescence and light-amplifying phosphors applied to fluoroscopic image intensification. Amer. J. Roentgenol. 75, 77 (1956).

WILSEY, R. B.: The intensity of scattered x-rays in radiography. Amer. J. Roentgenol. 8, 328 (1921).

— The measurements of x-ray intensifying factors of intensifying screens. Radiology 11, 311 (1924).

WINTER, H. G. DE: Zur Optimalisierung der Kontrastübertragung des Schirmbildes. Röntgen-Bl. 16, 84—89 (1963).

WINTZ, H., u. H. RUMP: Das Röntgenphotometer. Strahlentherapie 22, 444—450 (1926).

WITTE, E.: Welche Mittel gibt es, um bei diagnostischer Verwendung der Röntgenstrahlen die Dosis zu vermindern. Fortschr. Röntgenstr. 47, 312 (1933).

WOLF, P. M., u. N. RIEHL: Über die Bedeutung des Nachleuchtens von Durchleuchtungsschirmen für die Güte des Röntgen-Bildes. Z. techn. Phys. 16, 142—148 (1935).

WÜRSTLIN, K.: Mikrophotometrische Erfassung der Zeichenschärfe von Verstärkerfolien. Fortschr. Röntgenstr. 54, 519 (1936).

ZIEDES DES PLANTES, B. G.: Planigraphie. Fortschr. Röntgenstr. 47, 407 (1933).

ZIELER, E.: Welche Faktoren beeinflussen das Strahlenrelief? In: Bildgüte in der Radiologie (Hrsg. F. E. STIEVE). Stuttgart: Gustav Fischer 1966.

—, u. C. H. F. MÜLLER: Wie ändern sich die Belichtungsdaten von Röntgenaufnahmen mit Spannungsform und Spannungshöhe. Röntgen-Bl. 7, 292—298 (1954).

Weitere Literatur

ALLEN, W. W. VAN: Characteristics of commercial X-ray intensifying screens and films. I-X. Publ. Hlth Rep. (Wash.) I. 61, 312 (1946); II. 61, 1324 (1946); III. 63, 746 (1948); IV. 64, 430 (1949); V. 64, 581 (1949); VI. 64, 706 (1949); VII. 64, 847 (1949); VIII. 64, 979 (1949); IX. 64, 1124 (1949); X. 64, 1560 (1949).

— Persistence of fluoroscopic screens. Publ. Hlth Rep. (Wash.) 64, 560—573 (1949).

ALLISY, A., et A. PFAHNL: Étude des qualités optima des écrans radiologiques. I. Brillance et contraste. J. de Radiol. 34, 506—512 (1953).

ARDRAN, G. M., H. E. CROOKS, and B. J. O'LOUGHLIN: Radiological reflections on image quality. Radiol. diagn. (Berl.) 2, 65—80 (1964).

BADER, W., u. CL. W. VON DER DECKEN: Das Simultan-Schichtverfahren mit dem Transversal-Planigraphen. Fortschr. Röntgenstr. 86, 132 (1957).

BANDOW, F.: Lumineszenz, Ergebnisse und Anwendung in Physik, Chemie und Biologie. Stuttgart: Wiss. Verl. Ges. 1950.

BERKHOFF, W.: Grenzen der Abbildungsmöglichkeit in der Schirmbildphotographie. Fortschr. Röntgenstr. 65, 33—41 (1942).

BÖSCHE, H.: Der Einfluß verschiedener Folienkombinationen auf Belichtungszeit und Strahlenbelastung des Patienten bei 60 bis 200 kV. Fortschr. Röntgenstr. 98, 92—98 (1963).

BROMLEY, J. F.: The eye and radiology. Brit. J. Radiol. 17, 65—66 (1944).

BÜCKER, J., G. JÖTTEN, u. H. G. STÖSSEL: Diagnostische und physikalische Untersuchungsergebnisse bei Großformat- und Schirmbildaufnahmen des Thorax mit Spannungen bis zu 200 kV. Fortschr. Röntgenstr. 90, 234—246 (1959).

BURGER, G. C. E., u. B. VAN DIJK: Bestimmung der kleinst wahrnehmbaren Objektgröße bei der Durchleuchtung. Fortschr. Röntgenstr. 58, 382—385 (1938).

BYLER, W. H.: Methods of evaluating X-ray screen quality and performance. Cathode Press 17, 18—20, 27 (1949/50).

CHANTRAINE, H.: Stäbchen-Sehen oder Zapfen-Sehen bei der Durchleuchtung? Über eine Prüftafel für das Durchleuchtungssehen. Fortschr. Röntgenstr. 81, 211—214 (1954).

COLTMAN, J. W.: The scintillation limit in fluoroscopy. Radiology 63, 867—875 (1955).

CUSANO, D. A.: Durch Strahlung gesteuerte Elektrolumineszenz und Lichtverstärkung in Leuchtstoffschichten. Phys. Rev. 98, 546—547 (1955).

EGGERT, J.: Einführung in die Röntgenphotographie. Zürich: S. Hirzel 1951.

FENNER, E., K. GABBERT u. TH. ZIMMER: Die Lichtverstärkung von Leuchtschirmbildern in der medizinischen Diagnostik. Fortschr. Röntgenstr. 77, 459—468 (1952).

FRANKE, H.: Über die Möglichkeit einer exakten Messung des Verstärkungsfaktors an Röntgen-Folien. Fortschr. Röntgenstr. 27, 524 (1919/21).

— Einige Betrachtungen über die photogr. Grundlagen des Röntgenbildes. Fortschr. Röntgenstr. 33, 117 (1925).

— Die Grenzen der Deutlichkeit im Röntgenbild. Fortschr. Röntgenstr. 41, 640 (1929).

— Die Verwendung des Röntgenpapiers für Aufnahmen. Fortschr. Röntgenstr. 46, 301—313 (1932).

— Die Grenzen der Darstellbarkeit im Röntgenbild. Fortschr. Röntgenstr. 48 (1933).

— Die Verstärkerwirkung neuerer Kurzzeitfolien und deren Messung. Fortschr. Röntgenstr. 72, 606—610 (1950).

FUNK, H., u. H. STEPS: Messungen der spektralen Intensitätsverteilung des Fluoreszenzlichtes von Röntgenleuchtschirmen und Verstärkerfolien. Z. techn. Physik 15, 301—306 (1934).

GALLONE, P., e F. FOSSATI: Prospata di norme per l'unificazione dei metodi di controllo delle caratteristiche schermi fluorescenti. Radiol. med. (Torino) 40, 910—919 (1954).

GOERING, U.: Unsere Foliensätze für Simultanaufnahmen. SRW-Nachr. H. 11, 33—35 (1960).

HAHN, D., u. H. J. KÖSEL: Die Messung der Abklingung von Leuchtstoffen mittels eines neuartigen Phosphoroskops. Z. angew. Phys. 9, 137—140 (1957).

HAHNSHAW, B. S.: The factors involved in an assessment of radiographic definition. J. Photogr. Sci. 3, 161—167 (1955).

HARTMANN, I. H.: Neuere Entwicklung der Röntgenleuchtschirme. Chem. Ber. d. Reichsamtes f. Wirtschaft (1942), S. 616—641.

HAUSLEUTNER, K.: Über die Verstärkerwirkung neuerer Kurzzeitfolien. Fortschr. Röntgenstr. 71, 1002—1005 (1949).

HENDERSON, S. T.: Electroluminescence and its possible application to radiology. Brit. J. Radiol. 31, 313—315 (1958).

HESSE, H.: Verwendbarkeit des Röntgenpapiers und Belastung der Röntgenröhre bei Aufnahmen mit Röntgenpapier. Röntgen-Bl. 5, 168—173 (1952).

JURIS, K., u. G. RUDINGER: Zur Frage der Körnigkeit von mit Verst.-Folien hergestellten Rö.-Aufnahmen. Fortschr. Röntgenstr. 57, 53—56 (1938).

KAZAN, B., and F. H. NICOLL: An electroluminescent light-amplifying picture panel. Proc. IRE 43, 1888—1897 (1955).

— — Solid-state light amplifiers. J. opt. Soc. Amer. 47, 887 (1957).

KLETT, C.: Eine Methode zur Feststellung der Zeichenschärfe von Verstärkerfolien. Phys. Verhdlg. 4, 172 (1953).

— Über die Zeichenschärfe von Röntgen-Verstärkerfolien. Z. angew. Phys. 6, 556—560 (1954).

— Verstärkung und Randunschärfe bei Röntgen-Verstärkerfolien. Naturwissenschaften 42, 121—122 (1955).

KLUG, H.: Vergleichende Untersuchungen an Verstärkungsfolien und Leuchtschirmen. Verh. dtsch. Röntg.-Ges. 28, 91—94 (1935).

LEVY, L. A., and D. W. WEST: Photometry of X-ray fluorescent screens. Brit. J. Radiol. 21, 104 (1925).

— — Modern X-ray screens. Radiography 19, 2—7 (1953).

MASSIOT, J.: Les écrans Levy-West vieilissent-ils? Bull. Soc. Radiol. med. France 23, 282—285 (1935).

— Présentation d'un nouvel écran Levy-West a grande luminosité. J. Radiol. Électrol. 30, 555 (1040).

—, et A. PFAHNL: Mesures du flou des écrans radiologiques. J. de Radiol. 37, 558—562 (1956).

MESSNER, D.: Über die Energieabhängigkeit der Fluoreszenz polykristalliner Leuchtstoffe bei Anregung mit Elektronen- und Röntgenstrahlen. Z. Physik 174, 24—42 (1957).

NELSON, A.: Determination of physical factors influencing the quality of the radiographic image. Acta radiol. (Stockh.) Suppl. 76 (1949).

PELTASON, F.: Zur Frage der Schärfenzeichnung bei Röntgenaufnahmen mit Verstärkerfolien. Fortschr. Röntgenstr. 34, 691—699 (1926).

RIEHL, N.: Physik und technische Anwendung der Lumineszenz. Berlin: Springer 1941.

RÖHLER, R.: Über den Einfluß von Randschärfe und Kontrast auf die Detailerkennbarkeit bei photographischen Aufnahmen mit besonderer Berücksichtigung der Röntgendiagnostik. Z. angew. Phys. 8, 577—580 (1956).

— Informationstheorie und Radiologie. Ärztl. Forsch. 3, 108—115 (1962).

ROGGENHAUSEN, M.: Ein Testkörper zur Detailerkennbarkeitsprüfung von Filmen und Folien in der Röntgen-Aufnahme-Technik. Röntgen-Bl. 11, 25—29 (1958).

ROSENHAUER, K.: Die Bestimmung der Kontrastübertragungsfunktion. Photo-Techn. u. Wirtsch. 1, 9—11 (1958).

—, u. K. J. ROSENBRUCH: Die Messung der Kontrastübertragungsfunktion aus der Kantenbildanalyse. Z. Instr. 67, 179—185 (1959).

ROTH, R.: Definition der Zeichenschärfe von Röntgenverstärkerfolien. Diplomarbeit München (1960).

RUDINGER, E., u. G. SPIEGLER: Zum Wesen der Folienunschärfe. Fortschr. Röntgenstr. 57, 56—59 (1938).

SCHOEN, H., u. H. MAGNUS: Homogenisierung ungleich geschwärzter Aufnahmen. Bemerkungen zu der Arbeit von W. BUCHHOLZ: Über die gleichmäßige Belichtung von Röntgenaufnahmen durch Verwendung von Ausgleichsfolien. Fortschr. Röntgenstr. 79, 241—244 (1953).

SCHLEEDE, A.: Über den strukturellen Bau der Leuchtzentren in den Zink- und Zink-Cadmiumsulfid-Leuchtstoffen. Chem. Ber. 90/6, 1162—1175 (1957).

SCHLEUSSNER, C. A.: Zur Sensitometrie von Röntgenfilmen. Vortrag auf dem 6. Int. Radiol.-Kongr. London (1950) und Fortschr. Röntgenstr. 74, 354—358 (1951).

— Weitere Erfahrungen bei der Empfindlichkeitsmessung der Röntgenfilme mit Blaulicht. Fortschr. Röntgenstr. (Beih.) 77, 51—52 (1952).

SCHOBER, H.: Die Detailerkennbarkeit bei der Schirmbildaufnahme im Vergleich zur Großaufnahme und Durchleuchtung. Röntgen-Bl. 7, 368—376 (1954).

— Die Brauchbarkeit von Papieraufnahmen für die Röntgendiagnostik. Röntgen-Bl. 9, 3—11 (1956).

SCHUMANN, G., u. H. SCHIER: Die spektrale Zusammensetzung des künstlichen Folienlichtes beim Blaulicht-Verfahren. Fortschr. Röntgenstr. 85, 236—238 (1952).

SOILA, P., and J. SUOLANEN: Fast tungstate screens in clinical radiography. Brit. J. Radiol. 36, 143—146 (1063).

SPIEGLER, G.: Schärfe und Auflösungsvermögen im Röntgenbild, alte Vorstellungen neu betrachtet. Röntgen-Bl. 7, 270 (1945).

— Physikalische Grundlagen der Röntgen-Diagnostik. Stuttgart: Georg Thieme 1957.

STEPS, H.: Untersuchungen an Röntgenleuchtschirmen. Fortschr. Röntgenstr. 52, 293—299 (1935).

STÜRMER, W.: Moderne Röntgen-Leuchtschirme- und Folien. Radiologe 2, 425—428 (1962).

STUMPF, P.: Experimentelle und praktische Prüfung einer neuen Verstärkungsschirmkombination. Fortschr. Röntgenstr. 37, 185 (1928).

Vater, H., u. H. Vogler: Über die Qualitätsprüfung von Verstärkerfolien, insbesondere über die verstärkende Wirkung bei verschiedenen Objektdicken. Fortschr. Röntgenstr. **72**, 731 (1949/50).

Vieten, H.: Über die Abhängigkeit der dargestellten Objektschicht von der Form der strahlenempfindlichen Bildschicht bei Schirmbild-Schichtaufnahmen. Röntgen-Bl. **9**, 1—11, 47—52 (1956).

Voges, H.: Über die Bildgüte einer Röntgenaufnahme. Röntgen-Bl. **2**, 67—79 (1949).

Widemann, M.: Beleuchtungsstärke und Energie-Ausbeute eines Röntgen-Leuchtschirmes. Z. techn. Phys. **22**, 27—29 (1941).

Wiest, P.: Über eine quantitative Bestimmung der Zeichenschärfe von Verstärkerfolien. Z. techn. Phys. **2**, 53—56 (1952).

Williams, F. E.: Theoretische Grundlagen lichtverstärkender Leuchtstoffe. Phys. Rev. **98**, 547—548 (1955).

D. Dokumentation des Strahlungs- bzw. Dosisbildes

Von

L. Ackermann, H. Mergler und H. Schleussner

Mit 26 Abbildungen

I. Photographisches Aufnahmematerial

1. Grundlagen des photographischen Prozesses

a) Latentes Bild, photographische Wirkung ionisierender und nicht ionisierender Strahlen

Der Röntgenologe benutzt als Diagnostikhilfsmittel eine Schwärzungsverteilung, die das Strahlungsrelief des mit Röntgenstrahlen durchstrahlten Körpers als sog. „Röntgenbild" bleibend sichtbar macht. Dieses „Strahlungsbild", welches am Betrachtungskasten beurteilt wird, ist ein Mosaik, aufgebaut aus vielen kleinen Silberpartikeln, die in Gelatine eingebettet sind. Diese Silberteilchen sind beim chemischen Vorgang der Entwicklung aus den winzigen Mikrokristallen des Halogensilbers der photographischen Emulsionsschicht entstanden. In der Emulsion für die Röntgenphotographie befinden sich, eingebettet in ein Schutzkolloid aus Gelatine, auf jedem cm² etwa 1 Milliarde Emulsionskörner mit einer mittleren Größe um etwa 1 µ. Diese Körner bestehen aus Ionenkristallen des Silberbromids mit einigen Prozent Silberjodid und Spuren anderer Elemente wie Schwefel und Schwermetalle, die als Zentren der Empfindlichkeit fungieren. Die chemische Zusammensetzung des Silberhalogenids beeinflußt nicht nur die Kristallformen der Emulsionskörner, sondern auch deren photographische Eigenschaften. Eine Eigenschaft aber ist allen Kristallen des Emulsionskorns gemeinsam: Sie sind typische Realkristalle, bei denen die monotone Ionengitter-Regelmäßigkeit des Idealkristalls durch Zwillingskristalle, Baufehler oder systemfremde Bausteine („Störstellen") unterbrochen ist. Auf der Existenz solcher Fehler basiert die photographische Empfindlichkeit. Denn sie dienen als Potentialfallen dazu, die bei der Exposition der photographischen Emulsion durch ionisierendes oder aktinisches Licht auf mannigfache Weise entstehenden Ladungen einzufangen.

Wenn die Photoemulsion „entwickelt" wird, so entsteht das Bildsilber zunächst nur aus denjenigen Emulsionskörnern, die von der primären Strahlung oder den hiervon ausgelösten ionisierenden Teilchen und Sekundärstrahlung getroffen wurden, und wo diese im Silberhalogenid absorbiert wurde. Die Vielfalt dieser Vorgänge ist in Abb. 1 dargestellt.

Zusammenfassend kann man feststellen: Die Strahlung hat die Silberhalogenidkörner durch direkte Treffer oder deren Folgeprozesse so verändert, daß sie in dem reduzierenden Entwicklerbad schneller zu metallischem Silber reduziert werden als nicht exponierte Körner. Diesen durch die Exposition veränderten Zustand des photographischen Korns, der noch der Entwicklung bedarf, um sichtbar zu werden, nennt man „latentes Bild". An der Stelle des „latenten Bildes" ist die Hülle überschüssiger Bromionen, die jeden Emulsionskristall umgibt, durch neutrale Silberatome unterbrochen.

Über die genaue Natur des latenten Bildes weiß man aber nach mehr als 100jähriger Forschungsarbeit auf dem Gebiet der Photochemie und Photophysik noch immer nichts Endgültiges. Die Vorstellungen und Theorien über die Vorgänge bei der Bildung des latenten Bildes sind noch nicht einheitlich, so daß wir uns auf eine sehr grobe Darstellung beschränken müssen. Hiernach ist das latente Bild ein Zentrum, an dem durch die Exposition ein stöchiometrischer Überschuß von Silberionen und Elektronen entstanden ist, vereinfachend gesprochen: ein oder mehrere (für sichtbares Licht mindestens 4) Silberatome im Ionenkristall. Dieses eine oder wenige Silberatome, die durch Absorption eines Lichtquants oder ionisierenden Teilchens in der Oberfläche oder im Innern des Korns, bevorzugt an den „Störstellen", entstanden sind, entscheiden bei der Entwicklung über das Schicksal der 10^8 bis 10^{10} Bausteine (Ionenpaare) des gesamten Korns. Beim Entwicklungsvorgang findet mithin eine sehr hohe Verstärkung statt (Größenordnung 10^9), wie sie in der Technik nur mit mehrstufiger elektronischer Verstärkung möglich ist.

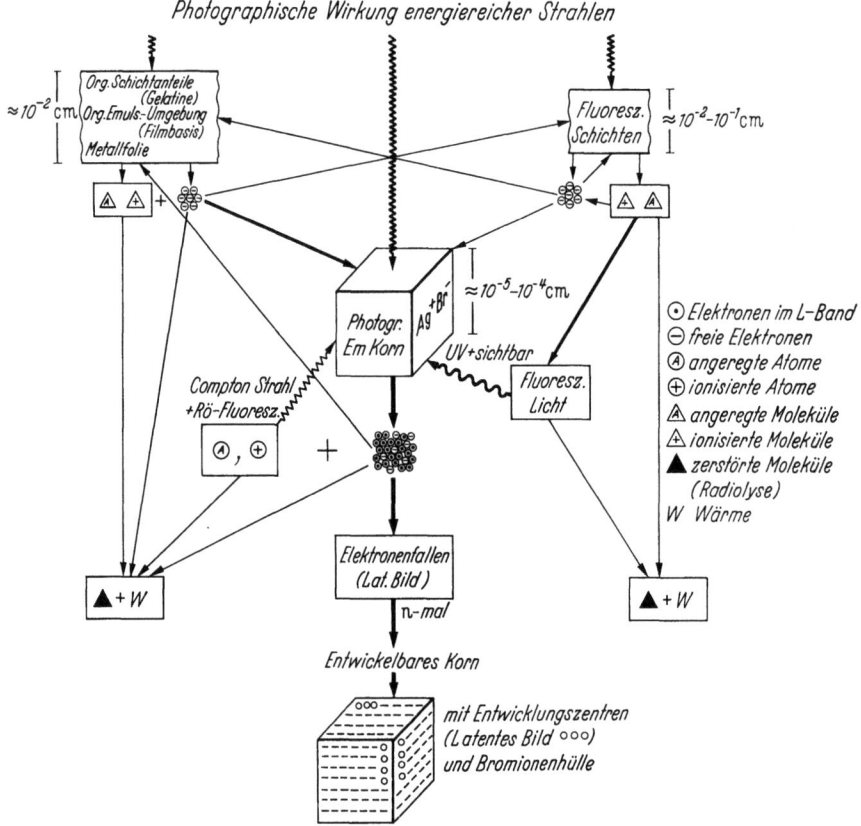

Abb. 1. Vorgänge bei der Exposition eines photographischen Korns

b) Schwärzungsdefinition und Schwärzungskurve

Die Verteilung der Schwärzung im Röntgennegativ gibt das Dosisbild hinter einem durchstrahlten Objekt wieder. Die Schwärzung (oder optische Dichte) als Maß für die Lichtabsorption eines trüben Mediums, wie beispielsweise eine entwickelte photographische Schicht, ist als dekadischer Logarithmus seiner Opazität O oder des dekadischen Logarithmus des Kehrwertes seiner Transparenz T definiert. Wenn Φ_o, der auf ein geschwärztes Negativ aufgestrahlte und Φ_d der durchgelassene Lichtstrom des Betrachtungslichtes ist, so lautet die Definition mithin:

$$\text{Schwärzung } S = \log \frac{\Phi_o}{\Phi_d}.$$

Diese Schwärzungsdefinition hat für die Anwendung den Vorteil, daß sich die Schwärzungen aufeinanderliegender Schichten einfach addieren lassen. Sie entspricht außerdem dem Weber-Fechnerschen psycho-physischen Gesetz, wonach die menschlichen Sinnesorgane, z.B. auch das Auge, quasi logarithmisch empfinden: Eine Veränderung der Reizstärke (hier Helligkeit) von 10 auf 100 wird ebenso empfunden wie der Unterschied zwischen 100 und 1000. Ferner sind die charakteristischen Schwärzungen leicht zu merken:

$S = 0,3$ entspricht 50% Transparenz
$S = 1,0$ entspricht 10% Transparenz (durchscheinende Druckschrift ohne Schwierigkeit lesbar)
$S = 1,3$ entspricht 5% Transparenz
$S = 2,0$ entspricht 1% Transparenz (durchscheinende Druckschrift unleserlich)
$S = 3,0$ entspricht 1‰ Transparenz (helle Lichtquelle verschwindet)

Außerdem bestehen noch folgende mathematische Beziehungen: $S = \log O = \log (1/T) = -\log T = \log \Phi_o - \log \Phi_d$, sowie $O = 1/T = 10^S$.

Da die vorstehend definierte Schwärzung in sehr komplizierter Weise durch das Zusammenwirken von Lichtabsorption und Lichtstreuung der vielen photographischen Körner zustande kommt, ist sie kein einheitlicher Begriff. Zwar ist die Schwärzung etwa proportional der Zahl der entwickelten Körner je Flächeneinheit, wenn man sich auf die Lichtabsorption durch die Projektionsfläche der entwickelten Körner beschränkt. Da aber ein Teil der Lichtschwächung durch Lichtstreuung an den Körnern erfolgt, die von der Kornzahl pro Flächeneinheit, der Packungsdichte der Körner in der Gelatine, dem mittleren Korndurchmesser, der Kornform, der Wellenlänge des Betrachtungslichtes usw. abhängt, wird die gemessene Schwärzung auch noch von den Beobachtungsbedingungen bzw. von der Anordnung von Lichtquelle, lichtschwächender Schicht und Beobachterauge

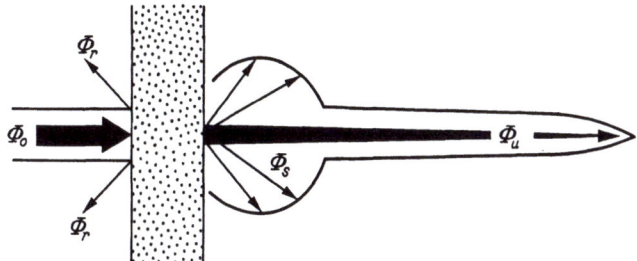

Abb. 2. Zur Lichtschwächung durch die photographische Schicht (Polardiagramm). Unabsorbiert und ungestreut durchgehender Anteil $= \Phi_u$, gestreut durchfallender Anteil $= \Phi_s$, an der Schicht reflektierter Anteil $= \Phi_r$

oder Lichtempfänger des Meßinstrumentes abhängig. Fällt nämlich ein Lichtstrom Φ_o eines parallelen Lichtbündels auf eine geschwärzte photographische Schicht, so entstehen folgende Lichtströme (s. Abb. 2):

Der von der gesamten Lichtsumme $\Phi_o = \Phi_r + \Phi_s + \Phi_u$ reflektierte Anteil ist für die folgende Betrachtung unerheblich. Von dem insgesamt durchgelassenen Lichtstromanteil $\Phi_d = \Phi_s + \Phi_u$ brauchen wir entsprechend den praktischen Bedingungen bei der visuellen Beurteilung eines Röntgennegativs am Betrachtungskasten beide Anteile. (Dies ist leicht einzusehen, wenn man Abb. 2 von rechts „liest" und bedenkt, daß das Röntgennegativ diffus beleuchtet wird, und daß das Beobachterauge nur ein paralleles Lichtbündel erfaßt.)

Der Zusammenhang zwischen Strahlenexposition (Dosis) und Schwärzung wird bekanntlich durch die Schwärzungskurve dargestellt. (Bei der folgenden Diskussion soll stets die Summenschwärzung eines Röntgenfilms mit doppelseitiger Emulsionsschicht als Schwärzung verstanden werden.) Aus dieser Kurve lassen sich alle charakteristischen photographischen (= sensitometrischen) Eigenschaften eines bestimmten Filmmaterials wie z.B. Empfindlichkeit, Kontrastwiedergabe, Objektumfang und Schleier herauslesen. Man nennt sie deshalb gelegentlich auch charakteristische oder Gradationskurve. Aber auch rein photochemische Eigenschaften wie Entwicklungsgeschwindigkeit, „Quälbarkeit" und Verhalten bei verkürzter, verlängerter, durch Temperaturerhöhung des Entwicklers forcierter Entwicklung lassen sich für einen Film am besten durch die Schwärzungskurve ausdrücken. Die Schwärzungskurve eines Filmmaterials stellt also seinen technischen Steckbrief dar, den man zu lesen verstehen sollte (vgl. II. 2. c).

Am einfachsten wird das Verständnis der Schwärzungskurve, wenn man ihre Herstellung betrachtet: Man exponiert ein Filmstück stufenweise mit Röntgenstrahlen derart, daß jede Folgestufe um einen festen Faktor mehr exponiert wird als die vorausgehende Stufe, d.h. in einer geometrischen Progression, beispielsweise mit den relativen Expositionsstufen 1, 2, 4, 8, 16 usw. Das Filmstück wird dann unter genau standardisierten Bedingungen entwickelt, und die Schwärzungen der einzelnen Stufen werden mit dem Schwärzungsmesser ausgemessen. Nun trägt man die gemessenen Schwärzungen in Abhängigkeit vom Logarithmus der Exposition der zugehörigen Stufe in ein Koordinatenschema ein und verbindet die so festgelegten Punkte durch eine glatte Kurve, die etwa folgende Gestalt hat (s. Abb. 3):

Dabei werden auch für die horizontale (Expositions-)Achse im Koordinatennetz logarithmische Einheiten benutzt, damit das Kurvenbild nicht unnötig breit wird, und weil dann jedes Teilstück der Abszisse dem gleichen Expositionsverhältnis entspricht (wichtig z.B. für die Beurteilung der Kontrastwiedergabe). Unter Exposition wird immer

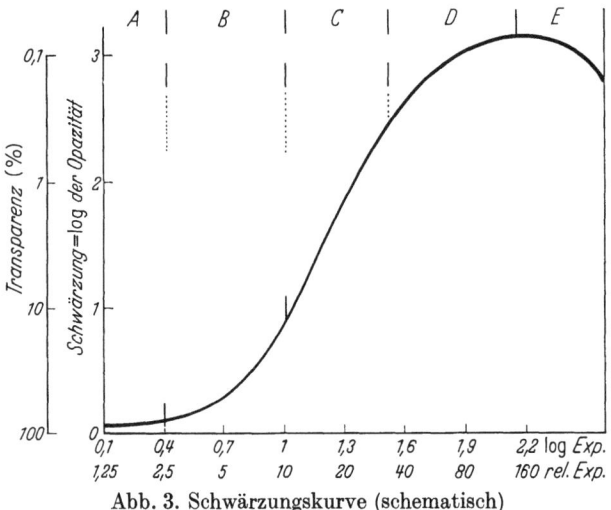

Abb. 3. Schwärzungskurve (schematisch)

das Produkt aus Strahlenintensität (Dosisleistung, Bestrahlungsstärke) und Expositionszeit verstanden.

Wir erkennen an der Schwärzungskurve verschiedene charakteristische Abschnitte, denen in der röntgenologischen Praxis Bedeutung zukommt:

Da die geringeren Expositionen (außer beim folienlosen Film, siehe später) keinen entwickelbaren Einfluß auf die Emulsionsschicht haben, verläuft die Schwärzungskurve im Bereich A parallel zur Expositionsabszisse. Die Größe der Schwärzung wird in diesem Bereich durch den Grundschleier gegeben, der davon herrührt, daß je nach Emulsion, Entwickler und Entwicklungsbedingungen auch ohne vorherige Exposition stets einige Emulsionskörner entwickelbar sind. Das latente Bild dieser „Schleierkörner" besteht aus Silberatomen oder anderen Reduktionszentren, deren Zahl im Laufe der Zeit durch „Reifung", kosmische Strahleneinwirkung u.ä. zunimmt. Aus diesem Grunde ist der Schleier auch ein Kriterium für das Alter und die Sorgfalt der Lagerung eines Filmmaterials. Nicht unter „Schleier" werden verstanden die Reflexionsverluste, wie im Abschnitt 1. a) erläutert, aber auch die mögliche Anfärbung von Schicht und/oder Schichtträger. An dieser Stelle sei bereits erwähnt, daß es keine wissenschaftlich stichhaltige Begründung für die Bevorzugung blaueingefärbter Filmunterlage gibt. Zwar verwandelt die blaue Unterlage das häufig ziemlich gelbe Licht des Betrachtungskastens in ein dem Tageslicht ähnliches. Bei Untersuchungen der Kontrastübertragung und Detailerkennbarkeit konnte aber weder ein Einfluß der Farbe des Betrachtungslichtes noch ein Unterschied infolge der Unterlageanfärbung gefunden werden. Welchen Schichtträger man vorzieht, ist daher eine Frage des Geschmacks — und in gewissem Umfang der Sorgfalt in der Dunkelkammerverarbeitung. Denn die Blaufärbung neutralisiert bzw. verdeckt in einem gewissen Umfang einen Verarbeitungsfehler: den dichroitischen oder Gelbschleier (vgl. auch Abschnitt II, 3 und Verarbeitungsfehler).

Einen Unterschied macht aber der Folienfilm auf gelbeingefärbter Unterlage, der tatsächlich dadurch eine Verbesserung der Schärfe erzielt, daß nur das blaue Folienlicht der der Emulsionsschicht unmittelbar anliegenden Verstärkungsfolie wirksam wird, weil die gelbe Unterlage das blaue Folienlicht absorbiert, sodaß keine zusätzlichen unscharfen Belichtungen auftreten. Hierdurch verliert aber der Film so viel an Empfindlichkeit, daß eine höher verstärkende Folie notwendig wird, die von sich aus wieder zusätzliche Unschärfe mitbringt und den ursprünglichen Schärfegewinn des „Gelbfilmes" paralysiert.

Im anschließenden Bereich B der Schwärzungskurve steigt die Schwärzung nur wenig mit der Zunahme der Exposition an. Dieses Gebiet der Schwärzungskurve („Durchhang"), welches die geringen Expositionen registriert, ist durchaus bildwirksam. Da es die geringen Belichtungsanteile wie Streustrahlung, Dunkelkammerlicht und dergleichen wirksam werden läßt, spielt der Umfang dieses Bereichs und der Verlauf der Kurve in diesem Bereich eine praktische Rolle — ob positiv oder negativ hängt von den Umständen ab.

Schließlich folgt der anwendungstechnisch wichtigste, geradlinige Teil C der Schwärzungskurve, der die stärkste Kontrastwiedergabe bringt. Meist wählt man daher die Expositionsdaten so, daß die bildwichtigsten Objektteile in diesem Schwärzungsbereich untergebracht werden.

Da die Menge des Bildsilbers begrenzt ist durch den Emulsionsauftrag, kann auch bei noch so hoher Exposition keine höhere Schwärzung als die sog. Maximaldichte entwickelt werden, die außer vom Silberauftrag, der Kornform und -verteilung auch noch von den Entwicklungsbedingungen abhängt. Der Übergang zu dieser maximalen Schwärzung geschieht nicht in einer geradlinigen Fortsetzung des Teiles C der Schwärzungskurve, sondern der Kurvenverlauf biegt allmählich zur maximalen Schwärzung um. Dieser Teil D heißt „Schulter" der Schwärzungskurve, spielt in der Praxis nur eine Rolle, wenn die Maximaldichte einer Emulsion überhaupt zu gering ist, oder wenn man die Auswertung des Röntgenbildes mit Hilfe eines Scheinwerfers statt mit einem normalen Betrachtungsgerät durchführt. Bei starker Überexposition bleibt jedoch nicht, wie zu erwarten, die Maximalschwärze erhalten, sondern die Schwärzung sinkt mit weiter steigender Exposition. In diesem Bereich E der Schwärzungskurve erhält man also durch Umkehreffekte ein Röntgenpositiv, allerdings unterlegt mit einer sehr hohen Grundschwärzung, so daß eine praktische Anwendung nicht in Frage kommt. Dieses Gebiet der Umkehr der Schwärzungskurve heißt „Solarisationsgebiet" (vgl. Abschn. 1.c.α).

Unter „Sensitometrie" wird in der Photographie alles verstanden, was man mittels Schwärzungskurven, die unter den verschiedensten Expositions- und Entwicklungsbedingungen gewonnen werden, an photographischen Eigenschaften ermitteln kann. Für den Röntgenologen ist das Tripel Empfindlichkeit, Gradation (oder Kontrastwiedergabe) und Schleier am wichtigsten, wogegen Begriffe der bildmäßigen Photographie, wie z.B. „spektrale Empfindlichkeit", „Schärfe", „Körnigkeit" und „Auflösungsvermögen" keine oder nur eine untergeordnete Rolle spielen, weil hierfür der Film nicht das begrenzende Element der Informationskette: Strahlenquelle, Bildwandler (z.B. Verstärkerfolie), Bildempfänger oder Bildspeicher, Bildauswertung darstellt.

Die „Sensitometrie" hat nun das in der Schwärzungskurve dargestellte Verhalten der photographischen Emulsion bei Exposition mit verschiedenen Strahlenmengen in möglichst einfacher, unmißverständlicher Weise in Zahlenangaben zu „übersetzen", weil man nur mit Hilfe von Zahlen Vergleiche aufstellen kann. Bezüglich des Schleiers bedarf es keiner besonderen Verabredungen. Hier genügt die Angabe des Betrags bei einer standardisierten Entwicklung. Es hat sich hierbei eingeführt, anstelle des Meßwertes, der im allgemeinen unter 0,2 liegt (die Störgrenze durch einen Schleier im Röntgenbild liegt je nach Objekt und nach Verarbeitungstechnik und persönlichen Gewohnheiten des Beobachters zwischen 0,1 und 0,2), den mit 100 multiplizierten Schwärzungswert anzugeben. Schleierangaben von 6 bzw. 14 bedeuten also eine tatsächliche Schleierschwärzung von 0,06 bzw. 0,14.

Bei der Angabe der Empfindlichkeit benutzen die meisten Normsysteme logarithmische Zahlenangaben, weil man nur auf diese Weise für gleiche Unterschiede in der Empfindlichkeitszahl in jedem Bereich der Expositionsskala gleiche Empfindlichkeitsverhältnisse bekommt. Durch entsprechende Wahl des Empfindlichkeitskriteriums und der Empfindlichkeitsdefinition als reziproker Expositionswert ist nun noch dafür gesorgt, daß ein Film, der zur Erreichung einer bestimmten mittleren Schwärzung (meist ist die Schwärzung 0,5 oder 1,0 als Empfindlichkeitskriterium gewählt, weil sich um diese Schwärzungen herum die diagnostisch wirksamsten Bildteile gruppieren) eine geringere Strahlenexposition benötigt als ein Vergleichsfilm, eine höhere Empfindlichkeitszahl bekommt. Meist werden hierbei dekadische Logarithmen als Empfindlichkeitszahlen benutzt, wobei man zur Vereinfachung der Schreibweise diese logarithmischen Angaben mit dem Faktor 10 multipliziert. Auf diese Weise bedeutet ein Unterschied um 3 logarithmische Einheiten stets ein Empfindlichkeitsverhältnis im Faktor 2. Wie eine derartige Empfindlichkeitsskala aussieht, veranschaulicht die nachfolgende Zahlenreihe besser, als es mit Worten zu beschreiben ist (s. Tabelle 1).

Vergleichsweise wurde in der vorstehenden logarithmischen Empfindlichkeitsskala auch ein dyadisches System, basierend auf Zweierlogarithmen, aufgenommen, welches ohne Multiplikation mit 10 eine noch feinere Abstufung einfacher gestattet, welches aber nicht so gut dem ebenfalls dem System der Zehnerlogarithmen entsprechenden Stufensystem der Röntgenapparate entspricht.

In Deutschland ist die Empfindlichkeit der Röntgenfilme genormt nach DIN 6829 bzw. DIN 6830, in USA nach ASA PH 2.8-1964 bzw. PH 2.9-1964. Eine allgemeine Anwendung dieser Norm seitens der Film-, Folien- und Apparatehersteller hat sich jedoch noch nicht eingebürgert, da eine Reihe von technischen Voraussetzungen dafür weder in Deutschland noch in USA erfüllt sind.

Die Gradation eines Röntgen-Filmmaterials, die den Grad des Anstiegs der Schwärzung mit der Exposition zahlenmäßig beschreibt, ist ebenfalls allgemein einheitlich als Anstieg oder Kurvengradient der Schwärzungskurve definiert und ebenfalls bereits in verschiedenen Normen (s. o.) niedergelegt.

Während man in der bildmäßigen Photographie meist nur den geradlinigen Teil der Schwärzungskurve berücksichtigt und dessen Neigung als Gamma ($\gamma = \Delta S/\Delta \log$ Expos.) bezeichnet, gibt man in der Röntgenphotographie, insbesondere mit Folienfilm, lieber einen mittleren Gradienten an, der den gesamten bildwichtigsten Teil der Schwärzungskurve erfaßt. Beispielsweise ist in der deutschen Norm DIN 6830 die mittlere Gradation zwischen den Schwärzungspunkten 0,3 und 2,0 gewählt. Sie wird als Tangens (=Steigungs)-Wert der Kurvensekante zwischen den vorgenannten Schwärzungen gegeben durch den Ausdruck

$$G = \frac{2,0 - 0,3}{\log \text{Exp. (2,0)} - \log \text{Exp. (0,3)}} \cdot$$

Offenbar kann man für jeden beliebigen Bereich der Schwärzungskurve nach der vorbeschriebenen Weise eine Teilgradation angeben und auf diese Weise die Kontrastwiedergabe für den betreffenden Teil der Schwärzungskurve zahlenmäßig erfassen.

An zwei schematischen Schwärzungskurven soll nochmals versucht werden, die sensitometrischen Begriffe zu erläutern (s. Abb. 4).

Kurve I gehört zu einem höher empfindlichen, aber weniger steilen Film, Kurve II gehört zu einem Film, der zur Schwärzung $S = 1,0$ fast 60 % mehr (0,2 × 10 log Einheiten) Exposition benötigt, also um diesen Faktor unempfindlicher ist. Dafür ist die mittlere Gradation von Film II wesentlich steiler, was besagt, daß man den gleichen Objektkontrast a mit wesentlich größerem Bildkontrast (= Schwärzungsdifferenz) (B anstelle von b) darstellen kann.

Wie man aus Abb. 4 abliest, gilt:

Bildkontrast = Schwärzungsdifferenz,
      = tg α × Objektkontrast a,
      = Gradation × Objektkontrast a.

Die Bildkontraste zweier Negative verschiedener Gradation stehen also im Verhältnis ihrer Gradationen: $B/b = G$ (II)/G (I). Man sieht aber aus der Darstellung auch, daß die wesentlich kontrastreichere Darstellung mit Film II auf Kosten des wiederzugebenden Objektumfangs geht: Feine Details im Gebiet der schwachen Exposition werden u. U. nicht erkennbar dargestellt, wogegen die stärker exponierten Teile des Objekts wegen der hohen Schwärzungen nur mit Mühe (unter Zuhilfenahme eines Scheinwerfers) oder überhaupt nicht ausgewertet werden können. Darstellbarer Objektumfang und Bildkontrast sind also gegenläufig, und man hat in der Praxis durch

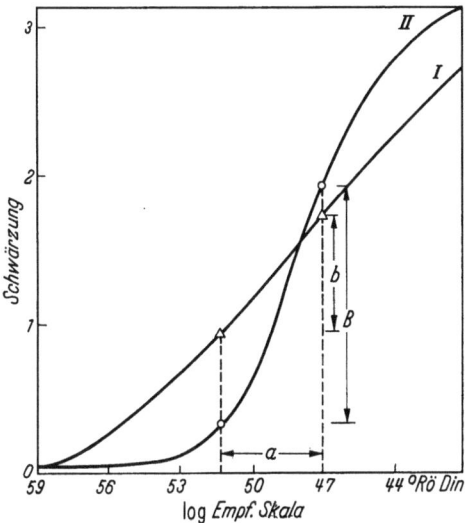

Abb. 4. Schwärzungskurven verschiedener Empfindlichkeit und Gradiaton

die Wahl des Aufnahmematerials und der Entwicklungsbedingungen, aber auch durch die geeignete Wahl des Strahlungskontrastes mit Hilfe der geeigneten Aufnahmespannung und evtl. durch Streustrahlenraster für optimale Bedingungen zu sorgen.

Obwohl die Fragen des Strahlungskontrastes und seiner Beeinflussung durch die Strahlenqualität nicht Gegenstand dieses photographischen Kapitels sind, sei an dieser Stelle doch daran erinnert, daß man auch beim Film I die Charakteristik derjenigen des Films II weitgehend annähern kann, wenn man mit geringerer Aufnahmespannung und/oder Streustrahlenraster, also langwelligerer Strahlung und weniger Streustrahlenanteil arbeitet. Umgekehrt kann man den Objektumfang beim Film II dadurch erhöhen, daß man die Aufnahmespannung erhöht. Man sieht daraus, daß die Eigenart des Kurvenverlaufs bei einem bestimmten Filmmaterial durchaus kein Wertkriterium darstellt, daß es vielmehr darauf ankommt, einen Filmtyp entsprechend seinen Eigenschaften richtig zu exponieren und zu verarbeiten. Im übrigen sei noch betont, daß alle heutigen Röntgenfilmtypen sich viel weniger unterscheiden als obige beiden Beispiele. Um derartige Unterschiede zu erzielen,

Tabelle 1. Empfindlichkeits- und Expositionsskalen

Unterschied in Empfindlichkeitsgraden (10×Zehnerlog.)	-3,0	-2,5	-2,0	-1,5	-1,0	-0,5	0	+0,5	+1,0	+1,5	+2,0	+2,5	+3,0
Empfindlichkeit in %	50	56	63	71	79	89	100	112	126	141	158	178	200
Nötige Exposition	200	178	158	141	126	112	100	89	79	71	63	56	50

Unterschied in Empfindlichkeitsgraden (Zweierlog.)	-1,0	-0,9	-0,8	-0,7	-0,6	-0,5	-0,4	-0,3	-0,2	-0,1	0	+0,1	+0,2	+0,3	+0,4	+0,5	+0,6	+0,7	+0,8	+0,9	+1,0
Empfindlichkeit in %	50	53	57	62	66	71	76	81	87	93	100	107	115	123	132	141	151	162	174	187	200
Nötige Exposition	200	187	174	162	151	141	132	123	115	107	100	93	87	81	76	71	66	62	57	53	50

muß man noch die Einflüsse des Strahlenkontrastes und die Einflüsse der Entwicklung hinzuziehen.

Besonders gering hinsichtlich der Gradation sind die Unterschiede bei den sog. folienlosen Filmen, also bei Röntgenfilmen, die ohne Fluorescenz-Verstärkerfolie in der Knochendiagnostik, in der Zahnmedizin usw. Verwendung finden. Diese Filmtypen haben, gleichen Strahlenkontrast, gleiche Exposition und gleichen Entwicklungszustand vorausgesetzt, in der Praxis ausnahmslos die gleiche Gradation, d.h. Kontrastwiedergabe. (Näheres s. Abschnitt I. 3. a.)

Das Kapitel über sensitometrische Fragen mit der Diskussion der Gradationskurve und der Kontrastfragen soll aber nicht abgeschlossen werden ohne ein abschließendes Wort zur Terminologie der Begriffe „harte" und „weiche" Röntgenaufnahmen. Leider existiert im photographischen Arbeitsgebiet hinsichtlich des Kontrastes eines Negativs kein einheitlicher Sprachgebrauch. Häufig bezeichnet man ein kontrastreiches Negativ nebeneinander als „hart" und als „steil", wobei sich die letztere Bezeichnung selbstverständlich auf die Schwärzungskurve der betreffenden Emulsion bezieht. Ein kontrastarmes Negativ wird analog als „weich" und „flach" bezeichnet. Verwirrung entsteht nun dadurch, daß ein Röntgennegativ, welches mit hoher Spannung, also durchdringender, kurzwelliger Strahlung exponiert wird, entsprechend dem geringen Strahlungskontrast, zu einem kontrastarmen Negativ führt, was im photographischen Sprachgebrauch mit weich bezeichnet wird. „Harte" Strahlung führt also zu photographisch „weichen" Negativen und umgekehrt „weiche" Strahlung zu photographisch „harten" Negativen.

Die Mißverständnisse durch die gleichzeitige Anwendung der Begriffe „hart" und „weich" auf bilderzeugende Strahlung und resultierendes Bild, lassen sich nur vermeiden, wenn man diese beiden Begriffe nicht auf den mehrdeutigen Begriff „Aufnahme" anwendet. Darunter versteht man ebensogut den Vorgang einer Röntgenexposition photographischen Materials wie das Ergebnis dieses Vorgangs, das Röntgennegativ. Man ordne also den Adjektiven „hart" und „weich" jeweils das richtige und eindeutige Hauptwort zu!

c) Für die Röntgenphotographie wichtige photographische Effekte

Zu den Eigenschaften der Photographie gehören einige Effekte, die sich scheinbar nicht in die allgemeinen Gesetzmäßigkeiten der Photographie einfügen. Viele von diesen Effekten sind nach ihren Entdeckern oder Interpreten benannt. Einige davon spielen auch in der Röntgenphotographie eine Rolle und sollen nachfolgend kurz besprochen werden.

α) *Solarisation* heißt die bisher nicht völlig aufgeklärte Erscheinung der Umkehrung der photographischen Wirkung bei Überbelichtung, d.h. Absinken der Schwärzung mit steigender Exposition. Die Erscheinung, die bei Exposition durch jede Strahlenart und bei jeder Entwicklung vorkommt, wurde bereits bei der Schwärzungskurve beschrieben. Bemerkenswert ist, daß sich das Absinken der Schwärzung nicht bis zur Schleierschwärzung erstreckt, sondern daß die Schwärzung mit weiter steigender Exposition schließlich wieder ansteigt. Unter Umständen schließt sich an den Anstieg der Schwärzung nach der Solarisation ein 2. und 3. Solarisationsgebiet an.

β) *Schwarzschild-Effekt* heißt die Erscheinung, daß das Reziprozitätsgesetz für die photochemische Schwärzungswirkung nicht immer erfüllt ist. Nach dem Reziprozitätsgesetz von Bunsen und Roscoe dürfte die Schwärzung nur von dem Produkt (Strahlenintensität I × Expositionszeit t) abhängig sein, d.h. es wäre $S = f$ (Ixt). Nach Schwarzschild gibt es aber, außer bei reiner Röntgenstrahlenexposition, Reziprozitätsfehler, indem die Schwärzung nicht nur von dem Intensitäts-Zeitprodukt abhängig ist, sondern auch von der Expositionszeit abhängt. Nach Schwarzschild läßt sich dieser Zusammenhang ausdrücken durch die Schreibweise $S = g$ (Ixt^p) mit dem sog. Schwarzschildexponenten p.

Die Hochintensitätsfehler spielen im allgemeinen bei modernen Röntgenfilmen kaum eine Rolle. Niedrigintensitätsfehler können hingegen 1 DIN-Grad und mehr an scheinbarer Empfindlichkeitseinbuße verursachen bei Langzeitexpositionen von einer und mehr

Sekunden Dauer. Erfahrungsgemäß ist dieser Langzeitfehler von Fabrikat zu Fabrikat sehr verschieden. Die Ursache dieses Fehlers ist leicht einzusehen: Die bei sehr geringen Intensitäten entstehenden Subkeime für die Entwicklung sind gegen thermische Dissoziation nicht stabil genug und zerfallen wieder in der Zeit bis zu den nächsten Trefferereignissen, bei denen die Mindesttrefferzahl für die Entwickelbarkeit des Korns erreicht wäre.

γ) Sabattier-Effekt ist eine Erscheinung, die zwar leicht anschaulich zu verstehen ist, die aber trotzdem ebenfalls noch nicht völlig aufgeklärt ist. Er ist ebenfalls ein Umkehreffekt, der aber gar nichts mit der Solarisation zu tun hat, da er erst während der Entwicklung entsteht.

Die Erscheinung der, meist nur teilweisen, Umkehrung eines Negativs tritt auf, wenn ein Negativ während der Entwicklung durch sichtbares Licht nachexponiert wird. Man kann sich die Erscheinung dadurch erklären, daß bereits entwickelte, also am meisten exponierte, Negativbereiche das aktinische Licht am meisten absorbieren, nur wenig oder überhaupt nicht vorexponierte und daher nicht entwickelte Stellen dagegen von der Nachbelichtung am meisten betroffen werden. Auf diese Weise kopiert sich das Negativ auf sich selber, und man erhält ein Röntgenpositiv, allerdings mit ziemlich hoher Grundschwärzung. Entsprechend der Entstehung beschränkt sich die Erscheinung meist auf die Negativpartien, die bei der Entwicklung vom Licht am meisten betroffen wurden, bei Tankentwicklung also auf die nach der Entwickleroberfläche gerichteten Negativpartien.

δ) Herschel-Effekt besteht in einer durch langwelliges rotes Licht bewirkten Tilgung eines vorher aufbelichteten latenten Bildes. Durch „Herscheln" kann man also, absichtlich oder auch ungewollt, die durch kurzwelligeres Licht geschaffenen latenten Bilder ganz oder teilweise „radieren". Wichtig ist dabei die Anwendung so langwelligen Lichtes, daß keine schleiernde Wirkung durch beispielsweise die Dunkelkammerleuchte auftritt.

ε) Clayden-Villard-Effekt heißt eine Erscheinung, die mit dem Sabattier-Effekt Ähnlichkeit hat. Eine diffuse Beleuchtung eines unentwickelten Röntgennegativs mit hoher Intensität und kurzer Dauer erzeugt im allgemeinen entgegen dem Reziprozitätsgesetz ein Röntgenpositiv, dessen Entstehung noch nicht eindeutig erklärbar ist.

ζ) Eberhard-Effekt beschreibt einen rein photochemischen Entwicklereffekt. Er tritt als „Randeffekt" an Grenzen auf, wo stark und schwach exponierte Flächen unmittelbar aneinanderstoßen. Die stärker exponierte Fläche erhält einen dunklen Saum, wogegen der helle Bereich mit der geringen Exposition eine helle Berandung bekommt. Die Erscheinung ist durch Diffusion von unverbrauchtem Entwickler in den Grenzbereich der hohen Schwärzung und von geschwächtem Entwickler in den Grenzbereich der niederen Exposition und Schwärzung leicht zu erklären. Die Objektkonturen werden also durch diesen Effekt in der Wiedergabe verschärft. Dieses Phänomen hat offenbar nicht nur im Erscheinungsbild, sondern auch in der Erklärung durch den Chemismus Parallelen zum Simultankontrast beim (Farben-)Sehen.

η) Latenzbildschwund oder *fading* heißt die Erscheinung, daß ein aufbelichtetes latentes Bild nicht völlig stabil ist und im Laufe der Zeit dem Schwund unterliegt. Diese Erscheinung spielt im praktischen Bereich des Röntgenologen keine Rolle, da im allgemeinen die exponierten Röntgenfilme entwickelt werden, bevor durch thermische Dissoziation oder die chemischen Einflüsse von Wasserdampf und Luftsauerstoff ein merklicher Schwund des exponierten Latenzbildes eintritt.

Eine wesentliche Rolle kann die Erscheinung aber in der Filmdosimetrie spielen, wo die Filme zur Dosisregistrierung einen Monat oder sogar noch länger getragen werden, bis sie zur Feststellung einer Monats- oder Vierteljahresdosis entwickelt werden. Die entscheidende Wirkungskomponente für die Regression des latenten Bildes ist der Luftsauerstoff, der wahrscheinlich das Silberatom des latenten Bildes unter katalytischer Wirkung des Wasserdampfes wieder zum Silberion oxydiert. Hiernach ist ein unentwickeltes Röntgennegativ nur gefährdet, wenn es längere Zeit, mindestens Stunden, bei hoher Luftfeuchte und Temperatur aufbewahrt wird. Als Folge der steilen Gradation von z.B. Röntgenfolienfilmen können in diesem Fall allerdings merkliche Unterschiede zwischen einem sofort entwickelten und einem unsachgemäß gelagerten, später erst entwickelten Film auftreten. Besonders gefährdet sind sehr feinkörnige Emulsionen und solche, bei denen je Treffer nur kleine Energiemengen übertragen werden.

2. Geschichte und Herstellung der in der Röntgenologie verwendeten photographischen Schichten

a) Geschichte der röntgenphotographischen Aufnahmematerialien

Schon in der Originalmitteilung weist Röntgen im Jahre 1895 darauf hin, daß Photoplatten von X-Strahlen belichtet werden:

Um vielleicht eine Beziehung zwischen Durchlässigkeit und Schichtendicke finden zu können, habe ich photographische Aufnahmen gemacht.

Von besonderer Bedeutung in mancher Hinsicht ist die Tatsache, daß photographische Trockenplatten sich als empfindlich für die X-Strahlen erwiesen haben. Man ist imstande, manche Erscheinung zu fixieren, wodurch Täuschungen leichter ausgeschlossen werden; und ich habe, wo es irgend anging, jede wichtigere Beobachtung, die ich mit dem Auge am Fluorescenzschirm machte, durch eine photographische Aufnahme kontrolliert.

Dabei kommt die Eigenschaft der Strahlen, fast ungehindert durch dünnere Holz-, Papier- und Stanniolschichten hindurchgehen zu können, sehr zustatten; man kann die Aufnahmen mit der in der Kassette oder in einer Papierumhüllung eingeschlossenen photographischen Platte im beleuchteten Zimmer machen. Andererseits hat diese Eigenschaft auch zur Folge, daß man unentwickelte Platten, nicht bloß durch die gebräuchliche Hülle aus Pappendeckel und Papier geschützt, längere Zeit in der Nähe des Entladungsapparates liegenlassen darf.

Fraglich erscheint es noch, ob die chemische Wirkung auf die Silbersalze der photographischen Platte direkt von den X-Strahlen ausgeübt wird. Möglich ist es, daß diese Wirkung herrührt von dem Fluorescenzlicht, das, wie oben angegeben, in der Glasplatte oder vielleicht in der Gelatineschicht erzeugt wird. „Filme" können übrigens ebensogut wie Glasplatten verwendet werden.

Die Röntgenologie hätte nie eine so schnelle Verbreitung und Entwicklung nehmen können, wenn nicht bereits zur Zeit der Arbeiten von Röntgen das photographische Aufnahmematerial eine weitgehende Vervollkommnung erreicht hätte.

Über den Einfluß des Lichtes auf die Materie und die Veränderung, die das Licht an der Materie vornimmt, haben die Menschen schon in früheren Kulturen nachgedacht und Beobachtungen angestellt. Als einer der ersten hat sich Johann Heinrich Schulze (1687—1744) mit der Veränderung, die das Licht an den Silbersalzen hervorruft, beschäftigt. Er war Professor an der Universität in Altdorf und kam 1732 nach Halle. Er setzte ein silbernitrathaltiges Gemisch aus Kreide und salpetersaurem Kalk dem Licht aus; die dem Licht zugekehrte Seite des Gefäßes färbte sich dunkel, während die im Schatten befindliche Seite weiß blieb. Diese Verfärbung des Silbersalzes begründete Schulze nicht mit der Lufteinwirkung, sondern schrieb sie dem Einfluß des Lichtes zu. Schon vor ihm haben sich arabische Naturwissenschaftler und die Alchimisten des Mittelalters mit der Veränderung der Silbersalze im Sonnenlicht beschäftigt. Es waren vor allem Albertus Magnus (1193—1280) und der arabische Alchimist Geber (Gābir).

Der Arzt Angelo Sala beschreibt in seinem 1647 in Frankfurt erschienenen Buch „Opera Medica Chemicae" die Darstellung des Höllensteins und teilt unter anderem mit, daß gepulvertes Silbernitrat in der Sonne tiefschwarz wird.

Auch der Naturwissenschaftler und Mitbegründer der Royal Society in England, Robert Boyle (1627—1691), erwähnt in seinen Schriften die Farbänderung des Chlorsilbers im Licht. Er glaubte jedoch, daß diese Verfärbung nicht dem Licht, sondern der Luft zuzuschreiben sei. Johann Heinrich Schulze war also der erste, der einwandfrei die verändernde Wirkung des Lichtes auf die Silbersalze feststellte.

Der Chemiker Scheele (1742—1786) entdeckte zwei wichtige photo-chemische Prozesse: die unterschiedliche Wirkung der Spektralfarben auf die Silbersalze und die Löslichkeit des Silberchlorids in Ammoniak. Hiermit gab er die Möglichkeit der Ausfixierung von photographischen Bildern an, die jedoch spätere Forscher nicht kannten, so daß lange

Jahre der Fortschritt in der Photographie an der Unmöglichkeit der Fixierung des photographischen Bildes scheiterte. Außerdem stellte SCHEELE fest, daß bei der Belichtung des Silberchlorids in wäßriger Lösung Salzsäure entweicht.

Im 18. Jahrhundert beschäftigte sich SENNEBIER mit der Lichtempfindlichkeit von Naturharzen. Er stellte qualitative und quantitative Untersuchungen über die Wirkung des Sonnenspektrums auf das Silberchlorid an, wobei er beobachtete, daß violettes Licht innerhalb von 15 sec und orangefarbenes bis rotes Licht erst nach 20 min das Silberchlorid färbten.

BERTHOLLET stellte die Lichtempfindlichkeit von Chlorwasser fest. Bei der Belichtung von Chlorsilber in Wasser beobachtete er die Bildung von Gasbläschen und begründete diese Erscheinung mit der damals die Chemie beherrschenden „Phlogiston"-Theorie, die besagte, daß das Licht die Loslösung des Phlogistons vom Silbersalz erleichtere.

THOMAS WEDGWOOD veröffentlichte im Jahre 1802 ein Verfahren, um Zeichnungen mittels Silbernitrat oder Chlorsilber auf Glas zu kopieren. Auch er stellte mit der camera obscura photographische Bilder her.

Voraussetzung für die Herstellung photographischer Aufnahmematerialien war jedoch die Entdeckung weiterer wichtiger Elemente. Im Jahre 1814 wurden von COURTOIS das Jod entdeckt, von HERSCHEL die Hyposulfide und deren Lösungsvermögen für Chlorsilber. Erst nach der Erfindung von DAGUERRE wies jedoch HERSCHEL auch auf die Anwendbarkeit dieses Effektes zur Fixierung von photographischen Bildern hin. BALARD entdeckte 1826 das Brom und beschrieb die Schwärzung des Bromsilbers im Licht.

Im Jahre 1822 stellte NIÈPCE als erster photographische Bilder her; als eine der ersten Photographien gilt eine Aufnahme Pius' VII. NIÈPCE benutzte für die Herstellung seines Aufnahmematerials eine Lösung aus Asphalt und Knochenöl. Dieser Asphalt wurde dünn auf gut polierte Metallplatten, die mit einer Silberplattierung versehen waren, aufgetragen. 1829 schlossen NIÈPCE und DAGUERRE einen notariellen Vertrag, um gemeinsam die photographischen Erfahrungen auszuwerten.

Im Jahre 1831 stellte DAGUERRE zufällig fest, daß sich die im Schatten eines Löffels befindliche Seite, der auf einer jodierten Silberplatte lag, nicht geschwärzt hatte, sondern nur die Stellen, auf die das Licht einwirken konnte. Die ersten Platten DAGUERRES waren Jod-Silber-Platten; sie verlangten jedoch eine sehr lange Belichtungszeit. Erst durch eine weitere zufällige Beobachtung konnte DAGUERRE sein Verfahren vervollkommnen. DAGUERRE soll einige jodierte Silberplatten, die er nur kurz belichtet hatte, längere Zeit in einem Schrank aufbewahrt haben. Die Platten, die anfänglich wegen der nur kurzen Belichtung kein Bild gezeigt hatten, wiesen nach dem Aufbewahren in dem betreffenden Schrank deutliche Bilder auf. DAGUERRE untersuchte den Schrankinhalt und stellte fest, daß eine Wanne mit Quecksilber diesen Effekt hervorgerufen hatte. Das Quecksilber hatte als Entwickler gewirkt und mit dem Silber ein Quecksilberamalgam gebildet. 1839 berichtete FRANÇOIS ARAGO in einer denkwürdigen Sitzung der Académie Française über die grundlegenden Versuche DAGUERREs. Über lange Jahre wurde dann die Photographie nach ihrem Erfinder „Daguerreotypie" genannt.

Zur Stabilisierung bzw. Fixierung des photographischen Bildes verwandte man zunächst Kochsalz und später das 1819 von HERSCHEL entdeckte Natriumthiosulfat.

Zur selben Zeit wie DAGUERRE hatte in England TALBOT photographische Untersuchungen durchgeführt. Aufbauend auf den Arbeiten von WEDGWOOD und DAVY, stellte er Schattenbilder mittels Chlor-Silber-Papieren her, die er in Kochsalz- und Silbernitratlösung tränkte. Als er 1839 von der Erfindung DAGUERREs erfuhr, teilte er unmittelbar danach der Royal Society seine Erfindung zur Herstellung von Lichtbildern auf Chlor-Silberpapier mit. Einen wesentlichen Aufschwung seines Verfahrens brachte die Entdeckung der Gallussäure als Entwicklersubstanz. TALBOT erhielt bei seinen Aufnahmen Negative, d.h. Aufnahmen mit einer umgekehrten Helligkeitsskala und mußte für die Herstellung von Bildern einen Kopierprozeß durchführen, während man bei der Daguerreotypie eine direkte photographische Aufnahme erhielt. Da die Papiersorten, die damals zur

Verfügung standen, eine sehr starke Struktur aufwiesen, blieb die Talbottypie lange Zeit hinter der Daguerreotypie zurück. Die heutigen photographischen Verfahren entsprechen jedoch wesentlich mehr der Talbotschen Erfindung als der Daguerres.

Das sog. nasse Kollodiumverfahren bedeutete einen wesentlichen Fortschritt für die Photographie. Die Anwendung der von Schönbein entdeckten Schießbaumwolle in der Photographie wurde von verschiedenen Autoren veröffentlicht, so daß das nasse Kollodiumverfahren in Verbindung mit einem Eisenentwickler in den sechziger Jahren eine sehr weite Verbreitung fand.

Die Photographen mußten jedoch ihre Platten selbst herstellen, da die Kollodiumplatten feucht waren und nicht stabilisiert werden konnten. In einem schwarzen lichtsicheren Zelt wurde kurz vor der Aufnahme das dazu benötigte Material hergestellt. Die Empfindlichkeit konnte insbesondere durch die Verwendung von Silberbromid wesentlich gesteigert werden.

Durch die Anwendung von Gelatine im photographischen Prozeß, wie dies erstmals von Maddox erprobt wurde, sind alle wichtigen Rohstoffe für die photographischen Aufnahmematerialien entdeckt worden, die auch heute noch die wesentlichen Rohstoffe sind. Der englische Arzt erforschte die ausgezeichneten Eigenschaften der Gelatine für die Photoplatten. Er untersuchte die photographischen Emulsionen auf ihr Brom-Silber-Verhältnis und stellte fest, daß man zur Erreichung günstiger Empfindlichkeiten einen Bromidüberschuß während der Emulsionierung verwenden muß. Um dem Abbau der Gelatine durch die Wärmebehandlung (Reifung) entgegenzuwirken, wurde am Ende des Herstellungsprozesses noch einmal frische Gelatine zugegeben, ein Arbeitsverfahren, das auch heute noch Anwendung findet. Maddox stellte seine ersten Platten im Jahre 1871 her; damit war der Weg freigegeben für eine neuzeitliche Fabrikation des photographischen Materials. 25 Jahre vor der Entdeckung der Röntgenstrahlen waren also die wesentlichsten Erfindungen in der Photographie bereits abgeschlossen.

Röntgen benutzte für seine Aufnahmen zunächst Bromsilbergelatineplatten, wie man sie für die bildmäßige Photographie verwendete. Die ersten Aufnahmen von Röntgen waren ohne Verstärkerschirm, den man ja erst später entwickelte, gemacht. Nach Glasser hat bereits Röntgen die Anregung gegeben, die Photoemulsion mit fluorescierenden Schichten in Kontakt zu bringen und so Aufnahmen anzufertigen. Man interessierte sich schon zu dieser Zeit sehr dafür, wie das röntgenphotographische Bild entstand. Zunächst vermutete man, daß die Glasschicht bei der Röntgenbestrahlung ein schwaches Fluorescenzlicht ausstrahle, und daß dadurch die Belichtung erfolge. Nachdem man aber Photoemulsionen auch auf Papier aufgebracht hatte und ebenfalls eine Belichtung feststellte, war diese Theorie nicht mehr aufrechtzuerhalten.

Schon zu Beginn der Röntgenphotopgraphie wurden zunächst mehr spielerisch die ersten Materialuntersuchungen, Aufnahmen von Gußteilen u. ä., durchgeführt und hiermit die ersten industriellen Röntgenaufnahmen erzeugt. Wegen der langen Belichtung der damaligen unempfindlichen Röntgenplatten war eine Nachbehandlung notwendig. Die Platten wurden getont und meistens noch Positivabzüge hergestellt. Schon 1896 empfahl Geissler in Bonn das Eintauchen der Photoplatten in Eisenchlorid oder Uranylacetatlösung, um durch die Fluorescenz dieser Lösung eine bessere Ausnutzung für die Röntgenstrahlen hervorzurufen. Die Photoemulsionen erlitten jedoch eine Einbuße an Empfindlichkeit und Schleier, und man kam daher auf diesem Wege nicht weiter.

Röntgen selbst gab bereits 1896 in einem Brief an Schleussner Anregungen, wie man Röntgenplatten in Zukunft noch empfindlicher gestalten könne. Er empfahl, Platten herzustellen, die „noch bedeutend mehr Silbersalze enthalten, sei es infolge einer dickeren Schicht oder einer konzentrierten Emulsion", um hiermit mehr X-Strahlen zu absorbieren. In der Folgezeit war es also das Bemühen der Fabrikanten von Photoplatten, sich diesen Anforderungen anzupassen. Auch wurden mehrere Schichten übereinandergegossen. Entscheidende Empfindlichkeitssteigerungen konnten jedoch erst erzielt werden, als die Fluorescenzfolien verbessert wurden.

Im Jahre 1896 überprüfte EDISON eine Anzahl von Substanzen auf ihre Fluorescenzeigenschaften und erkannte schließlich Calciumwolframat als den geeignetsten Körper. Die Calciumwolframatfolie war sechsmal mehr empfindlich als die Platincyanurfolie. EDISON erhielt mit dem neuen Fluorescenzschirm Aufnahmen bei einer Belichtungszeit von wenigen Sekunden. Er beeinflußte einige Zeit mit seiner Ansicht, der Röntgenschirm könne die photographischen Platten ersetzen, die damaligen Röntgenologen. Aber schon bald stellte man fest, daß die die Strahlenwirkung kumulierende Photoplatte besonders für die schwer durchdringbaren Körperteile unentbehrlich war. Auch hatten die Fluorescenzschirme ein sehr starkes Nachleuchten und grobes Korn.

Schon im Jahre 1896 wurden bei SCHLEUSSNER Filme auf beiden Seiten mit einer Photoemulsion begossen und mit einem Überguß versehen.

Dr. MAX LEVY schlug auf der 96. Tagung Deutscher Naturforscher und Ärzte im Jahre 1897 die Verwendung von doppelseitig mit Emulsion begossenen Glasplatten und deren beiderseitige Umhüllung mit Fluorescenzfolien vor. Die Imperial Dry Plate Company in England stellte solche Platten her. Sie bestanden aus einem Glas, auf dessen eine Seite eine Emulsion aufgetragen war, über die eine Schicht von Calciumwolframatkristallen gegossen war. Nach der Exposition und vor der Entwicklung der Platte wurde diese unter Wasser gehalten, um die Calciumwolframatschicht abzuwaschen. Dann wurde die Platte in der üblichen Weise entwickelt. Dennoch hat sich diese Technik wegen der hohen Kosten und des groben Korns nicht durchgesetzt. Dagegen wurden in der Röntgenpraxis mehrere übliche Glasplatten und Filme übereinandergelegt.

1912 stellte man in England Röntgenplatten her, die mit einer starken Silberschicht begossen und mit einem Wismutsalz getränkt waren. Während des Ersten Weltkrieges wurden große Mengen Röntgenplatten in allen Ländern hergestellt, die in ihren Emulsionseigenschaften noch verbessert worden waren. Außerordentlich wichtig waren die verbesserten Folien nach PATTERSON, die im Jahre 1916 herauskamen und ein wesentlich verbessertes Korn zeigten. Sie enthielten Bariumbleisulfat.

Das erste wissenschaftlich arbeitende photo-chemische Laboratorium wurde unter LÜPPO-CRAMER bei SCHLEUSSNER in Frankfurt eingerichtet. Zahlreiche Veröffentlichungen stammen von dem Vorstand dieses Laboratoriums. LÜPPO-CRAMER schreibt in seiner 1909 erschienenen „Encyklopädie der Photographie" Heft 67: „Die Bromsilbergelatineemulsion wird entweder auf Glasplatten, auf Zelluloid (Films) oder auf Papier gegossen. Es ist hierzu zu bemerken, daß an Zuverlässigkeit die Trockenplatte niemals von einem anderen Material erreicht worden ist. Die Zerbrechlichkeit der Glasplatten läßt es allerdings für den Röntgenographen oft wünschenswert erscheinen, das biegsame Zelluloid zu verwenden. Dieses Material ist aber leider nicht ganz indifferent gegen die sensible Bromsilbergelatine". Die Haltbarkeit der Röntgenfilme war daher geringer als die der Röntgenplatten. Als Entwicklersubstanzen werden von ihm Eisenoxalat, Hydrochinon, Brenzcatechin, Pyrogallol und Metol vorgeschlagen. Weiterhin diskutiert er die unterschiedliche Wirkung der Rapidentwicklung und bezeichnet sie als Oberflächenentwicklung. Für die langsam wirkenden Entwickler werden 1 bis 2-stündige Entwicklungszeiten angegeben, um ein optimales Bild zu erhalten.

Die Stabilisierung bzw. Fixierung der Bilder erfolgte zu dieser Zeit mittels Natriumthiosufat. Für das Arbeiten in tropischen Gegenden wird die Zugabe gerbender Substanzen im Fixierbad empfohlen, als Fixierdauer 4 min, nach dem Fixieren eine gründliche Wässerung von mindestens einer Stunde (bei doppeltdick gegossenen Schichten bis zu 2 Std) in fließendem Wasser. Zur Härtung der Schichten wurden von LÜPPO-CRAMER u.a. Chromalaun verwendet. Danach konnte die Trocknung auch bei höheren Temperaturen erfolgen. Auch der Härtungszusatz Formalin wird erwähnt und von ihm bevorzugt angewendet, da das überschüssige Formalin bei der Trocknung als Gas entweicht. Die Angaben LÜPPO-CRAMERs zeigen, daß die damaligen Probleme der Verarbeitung von Röntgenfilmen bis zum heutigen Tage noch immer aktuell sind und man mit sehr ähnlichen, nur verfeinerten

Methoden diesen Problemen begegnet. Sowohl Chromalaun wie Formalin finden noch immer Anwendung in der photo-chemischen Technik.

Neben der Glasplatte war die Nitrofolie als photographisches Unterlagematerial in Gebrauch. Sie bildete jedoch für die Röntgeninstitute und Krankenhäuser stets eine große Gefahr wegen ihrer leichten Brennbarkeit. So war es von außerordentlicher Bedeutung, daß auf dem Gebiet der Cellulose-Chemie in den Jahren des Krieges große Erfolge erzielt wurden, die auch der Photographie zugute kamen. In den Jahren 1923/24 kamen zum ersten Male Röntgenfilme auf der nicht brennbaren Acetatfolie auf den Markt.

Während des Ersten Weltkrieges hatte Amerika große Schwierigkeiten wegen der Versorgung mit dem notwendigen Glas, da dieses bis zu diesem Zeitpunkt vorwiegend von belgischen Glashütten hergestellt worden war. Aus diesem Grunde wurden in Amerika große Anstrengungen unternommen, um Röntgenemulsionen auf Celluloidschichten zu gießen. Es brauchte lange, bis sich in Europa und Amerika die Verwendung von Röntgenfilmen anstelle von Glasplatten durchgesetzt hatte. Die Röntgenologen waren es gewohnt, mit Glasplatten zu arbeiten; die Filme wellten sich und mußten in Rahmen eingespannt werden, um eine einwandfreie Entwicklung zu ermöglichen. Auch die Brennbarkeit des Nitrocelluloids mag viele Röntgeninstitute davon abgehalten haben, Filme zu verwenden. Schon 1906 erkannte man, daß das Celluloseacetat möglicherweise eine praktische Lösung dieses Problems bringen könnte. Es dauerte noch viele Jahre, bis Celluloseacetat für die photographische Anwendung in ausreichender Qualität als Filmfolie hergestellt werden konnte. Erst im Jahre 1924 wurden in größerem Umfang Röntgenfilme auf der Basis von Celluloseacetat eingeführt. In Amerika wurde 1933 von der Du Pont Company ein Film mit blau eingefärbter Unterlage hergestellt.

Die erste Filmfolie auf der Basis von Nitrocellulose wurde von einem anglikanischen Geistlichen, Hanibal Goodwin, entwickelt. Er meldete 1887 sein Verfahren in den USA zum Patent an, geriet jedoch mit George Eastman, dem Begründer der Firma Kodak, in einen heftigen, über Jahre andauernden Patentstreit. Goodwin verstarb während dieser Zeit. Die Anthony Company, die Vorläuferin der Firma Ansco, in Amerika und spätere Tochtergesellschaft des IG-Farbenkonzerns, übernahm die Patentrechte und führte den Prozeß gegen Eastman fort. Erst im Jahre 1914 mußte George Eastman 5 Millionen Dollar in bar an die Ansco Company und die Nachkommen Goodwins für die Verletzung des Goodwin-Patents und die Fabrikation unter den Goodwinschen Patenten zahlen.

Die Nitrofolie wurde hergestellt, indem man die Lösung der Nitrocellulose auf glasgedeckte Tische ausgoß, die Lösungsmittel verdampfen ließ und die Folie abzog. Erst die Filmunterlage auf der Basis von Celluloseacetat verdrängte die Glasplatte aus der Röntgenphotographie.

Im Jahre 1893 erfand William H. Walker eine Zylindergießmaschine, die Celluloidfilme in endlosen Rollen herstellte.

Es wurden weitere Fortschritte bei der Herstellung höher empfindlicher Emulsionen für die Röntgenphotographie erzielt, wobei die Verbesserung der Gelatine eine große Rolle spielte. Die sich mehr und mehr erweiternden Kenntnisse über die Struktur der Gelatine trugen zum Fortschritt bei. Eingehend untersuchten die Photochemiker auch Substanzen, die eine Schleierbildung verhinderten. Eine Reihe von Patenten über die Stabilisierung von Röntgenemulsionen wurde im Laufe der Jahre angemeldet.

Einen erheblichen Antrieb erhielt die Photochemie durch Wissenschaftler der Fa. Agfa, Koslowski und F. W. H. Müller, die im Jahre 1935 entdeckten, daß Silberbromidemulsionen durch geringe Mengen Goldzusatz eine wesentliche Empfindlichkeitssteigerung erfahren. Die zunehmende Erkenntnis über die Strahlenbelastung bei der Aufnahme spornte die Photochemiker zu immer weiteren Verbesserungen der Empfindlichkeit der Röntgenmaterialien an, um damit die Dosisbelastung für den Patienten herabzusetzen. Durch die gleichzeitige Verkürzung der Aufnahmezeiten wurde zusätzlich ein erheblicher diagnostischer Gewinn erzielt (Bewegungsunschärfe).

Die direkte Wirkung der Röntgenstrahlen auf die Silberhalogenide wird vor allem bei den sog. folienlosen Filmen ausgewertet. Folienlose Filme sind daher wesentlich dicker und silberreicher als Folienfilme. Beim Folienfilm resultiert das Bild zu 10% von der direkten Röntgenstrahlenwirkung und zu 90% vom Fluorescenzlicht der Folie. Die dickere und silberreichere Schicht des folienlosen Films bewirkt, daß größere Mengen von Röntgenstrahlen absorbiert werden können und mehr Silber zur Bildung des Bildes vorhanden ist. Die Folienfilme werden zwischen Verstärkerfolien gelegt, die vorzugsweise aus Calciumwolframat bestehen. Diese Folien senden bei der Röntgenbestrahlung ein mehr oder weniger starkes blaues Fluorescenzlicht aus. Gemeinsam ist beiden Verfahren, daß nur ein Bruchteil der Energie der Röntgenstrahlen von den Filmschichten absorbiert wird.

Seit dem Jahre 1950 beschäftigen die Photochemiker in zunehmendem Maße die Probleme der Verarbeitung der Röntgenfilme in Entwicklungsmaschinen. Bis zu dieser Zeit wurde die Röntgenfilmentwicklung so durchgeführt, wie es seit jeher in der Photographie üblich war, indem die Röntgenfilme in Rahmen eingehängt wurden, die von Hand vom Entwicklertank in den Wässerungstank und anschließend in den Fixiertank gebracht wurden.

Die Zeiten und Bedingungen der Verarbeitung der Röntgenfilme wichen sehr weitgehend voneinander ab und wurden vom Laborpersonal ermittelt. Durch die Verknappung der Arbeitskräfte und die Verkürzung der Arbeitszeiten des Personals entstand die Notwendigkeit, sich mit der Konstruktion von Maschinen zu beschäftigen, die die Arbeitskräfte entlasten konnten. Auch wünschte man eine größere Gleichmäßigkeit der Verarbeitungsbedingungen, wie dies nur durch Maschinen erreicht werden konnte. Bei der Entwicklung von Kinofilm war eine solche Verarbeitung in kontinuierlich arbeitenden Maschinen schon seit vielen Jahren bekannt. Auch bei der Entwicklung von Farbfilm konnten nur Maschinen eingesetzt werden, die große Genauigkeit der Entwicklungsbedingungen, wie sie bei den vielen und verschiedenen Bädern, die für den Farbfilm benötigt werden, ermöglichen.

Von diesen Entwicklungen auf den anderen Gebieten der Photographie angeregt, wurden in Europa die ersten Maschinen dieser Art in den Jahren 1950—1960 von den Firmen Elema, Hostert und Schleussner auf den Markt gebracht. Die Maschinen der Firma Elema waren mit einem Trockenkanal verbunden, der es erlaubte, die Filme im Dunkeln in den Entwicklertank einzuhängen und sie in getrocknetem Zustand, fertig im Hellen zu entnehmen, ohne daß das Material noch einmal in die Hand genommen werden muß. Die vorläufig letzte Stufe der Vervollkommnung der Filmentwicklung wurde durch die sog. rahmenlosen Rollenentwicklungsmaschinen erreicht, wie sie u.a. von den Firmen Kodak und Pako hergestellt werden.

Diese Art der Entwicklung in Rollenmaschinen erlaubte eine Herabsetzung der Verarbeitungzeit bei Röntgenfilm auf 3,5—7 min und seit kurzem auf 90 sec und stellt einen echten Fortschritt auf dem Gebiet der Anwendung der Röntgenfilme in der Medizin und Materialprüfung dar. Die Anforderung, die diese Maschinenentwicklung an die Röntgenfilme stellt, ist jedoch sehr verschieden von der bisher üblichen Tankentwicklung. Einmal müssen die Röntgenfilme erhöhten mechanischen Anforderungen standhalten, d.h., sie dürfen bei dem Durchgang durch die Walzensysteme keine Streifen oder Kratzer zeigen. Weiterhin müssen die Emulsionsschichten möglichst dünn sein, um ein schnelleres Eindringen der Entwicklersubstanzen, eine schnellere Wässerung, Fixierung und schließlich Trocknung zu ermöglichen. Je dünner die Gelatineschicht und je höher das Silber-Gelatineverhältnis ist, desto schneller kann man einen Röntgenfilm entwickeln. Es gelang den Fotochemikern, durch sorgfältige Auswahl und genaue Kontrolle der Gelatinen und Zusätze zu den Emulsionen wesentlich verbesserte Eigenschaften des Röntgenfilms zu erreichen ohne Minderung der übrigen wichtigen Eigenschaften.

Seit dem Jahre 1950 ist man von einer niedrig acetylierten Cellulose als Filmunterlage übergegangen zu einem Mischester der Cellulose mit Butter- und Essigsäure, dem Acetobutyrat. Dieses Material fand allerdings nur kurze Zeit Anwendung, und es wurden schon bald höher acetylierte Cellulosen fast zur ausschließlichen Filmunterlageherstellung der Röntgenfilme verwandt. Auf Grund der Arbeiten der ICI-Gesellschaft in England zur Herstellung von Kunststoff-Folien auf der Basis von Polyester, einem Mischester aus Terephthalsäure und Glykolen, brachten die Firmen Du Pont und später auch Kodak in Amerika Kunststoff-Folien für die Verwendung in der Photoindustrie mit den Markennamen „Cronar®" und „Estar®" auf den Markt. Diese Filmunterlagen werden vor allem für die graphischen Filme benutzt, wo eine bessere Maßhaltigkeit der Unterlage von besonderer Wichtigkeit ist. Auch für die Röntgenfilmproduktion finden diese Unterlagen in zunehmendem Maße Verwendung. Auf Grund ihrer großen mechanischen Stabilität und ihrer geringen Wasseraufnahme versprechen diese Folien auch bei der Anwendung in der Röntgenphotographie Vorteile in der Verarbeitung in Entwicklungsmaschinen.

Auch das sog. Silberdiffusionsübertragungsverfahren fand in die Röntgenphotographie Eingang. Dieses Verfahren war gleichzeitig und unabhängig von A. Rodt und Edith Weide gefunden worden. Es hatte zunächst vor allem Bedeutung für die Schnellphotokopie. Die Polaroid-Corporation in Amerika entwickelte hieraus Materialien, die es ermöglichen, die mittels einer Spezialkamera aufgenommenen Bilder innerhalb weniger Sekunden fertig aus der Kamera zu entnehmen. Sie brachte eine Kassette auf den Markt, aus der man in wenigen Sekunden das Röntgenbild erhält ohne Verwendung von Röntgenfilmentwicklungstanks oder -maschinen.

b) Herstellungsverfahren röntgenphotographischer Schichten

Spricht man heute von röntgenphotographischem Aufnahmematerial, so versteht man hierunter Filme, Glasplatten oder Papiere, die mit einem lichtempfindlichen Material beschichtet sind und die vorwiegend aus Halogensalzen des Silbers bestehen. Die Empfindlichkeit dieser Silberhalogensalze gegen jede Art von Energieeinwirkung, insbesondere aber von Licht, hat ihre außerordentliche Bedeutung für das Photographieren bewirkt. Jedes Photomaterial, das Silberhalogensalze enthält, kann daher grundsätzlich auch bei der Röntgenphotographie verwendet werden.

Man unterscheidet bei Röntgenfilme solche, die mit und solche, die ohne Verstärkerfolie verwendet werden. Der folienlose Film unterscheidet sich von dem sog. Folienfilm nicht grundsätzlich, sondern er hat eine dickere Schicht und ist silberreicher als der Folienfilm. Die aus vorzugsweise Calciumwolframat bestehenden Folien senden bei der Röntgenbestrahlung ein mehr oder weniger starkes blaues Fluorescenzlicht aus. Nur ein Bruchteil der Energie der Röntgenstrahlen wird von den Filmschichten absorbiert. Die Herstellung von sehr silberreichen und dickeren Röntgenfilmen verbieten vorwiegend ökonomische Gründe aber auch die Unmöglichkeit, solche Filmschichten noch in ausreichender Zeit und guter Qualität zu entwickeln, zu fixieren, zu trocknen und hieraus ein fertiges Röntgenbild herzustellen.

Im Gegensatz zu früher werden heute kaum noch Glasplatten als Schichtträger für photographische Schichten benutzt. Die heute gebräuchlichen Schichtträger bestehen aus Cellulose-Essigestern, die zu einer Folie vergossen sind. Die Folie wird beiderseitig mit Photoemulsion begossen. Dieses beiderseitige Begießen beim Röntgenfilm hat den Vorteil, daß ein doppeltes Bild von den beiden umschließenden Folien erzeugt wird, so daß auch auf diesem Wege ein größerer Teil der Röntgenstrahlen ausgenutzt wird. Die Nachteile der doppelten Beschichtung liegen jedoch in einer gewissen Unschärfe. Die Unschärfe wird dadurch bewirkt, daß die obere Schicht des Röntgenfilms ja nicht nur von der enganliegenden oberen Verstärkungsfolie belichtet wird, sondern von der in weiterem Abstand befindlichen unteren Folienschicht, deren Licht aus größerer Entfernung auch noch die untere Schicht des Röntgenfilms zu passieren hat und daher einer größeren Streuung unterliegt.

Es existieren Vorschläge, die Folie selbst anzufärben, um so vorwiegend ein Bild der direkt anliegenden Folie zu erzeugen. Auch dünnere Filmunterlage erbringt eine Verbesserung der Schärfe des Röntgenbildes.

Die Körnigkeit des Röntgenfilmmaterials, die bei den in der bildmäßigen Photographie angewandten Schichten eine große Rolle spielt, ist beim Röntgenfilm von geringerer Bedeutung. Die Körnigkeit der Röntgenverstärkerfolie wirkt sich im allgemeinen stärker aus als die Körnigkeit des Röntgenfilmmaterials selbst. Folienlose Röntgenfilme werden im Verhältnis zum Folienfilm nur wenig angewandt. Folienlose Filme werden vorwiegend in der Zahnmedizin verwendet.

Röntgenfilme werden, je nach Anwendungszweck, in verschiedenen Formaten hergestellt. Um den Einfluß von Feuchtigkeit oder irgendwelchen Gasen und Dämpfen abzuhalten, werden die Materialien in eine wasserdampfdichte Verpackung gebracht, die erst kurz vor dem Verbrauch geöffnet wird. Hierdurch verlängert sich die Lagerzeit bis zu zwei Jahren.

Röntgenfilme können nur im Dunkeln bzw. bei dem üblichen Dunkelkammerlicht aus der lichtsicheren Verpackung entnommen werden und müssen noch im Dunkeln zwischen die Verstärkerfolien gelegt werden.

Bei den Verarbeitungsfehlern des Röntgenfilms spielen elektrostatische Entladungen eine große Rolle. Sowohl bei dem Entnehmen aus der Packung wie bei den Manipulationen in der Dunkelkammer, beim Einlegen und Entnehmen aus der Verstärkerfolie, wie auch beim Einspannen in den Entwicklerrahmen und dem Durchlaufen in den Entwicklungsmaschinen können elektrische Entladungen auftreten. Die meisten Röntgenfilme haben Zusätze, die die elektrostatischen Eigenschaften beeinflussen. Über der lichtempfindlichen Emulsionsschicht wird eine Schutzschicht aufgetragen, die u.a. auch die elektrostatischen Eigenschaften des Films günstig beeinflußt.

In der zerstörungsfreien Werkstoffprüfung, soweit sie röntgenphotographisch erfolgt, werden dünne Bleifolien verwandt. Die Röntgenstrahlen werden von den Bleifolien absorbiert. Die entstehenden Sekundärelektronen schwärzen den Röntgenfilm. Diese Art der Verstärkerwirkung ist jedoch erst bei Spannungen über 100 kV auszunutzen und reicht nicht an die photographische Wirksamkeit des Fluorescenzlichtes der Calciumwolframatfolie heran. Aus diesem Grunde findet diese Methode auch nur in der Werkstoffprüfung Anwendung.

Röntgenpapier. Bei Röntgenpapier wird eine Röntgenemulsion auf ein speziell dafür hergestelltes Photopapier aufgebracht. Dieses Papier ist mit einer Barytschicht versehen, auf die die Photoemulsion aufgetragen wird. Da das Papier nicht transparent ist wie die Unterlage beim Röntgenfilm, erübrigt sich eine doppelseitige Beschichtung. Röntgenpapiere werden daher auch nur von einer Folie belichtet. Kontrast und Empfindlichkeit der Röntgenpapiere sind entsprechend geringer. Röntgenpapier wird man gegenüber Röntgenfilm nur aus ökonomischen Gründen den Vorzug geben.

Röntgen-Schirmbildfilm. Die Materialien für die Röntgen-Schirmbildphotographie sind ihrem Aufbau nach mehr den Materialien für die bildmäßige Photographie zuzuordnen. Ihre Belichtung erfolgt nicht durch das Fluorescenzlicht der Verstärkerfolie oder durch Röntgenstrahlen, sondern mit der Schirmbildkamera werden die blau oder grün fluorescierenden Leuchtschirme aufgenommen. Röntgen-Schirmbildfilme sind im Gegensatz zu den übrigen Röntgenphotomaterialien sensibilisiert, d.h., es wird ihnen ein Farbstoff zugegeben, der die Empfindlichkeit in dem gewünschten Spektralbereich wesentlich erhöht. Das unsensibilisierte Halogensilber ist vorwiegend im blauen Bereich empfindlich, was dem üblichen Verstärkungsfolienlicht entspricht. Daher sind auch diese normalen Röntgenfilme nicht sensibilisiert. Bei den Röntgen-Schirmbildfilmen spielt auch die Größe des Korns und das Auflösungsvermögen eine wesentlich größere Rolle als bei den normalen Röntgenfilmmaterialien. Röntgen-Schirmbildfilme sind nur einseitig begossen. Sie haben auf der Rückseite, ähnlich wie die Filme für die bildmäßige Photographie, eine Schicht, die dem Lichthofschutz dient, d.h. verhindert, daß durch Reflexion an der Apparaterückwand Licht wieder auf die Photoschicht fällt.

Die Herstellung röntgenphotographischen Aufnahmematerials, d.h. insbesondere von Röntgenfilmen und Röntgenpapier, wird im allgemeinen von denselben Fabriken durchgeführt, die auch anderes Photomaterial herstellen. Die Arbeitsprozesse, die zu der Herstellung eines Röntgenfilms führen, unterscheiden sich nicht grundsätzlich von den Herstellungsverfahren für die übrigen Photomaterialien. Die besonderen Schwierigkeiten der photochemischen Produktion bestehen darin, daß ein großer Teil der Produktion in abgedunkelten, d.h. schwach rot, orange oder grün beleuchteten Räumen durchgeführt werden muß.

Jede Photofabrikation muß in Räumen erfolgen, in denen größte Sauberkeit herrscht. Fast alle Räume einer modernen Fabrik sind künstlich belüftet und haben umfangreiche Filteranlagen für die Fabrikations- und Raumluft.

Sämtliche Rohmaterialien, die in den photochemischen Prozeß eingehen, müssen bereits unter ähnlichen strengen Sauberkeitsvorschriften hergestellt werden. Bei Röntgenfilmen muß insbesondere darauf geachtet werden, daß jegliche Materialien ausgeschlossen werden, die Strahlen aussenden. Diese Gefahren für die Photofabrikation wurden verstärkt durch die Atombombenversuche in der Atmosphäre und das in den folgenden Monaten erhöhte Auftreten von radioaktiven Teilchen. Auch die steigende Anwendung von Isotopen und die Gefahr ihrer Verschleppung gefährdet die Fabrikation von Röntgenfilmen.

Die einzelnen Fabrikationsstufen kann man wie folgt einteilen:

Filmunterlageherstellung,
Herstellung der Emulsion,
Auftrag der Emulsion auf die Filmunterlage (Begießtechnik),
Formatschneiden und Verpacken.

α) Filmunterlageherstellung

Filmunterlage für Röntgenfilme wird vorzugsweise aus Celluloseacetat hergestellt. Die Hydroxylgruppen der Cellulose werden durch Essigsäureanhydrid verestert. Je nach Grad der Veresterung ändern sich die Lösungseigenschaften der Acetylcellulose. Niedrig acetylierte Celluloseester sind in dem Lösungsmittelgemisch Aceton-Methanol löslich, höher acetylierte Cellulosen in einem Gemisch von chlorierten Kohlenwasserstoffen und Alkohol. Die höher acetylierten Celluloseester haben den Vorteil, daß die daraus hergestellten Folien eine größere Stabilität besitzen. Sie sind weniger hydrophil und nehmen daher weniger Wasser auf, was nicht nur bei der Herstellung selbst, sondern auch besonders bei der Verarbeitung in den Entwicklungsbädern von Vorteil ist. Die in Flocken oder Griesform angelieferten Celluloseester werden in Rührwerken gelöst. Es erfolgt dann die Zugabe von Zusätzen, insbesondere von sog. Weichmachern. Hier wird vor allem das Triphenylphosphat angewandt. Die Weichmacher haben die Aufgabe, die Celluloseesterfolie geschmeidig zu machen, und nur auf diesem Wege sind die Celluloseester als Folien für die Filmindustrie verwendbar. Um den Lösungsvorgang möglichst schnell durchzuführen, kann man die Rührwerke erwärmen, wobei Rückflußkühler auf dem Lösegefäß aufgesetzt werden müssen. Man erhält eine hochviscose Lösung, die durch Papier- oder Textilfilter gepreßt werden muß, um sie von den letzten Verunreinigungen und ungelösten Teilchen zu befreien. Der Herstellungsvorgang muß so durchgeführt werden, daß das Material nur mit Gefäßen und Apparaturen in Berührung kommt, die säure- und lösungsmittelunempfindlich sind. Man verwendet hierfür vor allem Edelstahl wie V 2 A und V 4 A. Es muß ein weitgehender Feuchtigkeitsausschluß erfolgen, da Wasser mit Methylenchlorid zur Bildung von Salzsäure führen kann, die Korrosion hervorruft. Nach Beendigung des Lösungs- und Filtrationsvorganges werden die hochviscosen Lösungen in Vorratsgefäße gepumpt. Aus den Vorratsgefäßen gelangt die Lösung in Spezialgießer der Filmunterlagemaschine. Diese sind so konstruiert, daß ein gleichmäßiger Flüssigkeitsfilm entsteht. Dieser Flüssigkeitsfilm gelangt durch die Lippe des Gießers auf das endlose Band der Gießmaschine oder auf eine Trommel. Es haben sich vor allem zwei Foliengießmaschinentypen durchgesetzt: das

Trommelverfahren und das Bandgießverfahren. Bei dem Bandgießverfahren liegt ein hochpoliertes Stahlband oder Kupferband auf den Trommeln. Kupferbänder müssen erst durch ein Spezialverfahren für die Herstellung von Photofolien hergerichtet werden. Es werden dünne Kunststoffschichten auf die Kupferbänder aufgetragen, um die Oberfläche des Kupfers, die keiner Hochglanzpolierung zugänglich ist, mit einer völlig gleichmäßigen und glatten Oberfläche zu versehen. Jede Verunreinigung oder Unebenheit auf der Oberfläche des Bandes oder der Trommel prägt sich auf die Filmunterlage ab.

Die Lösungsmittel werden innerhalb der Maschine ausgetrieben. Die Temperaturen werden zunächst unterhalb des Siedepunktes der Lösungsmittel gehalten, um Blasenbildung zu verhindern. Erst wenn die Folie den größten Teil der Lösungsmittel verloren hat und sich weitgehend verfestigt hat, können höhere Temperaturen verwendet werden, um den Rest an Lösungsmittel auszutreiben. Sie werden in besonderen Anlagen durch Kälte niedergeschlagen oder absorbiert und durch Mittel wie beispielsweise Aktivkohle wieder zurückgewonnen. Die Filmunterlage wird in kontinuierlichem Verfahren hergestellt, und die Maschinen arbeiten in mehreren Schichten. Jedes Absetzen der Produktion und jeder Neubeginn ist mit großen Kosten verbunden und dauert viele Stunden.

Im Laufe der letzten Jahre wurden auch neue Kunststoffe als Filmunterlage in vermehrtem Umfang eingesetzt. Der erste Kunststoff, der als Filmunterlage Verwendung in größerem Umfang gefunden hat, war Polystyrol. Polystyrol wurde jedoch vor allem als Filmunterlage für die Graphische Industrie eingesetzt, die besonders hohe Anforderungen an die Maßstabilität der Filmunterlage stellt. Polystyrol hat aber die unangenehme Eigenschaft, bei der geringsten mechanischen Veränderung Druck- oder Knickfehler zu zeigen, so daß dieses Material, das an sich zu einem sehr geringen Preis hergestellt werden kann, nur kurze Zeit Verwendung fand. Erst durch die Entwicklung der sog. Polyester, Ester der Terephthalsäure mit Glykolen, vorwiegend Äthylenglykol, oder auch der Polycarbonate sind Filmunterlagen für die Photoindustrie zugänglich geworden, die sicher auf die Dauer einen Teil der bisher üblichen Celluloseesterfilmunterlage ersetzen werden. Die Herstellung von Polyesterfolien erfolgt nicht, wie bei Celluloseestern, mit den bisher in der Photoindustrie üblichen Gießmaschinen aus Lösungsmittel. Die Polyester lassen sich nur in wenigen Lösungsmitteln lösen. Ihre Herstellung erfolgt daher aus der Schmelze oder durch Extrudieren. Um den Polyesterfolien eine entsprechende Geschmeidigkeit und Stabilität zu verleihen, müssen die Folien einem Orientierungsprozeß unterworfen werden. Der zunächst entstehende Folienrohling wird einem Reckprozeß in Längs- und Querrichtung unterzogen. Man verwendet hierfür Maschinen ähnlich wie sie in der Textilindustrie unter der Bezeichnung Spannrahmen bekannt sind.

Die Röntgenfilmunterlage wird mit einer leichten Blaufärbung hergestellt, indem man dem Celluloseester im Rührwerk bereits einen blauen Farbstoff zugibt oder indem man die Folie mit einer dünnen angefärbten Schicht überzieht. Bevor die Cellulose- und Polyesterfolie mit einer lichtempfindlichen Photoschicht begossen werden kann, müssen die Folien einer Spezialbehandlung unterzogen werden. Der Photo-Chemiker nennt diesen Prozeß Substrierung. Es werden dünne Schichten auf die Folie aufgebracht, die das Haften der Photoschicht ermöglichen. Dieser Arbeitsgang wird oft auch in die Filmgießmaschine mit einbezogen. Die Folie wird durch Bäder geführt, oder es werden mittels Walzen Lösungen angespült. Diese Lösungen bewirken einerseits ein Anlösen der Folie selbst und andererseits enthalten sie Substanzen wie Gelatine und Kunststoffe, die die Haftung zwischen Folie und Photoschicht vermitteln. Filmunterlage wird als endloses Band in jeder gewünschten Breite bis zu 2,50 m hergestellt. Die vorwiegenden Arbeitsbreiten in der Fabrikation sind 1,10 bis 1,30 m. Die Folien werden zu großen Rollen aufgewickelt und in klimatisierten Räumen aufbewahrt. Der Herstellungsprozeß selbst muß ständig überwacht werden, besonders die Gleichmäßigkeit der Folie und die Sauberkeit. Jegliche Art von Blasen oder Einschlüssen müssen ausgeschaltet werden. Die Güte der Folie wird durch die Messung ihrer Dehnung, die Reißfestigkeit, Knickfestigkeit und Steifigkeit bestimmt, für die genaue Meßverfahren ausgearbeitet sind.

β) Herstellung der Emulsion

Der entscheidend wichtige Schritt bei der Filmemulsionsherstellung ist die Ausfällung des Silberbromids in Anwesenheit von Gelatine und anderen chemischen Substanzen. $AgNO_3 + KBr \rightleftharpoons AgBr + KNO_3$; Silbernitrat + Kaliumbromid $\rightleftharpoons$ Silberbromid + Kaliumnitrat. Das Silbernitrat muß aus reinstem Silber hergestellt sein. Das Silber wird in Salpetersäure gelöst. Das Silbernitrat läßt man aus der Mutterlauge auskristallisieren. Durch mehrmaliges Umfällen des Silbernitrats kann dieses nochmals gereinigt werden. Das Silbernitrat ist leicht in Wasser löslich. Bei der Röntgenemulsionsherstellung werden auch Lösungen von Silbernitrat in Ammoniak verwandt, wobei das Silber dann als löslicher Silberammoniakkomplex vorliegt. Die Halogensalze, vorwiegend Kaliumbromid, müssen hohe Reinheit besitzen. Kaliumbromid ist leicht in Wasser löslich und wird getrennt aufgelöst, wobei dann auch die Gelatine zugegeben wird. Bei der Emulsionsherstellung unterscheidet man folgende Stufen:

Herstellung der Ausgangslösungen,

die Fällung der Silberhalogenidkristalle (mit Beginn dieses Vorganges muß die Produktion in abgedunkelten Räumen stattfinden),

die erste Reifung (hierbei handelt es sich im wesentlichen um ein physikalisches Wachstum der gebildeten Silberhalogenidkristalle),

Erstarren und Waschen der Emulsion,

die zweite Reifung.

Herstellung der Ausgangslösung. Der gesamte Vorgang erfolgt vorzugsweise in der Wärme von 40⁰ und 60⁰. Noch im Hellen werden die Lösungen des Silbernitrats, der Halogensalze und der Gelatine angesetzt. Es wird hierfür destilliertes oder durch Ionenaustauscher entsalztes Wasser verwandt. Die Lösungen müssen auf die vorgeschriebenen Temperaturen gebracht werden.

Die Fällung der Silberhalogenidkristalle. Zum Herstellungsverfahren werden Gefäße mit Rührwerken, die aus rostfreiem Stahl hergestellt sind, verwandt. Die Gefäße sind in Räumen mit roter, orangefarbener oder grüner Beleuchtung aufgestellt. Es erfolgt das Zusammengeben der Silbersalze mit dem Bromid. Die Methoden, die für die Herstellung hochempfindlicher Röntgenemulsionen verwandt werden, sind außerordentlich unterschiedlich und Fabrikationsgeheimnisse der einzelnen Photofirmen. Es muß mit höchster Präzision bei jeder Stufe der Emulsionsherstellung gearbeitet werden. Insbesondere müssen die Temperaturen und die Konzentrationsverhältnisse wie auch die Zeiten des Zusammengebens genauestens eingehalten werden. Geringe Abweichungen während des Fabrikationsprozesses von den vorgeschriebenen Bedingungen können große Fehler und Schwankungen herbeiführen. Die Kessel, in denen die Emulsionsherstellung erfolgt, werden durch Thermostate genauestens temperiert. Die Temperaturen liegen ungefähr zwischen 40⁰ und 70⁰ C. Für die Großfabrikation von Röntgenemulsionen werden Kessel mit 1000 l und mehr Inhalt verwandt.

Einer der wichtigsten Rohstoffe, die einer genauen Voruntersuchung zu unterziehen sind, ist die Gelatine. Man unterscheidet Knochen- und Hautgelatinen. Nur wenige Gelatinefabriken sind in der Lage, einwandfreie Gelatinen für die Photofabrikation herzustellen. Bei der Gelatineherstellung aus Knochen wird das Calciumphosphat derselben durch eine Säurebehandlung abgebaut. Das Kollagen der Knochen wird durch eine anschließende Behandlung mit Calciumhydroxyd zu Gelatine abgebaut. Die Kollagenfibrillen werden durch diese Behandlung in kleinere Moleküle aufgespalten. Das Kollagen wird hierdurch in gewissem Umfang in warmem Wasser löslich. Man nennt diesen Vorgang Kalken oder Äschern, und die physikalischen Eigenschaften der Gelatine, d.h. ihre Viscosität, ihr Erstarrungspunkt sind sehr weitgehend von diesem Prozeß abhängig. Bei Hautgelatinen ist eine Säurebehandlung nicht notwendig, da die Knochenphosphate ja nicht zu entfernen sind. Die Haut, insbesondere Abfälle der Lederindustrie, werden wie das Knochenkollagen dem Äscherungsprozeß unterworfen. Durch einen intensiven Waschprozeß wird die Kalklauge entfernt. Durch mehrfaches Aufkochen werden verschiedene Abzüge hergestellt, die unterschiedliche Viscosität haben. Bei den verschiedenen Abzügen oder Suden wird das Wasser abgedampft, die Gelatinelösungen erstarrt und anschließend getrocknet. Je nach dem Trocknungsverfahren wird die Gelatine in Platten oder in Pulverform gewonnen, wobei man in der Photoindustrie vorwiegend Pulverform verwendet. Die Gelatinen werden neben der Prüfung auf Viscosität, Gallertfestigkeit und Erstarrungspunkt auch verschiedenen chemischen und photochemischen Untersuchungen unterzogen. So ist man vor allem interessiert, den Schwefelgehalt zu kennen, wie auch den Gehalt an anorganischen Salzen. Eine Reihe von Gelatinefabriken setzen den photographischen Gelatinen künstliche Reifungs- oder Hemmkörper wie beispielsweise Natriumthiosulfat oder Cystein zu. Die Fabriken verlangen von ihrem Lieferanten eine möglichst große Gleichmäßigkeit der Gelatine. Sie wollen möglichst keine Zusätze, sondern inerte Gelatinetypen, d.h. Gelatinen, die keine künstlichen Hemm- oder Reifungskörper enthalten. Da es sich bei den Ausgangsmaterialien der Gelatinefabriken um Naturprodukte handelt, ist eine absolute Konstanthaltung der Gelatinefabrikation kaum möglich. Die Photofabriken versuchen jedoch, diese von den Gelatinefabriken gelieferten inerten Gelatinen selbst mit Hemm- und Reifungskörpern zu versehen und so eine größere Gleichmäßigkeit bei diesem ihrem wichtigsten Rohstoff zu erlangen.

Über den Einfluß der Gelatine auf die Filmherstellung gibt es eine große Zahl von Arbeiten und Theorien. Man nimmt vor allem an, daß während der zweiten Reifung aus der Gelatine geringste Mengen von schwefelhaltigen Verbindungen mit den Silberhalogenidkristallen Verbindungen eingehen. Obwohl in allen Photofabriken ein großes Interesse besteht, Gelatine durch Kunststoffe zu ersetzen, ist es bisher noch in keinem Fall gelungen, die Gelatine als wesentlichsten Rohstoff völlig oder auch nur in größerem Umfang zu ersetzen. Die hervorragenden Eigenschaften der Gelatine für die Filmherstellung beruhen nicht nur auf ihren chemischen Eigenschaften, sondern vor allem in den in ihrer Molekülstruktur liegenden physikalischen Eigenschaften, die bei der Emulsionsherstellung von außerordentlicher Wichtigkeit sind. Die Gelatine bildet ein Sol und ein reversibles Gel. Auch ihre Eigenschaft, dünne Schichten zu bilden, die in einwandfreiem Zustand trocknen und die Geschmeidigkeit und Elastizität der Emulsionsschichten und die Möglichkeit der Härtung der Gelatine begründen ihre hervorragende Eignung für die Verwendung als Photoschicht. Neben Kalium- und Ammoniumbromid werden auch geringe Mengen von Kaliumjodid bei der Emulsionsherstellung angewandt. Das ausfallende Silberjodid bildet mit dem Silberbromid Mischkristalle, die empfindlichkeitssteigernde Deformationen im Kristallgitter der Silberhalogenide erzeugen.

Die erste Reifung. Bei der ersten Reifung wird im allgemeinen ein Überschuß von Halogeniden über das stöchiometrisch berechnete Verhältnis zum Silber hinaus angewandt. Die überschüssigen Halogenidionen haben die wichtige Funktion, ein zu großes Kristallwachstum und auch eine mögliche Schleierbildung zu verhindern. Die Dauer des Zulaufs des Silbernitrats ist von großem Einfluß auf die Beschaffenheit und Struktur der entstehenden Silberhalogenidkörner. So läßt man beispielsweise die Silbernitratlösungen durch bestimmte Vorrichtungen ca. 10 min zulaufen. Hierauf wird eine Pause von 10 bis 20 min eingelegt, in der die anfänglich gebildeten Silberhalogenidkörner wachsen können. Nach einer weiteren Zugabe von Silbernitrat lagern sich dann die weiter sich bildenden Silberbromidkörner an die bereits vorhandenen inzwischen gewachsenen Silberhalogenidkristalle an. Kleine Körner werden im allgemeinen dann gebildet, wenn die Fällungen aus stark verdünnten Lösungen bei niedrigeren Temperaturen erfolgen und man bei geringem Halogenidüberschuß dem Silberhalogenid wenig Zeit läßt, um große Körner auszubilden. Auch die Gelatinekonzentration spielt eine wichtige Rolle, da eine sehr hohe Gelatinekonzentration das Kornwachstum verzögert. Man gibt daher einen Teil der Gelatine erst zum Schluß des Prozesses zu, um damit auch das weitere Wachsen der Körner abzubremsen. Bei den Röntgenemulsionen, die vorwiegend unter Verwendung von ammoniakalischen Silbernitratlösungen hergestellt werden, erhält man Körner, die sich im lichtmikroskopischen und elektronenmikroskopischen Bild mit abgerundeten Ecken darstellen, während die Emulsionen, die ohne Ammoniak hergestellt wurden, eine eckige Struktur und gut ausgebildete Kristalle zeigen. In einer fertigen Emulsion liegt ein großes Gemisch unterschiedlich ausgebildeter Körner verschiedener Größe vor. Die Eigenschaften einer Emulsion werden maßgeblich durch die statistische Verteilung dieser Körner und die Häufigkeit des Vorkommens der Körner der verschiedensten Größenklassen bestimmt. Emulsionen mit Körnern sehr ähnlicher und gleicher Größe werden eine sehr steile Gradation haben, da ja fast alle Körner dieselbe Empfindlichkeit haben, während Emulsionen, die eine sehr große Streuung in der Größe ihrer Körner haben, eine flachere Gradation ergeben.

Erstarren und Waschen der Emulsion. Bei diesem Arbeitsgang werden die überschüssigen Salze entfernt. Bevor die Röntgenemulsionen der zweiten Reifung unterworfen werden können, werden sie dem sog. Waschprozeß unterzogen. Die bei der ersten Reifung hergestellten Emulsionen werden entweder durch Abkühlung zu einem Gel erstarrt, anschließend durch geeignete Zerkleinerungsmaschinen in Nudelform oder in sonstige kleine Teile zerteilt und dann in großen Waschbottichen in möglichst kaltem Wasser gewaschen. Statt der Erstarrung der Emulsion und dem anschließenden Zerkleinern kann man die Emulsion auch durch Zugabe von anorganischen Salzen, wie beispielsweise Natriumsulfat, ausfällen. Das Halogensilber, in der Gelatine eingebettet, fällt hierbei als flockiger Niederschlag aus, von dem die übrigbleibende Flüssigkeit dekantiert wird. Anstelle der anorganischen Salze können auch organische Lösungsmittel, Alkohol, Aceton oder hochpolymere Stoffe, zur Ausflockung verwendet werden.

Nachdem der Waschprozeß beendet ist, was durch Messung der Leitfähigkeit und des pH-Wertes festgestellt werden kann — auch kann man den Anteil der Bromionen durch einfache potentiometrische Messung feststellen —, werden die Emulsionsnudeln oder -flocken möglichst weitgehend vom Wasser befreit. An das Wasser des Waschprozesses müssen höchste Anforderungen gestellt werden. Es darf keinerlei oxydierende oder reduzierende Substanzen enthalten. Auch die Härte des Wassers ist von großer Wichtigkeit. Die Anwesenheit von Schwermetallionen, insbesondere Kupferionen, macht die Verwendung dieses Wassers in der Photoindustrie völlig unmöglich. Insofern spielt der Standort einer Photofabrik bezüglich der Wasserversorgung eine große Rolle. Es ist zwar heute möglich, Wasser auch in größeren Mengen durch geeignete Ionenaustauscher oder Destillationsvorgänge aufzuarbeiten. Jedoch sind diese Prozesse sehr kostspielig und verteuern eine Photoproduktion wegen der großen Menge eingesetzten Wassers erheblich.

Die zweite Reifung. Der letzte Arbeitsvorgang der Emulsionsherstellung ist die Nachreifung. Die Emulsionsnudeln oder Emulsionsflocken werden nach dem Waschprozeß in rostfreien Stahlgefäßen aufgeschmolzen. Häufig werden Gelatine und reifungsfördernde Zusätze zugegeben. Als Reifungszusätze bewähren sich besonders Goldrhodanidkomplexe. Neben den empfindlichkeitssteigernden Sensibilisatoren setzt man Stoffe zu, die Stabilisatoren genannt werden und die es verhindern, daß der Schleier der Emulsion über das gewünschte Maß hinaus ansteigt. Die Nachreifung erfolgt im allgemeinen zwischen 40^0 und 50^0 und dauert 1—2 Std. Obwohl die Zeiten im allgemeinen für ähnliche Emulsionen nahezu gleich sind, wird der Prozeß durch die Entnahme von Proben laufend überprüft. Sobald die Emulsion ihren höchsten Reifungsgrad erreicht hat, kühlt man sie möglichst schnell ab und gibt Stabilisatoren zu, die ein weiteres Reifen der Emulsionen verhindern. Die Zugabe dieser Stabilisatoren erfolgt in sehr geringen Mengen. Wenige Milligramm pro Kilo genügen bereits. Es handelt sich meist um organische Substanzen, vorzugsweise heterocyclische Verbindungen, wie Mercaptotetrazole oder Derivate des Triazoindolizins. Die Emulsion ist hiernach fertig zum Begießen auf die Filmunterlage. Es werden ihr bactericide Mittel zugesetzt, um möglichen Bakterienfraß zu verhindern. Die so hergestellten und präparierten Emulsionen sind über Wochen und Monate haltbar. Sie können jedoch auch sofort weiterverarbeitet werden. Ein Rezept, wie es beispielsweise für Röntgenemulsionen in der Literatur angegeben ist, hat folgende Zusammensetzung.

Emulsionsrezept für Röntgenfilm:

Lösung: A_1 3000 ml H_2O

          650 g $AgNO_3$ 40° C

          650 ml NH_3/H_2O 25 %

    A_2 9000 ml H_2O

          2850 g $AgNO_3$ 40° C

          2850 ml NH_3/H_2O 25 %

    B 8000 ml H_2O

          290 g KBr   46° C

           55 g KJ

           50 g Gelatine

    C 2800 g Gelatine

    E 5200 ml Essigsäure 50 %

Arbeitsverfahren:

Die Silbersalzlösungen A_1 und A_2 werden nach folgendem Zeitprogramm zur Halogensalzlösung B eingegossen:

A_1 zu B in 1 min, dann 5 min rühren unter Einhaltung der Temperatur von 46° C; dann A_2 zu B in 20 min.

Nach erfolgter Fällung der Silberhalogenide wird die Suspension mit Essigsäure (E) langsam in ca. 20 min auf pH 6,0—6,5 neutralisiert.

Die neutralisierte Emulsion wird anschließend mit der Gelatine C versetzt, die bis zur vollständigen Lösung bei 46° C gerührt wird. Danach wird die Emulsion abgekühlt, erstarrt und zu Nudeln geschnitten, die dann durch Waschen mit Wasser von 8—11° C von den überschüssigen Salzen befreit werden.

Zur chemischen Reifung werden die gewaschenen Nudeln gewogen und dann bei 40—45° C Badtemperatur gelöst.

Die Emulsion erhält zur Nachreifung pro kg die folgenden Zusätze: 350 mg KBr (0,6 ml Goldchlorid 0,1 % + 30 ml KSCN 0, 25 %).

Die chemische Reifung erfolgt bei einem pH Wert zwischen 6,5 und 7,0.

Nach Zugabe aller Zusätze die Temperatur auf 50° stellen und die Emulsion bis zum optimalen Empfindlichkeits/Schleier-Verhältnis reifen.

Für Röntgenfilme, die ohne Verstärkerfolie benutzt werden, werden Emulsionen mit einem höheren Gehalt an Silberbromid benötigt. Die Arbeitsvorschriften sind jedoch grundsätzlich ähnlich wie die für den Folienfilm.

Bei der Herstellung von Schirmbildfilm kann man Röntgenemulsionen oder Amateuremulsionen benutzen, die jedoch mit einem besonderen optischen Sensibilisierungsfarbstoff versehen werden. Das Silberbromid, das in den Photoemulsionen eine gelbliche Eigenfarbe besitzt, ist nur für blaues Licht empfindlich und für grünes Licht weitgehend unempfindlich. Es müssen daher Farbstoffe zugegeben werden, die die Silberkörner für längerwelliges Licht empfindlich machen. Eine Grünempfindlichkeit kann durch die Zugabe roter Farbstoffe erzielt werden. Hierfür sind vor allem Cyaninfarbstoffe geeignet. Die Herstellung solcher heterocyclischen organischen Verbindungen ist sehr kompliziert und kostspielig. Es werden nur wenige Milligramm pro Kilo Emulsion zugesetzt. 1 cm³ einer Emulsion enthält ca. $3 \cdot 10^{-5}$ g eines Sensibilisators. Es gibt eine große Zahl von Sensibilisierungsfarbstoffen, die vor allem in der Amateurphotographie und beim Colorfilm von großer Bedeutung sind.

γ) Auftrag der Emulsion auf die Filmunterlage

Begießen nennt man den Vorgang des Zusammenführens der Photoemulsion mit der Filmunterlage. Der Vorgang muß selbstverständlich, wie auch schon die Emulsionierung, in völliger Dunkelheit bei schwach grünem Licht bei Amateuremulsion oder bei orangefarbenem oder rotem Licht bei Röntgenfilm durchgeführt werden. Bei den verschiedenen Herstellern haben sich die unterschiedlichsten Begießmethoden herausgebildet. Man unterscheidet grundsätzlich zwei Typen von Begießmaschinen, die sich insbesondere in ihrem Trockenteil unterscheiden. Einerseits die sog. Hängetrockner, andererseits die Kanaltrockner. Der wichtigste Vorgang ist jedoch das Aufbringen der Emulsion auf die Filmunterlage selbst. Auch hier haben sich verschiedene Techniken im Laufe der Jahre herausgebildet. Man unterscheidet das Eintauch-, das Antauch- und das Anspülverfahren. Beim Eintauchverfahren wird die gesamte Filmunterlage in eine Emulsionswanne eingetaucht. Bei dem Antauchverfahren wird die Filmunterlage so geführt, daß sie nur die Oberfläche der Emulsion berührt und durch die Adhäsion der Emulsion eine entsprechende Menge mitgeführt wird. Bei dem Anspülverfahren wird mittels Walzen, die in den Emulsionstrog eintauchen, eine entsprechende dosierbare Menge auf eine Walze gebracht, die ihrerseits wiederum die Filmunterlage berührt und den Emulsionsauftrag bewerkstelligt. Die Emulsionsauftragswannen müssen sehr präzise konstruiert sein. Sie sind meist durch genau arbeitende Thermostaten temperierbar. Der Zufluß der Emulsion wird durch Ventile oder Dosierpumpen genauestens geregelt. Die Emulsionen selbst werden, nachdem sie den Vorratsräumen entnommen wurden, erwärmt und im allgemeinen bei einer Temperatur zwischen 30^0 und 40^0 in die Vorratsgefäße gebracht. Der Zulauf muß entsprechend der Gießgeschwindigkeit der Maschinen reguliert werden, so daß die Oberfläche innerhalb des Emulsionstroges nur geringsten Schwankungen unterworfen ist. In den letzten Jahren wurden weitere verbesserte Begießverfahren entwickelt, wobei die Verfahren der Luftbürste und des Extrusionsgießens (airknifecoating und extrusioncoating) zu erwähnen sind.

Bei dem Luftbürstenverfahren wird die Filmunterlage wie bei den klassischen Verfahren durch den Gießtrog geführt mittels einer Luftbürste, die in geringem Abstand von der Filmunterlage und in geringem Abstand oberhalb des Gießtroges angebracht ist, die überschüssige Emulsionsmenge abgeblasen und wieder in den Gießtrog zurückgegeben. Die Konstruktion und Herstellung der Luftbürsten muß mit größter Präzision erfolgen, da der Luftstrahl, der aus der Düse kommt, sehr gleichmäßig über die gesamte Breite der Filmbahn verteilt sein muß. Im allgemeinen begießt man die Filme in einer Breite von 1,10 bis 1,30 m. Das Extrusionsgießverfahren arbeitet mit kompliziert gebauten Gießern, die die Emulsion gleichmäßig durch einen schmalen Spalt extrudieren und die gewünschte Menge auf die Filmunterlage aufbringen. Auf Grund neuester Erkenntnisse hat man festgestellt, daß man mittels dieses Extrusionsgießverfahrens mehrere Schichten zur gleichen Zeit aus mehreren Spalten extrudieren und gemeinsam auf die Filmunterlage aufbringen kann. Die beiden Emulsionsschichten vermischen sich nicht, sondern bleiben auf Grund der ihnen innewohnenden laminaren Strömung getrennt. Auf diesem Wege lassen sich vor allem eine große Anzahl von Schichten, wie sie beim Farbfilm notwendig sind, gleichzeitig leicht auftragen. Diese Gießmethode ist für den Röntgenfilm, der ja im allgemeinen nur aus einer Schicht auf beiden Seiten besteht, von geringem Interesse. Die Emulsionsschicht des Röntgenfilms wird durch einen besonderen Überguß geschützt, der ebenfalls nach der beschriebenen Methode auf den nassen oder bereits getrockneten Film aufgetragen wird. Diese Schutzschichten bestehen vorwiegend aus Gelatine. Es können aber auch Kunststoffschichten hierfür Verwendung finden. In diese Schutzschichten werden oft noch weitere Zusätze eingebracht, die der Härtung dieser Schicht, ihren bessern elektrostatischen Eigenschaften u.a. dienen. Sowohl der Emulsion wie den Schutzschichten werden vor allem Netzmittel, wie sie in großer Zahl von der chemischen Industrie angeboten werden, zugesetzt. Diese Netzmittel haben die Aufgabe, den gleichmäßigen Verlauf der Emulsionen auf der Filmunterlage zu gewährleisten.

Sobald gleichmäßige Verteilung und Verlauf der Emulsionen auf der Filmunterlage gewährleistet ist, werden die Emulsionen auf der Filmunterlage durch das Einführen in eine Kühlzone erstarrt. Die Emulsionsschichten erstarren und werden nun in die Trockenzone geführt. Sowohl bei der Hängetrocknung wie bei der Kanaltrocknung müssen die Trockenbedingungen in den einzelnen Zonen genauestens auf die Emulsion abgestimmt sein. In den Begießmaschinen werden sehr große Mengen Luft für Trocknungszwecke benötigt. Damit die Luft die nötige Trockenkapazität, d.h., genügend Feuchtigkeit aus den

Emulsionsschichten entnehmen kann, muß sie entfeuchtet werden. Für die Entfeuchtung der Luft bietet die Trockentechnik vor allem zwei Möglichkeiten: einerseits die Herabkühlung der Luft und das Auskondensieren der Feuchtigkeit andererseits das Passieren der Luft durch Medien, die Feuchtigkeit aufnehmen. Bei Betrieben, die sich in Gegenden befinden, in denen gutes und billiges Wasser bei tiefen Temperaturen 10^0 bis 15^0 aus dem Boden kommt, ist im allgemeinen schon eine Waschung der Luft mittels eines solchen Wassers ausreichend. Ein solcher Wasch- und Kühlungsprozeß der Luft hat den Vorteil, daß zugleich mit der Herabkühlung auch eine Reinigung der Luft erfolgt.

Eine weitere Methode besteht darin, daß man die Luft durch Salzlösungen, beispielsweise Lithiumchlorid, leitet. Der Luft wird hierbei die Feuchtigkeit entzogen. Sämtliche Luft, die in der Photoindustrie verwendet wird, wird einer intensiven Filtration unterworfen. Je nach dem Standort einer Industrie, ob sie sich in einer großstädtischen und hochindustrialisierten Gegend mit sehr starker Verschmutzung befindet oder in einer klimatisch sehr günstigen Gegend mit reinster Luft, wird diese Luftreinigung von größerer oder geringerer Bedeutung sein und auch entsprechenden größeren oder geringeren Aufwand erfordern. Die Atombombenversuche haben es jedoch in den letzten Jahren nahezu bei allen photochemischen Unternehmen, insbesondere denjenigen, die sich mit der Herstellung von Röntgenfilmemulsion beschäftigen, notwendig gemacht, auch wenn sie saubere Luft in ihrer Umgebung haben, Filteranlagen einzubauen, die selbst feinste Staubpartikelchen zurückhalten; der Aufwand, der daher für die Herstellungsmaschinen für Röntgenfilm getrieben werden muß, hat sich in den letzten Jahren erheblich erhöht. Die Energie, die notwendig ist, um die großen Luftmengen durch sehr feinporige Filter zu pressen, ist sehr erheblich. Luft ist bei 7^0 100%ig gesättigt, wenn sie 6 g Wasserdampf enthält. Wenn man sie auf 10^0 erwärmt, hat sie nur noch 80% relative Feuchtigkeit. Bei 20^0 nur noch 41%, bei 30^0 23% und bei 40^0 hat sie 13% relative Luftfeuchtigkeit; d.h., je höher die Energie und die Temperatur der Luftmoleküle ist, um so größer ist bei derselben Ausgangsfeuchtigkeit ihre Aufnahmekapazität für zusätzliches Wasser und Feuchtigkeit. Um eine schnellere Trocknung der Emulsionsschichten herbeizuführen, wird man daher mit relativ hohen Temperaturen und geringer Luftfeuchtigkeit arbeiten. Jedoch sind sowohl aus ökonomischen Gründen, wegen der Kosten der Luftentfeuchtung, als aber auch aus technologischen Gründen, bei der Einstellung der Trockenlufttemperaturen Grenzen gezogen. Es muß vermieden werden, daß die Emulsionsschichten zu schnell trocknen, so daß beispielsweise schon eine Trocknung an der Oberfläche erfolgt, bevor die unteren Schichten der Emulsion ausgetrocknet sind. So wird man im allgemeinen zunächst mit niedrigen Temperaturen die Trocknung beginnen und die Trockentemperaturen dann allmählich steigern. Neben der Beschaffenheit der Luft und ihrem Trocknungsvermögen, d.h. ihrer relativen Feuchtigkeit und ihrer Temperatur, kommt es jedoch bei der Trocknung auch auf die Art und Weise an, wie man die Trockenluft in die Begießmaschinen einführt und auf die Oberfläche des noch nassen Filmes aufbringt. Bei der Hängetrocknung ist es nicht möglich, die Luft sehr nahe an die Oberfläche des zu trocknenden Filmmaterials heranzuführen. Auch ist eine große Luftgeschwindigkeit nicht möglich, da sonst die Hängen in Schwingungen geraten und zusammenkleben.

Bei den Kanaltrocknern wird im allgemeinen der Film auf Rollen geführt, und diese Führung erlaubt es, mittels Dusen die Trockenluft sehr nahe an die Filmoberfläche heranzuführen. Die Wellen, über die der Film geführt wird, müssen mit höchster Präzision gearbeitet sein, da ja beim Röntgenfilm beim Auftrag der zweiten Schicht die Oberfläche der ersten Schicht über dieses Walzensystem gezogen werden muß. Das gesamte Antriebssystem einer Begießmaschine muß daher sorgfältig konstruiert sein, um jegliche Schwingung innerhalb der Auftragszone aber auch der Trocknungszone zu vermeiden. Die Gießgeschwindigkeiten können grundsätzlich beliebig erhöht werden. Im allgemeinen werden heute Begießmaschinen gebaut, die eine Gießgeschwindigkeit von 1000—3000 m pro Stunde ergeben. Bevor die Filme am Ende der Gießmaschine auf Rollen aufgespult werden, müssen sie, nachdem sie die letzte Trockenzone verlassen haben, befeuchtet werden und so konditioniert werden, daß sie weiterverarbeitet werden können. Von außerordentlicher Wichtigkeit während des gesamten Herstellungsvorganges ist die Vermeidung elektrostatischer Aufladungen. Wenn nichtleitende Schichten, wie sie eine Photoemulsion im allgemeinen darstellt, insbesondere im ausgetrockneten Zustand über die Walzen laufen, entstehen leicht elektrostatische Aufladungen. Moderne Gießmaschinen sind im allgemeinen vollautomatisiert. Die Trockenzonen werden automatisch reguliert. Die Dicke der aufgetragenen Emulsionsschichten wird mit eigens hierfür konstruierten Vorrichtungen überwacht. Vor allem muß die Auftragsdicke vollkommen gleichmäßig sein, da sich schon geringe Stärkenunterschiede beim Emulsionsauftrag wesentlich auswirken.

Nachdem die Röntgenfilme auf Rollen aufgespult wurden, werden sie zur Weiterverarbeitung in die entsprechenden Schneidräume gebracht. Schneidmaschinen, die für die Verarbeitung von Röntgenfilmen eingesetzt werden, müssen ebenfalls mit höchster Präzision gearbeitet sein, da die Toleranzen der Röntgenformate engstens ausgelegt sind. Im allgemeinen wird man zwischen dem Begießen des Films und der endgültigen Verarbeitung an den Schneidmaschinen oder der Abgabe an den Kunden eine gewisse Toleranzzeit einlegen, um die nötigen Prüfungen des fertigen Materials durchzuführen. Es wurden hier verschiedene Alterungsteste ausgearbeitet, wobei man z.B. bei Ablagen bei höherer Temperatur feststellen kann, ob das Material gegenüber den vorgeschriebenen Standardwerten Abweichungen zeigt. In der Regel garantieren die Filmfabriken eine einwandfreie Verwendbarkeit von 18 Monaten und mehr nach Verlassen des Werks.

δ) Formatschneiden und Verpacken

Es werden zwei verschiedene Methoden des Schneidens bei Rötgenfilmen angewandt. Im einen Fall erfolgt zunächst ein Schneiden in der Längsrichtung mit einer Spezialschneidmaschine, anschließend das Aufschneiden in der Querrichtung. Bei anderen Maschinen erfolgt gleichzeitig ein Längs- und Querschneiden. Die Filme werden, bevor sie an den Verbraucher gegeben werden, noch einer eingehenden Kontrolle unterzogen, wobei Proben entnommen werden, die einer Sichtkontrolle oder auch der Entwicklung und Verarbeitung unterzogen werden. Die Röntgendiagnostik verlangt eine große Zahl verschiedener Formate. Die Röntgenfilme werden meist zwischen besonders hierfür geeignetes Papier, das einen gewissen Lichtschutz bildet, gelegt, und anschließend noch einmal mit einer lichtdichten Hülle umgeben. Da neben der Lichtsicherheit auch der Feuchtigkeitsausschluß von besonderer Wichtigkeit ist, hat man in den letzten Jahren in vermehrtem Umfang auch Röntgenfilme in Verbundfolien verpackt, wobei es sich um Aluminiumfolien handelt, die mit Kunststofffolien kaschiert sind. Röntgenfilme, die auf diese Weise verpackt sind, sind besonders für den Versand in die Tropen geeignet. Sie sind aber auch besser geschützt vor den unterschiedlichen klimatischen Beanspruchungen, denen sie auch in europäischen Ländern ausgesetzt sind. Um den Transport und die Aufbewahrung den Verbrauchern zu erleichtern, werden die Filme nochmals, nachdem sie in die Verbundfolie eingeschweißt wurden, in einen Karton verpackt. Das gesamte Verpackungsmaterial, insoweit es direkt mit den Röntgenfilmen in Verbindung kommt, muß aufs sorgfältigste ausgewählt, überprüft und kontrolliert sein. Die Photoschichten sind sehr empfindlich gegen die verschiedensten chemischen Substanzen; insbesondere auch in das Verpackungsmaterial sind zunehmend radioaktive Partikelchen eingebettet, die leicht eine Kontamination und Vorexposition von Röntgenfilmen bewirken können. Bei Versand und Lagerung ist daher vor allem darauf zu achten, daß sie nicht in der Nähe von radioaktivem Material erfolgen. Bei den verschiedenen Transportunternehmen im In- und Ausland sind besondere Versandvorschriften erlassen worden, die eine Kennzeichnung von Sendungen von Röntgenfilm verlangen, damit sie möglichst weitentfernt von radioaktivem Material gelagert werden.

Zahnfilme werden in gleicher Weise hergestellt wie Röntgenfilme. Sie werden jedoch einzeln verpackt und erhalten eine nicht nur lichtsichere, sondern auch feuchtigkeitsdichte

Verpackung. Zum Schutz gegen Streustrahlen aus der Mundhöhle wird dem Zahnfilm eine Bleifolie beigepackt.

Die Herstellung von Röntgenfilmen gehört zu den empfindlichsten und kompliziertesten Herstellungsmethoden der photochemischen Industrie. Nur durch sorgfältigste Auswahl der Rohmaterialien, ständige Kontrolle derselben, höchste Präzision aller Herstellungsmaschinen und sauberstes Arbeiten aller Beteiligten kann ein laufend einwandfreies Material hergestellt werden. Es wird ein sehr erheblicher Aufwand getrieben, um immer weitere Verbesserungen des Materials durchzuführen und die Kosten der Produktion herabzusetzen. Bei der Herstellung müssen langjährige Erfahrungen, die in den Betrieben gesammelt wurden, mit den neuesten Erkenntnissen aus den verschiedensten Gebieten der Naturwissenschaften vereint werden. Noch nicht alle Phasen des Herstellungsprozesses sind klar und eindeutig durchforscht und lassen sich vollkommen beherrschen. Vor allem, solange die Bedeutung der Gelatine als Naturprodukt innerhalb des Photoprozesses noch nicht genau aufgeklärt ist und ohne sie kein Photomaterial hergestellt werden kann, wird man innerhalb der Photoindustrie immer wieder ungeklärten und neuen Phänomenen gegenüberstehen. Auch der photographische Elementarprozeß selbst ist noch weit davon entfernt, völlig aufgeklärt zu sein. Solange diese beiden großen Gebiete noch nicht von den exakten Naturwissenschaften restlos erforscht sind, wird man in der photographischen Herstellungstechnik sehr weitgehend auf Erfahrungen basierend arbeiten müssen.

3. Eigenschaften der verwendeten photographischen Schichten

a) Material für Aufnahmen ohne Verstärkerfolien

Obwohl weitaus der größte Teil aller Aufnahmen auf Röntgenfilm zwecks Dosisersparnis unter Zuhilfenahme der Verstärkerfolie gemacht wird, werden noch immer für knochendiagnostische Aufnahmen und solche von relativ strahlendurchlässigen Körperteilen (Zähne, Kiefer), wo der Arzt besonders gute Zeichenschärfe höher einschätzt als die mit der Aufnahme verbundene Strahlenbelastung, Röntgenfilme eingesetzt, die zur Verwendung ohne Folien bestimmt sind. Der Anwendungsbereich dieser Filmtypen ist auf Objekte mit verhältnismäßig wenig Streustrahlung beschränkt, da diese Filme bereits sehr kleine Strahlendosen als störende Schwärzung wiedergeben (vgl. auch fehlender Schwellenwert).

In etwas ungenauer Sprechweise werden diese Filmtypen häufig als „folienlose" („non-sreen") Filme bezeichnet. Die Eigenschaften dieses Filmmaterials sollen daher kurz gegenübergestellt werden den entsprechenden Daten normaler „Folienfilme".

Damit diese Filme für direkte Einwirkung der Röntgenstrahlen möglichst empfindlich sind, d.h. Strahlenenergie in die Erzeugung von latenten Bildern umwandeln, müssen sie verständlicherweise besonders silberreich sein. Dafür brauchen sie allerdings nicht wie die Folienfilme gegenüber dem Fluorescenzlicht der Verstärkerfolie sensibilisiert zu sein. Trotz des 2—3fachen höheren Silberauftrages als beim Folienfilm, braucht man jedoch die 8—10fache Exposition wie beim Folienfilm. Dies ist durch die Wirkung der Verstärkerfolie leicht einzusehen, die ja beim Folienfilm die Hauptrolle des Strahlenabsorbers und „Bildwandlers" spielt. Dafür ist aber der Schärfegewinn auf dem folienlosen Negativ erheblich, wie man aus den Parallaxebedingungen bei schräg einfallenden Röntgenstrahlen schon geometrisch berechnen kann. Selbstverständlich läßt sich auch der folienlose Film mit Folie verwenden, der Empfindlichkeitsgewinn in der Größenordnung von 5 steht jedoch in keinem Verhältnis zum Schärfeverlust. Andererseits kann man auch Folienfilme ohne Folie verwenden, wobei jedoch der Schärfegewinn durch die Verringerung des Kontrasts auf etwa 50% wieder paralysiert wird, abgesehen davon, daß der Dosisbedarf, je nach der verwendeten Folienart entsprechendem Verstärkungsfaktor, auf das 10—50fache steigt. Zum Vergleich sind in der folgenden Tabelle 2 die besprochenen Eigenschaften zusammengestellt:

Tabelle 2. *Aufbau von folienlosem und Folien-Röntgenfilm*

Eigenschaft	Folienloser Film		Folienfilm	
Schichtträgerstärke in μm	170—190		170—190	
Silberauftrag in g: AgNO₃/m²	35—50		14—20	
Emulsionsschichtdicke in μm: normal	15—20		8—13	
Filme für Rollenmaschinen	10—13			
	Bei Verwendung			
	ohne	mit Universalfolie	ohne	mit Universalfolie
Parallaxen-Unschärfe für 45° Einfall in μm	200	400—600	200	400—600
Relative Exposition	8—10	2	25	1
Gültigkeit des Reziprozitätsgesetzes	ja	nein	ja	nein
Analytische Darstellbarkeit der Schwärzungskurve	$S = k_1 \cdot \text{Exp.}$	keine	$S = k_1 \cdot \text{Exp.}$	keine

Von den vorbeschriebenen Eigenschaften soll die Frage der Gradation bzw. Gestalt der Schwärzungskurve beim folienlosen Film, wie bei der Diskussion der Schwärzungskurve schon angedeutet, kurz erläutert werden: Theoretisch läßt sich beweisen, daß unter gewissen, sehr vereinfachenden Voraussetzungen die Schwärzungskurve, die durch ionisierende Quanten oder Korpuskeln erzeugt wird, durch folgenden einfachen Ausdruck beschrieben werden kann.

$$S = N \times f \left(1 - e^{-f \times \text{Expos.}}\right).$$

Hierin bedeutet N die spezifische Kornzahl der Schichtflächeneinheit und ist damit proportional der maximal erreichbaren Schwärzung, f steht für den Mittelwert der Projektionsfläche eines jeden Korns.

Weiterhin läßt sich (durch Entwicklung der Exponentialfunktion) mathematisch zeigen, daß für kleine Strahlenexpositionen gilt:

$$S = f^2 \times N \times \text{Expos.}$$

Obwohl die folgenden Bedingungen, die den obigen Beziehungen zugrunde liegen, nämlich:

a) Eintrefferprozesse,
b) Betrachtung einer Elementarschicht,
c) gleichmäßiger Korndurchmesser der entwickelten und unentwickelten Körner,
d) senkrechte Einstrahlung der selten treffenden, d.h. wenig absorbierten und nicht gestreuten Korpuskeln bzw. Quanten einheitlicher Energie,

sicher in der Praxis nie erfüllt sind, findet man trotzdem, daß bei linearer Auftragung der Schwärzung als Funktion der Exposition bei folienlosen und Zahn-Röntgenfilmen, aber auch bei Dosismeßfilmen, die erwartete Linearität bis zur mittleren Schwärzung reicht. Das Abbiegen der Schwärzungskurve zur Unterproportionalität beginnt je nach Emulsionstyp im Bereich zwischen Schwärzung 1 und 3,0.

Man findet in der Praxis bei Filmen nicht zu großer Empfindlichkeitsunterschiede meistens gleiche Gradation und Kontrastwiedergabe für den genannten Bereich, d.h. praktisch fast keinerlei Gradationsunterschiede zwischen den geannnten Filmtypen. Der prinzipielle Unterschied der Schwärzungskurven verschiedener Filme ist nur ihre Verschiebung längs der logarithmischen (log.) Expositionsachse. Dagegen sind die Kurven bei (ungewöhnlicher) Auftragung in natürlichen Expositionswerten sämtlich Geraden, die sich entsprechend der vorstehend abgeleiteten theoretischen Formel nur in der Steigung und in der Länge des Linearitätsgebiets unterscheiden. Ferner entspringen alle Kurven im 0-Punkt des Koordinatensystems, d.h. diese folienlosen Filmtypen haben keinen Schwellenwert, unterhalb dessen eingestrahlte Strahlenenergie zu keiner Schwärzung führt (bei lichtempfindlichen Filmen gibt es genauso wie beim Folienfilm einen derartigen Schwellenwert).

Auffallend ist nur, daß die Steigung der Schwärzungskurve bis zu ziemlich hohen Schwärzungen immer noch zunimmt. Letzteres ist ein Grund dafür, daß man bei silberreichen folienlosen Filmen auch vor dem Scheinwerfer in den höchsten Schwärzungen noch hohe Kontraste zur Diagnose heranziehen kann. (Praktisch wird dieser Umstand besonders in der industriellen Radiographie ausgenutzt, wo durch den hohen Streustrahlenanteil alle Negative eine viel höhere Grundschwärzung zeigen, über der die Objektdetails dann mit Hilfe des Scheinwerfers ausgewertet werden.)

Die vorbeschriebenen Eigenschaften sollen noch mathematisch belegt werden:

Wie gezeigt, gilt $S = \text{const} \times \text{Expos}$.

Wir bilden nun das Differential der Schwärzung S und das logarithmische Differential der Exposition E:

$$\varDelta S = C \times \varDelta E \quad \text{bzw.} \quad \varDelta \log E = 1/E \times \varDelta E.$$

Gemäß der allgemeinen Definition der Gradation als Steigung der Schwärzungskurve finden wir:

$$\frac{\varDelta S}{\varDelta \log E} = \frac{C \times \varDelta E}{1/E \times \varDelta E} = C \times E.$$

Die Gradation steigt also mit der Exposition immer weiter an und silberreiche, sowie grobkörnige (im allgemeinen empfindlichere) Filme haben für eine bestimmte Exposition die höhere Gradation, letzteres weil wir gesetzt hatten $C = f^2 \times N$. (Diese Eigenschaften finden wir in den Kurven der Abb. 5 bestätigt.)

Die Messung der sensitometrischen Eigenschaften ist in der deutschen Norm DIN 6829 beschrieben. Eine allgemeine Anwendung durch Angabe der sensitometrischen Meß-

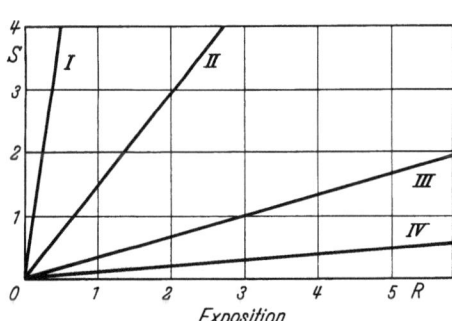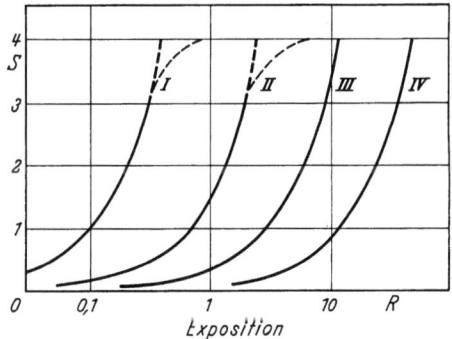

Abb. 5. Schwärzungskurve folienloser Röntgenfilme verschiedener Empfindlichkeit (I bis IV). Links: natürliches Abszissenmaß. Rechts: logarithmisches Abszissenmaß (Nettoschwärzungen nach Schleierabzug für diagnostische Röntgenstrahlen)

werte hat sich jedoch auch bei diesen Filmtypen noch nicht durchgesetzt. Hierbei dürfte jedoch nicht nur der im Kapitel über die Schwärzungskurve genannte Grund schuld sein.

Die gebräuchlichen Formate der folienlosen Filme sind genormt und haben die gleichen Abmessungen wie die Blattfilme zur Verwendung mit Verstärkerfolien (Folienfilme). In Deutschland sind nach DIN 6831 folgende Formate üblich:

Tabelle 3. *Schnittmaße von Röntgenfilmen*

Verwendung	Nenngröße cm × cm	Maße in mm Schnittmaße, Blattfilme und photographische Papiere			
		Breite	zul. Abw.	Länge	zul. Abw.
Allgemeine Diagnostik	9 × 12	88,5	± 0,5	118,5	± 0,5
	13 × 18	128		178	
	15 × 40	148		398	
	18 × 24	178		238	
	20 × 40	198		398	
	20 × 96	198		958	
	24 × 30	238	± 1	298	± 1
	30 × 30	298		298	
	30 × 40	298		398	
	30 × 90	298		898	
	35 × 35	354		354	
	35 × 43	354		430	
Zahnfilme	2 × 3	22		35	
	3 × 4	30		40	
	4 × 5	40	± 0,5	50	± 0,5
	5,7—7,6	57		76	

Die vorstehenden Filmmaße entsprechen im allgemeinen nicht den DIN-Papierformaten ähnlicher Größen nach DIN 476, da sie nach radiologischen Gesichtspunkten ausgewählt sind. Im englisch-amerikanischen Bereich sind aber Formate in inch-Größen üblich, die von den DIN-Maßen kaum abweichen.

Als Packungsarten sind üblich Packungen zu 25, 75 und 100 Blatt, wahlweise ohne oder mit Zwischenlagepapier, wobei jeder Film in einer Papierfalte liegt. Entsprechend dem Verwendungszweck des folienlosen Films sind diese Filme auch als lichtdichte Einzelpackung in 25-Blattpackungen erhältlich. Die Einzelpackungen enthalten noch einen Einlagekarton zur Erleichterung der Handhabung.

Zahnfilme werden stets als fertige Einzelpackungen geliefert, da diese in der Papierfalz noch eine Metallfolie aus Zinn oder Blei zum Zwecke des Strahlenschutzes aufzunehmen haben. Die Packungsgrößen bei Zahnfilmen sind im allgemeinen 25, 50 und 150 Einzelfilme. Es sind aber auch sog. Doppelfilme bei Zahnfilmen im Handel, wo durch eine Exposition sofort ein Negativduplikat erhalten wird.

Bei den folienlosen Filmen ist das Problem der Haltbarkeit besonders wichtig, da diese Filme im unentwickelten Zustand nicht nur durch ungeeignete Klimabedingungen, sondern bereits durch sehr kleine Mengen ionisierender Strahlen und mechanische Einwirkungen in ihrer Brauchbarkeit beeinträchtigt werden. Die empfindlichsten folienlosen Filmtypen registrieren bereits wenige mR diagnostischer Strahlung und weniger als 50 mR einer ^{60}Co-Gammastrahlung mit deutlich erkennbarer Schwärzung, so daß im allgemeinen der Hauptgrund für die Alterung, d.h. Verschleierung dieser Filme in der Strahleneinwirkung liegt. (Die mittlere jährliche Strahlendosis der Umgebungsstrahlung liegt in Deutschland oberhalb 50 mR, in Strahlenbetrieben meist wesentlich höher.) Man soll diese Filme daher besonders sorgfältig vor Strahleneinwirkung, besonders durch diagnostische Strahlung oder Streustrahlung, schützen und durch geeignete Maßnahmen einem „Überlagern" in dieser Hinsicht vorbeugen.

Die übrigen Lagerbedingungen sollen denen wie für jedes photographische Material entsprechen, also

Raumfeuchte   55—60% RF
Raumtemperatur   18—20° C, besser noch darunter.

Die silberreichen folienlosen Filme sollen im unentwickelten Zustand auch vor mechanischen Beanspruchungen, wie Knicken, scharfem Zusammenrollen, Druckeinwirkung durch Beschreiben o.ä. geschützt bleiben, da diese Einwirkungen durch die in den Emulsionskörnern auftretenden Scherkräfte diese entwickelbar machen und daher störende Schwärzungen (bis zur Solarisation, also Aufhellung) erzeugen können.

b) Material für Aufnahmen mit Verstärkerfolien (Folienfilme)

α) *Allgemeines.* Aus Gründen der Dosisersparnis werden bei der diagnostischen Aufnahme in den meisten Fällen Verstärkerfolien verwendet. Die höhere Strahlenabsorption in der Verstärkerfolie bewirkt eine erhebliche Dosisersparnis, deren Betrag für die Film-Folien-Kombination im vorangegangenen Kapitel 3. a) und in Tabelle 2 (relative Exposition) dargestellt ist. Die in der Film-Folien-Kombination verwendeten Filme registrieren also vorwiegend die von den Röntgenphotonen im Phosphor der Verstärkerfolie ausgelöste blaue Fluorescenz-Lichtstrahlung. Je nach Strahlenhärte der verwendeten diagnostischen Strahlung sind nur 10 oder meistens noch wesentlich weniger Prozent der photographischen Wirkung durch direkte Röntgenstrahlenwirkung in der Photoemulsion erzeugt. Da somit die photographische Wirkung vorwiegend auf der Einwirkung von (kurzwelligem, blauem) sichtbarem Licht beruht, treffen für die Folienfilme die im vorangegangenen Kapitel besprochenen sensitometrischen Eigenschaften nicht zu: Das Reziprozitätsgesetz ist im allgemeinen nicht gültig und die Filme haben eine Schwärzungskurve, wie sie für lichtempfindliche Filme typisch ist. Das bedeutet z.B., daß eine Schwellen-Exposition existiert, bis zu der außer dem Schleier keine entwickelbare Schwärzung besteht. Es gibt auch kein Linearitätsgebiet der Schwärzungskurve über einen längeren Bereich. Die Kurve hat den bereits besprochenen Durchhang und alle im Kapitel 1. b) besprochenen typischen Eigenschaften.

Da der Folienfilm nach dem Vorstehenden ein vorwiegend lichtempfindlicher Film ist, kann man auch seine sensitometrische Prüfung vereinfachen, indem man die sensitometrische Belichtung mit einem künstlichen Folienlicht („Blaulicht") durchführt, wie es beispielsweise in DIN 6830 und ASA PH 2.9—1964 genormt ist.

Dieses sensitometrische Blaulicht-Verfahren entspricht einer Sensitometrie mit praxisnaher Intensitätsskala, wie sie mit Röntgenstrahlen und Stufenkeil gar nicht oder nur umständlich möglich ist. Es kann allerdings nicht die Reflexion des Folienlichtes zwischen den Folien berücksichtigen.

Bei einem Röntgen-Stufenkeil ändert sich nämlich die Strahlenqualität von Stufe zu Stufe und es gibt daher keinen konstanten Stufenfaktor und erst recht keinen Röntgen-Graukeil. Das Blaulicht-Verfahren hat dagegen eine genau definierte Strahlenquelle und einen konstanten Keil- oder Stufenfaktor. Die außerdem noch mögliche Sensitometrie nach einem Zeitskala-Verfahren mit Einzelbelichtung gleicher Strahlenqualität eignet sich wegen der Ungültigkeit des Reziprozitätsgesetzes natürlich nicht für Folienfilme.

Auch die Formate der Folienfilme sind für die gebräuchlichen Größen genormt und gleichen denen im vorigen Kapitel für folienlose Filme genannten Normen. Für Folienfilme gibt es jedoch keine Einzelpackungen, da die Filme normalerweise im Dunkeln in Folienkassetten eingelegt werden. Eine Sonderstellung nehmen nur die sog. Röntgen-Rollfilme z.B. mit den Formaten 24×210 cm und 30×210 cm ein. Diese großformatigen Rollfilme, manchmal auch 18 oder 25 cm lang, werden genau wie ihre Verwandten auf dem photographischen Amateursektor von einer Spule beim Gebrauch für Serienaufnahmen auf eine zweite Spule umgespult. Dazu ist eine Spezialkassette nötig, in der das jeweils exponierte Filmstück zwischen ein Folienpaar zu liegen kommt.

Der Folienfilm macht Gebrauch von den Bildwandlereigenschaften der Folie, die hier als Tabelle 4 und Abb. 6 nochmals kurz zusammengestellt sind.

Aus Tabelle 4 und Abb. 6 ist ersichtlich, daß die in den Verstärkerfolien benutzten Substanzen die absorbierte Strahlungsenergie in Fluorescenzlicht einer Wellenlänge umwandeln, für das die photographische Emulsion bessere Absorption und folglich hohe Empfindlichkeit aufweist. Was die Bilanz der Umwandlung der Röntgenenergie in Lichtquanten angeht, so könnte theoretisch aus 1 in die Film-Folien-Kombination (mit einer

Tabelle 4. *Verschiedene Eigenschaften in Verstärkerfolien (Mittelwerte)*

Folientyp	Leuchtstoff	Emissions-schwerpunkt	Leuchtstoffdicke in μ	Partikelgröße in μ	Auflösungs-vermögen Lin/mm
Hochverst.	CaWo₄	420 mμ	Vorderfolie 150	4—8	4
			Hinterfolie 300	4—8	4
Universal	CaWo₄	420 mμ	100—130	4—5	5
Feinzeichnende	CaWo₄	420 mμ	50—75	4—5	7
KJ	KJ mit Tl	430 mμ	100	4	4

Universalfolie) einfallenden Röntgenquant einer Erzeugungsspannung von 80 kV etwa 20000 Lichtquanten einer Wellenlänge von 420 nm entstehen; tatsächlich entstehen im Mittel aber nur etwa 150—200. Der Nutzeffekt liegt also mit weniger als 1 % sehr niedrig.

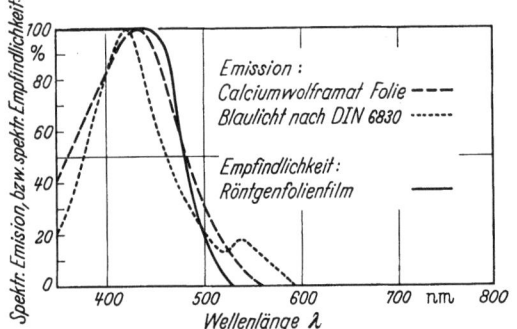

Abb. 6. Spektrale Emission und Empfindlichkeit

Er ist verursacht durch die unvollständige Röntgenabsorption von nur etwa 30—40 % bei einer Universalfolie auf Calcium-Wolframat-Basis und der ebenfalls sehr unvollständigen Konversion der Röntgen- in Lichtquanten. Die Verbesserung dieser Bilanz sucht man vor allem durch Anhebung der Absorption zu erreichen, wozu sich vor allem Verstärkerfolien mit Elementen mittlerer Ordnungszahl eignen.

Eine vollständigere Absorption bekommt man nicht mit Elementen hoher Ordnungszahl, da diese Elemente im Bereich der diagnostischen Röntgenstrahlung ihre K-Absorptionskante mit entsprechendem Absinken der Absorption haben, so daß sich Folien beispielsweise auf Kaliumjodid-Basis besser für eine gesteigerte Absorption eignen (vgl. Tabelle 4).

Eine Erhöhung des Konversionsfaktors Röntgenquanten—Lichtquanten könnte zwar die Folienhelligkeit, nicht aber den Informationsgehalt des Röntgenbildes heben, weil ja nur die Röntgenquanten Träger der Information sind.

An dieser Stelle sei auch auf die oft gestellte Frage über das Verhältnis zum Beitrag, den Folie und Film zur Schärfe bzw. Unschärfe leisten, eingegangen:

Zunächst ist festzuhalten, daß normalerweise die Korngröße der in der Folienschicht wirksamen Leuchtkristalle größer als die der Silberhalogenid-Kristalle ist und daß außerdem meist jeder lichtemittierende Kristall mehrere photographische Körner bestrahlt, also einen größeren Wirkungsbereich als seine eigene Größe hat. Außerdem erfährt das von jedem Leuchtkristall emittierte Licht eine Streuung an den umgebenden Kristallen.

Diese Tatsache allein macht schon verständlich, daß die Schärfe und detailbegrenzende Größe nicht beim photographischen Korn, noch nicht einmal beim evtl. zu forciert entwickelten photographischen Korn liegt. Als weiterer, von der Folie hervorgerufener Unschärfefaktor kommt aber die bereits in Tabelle 2 erwähnte, durch die Schichtdicke der Folie hervorgerufene Parallaxen-Unschärfe hinzu und außerdem die Lichtreflexion und Lichtstreuung an der Folienoberfläche und u. U. auch ein unzureichender Film-Folien-kontakt, so daß sich die beiden letztgenannten Unschärfeursachen noch vergrößern. Diese Fragen führen zu einer Grundfrage der Röntgendiagnostik,

β) Zur Bildqualität des Folienfilms

Eingehende Untersuchungen in jüngster Zeit haben gezeigt, daß es eine allgemeine, absolute Definition der Bildgüte nicht geben kann. Diese Tatsache rührt allein schon daher, daß man nicht alle Kriterien vereinigen kann und daß die Bewertungsgrundlagen nicht einheitlich sind: Wenn man beispielsweise einer älteren Betrachtungsweise folgt, definiert man zunächst als „Filmgüte Q" ein Produkt aus Filmempfindlichkeit E und Filmgradation G. Da erfahrungsgemäß bei einem richtig belichteten Negativ kleine Änderungen der Gradation für das Aufnahmeergebnis mehr ins Gewicht fallen als solche der Empfindlichkeit, setzt man

$$Q = E \times G^n,$$

beispielsweise

$$Q = E \times G^3.$$

Hiernach müßte das Diagnoseergebnis, mit anderen Worten die Bildgüte, in sehr einfacher Weise von den beiden Filmeigenschaften Empfindlichkeit und Kontrast abhängen. Es hat sich aber gezeigt, daß eine solche Größe, die zwar dem allgemeinen visuellen Eindruck eines Röntgennegativs entsprechen mag, gar nichts über den Inhalt eines Negativs an Information aussagt.

Beschränkt man sich andererseits darauf, den maximalen Informationsgehalt als höchste Bildgüte zu definieren, so kann eine Bewertung eines Röntgenbildes ausschließlich nach dem Maximum an Gesamtinformation unter Umständen beim zuoberst eingestuften Röntgennegativ eine Verringerung der Wahrnehmbarkeit vorhandener kleiner Objektdetails mit sich bringen. Umgekehrt bedeutet eine maximale Erkennbarkeit kleinster Details — also ein optimales Auflösungsvermögen auf einem Röntgennegativ — durchaus nicht, daß dieses Bild auch ein Maximum an Information enthält.

Noch verwirrender wird die Situation, wenn man zu den üblichen Begriffen von Kontrast, Schärfe und Information noch die verwendete Strahlendosis in Beziehung setzt, d.h. wenn man die Filmgüte durch Information bezogen auf die Filmempfindlichkeit definiert. Eine Güteziffer, die auf der bestmöglichen Informationsausbeute (Information/Dosis) aufgebaut ist, muß die quantenhafte Struktur der Röntgenstrahlen berücksichtigen. Das bedeutet aber, um einen bestimmten Teilkontrast zu erkennen, muß eine bestimmte Mindestquantenzahl, d.h. Dosis, vorhanden sein. Sonst wird in ähnlicher Weise wie in der Elektrotechnik und Akustik das Signal-Rauschverhältnis die Erkennbarkeit der Details begrenzen. Bei zu hoher Empfindlichkeit des Films bzw. des Systems Folie—Film, wird nämlich das Quantenrauschen, das ist die statistische Schwankung der pro Flächen- und Zeiteinheit einfallenden Quanten, der Röntgenstrahlung genauso erkennbar wie das schon gewohnte Filmrauschen, welches auf der Körnigkeit (granularity = Korngrößenverteilung der Emulsionskörner bzw. graininess = Unregelmäßigkeit der entwickelten Bildsilberklümpchen) beruht. Schließlich hängt die Erkennbarkeit abgebildeter Strukturen noch in sehr komplizierter Weise von der Augenphysiologie und der Vorinformation des Beobachters ab — Größen, die sich in kein System von technischen Qualitätsmaßzahlen einordnen lassen.

Da sich also Bildgüte oder Bildqualität als zu komplex für eine einheitliche technische Definition erweisen, hat man für technische Zwecke mehrere Parameter zur Kennzeichnung und Prüfung des Folienfilms herangezogen:

a) Kontrast, ausgedrückt als Prozentwert von Bildschwarz und -weiß, mit dem sich ein Detail von seiner Umgebung abhebt; meist definiert und gemessen in der Form des photometrischen Kontrastes

$$K = \frac{I_1 - I_2}{I_1 + I_2},$$

wo die I_1 bzw. I_2 die Lichtverteilung eines interessierenden Details bedeuten.

b) Modulationsübertragungsfunktion (Kontrastübertragungsfunktion), welche beschreibt, wie sich der Kontrast (gem. a) einer aufgeprägten sinus- oder rechteckförmigen Modulation in Abhängigkeit von deren Ortsfrequenz ändert, mit anderen Worten, wie stark Details verschiedener Größe sich hinsichtlich ihres Kontrasts bei der Übertragung vom Original in die Darstellung im Bildnegativ verändern.

c) Schärfe, meist ausgedrückt als Unschärfe, ausgemessen an einem Kantenbild, bei dem die Breite der Übergangszone der beiden Schwärzungsniveaus (Detailkontur) als Unschärfemaß gilt.

d) Auflösungsvermögen, verstanden als kleinster Abstand zweier Details, die noch getrennt wiedergegeben werden, meist gemessen als Ortsfrequenz (= Anzahl Perioden pro Längeneinheit) eines Strichrasters (z.B. von Bleilamellen), die noch mit einem gerade erkennbaren Mindestkontrast über den Schwärzungsschwankungen des Rauschens (gem. e) wiedergegeben wird.

e) Körnigkeit oder Rauschen, ausgemessen mit dem Mikrophotometer als Schwärzungsschwankung an makroskopisch gleichmäßig geschwärzten Flächenelementen.

Alle vorstehenden Bildgüteparameter brauchen zu ihrer objektiven Messung ein Photometer, dessen Meßergebnis keinen Seh- und Erkennungsvorgang repräsentieren kann. Denn das menschliche Auge sieht nicht wie ein Photometer, sondern neigt in Zusammenarbeit mit der Filterwirkung der neuralen Synapsen und der Bewertung in der Hirnrinde dazu, Kontraste zu verstärken, Kanten abzugrenzen, Konturen und Muster gemäß der Präinformation zu vervollständigen und Vorstellungen zu abstrahieren. Auf diese Weise wird die retinale und neurale Information cortical verarbeitet zur Wahrnehmung, die weder durch einen noch durch alle oben aufgezählten Parameter zur objektiven Messung der Bildgüte beschrieben werden kann.

Trotzdem ist eine noch unbekannte Funktion aller dieser Größen, bezogen auf die für dieses Ergebnis nötige Strahlendosis („Strahlennutzen" nach Spiegler) als Bildgütemaß denkbar. Die Diskussion über alle mit diesem Problem zusammenhängenden Fragen ist gerade in vollem Gange, wobei sich auch herausgestellt hat, daß es nicht nur eine vom strahlenbiologischen Standpunkt zu fordernde höchstzulässige Röntgenstrahlenmenge gibt, sondern auch eine strahlendiagnostisch begründete geringst zulässige Röntgenstrahlendosis. Diese Minimaldosis ist für eine Mindestinformation des Radiologen notwendig; jede angewandte geringere diagnostische Dosis ist Dosisverschwendung, da sie nicht zur Information des Radiologen beiträgt. Selbstverständlich ist diese Minimumdosis von dem angewandten diagnostischen System abhängig, und wir sind augenblicklich noch weit davon entfernt, solche Dosiswerte angeben zu können, da noch die nötigen Erfahrungen und Messungen fehlen. (Vergleiche weiter unten über „Quantenrauschen".)

Trotzdem haben sich für den Praktiker erschwingliche und brauchbare Methoden eingebürgert, die ihm ohne Ermittlung von Übertragungsfunktion und Rauschspektrum nur durch visuelle Beurteilung einfacher Modellphantome erlauben, verschiedene Aufnahmetechniken und Verarbeitungsverfahren hinsichtlich ihrer Bildqualität abzustufen. Neben den Modellstrukturen mit hohem Kontrast, die als Metall-Lamellen und -Drähte abnehmender Breite und Dicke Knochendetails repräsentieren, sind, etwa gleichzeitig mit der Einführung der Hartstrahltechnik, auch Phantome mit geringem Kontrast immer mehr aufgekommen. Besonders die Anwendung der Kontrast-Detail-Phantome vom Burger-Typ ist ein einfacher Qualitätstest zur Ermittlung des gerade noch erkennbaren Details bei einer vorgegebenen Anordnung. Mit diesem Phantom geringen Kontrasts, z.B. Plexiglasplatte mit verschieden tiefen und weiten Bohrungen, läßt sich auch feststellen, daß die örtliche bzw. zeitliche Fluktuation der bilderzeugenden Röntgenstrahlen („Quantenrauschen") bei hochempfindlichen Systemen der von der Verstärkerfolie bzw. vom Filmkorn verursachten Körnigkeit gleichkommt oder diese vortäuscht.

Die nachstehenden Abb. 7, 8 und 9 sollen einen Eindruck von den Möglichkeiten der Anwendung der genannten Phantome vermitteln, aber gleichzeitig auch zeigen, daß ein Einzelparameter wie Schärfe oder Kontrast kein Bildgütemaß darstellen kann (hohe Schärfe aber geringer Kontrast im Beispiel I und geringe Schärfe aber hoher Kontrast im Beispiel II).

c) Material für Aufnahmen am Bildschirm und Bildverstärker

α) Material für Schirmbildaufnahmen

Bei den klassischen Röntgenaufnahmetechniken (folienloser Film, Folienfilm, Röntgenpapier) fällt das aus dem Objekt austretende Dosisbild auf das röntgenstrahlensensible System Film oder Film (bzw. Papier) + Folie. Je nach den hierbei bestehenden geometrischen Aufnahmeverhältnissen führt das Dosisbild zu einem mehr oder weniger vergrößerten latenten Bild im Aufnahmematerial. Völlig anders dagegen sind die Verhältnisse bei der Schirmbildphotographie. Hier liegen zwischen Dosisbild und Film eine Anzahl von Medien in Form des Leuchtschirmes und optischer Systeme, die ein verkleinertes Dosisbild im sichtbaren Spektrum liefern. Nach der Art des verwendeten Leuchtschirmes wird man selten rein orthochromatische, blauempfindliche, viel mehr dagegen speziell auf das gelb-grüne Emissionsspektrum sensibilisierte Filme verwenden müssen. Daraus ergeben sich bereits Konsequenzen für die praktische Dunkelkammerverarbeitung. Ein gelb-grün empfindlicher Schirmbildfilm läßt sich nämlich nur noch bei tiefrotem Dunkelkammerlicht oder nur noch in völliger Dunkelheit verarbeiten, trotzdem es auch hier graduelle Unterschiede bei den einzelnen Fabrikaten gibt. Durch das optische System der Kamera bedingt, kann ein Schirmbildfilm nur einseitig belichtet werden. Das zwingt dazu, eine möglichst dicke Schicht zu gießen, in Einzelfällen sogar zwei Schichten übereinander, um den

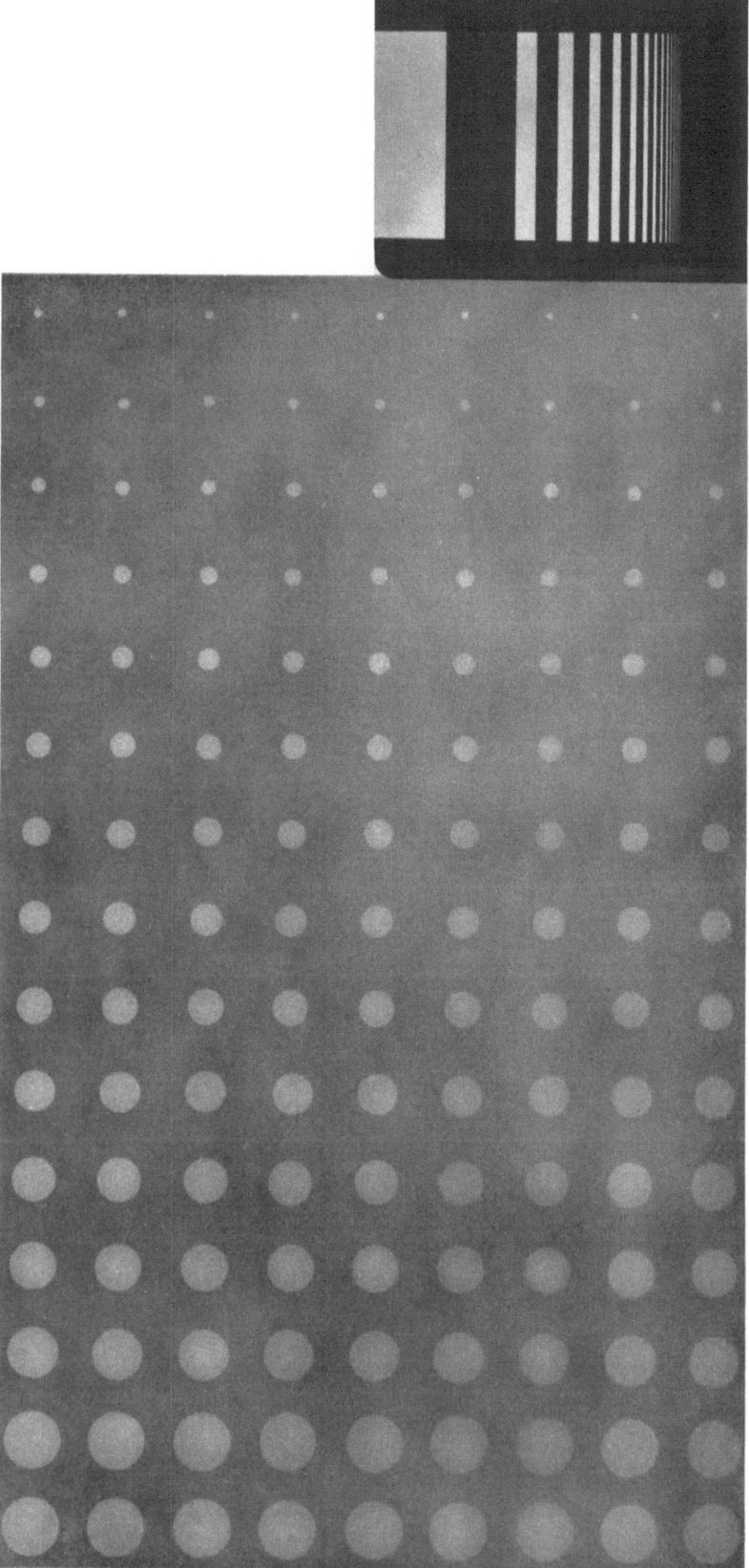

Abb. 7. Phantomaufnahme auf einem folienlosen Film

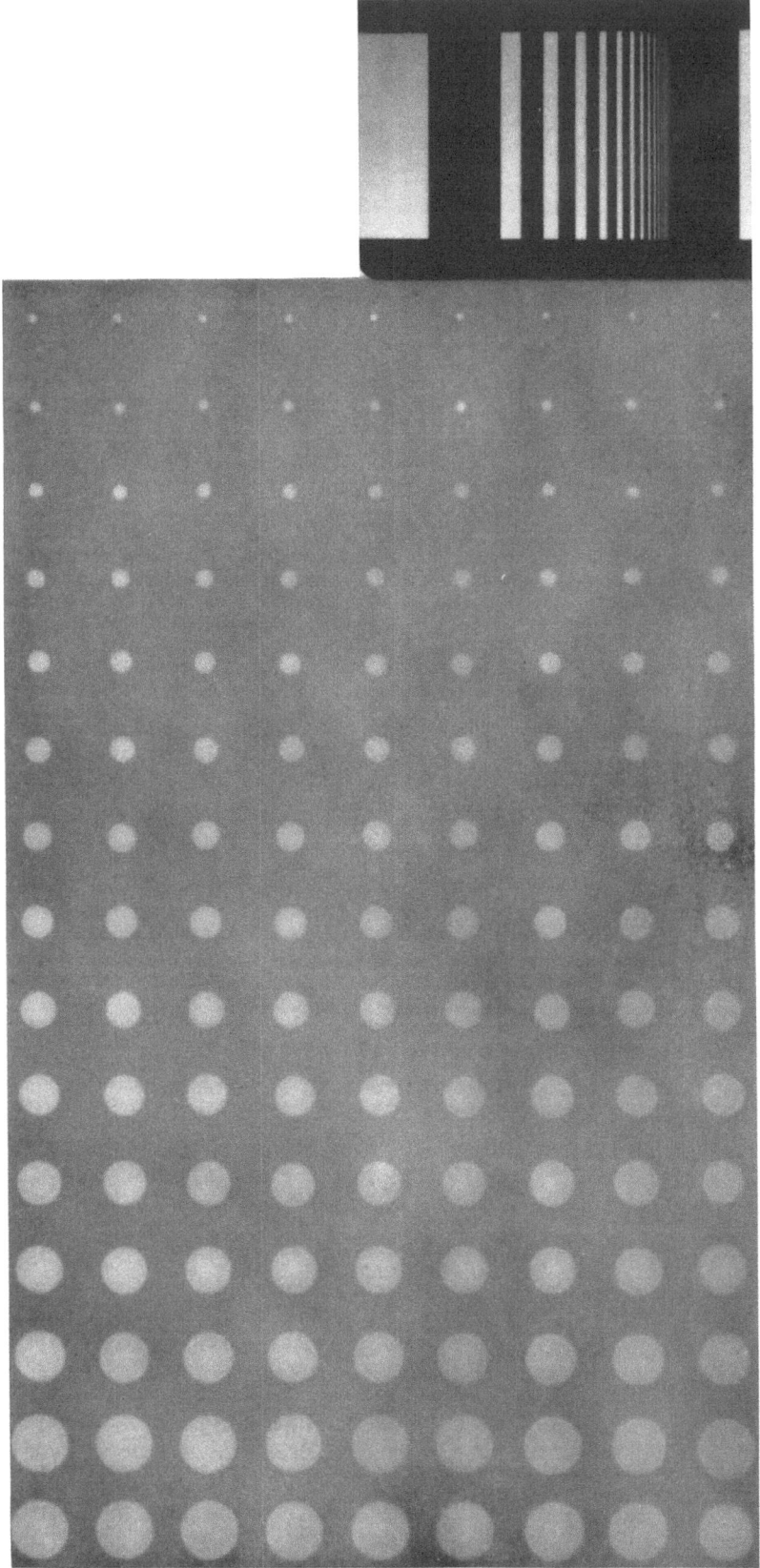

Abb. 8. Phantomaufnahme auf Folienfilm mit feinzeichnender Folienkombination

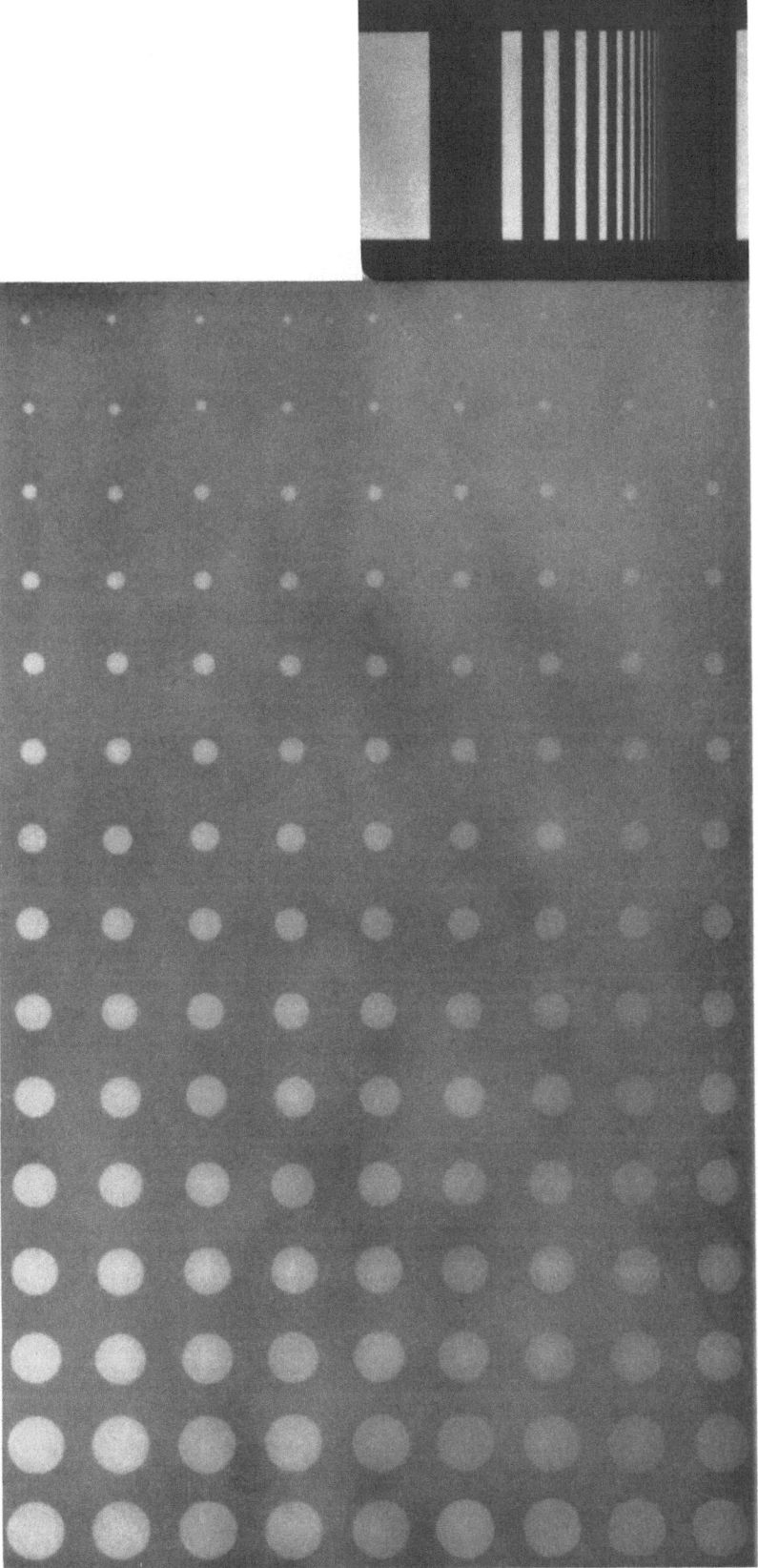

Abb. 9. Phantomaufnahme auf Folienfilm mit hochverstärkender Folienkombination

nötigen Kontrast und auch die erforderliche Empfindlichkeit zu gewinnen. Daraus resultiert ein hoher Gesamtsilberauftrag, der zu einer längeren Entwicklungszeit und besonders auch Fixierzeit führen muß. Bei der modernen Maschinenverarbeitung, insbesondere in Rollenmaschinen, kann dies Schwierigkeiten bei Fixage und Trocknung ergeben. Der Schichtträger muß, besonders bei Einzelblattfilmen, aus einem Material bestehen, das zwei Gegensätze in sich vereinigen soll: Für den Transport wird eine gewisse Starrheit verlangt, während bei der Aufnahme bei verschiedenen Kamerakonstruktionen eine gewisse Verformbarkeit für das Einbringen in die meist gekrümmte Bild-„ebene" erforderlich ist. Selbstverständlich muß der Film beim Transport und in den Bädern absolut plan liegen, ein Rückguß mit oder ohne Lichthofschutz-Farbstoff bewirkt diese Eigenschaft. Der Hersteller versucht durch eine spezielle Schutzschicht auf der Emulsion, den Film widerstandsfähig gegen mechanischen Abrieb und besonders auch gegen das Auftreten von statischen Entladungen zu machen, die zu dem gefürchteten Kleben der Filme in der Kamera, besonders bei Schnellserien führen können. Der derzeitig nötige Kompromiß zwischen Empfindlichkeit, Kontrast, Körnigkeit und Auflösungsvermögen scheint besonders bei den Mittel- und Großformaten ausreichend zu sein. Es existieren allerdings auch Spezialschirmbildfilme, bei denen auf Kosten der Empfindlichkeit feinkörnigere und dünnere Emulsionen aufgetragen werden. Bei der in jedem Falle gegenüber der Großaufnahme mit Folien weitaus geringeren Empfindlichkeit, d.h. dem 5—10fach höheren Dosis- und Quantenbedarf des Systems Leuchtschirm—Optik—Film spielt bei der Frage der Körnigkeit von Schirmbildaufnahmen die Quantenstruktur des einfallenden Dosisreliefs keine Rolle. So ist zumindest bei den meist gebräuchlichen Mittelformataufnahmen mit 63 × 63 mm und besonders 91 × 91 mm nutzbarer Bildgröße der Einfluß des Leuchtschirmes mit seiner spezifischen Eigenschaft der Absorption und Umwandlung der Röntgenstrahlung sowie Optik und Kamera weitaus größer als der des Filmes. Pointiert ausgedrückt war lediglich in den Anfangszeiten der Schirmbildphotographie beim Format 24 × 24 mm der Film das schwächste Glied in der Übertragungskette. Im Augenblick ist das „Endglied" Film den übrigen Übertragungsgliedern Leuchtschirm—Optik—Kamera mindestens gleichwertig, wenn nicht sogar deutlich überlegen. Moderne Untersuchungsmethoden vermittels der Modulations-Übertragungsfunktion bestätigen diese Behauptung.

β) Material für Aufnahmen vom Sekundärleuchtschirm des Bildverstärkers

Bei der Aufnahme des Leuchtschirmes des Bildverstärkers muß man bedenken, daß diese relativ kleine Leuchtfläche, die auch bei großem Eingangsleuchtschirm sich mehr oder weniger in dem Bereich zwischen 15 und 25 mm Durchmesser bewegt, über eine hochempfindliche Tandemoptik auf das Filmmaterial der Breite 16 bzw. 35 mm oder auch seit einiger Zeit 70 mm projiziert wird. Ohne auf den Streit, welches Format z.B. für die Röntgenkinematographie geeigneter ist einzugehen, darf aber darauf hingewiesen werden, daß nur in sehr seltenen Fällen wirklich die ganze zur Verfügung stehende Filmfläche mit den entsprechenden Informationsmöglichkeiten ausgenutzt wird. Ein echter Vergleich zwischen zwei Formaten ist aber nur dann möglich, wenn bei gleichem Filmmaterial die effektiv benutzte Bildfläche mit verglichen wird.

Nachdem das Emissionsmaximum des Ausgangsleuchtschirmes des Bildverstärkers bei etwa 525 nm liegt und etwa symmetrisch nach kürzeren und längeren Wellenlängen abfällt, wobei der langwellige Auslauf etwas ausgeprägter ist, erscheint eine Sensibilisierung der Filmemulsion in diesem Bereich als optimal. Normale Schirmbildfilme haben etwa diese Sensibilisierung. Trotzdem ist dieser Faktor nicht so wesentlich, wie er im ersten Augenblick erscheint. Zwar wird durch diese spezielle Sensibilisierung gegenüber einer panchromatischen Sensibilisierung derselben Emulsion ein in seiner Größe immer wieder überschätzter Empfindlichkeitsgewinn erzielt, unbedingt nötig erscheint diese Sensibilisierung nicht. In der letzten Zeit sind die elektronischen Bildverstärker (BV) heller geworden, so daß die absolute Empfindlichkeit nicht mehr das alleinige Kriterium für einen guten Bildverstärker-Kino- oder Einzelfilm ist. Bei hochgezüchteten Emulsionen, wie bei

Schirmbildfilmen, die fast ideal auf den BV-Sekundärleuchtschirm bei gleichzeitig hohem Gammawert und hoher Empfindlichkeit eingestellt sind, wirkt bei Verwendung der bisherigen Optiken das Filmkorn geringer störend als das Quantenrauschen, das unter diesen Bedingungen eine Unruhe und störende Körnigkeit des Bildes ergibt. Es sieht demnach nicht so aus, als ob für die übliche BV-Kinematographie höchstempfindliche Emulsionen noch nötig sind.

Was Kontrast und Körnigkeit des idealen Filmmaterials betrifft, so divergieren die Auffassungen der verschiedenen Autoren noch beträchtlich. Eine übertriebene Feinkörnigkeit ist offensichtlich deshalb nicht mehr erforderlich, weil auch bei höherer Dosisleistung am Eingang des BV-Systems das Quantenrauschen noch sichtbar wird. Allerdings ist das Korn eines echten Schirmbildfilmes zumindest beim 16 mm-Format bereits zu grob. Viel entscheidender ist die Frage der universellen Aufnahme- und standardisierbaren Verarbeitungstechnik. In diesem Sinne läßt sich auch die Frage nach dem „idealen Gammawert" eines solchen Filmes beantworten. Man weiß aus Erfahrung, daß für die sofortige Bildbetrachtung und Bildanalyse der Gammawert je nach Objekt zwischen 1,4 und 2,2 liegen soll. Auf der anderen Seite aber sind kopierfähige Filme nur bei einem Gammawert von etwa 0,7—0,8 zu verwerten, da die Kopieranstalten auf diesen Wert mit ihrem Kopiermaterial eingefahren sind. Ein Film, der einer Tageslichtempfindlichkeit von etwa 21—23⁰ DIN entsprechen würde, dürfte, abgesehen von der Hochgeschwindigkeits-BV-Kinematographie, allen praktischen Ansprüchen genügen. Sollte dieser Film sich noch für die Umkehrentwicklung eignen, bei der ja bekanntlich nur die feinsten Körner für den Bildaufbau verwendet werden und aus physikalischen Gründen, die hier nicht näher erörtert werden brauchen, das Quantenrauschen deutlich unterdrückt wird, so wäre damit ein ausgezeichneter Kompromiß vorhanden:

gute Allgemeinempfindlichkeit,
variabler Kontrast durch verschiedene Entwickler und Entwicklungszeiten,
gutes Auflösungsvermögen besonders bei Objekten mit niederem Detailkontrast,
Möglichkeit der Umkehrentwicklung,
Verarbeitungsmöglichkeit für die Sofortdiagnostik auch in Röntgenentwicklungsmaschinen nach dem Rollenprinzip.

Nur ganz wenige Typen der bisher verwendeten Filmemulsionen kamen bisher diesem Kompromiß nahe, wenn sie auch, insbesondere was Empfindlichkeit oder Gradation betraf, in einzelnen Punkten sehr gute Ergebnisse zeigten. Daß es möglich ist, solche Filmmaterialien mit den oben erwähnten und wünschenswerten Eigenschaften herzustellen, beweist die Tatsache, daß für die photographische Registrierung von Raketen und Satelliten Photomaterialien mit gleichen Eigenschaften hergestellt wurden. Von dort aus wurden sie nach entsprechender Erprobung für die Verwendung in der Radiologie übernommen und werden an vielen Stellen der Vereinigten Staaten, seit neuestem auch in Europa, angewandt. Diese Materialien haben unter anderem den Vorteil, daß sie bei den in Frage kommenden Belichtungszeiten von rund $^1/_{30}$ bis $^1/_{1000}$ sec ihre höchste Empfindlichkeit aufweisen bzw. behalten, und daß z. B. bei gepulsten röntgenkinematographischen Aufnahmen kein Empfindlichkeitsverlust auftritt. Für die Hochfrequenz-Bildverstärkerkinematographie sind diese Filme ebenfalls hervorragend geeignet, da sie in Verbindung mit den entsprechenden Kamerakonstruktionen aufgrund ihrer neuartigen Schichtträger auf Polyesterbasis mechanisch sehr widerstandsfähig von der Seite des Schichtträgers sind. Auch in der Zukunft sind auf diesem Sektor für die Aufnahme des Sekundärleuchtschirmes vom Bildverstärker neue und interessante Materialien noch zu erwarten.

γ) Material für Aufnahmen vom Fernsehmonitor

Hier wird nicht das Ausgangsbild des BV-Systems aufgenommen, sondern das Bild vom Monitor der BV-Fernsehkette.

Interessant ist, daß die spektrale Verteilung der Bildschirmemission des Monitors etwa in der Gegend des Maximums des BV-Sekundärschirmes sein Emissionsminimum aufweist.

Um für das beobachtende menschliche Auge ein möglichst neutrales Bild zu erzeugen, hat die Emission des Monitors zwei Maxima, und zwar ein kurzwelliges bei 455 und ein langwelliges bei 675 nm. Trotzdem hat die Praxis gezeigt, daß die übliche panchromatische Sensibilisierung, insbesondere beim 16 mm-Filmformat durchaus ausreicht. Die Empfindlichkeit der Monitorfilme, ob für Serien- oder Einzel-Aufnahmen, braucht höchstens in der Größenordnung von 17° DIN liegen, da man bei der Anwendung dieses Verfahrens im Fernsehglied die Möglichkeit einer nachträglichen hohen elektronischen Verstärkung besitzt, also von vornherein keine so hohe Empfindlichkeit benötigt wie bei der Aufnahme des BV-Sekundärleuchtschirmes.

d) Röntgenpapier

Photographische Emulsionen werden schon fast seit den Anfängen der Röntgenphotographie auch auf Papier- statt auf Glas- und später auf Filmunterlage gegossen. Seitdem wird auch über die Anwendbarkeit des Röntgenpapiers diskutiert. Aus mehreren Gründen ist nämlich das Anwendungsgebiet des Röntgenpapiers beschränkt.

Schon der *Aufbau des Röntgenpapiers* bewirkt vom Röntgenfilm *abweichende photographische Eigenschaften*, vor allem aber eine andere, schwierigere Verarbeitungsweise:

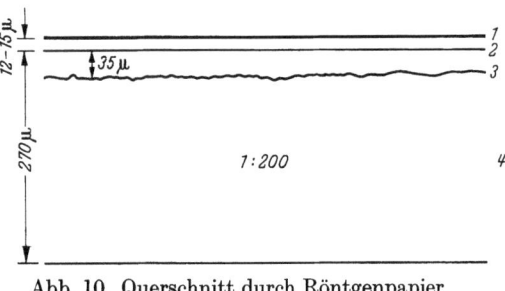

Abb. 10. Querschnitt durch Röntgenpapier, schematisch

Das Röntgenpapier ist im Gegensatz zum doppelseitig begossenen Film nur auf einer Seite mit Emulsion beschichtet wie nebenstehender schematischer Querschnitt durch ein Röntgenpapier zeigt:

1. Transparente Schutzschicht.
2. Photographische Emulsionsschicht.
3. Barytschicht.
4. Papierschicht.

Selbstverständlich hat die Papierträgerschicht wesentlich weniger gute mechanische Eigenschaften als die Filmunterlage. Die zwischen Papierschicht und Emulsion befindliche Barytschicht erfüllt mehrere Aufgaben. Zwar ist eine Haftschicht wie beim Röntgenfilm überflüssig, da jede photographische Emulsion gut auf der zerklüfteten Papieroberfläche haftet. Die Barytschicht muß aber die Rauhigkeit und Porositäten der Papierfläche einebnen, damit die Emulsion nicht lokal einsinkt und eine ungleichmäßige Dicke und damit eine inhomogene, von Ort zu Ort wechselnde Gradation und Empfindlichkeit bekommt. Schließlich bildet die Oberfläche der Barytschicht, die aus Baryt, Gelatine, Casein und Leim zusammengesetzt ist, die reinweiße Unterschicht, die eine möglichst 100%ige Lichtreflexion, entsprechend einer Aufsichtsschwärzung von 0, haben soll.

Zwar ist die spektrale Empfindlichkeit der Röntgenpapieremulsion kaum von derjenigen des Röntgenfilms verschieden, doch ist offenbar die Strahlenausbeute und damit die Empfindlichkeit des Röntgenpapiers geringer als die des Röntgenfilms, weil nur eine einzelne Schicht eines Verstärkungsfolienpaars wirksam werden kann. Auch hinsichtlich Gradation (Kontrast) und Schwärzungs- bzw. Objektumfang hat der Aufbau des Röntgenpapiers erhebliche Einschränkungen im Gefolge. Wegen der Additivität der Schwärzungen (s. I. 1. b) kann die einfache photographische Schicht, verglichen mit der doppelten Emulsionsschicht beim Film, nur geringere Schwärzungen ergeben. Man mißt und kann visuell beim Röntgenpapier nur Schwärzungen bis etwa 1,5, maximal bis 1,9, auswerten. Oberhalb einer Schwärzung von 2, entsprechend einer Lichtreflexion unter 1%, wäre sowieso keine visuelle Differenzierung von Einzelheiten mehr möglich. Beim Film hingegen kann man bei der Durchlichtbetrachtung Schwärzungen bis über 2,5, und bei hellem Betrachtungslicht auch bis etwa 3, je nach der Filmgradation praktisch ausnutzen. Beim Film ist also ein Bildumfang bis rund 1:1000 ausnutzbar, wogegen der geringere Schwärzungsumfang des Röntgenpapiers den Bildumfang auf etwa 1:80 (entsprechend 1,9 Schwärzung) reduziert. Der geringere Schwärzungsumfang des Papiers von 1,9 beim Röntgenpapier besagt also, daß die Objektkontraste im Dosisbild mit weniger Schwärzungsstufen als beim Film wiedergegeben werden.

Weitere Einschränkungen der Anwendbarkeit des Röntgenpapiers ergeben sich aus der Tatsache, daß das Folienlicht weniger gut ausgenutzt wird, weil ein Teil des Lichts nach Durchsetzen der einfachen Emulsionsschicht nicht ideal an der Barytschicht reflektiert sondern teilweise in der Barytschicht absorbiert und teilweise Kontrast und Schärfe mindernd gestreut wird. Auch beim Betrachten des fertigen Papierbildes verringert der Lichtverlust durch Teilreflexion des auffallenden Betrachtungslichtes an der Schichtoberfläche und die Lichtstreuung an der Barytschicht zusätzlich die subjektiven Kontraste.

Trotzdem ist die Anwendbarkeit des Röntgenpapiers für Aufnahmen, die keinen hohen Schwärzungsumfang mit sich bringen, unbestritten. Gerade der geringe Schwärzungs- und Kontrastumfang des Papiers macht die Hartstrahltechnik, besonders für Thoraxaufnahmen, zu dessen Domäne. Auch bei einfachen Untersuchungen höheren Objektumfangs, z.B. bei Kontrollen von Frakturen und Kontrastmitteln u.ä., kann man den niedrigeren Preis des Röntgenpapiers vorteilhaft nutzen. Man muß dabei nur stets berücksichtigen, daß der geringe Schwärzungs- und Kontrastumfang des Papiers praktisch keinen Belichtungsspielraum zuläßt, zumal sich Belichtungsfehler auch bei der Naßverarbeitung in der Dunkelkammer nicht mehr korrigieren lassen (vgl. II. 7).

Die *Aufnahmetechnik* ist bei der Verwendung des Röntgenpapiers nur unbedeutend zu verändern. Man muß aber die folgenden zwei Punkte sorgfältig beachten, damit die Verstärkungswirkung der Folie optimal genutzt und unnötige Unschärfen oder seitenverkehrte Aufnahmen vermieden werden:

a) Ausgleich der geringeren Empfindlichkeit — etwa 50—80 % der Filmempfindlichkeit — durch Erhöhung des mAs-Produktes, nicht durch kV-Erhöhung, um den geringen Kontrast des Papiers nicht noch weiter zu reduzieren,

b) Verwendung nur der stärker die Röntgenstrahlen absorbierenden Hinterfolie in der richtigen Anordnung, nämlich so, daß der einfallende Röntgenstrahl nacheinander durchdringt: Kassettenboden, Papierschicht, Barytschicht, Emulsionsschicht, Leuchtschicht der Hinterfolie, Trägerschicht der Hinterfolie, Vorderfolie oder Füllpappe, evtl. mit Bleifolie, Kassettendeckel.

Der Aufbau des Röntgenpapiers bedingt auch eine vom Film abweichende Naßverarbeitung. Diese wird in Abschnitt II. 7 besprochen.

e) Spezialfilme für Personen-Dosimetrie

α) Geschichte und Bedeutung

Bei der individuellen Strahlenschutzüberwachung soll die tatsächlich von der Einzelperson empfangene Strahlendosis, also die sog. Personendosis, gemessen werden. Zur Messung dieser integralen, in einem festgelegten Überwachungsintervall akkumulierten Dosis, kann im Prinzip jede durch die energiereiche Strahlung verursachte bleibende Materialveränderung dienen. Von den vielfältigen Möglichkeiten der Energiespeicherung und nachträglichen Feststellung der erzeugten und veränderten Eigenschaften in einem Festkörper benutzt man gerne die Filmdosimetrie.

Wie fast alle Phänomene aus dem Gebiet der Röntgenstrahlung, hat W. C. RÖNTGEN auch schon „Filmdosimetrie" gekannt und benutzt. Bereits in seinem Entdeckungsbericht nennt er 1895 photographische Schichten zur quantitativen Bestimmung der „neuen Art von Strahlen" und benutzt 1897 diese zur Messung der räumlichen Verteilung der Strahlenfelder. RÖNTGEN hat damit schon einen wesentlichen Vorteil der Strahlenmanifestation ausgenutzt, der auch heute noch einen hervorragenden Vorteil der photographischen Dosismessung auszeichnet: die Beurteilung der räumlichen Dosisverteilung.

Bis zum Einsetzen der technischen Erschließung der Atomenergie wurden filmdosimetrische Probleme nur in einigen wenigen Fällen untersucht. Erst als in den schnell wachsenden Atomzentren plötzlich Zehntausende von Wissenschaftlern, Technikern und

Hilfskräften regelmäßig überwacht werden mußten, besann man sich wieder auf die zahlreichen Vorteile der photographischen Dosisregistrierung. Diese Vorteile sind:

1. Die Robustheit und Einfachheit des Strahlenregistrators, der als kleiner photographischer Film in geeigneter Verpackung unempfindlich gegen Staub, Feuchtigkeit und mechanische Einwirkungen, wie Stoß und Fall, ist.

2. Völlige Akkumulierung der Strahlendosen, ohne Rücksicht auf deren zeitliche Verteilung und Intensität der applizierten Strahlenmenge.

3. Stete Meß- und Auswertebereitschaft des Dosimeters, welches unabhängig von äußeren Hilfsmitteln wie Stromversorgung und Einflüssen wie Temperatur und Feuchte bleibt, wobei vor allem die mit der Zeit unveränderte Meßbereitschaft und Empfindlichkeit (ohne „Selbstablauf" wie bei elektrometrischen Dosimetern) hervorzuheben ist.

4. Latente Anzeige des einzelnen Dosimeters mit der Möglichkeit autorisierter Auswertung und Dosisbestimmung für sehr große Mengen von Einzeldosimetern, z.B. im Falle der Katastrophendosimetrie, im Falle der gesetzlichen Strahlenschutzüberwachung usw.

5. Bereitstellung eines bleibenden Dokumentes für Quantität und meist auch Qualität der Ursache eines Strahlenschadens, welches außerdem leicht zu kennzeichnen, einer Person zuzuordnen und kaum zu verwechseln ist.

6. Großer Empfindlichkeitsbereich, notfalls durch Verwendung mehrerer Filmblättchen oder unterschiedlicher Filmemulsionen auf den beiden Seiten eines Films, nämlich mindestens ein Dosisbereich von fünf Zehnerpotenzen (einige mR bis 1000 R); dabei ändern sich weder die äußeren Abmessungen des Dosimeters noch die Auswertemethoden.

7. Erkennungsmöglichkeiten außer für die Strahlenqualität auch noch für die Art des zeitlichen Verlaufs der Strahleneinwirkung, z.B. die Aufdeckung von Betrugsabsichten zum Zwecke der Rentenerschleichung.

8. Dosismeßmöglichkeiten auch für Teilchenstrahlen (β- und Neutronenstrahlen) neben reiner Photonenstrahlung (Röntgen- und γ-Strahlen).

Die Bedeutung der Filmdosimetrie als einfaches, billiges und zuverlässiges Dosimeter, besonders für den Masseneinsatz, geht aus den vorstehenden Eigenschaften ohne weiteres hervor. Die Vielseitigkeit der Filmdosimetrie rührt dabei von Eigenschaften der photographischen Schicht her, die teilweise zunächst sehr nachteilig scheinen, sich aber in geeigneter Weise doch vorteilhaft nutzen lassen.

β) Vorteilhafte und nachteilige Eigenschaften der photographischen Emulsion für die Dosimetrie

Die Energieabhängigkeit der Dosisregistrierung. Eine den photographischen Emulsionen eigentümliche Eigenschaft, die sowohl günstige wie ungünstige Auswirkungen hat, ist die Energieabhängigkeit der Dosisanzeige, die darauf beruht, daß Silberhalogenid als Repräsentant der photographischen Wirkung und Gewebe als Medium der biologischen Wirkung voneinander abweichende Absorptionseigenschaften für ionisierende Strahlen haben. Da der Gang der biologischen Wirkung mit der Energie nicht dem Gang der photographischen Wirkung entspricht, ist zunächst kein eindeutiger Zusammenhang zwischen photographischer Wirkung (= Schwärzung) und biologischer Wirkung zu erwarten, zumindest kann über kein größeres Energieintervall ein gleichbleibender Zusammenhang zwischen Dosis in R und photographischer Wirkung als Schwärzung erwartet werden.

Betrachtet man die aufgrund des Absorptionsvermögens für reine Photonenstrahlung zu erwartenden Empfindlichkeitsverhältnisse, so findet man, daß zwischen dem Empfindlichkeitsmaximum bei etwa 40 keV-Röntgenstrahlung und dem Minimum einer Wellenstrahlung der Energie zwischen etwa 1 und 3 MeV ein Verhältnis von mehr als 100 zu erwarten wäre. Eine einigermaßen von der Energie unabhängige photographische Dosimetrie von Röntgen- und Gammastrahlen erscheint also ein aussichtsloses Problem.

Für Gamma- bzw. Röntgenphotonen einheitlicher Energie gilt in guter Näherung der in Abschnitt I. 3a abgeleitete lineare Zusammenhang zwischen Strahlenexposition und Schwärzung und außerdem auch das Reziprozitätsgesetz. Man müßte nur für jede einzelne Strahlenenergie eine Eichkurve des Films zur Verfügung haben, wie sie in der späteren Abb. 11 für zwei verschieden empfindliche Filme und zwei Strahlenenergien dargestellt ist. Dann wäre bei Kenntnis der auf den Film eingefallenen Strahlenenergie unabhängig von der aufgestrahlten Dosisleistung und zeitlichen Verteilung der Dosis aus diesen Eichkurven die Dosis exakt ablesbar.

Da die Energieverteilung bei Strahlenschutzmessungen, aber auch bei Messungen, wo große Anteile der aufgestrahlten Dosis aus Streustrahlung bestehen, nie bekannt ist, muß man entweder die Schwärzungswirkung der Röntgen- und Gammastrahlung energieunabhängig machen, oder aber aus der Schwärzungsverteilung eines Dosimeterfilms die Energie ermitteln können, um die richtige Eichkurve anzuwenden. Beide Wege bzw. eine Kombination dieser Wege führt aber in der Praxis zum Ziel, wie auf Seite 253 gezeigt wird.

Wenn man die Absorptionsverhältnisse für Beta- und Neutronenstrahlen betrachtet, erscheint das Problem für diese Teilchenstrahlen noch komplizierter. Trotzdem ist auch dieses Problem in verschiedener Weise lösbar, weil die photographische Wirkung von Photonen- und Teilchenstrahlen sehr ähnlich ist:

Röntgenphotonen, Neutronen und andere ungeladene Teilchen geben ihre Energie an die photographischen Körner durch Ionisationsakte beim Durchgang durch die Emulsion und deren Nachbarschaft ab. Hierdurch werden alle die Prozesse hervorgerufen, welche in Abb. 1 skizziert sind und schließlich zu einem latenten Bild führen.

Die Wirkung von Elektronen (Betastrahlen) findet in entsprechender Weise statt, ohne daß hierbei der Umweg über die Erzeugung von Photo- und Comptonelektronen nötig ist.

Aber auch für die Dosimetrie von Neutronen ist die photographische Schicht durchaus geeignet, doch muß man hierbei zwischen den schnellen und langsamen Neutronen hinsichtlich ihres Wirkungsmechanismus unterscheiden. Schnelle Neutronen geben ihre Energie nämlich auf dem Wege des elastischen Stoßes auf die Wasserstoffatome der photographischen Emulsion ab. Die dabei entstehenden Rückstoßprotonen, welche etwa die Hälfte der Energie der einfallenden Neutronen übernommen haben, können als geladene Teilchen mit den photographischen Körnern gemäß den Vorgängen der Abb. 1 in Wechselwirkung treten. Da die Wirkungsquerschnitte für die schnellen Neutronen in der Emulsion recht klein sind, ist auch die relative Empfindlichkeit für den Nachweis schneller Neutronen recht klein. Man kann daher den interessierenden Dosisbereich nur durch Auszählung der in der photographischen Emulsion entstandenen Spuren der Rückstoßprotonen erfassen. Eine makroskopisch sichtbare Schwärzung entsteht bei den zu messenden Neutronendosen noch nicht.

Anders ist die Situation bei der Messung von thermischen Neutronen, von denen man eine makroskopisch sicht- und meßbare Schwärzung dadurch erhält, daß man in der Filmemulsion Kernprozesse und ihre Folgereaktionen registriert, die von den thermischen Neutronen ausgelöst werden. Für diesen Zweck werden häufig Spezialemulsionen verwendet, in die geeignete Neutronenabsorber eingelagert sind, beispielsweise mit Borsalzen beladene Emulsionen. Man kann aber auch in gewöhnlichen Röntgenemulsionen, die man mit Cadmiumfiltern bedeckt, die Gammastrahlung, die in den Filtern durch n-Gamma-Prozesse ausgelöst wurde, integral als Schwärzung registrieren.

Dieser letztere Vorgang führt uns auf die außerordentlich wichtige Rolle, die bei allen photographischen Dosimetrieverfahren die unmittelbare stoffliche Umgebung des Dosisfilms spielt.

Der Einfluß der Filmumgebung bei der Exposition und der Aufbau eines Filmdosimeters. Wie sehr die Filmumgebung sich auf die Schwärzung je Dosiseinheit auswirken muß, geht schon aus dem Mechanismus der Strahlenwirkung hervor, wie er in Abb. 1 für das photographische Korn dargestellt ist. Man sieht dort, welche Sekundärprozesse, ausgelöst außerhalb des photographischen Korns, bei der Erzeugung des latenten Bildes mitwirken können. In welchem Umfang dies der Fall ist, hängt nicht nur von der exponierenden Strahlenart sondern offensichtlich auch von der materiellen Zusammensetzung und Dicke der „Filter" ab. Man spricht hierbei von Filtern, obwohl nicht nur Spektralanteile oder Teilchenarten ausgefiltert werden sondern ebenso auch neue erst in den Filtern hervorgerufen werden.

So kann man mit Hilfe der Elektronen- und Fluorescenzlicht-Emission nicht nur die Energieabhängigkeit reduzieren, sondern man kann auch durch quantitativen Vergleich der Filterwirkung verschiedener Filter Strahlenart und Strahlenqualität (= Energie von

Wellenstrahlung) bestimmen. Auch die Umstände bei der Verabfolgung der Dosis erlauben mitunter die Abbildungsverhältnisse der Filter herauszulesen u. ä. m.

Die Verpackung des Films, die allein schon als Strahlenfilter und auslösendes Medium für in der Photoemulsion registrierbare Sekundärstrahlung fungiert, ist daher neben dem

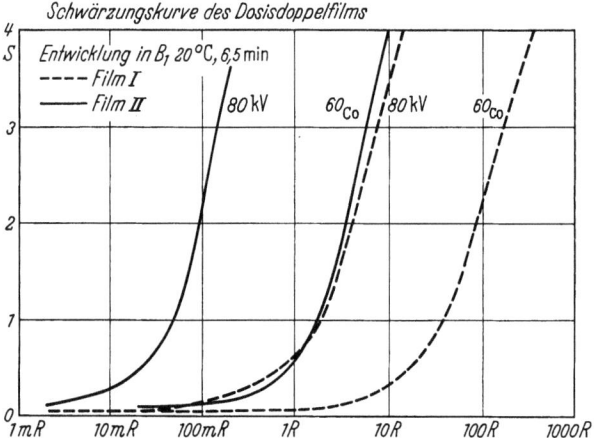

Abb. 11. Dosisabhängigkeit der zwei Filme eines Filmdosimeters bei verschiedenen Strahlenenergien

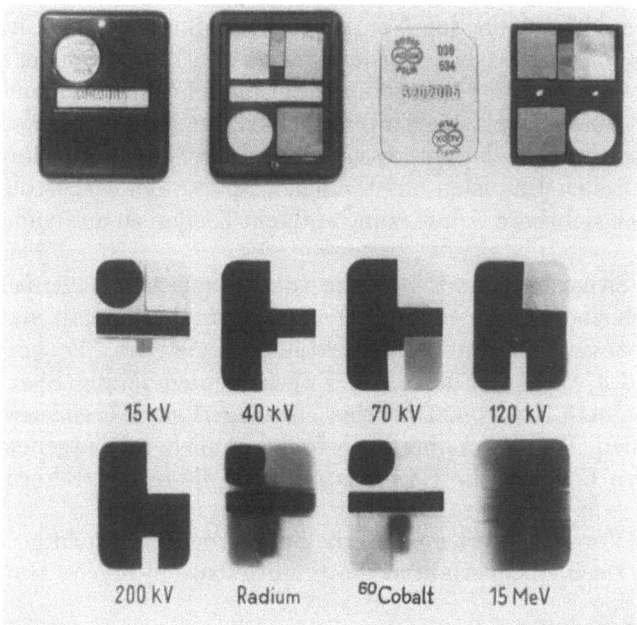

Abb. 12. Aufbau einer Filmplakette und Schwärzung eines Dosisfilms bei verschiedenen Strahlenenergien hinter verschiedenen Filtern einer Filmplakette

oder den Filtern ein wesentlicher Bestandteil eines Filmdosimeters. Erst das Zusammen-wirken aller Teile eines Filmdosimeters (vgl. Abb. 11 und 12) erlaubt, den ganzen Aufgaben-katalog 1 bis 8 des vorigen Abschnitts zu übernehmen.

Es gibt so mannigfaltige Ausführungsformen von Filmdosimetern, daß wir auf die umfangreiche Spezialliteratur verweisen müssen. Dies gilt besonders für die vielen Spezial-probleme, die mit den vielen Formen der Dosimeter und deren Spezialaufgaben zusam-menhängen. Hier soll daher nur über die wichtigsten Grundfragen und Eigenschaften der Filmdosimetrie berichtet werden:

Der eigentliche Strahlenregistrator, also ein oder mehrere Filmblättchen im Zahnfilmformat, einseitig oder doppelseitig — evtl. auch mit zwei verschieden empfindlichen Emulsionen — beschichtet, ist mit einer Reihe von Kupfer- oder auch anderen Metallfiltern verschiedener Stärke, die meist nebeneinander, manchmal auch übereinander angeordnet sind, in einer Plakette zu einem „badge" zusammengefaßt (Abb. 12). Das oder die Filmblättchen sollten in einer wasser-, möglichst (wegen des fadings) auch dampfdichten dünnen (Plastik)-Hülle eingeschweißt sein. Eine auf die Hülle aufgedruckte und gleichzeitig in die Filmblättchen eingeprägte Kennzeichnung dient der eindeutigen Zuordnung von Dosimeter, Film und Träger. Diese Zuordnung bleibt vom Zeitpunkt des

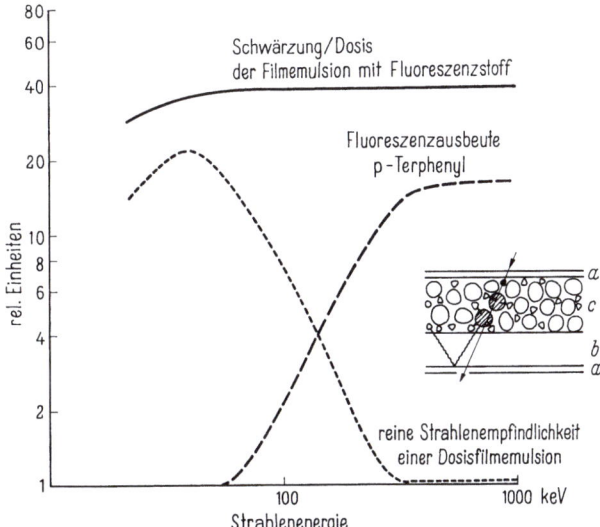

Abb. 13. Fluorescenzausbeute von p-Terphenyl und Strahlenempfindlichkeit einer Dosisemulsion in Abhängigkeit von der γ-Strahlenenergie (schematisch); Aufbau einer Emulsion mit Fluorescenzkörpern

Tragens während der Exposition des Dosimeters, über die chemische Filmverarbeitung und Auswertung bei der Schwärzungsmessung und dem Vergleich mit dem kalibrierten Standardfilm (siehe später) bis zur endgültigen Archivierung erhalten.

Die verschiedenen Filter eines „badge" dienen, wie schon angedeutet, dazu, die applizierte Dosis einerseits energie- oder härteunabhängig anzuzeigen, andrerseits aber auch dazu, die applizierte Dosis in ihrer ungefähren Energiezusammensetzung zu erkennen. Zu diesem Zweck werden die hinter jedem Filter durch die jeweilige Schwärzung aus der Eichkurve ermittelten scheinbaren Einzeldosen nach Bewertung mit dem sog. Härtefaktor HF (= Quotient aus maximaler Empfindlichkeit des Films bei etwa 40 keV und minimaler Empfindlichkeit etwa bei der Gammastrahlung des ^{60}Co) zueinander ins Verhältnis gesetzt und in einem Rechenverfahren zur tatsächlichen Gesamtdosis zusammengesetzt.

Die Umständlichkeit und Schwerfälligkeit dieses Verfahrens rief eine andere Methode auf den Plan, bei der der HF der photographischen Emulsion, welcher in praxi normalerweise für einen verpackten Film kleiner als der theoretische Wert 100 ist und zwischen 20 und etwa 40 liegt, über den größten Teil des interssierenden Energiebereichs oberhalb etwa 100 keV nahe 1 wird. Bei dieser Methode werden unmittelbar auf die oder, noch geschickter, in die photographische Emulsion fluorescierende organische Kristalle inkorporiert. Diese Stoffe, z.B. p-Terphenyl, haben eine etwa gewebsäquivalente Elektronenzahl, senden im Röntgenlicht eine sichtbare Fluorescenzstrahlung aus, wobei die Abhängigkeit der Fluorescenzausbeute von der Energie etwa invers zur Energieabhängigkeit des Härtefaktors der Emulsion verläuft, so daß bei geeigneter Abmischung Fluorescenzkristalle/ Emulsionskristalle eine fast völlige Kompensation des Härtefaktors gelingt und außerdem bei dem Konversionsprozeß noch Empfindlichkeit gewonnen wird (s. Abb. 13).

Bei der Dosimetrie mit diesen Filmemulsionen geht aber wie bei jeder härteunabhängigen Dosimetrie der Vorteil der Energiebestimmung verloren, und darüberhinaus ist auch die Unabhängigkeit der Dosisanzeige von der Dosisleistung nicht mehr vorhanden, weil keine reine Röntgen- oder Gammastrahlung registriert wird. (Da die Schwärzung vorwiegend durch das in den Kristallen erzeugte sichtbare Licht erfolgt, ist ein Schwarzschild-Effekt nach Abschnitt I. 1. cβ, unvermeidlich.)

Schließlich kann man mit Hilfe relativ dicker Bleifilter die Dosisanzeige ab etwa 200 keV-Strahlung einigermaßen energieunabhängig machen, was aber die Brauchbarkeit der Methode für das Gebiet der diagnostischen Röntgenstrahlen ausschließt. Und endlich gibt es noch Kombinationsfilter-Methoden, bei denen man verschiedene Filterarten und filterfreie Stellen über dem Film so kombiniert, daß eine einzige integrale Schwärzungsmessung über den ganzen Film zur Dosisbestimmung ohne Rechnung genügt. Bei dieser Methode geht im Gegensatz zur Kompensationsmethode mit Fluorescenzlicht nicht die Möglichkeit verloren, Aussagen über die applizierte Strahlenenergie zu machen. Auch bleibt bei diesem Verfahren, da es sich um die Wirkung reiner Röntgenstrahlung handelt, die Dosisanzeige nach Abschnitt I. 1. cβ unabhängig von der Dosisleistung, d.h. ein Strahlenblitz wird ebenso richtig wie eine schleichende Langzeitexposition mit verzettelten Kleinstdosen registriert.

Andere spezifische Probleme der Filmdosimetrie, Sinn und Grenzen des Verfahrens. Im vorigen Abschnitt wurde gezeigt, wie sich auf den ersten Blick nachteilige Eigenschaften, die dem Film als Dosimeter anhaften, überwinden, ja zur Verbesserung allgemeiner dosimetrischer Möglichkeiten ausbauen lassen. Abschließend sollen kursorisch noch einige Probleme behandelt werden, deren Existenz der Anwender kennen sollte, damit er das Verfahren der Filmdosimetrie, das häufig in Unkenntnis der Verhältnisse völlig falsch beurteilt wird, sinnvoll anwenden kann.

Eine Haupteigenschaft des als Dosimeter verwendeten Films ist seine Unbestechlichkeit: *jede* applizierte Dosis wird irreversibel und unsichtbar registriert, gleichgültig, wann und wie die Dosiszufuhr erfolgte. Auf der anderen Seite muß nicht jede Schwärzung ihre Ursache in einer Dosis haben, weil auch Licht-, chemische und mechanische Wirkungen Schwärzungen hervorrufen. Solche Artefakte werden von geschulten Beobachtern bei der Auswertung aber erkannt und können meistens nicht zu falschen Meßergebnissen führen. Geschultes und erfahrenes Personal ist aber für die korrekte Auswertung von Filmdosimetern auch wegen der relativen Umständlichkeit bei der härteunabhängigen Dosisbestimmung und der für chemische Verarbeitung unumgänglich notwendigen Sorgfalt und Sachkenntnis notwendig. Jeder Radiologe weiß, daß Temperatur- und Zeitänderungen beim Entwicklungsprozeß das Röntgennegativ stark und unkontrollierbar beeinflussen. Wie stark die physikalischen Parameter Temperatur und Zeit der Entwicklung die entwickelte Schwärzung steuern, wird im Abschnitt II. 2. c berichtet. Wenn daher die Schwärzung der photographischen Schicht gar als reproduzierbares Maß der Dosis benutzt werden soll, so müssen an die Genauigkeit und Reproduzierbarkeit der Entwicklung besonders hohe Anforderungen gestellt werden, die nur von gewissenhaft arbeitendem Spezialpersonal, welches geeignete Ausrüstung und qualitativ einwandfreie Chemikalien benutzt, garantiert werden.

Als Äquivalent für diesen Aufwand ist es aber leicht möglich, Hunderte und Tausende von Filmdosimetern im gleichen Arbeitsgang gleichmäßig zu verarbeiten und auszuwerten. Zu diesem Zweck sind halb- und vollautomatische Geräte konstruiert worden. Auch ist in vielen Ländern die Überwachung der Strahlenbelastung von ganzen Berufsgruppen und Betrieben behördlich organisiert, wo der Vergleich der getragenen Testfilme mit genau kalibrierten Vergleichsfilmen von besonders ausgerüsteten und autorisierten Meßstellen durchgeführt wird. In diesen Meßstellen werden im gleichen Arbeitsgang die Testfilme zusammen mit den Eichfilmen der gleichen Herstellungscharge, die mit genau bekannten Dosen und bekannter Strahlenqualität exponiert wurden, verarbeitet und ausgewertet. Dann und nur dann ist mit einer Genauigkeit (Standardabweichung) von etwa 20 % vom tatsächlichen Dosiswert bei reiner Wellenstrahlung zu rechnen. Strahlung unterhalb etwa 50 keV beansprucht einen noch etwas größeren Fehlerbereich. Bei gemischten Strahlenfeldern von Beta- und Gammastrahlen ist nur ein Genauigkeitsbereich von etwa $\begin{smallmatrix} + 200 \\ - 50 \end{smallmatrix}\%$ zu erwarten. Es gelingt nämlich zwar, harte Beta- und weiche Gammastrahlung durch Verwendung dünner Filter gleichen Flächengewichts aber verschiedener Ordnungszahl zu unterscheiden. Dazu dienen beispielsweise zwei nebeneinanderliegende Filter von 150 μ Al und 50 μ Cu, hinter denen Betastrahlung gleiche, die Gammastrahlung aber ungleiche Schwärzungen erzeugt. Aber die jeweiligen Anteile der beiden Strahlungsarten sind nur schwer und ungenau zu ermitteln.

Die wahrscheinlichen Fehler bei der Bestimmung von Neutronendosen liegen ähnlich wie bei der Dosimetrie von Mischfeldern. Auch hier muß man, einwandfreie Kalibrierung der Vergleichsfilme und vorschriftsmäßige Verarbeitung und Auswertung vorausgesetzt, mit einem Genauigkeitsintervall $\begin{smallmatrix} + 200 \\ - 50 \end{smallmatrix}\%$ rechnen.

Zu den Problemen der Filmdosimetrie gehört, wie oben erwähnt, die Mitverarbeitung und Mitauswertung eines kalibrierten Films. Hier beginnt das Problem bereits bei der Eichbestrahlung dieses Films. Denn hierbei sollte die Geometrie und die Umgebung des Eichbadges möglichst den praktischen Bedingungen angepaßt sein. Dies gilt sowohl für die Befestigung des Dosimeters an einem Körperphantom als auch für die zeitliche Verteilung der aufbelichteten Strahlung. Bei einem vierwöchigen Überwachungsrhythmus bedeutet das beispielsweise, daß die Eichfilme etwa in der Mitte der Überwachungsperiode mit kleiner Dosisleistung (keine Blitzbestrahlung) bestrahlt werden.

Es ist, besonders für die hochempfindlichen Dosisfilme, auch wichtig, die Vorratsfilme ebenso wie getragene, aber noch nicht entwickelte Filme bei niedriger Temperatur und Feuchte zu lagern, um chemischen Schleier einerseits und fading andererseits möglichst zu verhindern. Die Lagerfähigkeit wird selbstverständlich durch die Einwirkung natürlicher und künstlicher Umgebungsstrahlung begrenzt, wogegen das fading bei guter und unverletzter Verpackung unbedeutend bleibt. Gegen das fading müssen nach Abschnitt I. 1. c η besonders die feinkörnigen Neutronenfilme (Kernspuremulsionen) sorgfältig geschützt werden. Die grobkörnigen Dosisfilme für Röntgen- und Gammastrahlen sind naturgemäß gegen den Latenzbildschwund weniger anfällig.

Die Filmdosimetrie ist nach allem Gesagten ein sicheres Verfahren, mit einem billigen und robusten Detektor Strahlenbelastungen des Individuums quantitativ und qualitativ nachzuweisen und zu dokumentieren. Für hohe Genauigkeitsansprüche ist die Methode nicht geeignet, sehr gut aber für die Massendosimetrie und Massenauswertung. Unerreicht ist die Filmdosimetrie, wenn es darum geht, die räumliche Verteilung eines Strahlenfeldes, beispielsweise in einem bestrahlten Körper oder Phantom, mit großformatigen Filmen zu ermitteln. Diese, wie eingangs erwähnt, schon von W. C. RÖNTGEN angewandte Methode ist von keinem anderen die Dosis registrierenden Mittel an Anschaulichkeit und Einfachheit erreicht worden. Aber auch sie gibt zunächst nur die relative Verteilung des Dosisreliefs wieder. Für quantitative Auskünfte muß man die Hilfsmittel heranziehen, die bei kleinen Strahlenschutz-Dosimetern zur qualitativ und quantitativ richtigen Angabe der Dosis notwendig sind.

f) Spezialmaterial für Diffusionsverfahren

α) Einleitung

Seit Beginn der Photographie im ersten Drittel des vorigen Jahrhunderts war immer wieder der Wunsch geäußert worden, den Photographen von der Dunkelkammer unabhängig zu machen. Die photographischen Prozesse sollten zeitlich und räumlich so eingeengt werden, daß man schon kurz nach der Aufnahme das fertige Bild begutachten konnte. Das Wunschbild Vieler war seit dem Anfang dieses Jahrhunderts ein „trockenes Verfahren", das sofort aus der Kamera ein fertiges Bild liefern sollte.

So arbeitete schon Liesegang ausgangs der neunziger Jahre an einem Verfahren zur Übertragung von Bildern. Es folgten Colson, Stenger, Herz, die Schering-Kahlbaum-AG und in jüngerer Zeit die ehemalige I. G.-Farbenindustrie und Rott. Doch alle diese Verfahren und ihre Ergebnisse waren nicht so geeignet, als daß sie Eingang in die photographische Praxis gefunden hätten. Erst die Arbeiten des amerikanischen Wissenschaftlers Edwin H. Land führten in den vierziger Jahren zu brauchbaren Ergebnissen. Mit seinen Entdeckungen und seinen der damaligen Zeit weit vorausgehenden Ideen schuf er den Grundstein für eine praktisch durchzuführende Einstufenphotographie, die sich auf den verschiedensten Anwendungsgebieten als das Polaroid-Land Verfahren präsentiert.

Die Grundidee dieses Verfahrens bestand in dem Wunsche, die Stufen des Entwicklungsprozesses zu verringern und möglichst sogar in eine einzige zusammenzufassen. Eine Zwischenbelichtung sollte vermieden, die Arbeitszeit auf ein Minimum verkürzt und alles möglichst trocken durchgeführt werden. Hierbei sollte das Negativmaterial die übliche Lichtempfindlichkeit beibehalten, möglichst aber noch empfindlicher werden.

β) Grundlagen des Polaroid-Land-Verfahrens

Das Schwergewicht der Problemstellung lag vor allem in der Art des Entwicklers und des Entwicklungsvorganges, wie Edwin H. Land erkannt hatte. So entdeckte er sein Verfahren (theoretische Grundlagen waren bereits vorhanden, aber über das Stadium der Laborversuche nicht hinausgegangen), bei dem die Entwicklersubstanz zuerst das belichtete Negativ entwickelt, dann das unbelichtete Silberhalogenid des Negativs löst und schließlich auf einen Schichtträger überträgt, wo es als positives Bild ausgeschieden wird. Um nun diesen Entwickler im Film unterzubringen, mußte eine hochviscose Paste geschaffen werden, die in flachen Kapseln aufbewahrt wird. Diese Entwicklerbehälter sind vor jedem Bildabschnitt angeheftet und werden vor jedem Entwicklungsvorgang durch zwei Stahlwalzen aufgequetscht. Die Walzen sorgen hierbei dafür, daß die Entwicklerpaste gleichmäßig zwischen Negativ und Positiv verteilt wird. Chemisch gesehen besteht der Entwickler aus Hydrochinon in einer stark alkalischen Lösung von Natriumhydroxyd und Natriumthiosulfat. Die Viscosität wird durch die hochmolekulare Verbindung Hydroxyläthylzellulose erzielt. Wird diese Paste gleichmäßig zwischen dem belichteten Negativ und dem Positivpapier ausgestrichen, so setzt der folgende Entwicklungsvorgang ein:

Zuerst werden die belichteten Silberhalogenidkörner (das latente Bild) durch das Hydrochinon zu Silber reduziert. Sodann werden die unbelichteten Silberbromidkörner durch das Natriumthiosulfat zu einem Silberthiosulfat-Komplex gelöst, der aus der Negativschicht und durch den Entwickler zum Positivpapier hin diffundiert. Das Positiv ist oberflächlich mit Schwermetallsulfid-Kolloiden beschichtet. Trifft der Silberthiosulfat-Komplex auf diese Schicht, so wird der Komplex gesprengt und es scheidet sich Silbersulfid aus. Dieses wird seinerseits durch die verbliebene, restliche Entwicklersubstanz sofort wieder reduziert, so daß Silber auf dem Positivpapier ausfällt.

Überall dort, wo auf dem Negativ die lichtempfindliche Schicht nicht belichtet wurde, setzt sich auf der gegenüberliegenden Seite auf dem Positiv Silber ab. Man erhält also ein positives Abbild ohne Notwendigkeit einer erneuten Belichtung. Die auf diese Weise erzeugten Silberbilder zeichnen sich durch eine hohe Deckkraft des ausgefällten Silberkolloids aus. Diese Deckkraft ist rund fünfmal stärker auf dem Negativ, und so kommt man bei der praktischen Anwendung mit dünnsten Negativemulsionen aus. An der Reaktion nimmt gewissermaßen nur die Negativoberfläche teil. Hierdurch und durch die sehr dünne Entwicklerschicht ist die Reaktionszeit sehr kurz und die Gesamtentwicklungszeit nimmt nur wenige Sekunden in Anspruch. Die Auflösung dieser Schicht ist außerordentlich hoch, auch werden Lichthoferscheinungen weitgehend vermieden.

γ) Die Anwendung des Polaroid-Verfahrens in der Röntgenphotographie

Obwohl sich dieses Verfahren bereits jahrelang in der Hand von Amateuren und Fachleuten bewährt hatte, standen seiner Anwendung für die Röntgenphotographie am Anfang große Schwierigkeiten gegenüber. Im Gegensatz zur Allgemeinphotographie benötigt man in der Röntgenphotographie große Formate. Außerdem mußte der Film im Kontakt mit einer Verstärkerfolie belichtet werden, denn auf die Verstärkerwirkung des Foliensystems konnte man trotz der hohen Empfindlichkeit des bisherigen Verfahrens nicht verzichten. Außerdem sollte der Vorteil, ohne Dunkelkammer eine Sofortaufnahme zu erhalten, auf keinen Fall verloren gehen. In Zusammenarbeit mit der amerikanischen Röntgenindustrie (Picker) gelang es aber, ein System auszuarbeiten, das innerhalb kürzester Zeit nach der Aufnahme ein fertiges Röntgenbild liefert.

Dieses System besteht aus folgenden Teilen:

Polaroid-Filmmaterial, Spezialkassette und Entwicklungseinheit. Im folgenden sollen diese Teile etwas näher beschrieben werden, ebenso die Arbeitsweise:

Der Polaroid-Röntgenfilm wird im Format 10×12 inch geliefert, wobei die nutzbare Bildfläche rund $9^3/_4 \times 10^1/_2$ inch beträgt. Er befindet sich in einem lichtdichten Papier und besteht aus dem lichtempfindlichen Negativmaterial und dem Kontaktpapier. An einer Querseite liegt zwischen diesen beiden Medien eine Ampulle mit dem Pastenentwickler. Dieser „Film" kann bei Tageslicht in die Spezialkassette eingebracht werden, in der sich nur die Rückfolie befindet. Nach Verschluß der Kassette wird mittels eines herausstehenden Papierstreifens die lichtdichte Umhüllung entfernt, so daß die Kassette nun fertig für die Aufnahme ist. Nach der Aufnahme wird diese Spezialkassette in die Entwicklungseinheit eingeführt. Der Vorgang des Zerquetschens der Entwicklungssubstanz und des Durchziehens durch ein Druckrollensystem erfolgt automatisch, ebenfalls die Ausstoßung des belichteten Materials aus der Kassette. Nach Verlauf von rund 10 sec, der akustisch angezeigt wird, kann nun das lichtempfindliche Material entnommen und die fertige Röntgenaufnahme von dem Ausgangsnegativ abgezogen werden. Eine Oberflächenbehandlung mit einer Speziallösung schützt das so erhaltene Papierpositiv vor späterer Verkratzung und Verstaubung.

Ursprünglich war das Picker-Polaroid-Verfahren für den Einsatz bei Katastrophenfällen entwickelt worden. Es fand aber bald Eingang in die radiologische Arbeit, insbesondere im Operationssaal. Durch die extrem hohe Empfindlichkeit des Polaroidfilmes konnte auch mit schwachen beweglichen Röntgenapparaten eine Schenkelhalsnagelung rascher und mit geringerer Dosisbelastung als bisher durchgeführt werden. Auch intraoperative Cholangiographien, Erstaufnahmen zur Überprüfung der Lage der Injektionsnadel bei der cerebralen Angiographie sowie des Katheters bei der Angiokardiographie wurden häufig mit diesem zeitsparenden System trotz der höheren Materialkosten vorgenommen. In all den Fällen, wo es weniger auf Einzelheiten als mehr auf eine rasche Orientierung ankam, konnte dieses Verfahren gut verwendet werden. Allerdings war und ist der Informationsgehalt der nach diesem Verfahren erzielten Bilder niemals dem einer konventionell angefertigten Aufnahme gleichwertig. Die hohe Empfindlichkeit des lichtempfindlichen Materials läßt bereits an Störungen durch die Quantenstruktur des einfallenden Dosisbildes denken, die flache Gradation und hohe Streustrahlenempfindlichkeit des Films führt dazu, daß bei immer wieder bis in die jüngste Zeit vorgenommenen Untersuchungen die hierbei erhaltenen Röntgenbilder als „zu unscharf" bezeichnet wurden. Bei der Feldeinstellung und Kontrolle in der Therapie spielt dieser Faktor sicherlich keine Rolle, bei manchen Therapiegeräten ist die Verwendung der Picker-Polaroid-Einheit bereits routinemäßig vorgesehen.

Daß sich das Polaroid-Verfahren, allgemein gesehen, in der europäischen Radiologie nicht durchsetzen konnte, liegt aber keineswegs in „Mängeln" dieses für Photochemiker genial erscheinenden Systems. Vielmehr kam das Polaroid-Verfahren in dem Augenblick auf den Markt, als die meisten seiner möglichen Anwendungsgebiete durch technisch ausgereifte Bildverstärker und Bildverstärker-Fernsehsysteme schon übernommen worden waren. In der Neuroradiologie, insbesondere bei den Problemen der Stereotaxis, scheint die Kombination von Bildverstärker-Fernseh-Durchleuchtung und Polaroidsystem zumindest aus theoretischen Überlegungen heraus weiterer Versuche wert.

II. Verarbeitung exponierten photographischen Aufnahmematerials

1. Grundlagen des photochemischen Prozesses, Entwicklung und Fixage

Wie schon bei den Grundlagen der photographischen Wirkung dargelegt, vollzieht sich das Werden eines Röntgen-Negativs in zwei Schritten:

1. Röntgenenergie wird entweder durch direkte Wirkung oder über den „Bildwandler" Verstärkungsfolie bzw. Leuchtschirm zur Reduktion von Silberionen zu Silberatomen des latenten Bildes benutzt (Physikalische Phase).

2. Diese geringfügige Änderung am Kristallgefüge des photographischen Korns wird durch den Entwicklungsvorgang so verstärkt, daß das gesamte Korn zu Silber reduziert wird (Chemische Phase). Die „Verstärkung" findet in der Weise statt, daß, ausgehend vom Keim des latenten Bildes, nach und nach der gesamte Halogenidsilberkristall des Emulsionskornes zu neutralem Silber reduziert wird nach folgendem Reaktionsschema:

Silberbromidkristall+Entwickler→Neutrales Silber+Bromidion+oxydierter Entwickler

oder pauschal

$$(Ag^+ Br^-)+Elektron \rightarrow Ag^0+Br^-.$$

Bei dieser chemischen Reaktion liefert der Entwickler die Elektronen. Die Elektronen können aber nur an den Stellen des latenten Bildes die Reduktion einleiten, weil die Hülle des Halogenidkristalls aus negativen Bromionen (vgl. Abb. 1) diese Elektronen abstößt.

Durch die Abgabe seiner Elektronen wird der Entwickler mehr und mehr oxydiert, so daß sich seine Wirkungskraft verringert. Dabei ist außerdem bemerkenswert, daß das aus dem einzelnen Halogenidsilberkristall entstehende Bildsilber fädige Knäuel bildet, die weniger kompakt als der Kristall und teilweise kaum mehr einem Einzelkorn zuzuordnen sind.

Hieraus ergeben sich die Hauptaufgaben, die den photographischen Verarbeitungschemikalien obliegen:

a) Reduktion aller exponierten Körner ohne gleichzeitige Veränderung des nicht exponierten, unentwickelten Halogenidsilbers (Entwicklung).

b) Beseitigung des nicht exponierten, unentwickelten Silberhalogenids (Fixage).

c) Auswässerung der bei den Prozessen nach a) und b) entstandenen Folgeprodukte, die die Haltbarkeit des Negativs verhindern würden.

Außerdem werden gleichzeitig mit der Entwicklung und/oder Fixage Härtung und Konservierung der aufgequollenen Gelatineschicht durchgeführt.

2. Entwicklung

a) Allgemeine Zusammensetzung eines photographischen Entwicklers

Entsprechend den vorgenannten vielfachen Aufgaben bei der Entwicklung muß eine Entwicklerlösung eine Reihe von Chemikalien enthalten:

1. *Reduktionsmittel* als Entwicklersubstanz, wobei jedoch noch nicht jedes Reduktionsmittel Entwicklereigenschaften hat. Es muß vielmehr geeigneten strukturellen Aufbau haben, leicht in Wasser löslich sein, darf Gelatine nicht färben, muß in Lösung haltbar, ungiftig und wirtschaftlich sein. Aus diesen Gründen, aber auch weil Kombinationen von Entwicklersubstanzen höhere Wirkung haben als die Summe der Wirkung beider Komponenten (Superadditivität), verwendet man meist Kombinationen von Entwicklersubstanzen, z. B. Metol und Hydrochinon (M+H). M+H wird in der Röntgenphotographie vorwiegend verwendet, weil M als das stärker und schneller wirksame Reduktionsmittel die Entwicklung durch Oberflächenentwicklung am Silberkorn einleitet, während in der Folgephase mit geringerer Reaktionsgeschwindigkeit die hohen Schwärzungen und damit die in der Röntgenographie notwendige hohe Schwärze vom H aufgebaut wird. Zur optimalen Wirkung brauchen diese Substanzen ein alkalisches Milieu mit einem pH-Wert zwischen 10 und 11. Häufig wird in neuerer Zeit das beschränkt lös-

liche Metol durch besser lösliches Phenidon oder ähnliche Substanzen ersetzt. Um das notwendige alkalische Milieu herzustellen, welches die sauren Salze der Entwicklersubstanzen neutralisiert und die Substanzen als Basen ionisiert, enthält die Entwicklerflüssigkeit als Treibmittel.

2. *Alkali.* Verwendung finden meist Soda (Na-carbonat) oder Pottasche (K-carbonat), welche zu Na- bzw. K-hydroxyd hydrolysieren. Damit in den sauren Fixierbädern durch verschlepptes Alkali kein CO_2 entsteht, wird mitunter auch Na-metaborat verwendet. Ätzalkalische Lösungen (KOH oder NaOH) werden in modernen konzentrierten Entwicklern angewandt, die zum Gebrauch nur mit Wasser verdünnt werden.

Neben der pH-Einstellung bewirken die Alkalien die Quellung der Photogelatine, fördern mithin die Diffusion der Entwicklerflüssigkeit und binden das beim Entwicklungsprozeß entstehende Brom.

3. *Konservierungsmittel* sind notwendig, um die Oxydation der Entwicklersubstanz durch den Luftsauerstoff zu unterbinden. Der meist verwendete Stoff hierzu ist Na-sulfit, welches die weitere Aufgabe hat, die Bildung von farbigen Reaktionsprodukten des Entwicklers zu verhindern, indem es diese in farblose Sulfonate überführt. Als schwaches Alkali unterstützt das Sulfit dabei noch die antreibende Wirkung des Alkalis.

4. *Verzögerungs- oder Klärmittel.* Kaliumbromid dient meistens als Bremse gegen zu schnelle und heftige Entwicklung auch der nicht exponierten Körner, wirkt also schleierverhindernd. Eine zu hohe Bromionenkonzentration im Entwickler kann aber dazu führen, daß das Reduktionsvermögen so weit herabgesetzt wird, daß die Entwicklung fast zum Erliegen kommt. Da bei der Reduktion des Silberhalogenids der Emulsionskörner zu Silber ebenfalls Bromid entsteht, würde die Bromidkonzentration im Entwickler beim Gebrauch ständig zunehmen, wenn nicht durch Regenerierung (s. unten) für ein Gleichgewicht gesorgt würde.

5. *Spezielle Stabilisatoren,* die wirksam gegen Schleier sind, den Bildton verändern usw.: Benzotriazol, Nitrobenzimidazol u.ä.

6. *Wasser,* das als Lösungsmittel der Chemikalien dient, darf keine Mineralien, Metallionen oder Chemikalien enthalten, die die Wirksamkeit vorstehender Substanzen einschränken oder Niederschläge erzeugen. Auch gelöste Gase oder Luft darf das Ansatzwasser des Entwicklers nicht enthalten.

7. *Komplexbildner,* wie Trilon und Calgon zur chemischen Enthärtung auf dem Wege der Bildung löslicher Komplexsalze aus den im harten Leitungswasser enthaltenen Calcium- und Magnesiumsalzen.

8. *Netzmittel* zur Verbesserung und Beschleunigung der Benetzung der Filmoberfläche.

9. *Härtende Zusätze* in Spezialentwicklern, um die Entwicklung bei höheren Bädertemperaturen in Tropengebieten oder in Entwicklungsmaschinen zu ermöglichen.

b) Spezielle Eigenschaften von Röntgenentwicklern

Einige Haupteigenschaften der Röntgenentwickler wurden im vorigen Abschnitt bereits erläutert. An moderne Röntgenentwickler werden aber außer der Forderung nach dem hohen Kontrast und der Schleierfreiheit noch eine Reihe weiterer Forderungen gestellt, die sich aus den Punkten

a) schnelle und einfache Verarbeitung und

b) Dosisersparnis, also höchste Empfindlichkeitsausnutzung

ergeben.

Die Forderung nach Beschleunigung der Naßverarbeitung der Filme wird am besten von den Entwicklungsautomaten erfüllt (s. unten). Diese Automaten bringen aber neben der Mechanisierung des gewöhnlichen Arbeitsgangs auch andere Vereinfachungen, z.B. beim Ansetzen der Bäder, mit sich. Besonders wichtig ist hieran der Übergang von den pulverförmigen Chemikalien, die erst in Wasser gelöst werden müssen, zu den flüssigen Entwickler- und Fixierbadkonzentraten, die zum Gebrauch einfach mit Wasser verdünnt werden. Verständlicherweise ergeben sich bei den beiden Systemen auch einige unterschiedliche Eigenschaften, vor allem in den Kosten, die nachstehend zusammengestellt sind:

Tabelle 5. *Eigenschaftsvergleich pulverförmiger und flüssiger Röntgenentwickler*

Eigenschaft	Entwickler pulverförmig	flüssig
Unkosten	normal	höher
Ansatzarbeit	höher	gering
Salzkonzentration	hoch	gering
Aufquellung	gering	stark
Alkalität (Ätzwirkung)	Alkalikarbonat	Ätzalkalien

Nach dem Vorstehenden kann man eine große Mannigfaltigkeit von Entwicklertypen erwarten, deren Zusammenpassen mit bestimmten Filmtypen eine ähnliche Variationsbreite zuläßt, wie das Wirkungspaar Schlüssel und Schloß. Es sind mit anderen Worten viele optimale Zusammenstellungen Film—Entwickler möglich, aber nicht jeder Entwickler paßt für jeden Film. Daher stellt sich die Frage, wie man die Eignung eines bestimmten Entwicklers für einen Filmtyp feststellt, bzw. welches die besten Bearbeitungsbedingungen sind und schließlich, warum manche dieser Entwickler-Filmpaare überhaupt nicht zueinander passen.

Die letztere Frage ist mit einem Beispiel sehr einfach zu beantworten: Ist ein Film nur wenig (Schleier-) stabilisiert, so wird er in einem ebenfalls wenig stabilisierten Entwickler zwar hohe Empfindlichkeit, aber auch hohen Schleier zeigen. Dieser Film benötigt einen gut stabilisierten Entwickler. Andererseits verschenkt ein hoch stabilisierter Entwickler im Zusammenwirken mit einem stark stabilisierten Film einen Großteil an Empfindlichkeit, paßt also besser zu dem erstgenannten Film. (Beispielsweise sind Folienfilme aus den USA meist stark, von dort stammende Entwickler oft entsprechend weniger stabilisiert, wogegen die Verhältnisse in Europa häufig umgekehrt sind; hier überwiegt nämlich die Verlegung der Stabilisierung in den Entwickler.)

Im folgenden soll beschrieben werden, wie man das Zusammenpassen von Film und Entwickler feststellt und wie man die besten Verarbeitungsbedingungen für das gewünschte Röntgennegativ ermittelt.

c) Die Schwärzungskurve in Abhängigkeit der physikalischen Bedingungen, Entwicklungsfächer, Kontrast- und Schleier-Zeitkurve

Die Entwicklung des Röntgenfilms ist als chemische Reaktion von der Zeitdauer und besonders stark von der Badtemperatur abhängig. Die Dauer t für eine „richtige" Entwicklung, worunter man die „Ausentwicklung" aller photographischen Körner mit Latenzbild versteht, in Abhängigkeit von der Temperatur T, läßt sich angenähert beschreiben durch den Ausdruck

$$t = \text{const} \cdot e^{-kT}.$$

Hierin steckt die große (exponentielle) Abhängigkeit von der Entwicklertemperatur T, die man oft auch in der graphischen Darstellung folgender Form findet (Abb. 14).

Sehr viel anschaulicher wird aber die Einwirkung der physikalischen Parameter Zeit und Temperatur, wenn man die Schwärzungskurve für verschiedene Zeiten oder Temperaturen in einem Schwärzungsdiagramm der folgenden Weise darstellt (Abb. 15).

In ähnlicher Weise wie in Abb. 15 kann man auch Temperaturfächer bei konstanter Entwicklungszeit für einen bestimmten Film in Verbindung mit einem Entwickler aufstellen: Hier werden die Schwärzungskurven für verschiedene Entwicklertemperaturen bei festen Zeiten aufgetragen. Für die praktische Anwendung nützlicher ist aber der in Abb. 15 dargestellte sog. „Zeitfächer". Aus derartigen Fächern lassen sich viele nützliche Angaben für die Praxis herauslesen, wenn man die im Teil II. 1. b beschriebenen Definitionen benutzt. Es ist z. B. augenfällig wie

a) die Empfindlichkeit mit der Verlängerung der Entwicklungszeit steigt (Linksverschiebung der Schwärzungskurve),

b) wie die Steigung der Kurve (Gradation, Kontrastwiedergabe) mit der Entwicklungszeit zunimmt und

c) wie der Schleier mit der Entwicklungszeit anwächst.

Aus der Abb. 15 geht anschaulich hervor, daß eine zu kurze Entwicklung, gleichbedeutend natürlich mit zu kalter Entwicklung oder Entwicklung in einem erschöpften Entwickler, nur geringe Empfindlichkeit, vor allem aber völlig unzureichende Gradation

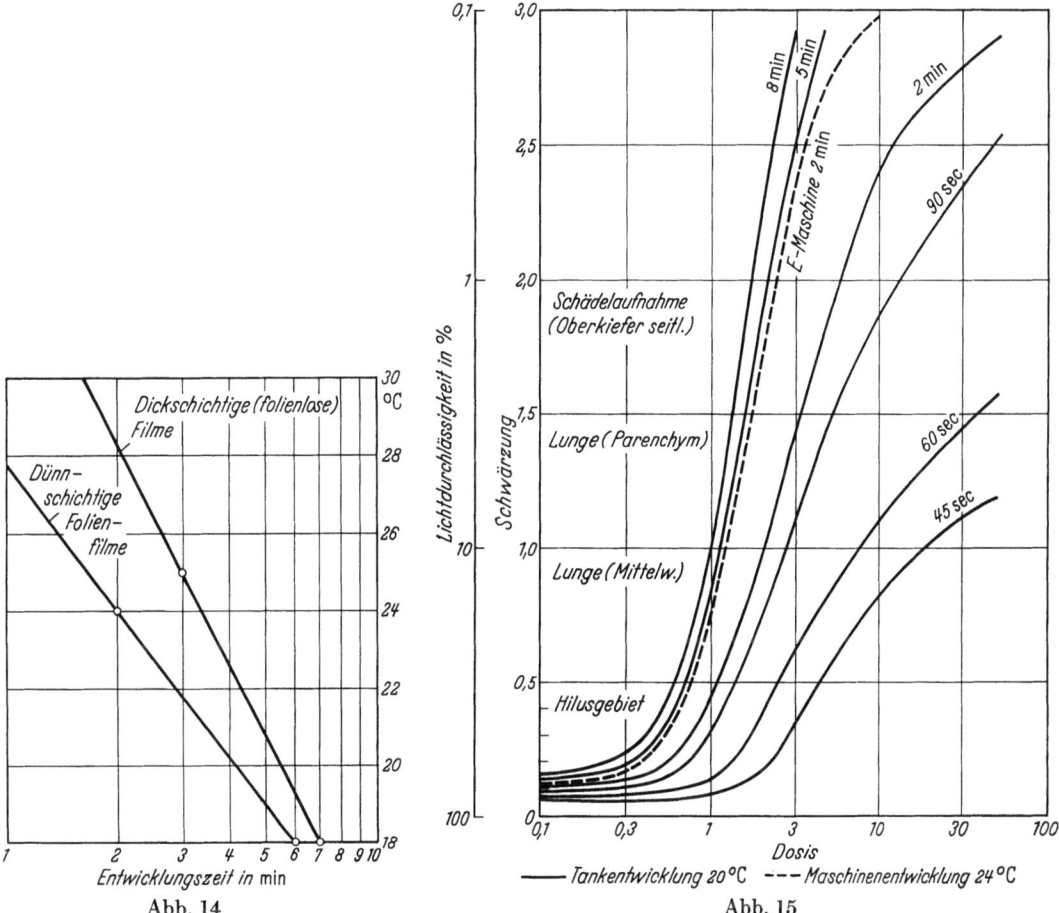

Abb. 14

Abb. 15

Abb. 14. Beispiel für Abhängigkeit von Entwicklungszeit und -temperatur bei medizinischen Röntgenfilmen

Abb. 15. Entwicklungszeitfächer für medizinische Röntgenfilme

erzeugt. Man sieht aber auch, daß es sinnlos ist, einen belichteten Röntgenfilm über die „Ausentwicklung" hinaus zu entwickeln. Wenn einmal alle Körner mit Latenzbild entwickelt sind, erzeugt eine Weiterentwicklung nur noch geringfügigen Empfindlichkeits- und Gradationszuwachs. Dieser geht aber zu Lasten eines Schleieranstiegs und einer — in der charakteristischen Kurve nicht angezeigten — Kornvergröberung. Denn, wenn die Ausentwicklung erreicht ist, werden mehr und mehr Silberhalogenidkörner entwickelt, die gar kein Latenzbild haben und das Bildsilber der entwickelten Einzelkörner verklumpt in steigendem Maße zu Silberaggregaten, die der Größe mehrerer Einzelkörner entsprechen.

Um optimale Entwicklungsbedingungen zu ermitteln bzw. zu kennzeichnen, pflegt man daher auch noch die Aufzeichnung folgender Kurven (Abb. 16).

Diese Kurven, die nach dem Gesagten für jedes Paar Film-Entwickler gewisse Abweichungen von dem angeführten typischen Verlauf haben können, werden häufig von den Film- und Entwicklerherstellern vollständig angegeben. Oft beschränkt man sich

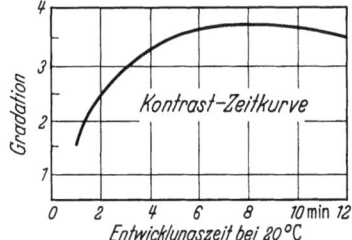 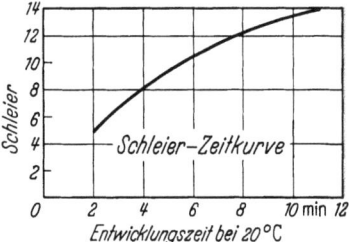

Abb. 16. Kontrast-Zeitkurven und Schleier-Zeitkurven für medizinischen Röntgenfilm

aber darauf, was für den Gebrauch im allgemeinen auch ausreicht, statt der gesamten Kurvenverläufe nur die optimalen Verarbeitungsparameter anzugeben, etwa in folgender Form:

Tabelle 6. *Verarbeitungsempfehlungen für verschiedene Röntgenentwickler*

Entwickler	Entwicklungs-zeit	Entwicklungs-temperatur
A (normaler Pulverentwickler)	4—5 min	20⁰ C
B (rapider Entwickler)	3—4 min	20⁰ C
C (Flüssigkonzentrat)	4—6 min	20⁰ C
D (besonders klararbeitender Maschinenentwickler)	2 min	25⁰ C

d) Die Praxis der Entwicklung, Maschinenentwicklung

Im vorigen Abschnitt wurde gezeigt, daß das Verhältnis von Entwicklungszeit und Entwicklertemperatur von der chemischen Zusammensetzung des Entwicklers abhängt und vom Hersteller angegeben wird. Die Anwendung standardisierter und genau definierter physikalischer (Zeit- und Temperatur-) Bedingungen hat sich im modernen Labor gegenüber der empirischen Kontrolle des Entwicklungsvorgangs „nach Sicht" durchgesetzt,

a) weil die empirische Augenmethode zu unsicher ist und nur bei sehr großer Erfahrung und sicherem Beurteilungsvermögen zu reproduzierbaren Aufnahmeergebnissen führt,

b) weil der Arbeitsaufwand der individuellen Beurteilung jedes entwickelten Negativs zu groß ist,

c) weil das „Quälen" eines unterexponierten Negativs oder die Unterentwicklung einer überexponierten Aufnahme nur fragwürdige Ergebnisse zeitigen kann und

d) weil die steigende Anwendung der Belichtungsautomaten den Anteil gleichmäßig und richtig exponierter Negative ständig steigert.

Die Einhaltung der Standardbedingungen für Zeit und Temperatur muß aber auch (mit Stoppuhr und geeichtem Thermometer) von Zeit zu Zeit kontrolliert und nötigenfalls korrigiert werden. Wie stark sich beispielsweise schon eine Temperaturverschiebung von nur 1⁰ auswirkt, zeigt Abb. 14. Daneben sind aber noch einige Punkte beim Entwickeln von Wichtigkeit, die nachfolgend skizziert seien:

a) Leichte Bewegung des Entwicklers oder des Films, etwa einmal je Minute, damit ein Ausgleich der Ionenkonzentration über den ganzen Film erfolgt und nicht an stark exponierten Stellen eine zu hohe Konzentration der aus der Emulsion in den Entwickler entweichenden Bromionen entsteht, so daß der Entwickler an diesen Stellen an seiner Aktivität (Elektronenabgabe) gehindert wird.

b) Kontrolle einer gleichmäßigen Temperatur im ganzen Bad, da sonst entsprechend Abb. 14 die Entwickleraktivität von Stelle zu Stelle wechselt und das Negativ ungleichmäßig, in Form von Wolken oder Schlieren, entwickelt wird.

c) Kontrolle des Erschöpfungsgrades und Regenerierung der verminderten Aktivität — aber auch der ausgeschleppten Entwicklerflüssigkeit (vgl. nächsten Abschnitt).

Alle vorstehend beschriebenen Arbeiten und Kontrollen übernimmt die zur Arbeitsrationalisierung eingeführte *(automatische) Entwicklungsmaschine*. Die Arbeitsrationalisierung erfolgt bei diesen Maschinen in viererlei Hinsicht:

1. Die manuellen Arbeitsphasen des Einlegens, Transportierens, Eintauchens und Bewegens der Filme sind alle, bzw. bei Halbautomaten teilweise, mechanisiert.

2. Die chemischen Prozesse werden durch Einsatz hochkonzentrierter Chemikalien und höhere Arbeitstemperaturen, sowie durch mechanische Rührer, Pumpen usw. beschleunigt.

3. Die Kontrolle und Steuerung aller Phasen und bestimmenden Größen des Verarbeitungsprozesses erfolgt automatisch.

4. Durch den Einsatz zusätzlicher Chemikalien werden die Filmschichten für die besondere Beanspruchung in den Maschinen präpariert.

Bei den Entwicklungsmaschinen muß man je nach der Transportmethode zwei Typen unterscheiden:

Die Rahmen- oder Hängerentwicklungsmaschine. Der Transport der Filme erfolgt in speziellen Rahmen oder Bügeln, die den Film in zeitlich genau definierten Arbeitstakten mit einem eigenen Transportsystem durch die thermostatisch kontrollierten und korrigierten Verarbeitungsbäder und den Trockner, falls vorhanden, transportieren. Neben dem Trockner fehlt bei diesem Maschinentyp häufig auch die Einlegefunktion. Es handelt sich daher in diesen Fällen um Halbautomaten, die wie eine mechanisierte und thermostatisch geregelte Tankanlage arbeiten.

Die Rollen- oder Walzenentwicklungsmaschine. Die Verarbeitung ist bei diesem Typ allgemein noch vollkommener automatisiert, und es wird zum Transport kein Rahmen oder Haltebügel mehr benötigt. Der Transport der Filme geschieht durch Walzen und Rollen nach dem Prinzip der Wäschemangel, welche den Film nach dem Einführen von Hand oder sogar von einem Vorratsmagazin aus durch die Bäder und die Trockenstrecke leiten.

Es existieren eine Reihe Ausführungsformen der vorgenannten beiden Haupttypen. Es sollen daher nur zwei Schemaskizzen diese beiden Typen erläutern (s. Abb. 17 a u. b).

Offensichtlich bringen diese Maschinen, die die gesamte Naßverarbeitung (und teilweise auch Trocknung) in der Dunkelkammer schneller und genauer als die Handverarbeitung leisten, eine Reihe von Problemen für die Verarbeitungschemikalien und auch die Filme mit sich. Das ungestörte Zusammenwirken aller Prozesse ist nur möglich, wenn alle Komponenten aufeinander abgestimmt sind. Dies betrifft in gleicher Weise die Auswahl der Werkstoffe für die Walzen, Art und Konzentration der Chemikalien, Temperatur und Strömungsverhältnisse der Trockenluft und viele andere Variable des Verarbeitungsprozesses. Diese unumgängliche Komplikation macht sich aber dadurch bezahlt, daß die Maschinenverarbeitung einen wesentlichen Zeitgewinn mit sich bringt.

Die im Handbetrieb erforderliche Mindestverarbeitungszeit für einen Film von 40 min wird, einschließlich Trocknung, auf 7—10 min, neuerdings auf 3,5 min und sogar auf 90 sec reduziert. Außerdem erzeugt die Maschine, präzise Exposition vorausgesetzt, weniger Ausschuß und konstante, gute Ergebnisse.

Während bei Hängermaschinen noch gleiche oder ähnliche Entwickler wie bei der Tankentwicklung, meist Pulverentwickler, eingesetzt werden, kommen bei der Rollenmaschine praktisch nur Entwickler mit Härterzusatz zur Anwendung. Ob dieser Entwickler aus flüssigem Konzentrat oder Pulver angesetzt wird, ist zunächst von geringer Bedeutung. Wichtig ist nur, daß die Filmschicht soweit gehärtet wird, daß kein Kleben an den Walzen auftritt, aber durch die Härtung noch keine Verringerung der Entwicklungsgeschwindigkeit auftritt. Das Härtemittel ist aber bei den flüssigen Entwicklern besonders deshalb wichtig, weil diese die Schichtquellung wesentlich mehr fördern als die pulverförmigen Entwickler mit dem höheren Salzgehalt. Eine stärkere Aufquellung würde aber mehr Entwickler verschleppen.

Vom Entwickler für Rollenmaschinen wird ferner ein relativ niedriger pH-Wert verlangt, damit die Filme nach Abquetschen der Entwicklerlösung durch die letzte Walze

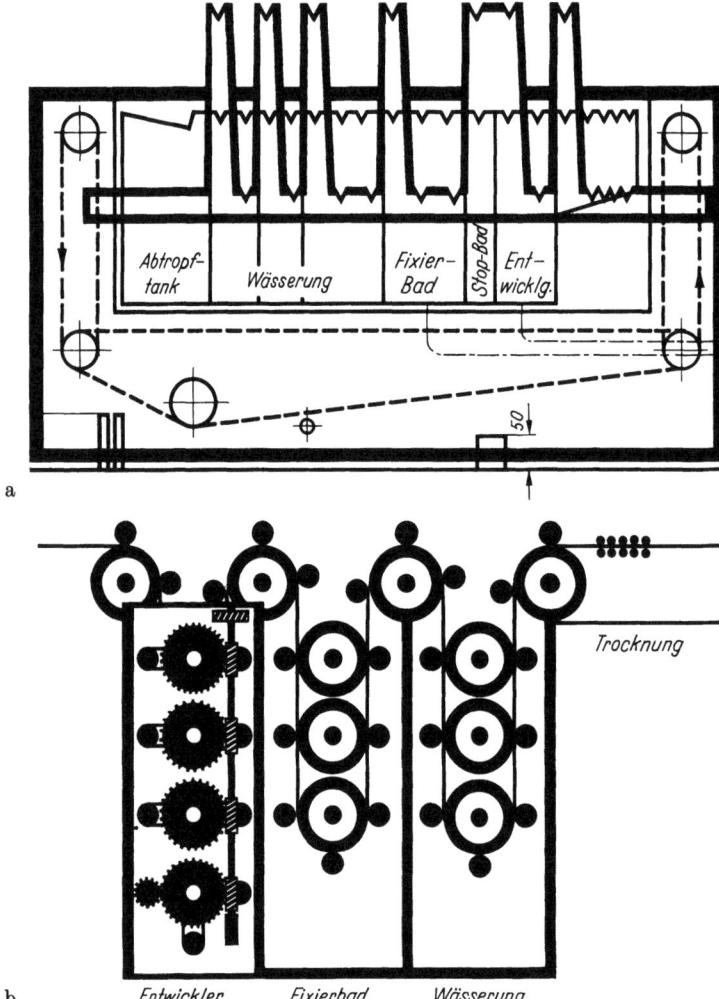

Abb. 17a u. b. Rahmen- bzw. Walzenentwicklungsmaschine (Prinzip)

des Entwicklerteils ohne Zwischenwässerung (s. unten) direkt ins Fixierbad transportiert werden können. Bei den hochkonzentrierten Flüssigentwicklern, bei denen die notwendige Menge Entwicklersubstanz nur in ätzalkalischem Milieu in Lösung gebracht werden kann, wird der niedrige pH-Wert daher nach dem Ansetzen durch einfaches Verdünnen mit Hilfe eines besonderen Starterzusatzes eingestellt.

Nur die Maschine mit ihrer exakten Arbeitsweise erlaubt aber überhaupt den Einsatz der rapiden Entwicklerlösungen — bei Handentwicklung wären allein die unvermeidlichen Zeitfehler viel zu groß.

e) Der Ansatz und die Regenerierung von Entwicklern

Die klassische Handelsform des Entwicklers mit zwei Beuteln verschiedener Pulver, die nacheinander gelöst werden, weicht aus Rationalisierungsgründen mehr und mehr dem Entwicklerkonzentrat, das zum Gebrauch nur mit Wasser verdünnt wird. Die unterschiedlichen Eigenschaften dieser beiden Typen sind in Tabelle 6 gegenübergestellt. Hingewiesen sei nur noch auf die Eigenart des pulverförmigen MH-Entwicklers, wo grundsätzlich das Metol (im kleinen Beutel) zuerst aufgelöst werden muß. Nach Lösen des Sulfits (im größeren Beutel) ist Metol nur noch schwer löslich.

Das Regenerieren des Entwicklers soll die qualitative Erschöpfung und den quantitativen Verlust des Entwicklers ausgleichen. Bei der Handentwicklung ist die richtig dosierte Regenerierung eine Voraussetzung für konstante Ergebnisse. Bei der Maschine wird der Regenerator im allgemeinen automatisch dosiert. Weil verschlepptes Entwicklervolumen ersetzt, andererseits aber auch für verbrauchte Chemikalien neue zugefügt werden, ist der Regenerator ein konzentrierter Entwickler.

Bei der Einstellung der Konzentration und Aktivität des Regenerators seitens des Herstellers rechnet man im allgemeinen mit einem Verlust von 500 ml Entwickler je Quadratmeter entwickelten Film. Dabei ist eine Mischung aller vorkommenden Aufnahmetypen vorausgesetzt, was einer Entwicklung von 25—30% des im Film vorhandenen Silbers entspricht. (Es gibt auch Aufnahmetypen, wo weniger Silber entwickelt wird, und solche, wo der Grad des entwickelten Silbers bis zu 80% steigt, z.B. bei der industriellen Radiographie.)

In Fällen, wo besonders viel Entwickler verschleppt und entsprechend weniger chemisch verbraucht wird, führt ein solcher Regenerator, wenn man stets das verlorene Volumen durch Regenerator ersetzt, zur Überregenerierung, bei besonders geringem Verschleppungsgrad entsprechend zur Unterregenerierung. Man muß also im zweiten Fall

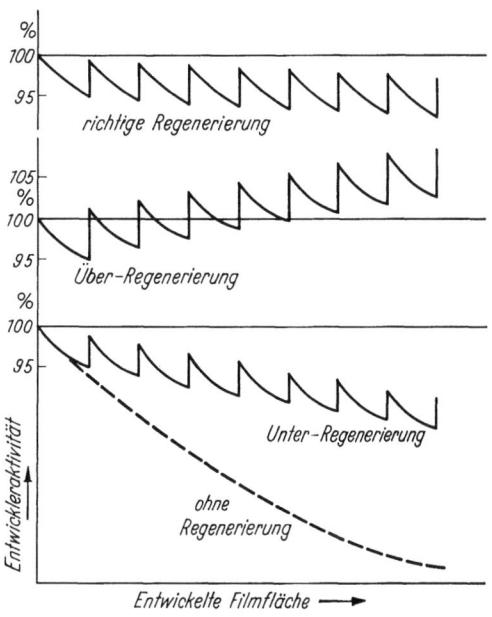

Abb. 18. Schematische Darstellung verschiedener Regenerierungsarten

entsprechend mehr Regenerator zufügen und im ersten den Regenerator verdünnen. Mit einigem Geschick läßt sich aber die Regeneriertechnik dem Arbeitsmodus und Aufnahmetyp eines Instituts soweit anpassen, daß bei der Kontrolle der Arbeit des Entwicklers trotz der diskontinuierlichen Regenerierung eine verhältnismäßig gleichmäßige Aktivität festgestellt wird (vgl. Abb. 18).

Natürlich läßt sich der Regenerierungsprozeß nicht ad infinitum fortsetzen, da neben dem Verlust der sicheren Kontrolle über den Entwicklungsprozeß auch die Verschlammung des Tanks, die nötige Reinigung des Transportsystems bei den Maschinen u.ä. einen Neuansatz erfordern. Es ist aber bei sauberer Arbeitsweise durchaus möglich, ein mehrfaches Volumen des Erstansatzes an Regenerator nachzufüllen.

Bei den Maschinen liegen hinsichtlich Verschleppung etwas geringere Werte vor: etwa 300—400 ml/m². Besonders dünnschichtige und wenig aufquellende Filme — was vom Gelatinegehalt der Emulsionsschicht abhängt — verschleppen sogar noch weniger Entwickler. Da bei den Maschinen für jeden durchlaufenden Film kleinste Regeneratormengen quasikontinuierlich dosiert werden, ist die Entwickleraktivität völlig konstant und man kann in einem relativ kleinen Tank von 15—30 Liter Inhalt täglich hunderte von Filmen über einen längeren Zeitraum völlig konstant verarbeiten. Zusätzlich ist dabei aber noch zu beachten, daß mit dem Regenerator auch die Härterkonzentration auf ausreichender Höhe gehalten wird. Die Zuflußrate des Regenerators läßt sich hierbei dem verarbeiteten Filmtyp anpassen. Wie sich falsche Regenerierungsraten bei Maschinen auf die Entwickleraktivität auswirken, erhellt schematisch ebenfalls aus Abb. 18, nur liegen dann die Regenerierungsschritte quasikontinuierlich dicht und die einzelnen Aktivitätszuwachsraten sind entsprechend niedrig.

Während die Überregenerierung bei Maschinen nur die Bildqualität im Sinne einer Überentwicklung (wie bei zu langem oder zu warmem Entwickeln mit Schleieranstieg, grobem Korn, usw.) beeinflußt, führt eine Unterregenerierung u.U. zu einem völligen Versagen der Maschinenfunktion. Das Fehlen der nötigen Härtemittelkonzentration bewirkt, daß die Filme im Entwickler stärker aufquellen, in den Walzenautomaten an den Walzen kleben, generell aber mindestens mehr Entwickler verschleppen, was zu Störungen durch dichroitische Schleier auf dem Negativ führen kann, welcher durch das Alkali im Fixierbad hervorgerufen wird (vgl. hierzu die nächsten Abschnitte).

3. Zwischenwässerung oder Stopbad

Von zentraler Bedeutung ist es, den mit so großer Verstärkungswirkung ablaufenden Vorgang der Entwicklung des latenten Bildes zum Bildsilber pünktlich und gleichzeitig für alle Negativteile zu unterbrechen. Bei Tankentwicklung ist es am besten, die Entwicklung des Negativs durch Untertauchen in ein 1—2%iges Essigsäurebad zu unterbrechen. Mindestens ist aber ein schnelles, völliges Eintauchen des entwickelten Negativs in frisches bzw. fließendes Wasser mit starker Bewegung notwendig.

Diese Beseitigung des alkalischen Milieus der Filmemulsion unterbricht nicht nur augenblicklich die Entwicklung, sie verhindert auch, daß Alkalien ins Fixierbad gelangen und dessen Säuregrad reduzieren. Die Wichtigkeit der Erhaltung des richtigen Säuregrades hinsichtlich der Härtungseigenschaften des Fixierbades wird im nächsten Abschnitt behandelt. Es sei aber schon hier darauf hingewiesen, daß das nicht reduzierte Halogensilber bei nicht vollständiger Beseitigung des alkalischen Milieus im Fixierbad weiterentwickelt wird. Unter Mitwirkung der Silbersalz lösenden, im Fixierbad anwesenden Mittel wie Natriumsulfit und Natriumthiosulfat entstehen dann außerdem Silber- und Schwefelsilber-Abscheidungen in sehr fein verteilter kolloidaler Form. Dieses Kolloid lagert sich entsprechend seiner Entstehungsweise bevorzugt an der Emulsionsoberfläche ab und verleiht dieser in der Aufsicht ein metallisches oder grünliches, in der Durchsicht ein rötliches oder purpurnes Aussehen. Diese Erscheinung heißt deshalb ,,dichroitischer Schleier‘‘, wobei die Farbe dieser Abscheidungen keine Stoffeigenschaft ist, sondern nur von der Teilchengröße des Kolloids bestimmt wird. Die Teilchengröße liegt dabei zwischen etwa 80 und 180 nm. Wenn die Teilchengröße über diesen Bereich ansteigt, ändert sich die Farbe des Kolloids wie folgt:

in der Aufsicht: bläulich, graugrün, graugelb, gelb, gelbbraun;

in der Durchsicht: orange, rot, purpur, blauviolett, blau, blaugrün.

Diese dichroitische Schleiererscheinung gleicht übrigens derjenigen, die entsteht, wenn man den Entwickler mit Fixierbad verunreinigt.

4. Fixage

a) Der Fixierprozeß und sein Verlauf

Bei einem normalen Röntgennegativ werden beim Entwicklungsprozeß — wie bereits erwähnt — nur etwa 25—30% des Silberhalogenids zu Bildsilber reduziert. Die restlichen, noch lichtempfindlichen Silbersalze müssen zwecks Haltbarmachung (,,Fixage‘‘) der Emulsionsschicht entfernt werden. Man muß also die verbliebenen Silberhalogenide in wasserlösliche Formen überführen, die später ausgewaschen werden. Eine geeignete Fixiersubstanz muß daher folgende Forderungen erfüllen:

1. Lösung der Silbersalze,

2. keine Beeinflussung des Bildsilbers,

3. möglichst geringe Beeinflussung der Gelatine, z.B. durch Quellung, Färbung oder Erweichung,

4. Beständigkeit und Wasserlöslichkeit der mit Halogensilber gebildeten Verbindungen.

Diese Aufgabe erfüllen am besten die Alkali-Thiosulfatsalze und das Ammonium-thiosulfat. Andere Komplexbildner sind nur von theoretischem Interesse. Praktische Anwendung finden vorwiegend Na- und Ammonium-Thiosulfat, letzteres in steigendem Maße, da es die Silbersalze schneller löst und selber leicht wasserlöslich ist ($Na_2S_2O_3$ bzw. $(NH_4)_2S_2O_3$).

Der Fixierprozeß ist kein einstufiger Lösungsvorgang, da eine Reihe chemischer Umsetzungen stattfinden, bei denen zunächst schwer lösliche komplexe Thiosulfatverbindungen entstehen, aus denen leicht lösliche Komplexsalze hervorgehen. Die Vorgänge bei diesen Reaktionen sind noch nicht voll aufgeklärt, man nimmt aber folgende Schritte an (Na-Thiosulfat als Beispiel; Ammonium-Thiosulfat reagiert entsprechend):

I. $\qquad 2\,AgBr + Na_2S_2O_3 = Ag_2S_2O_3$ (unlöslich) $+ 2\,NaBr$

II. $\qquad AgBr + Na_2S_2O_3 = Na \cdot Ag(S_2O_3)$ (schwer löslich) $+ NaBr$

III. $\quad Na \cdot Ag(S_2O_3) + Na_2S_2O_3 = Na_3 \cdot Ag(S_2O_3)_2$ (leicht löslich)

IV. $\quad Na_3 \cdot Ag(S_2O_3)_2 + Na_2S_2O_3 = Na_5 \cdot Ag(S_2O_3)_3$ (leicht löslich)

Wie man sieht, entstehen die leicht löslichen Komplexe (III und IV) immer nur durch Reaktion mit neuem Thiosulfat. Man muß daher für hohe Thiosulfatkonzentration sorgen. Dies ist um so wichtiger, als die schwer löslichen Salze (I und II) sich bei Lufteinwirkung zersetzen können, wobei braunes Schwefelsilber als Folge der unvollständigen Fixage entsteht. Dies ist auch der Grund, weshalb man ein anfixiertes Negativ nicht aus dem Fixierbad herausnehmen und betrachten soll. Diese Maßnahme ist offenbar um so schädlicher, je weniger konzentriert, d.h. je mehr verbraucht ein Fixierbad ist.

Wichtig ist ferner noch, daß das Fixierbad genügend sauer ist, um eventuell eingeschlepptes Alkali zu neutralisieren und damit die Entwicklung zu stoppen. Zum Ansäuern des Fixierbades benutzt man Essigsäure oder Natriumbisulfit ($NaHSO_3$) oder/und Kaliummetabisulfit ($K_2S_2O_5$).

Eine Oxydation der eingeschleppten Entwicklersubstanz, welche ebenfalls zu farbigen Oxydationsprodukten führen würde, wird durch Beigabe von Natriumsulfit (Na_2SO_3) verhindert. Das Na-Sulfit hat außerdem die Aufgabe, der Tendenz der Thiosulfate entgegenzuwirken, bei pH unter 4 in Sulfite und Schwefel zu zerfallen gemäß der Reaktion

$$S_2O_3^{--} \rightarrow SO_3^{--} + S^0.$$

b) Praxis der Fixage: Härtung im Fixierbad, Fixiergeschwindigkeit, Fixierdauer und Regenerierung, Erschöpfung des Fixierbades

Zur Funktion benötigt die Fixierlösung zwar keine Härterzusätze, Härterzusätze setzen sich aber in der Praxis immer mehr durch, weil eine die Gelatine härtende Wirkung des Fixierbades den Film für die Weiterverarbeitung widerstandsfähiger macht. Bei der modernen Maschinenverarbeitung benutzt man fast ausschließlich härtende Fixierbäder,

a) um die mechanische Widerstandsfähigkeit zu erhöhen und

b) um die Wasseraufnahme der Filmemulsion, d.h. Quellung in der Schlußwässerung zu reduzieren und damit die Trocknung zu beschleunigen.

Die gehärtete Filmemulsion hat einen höheren Schmelzpunkt als die ungehärtete und man kann daher die Trocknungstemperatur erhöhen. Höhere Trocknungstemperatur und geringerer Wassergehalt bedeuten aber geringere Trockzeit und damit auch Energieeinsparung bei der Endverarbeitung.

Allgemein werden heute Aluminiumsalze als Härtemittel verwendet, hauptsächlich Al-chlorid oder Al-sulfat, besonders bei den flüssigen Fixiermitteln aus dem leicht löslichen Ammoniumthiosulfat. Das bevorzugt angewandte Härtemittel $AlCl_3$ verlangt allerdings einen pH-Wert des Fixierbades zwischen 4 und 5,5. Fällt das pH unter 4, so fällt, wie schon in Abschnitt 4. a) erwähnt, Schwefel aus, bei pH-Anstieg über 5,5 bildet sich Al-hydroxyd ($Al(OH)_3$)) als weißer Belag auf den Filmen. Der Säuregehalt des Fixierbades muß daher durch eine Pufferkombination konstant zwischen den genannten Werten gehalten werden. Dazu verwendet man die Systeme Essigsäure/Na-acetat oder auch Metabisulfit/Borsäure.

Die Geschwindigkeit, mit der der Fixiervorgang abläuft, folgt dem Massenwirkungsgesetz: Die Reaktionsgeschwindigkeit (Lösung von Silbersalz je Zeiteinheit) ist der jeweils vorhandenen Konzentration der Reaktionssubstanz (Fixiermittel) proportional. Dies besagt, daß mit abnehmender Fixiermittelkonzentration (= Baderschöpfung) sich die Fixiergeschwindigkeit verlangsamt und damit die Fixierzeit erhöht. (Unter „Fixierzeit" wird allgemein die doppelte „Klärzeit" verstanden, die notwendig ist, um alle sichtbaren Silberhalogenidspuren zu beseitigen.) Wie sehr die Fixierzeit von der Fixiermittelkonzentration abhängt, folgt aus der nächsten Abbildung.

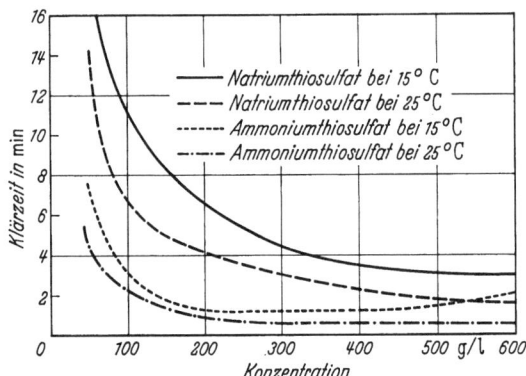

Abb. 19. Klärzeit bei zwei Fixiermitteln verschiedener Konzentration und Temperatur

Die vorstehende Darstellung zeigt eine Reihe für die Praxis wichtiger Fakten:
1. die Überlegenheit des Ammonium-Fixierbades bezüglich Fixiergeschwindigkeit,
2. die Überlegenheit frisch angesetzten Fixierbades hoher Konzentration,
3. die Temperaturabhängigkeit des Fixierprozesses.

Selbstverständlich gelten die Zahlenwerte der Abb. 19 nur für einen bestimmten Filmtyp, weil Emulsionen mit feinem Korn wegen des günstigeren Verhältnisses Oberfläche/Volumen schneller als grobkörnige fixieren, dickschichtige Filme langsamer als dünnschichtige, Emulsionen mit viel Jodsilber langsamer als reine Bromsilberemulsionen usw. Unmittelbar aus den in Abb. 19 dargestellten Zusammenhängen folgen aber folgende Grundsätze:

a) Eine Temperaturveränderung um rund 10^0 C bewirkt — entsprechend einer allgemeinen Regel — eine ungefähre Verdoppelung oder Halbierung der Fixierzeiten.

b) Eine Bewegung des Films im Fixierbad beschleunigt den Fixiervorgang, indem neues, höher konzentriertes Fixierbad an den Film herangeführt wird und

c) um die erforderlichen Fixierzeiten nicht zu lang werden zu lassen, muß eine Regenerierung des Fixierbades durchgeführt werden.

Die Erhöhung der nötigen Fixierzeiten ist aber nicht nur auf den Verbrauch des Fixiermittels, d.h. Verringerung der Thiosulfatkonzentration zurückzuführen, sondern auch auf die Erhöhung der Konzentration von Silber, Brom und Jod, also Halogenidsalzen im Fixierbad. Aber auch das Härtemittel im Fixierbad wird verbraucht und die Aktivität des Härtemittels fällt etwa wie die Silberkonzentration im Bad ansteigt. Man rechnet deshalb damit, daß ein Fixierbad mit 16 g Silber im Liter erschöpft ist (s. u.).

Das Regenerieren des Fixierbades ist folglich nicht weniger wichtig als das Regenerieren des Entwicklers. Es ist hierbei jedoch nicht wie beim Entwickler notwendig, spezielle, hinsichtlich Konzentration und pH vom Originalbad abweichende Lösungen zu verwenden. Bei Tankverarbeitung kann man sogar die gesunkene Konzentration an Thiosulfat (und eventueller Härtemittel) durch direkten Zusatz von Fixiersubstanz in

Pulverform oder auch von konzentrierter Lösung ins gebrauchte Bad erhöhen. Bei Verarbeitungsmaschinen dosieren Pumpen, die je nach dem Filmdurchsatz frisches Fixierbad dem gebrauchten zuführen, die Regenerierung. Hier muß man aber darauf achten, daß die Regenerierungsrate durch die Pumpen dem verarbeiteten Material und Aufnahmetyp angepaßt wird.

Offensichtlich muß auch bei Regenerierung des Fixierbades die Silberkonzentration, ausgehend von 0 g Ag/Liter Fixierbad, solange ansteigen, bis ein Gleichgewichtszustand hergestellt ist. Dieses Fließgleichgewicht ist dadurch charakterisiert, daß der Silbergehalt des Bades nicht mehr ansteigt, weil sich Silberverdrängung durch neu zugefügtes silberlösendes Fixierbad und neugebildete Silberkomplexe gerade die Waage halten. Aus dieser Betrachtung folgt auch, daß der Silberspiegel des Fixierbades um so niedriger bleibt, je höher die Regenerierungsrate ist. Normalerweise soll der Silberspiegel zwischen 8 und 10 g/Liter Fixierbad liegen. Ein Fixierbad mit einem Gehalt von 16 g/Liter gilt als erschöpft. Selbstverständlich nehmen analog wie Silber auch die Halogenide trotz Regenerierung im Fixierbad bis zu einem Grenzwert zu, wogegen pH-Wert und Härtemittelkonzentration zu einem Grenzwert abnehmen.

Aus der langsamen Einstellung des Gleichgewichtes im Fixierbad folgt, daß sich eine Korrektur durch Erhöhung oder Verringerung der Regenerierungsrate nur langsam durchführen läßt. Ist die Aktivität eines Fixierbades in der Entwicklungsmaschine daher zu stark abgefallen, so empfiehlt es sich, nicht nur die Regenerierungsrate zwecks Korrektur zu erhöhen, sondern sofort etwa 30 % des erschöpften Fixier-Tankinhaltes durch frisches Fixierbad zu ersetzen.

Für die Prüfung von Säuregehalt und Silbergehalt des Fixierbades gibt es Indicatorpapiere. Bei normaler Tankverarbeitung gilt ein Fixierbad als verbraucht, wenn sich die normale Klärzeit verdoppelt hat. Dies entspricht etwa den vorstehend erwähnten 16 g Silber/Liter Fixierbad.

c) Rückgewinnung des Silbers aus Fixierbädern

Aus den im Fixierbad angereicherten Na- bzw. NH_4-Silber-Thiosulfatkomplexen kann man das Silber zurückgewinnen. Ursprünglich führte man eine Ausfällung des Silbers als Silbersulfidschlamm mittels Zugabe von Natriumsulfid durch. Da sich diese Methode aber wegen der Entwicklung des — für Menschen und Filme — schädlichen Schwefelwasserstoffgases nicht im Röntgenlabor selbst durchführen läßt, ging man zeitweise zur Ausfällung des Silbers mit unedlen Metallen, z.B. mit Zinkstaub oder -granulat, mit Eisenspänen oder -geflechten und ähnlichen Mitteln über. Von Bedeutung ist heute aber nur noch die elektrolytische Entsilberung der Fixierbäder.

Hierbei werden die positiven Silberionen der Fixierlösung an einer rostfreien Stahlkathode abgeschieden. Weil die Silberionen sich nur langsam aus dem Tri- oder Pentanatrium-Silber-Thiosulfatkomplex (der Stufen III und IV aus Abschnitt II. 4. a) lösen, muß man bei diesem Verfahren mit sehr kleiner Stromdichte von etwa 20 mA/100 cm² Kathodenfläche arbeiten. Bei höherer Stromdichte besteht die Gefahr der Zersetzung des Thiosulfats mit Silbersulfidbildung und Bildung des schon beschriebenen dichroitischen Schleiers. Ferner muß man sehr sorgfältig auf die Einhaltung des pH-Wertes zwischen etwa 4,5 und 5 achten. Dies ist praktisch nur mittels gleichzeitiger Regenerierung möglich, da die Entsilberung ihrem Vorgang nach allein noch keiner Regenerierung entspricht.

Neben dem wirtschaftlichen Ertrag der Silberrückgewinnung liegt der Vorteil der elektrolytischen Silberabscheidung in der Möglichkeit, sie gleichzeitig während der Badbenutzung zu betreiben. Es ist also die einzige Möglichkeit, die Silberrückgewinnung auch bei den Entwicklungsmaschinen durchzuführen.

Neue Ausführungsformen mit speziellen Kathodenarten und -formen lassen hierbei auch höhere als die genannten Stromdichten zu. In jedem Falle ist aber eine sehr genaue Einhaltung der Betriebsvorschriften unumgänglich. Sonst sind Störungen durch Zersetzung des Fixierbades und verdorbene Filme unvermeidbar.

d) Fixierentwickler für Röntgenfilme

Schon vor der Jahrhundertwende wird die Verwendung von sog. Fixierentwicklern in der Literatur beschrieben. Diese haben sich jedoch nicht durchsetzen können und blieben auf gelegentliche Anwendungsfälle beschränkt.

Man läßt bei der Fixierentwicklung die beiden Reaktionen der Reduktion des Halogensilbers zum Bildsilber und die Lösung des unbelichteten Halogensilbers durch das Thiosulfat in einem Bad („Monobad") gleichzeitig ablaufen. Beide Prozesse, deren Reaktionsgeschwindigkeit und Temperaturabhängigkeit nicht gleich ist, laufen also nebeneinander in Konkurrenz ab. Es liegt daher auf der Hand, daß man durch geeignete Kombination eines rasch arbeitenden Entwicklers und einer verhältnismäßig geringen Thiosulfatkombination zu einem Bad kommen kann, in dem ein brauchbares Negativ entwickelt wird. Ebenso leicht ist aber auch einzusehen, daß man einen Fixierentwickler nur auf einen gut definierten Emulsionstyp zuschneiden kann, damit nicht das Gleichgewicht der beiden silberabscheidenden und silberlösenden Prozesse gestört wird.

Zweifellos hat also die Fixierentwicklung Vorteile, die hauptsächlich darin liegen, daß man nur ein Bad für den Reaktionsablauf braucht, also Platz spart, und daß man außerdem nur einen Vorgang und ein Bad zu überwachen braucht. Darüber hinaus ist die Einhaltung der Verarbeitungszeit wenig kritisch. Der Prozeß ist allerdings nicht unabhängig von der Badtemperatur, wie fälschlicherweise oft behauptet wird.

Die Nachteile, die mit der gleichzeitigen Entwicklung und Fixage verbunden sind, überwiegen aber bei weitem die Vorteile. Diese betreffen vor allem die erzielbare Schwärzung und die Gradation. Da nämlich sofort mit dem Eindiffundieren der Lösung der Abbau des Silberhalogenids einsetzt, indem das kleinere Molekül der Fixiersubstanz naturgemäß schneller als das größere Entwicklermolekül diffundiert, sind die gewohnten hohen Dichten eines Röntgennegativs nicht zu erreichen. Als weitere Folge des Angriffs der Fixiersubstanz auf die langsam entwickelnden Aufnahmeteile entsteht eine merkliche Abflachung der normalerweise erzielbaren Gradation. Und schließlich ist aus dem gleichen Grunde auch die erzielbare Empfindlichkeit reduziert.

Die Fixierentwicklung gefährdet aber auch die Qualität der erzielbaren Röntgennegative, und schließlich ist die Haltbarkeit der Monobad-Lösungen sehr gering, weil sich das beim Fixierprozeß bildende Silberthiosulfat im alkalischen Medium, wie bereits gezeigt, unter Bildung von Silbersulfid zersetzt. Dieses Silbersulfid kann bei längerem Gebrauch des Bades in der früher besprochenen Weise dichroitische Schleier bilden und so die Negative verderben. Durch Zusatz geeigneter Substanzen kann man zwar die Bildung dieser Silber- und Silbersulfidablagerungen zurückdrängen; doch muß man als Preis hierfür einen weiteren Empfindlichkeitsverlust in Kauf nehmen.

Die wichtigste Einschränkung der Anwendbarkeit von Fixierentwicklern besteht aber darin, daß ein bestimmter Fixierentwickler nur bei einem Emulsionstyp optimale Ergebnisse liefern kann. Unterschiede im Silbergehalt, Schichtstärke, Quellung, Härtung usw. bedingen, wie leicht ersichtlich, einen völlig anderen Reaktionsablauf. Daher kann ein universal anwendbarer Fixierentwickler nicht hergestellt werden, und es kann aus diesen technischen Gründen stets nur ein fest aufeinander abgestimmtes System Film—Entwickler für ein Arbeitsgebiet erfolgreich eingesetzt werden, wo es mehr auf Aktualität als auf Qualität und Haltbarkeit der Röntgenbilder ankommt.

Aus dem Gesagten ergibt sich auch, daß man beste Negative von den Aufnahmen erwarten kann, die bei normaler Arbeitsweise zu kontrastreich würden, während unterexponierte Aufnahmen unrettbar verloren sind, da „Quälen" bei der Fixierentwicklerverarbeitung allenfalls dichroitischen Schleier, keinesfalls aber zusätzliche Schwärzung und damit Empfindlichkeit herausholen kann. Schließlich verbietet sich die Anwendung des Fixierentwicklers in der Verarbeitungsmaschine von selbst dadurch, daß die Filtersysteme dieser Anlagen sich in kurzer Zeit durch Silbersulfidrückstände verstopfen und damit den normalen Kreislauf der Maschine stören würden.

5. Schlußwässerung, Restthiosulfatgehalt

Nach dem Fixieren befinden sich in der Emulsionsschicht noch wasserlösliche Silberthiosulfatkomplexe und das Fixiermittel nebst seinen Reaktionsprodukten. Würden auch nur kleine Mengen dieser Stoffe in der Schicht verbleiben, so würden sich daraus durch Reaktion mit dem Bildsilber gelbes Silbersulfid und andere unter Mitwirkung des Lichts entstehende (kristalline) Zersetzungsprodukte bilden. Die Haltbarkeit eines Röntgennegativs hängt daher von der Wirksamkeit der Auswässerung dieser Substanzen ab.

Der Auswaschprozeß folgt einem exponentiellen Gesetz: Der die Schicht durch Diffusion verlassende Salzanteil ist der im Augenblick vorhandenen Salzkonzentration und dem Konzentrationsgefälle proportional. Dies hat einige wichtige Konsequenzen:

1. Die prozentuale Abnahme der Fixiermittelkonzentration ist für jeden Zeitabschnitt konstant. Werden beispielsweise in der ersten Minute 50% Restsalze eliminiert, so sind nach 10 min Wässerung noch der 2^{10}te Teil oder rund $1^0/_{00}$ vorhanden. Nach weiteren 10 min Wässerung beträgt dann der Restgehalt weniger als 1 Millionstel des Anfangsgehaltes.

2. Die Wirksamkeit der Wässerung steigt mit der Schnelligkeit der Beseitigung des mit Fixierbad angereicherten Wassers.

3. Die Wässerungsgeschwindigkeit steigt mit der Temperatur (ungefähre Verdoppelung bei 10^0 Temperaturerhöhung im Zimmertemperaturbereich).

4. Die Wässerungszeit steigt mit dem Silbergehalt des Fixierbades.

Es gibt aber auch noch andere als diese physikalischen Einflüsse, die die Wässerungsgeschwindigkeit beeinflussen:

1. Die Zusammensetzung des Fixierbades, da z.B. Ammoniumthiosulfat wegen seiner leichter löslichen Silberverbindungen zu wesentlich schnellerer Auswaschung beiträgt.

2. Der Salzgehalt und das pH des Waschwassers, indem manche Salze, z.B. NaCl, sowie leichte pH-Erhöhung des Waschwassers über 7 beschleunigend wirken.

Schließlich ist für die Wässerungsdauer noch maßgebend, welcher Restthiosulfatgehalt noch maximal zulässig ist. Bei Röntgenfilm rechnet man damit, daß normale (20jährige) Haltbarkeit bei

$$600 \, {}^{+\,180}_{-\,140} \, \text{mg Restthiosulfat je m}^2$$

doppelseitig begossenen Films noch erwartet werden kann. Bei für Archivzwecke (30 Jahre und mehr) vorgesehenen Filmen gilt als höchstzulässiger Restthiosulfatgehalt

$$160 \text{ mg je m}^2 \text{ doppelseitig begossenen Films.}$$

Bei Entwicklungsmaschinen benutzt man zur Erhöhung der Wässerungsgeschwindigkeit fließendes warmes Wasser. Es ist hierbei, und noch mehr bei Wässerung im Tank wichtig, daß die Wässerung am Ausflußende eines Tanks einsetzt und daß der Ablauf des mit schweren Fixiersalzen angereicherten Wassers unten im Tank erfolgt. Nach dem Gesagten ist auch die besonders gute Wirksamkeit der in manchen Entwicklungsautomaten angewandten Sprühwässerung mit frischem Warmwasser einzusehen. In den Rollenmaschinen läßt sich die Wässerungszeit auf 1—2 min reduzieren, weil die vorher gehärteten Emulsionsschichten nur noch geringfügig im Wasserbad aufquellen und der größte Teil des Fixierbades vor dem Übertritt in den Wässerungstank von den Rollen abgequetscht wird. Hingegen erfordert eine gute Auswässerung mit fließendem Wasser im Tank Zeiten zwischen 15 und 30 min.

Eine Kontrolle der Auswässerung kann durch einen Test auf Spuren von Fixiernatron dadurch durchgeführt werden, daß man Tropfwasser von den gewässerten Negativen im Reagensglas sammelt und 1 Tropfen einer 2%igen Sodalösung mit $1^0/_{00}$ Kaliumpermanganat zufügt. Entfärbung der violetten Permanganatlösung in 1 sec zeigt einen Gehalt von $1^0/_{00}$, Entfärbung nach 2 sec $0,1^0/_{00}$ Thiosulfat an. $0,01^0/_{00}$ Thiosulfat entfärbt die Lösung erst nach rund 1 min. Bleibt die Färbung im Tropfwasser ebenso lange bestehen wie in einer in gleicher Weise behandelten gleichen Menge Wasch-Leitungswasser, so ist die Auswässerung vollständig. Andere Tests auf Fixierbadspuren benutzen Jod-Stärke-Lösung oder dienen sogar zur genauen Bestimmung des Thiosulfatgehaltes in der Emulsionsschicht. Sie sind aber für die Röntgenpraxis zu umständlich.

Um eine Abkürzung der Wässerungszeit zu erreichen, ist auch die chemische Zerstörung des Thiosulfats vor oder bei der Wässerung vorgeschlagen worden. Da praktisch alle hierfür verwendbaren Substanzen starke Oxydationsmittel sind, greifen sie auch das Bildsilber an. Sie spielen deshalb in der radiologischen Praxis ebenfalls keine Rolle.

Wichtig für die Weiterverarbeitung der Filmnegative beim Trockenprozeß ist, daß die Emulsionsoberfläche gleichmäßig von eventuell ungleichmäßig anhaftendem Wasser befreit wird. Dadurch verhindert man Trockenstreifen oder Trockenflecken, die darauf beruhen, daß die Trocknungsrate nicht an allen Negativteilen homogen ist, so daß entsprechend der lokalen Änderung der Trockengeschwindigkeit lokale Änderungen der Schwärzung entstehen.

Bei der Handverarbeitung schüttelt man das Oberflächenwasser entweder ab, wobei besonders auf das Entfernen der in den Klammern und Ecken der Rahmen sitzende Wassertropfen gedacht werden muß, welches beim nachträglichen Ablaufen über den halbtrockenen Film sehr störende Streifen hinterläßt. Oder aber man benetzt den Film kurz in einem Netzmittelbad, welches durch Herabsetzen der Oberflächenspannung des Wassers ein gleichmäßiges Ablaufen des Wassers bewirkt. Bei der Maschinenverarbeitung sorgen im allgemeinen Abquetschwalzen oder eingeschaltete Netzmittelbäder für eine gleichmäßig benetzte tropfen- und streifenfreie Oberfläche.

6. Trocknung

Röntgennegative enthalten nach der Wässerung je Quadratmeter 40—150 g Wasser. Daher benötigt man entsprechend der Verdampfungswärme des Wassers für die Trocknung eines jeden Quadratmeters Röntgenfilm zwischen 21 und 81 Cal oder — in einem geläufigeren Energiemaß — 0,024—0,09 kWh, mit anderen Worten bis zu $1/10$ kWh. Da nur ein Teil des Wassers als Haftflüssigkeit sich auf der Oberfläche befindet, der Rest aber als Quellflüssigkeit kolloidal gebunden im Emulsionsvolumen steckt, muß noch zusätzliche Energie zugeführt werden, um das Wasser an die Filmoberfläche zu befördern.

Die zum Trocknen erforderliche Energie wird allgemein als Wärmeenergie trockener Luft zugeführt, man arbeitet also mit Konvektionstrocknung. Strahlungstrocknung mittels Infrarotstrahlung wird deshalb kaum angewendet, weil man als Transportmittel für den dem Film entzogenen Wasserdampf sowieso Luft benötigt. Auch die dielektrische Trocknung mit innerer Wärmeentwicklung durch ein hochfrequentes Wechselfeld spielt ebenso wie Vakuumtrocknung praktisch keine Rolle.

Damit der Trocknungsvorgang möglichst rasch und gleichmäßig abläuft, muß man daher für warme Luft möglichst geringer relativer Feuchte sorgen. Da zunächst, solange die Filmoberfläche noch feucht ist, nur reine Oberflächenverdunstung stattfindet, ist die Trocknungsgeschwindigkeit nur durch den Wärme- und Stoffübergang Wasser zu Dampf an der Filmoberfläche bestimmt. Sobald die Oberfläche des Films trocken ist, ist dann die Trocknungsgeschwindigkeit von der Feuchtigkeitswanderung in der Emulsion bestimmt. Hieraus ergibt sich die Überlegenheit der dünnschichtigen Filme hinsichtlich Trocknungszeit. Es folgt aber auch, daß man eine Verkürzung der Trockenzeit nicht durch erhöhte Temperaturen (bei ungehärteten Filmen nicht über 32° C) erreichen kann. Es tritt sonst u. U. ein Anschmelzen der Gelatineoberfläche und ein ungleichmäßiges Aussehen der Filmoberfläche auf. Nur durch Erhöhung des Luftdurchsatzes und/oder Verringerung der relativen Feuchte der Trockenluft sollte man die Trockengeschwindigkeit zu erhöhen versuchen. Beim Trockenprozeß mit höheren Temperaturen zu arbeiten, als zum Filmtrocknen im normalen Rhythmus notwendig ist, ist daher Energieverschwendung.

Man kann das in der Schicht nach der Wässerung verbliebene Wasser auch durch Verdrängung durch Flüssigkeiten mit niedrigem Verdampfungspunkt entfernen. Da diese Flüssigkeiten, meist organische Lösungsmittel, dann schneller als Wasser verdampfen, erreicht man damit eine Schnelltrocknung. Durch Dehydrierung der Gelatine entsteht dabei aber meist eine störende Opalescenz. Daher haben diese und andere Schnelltrocknungsverfahren z. B. mit Natriumsulfat und Kaliumcarbonat keine allgemeine Bedeutung erlangt.

7. Verarbeitung von Röntgenpapier

Das Röntgenpapier erfordert, wie schon bei der Besprechung seines Aufbaus und seiner photographischen Eigenschaften in I.3.d gesagt, neben sehr genauer Belichtung sehr saubere und exakte Dunkelkammerarbeit. Die Naßverarbeitung und Trocknung ist besonders durch den unsymmetrischen Schichtaufbau und die große Flüssigkeitsaufnahme des Papierfilzes erschwert. Schon beim Einspannen in die Verarbeitungsrahmen muß man der beim Befeuchten und Trocknen eintretenden mangelnden Formstabilität und Rolltendenz Rechnung tragen, damit sich die Schichten in den Bädern nicht berühren oder an den Tankwänden anliegen, so daß keine einwandfreie Entwicklung oder Fixage möglich ist.

Die Entwicklungszeit ist — bei gleicher Temperatur wie beim Film — etwas kürzer. Es ist beim Papier aber absolut unzweckmäßig und nutzlos, bei einer unterbelichteten Aufnahme durch Längerentwicklung (,,Quälen") noch eine Schwärzungs- oder Kontrasterhöhung erzielen zu wollen. Das Röntgenpapier hat praktisch keinen Entwicklungsspielraum und man kann daher nur Schleiererhöhung und folglich Kontrastminderung beim ,,Quälen" erwarten.

Auch das Abschwächen oder Verstärken von Papieraufnahmen bringt kein gutes Ergebnis. Um ein Verschleppen von Entwicklerlösung ins Fixierbad und damit Gelbschleier zu vermeiden, soll man vor der Fixage eine ausgiebige Zwischenwässerung von $^1/_2$—1 min einschalten. Nach der Zwischenwässerung empfiehlt sich, die Papieraufnahme für die gleiche Zeit erst in ein 2 %iges Essigsäurebad und dann erst in das Fixierbad zu bringen. Nach einer Fixierdauer von 5—10 min muß Röntgenpapier ausgiebig, d.h. in fließendem Wasser etwa 30 min lang, gewässert werden. Dann trocknet man am besten auf der Hochglanzpresse. Zu diesem Zweck sind Röntgenpapiere so stark gehärtet, daß man sie einer Heißtrocknung auf Hochglanzplatten aussetzen kann, die auf 60—80° C aufgeheizt sind.

Normalerweise eignen sich Röntgenpapiere wegen ihrer mangelnden Formstabilität und der langen Trockenzeit des Papierfilzes nicht für die Verarbeitung in Entwicklungsmaschinen, ganz besonders nicht für Rollenmaschinen, wo sich die normalen Röntgenpapiere um die Walzen wickeln. In jüngerer Zeit sind allerdings sog. gelackte Papiere mit gutem Erfolg in der Maschinenverarbeitung eingesetzt worden. Bei diesen Papieren ist der Schichtträger beidseitig mit einem Cellulose- oder Kunststofflack überzogen, so daß seine Flüssigkeitsaufnahme kaum größer als die einer Filmunterlage ist. Das so vorbehandelte Röntgenpapier ist wesentlich besser formstabil, wird bei der Verarbeitung nicht lappig und kann bei sorgfältiger Verarbeitung nicht nur in Hänger-, sondern sogar in Rollenmaschinen verarbeitet werden.

Allerdings haben diese Lackpapiere auch eine Reihe von Nachteilen. Zunächst muß nun wieder eine Präparationsschicht die Haftung von photographischer Emulsion und hydrophober Unterlage vermitteln. Darum ist die Haftung von Emulsion und Unterlage nicht so ideal: diese Papiere können nicht hochglanzgetrocknet werden, ihre Haltbarkeit ist geringer, und es sind auf dieser Unterlage keine so reinen Weißtöne wie auf rein barytierter Unterlage zu erzielen. Andererseits verschleppen die gelackten Papiere nicht so viel Chemikalien von Bad zu Bad, und speziell die Gelbschleierneigung durch ins Fixierbad verschleppten Entwickler ist geringer und die Auswässerung zur Erzielung eines haltbaren Papierbildes ist leichter.

8. Chemische Bildkorrekturen am Negativ

Die neuzeitliche Aufnahmetechnik mit Belichtungsautomaten, exakt reproduzierbar arbeitenden Zeitschaltern, die gleichmäßige Dosisleistung der Röntgenröhren aufgrund der wirkungsvollen Stabilisierung von Hochspannung und Röhrenstrom haben bei erfahrenem Personal ein über- oder unterbelichtetes Röntgennegativ selten werden lassen, so daß das Bedürfnis nach chemischer Nachbehandlung sich sehr verringert hat. Dazu trägt noch der Umstand bei, daß Negative, die in Entwicklungsautomaten mit härtenden Bädern verarbeitet worden sind, chemische Nachbehandlung mit gleichmäßigen Ergebnissen kaum mehr zulassen. Auch hat sich die Einsicht durchgesetzt, daß es vom radiologischen Standpunkt, selbst unter Berücksichtigung einer zusätzlichen Aufnahmedosis, richtiger ist, eine falsch belichtete Aufnahme zu wiederholen, statt die Bildsubstanz eines Negativs durch einen photochemischen Eingriff zu verändern.

Mit Sicherheit kann bei diesen Prozessen der Nachbehandlung dem Informationsgehalt einer Aufnahme nichts hinzugefügt werden, wohl aber können unmerklich Informationen verloren gehen oder Fehlinterpretationen eines Bildes provoziert werden. Daher ist nur in Fällen wirklich unwiederholbarer Aufnahmen eine Negativ-Korrektur zu verantworten mit dem Ziel, ein Bild leichter diagnostizierbar zu machen. Dabei soll man sich aber stets der Problematik des scheinbaren Informationsgewinns bewußt bleiben. Beispielsweise können bei überbelichteten und dadurch zu dunklen Negativen durch die vielfache Reflexion und Streuung des Folienlichtes Details im Dosisbild „weggeleuchtet" sein, die kein korrigierender Eingriff in die Bildsubstanz wiederzubringen vermag. Andererseits ist bei Unterbelichtung eines Röntgenfolienfilmes mit seiner geringen Schwellenempfindlichkeit stets damit zu rechnen, daß Details im dosisschwächsten Teil des Dosisbildes überhaupt nicht registriert wurden und daher auch nicht durch den chemischen Verstärkungsprozeß am Bildsilber hervorrufbar sind. Nur beim folienlosen Film mit dem infolge seiner langgezogenen Kurve größeren Objektumfang sind die Verhältnisse etwas günstiger.

Es gibt zwei Arten der chemischen Veränderung des Röntgennegativs:

a) Verstärken und Tonen,

b) Abschwächen.

a) Beim *Verstärkungsprozeß* werden dem vorhandenen Bildsilber andere Metalle und/oder Farbstoffe (Tonen) angelagert. Offensichtlich geht dieser Prozeß mit einer Kornvergrößerung einher, die Details werden unschärfer und die Rauschstruktur wird mehr ausgeprägt. Aus diesen Gründen ist der in der Literatur immer wieder auftauchende Vorschlag einer knappen Belichtung und späteren photochemischen Verstärkung oder Tonung zwecks Dosisersparnis als sehr problematisch anzusehen.

b) Beim *Abschwächen* werden die Partikel des Bildsilbers zu wasser- oder im Fixierbad löslichen Silberverbindungen oxydiert. Es gibt drei Typen des Abschwächungsprozesses: Beim *subtraktiv arbeitenden Abschwächer* werden alle Bildteile um den gleichen Schwärzungsbetrag geschwächt, so daß der Kontrast unverändert bleibt. (Das gleiche Ergebnis läßt sich offenbar auch mit einem helleren Betrachtungslicht erreichen.) Der bekannteste Abschwächer dieser Art ist der von Farmer angegebene — in der Praxis häufig nicht in der richtigen Konzentration angewendet. Der *proportional arbeitende Abschwächer* oxydiert das Bildsilber im konstanten Verhältnis zum jeweils vorhandenen, so daß der Kontrast vermindert wird. Stark verdünnter Farmerscher Abschwächer könnte für diese Methode benutzt werden. Der *überproportional arbeitende Abschwächer* greift fast nur die dunkelsten Negativteile an und erniedrigt dadurch den Kontrast so stark, daß er für die Röntgenphotographie keine Rolle spielt.

In der allgemeinen Photographie wird von den Abschwächungsmethoden dagegen mit Erfolg viel Gebrauch gemacht, und spezielle Gebiete der angewandten Photographie (Graphische und Umkehrfilme) erreichen erst durch diese Techniken ihre vielseitige Anwendungsmöglichkeit.

III. Verarbeitungseinrichtungen für Röntgenfilme

1. Gesichtspunkte der Arbeitsökonomie und baulichen Planung der Dunkelkammer

In diesem Abschnitt sollen keine Rezepte für Bau und Einrichtung der optimalen Dunkelkammer angegeben werden, zumal dafür reichhaltige Literatur vorliegt und diese Fragen erfahrungsgemäß vorteilhaft zusammen mit den Planungsabteilungen der Apparatefirmen gelöst werden. Rezepte, die Anspruch auf Allgemeingültigkeit erheben, verbieten sich nicht nur wegen der starken Differenzierung der röntgenologischen Arbeitsmethoden und der dadurch erforderlichen räumlichen Verschiedenheiten, sondern auch, weil die Verarbeitungstechnik in einem Übergangsstadium von einerseits der manuellen zur mehr oder weniger automatisierten Technik ist und andererseits zu immer kurzzeitigeren Verarbeitungsabläufen voranschreitet. Es sollen daher nur einige Gesichtspunkte erörtert werden, die mit dem Film und seiner richtigen Handhabung zu tun haben.

Nur die sorgfältige Planung der *Lage* der Dunkelkammer kann den späteren Verlust von tausenden von Arbeitsstunden und Verzögerung des Arbeitsflusses verhindern. Ob man eine große zentral gelegene Dunkelkammer mehrerer in der Nähe von Aufnahme-Raumgruppen gelegenen kleinen vorzieht, darf nur vom Gesichtspunkt der Arbeitsökonomie entscheiden werden, keinesfalls aber durch Raum-, Ausrüstungs- oder Installationsersparnisse. Unabhängig von der Dunkelkammergröße müssen eine Reihe von Grundbedingungen erfüllt sein: Ohne Klimatisierung lassen sich die Kapazitäten der heutigen und kommenden Verarbeitungssysteme, welche den Wärme- und Wasserdampfhaushalt der Räume stark beeinflussen, nicht ausnutzen. Auf keinen Fall genügen abwechselnd geöffnete Fenster und Heizkörperventile. Dunkelkammer und Dunkelteil von Entwicklungsautomaten sollen unter leichtem Überdruck stehen, um das Eindringen von Chemikaliendämpfen und -stäuben zu verhindern.

Bei der zentralen Dunkelkammer muß dem Strahlenschutz der dort aufbewahrten Filme besonderes Augenmerk gelten. Die Dosisleistung aller Strahler sollte am Aufbewahrungsort der Filme und besonders der gefüllten Kassetten die natürliche Umgebungsstrahlung (Größenordnung 1 mR/Woche) höchstens 2—3mal übertreffen. Daß eine Dunkelkammer übersichtlich gegliedert ist, keine Bodenunebenheiten, aber klare Trennung von Naß- und Trockenteil (falls überhaupt erforderlich, s. unten) aufweist, braucht nicht betont zu werden. Die Faustregel von VIETEN, daß für n Arbeitsplätze in einer Dunkelkammer $[8 + 2(n-1)]$ m² Nutzfläche erforderlich ist, gilt auch heute noch, soweit die Kassetten in der Verarbeitungsdunkelkammer be- und entladen und die Filme dort lichtsigniert werden. Neuere Verarbeitungssysteme praktizieren erfolgreich das Be- und Entladen der Kassetten, sowie die rechtlich außerordentlich wichtige Signierung der Filme durch die Aufnahmeassistentin. Dadurch werden Transportmittel für die Kassetten gespart, Verunreinigungen von Kassetten und Folien vermieden und die Dunkelkammerarbeit weitgehend entlastet. Der Transport der exponierten Filme erfolgt in lichtdichten Plastikbehältern oder neuerdings auf einem leichten Förderband. Nur auf diese Weise läßt sich eine Zugriffszeit für den belichteten Film von der Größenordnung der schnellsten Entwicklungsautomaten (Größenordnung 1 min) erreichen. Zum störungsfreien Betreten und Verlassen der Dunkelkammer und für den Transport braucht man noch immer eine genügend weite Lichtschleuse oder ein Labyrinth, wenngleich auch die standardisierte Aufnahme- und Verarbeitungstechnik sowie die Wechselsprechanlage diesen früher üblichen Durchgangsverkehr zum Erliegen gebracht hat.

Die moderne Dunkelkammer liegt nicht mehr im Dunkeln, sondern im Dämmerlicht, weil man Decken und Wände mit neuzeitlichen atmungsaktiven Farben auf Kunststoffbasis oder Chlorkautschukbasis aufhellt und als indirektes Raumlicht Leuchten mit gefiltertem Quecksilberdampflicht oder Natriumdampflicht (gelbe Na-D-Linie!) benutzt. Als Wand- und Arbeitsplatzbeleuchtung haben sich olivgrüne und/oder braunrote Licht-

18*

farben eingeführt. Jedoch vertragen nicht alle Röntgenfilme des Marktes diese für das Auge physiologisch (Mondlicht-) helle Beleuchtung. Für Spezialfilme kann eine zusätzliche Spezialbeleuchtung notwendig sein, z.B. für Schirmbildfilme.

2. Technische Einrichtung der Dunkelkammer

a) Allgemeines und Dunkelkammerzubehör

Obwohl in der Dunkelkammer keine explosiven Gase auftreten, sollten an die dielektrischen Eigenschaften der Beläge von Fußboden und Arbeits- und Einlegetischen die gleichen Anforderungen gestellt werden wie im neuzeitlichen Operationsraum. Nur wenn diese Stoffe hinreichend hohe Leitfähigkeit haben, werden elektrostatische Aufladungen dieser Flächen, insbesondere in Verbindung mit Schuhsohlen aus Kunststoff und Bekleidungsstücken des Personals aus synthetischen Fasern vermieden, so daß das Auftreten elektrostatischer Entladungen unterbleibt. (Diese Entladungen zeigen sich bekanntlich auf dem entwickelten Film als verästelte schwarze Linien, meist begleitet von schwarzen Punkten mit verschwommenen Konturen. Die Erscheinungsbilder sind teils direkt von den Gleitentladungen hervorgerufen, teils durch das kurzwellige Licht exponiert, welches die Entladung begleitet.)

Aufladungen von Fußboden, Folien und Einrichtung werden besonders leicht provoziert in trockenen Dunkelkammern mit relativen Feuchten unter etwa 50%, die heute wegen der üblichen Klimatisierung, besonders bei trockener Kälte, ziemlich häufig vorkommen. Man ist daher in extremen Fällen zu einer konsequenten Erdung aller Teile gezwungen, die mit der Filmkassette in Berührung kommen: Aufnahmetisch, Kassettenschleuse, Arbeits- und Einlegetisch, Signiergerät und Rahmenaufhängung. Moderne Filme laden sich selbst kaum mehr auf, wie dies früher häufig geschah, da entsprechende Zusätze in den Filmschichten dies verhindern.

Es verdient darauf hingewiesen zu werden, daß im Interesse der elektrischen Sicherheit nicht nur bei der Einrichtung der Dunkelkammer die einschlägigen VDE-Vorschriften peinlich beachtet werden, sondern daß auch eine laufende Kontrolle der elektrischen Sicherheit zur Sorgfaltspflicht des verantwortlichen Radiologen gehört, weil die Lebensdauer der Leitungen und Kontakte im Dunkelkammermilieu verringert ist.

Neben dem geläufigen Dunkelkammerzubehör sollten bei einer modernen Dunkelkammer, insbesondere für die Handverarbeitung, folgende Punkte berücksichtigt werden:

Die Filmrahmen sollen sich für die Verarbeitung von Filmen auf Polyesterunterlage eignen, die sich kaum perforieren lassen.

Eine Raumuhr mit spektral unschädlicher Beleuchtung ist eine gute Hilfe für das im Dunkeln gestörte Zeitgefühl und zur groben Kontrolle bei der Entwicklung nach Zeit.

Über oder an den Tanks in genügender Anzahl angebrachte Einzeluhren sollen das Entwickeln nach Sicht, welches in der Regel zu einer unnötigen Dosisbelastung führt, vermeiden.

Auch thermostatisch geregelte Verarbeitungsbäder müssen laufend mit einem geeichten Thermometer mit breiter blaugefärbter, quecksilberfreier Füllung überprüft werden.

b) Einrichtung für manuelle Verarbeitung

Für die Verarbeitungslösungen eignen sich am besten Tanks aus Steingut, Kunststoff und Edelstahl, wovon nur noch die beiden letzten praktische Bedeutung haben. Am wichtigsten bei diesen letzteren ist die Verarbeitung, weil die Schweißstellen und nicht die Konstruktion über Verläßlichkeit und Haltbarkeit entscheiden. Sowohl Kunststoff- als auch Edelstahl-Schweißnähte werden von den Chemikalien und von den Bestandteilen des Leitungswassers angegriffen. Deshalb haben die letzten Entwicklungen aus glasfaserverstärkten Epoxydharzen und nahtlos gezogenem Edelstahl die besten Zukunftsaussichten. Die kritischen Punkte sind aber auch dann noch die Zu- und Ableitungen der Tanks.

Ein Stiefkind der manuellen Verarbeitungstechnik ist noch immer der Trockenschrank, der in einem Warmluftstrom die durch Wärmezufuhr der Filmschicht entzogenen Wasserdampf abführt. Ein sinnvoll konstruierter Trockenschrank soll möglichst viel saubere Luft mit steuerbarer Temperatur in Richtung der Schwerkraft an den Filmflächen vorbeileiten. Neuerdings gibt es auch Trockenschränke nach dem Rollenprinzip, wo der Film zwischen Walzen geführt und gleichzeitig von Warmluft angeblasen wird. Diese Trocknungsautomaten führen zu einer erheblichen Arbeitsersparnis.

c) Einrichtung für halb- und vollautomatische Verarbeitung

Die eleganteste Lösung aller Dunkelkammerprobleme ist der Entwicklungsautomat, der durch seine konstanten Ergebnisse auch eine standardisierte Belichtungstechnik erzwungen hat. Wie aus den kurzen grundsätzlichen Betrachtungen des Abschnitts II. 2. d hervorgeht, ist bei den Entwicklungsmaschinen der Raumbedarf für eine Dunkelkammer im allgemeinen reduziert auf einen Einlege- und Eingabetisch. Neuerdings gibt es aber schon Automaten, die auch die Kassette mit der exponierten Aufnahme entladen, dabei den Film signieren, anschließend in den Entwicklungstrakt einlaufen lassen und schließlich die geleerte Kassette mit einem neuen Film beschicken. Dieser Stand der Entwicklung schließt das Zeitalter der Dunkelkammer ab, deren Funktion ein vorläufig aufwendiger Apparat, der von einem Techniker überwacht wird, übernimmt.

IV. Verarbeitungsfehler auf Röntgenfilmen

Im Gegensatz zu den übrigen Gebieten der Photographie führen Artefakte auf medizinischen Röntgenfilmen zu Situationen, deren Folgen nur selten wieder gutzumachen sind. Leider wird von den Verarbeitungshinweisen der röntgenfilmherstellenden Industrie noch zu wenig Gebrauch gemacht, so daß in der Praxis, sowohl bei der Tank- wie auch bei der Maschinenverarbeitung, zahlreiche Fehlermöglichkeiten resultieren.

Äußerst unangenehm werden aber diese Filmverarbeitungsfehler, wenn dadurch pathologische Befunde vorgetäuscht werden mit den entsprechenden therapeutischen Konsequenzen, falls sie nicht rechtzeitig in ihrer Ursache erkannt worden sind. Ab und zu und keinesfalls als Kuriosa zu werten, treffen bei den Filmfabriken Röntgenaufnahmen ein, die pathologische Befunde aufweisen, trotzdem aber mit Mißtrauen betrachtet wurden: „Flüchtige Infiltrate" als Ausdruck einer Entwicklungsbehinderung im Tank. „Emphysem der einen Lungenhälfte" als Ursache eines ungleichmäßig erwärmten oder schlecht umgerührten Entwicklers. „Fissur im Bereich des Schädels", weil durch Staub auf dem Arbeitstisch ein Druckkratzer auftrat. „Granulom eines Zahnes", nachdem vor der Entwicklung zufällig ein Entwicklertropfen an die entsprechende Stelle aufgespritzt war. Diese Beispiele ließen sich mit Leichtigkeit vermehren. Eine zusammenfassende Darstellung aller bisher der Röntgenfilmindustrie bekannt gewordenen, zum Teil noch nicht publizierten Filmverarbeitungsfehler würde den Rahmen dieser Arbeit sprengen. So wurde eine Systematik gewählt, die nur einen Teil der bei der Aufnahme auftretenden Fehlermöglichkeiten erfaßt, hauptsächlich aber die bei den neun Arbeitsstufen der klassischen Filmverarbeitung in der Praxis häufigsten Filmverarbeitungsfehler enthält. Auf eine Bebilderung konnte hierbei auch um so leichter verzichtet werden, weil eine spezielle Monographie mit reichlich Bildbeispielen erst vor kurzem erschienen ist (E. A. ZIMMER: Filmfehler in der Röntgenpraxis).

In Zweifelsfällen wird man sich an den technischen Außendienst oder an den Filmhersteller direkt wenden, der aufgrund seiner langen Erfahrung jederzeit bereit ist, bei der Aufklärung der Fehlerquelle mitzuhelfen und geeignete Ratschläge für deren Beseitigung zu erteilen.

Tabelle 7. *Lagerung des unbelichteten Filmmaterials vor der Verwendung*

A. Schleier.
   1. Schleier durch Einwirkung von verschiedenen Strahlen des elektromagnetischen Spektrums.
      a) Wärmeeinwirkung.
         1. Packungen wurden dem Sonnenlicht ausgesetzt.
         2. Packungen wurden an oder in der Nähe von Heizkörpern gelagert.
         3. Packungen wurden nicht in einem kühlen oder kalten Raum aufbewahrt.
      b) Einwirkung von Röntgenstrahlen, Radium oder Isotopen.
         1. Die Strahlenquelle war nicht genügend abgeschirmt.
         2. Die Filme waren nicht in einem genügenden Sicherheitsabstand.
         3. Die Filmunterlage war durch den radioaktiven „fall out" verseucht; führt entweder zu allgemeinem erhöhten Grundschleier oder zu umschriebenen Schwärzungen. Das gleiche bei Verseuchung des Verpackungsmaterials „Radiumpunkte".
         4. Aufbewahrung in der Nähe von Dosimetern, die Radium-Eichstandard enthalten.
         5. Mit Radium oder Isotopen behandelte Patienten kamen in die Nähe der Röntgenfilme.
         6. Transport des Filmmaterials gleichzeitig mit schlecht abgeschirmten Isotopen.
   2. Schleier durch Einwirkung von Chemikalien.
      a) Lagerung in Gegenwart von Abgasen, die bei der Verbrennung von Kohle oder Heizöl entstehen. Ferner Schwefelwasserstoff, Ammoniak, Äther, Terpentin- oder Benzindämpfe, „Ozon"-Sprays u.a. Lagerung in Gegenwart von stark riechenden Chemikalien.
      b) Einfluß von Feuchtigkeit. Filmaufbewahrung in einem Raum mit hoher relativer Feuchtigkeit. Ungünstige Einwirkung des feuchten Verpackungsmaterials kann zusätzlich zu hellen und dunklen Streifen führen.
   3. Druckschleier.
      a) Die Filmpackungen wurden einem zu hohen allgemeinen Druck ausgesetzt.
         1. Filmpackungen aufeinander gelagert und nicht hochkant.
         2. Filmpackungen fielen auf Längs- oder Querseite, dadurch Stauchung der Filme.
         3. Filmpackungen unzweckmäßig verpackt und dadurch einem rauhen Versand nicht gewachsen.
   4. Altersschleier.
      Durch falsche Lagertechnik wurden irrtümlich immer die frisch gelieferten Filme als erste verbraucht.

Tabelle 8. *Die Vorbereitung der Aufnahme*

A. Auftreten von statischer Elektrizität in verschiedenen Erscheinungsbildern.
   1. Baumförmig — Verästelungen von einem Punkt ausgehend.
   2. Kronenförmig — Verästelungen von einer horizontalen Linie ausgehend.
   3. Diffus, mehr verschmiert — über größere Flächen sich erstreckend — häufig bei Verwendung von Gummihandschuhen.
   4. Kettenförmig — Punkte in langer Reihe angeordnet.
   5. Stern- oder spinnenförmig — punktförmig nach allen Seiten ausgehend.
      a) Reibung (führt zu allen Formen).
         1. Beim Berühren des Filmes mit der Hand.
         2. Beim Reiben und Schaben des Filmes in der Kassette, besonders bei Serienaufnahmegeräten.
      b) Zu geringe Luftfeuchtigkeit (führt zu allen Formen).
         Die relative Luftfeuchtigkeit selbst sollte am trockenen Arbeitsplatz nicht unter 50% betragen.
      c) Fehlende Abflußmöglichkeit für die entstandene elektrostatische Aufladung (führt zu allen Formen).
         1. Arbeitstisch und Kassettenschleusen sollten geerdet sein, ebenfalls Geräte für optische Aufbelichtung der Patienten- und sonstigen Daten („Skribor"). Der Arbeitstisch sollte mit einem leitenden Material überzogen sein, nicht jeder Kunststoff ist geeignet.
         2. Arbeitsschuhe des Personals sollten keine isolierende Sohle besitzen.
         3. Der Boden der Dunkelkammer sollte nicht aus einem isolierenden Material bestehen.

B. Druckeinwirkung.
   1. Kleine helle Stellen (Knicke, Punkte und Kratzer).
      a) Geringer Druck vor der Belichtung führt zu einer lokalen Herabsetzung der Empfindlichkeit.
         1. Der Film wurde bei der Handhabung leicht gebogen und deformiert.
   2. Dunkle Stellen (Knicke, Punkte und Kratzer).
      a) Stärker ausgeprägter Druck oder Verkratzen.
         1. Der Film war durch Staub verunreinigt und wurde über eine Fläche gezogen.
         2. Der Film wurde über eine scharfe Kante gezogen.
         3. Der Film wurde stark gebogen.

Tabelle 8 (Fortsetzung)

C. Fingerabdrücke.
  1. Durch nasse Finger.
    a) Normaler Schweißgehalt.
    b) Chemikalienreste oder Verunreinigungen durch Handpflegemittel.
  2. Durch trockene Finger aber feuchten Film.
    a) Der Filmkarton wurde geöffnet, bevor er die Raumtemperatur erreicht hatte.

D. Schleier.
  1. Dunkelkammer-Lampenschleier.
    a) Zu helles Dunkelkammerlicht.
      Durch Verwendung einer stärkeren Lampe als vorgeschrieben.
    b) Unvorschriftsmäßiges Filter.
      Das Filter muß für den Röntgenfilm geeignet sein.
    c) Das Filter ist ausgeblichen und deshalb durchlässig geworden.
    d) Zu viele Dunkelkammerlampen in einem Raum.
  2. Schleier durch „Weißes" Licht.
    a) Türen und Fenster sind nicht lichtdicht.
    b) Licht gelangt durch die Lichtschleuse.
      1. Ungeeignete Konstruktion.
      2. Außenbeleuchtung zu hell.
    c) Funkende Motoren.
      1. Ventilator-Motor.
      2. Trockenschrank-Motor.
      3. Mixgerät-Motor.
    d) Zu hell leuchtende Dunkelkammeruhren.
    e) Nachleuchten von Betrachtungskästen, die mit defekten Leuchtstoffröhren bestückt sind.
    f) Undichtigkeit von Filmaufbewahrungsschrank und Köchern.
    g) Lichteinfall in der Kassette.
      1. Gelockerter oder abgenutzter Kassettenfilz.
      2. Zerbrochenes Scharnier.

E. Mechanische Schichtverletzungen (Kratzer und Schrammen).
  1. Umschriebene Kratzstellen.
    a) Durch verunreinigte Hände.
    b) Schmutz in der Kassette.
    c) Schmutz auf dem Arbeitstisch.
  2. Lange Kratzstellen.
    Der Film wurde über den rauhen Arbeitstisch oder die Kassette oder den geöffneten Filmrahmen gezogen.

Tabelle 9. *Die Belichtung des Röntgenaufnahmematerials*

A. Das Röntgenbild ist zu hell.
  1. Unterbelichtung.
    a) Personalbedingt.
      1. Zu niedrige kV-Werte eingestellt.
      2. mAs-Wert zu gering eingestellt.
      3. Belichtungszeit zu kurz.
      4. Focus-Filmabstand nicht berücksichtigt.
      5. Zentralstrahl der Röhre war nicht in der Kassettenmitte.
      6. Focus-Streublenden-Abstand zu groß oder zu kurz, besonders bei hohem Schachtverhältnis störend.
      7. Zu unempfindliches Folien verwendet.
      8. Empfindlichkeit des Belichtungsautomaten irrtümlich falsch eingestellt.
      9. Dominante des Belichtungsautomaten zum Teil außerhalb des aufzunehmenden Körperteils gelegen.
     10. Grenzschaltzeit des Belichtungsautomaten nicht berücksichtigt.
    b) Nicht personalbedingt.
      1. Anzeigeinstrumente dejustiert.
      2. Zeitschalter defekt (Kleinapparate).
      3. Spannungsabfall im Lichtnetz.
        a) Aufzüge am gleichen Netz.
        b) Elektrische Schweißgeräte am gleichen Netz.
        c) Größere elektrische Maschinen am gleichen Netz.
      4. Ablauf der Buckyblende (bei älteren Modellen) zu kurz eingestellt.
      5. Stromzuführung zu schwach bemessen (häufig bei Arbeiten mit fahrbaren Apparaten auf Station).

Tabelle 9 (Fortsetzung)

B. Das Röntgenbild ist zu dunkel.
   1. Überbelichtung.
      a) Personalbedingt.
         1. Zu hohe kV-Werte eingestellt.
         2. mAs-Wert zu hoch eingestellt.
         3. Belichtungszeit zu lang.
         4. Focus-Filmabstand nicht berücksichtigt.
         5. Zu empfindliche Folien verwendet.
         6. Empfindlichkeit des Belichtungsautomaten irrtümlich falsch eingestellt.
         7. Dominante an falscher Stelle.
      b) Nicht personalbedingt.
         1. Anzeigeinstrumente dejustiert.
         2. Zeitschalter defekt.
         3. Spannungsspitze im Netz.

C. Das Röntgenbild hat zu wenig Kontrast.
   1. Zu hohe kV-Werte.
      a) Personalbedingt.
         1. Der aufzunehmende Körperteil wurde falsch eingeschätzt bzw. falsch gemessen.
         2. Überschätzung der Dichte eines Körperteils.
         3. Allgemeine kV-Einstellung zu hoch.
         4. Focus-Filmabstand zu kurz (spätere Unterentwicklung).
      b) Nicht personalbedingt.
         1. Anzeigeinstrumente dejustiert.
         2. Spannungsspitze im Netz.
   2. Ungenügende Belichtung.
      a) Kontakte im Schaltschütz nicht in Ordnung.
      b) Schaltuhr defekt.
      c) Schaltzeit zu kurz eingestellt.
      d) Zusätzlich Vorfilterung nicht berücksichtigt.
      e) Siehe Tabelle 9, A., 7.—10.
   3. Störende Streustrahlung.
      a) Aufnahme ohne Streustrahlenraster.
      b) Verwendung eines Rasters mit zu geringer Selektivität.
      c) Primärstrahlenblende nicht verwendet.
      d) Zu geringe Einblendung.
      e) Rückstreuung von der Unterlage, besonders bei Kassetten ohne Bleieinlage.

D. Das Röntgenbild hat zuviel Kontrast.
   1. Zu niedrige kV-Werte.
      a) Personalbedingt.
         1. Der aufzunehmende Körperteil wurde falsch eingeschätzt bzw. gemessen.
         2. Der kV-Wert wurde nicht optimal dem Objektkontrast angepaßt.
         3. Allgemeine kV-Einstellung zu niedrig.
      b) Nicht personalbedingt.
         1. Anzeigeinstrumente dejustiert.
         2. Netzspannung zu gering bei genügendem mAs-Wert.
            a) Aufzüge am gleichen Netz.
            b) Elektrische Schweißgeräte am gleichen Netz.
            c) Größere elektrische Maschinen und elektrische Heizkörper am gleichen Netz.
   2. Überbelichtung (s. Tabelle 9, B. 1).

E. Das Röntgenbild erscheint unscharf.
   1. Bewegungsunschärfe.
      a) Patientenbedingt.
         1. Belichtungszeit zu lang.
         2. Patient nicht genügend fixiert.
      b) Gerätebedingt.
         1. Schwingungen im Fußboden.
            a) Untergrundbahn, Eisenbahn.
            b) Schwerer Lastwagenverkehr auf benachbarter Straße.
         2. Die Röhre wurde versehentlich nicht arretiert.
         3. Besonders bei fahrbaren Röntgenapparaten wurde nicht gewartet bis Eigenschwingungen sich beruhigt haben.

Tabelle 9 (Fortsetzung)

2. Geometrische Unschärfe.
   a) Objekt — Film — Abstand zu groß.
   b) Focus — Film — Abstand zu gering.
   c) Brennfleck zu groß.
   d) Brennfleck rissig oder aufgerauht.

3. Folienunschärfe.
   a) Alle Verstärkerfolien führen zu einer Unschärfe, die um so größer ist, je mehr die Folie verstärkt.
   b) Schlechter Film-Folienkontakt in der Kassette.
   c) Folienzersetzung.
      1. Unzweckmäßige Klebstoffe.
      2. Schädlich wirkende Schaumstoffe in der Kassette.
   d) Körnigkeit durch die Quantenstruktur der einfallenden Röntgenstrahlen.

4. Filmunschärfe.
   a) Körnigkeit durch lagerungsbedingten Schleier.
   b) Körnigkeit bei „Superfilmen" mit ausgeprägtem Fuß.
   c) Überentwicklung.

F. Das Röntgenbild zeigt konstant auftretende einbelichtete Veränderungen.
  1. Flecken, Streifen sowie diffuse Formen.
    a) Verunreinigungen auf den Folien (Staub, Filzfasern).
    b) Verunreinigungen auf dem Film (Staub, Filzfasern).
    c) Gebrochene und beschädigte Folien.
    d) Kontrastmittelreste auf Tischplatte, Kompressorium, Kassette.
  2. Helle Streifen an Rändern.
    a) Folien sind mit ungeeignetem Klebeband in Kassette eingeklebt.
    b) Gummi (Schwefel) setzt die Verstärkungswirkung der Folien herab und ergibt Streifen an diesen Stellen.

Tabelle 10. *Die Vorbereitung des belichteten Röntgenmaterials für die photochemische Verarbeitung*

A. Schleier.
  1. Durch Dunkelkammerbeleuchtung (s. Tabelle 8, D., 1).
  2. Durch Lichteinfall (s. Tabelle 8, D, 2).
  3. Kassettenaufbewahrung im Sonnenlicht oder in der Nähe der Heizung.

B. Statische Elektrizität (s. Tabelle 8, A).
C. Mechanische Schichtverletzung (s. Tabelle 8, E).
D. Druckeinwirkung.
  1. Kleine dunkle Gebiete („Möndchen").
    a) Der Film wurde durch robustes Anfassen abgeknickt.
  2. Dunkle Kratzer und Striche.
    a) Der Film wurde nicht vor Staub und Reibung über einem rauhen Gegenstand geschützt.

E. Fingerabdrücke.
  1. Feuchte Finger.
    a) Vermeidung durch Tragen von Baumwollhandschuhen.
    b) Hände waren nicht abgetrocknet worden.

F. Durch Chemikalienverunreinigungen hervorgerufene Flecken und Streifen.
  1. Zusätzliche Schwärzungen.
    a) Entwicklerstaub auf Arbeitstisch oder in der Luft.
    b) Entwicklerlösung auf den Film gespritzt.
    c) Wasserspritzer auf dem Film und später bei hoher Temperatur getrocknet.
    d) Alkalien enthaltende Lösungen auf dem Film verspritzt.
       1. Ammoniak.
       2. Karbonate.
  2. Helle Stellen.
    a) Fixierbadstaub auf dem Arbeitstisch.
    b) Fixierbadlösung auf den Film gespritzt.
    c) Säurespritzer auf dem Film.
    d) Wasserspritzer auf dem Film und eingetrocknet.

Tabelle 11. *Der Entwicklungsprozeß*

A. Das Röntgenbild ist kontrastlos und ungenügend gedeckt.
  1. Unterentwicklung.
    a) Entwicklungszeit zu kurz.
      1. Dunkelkammeruhr stimmt nicht.
      2. Optimale Zeit wird nicht eingehalten.
    b) Entwicklertemperatur zu niedrig.
      1. Ungenau anzeigendes Thermometer.
      2. Thermostat defekt.
    c) Kombination von a und b.
  2. Erschöpfung des Entwicklers.
    a) Verunreinigung durch Säure, Fixierbad etc.
    b) Es wurden zuviel Filme entwickelt.
    c) Oxydation durch Luftsauerstoff.
      1. Der Tank sollte immer bei Nichtgebrauch abgedeckt werden.
  3. Verdünnung durch Wasser.
    a) Zu wenig Entwicklungssubstanzen für das Tankvolumen.
    b) Überfließen der Zwischenwässerung oder des Mantelbades in den Entwicklertank.
    c) Geschmolzenes Eis von der Kühleinrichtung.
    d) Die verbrauchte Entwicklermenge wurde nur mit Wasser nachgefüllt.
  4. Unvorschriftsmäßiger Entwickleransatz.
    a) Oxydation der Entwicklersubstanzen ergibt braune Verfärbung.
      1. Wasser zu warm.
      2. Zu starkes Umrühren des Ansatzes.
      3. Reihenfolge in der Lösung der Substanzen wurde nicht beachtet.
    b) Fehlerhafte Zusammensetzung.
      1. Zuviel Wasser.
      2. Ungenügend Alkalianteil.
      3. Überschuß von Bromid.
      4. Überschuß von Natriumsulfat oder Natriumbikarbonat (für die Tropenverarbeitung gedacht).
      5. Nicht einwandfreie Entwicklungssubstanzen.

B. Das Röntgenbild ist zu kontrastreich.
  1. Überentwicklung.
    a) Entwicklungszeit zu lang.
      1. Dunkelkammeruhr stimmt nicht.
      2. Optimale Zeit wird überschritten.
    b) Entwicklertemperatur zu hoch.
      1. Ungenau anzeigendes Thermometer.
      2. Thermostat defekt.
    c) Kombination von a und b.
    d) Entwicklerbewegung zu stark.
  2. Unvorschriftsmäßiger Entwickleransatz.
    a) Fehlerhafte Zusammensetzung.
      1. Zu wenig Wasser.
      2. Überschuß von Alkali.
      3. Ungenügender Bromidanteil.

C. Das Röntgenbild ist verschleiert.
  1. Zusatzbelichtung (häufig nur am oberen Filmrand).
    a) Helles Raumlicht fiel auf den Film im Tank.
  2. Chemisch bedingter Grauschleier.
    a) Überentwicklung.
      1. Entwicklungszeit zu lang.
      2. Entwicklertemperatur zu hoch.
      3. Entwicklerbewegung zu stark.
      4. Gealterter Entwickler.
      5. Zu stark regenerierter Entwickler.
      6. Irrtümlich Regenerator anstatt Entwickler angesetzt.
    b) Oxydationsschleier, verstärkt durch Kupferspuren.
      1. „Entwicklung nach Sicht" und zusätzlicher Lampenschleier ergeben wolkenförmige Schleierbezirke.
      2. Umschriebener Schleier nur auf dem Filmteil, der aus dem Entwickler genommen wurde.
      3. Luftblasen auf der Filmoberfläche, dunkler Oxydationsrand um diese Blasen.
      4. Zu wenig Natriumsulfit.

Tabelle 11 (Fortsetzung)

    c) Zu wenig Bromid und/oder Stabilisator im Entwickler.

    d) Zinnspuren im Entwickler (schlecht verarbeitete und gelötete Filmrahmen).

  3. Dichroitischer Schleier (Niederschlag von feinstverteiltem metallischen Silber auf der Emulsion).

    a) Bei Anwesenheit eines silberlösenden Mittells.

      1. Fixierbadverunreinigungen, meist durch Filmrahmen.

      2. Ammoniak oder Amine.

      3. Überschuß an Natriumsulfit.

      4. Thiocyanate in einigen Feinkorn-Entwicklern.

    b) Bei Anwesenheit von Sulfiden, die sich aus dem Bodenschlamm des Entwicklertanks bilden können.

    c) Zu lange Entwicklung in altem Entwickler.

    d) Ungenügende Bewegung der Filme in alten Entwicklern.

D. Umschriebene Artefakte während der Entwicklung.

  1. Luftblasen. Kleine runde helle Flecken auf dem entwickelten und fixierten Film.

    a) Keine Einwirkung des Entwicklers an der Stelle der Luftblasen.

      1. Der Film sollte beim Einhängen in den Tank mehrfach bewegt werden.

      2. Der Film soll nicht zu langsam in den Tank gehängt werden.

  2. Bromkalistreifen. Helle Streifen auf gleichmäßig belichteten Stellen, die unterhalb von hohen Schwärzungen liegen.

    a) Oxydationsprodukte sinken nach unten und behindern an diesen Stellen die Entwicklung. Meist bei ungenügender Bewegung auftretend.

  3. Entwicklerstreifen. Dunkle Streifen auf gleichmäßig belichteten Stellen, die oberhalb von hohen Schwärzungen liegen.

    a) Frischer ungebrauchter Entwickler hat die Tendenz, auf Stellen hoher Schwärzung hinzufließen.

      1. Meist bei ungenügender Bewegung.

      2. Besonders bei Überbelichtung und Unterentwicklung auftretend.

  4. Dunkle Bezirke an den Filmecken.

    a) Einwirkung von Schleier erzeugenden Substanzen, besonders Sulfiden, die von verunreinigten Filmklammern herrühren. Öftere Reinigung der Filmrahmen, besonders an den Ecken, ist unerläßlich.

E. Entwicklungsbehinderung. Eine größere, meist einseitig auftretende Stelle, die auf dem ausfixierten Film sichtbar wird.

  1. Zwei Filme berühren sich während des Entwicklungsvorganges.

  2. Ein Film liegt der Tankwand an.

  Filme müssen einen Sicherheitsabstand im Tank haben.

F. Gelb-braune Oberflächenveränderung.

  1. Oxydationsprodukte auf der Entwickleroberfläche („Tankhäutchen").

    a) Bei Nichtgebrauch sollte der Entwickler abgedeckt werden.

    b) Zu wenig Natriumsulfit im Entwickler.

    c) Beim Ansatz des Entwicklers wurden die Chemikalien in falscher Reihenfolge zugegeben.

  2. Ölspuren auf der Entwickleroberfläche.

    a) Verunreinigte Wasserzuführung.

    b) Reste von Handpflegemitteln.

  3. Verlängerte Entwicklung in altem oxydiertem Entwickler.

Tabelle 12. *Zwischenwässerung und Stoppbad*

A. Unregelmäßige Flecken- und Streifenbildung.

  1. Lokal auftretende Luftoxydation während des Überbringens des Filmes vom Entwickler in die Zwischenwässerung oder das Stoppbad.

  2. Lokale Weiterentwicklung nach der Entnahme aus dem Entwickler.

    a) Bei Nichtverwendung einer Zwischenwässerung oder eines Stoppbades.

    b) Zu kurze, ungenügende Zwischenwässerung.

    c) Verbrauchtes, mit Entwickler angereichertes Stoppbad.

B. Blasenbildung in der Schicht (CO_2-Bläschen in der Gelatine).

  1. Reaktion von alkalischen Entwicklern mit zu saurem Unterbrecherbad.

  2. Fehlende Filmbewegung bei Verwendung eines säurehaltigen Stoppbades.

  3. Zu hohe Entwicklertemperaturen. Natriumsulfat im Entwickler setzt die Quellung des Filmes bei hohen Temperaturen herab und vermeidet Blasenbildung.

Tabelle 12 (Fortsetzung)

C. Blau-grüner Schleier.
  1. Bei Verwendung eines Chromalaun enthaltenden Zwischenbades.
    a) Begünstigt durch ungenügende Bewegung.
    b) Verwendung eines Entwicklers mit zu hohem Alkaligehalt.
    c) Verarbeitungstemperaturen zu hoch.
    d) Das Stoppbad ist erschöpft oder ungenügend angesäuert.

D. Gelblich-weiße Opalescenz (kolloidaler Schwefel). Möglich bei Verwendung eines Kalialaun enthaltenden Härtebades und zu starker Ansäuerung.

Tabelle 13. *Der Fixierprozeß*

A. Die Ausfixierung dauert zu lange.
  1. Unvorschriftsmäßige Zusammensetzung des Fixierbades.
    a) Sowohl zu niedrige als auch zu hohe Fixierbadkonzentrationen verlängern die Fixierzeit.
    b) Zu hoher pH-Wert stoppt die Entwicklung nicht sofort ab.
    c) Überschuß an Essigsäure zersetzt das Fixierbad zu Schwefel.
  2. Chemische Zusammensetzung des Fixiermittels. Ammoniumthiosulfat fixiert schneller als Natriumthiosulfat.
  3. Zu niedrige Temperatur.
  4. Ungenügende Bewegung.
  5. Erschöpfung.
    a) Thiosulfat wird beim Fixierprozeß verbraucht.
    b) Eingeschlepptes Wasser verdünnt die Lösung.
    c) Eingeschleppter Entwickler stört die Fixage.
    d) Thiosulfat wird in das Waschwasser verschleppt.
    e) Anreicherung von Halogeniden aus Film und Entwickler verlängert die Fixierzeit.
    f) Verschleppte Essigsäure aus dem Stoppbad zersetzt das Thiosulfat.
  6. Silbergehalt und Schichtdicke der Filmemulsion. Besonders bei den silberreichen folienlosen Filmen ist die Fixierzeit länger.

B. Schlechte Härtungseigenschaften.
  1. Ursachen.
    a) Unvorschriftsmäßige Zusammensetzung.
      1. Zu wenig Aluminium- oder Chromhärtemittel.
      2. Zu geringe Ansäuerung, zu hoher pH-Wert.
    b) Fixierzeit wird zu kurz gehalten. Sie sollte mindestens das Doppelte der Klärzeit betragen.
    c) Temperatur des Fixierbades zu hoch.
    d) Erschöpftes Fixierbad.
      1. Veränderungen im pH-Wert.
        a) Entwickler in Fixierbad verschleppt.
        b) Überschüssige Säure von Stoppbad eingeschleppt.
        c) Verdünnung mit Wasser.
      2. Abfall der Konzentration des Härtemittels.
        a) Filmdurchgang zu hoch.
        b) Verdünnung des Fixierbades.
        c) Härtemittel werden in das Waschwasser verschleppt.
  2. Fehlresultate bei schlechter Härtung.
    a) Schlechte Haftung. Die Emulsion läßt sich in Stücken von der Filmunterlage reiben.
    b) Kräuseln. Lokales Abblättern der Schicht entlang der Kanten.
    c) Abfließen. Die Emulsion fließt im ganzen von der Unterlage ab.
    Die oben beschriebenen Erscheinungen treten praktisch nur bei zu hohen Verarbeitungstemperaturen auf.

C. Sprödigkeit des Filmes.
    Überhärtung.
    a) Zu lange Fixierung.
    b) Unvorschriftsmäßige Zusammensetzung. Zuviel Härtemittel.
    c) Verwendung eines zusätzlichen Härtestoppbades.
    d) Trocknungsbedingungen, siehe Tabelle 15, B.

D. Blasenbildung.
    Bildung von Gasblasen in der Emulsion.
    a) Alkalischer Entwickler reagiert mit dem sauren Stoppbad oder Fixierbad.
      1. Vor dem Fixieren sollte der Film zwischengewässert werden.

Tabelle 13 (Fortsetzung)

2. Fixierbad zu sauer.
3. Zu alkalischer Entwickler.
4. Der Film sollte beim Einbringen in das Fixierbad bewegt werden.

E. Flecken und Ablagerungen auf dem Film.
  1. Dichroitischer Schleier.
    a) Zwei Filme kleben im Fixierbad aneinander („Fixierbehinderung").
    b) Erschöpftes Fixierbad.
      1. Zu hoher pH-Wert.
        a) Zwischenwässerung zu kurz.
        b) Keine fließende Zwischenwässerung.
      2. Anreicherung des Fixierbades mit Silber.
    c) Vor der endgültigen Ausfixierung in gebrauchtem Fixierbad wurde der Film hellem Licht ausgesetzt.
  2. Blau-grüner Schleier.
    a) Verwendung eines Kaliumchromalaun-Härtefixierbades.
      1. Bei ungenügender Ansäuerung.
      2. Bei ungenügender Bewegung.
      3. Bei zu hoher Temperatur.
      4. Bei ungenügender Zwischenwässerung.
  3. Weißer pulverförmiger Niederschlag.
    a) Aluminiumsalze, unlöslich in Wasser.
      1. Säuregehalt des Fixierbades zu gering.
        a) Ungenügende Zwischenwässerung oder zu kurze Verweildauer im Stoppbad.
        b) Ungenügender Wasserzulauf in der Zwischenwässerung.
        c) Verbrauchtes saures Stoppbad.
        d) Verwendung von hochalkalischen Entwicklern.
  4. Gelblich-weiße Opalescenz.
    a) Fein verteilter Schwefel.
      1. Zu starke Ansäuerung des Fixierbades.
        a) Falsche Konzentration beim Mischen.
        b) Verschleppung von zu saurem Unterbrecherbad.
      2. Säurezusatz beim Mischen zu schnell dazugegeben.
      3. Fixierbad zu warm.
      4. Säurezusatz wurde beim Ansatz zu einem noch zu warmen Fixierbad gegeben.
  5. Bräunlicher oberflächlicher Niederschlag.
    a) Öl auf der Oberfläche des Fixierbades.
      1. Verunreinigung des Fixierbades.
      2. Durch Handpflegemittel.
    b) Silbersulfidniederschlag.
      1. Überschuß von Silber in gebrauchtem Alaun-Härtefixier.
      2. Anwesenheit von Sulfiden im Wasser oder in der Luft.
        a) Fixierbad war bei Nichtgebrauch nicht zugedeckt.
        b) Bakterien aus dem Niederschlag im Wässerungstank.
      3. Ungenügende Bewegung im Fixierbad.
      4. „Tankhaut" bei längerem Nichtgebrauch.

Tabelle 14. *Die Wässerung*

A. Runzelkorn.

Die Bildung eines mechanischen Reliefs durch gleichzeitige Quellung und Schrumpfung der Gelatine an benachbarten Filmstellen.
  1. Bei Wässerungstemperaturen, die höher als die Fixierbadtemperatur sind.
  2. Zusätzliche zu geringe Härtung beim Fixierprozeß (s. Tabelle 13, B, 1).

B. Die Trocknungszeit wird zu lang.
  1. Zu lange Wässerung.
  2. Zu warmes Waschwasser.
  3. Zu geringe Härtung bei normaler Wässerung.
  4. Fehler bei der Trocknung (s. Tabelle 15, A, 1, 2 und 3).

C. Die Filmunterlage zeigt wolkige Aufhellungen (meist nur bei bestimmten Filmtypen).
  1. Zu lange Wässerung.
  Zu warmes Waschwasser.

Tabelle 14 (Fortsetzung)

D. Schlechte Haftung, Kräuseln und Abfließen der Emulsion.
  1. Wässerungszeit zu lang.
  2. Wässerungstemperatur zu hoch.
  3. Ungenügende Härtung im Fixierbad.

E. Weißer, kristalliner Niederschlag auf dem Film.
  Fixiersalzkristalle, löslich in Wasser; bei unzureichender Wässerung.

F. Gelbschleier oder Verblassen des Röntgenbildes nach längerer Lagerung.
  Unzureichende Wässerung führte zu einem zu hohen Restthiosulfatgehalt.

G. „Bakterienfraß".
  Teils dunkle Flecke, kraterförmig. In stärkerer Ausprägung helle, rundliche oder linienförmige Fraßstellen.
  1. Verunreinigung des Wässerungstanks.
  2. Zu lange Wässerung, besonders in stehendem Wasser.

Tabelle 15. *Der Trocknungsprozeß*

A. Der Film trocknet zu langsam.
  1. Zugeführte Luft zu feucht.
  2. Zugeführte Luft zu kühl.
  3. Luftgeschwindigkeit zu gering.
  4. Aufgequollene, schwammige Filme.
    a) Ungünstige Wässerungsbedingungen (s. Tabelle 14, B).
    b) Ungünstige Fixierbedingungen (s. Tabelle 13, B, 1).

B. Der Film ist zu spröde.
  1. Zu hohe Trocknungstemperatur.
  2. Zu lange Trocknungszeit.
  3. Luftfeuchtigkeit zu niedrig.
  4. Überhärtung.

C. Schwärzungsveränderungen (Flecken und Streifen).
  1. Zugeführte Luft zu warm.
  2. Luftfeuchtigkeit zu niedrig.
  3. Luftgeschwindigkeit zu hoch (häufigste Ursache für Streifenbildung).
  4. Wassertropfen gelangen auf die angetrocknete Emulsion.
    a) Wassertropfen laufen aus den Ecken der Filmrahmen nach.
    b) Verunreinigte Filmrahmen.
    c) Wasser wird durch zu hohe Luftgeschwindigkeit versprüht.

D. Einrisse in der Schicht (fissurenähnlich).
  1. Extrem hohe Trockentemperaturen.
  2. Extrem niedrige Luftfeuchtigkeit.
  3. Zu lange Trocknungszeit bei Vorliegen von 1. und 2.

E. Silber-weiße Opalescenz.
  1. Bei Schnelltrocknung mit Alkohol.
    a) Trockentemperatur zu hoch.
    b) Alkoholkonzentration zu hoch.
    c) Zusätzliche ungenügende Fixage und Wässerung.

V. Die Reproduktion von Röntgenaufnahmen

1. Allgemeine Grundlagen

Die Technik der Reproduktion von Röntgenaufnahmen als Teilgebiet der medizinischen Photographie hat ein solches Ausmaß angenommen, daß sie in der Praxis nur noch von wenigen übersehen und beherrscht wird. Die stürmische Entwicklung der röntgenphotographischen Verfahren mußte zur photographischen Dokumentation der verschiedensten Größen und Formen mit teilweise völlig unterschiedlichem Informationsgehalt führen. Die Notwendigkeit, diese in unserer optisch eingestellten Welt zu dokumentieren, weiter zu verbreiten, didaktisch zu verwerten und zu archivieren, zwang und zwingt zum Einsatz aller photographischen und technischen Möglichkeiten. So werden, um nur ein Beispiel zu nennen, bei der Herstellung eines röntgenkinematographischen Lehrfilms, der für die Projektion im großen Kreis geeignet sein soll, Methoden und „Tricks" der Spielfilm-Industrie angewendet. Erst dadurch gelingt es, aus dem primären, meist extrem flachen Dosisbild hinter dem Patienten ein kontrastreiches, oft noch in seiner Fläche mehrhundertfach vergrößertes Projektionsbild zu erhalten.

Die allgemeinen und speziellen Probleme bei der Reproduktion von Röntgenaufnahmen sind allerdings, mögen sie im Augenblick auch noch so neu und schwierig erscheinen, der sog. kommerziellen Reprophotographie schon länger bekannt. Sie haben dort ihre aufnahmetechnischen und photographisch einwandfreien Lösungen gefunden. So ist es nicht erstaunlich, daß gerade in der letzten Zeit von ihr sehr interessante moderne technische Hilfsmittel übernommen wurden. Auch für die Zukunft sind von ihr neue Praktiken zu erwarten.

Ein Einwand sei allerdings gestattet. Die Reproduktion von Röntgenaufnahmen untersteht dem allgemeinen Gesetz der medizinischen Illustration, das schon den ersten ernstzunehmenden medizinischen Illustratoren, es waren übrigens Tizian-Schüler, heilig war. „Die Wahrheit der Darstellung ist das einzig erstrebenswerte Ideal." Diese Bemerkung muß gemacht werden, weil es möglich ist, durch moderne elektronische Verfahren der Zerlegung eines Röntgenbildes und anschließende Dokumentation dieser Information jenseits der dem Röntgenaufnahmematerial gesteckten Grenzen noch Befunde „herauszuholen", die in Wirklichkeit durch physikalisch-photographische Unzulänglichkeiten des Materials vor, während und nach der Aufnahme verursacht sind.

2. Technische Hilfsmittel und photographische Materialien

Wie bereits angedeutet, müssen Röntgenaufnahmen verschiedenster Objekte, Techniken, Formate und Größen über einen meist photographischen Aufnahmeprozeß zu Reproduktionen für die verschiedensten Zwecke verarbeitet werden. Bei diesem Arbeitsvorgang werden im Hinblick auf das Endprodukt das technische Hilfsmittel (Kopier-, Vergrößerungsgerät, Aufnahmekamera), das photographische Material (Papier oder Film mit entsprechender Gradation), die Chemikalien (Entwickler) sowie die Verarbeitungsmethoden ausgewählt. Eine gewisse Erleichterung gegenüber früheren Jahren ist hierbei eingetreten, da allgemein der Bildstandard gleichmäßiger geworden und schon dadurch eine gewisse Konstanz gegeben ist; allerdings sind neue Röntgenaufnahme-Techniken hinzugekommen.

In der folgenden Tabelle wird eine die wesentlichen Reproduktionsmöglichkeiten enthaltende Zusammenfassung gegeben. Allein schon durch die Möglichkeit der Reproduktion auf Papier oder Film in verkleinertem oder vergrößertem Maßstab, als Negativ in den dem Original mehr oder weniger entsprechenden Schwärzungsverhältnissen oder als Positiv mit umgekehrter Transparenz ergibt sich eine Vielzahl von Kombinationsmöglichkeiten.

Tabelle 16. *Schema der gebräuchlichsten Reproduktionsverfahren*

Ausgangsbild	Ergebnis der Reproduktion Schwärzungs-wiedergabe	Format	Material	Übliche Techniken: Geräte, Materialien, Verarbeitung
1. *Dosisbild*	Negatives „Duplikat"	Originalgröße	Röntgenfolienfilm	Während der Röntgenaufnahme werden in einer Kassette durch zwei Foliensätze zwei Röntgenfilme gleichzeitig belichtet

Tabelle 16 (Fortsetzung)

Ausgangsbild	Ergebnis der Reproduktion			Übliche Techniken:
	Schwärzungs-wiedergabe	Format	Material	Geräte, Materialien, Verarbeitung
2. *Röntgenfolienfilm* (doppelseitig begossen)	Positiv	Originalgröße	Film	Kontaktkopie auf Technofilm oder Röntgenfolienfilm
			Papier	Kontaktkopie auf Kontaktpapier, notfalls Röntgenpapier
		Verkleinerung	Film	Kamera, „Photopult", KB-, Rollfilm, Technofilm
			Papier	„Photopult", Vergrößerungspapier
	Negativ	Originalgröße	Film	Kontaktkopie auf Direktduplikatfilm oder vorsolarisiertem Röntgenfolienfilm. Verkleinerung mit Kamera auf KB-, Roll- oder Planfilm. Vergrößerung des Zwischennegatives auf Technofilm oder Röntgenfolienfilm (speziell für Massenauflagen)
		Verkleinerung	Film	Kamera, KB- oder Rollfilm. Kopie oder Vergrößerung auf Technofilm. Kamera, Kleinbild-Umkehrfilm
			Papier	Kamera, „Photopult", KB- oder Rollfilm. Kopie oder Vergrößerung auf Vergrößerungspapier
3. *Folienlose Filme* (doppelseitig begossen). Nachträgliche Vergrößerung möglich. Eine Emulsionsschicht vorher entfernen	Positiv	Vergrößerung	Papier	Vergrößerungsapparat, Vergrößerungspapier
			Film	Vergrößerungsapparat, Technofilm, notfalls Röntgenfolienfilm
	Negativ		Papier	Vergrößerung auf Technofilm. Dann Kontaktkopie auf Kontaktpapier
			Film	Vergrößerung auf Technofilm. Dann Kontaktkopie auf Technofilm, notfalls Röntgenfolienfilm
4. *Röntgenpapier* (einseitig begossen)				Grundsätzlich gelten hier die gleichen Prinzipien der Reproduktionstechnik wie beim Röntgenfilm (Folie). Seitenverkehrtheit bei Direktkopie
5. *Schirmbildfilm* (einseitiges Negativ)	Positiv	Originalgröße	Film	Kontaktkopie auf Technofilm
			Papier	Kontaktkopie auf Kontaktpapier
	Negativ	Vergrößerung	Film	Kontaktzwischennegativ auf Technofilm. Dann Vergrößerung auf Techno- oder Röntgenfolienfilm (für Vergleiche)
			Papier	Kontaktzwischennegativ auf Technofilm. Dann Vergrößerung auf Vergrößerungspapier
	Negativ (Duplikat)	Originalgröße	Film	Kontaktkopie auf Direktduplikatfilm
6. *Bildverstärker-Einzelaufnahmen* (35, 70 mm) (einseitige Negative)	Positiv	Originalgröße	Papier	Kontaktkopie auf Kontaktpapier
			Film	Kontaktkopie auf Technofilm
		Vergrößerung	Papier	Vergrößerung auf Vergrößerungspapier
			Film	Vergrößerung auf Technofilm
		Verkleinerung (für Projektion)	Film (24 × 36 mm)	Verkleinerung mit Reprogerät auf Technofilm. Auch mit KB-Kamera mit Zwischenringen auf KB-Film

Tabelle 16 (Fortsetzung)

Ausgangsbild	Ergebnis der Reproduktion Schwärzungs-wiedergabe	Format	Material	Übliche Techniken: Geräte, Materialien, Verarbeitung
6. Bildverstärker-Einzelaufnahmen (Fortsetzung)	Negativ (Duplikat)	Original	Papier	Kontaktkopie auf Technofilm. Dann Kopie auf Kontaktpapier
			Film	Kontaktkopie auf Direktduplikat-film Kontaktkopie auf Technofilm. Dann Umkopie auf Technofilm
		Verkleinerung (für Projektion)	Film (24 × 36 mm)	Kleinbildkamera mit Zwischen-ringen oder KB-Reproduktions-gerät. Umkehr-Kleinbildfilm
7. Röntgen-Kino-Aufnahmen (einseitig begossenes Negativmaterial). Negativ	Positiv	Original Verkleinerung (16 von 35 mm)	Film Film	Umkopie in Kopieranstalt Optische Verkleinerung in Kopier-anstalt
		Vergrößerung (16 auf 35 mm)	Film	Optische Vergrößerung in Kopier-anstalt
		Vergrößerung	Papier (Einzelbild)	Vergrößerungsapparat. Vergröße-rungspapier
	Negativ (Duplikat)	Originalgröße, Verkleinerung, Vergrößerung	Film	Zwischennegativ durch Kopier-anstalt. Dann Umkopie auf ge-wünschtes Format
		Vergrößerung	Papier (Einzelbild)	Vergrößerungsapparat, Vergröße-rung auf Technofilm. Dann Kon-taktkopie auf Kontaktpapier. Oder Kontaktkopie auf Techno-film. Davon Vergrößerung auf Vergrößerungspapier
Positiv (Umkehrfilm)	Negativ	Originalgröße, Verkleinerung, Vergrößerung	Film	Optische Umkopie in Kopier-anstalt
		Vergrößerung	Papier (Einzelbild)	Vergrößerungsapparat, Vergröße-rungspapier
	Positiv (Duplikat)	Originalgröße, Verkleinerung, Vergrößerung	Film	Zwischennegativ in Kopieranstalt, dann Kopie
		Vergrößerung	Papier	Vergrößerungsapparat, Vergröße-rungspapier
8. Fernseh-Monitor-Aufnahmen (einseitig begossenes Material) Negativ	Positiv	Originalgröße, Verkleinerung, Vergrößerung	Film	Kopie in Umkehranstalt auf hartes Filmmaterial
	Negativ (Duplikat)	Originalgröße, Verkleinerung, Vergrößerung	Film	Zwischennegativ in Kopieranstalt, dann Umkopie
Positiv (Umkehrfilm)	Positiv	Originalgröße, Verkleinerung, Vergrößerung	Film	Wie bei Röntgenkino-Aufnahmen. Aber Kopie auf steil arbeitendes Filmmaterial
	Negativ	Originalgröße, Verkleinerung, Vergrößerung	Film	Wie bei Röntgenkino-Aufnahmen. Aber Kopie auf steil arbeitendes Filmmaterial
9. Serien-Aufnahmen Direktaufnahmen,	Positiv	Verkleinerung	Film (16 u. 35 mm)	Aufnahme am Tricktisch mit Negativmaterial
Schirmbildaufnahmen (entweder doppel-seitig oder einseitig begossene Negative)	Negativ	Verkleinerung	Film (16 u. 35 mm)	Aufnahme am Tricktisch mit Negativmaterial, dann Um-kopierung

a) Die Reproduktionsausrüstung

Parallelgehend mit der Anwendung der Dokumentation und Reproduktion haben die Hersteller von Reproduktionsgeräten zahlreiche Geräte speziell für die Reproduktion von Röntgenaufnahmen konstruiert. Für die Zukunft sind auf diesem Gebiet noch einfachere und auch weniger kostspielige Geräte zu erwarten.

1. Leuchtpulte mit variabler Allgemeinhelligkeit, die zusätzlich in Hunderte von kleinen, verschieden helle Leuchtflecke einstellbar sein können, erlauben eine gleichmäßige oder auch gewollt ungleichmäßige Ausleuchtung des transparenten Röntgenbildes. Störende Streu- oder Rückstrahlung von außerhalb des Bildes liegenden Partien muß durch Blenden oder veränderliche Schablonen unbedingt vermieden werden. Bei der Aufsichtsreproduktion können störende Reflexe durch geeignete Lampenkonstruktion und auch durch die Verwendung von Polarisations-Filtern unschädlich gemacht werden.

2. Die für die Kontaktkopie erforderlichen Geräte sollen einen engen Kontakt zwischen Original und Reproduktionsmaterial ermöglichen. Zur Ausschaltung der störenden Parallaxe des Röntgenfilmes mit seinen zwei Emulsionsschichten hat sich für höchste Ansprüche das Kopieren mit einer punktförmigen Lichtquelle bewährt, die sich hierbei in der gleichen Entfernung vom Film befindet wie der Brennfleck der Röntgenröhre von der Kassette bei der Aufnahme. Beim „Kopierprozeß" von 35- oder 16 mm-Kinofilmen handelt es sich nur selten um eine optische Kopie, wobei Original und Kopiermaterial nicht im direkten mechanischen Kontakt sind.

3. Die Auswahl der Reproduktionskamera richtet sich in der Praxis häufig nach den gegebenen finanziellen Möglichkeiten. Optisch und mechanisch hochwertige Kameras können verständlicherweise nicht billig sein. Auf die Dauer gesehen sind sie aber doch preiswert, weil sie leicht standardisierbare und damit Arbeitszeit sparende Methoden garantieren bei einer immer gleichmäßigen und optimalen Bildgüte.

Moderne 16 mm-Reproduktions-Durchlaufgeräte haben sich für die Reproduktion von großformatigen Röntgenfilmen noch nicht durchsetzen können. Auch die zur Verfügung stehenden Kameras für das Format 18 × 24 mm leiden noch daran, daß höchstens kleinformatige Röntgenbilder in ihrem ganzen Informationsgehalt erfaßt werden. Trotzdem wurde an einzelnen Stellen bereits der Versuch unternommen, sie organisch mit einer automatischen Röntgenfilm-Entwicklungsmaschine zu verbinden.

Kleinbildkameras für das Format 24 × 36 mm, meist einäugige Spiegelreflexkameras oder entsprechende Ansätze lassen sich sehr gut für Reproduktionszwecke einsetzen, nachdem wenigstens bis zum Format einer Lungenaufnahme die Optik und auch die neuzeitlichen Filmmaterialien alle Details wiedergeben, wie sie für eine spätere Diagnosestellung nötig sind. Hiermit ist es leicht möglich, Archive von pathologischen Befunden auf Röntgenbildern aufzubauen mit dem Vorteil, daß diese kleinformatigen Reproduktionen jederzeit und an jedem Ort, mit meist an jedem Ort vorliegenden Kleinbildprojektoren oder Betrachtungsgeräten ausgewertet werden können.

Eine Sonderstellung nehmen die bereits im Handel befindlichen, vollautomatischen Kameras ein, die mit 70 mm breiten Rollfilmen arbeiten. Man gelangt hier zu Negativen, die wirklich den gesamten Informationsgehalt unverfälscht wiedergeben mit dem großen Vorteil der Betrachtungsmöglichkeit ohne kostspielige, an den Ort gebundene optische Hilfsmittel. Hiervon lassen sich hervorragende Vergrößerungen, für die Projektion und die zusätzliche Archivierung auch Verkleinerungen, anfertigen, eventuell in Verbindung mit elektronisch arbeitenden Kopiermethoden.

Noch größere Formate scheinen nach dem heutigen Stand der Technik nicht nötig zu sein, abgesehen vielleicht von dem Duplikat einer 100 × 100 mm Schirmbildaufnahme, das aber meist über eine Kontaktkopie vorgenommen wird.

Die altehrwürdigen Plattenkameras sind weitgehend verdrängt worden und werden nur noch gelegentlich verwendet. Einäugige und zweiäugige Spiegelreflexkameras des Mittelformates mit entsprechenden Adaptern für die einzelnen Filmbreiten lassen sich nicht nur in der klinischen Photographie, sondern auch bei der Reproduktion einsetzen.

Spezielle Reproduktionsgeräte im Kleinbildformat bei Verwendung des Gehäuses einer präzis gebauten Kamera mit entsprechender Optik für diesen Aufnahmebereich haben die seit Jahrzehnten bekannten und bewährten Geräte für größere Formate, insbesondere auf Platten, mehr als nur ergänzen können. Diese größeren, speziell für Röntgenaufnahmen gebauten Reproduktionseinrichtungen lassen sich durch den Einbau eines 35 mm-Kameragehäuses leicht modernisieren.

4. Auch bei der Wahl des Vergrößerungsgerätes sollte in erster Linie auf eine gute optische und mechanische Konstruktion geachtet werden. Übrigens lassen sich einige neuzeitliche Geräte im Baukastensystem durch Zusätze sogar zu Reprokameras mit einer befriedigenden Bildqualität erweitern.

5. Preiswerte, für die Umkopierung von Röntgenkinofilmen geeignete Geräte sind noch nicht erhältlich, wenn auch jetzt schon an einigen Stellen ein Bedarf hierfür vorhanden ist. Das Kopieren und Umkopieren dieser Filme erfolgt meist in einer Kopieranstalt. Allerdings ist hierbei zumindest am Anfang ein persönlicher Kontakt unerläßlich, weil die Wünsche und Forderungen bei der Herstellung von Röntgenkinofilmen, gleichgültig welcher Aufnahmetechnik, sich nur schwer mit der absolut standardisierten und auf Gleichmäßigkeit des eingehenden Filmmaterials eingestellten Kopieranstalt koordinieren lassen.

6. Spezialkameras für Archivierungszwecke im Kleinformat, wobei auch die photochemische Verarbeitung vollautomatisch erfolgen kann, sind bereits im Handel erhältlich. Die bisher damit gewonnenen Ergebnisse sind aber trotz aller Bemühungen noch nicht so, daß damit gleichwertige, die Originalröntgenaufnahme ersetzende Negative oder Duplikate hergestellt werden können. Wenn trotzdem über gute Erfahrungen berichtet wird, so liegt das wahrscheinlich daran, daß bei bereits gestellter Diagnose der Befund auch bei vermindertem Informationsgehalt der Reproduktion leichter wiedererkannt wird.

Die Erfahrung hat dagegen bewiesen, daß jede einwandfrei zu diagnostizierende Aufnahme auf einem Schwarz-Weiß-Umkehrfilm (35 mm) zu reproduzieren ist, gleichgültig ob es sich um eine kontrastreiche Skeletaufnahme handelt oder um eine mit Hartstrahltechnik angefertigte Lungenaufnahme, deren Schwärzungsumfang häufig nur noch 10% der seitlichen Schädelaufnahme beträgt.

b) Die photographischen Materialien

Allgemein kann gesagt werden, daß ein reeller Bedarf für ein spezielles Reproduktionsmaterial in der Röntgenphotographie von der photochemischen Industrie erfüllt werden kann bzw. wird. Konnte man früher lediglich auf einige Spezialplatten oder wenige Filme zurückgreifen, so stehen heute Reproduktionsmaterialien in einer verwirrenden Anzahl zur Verfügung. Jeder bedeutende Filmhersteller verfügt über ein Sortiment von Techno- oder graphischen Filmen, die für die Anwendung in der Reproduktionstechnik bestimmt sind. Praktisch vermögen sie jeden Wunsch bei der röntgenphotographischen Reproduktion zu erfüllen. Schon aus Konkurrenzgründen haben diese Hersteller ausführliche wissenschaftliche Daten und Verarbeitungshinweise in Form von Handbüchern für diese Techno-Filme herausgegeben, aus denen man alle interessanten Angaben ersehen kann. So ist das gewünschte Reproduktionsmaterial lediglich noch auszuwählen. Fast unnötig ist es, zu betonen, daß nur eine standardisierte Verarbeitungstechnik zum gewünschten Erfolg führen wird.

1. Photopapiere für die Kontaktkopie oder für die Vergrößerung sind in verschiedenen Oberflächen, Formaten und Gradationen erhältlich. Moderne Photopapiere mit bei der Belichtung variablem Kontrast erleichtern die Lagerhaltung, da nur noch eine Gradation benötigt wird.

2. Filmmaterial für die Kopien in Originalgröße ist in verschiedenen Ausführungen erhältlich. Für die Herstellung eines Negatives ist ein graphischer Film oder Platte zu verwenden, die den bereits hohen Kontrast des Röntgenfilmes nicht oder noch weiter

verstärken. So kann man sich mit Technofilmen begnügen, deren Gammawert knapp bei 1 liegt.

Unter- und überbelichtete Aufnahmen erfordern ein Wiedergabematerial mit höherem Kontrastfaktor, der auch durch einen steil arbeitenden Entwickler erzielt werden kann. Direktduplikate sind bei Verwendung eines entsprechenden Direktduplikatfilmes leicht anzufertigen. Hier ist eine standardisierte Verarbeitung und ein konstantes Filmmaterial unerläßlich. Die Kopie auf einem selbst vorsolarisierten Röntgenfolienfilm hat sich wegen ihrer Inkonstanz nicht durchsetzen können. Auf die Möglichkeit, während der Aufnahmen durch eine entsprechend abgestimmte Doppelfolie Duplikate auf Röntgenfilm zu erhalten, sei zur Ergänzung noch hingewiesen.

3. Bei dem Verkleinerungsprozeß, meist auf das Kleinbildformat 24 × 36 mm, bevorzugt man Negativmaterial der 14-DIN-Gruppe, das man durch einfache Variationen bei der Entwicklung leicht zu dem gewünschten Gammawert steuern kann. Noch bessere Ergebnisse lassen sich mit sog. Doku-Filmen erzielen, die zwar unempfindlicher sind, dafür aber eine noch bessere Auflösung garantieren. Nur wenn die Negative für die Direktprojektion verwendet werden sollen, wird man zu einem Gammawert von etwa 1 entwickeln müssen. Sonst ist es vorteilhafter, Negative mit einem Gammawert zwischen 0,6 und 0,7 anzustreben, die sich später leicht zu Papierbildern und Dias in den Originalschwärzungen verarbeiten lassen.

Die gleichen Überlegungen gelten selbstverständlich auch für die Arbeit mit großformatigen Reproduktionskameras, wobei nochmals auf den 70 mm breiten Film hingewiesen werden muß. Für noch größere Formate gebraucht man Dia-Filme, die nichts anderes als auf kleinere Formate zugeschnittene Technomaterialien darstellen. Die früher viel verarbeiteten Dia-Platten finden fast keine Verwendung mehr.

Schon lange bestand der Wunsch, verkleinerte Duplikate ohne großen Arbeitsaufwand zu erhalten. Durch Umkehrmaterialien, die nach der Belichtung meist in Umkehranstalten weiterverarbeitet werden, gelingt es heutzutage, hervorragende Kleinduplikate zu erstellen.

Die schon vor knapp 30 Jahren empfohlene Verwendung von Farb-Umkehrfilmen hat sich nicht bewährt, wenn dieses Verfahren auch immer wieder periodisch in der Literatur auftaucht. Die Bilder wirken in der Projektion körnig, unscharf, zeigen ungewollte Farbverschiebungen und eine längere Lagerung wird problematisch.

Dagegen haben sich Schwarz-Weiß-Umkehrfilme, wie sie von einigen Filmherstellern angeboten werden, gut bewährt. Zum Teil können diese Filme auch selbst umkehrentwickelt werden, so daß das Ergebnis bereits nach kurzer Zeit vorliegt und eventuelle Korrekturen gleich danach vorgenommen werden können. Die Preisgünstigkeit dieses Verfahrens erlaubt es, nicht nur das gesamte Röntgenbild zu reproduzieren, sondern zusätzlich dazu eventuell einen Ausschnitt, der den pathologischen Prozeß für sich isoliert darstellt. Für didaktische Zwecke ist dieses Verfahren als die Methode der Wahl anzusehen. Auch Archive lassen sich bei Verwendung dieser Umkehrfilme ohne großen Arbeitsaufwand aufbauen.

Photoelektrische Belichtungsmesser, mit denen die „Dominante" des Röntgenbildes ausgemessen wird, gewährleisten eine Sicherheit bei der Belichtung dieser Materialien. Die einmalige Detailwiedergabe dieser Schwarz-Weiß-Umkehrfilme im Kleinstformat beruht in der Hauptsache auf folgenden Fakten:

Durch eine unter die Emulsion gegossene Lichthofschutzschicht (meist kolloidales Silber) werden die störenden Diffusionserscheinungen in der Schicht auch bei hohen Kontrasten des Originalnegatives vermieden. Die spezifischen photochemischen Verarbeitungsprozesse führen zusätzlich dazu, daß zum Bildaufbau nur die feinsten Körner der Emulsion verwendet werden, während die großen und empfindlichsten Körner ausgebleicht sind und damit an den Schwärzungen keinen Anteil mehr haben.

Bei der Reproduktion einer Schädelaufnahme nach dieser Methode werden große Anforderungen an das Material und die Verarbeitung gestellt. Die Tatsache, daß z.B. die mittlere Schwärzung einer guten Schädelaufnahme etwa $S = 1$ beträgt, ist für die

Diagnostik völlig belanglos. Entscheidend ist, daß sowohl bei der Schwärzung $S=0,3$ (Schädelbasis) als auch bei der Schwärzung $S=2,3$ (Nasenbein) pathologische Befunde, oft sogar gleichzeitig, vorhanden sein können. Daher muß zumindest dieser Bereich umfaßt werden, ohne daß der Detailkontrast allzusehr darunter leidet.

4. Im folgenden seien noch einige Spezialaufnahmematerialien erwähnt, die teils jetzt schon verwendet werden, zum anderen aber für die Zukunft eine gewisse Bedeutung erhalten könnten.

Die Auswahl der Filme für den Zwischenkopierprozeß bei der Röntgenkinematographie ist weitgehend den Kopieranstalten überlassen. Es handelt sich hierbei um sehr feinkörnige unsensibilisierte Emulsionen, deren Gammawerte durch entsprechende Entwicklungsbedingungen leicht variiert werden können und die auch dauerhaft und exakt reproduzierbar sind.

Das alte Lichtpausverfahren wurde in den letzten Jahren zu einer beachtlichen Höhe weiterentwickelt. Doppelseitig begossenes Material, bei dem Diazo-Verbindungen auf oder in einem transparenten Schichtträger aufgetragen sind, könnte preiswerte und detailreiche Direktduplikate liefern. Das Diazo-Material läuft in Kontakt mit dem Röntgenfilm durch ein Rollensystem und wird durch UV-Licht exponiert. Hierbei werden die Diazo-Verbindungen aufgesprengt, so daß nach dem Durchlauf durch eine Ammoniak-Gaskammer ein stabiles Röntgenbild in den normalen Schwärzungsverhältnissen erscheint.

Diazo-Verbindungen spielen auch bei dem sog. Kalvar-Verfahren eine Rolle. Es ist für die Reproduktion von Röntgenaufnahmen als Papiernegativ bereits soweit vervollkommnet, daß bei normaler Raumbeleuchtung mit dem entsprechenden Gerät innerhalb von etwa 2 min Papiernegative bis zu einer Breite von 43 cm gezogen werden können. Die Diazo-Verbindungen werden durch das zur Belichtung verwendete UV-Licht aufgespalten. Dabei bilden sich Stickstoff enthaltende Bläschen, die mikroskopisch fein sind, und die bei der anschließenden „Entwicklung" durch eine etwa 1,5 sec während Wärmeeinwirkung vergrößert und stabilisiert werden. Von diesen Bläschen wird das Licht derart zerstreut, daß ein Bild sichtbar wird. Wieweit mit diesem hochauflösenden Material Mikrokopien für die Archivierung der Röntgenaufnahmen möglich sind, wird die Zukunft erweisen.

Von den Silber-Diffusionsverfahren ist das Polaroid-Verfahren erwähnenswert. Seitdem auch Diafilme lieferbar sind, ist die Schnell-Reproduktion von Röntgennegativen in rund 10 sec in den Bereich des Anwendbaren gerückt. Bei der Verwendung der vollautomatisierten Kamera können die Nahbereiche stufenlos mit Hilfe von zwei Zusatzteilen erfaßt werden. Sonst eignen sich die bekannten Polaroid-Ansatzteile für die konventionellen Systemkameras. Auch Aufnahmen auf Röntgenpapier oder gedruckte Vorlagen können als projektionsfertige Duplikate erstellt werden.

3. Der Kontrastausgleich

Im ersten Jahrzehnt der Röntgenphotographie bestand das Problem bei der Reproduktion von Röntgenaufnahmen darin, das sehr flache Röntgenbild bei der Reproduktion durch entsprechendes Kopiermaterial aufzusteilen. Es ist weitgehend in Vergessenheit geraten, daß die frühe Röntgendiagnostik nicht mit dem immer flachen Röntgennegativ, sondern mit der steileren Kopie dieses Negativs arbeitete. Erst seit der Einführung des doppelseitig begossenen Röntgenfilmes mit seiner steil arbeitenden Emulsion konnte man Röntgenbilder anfertigen, die einen hohen Allgemeinkontrast aufwiesen, und bei denen der Detailkontrast zu einem hohen Informationsgehalt führte. Da aber z.B. das beste Druckverfahren nur einen Teil des großen Bildumfangs einer Röntgenaufnahme darstellen konnte, suchte man nach Wegen, trotz des verminderten Allgemeinkontrastes bei den verschiedensten Reproduktionsmethoden den Detailkontrast zu erhalten bzw. sogar noch zu erhöhen.

Das von der Aufnahme her schon „harmonische" Röntgenbild ist nur schwer zu erhalten, so daß man den Weg beschreitet, das Röntgenbild bei der Reproduktion zu

„harmonisieren". Immer wieder neu auftauchende Methoden unter Verwendung der modernsten elektronischen Hilfsmittel zeigen, daß dieses Kontrastproblem auch heute noch nicht völlig gelöst ist.

Die Herabsetzung des Allgemeinkontrastes unter Erhaltung bzw. Erhöhung des Detailkontrastes kann auf mechanische, optische und elektronische Weise geschehen. In vielen Fällen handelt es sich aber um die Kombination verschiedener Verfahren, so daß die folgende Einteilung dieser Methoden im Grunde subjektiv ist.

a) Mechanische Verfahren

Die mechanischen Verfahren des Kontrastausgleiches beginnen schon bei der Konstruktion des Leuchtkastens, der durch aufgelegte mehr oder weniger transparente „Masken" an einzelnen Stellen dem Röntgennegativ angepaßt werden kann. Auf die Möglichkeit der Unterteilung der Leuchtfläche in variable Licht„punkte" wurde bereits hingewiesen.

1. Eine „Maskierung" dieser Leuchtfläche kann auf elegante Weise erfolgen, wenn man helle Kunststoffgranulate, notfalls auch trockenen Reis, unter die zu hellen und damit überstrahlenden Stellen aufträgt. Wichtig ist aber bei dieser Technik, daß ein genügender Abstand zwischen Film und Kunststoffgranulat eingehalten wird, und die Abblendung des Objektives nicht zu weit erfolgt.

2. Das Zurückhalten von zu hellen Stellen durch die Hand oder bewegte Schablonen ist allgemein bekannt, ebenfalls die zusätzliche Belichtung durch entsprechende Lichtquellen. Interessant ist die Nachbelichtung bestimmter Stellen bei Verwendung eines Kopiermaterials mit veränderlichem Kontrast.

3. Das lokale „Herausholen" eines Befundes oder eines Bildbezirkes durch Reiben des Reproduktionsmaterials mit einem in warmen oder konzentrierten Entwickler eingetauchten Wattebausch fällt schon mehr unter die photochemischen Methoden. Auch das partielle Abschwächen ist nicht ganz ohne Problematik, insbesondere bei der Reproduktion von flächenhaften diffusen Veränderungen im Röntgenbild.

b) Optische Markierungsmethoden

Optische Markierungsmethoden wurden schon frühzeitig empfohlen. Das Verfahren der „unscharfen" Maske auf photographischem Wege wurde zu einem in der Hand des Erfahrenen sehr erfolgerbringenden, aber auch sehr Arbeitszeit raubenden Verfahren. Man fertigt von dem Röntgennegativ ein unscharfes Positiv an und kopiert dann beide auf ein Material steiler Gradation. Man erhält dann eine Kopie, bei der der Allgemeinkontrast erniedrigt ist, der Detailkontrast bzw. die feinen Details in verstärktem Maße dargestellt sind.

c) Elektronische Verfahren

Durch den Einsatz moderner elektronischer Verfahren versuchte man, die oben beschriebenen, mehr oder weniger komplizierten, meist an die Erfahrung einer Einzelperson gebundenen Verfahren zu ersetzen.

1. Als erste verschiedener elektronischer Methoden wurde das „Log-Etronic" angewandt, das ursprünglich für die Erhöhung des Detailkontrastes von Luftaufnahmen mit niedrigem Allgemeinkontrast entwickelt worden war. Durch die prinzipielle leichte elektronische Anpassung an kontrastreiche Röntgenaufnahmen wurde es als „elektronisches Maskenverfahren" angewandt. Das Prinzip braucht hier nur angedeutet zu werden, nachdem es allgemein bekannt geworden und diskutiert ist:

Röntgenfilm und Kopiermaterial (Technofilm ohne Rückguß) werden durch einen Lichtstrahl aus einer defokussierten Kathodenstrahlröhre durchstrahlt. Das durchgegangene Licht wird von einer Photozelle registriert, die über einen Verstärker mit negativer Rückkoppelung die Helligkeit der Kathodenstrahlröhre steuert. So werden die dunklen Teile des Röntgenfilms mit mehr, die hellen Bezirke mit weniger Licht, je nach Einstellung kopiert. Der Gesamtkontrast wird „harmonisiert". Die Details der Originalaufnahme kommen in verstärktem Maße zur Darstellung, da sie durch den größeren Lichtfleck nicht unterdrückt und durch den Kontrast des Kopiermaterials aufgesteilt werden.

Das Verfahren hat sich gut bewährt bei der Herstellung von Papierkopien als Ausgang für Druckklischees. Eine Steigerung der diagnostischen Ausbeute ist objektiv in größerem Ausmaße lediglich bei der Kopie von folienlosen Röntgenaufnahmen, z. B. bei der Röntgenuntersuchung der Mamma beobachtet worden. Unterbelichtete Aufnahmen auf Folienfilm oder Schirmbildfilm können auch durch die Logetronographie nicht besser verwertet werden. Problematisch bleibt die Anwendung des Logetronic bei der diagnostischen Auswertung überbelichteter Lungenaufnahmen. Ob die hierbei gewonnenen Details auf den Kopien effektiv der Wirklichkeit entsprechen, ist objektiv noch nicht entschieden. Die Verhältnisse bei der Überbelichtung eines Folienfilmes und der Einfluß auf die Detailwiedergabe sind noch zu unerforscht, so daß zumindest eine gewisse Vorsicht bei der Deutung der Kopien geboten ist.

2. Bei geschlossenen Fernsehketten wird das Röntgennegativ, das sich vor einem Schaukasten befindet, von einer Fernsehkamera aufgenommen und in Kontrast und Schwärzung verändert über ein Sichtgerät dem Diagnostiker vorgeführt. Durch ein Differenzierglied in der Kette oder durch die Verwendung von zwei Kameras, wobei eine als „unscharfe Maske" arbeitet, läßt sich so das Röntgenbild in Kontrast und Schwärzung verändern. Leider tritt bei der Abtastung von größeren Bildformaten über 60×60 mm rasch ein Detailverlust durch die begrenzte Zeilenzahl der Systeme auf. Für das Verfahren der „Subtraktion" sind sicher interessante Ergebnisse zu erhalten.

3. Auch eine Zerlegung des Detailkontrastes eines Röntgenfilmes in Einzelimpulse und ihre Speicherung auf ein Magnetband wurde in Betracht gezogen und experimentell durchgeführt. Wenn sich hierbei zum Teil neue diagnostische Möglichkeiten bei der Auswertung der Aufnahme der zwischenzeitlich veränderten Einzelimpulse ergaben, sollte aber nicht übersehen werden, daß die erhöhte Information lediglich verstärkt oder moduliert der Röntgenaufnahme entnommen und im Originalbild, wenn auch vielleicht für die meisten Betrachter unterschwellig, bereits vorhanden war.

Die neuzeitliche Reproduktionsphotographie mit ihren Geräten, lichtempfindlichen Materialien und ihren modernen Methoden des Kontrastausgleichs hat und wird der Röntgenphotographie noch zahlreiche Anregungen geben.

Neue Materialien und Methoden sind zur Zeit am Anfang ihres Einsatzes bei der Reproduktion von Röntgenbildern und geben Mut zur Annahme, daß die hierbei auftretenden Probleme der Dokumentation, Archivierung und besseren Diagnostizierbarkeit in Bälde auch wirtschaftlich zufriedenstellend gelöst sein werden.

VI. Nichtphotographische Dokumentation des Dosisbildes (Xeroradiographie)

Bei den Versuchen, das klassische photographische Verfahren durch eine andere Methode der Bildaufzeichnung (J. EGGERT, 1961) zu ersetzen, lieferte seither die elektrostatische Elektrophotographie besonders erfolgversprechende Ergebnisse. Sie beruht im wesentlichen auf photoelektrischen Effekten (R. SCHAFFERT et al., 1948). Die elektrophotographischen Schichten bestehen aus Substanzen, die im Dunkeln einen außerordentlich hohen spezifischen elektrischen Widerstand von der Größenordnung 10^{13} bis 10^{15} Ohm·cm haben, der aber während der Einwirkung der bilderzeugenden Strahlung um einige Größenordnungen — in einem durch die Intensität der Strahlung bestimmten Ausmaß — absinkt.

Bei der elektrostatischen Elektrophotographie im sichtbaren Spektrum hat man im wesentlichen Selen, Zinkoxyd und einige organische Halbleiter benutzt; im Bereich der Röntgenstrahlen haben sich bisher bezüglich des Kontrastes und der Definition des Bildes amorphe Selenschichten besonders bewährt (Dessauer, 1961, 1962). Die Oberfläche der Selenschicht, die sich auf einem geerdeten Schichtträger befindet, der eine viel höhere elektrische Leitfähigkeit hat als die Schicht selbst, wird im Dunkeln in einer Koronaentladung in atmosphärischer Luft elektrisch positiv aufgeladen und dadurch erst für die Bildaufzeichnung sensibilisiert. Während der anschließenden Exposition führen die Röntgenstrahlen nach Maßgabe der Intensitätsverteilung in der Schicht ein verschieden starkes Abfließen der elektrischen Ladung nach der Unterlage hin herbei, so daß nach der Exposition ein elektrostatisches Ladungsbild als latentes Bild an der Selenoberfläche zurückbleibt. Durch Anlagern eines feinstdispersen Pulvers auf Grund der elektrischen Kräfte zwischen den Bildladungen und den Pulverpartikelchen wird das latente Bild sichtbar gemacht, d.h. entwickelt. Das Pulverbild kann unmittelbar betrachtet oder zur Dokumentation auf einen anderen Bildträger, der aus einem nahezu beliebigen Material bestehen darf, übertragen und dort z.B. durch Wärmestrahlung fixiert werden.

Für das Gebiet der elektrostatischen Elektrophotographie wird im angelsächsischen Sprachgebrauch die Bezeichnung „Xerographie" bevorzugt, in der ein wichtiger praktischer Vorteil, nämlich das Fehlen von Naßprozessen, zum Ausdruck kommt[1]. Im engeren Sinn verstehen wir unter Xerographie die elektrostatische Elektrophotographie mit amorphen Selenschichten.

1. Die elektrische Aufladung der Selenschicht

Nahe über der amorphen Selenschicht sind parallel zu ihr in einer zweckmäßigen Anordnung ein oder mehrere dünne Drähte ausgespannt, die sich gegenüber dem geerdeten Schichtträger, z.B. einer Aluminiumplatte, auf einem so hohen positiven elektrischen Potential befinden, daß sich an der atmosphärischen Luft eine Koronaentladung ausbildet. In dieser Koronaentladung entstehen positive Gasionen, die in die Nähe der Selenoberfläche gelangen. Für die positive Aufladung der freien Selenoberfläche sind nun im Prinzip zwei Mechanismen denkbar: a) positive Gasionen werden als solche an der Selenoberfläche adsorbiert und verbleiben dort in dem adsorbierten Zustand; b) positive Gasionen gelangen an die Selenoberfläche, entnehmen dem Selen Elektronen und kehren als neutrale Molekeln wieder in den Gasraum zurück, während an der Selenoberfläche Elektronenlöcher („holes") übrigbleiben, deren Anreicherung ebenfalls eine positive Aufladung der Selenoberfläche bedeutet. Experimentelle Erfahrungen scheinen für den zweiten Mechanismus zu sprechen.

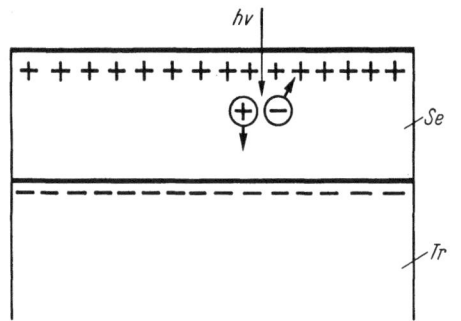

Abb. 20. Schematische Darstellung der Ladungsverteilung in einer sensibilisierten Selenschicht und der Ladungsträgerbewegung bei Belichtung (*Se* Selenschicht, *Tr* Schichtträger). Die eingestrahlten Lichtquanten erzeugen Elektron-Defektelektron-Paare. Das Elektron wandert an die äußere Oberfläche der Selenschicht und kompensiert dort die positive Ladung, das Defektelektron bewegt sich zur Schichtunterlage hin

Zur gleichmäßigen Aufladung der ganzen Schichtoberfläche wird die Anordnung mit den Koronadrähten gleichförmig über die Schicht geführt. In den Geräten der Praxis geschieht das automatisch in der richtigen Weise. Bei einer Spannung von etwa 6000 bis 7000 V zwischen den Koronadrähten und dem Schichtträger werden ungefähr $5 \cdot 10^{-3}$ cm dicke Selenschichten im Dunkeln so aufgeladen, daß an ihnen zwischen der freien Oberfläche und der Unterlage eine Spannung von etwa 500—600 V liegt. Die Anzahl der Oberflächenentladungen beträgt dabei einige 10^{11} pro Quadratzentimeter. Die Aufladung der freien Selenoberfläche ist von Ladungsverschiebungen begleitet, deren Folge das Auftreten von negativen Gegenladungen (Influenzladungen) an der Schichtunterlage ist. In einer ersten groben Näherung kann man die

---

[1] (griech.) xeros = trocken, graphein = zeichnen.

Selenschicht nach der Sensibilisierung als einen aufgeladenen idealen Kondensator ansehen (Abb. 20).

Wegen des außerordentlich hohen elektrischen Dunkelwiderstandes des amorphen Selens bleibt die Aufladung der Schicht lange Zeit erhalten. Man kann, je nach den Herstellungsbedingungen, Schichten gewinnen, bei denen die Aufladung an der atmosphärischen Luft in einigen Minuten oder auch erst in einigen Stunden mit einem den photographischen Prozeß störenden Anteil abklingt.

2. Die Exposition

Fällt eine im Hinblick auf die spektrale Empfindlichkeitsverteilung hinreichend kurzwellige Strahlung auf die Selenschicht, so werden in ihr Elektron-Defektelektron-Paare gebildet. Im elektrischen Feld des Schichtkondensators wandern die Elektronen an die

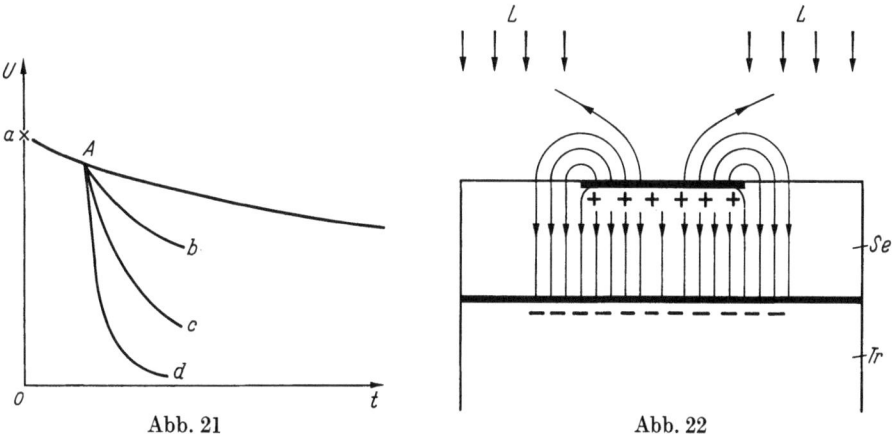

Abb. 21   Abb. 22

Abb. 21 a—d. Abfall der an einer aufgeladenen Selenschicht liegenden Spannung U in Abhängigkeit von der Zeit: a im Dunkeln; b, c und d bei Belichtung mit ansteigender Intensität

Abb. 22. Schematische Darstellung der Ladungsverteilung und des Feldlinienverlaufes an einer Selenschicht, die nur in den äußeren Zonen mit hinreichend kurzwelliger Strahlung belichtet wurde. Der Einfachheit halber ist angenommen worden, daß in den Außenzonen ein vollständiger Ladungsausgleich stattgefunden hat. Nur an den Rändern des mittleren Bezirkes, der das latente elektrostatische Bild, d.h., die positive elektrische Oberflächenladung trägt, treten Feldlinien in den Außenraum über die Selenschicht (Streufeld)

freie Schichtoberfläche und füllen dort die bei der Aufladung erzeugten Elektronenlöcher auf, die Defektelektronen fließen zur Schichtunterlage ab und kompensieren hier die negative Gegenladung (Abb. 20). Der Ladungsausgleich findet um so rascher statt, je höher die Intensität der einfallenden Strahlung ist (Abb. 21). An der Selenoberfläche bleibt nach Beendigung der Exposition eine der Belichtungsverteilung entsprechende Ladungsverteilung erhalten, das elektrostatische latente Bild (Abb. 22).

Bei der Belichtung mit kurzwelliger sichtbarer Strahlung lassen sich die Verhältnisse mit dieser sehr vereinfachten Modellvorstellung recht befriedigend beschreiben. Bei der Einwirkung von Röntgenstrahlen treten aber einige für die Praxis wichtige Nebenerscheinungen auf, die besondere Maßnahmen erfordern. Während der Röntgenaufnahme liegt der zu untersuchende Gegenstand auf dem Deckel der Kassette, in der sich die Selenplatte befindet (Abb. 23a). In dem Luftzwischenraum zwischen der Selenschicht und dem Kassettendeckel werden durch die Röntgenstrahlen Gasionen erzeugt, die mit dem elektrostatischen latenten Bild an der Selenoberfläche in Wechselwirkung treten. In Abb. 23a ist angenommen worden, daß sich nur noch in dem mittleren Bereich unter dem sehr dicken durchstrahlten Objekt an der Selenoberfläche eine gleichförmig verteilte positive Ladung befindet, während in den äußeren Bezirken die Ladung bereits vollständig abfließen konnte. Unter diesen Bedingungen bildet sich in dem freien Raum oberhalb der Selenschicht ein durch die eingezeichneten Feldlinien charakterisiertes Feld aus, in dem sich die negativ geladenen Gasionen der Richtung der Feldlinien folgend zu den positiven Ladungen an der Selenoberfläche hinbewegen (Abb. 23a). Hier in den inhomogenen Feldbereichen werden die positiven Ladungen vom Rande des latenten Bildes her entladen; das latente Bild wird angeschnitten („undercutting"), es schrumpft. Man kann dann natürlich kein naturgetreues Bild mehr erwarten. Um das Anschneiden des latenten Bildes zu vermeiden, wird während der Röntgenaufnahme zwischen Kassettendeckel und Schichtträger eine solche Spannung angelegt, daß sich der Kassettendeckel auf einem positiven Potential befindet, welches höher ist als das höchste an der Selenoberfläche vorkommende Potential, welches also z.B. 1000 V betragen kann. Dann bildet sich zwischen dem Kassettendeckel und der Selenoberfläche ein elektrisches Feld aus, in dem die negativen Gasionen von der Selenoberfläche weg zum Kassettendeckel getrieben werden (Abb. 23b).

Infolge des höheren Durchdringungsvermögens der Röntgenstrahlen benutzt man in der Xerographie dickere Selenschichten (50—100 μ) als bei der Photographie im sicht-

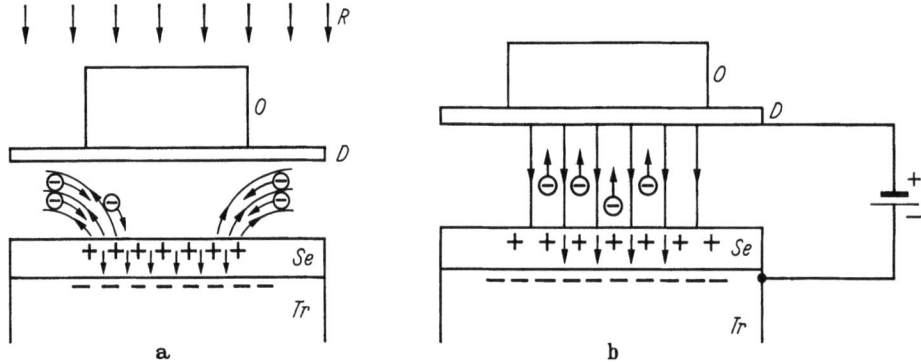

Abb. 23a u. b. Schematische Darstellung zur Veranschaulichung des Anschneidens des latenten elektrostatischen Bildes bei Röntgenbestrahlung (R). D Kassettendeckel, O zu untersuchendes Objekt. Die negativen Gasionen, die sich in dem Zwischenraum zwischen dem Kassettendeckel und der Selenschicht Se bilden, werden vom Rand her an die positiven Ladungen des latenten Bildes gebunden (a). Liegt zwischen der Selenschicht und dem Kassettendeckel ein hinreichend hohes elektrisches Feld, dann wandern die negativen Gasionen der Feldrichtung entgegen zu dem Kassettendeckel hin, so daß das Anschneiden des latenten Bildes unterbunden wird (b)

baren Spektralbereich, damit ein größeres wirksames Schichtvolumen für den photoelektrischen Effekt und den nachfolgenden Ladungsausgleich zur Verfügung steht.

Auch nach einer intensiven Bestrahlung bleibt an verschiedenen Stellen der Schicht noch eine Restspannung übrig, die von eingefangenen („trapped") Ladungsträgern herrührt. Durch geeignete Herstellungsbedingungen kann man diese Restspannungen auf ein Minimum reduzieren.

Auf eingefangene Ladungsträger ist auch die Ermüdung von Selenschichten zurückzuführen, die sich in einem Anstieg der Dunkelentladung äußert. Die Ermüdung nimmt zu, wenn man eine Selenplatte in ganz kurzen Abständen viele Male hintereinander auflädt und belichtet. Die ermüdete Selenschicht kann man unter ungünstigen Umständen nur bis zu einer verhältnismäßig geringen Spannung aufladen. Bei guten Selenschichten, wie sie sich im Handel befinden, ist die Ermüdung unter normalen Arbeitsbedingungen vernachlässigbar gering, störende Ermüdungserscheinungen lassen sich dadurch vermeiden, daß man immer mit einem kleinen Vorrat an Selenplatten arbeitet, der für die einzelne Platte zwischen zwei aufeinanderfolgenden Cyclen Belichtung—Aufladung eine Erholungszeit ermöglicht, in der sich der Normalzustand der Schicht wieder einstellen kann. Die Regenerierung der Schichten kann durch kurzzeitiges Erwärmen auf ungefähr 40° C und rasches Abkühlen in einem Luftstrom beschleunigt werden. In den für die Praxis entwickelten Geräten geschieht das automatisch in der für die Selenschichten zuträglichen Weise.

3. Die Entwicklung

Die Entwicklung geht im Prinzip so vor sich, daß ein sehr feinkörniges — eventuell gefärbtes — Pulver z.B. von Kunstharzpartikelchen, der sog. Toner, nach einer entsprechenden elektrischen Aufladung über das elektrostatische latente Bild an der Selenoberfläche geführt wird. Hier folgen die negativ aufgeladenen Tonerpartikelchen, deren Teilchengröße bei etwa 1 μ liegt, dem elektrischen Feld und lagern sich — durch elektrische Wechselwirkungskräfte gebunden — gemäß der Feldverteilung an die Selenoberfläche an. Die Dichteverteilung des Tonerpulvers entspricht in günstigen Fällen der Ladungsverteilung im latenten Bild. Einige Ladungseinheiten — einigen absorbierten Strahlungsquanten entsprechend — können unter günstigen Umständen bereits darüber entscheiden, ob ein Tonerpartikelchen mit einem Durchmesser von etwa 1 μ an einer bestimmten Stelle der Schichtoberfläche gebunden wird oder nicht. Das liefert beim Entwickeln in der elektrostatischen Elektrophotographie den hohen Verstärkungsfaktor, der durchaus mit dem in der klassischen Photographie gegebenen vergleichbar ist. Dort entscheiden — ebenfalls unter günstigen Umständen — einige absorbierte Strahlungsquanten bzw. einige im Elementarprozeß angelagerte Silberionen darüber, ob in dem anschließenden nassen Entwicklungsprozeß ein Silberhalogenidkriställchen von etwa 1 μ Durchmesser in metallisches Silber reduziert wird oder nicht. Von den verschiedenen Entwicklungsmethoden hat sich in der Xerographie mit dem Ziel einer raschen Entwicklung zu gutem Kontrast und einer guten Expositionsbreite die Aerosolentwicklung besonders gut bewährt. Die xerographische Platte ist in der Entwicklungskammer so angeordnet, daß die freie Selenoberfläche mit dem elektrostatischen latenten Bild nach unten gerichtet ist. Durch die Düse eines Zerstäubers wird ein Tonerpulver in die Kammer geblasen, dessen Teilchen sich bei dem Zerstäubungsprozeß negativ aufladen. Die Pulverteilchen werden an der Schichtoberfläche dem dort wirksamen elektrischen Feld bzw. der Ladungsverteilung entsprechend angelagert. Überall, wo Flächen höherer und geringerer Ladungsdichte aneinanderstoßen, werden die Randzonen der ersteren gegenüber denen der letzteren bevorzugt, d.h. an den Rändern der Flächen höherer Ladungsdichte wird verstärkt Pulver abgesetzt, während es den benachbarten Randzonen geringerer Ladungsdichte entzogen wird (Abb. 24). Konturen erscheinen deswegen in xerographischen Röntgenbildern übermäßig hervorgehoben. Das kann in vielen Fällen z.B. für die Fehlererkennbarkeit in der Materialprüfung von Vorteil sein, da hier geringe Sprünge in der Dichte oder Dicke des durchstrahlten Materials deutlicher in Erscheinung treten. Bei Entwicklung in einer offenen Entwicklungskammer, wie sie üblich in der Xeroradiographie ausgeübt wird, tritt der Nachteil auf, daß über größeren gleichmäßig bestrahlten bzw. unbestrahlten Flächen das äußere elektrische Feld vom Rande der Flächen her nach innen stark absinkt und daß dementsprechend in den mittleren Zonen dieser Flächen nur eine sehr mangelhafte Pulverbedeckung eintritt. Ein Weg zur Vermeidung dieses Nachteils und damit zur Erzielung guter Halbtonbilder in der Xerographie ganz allgemein ist die Einschaltung von Entwicklerelektroden (W. Joenike u. B. Lorenz, 1961),

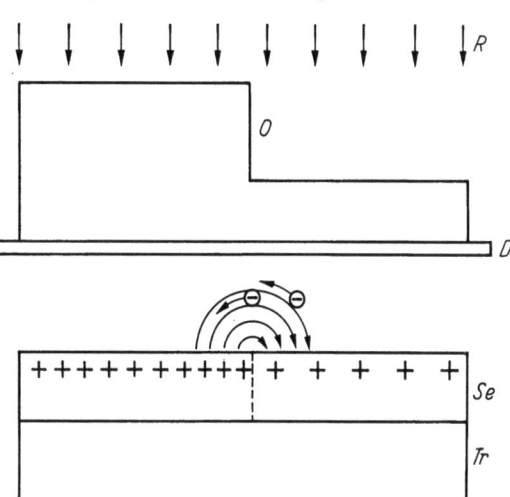

Abb. 24. Schematische Darstellung zur Überbetonung von Konturen im xeroradiographischen Bild. Im Grenzbereich von aneinanderstoßenden Zonen höherer und niedrigerer Ladungsdichte ist die Konfiguration des elektrischen Feldes über der Selenschicht derartig, daß die negativ geladenen Tonerteilchen bevorzugt am Rande der Zone höherer Ladungsdichte abgelagert werden. *R* Röntgenstrahlung; *O* zu untersuchendes Objekt; *D* Kassettendeckel; *Se* Selenschicht; *Tr* Schichtträger

die auf ein solches elektrisches Potential relativ zu der Potentialverteilung an der Selenoberfläche gebracht werden, daß — einer gewünschten Gradation entsprechend — eine der Ladungsverteilung gemäße Pulverbedeckung möglich wird. Auf diese Ausführungsform und auf diesen Vorteil verzichtet man aber meistens in der Xeroradiographie zugunsten der vorher genannten Randeffekte, die in einem sehr weiten Expositionsbereich die Detailerkennbarkeit beträchtlich fördern.

Sowohl in der Materialprüfung als auch in der Medizin will man häufig die Röntgenaufnahme für eine erste Orientierung möglichst rasch zur Verfügung haben. Um die visuelle Beurteilung des Pulverbildes, die das xerographische Verfahren bereits 1 min nach Beendigung der Exposition erlaubt, auf der dunklen Selenplatte zu erleichtern und dabei doch noch die Möglichkeit der Übertragung des Pulverbildes auf ein gewöhnliches Blatt Papier zu bieten, gibt man dem Pulver zweckmäßig einen solchen bläulichen Farbton, der in beiden Fällen noch einen guten Bildkontrast liefert. Man kann auch ein fluorescierendes Pulver nehmen und das Bild im Licht einer Quecksilberdampflampe betrachten. Es ist natürlich, daß bei dieser Pulverentwicklung nicht der Kontrastumfang erreicht wird, den der übliche Röntgenfilm der klassischen Photographie bietet.

4. Die Bildübertragung

Für die Zwecke der Dokumentation bzw. Archivierung kann man das Pulverbild nach dem klassischen photographischen Verfahren auf Mikrofilm aufnahmen. Ein besonderer Vorteil des xerographischen Verfahrens ist jedoch, daß man sowohl das Pulverbild als auch bereits das latente elektrostatische Bild vor der Entwicklung auf einen anderen Bildträger überführen kann (J. Dessauer).

a) Übertragung des Pulverbildes

Über das Pulverbild wird ein elektrisch isolierender Bildträger, z.B. ein Blatt von gewöhnlichem Papier, gelegt, der auf der Rückseite in einer Koronaentladung mit der gleichen Anordnung, die auch bereits zur Aufladung der Selenschicht diente, elektrisch so stark aufgeladen wird, daß die Pulverteilchen durch die elektrischen Kräfte von der Selenschicht abgerissen und auf den äquivalenten Stellen des neuen Bildträgers angelagert werden („electrostatic transfer"). Nach Abheben des Bildträgers findet man dort das Pulverbild. Das maximale Auflösungsvermögen, das gegenwärtig mit diesem Übertragungsverfahren gewährleistet ist, wird mit etwa 40 Linien pro Millimeter angegeben. Wenn der Kontrast, der mit dem helleren Tonerpulver, welches für die visuelle Beurteilung des Bildes auf der dunklen Selenschicht günstig war, erreicht wird, nicht ausreicht, kann man für die Bildübertragung eventuell noch eine zweite Röntgenaufnahme auf einer anderen Selenplatte machen, die mit einem dunkler gefärbten Tonerpulver bestäubt wird. Bei der röntgenographischen Materialprüfung dürfte das keine Schwierigkeiten bereiten. Allerdings erreicht man auch bei einer auf einem möglichst guten Kontrast hin gesteuerten Pulverentwicklung nicht den Kontrastumfang, den der übliche Röntgenfilm der klassischen Photographie liefert. Ein Nachteil dieser elektrostatischen Bildübertragung liegt darin, daß im allgemeinen etwas Pulver auf der Selenplatte zurückbleibt. Das hierdurch beschränkte Auflösungsvermögen kann verbessert werden, wenn man für die Bildübertragung die Adhäsion ausnutzt („adhesive transfer"). Dazu ist allerdings als Bildträger ein druckempfindliches Spezialpapier mit einer Oberfläche notwendig, an der die Tonerpartikelchen beim Andrücken infolge Adhäsion haften bleiben. Bevorzugt wird diese Methode bei extrem feinen Tonerpartikelchen angewandt. Mit ihr läßt sich noch ein Auflösungsvermögen ausnutzen, das mit 100 Linien pro Millimeter angegeben wird.

b) Übertragung des elektrostatischen Bildes

Die Selenschicht wird von der Rückseite her, d.h. durch den Schichtträger hindurch, bestrahlt, über dem sich das zu untersuchende Objekt befindet. Nahe unter der Selenschicht befindet sich auf einer Metallplatte ein elektrisch isolierender Bildträger, z.B.

eine Polyäthylenfolie, auf die das elektrostatische latente Bild von der Selenoberfläche übertragen werden soll (Abb. 25). Der Schichtträger und die Unterlage des neuen Bildträgers bilden zwei Elektroden, an die eine solche Spannung angelegt wird, daß über den schmalen Zwischenraum zwischen Selenoberfläche und Bildträger — bestimmt durch die Ladungsverteilung an der Selenoberfläche bzw. durch die Verteilung des elektrischen Feldes über dem latenten elektrostatischen Bild — elektrische Überschläge stattfinden, die die Bildübertragung bewirken. Das elektrostatische Bild an der Oberfläche des neuen Bildträgers kann nun in der üblichen Weise mit Tonerpulver entwickelt werden. Bei dieser Übertragung des elektrostatischen latenten Bildes („transfer of electrostatic images"=Tesi-Verfahren) ist die Gefahr einer seitlichen Verschiebung von Bildelementen nicht so groß wie bei der Übertragung des Pulverbildes.

5. Das Fixieren

Thermoplastische Tonerpulver werden durch Wärmestrahlung erweicht. Dadurch wird eine bessere Haftung an der Oberfläche des Bildträgers erreicht, besonders gut ist die Verankerung des plastischen Materials in der Faserstruktur des Papiers. Das gleiche Ziel kann in vielen Fällen durch Einwirkung von Lösungsmitteldämpfen auf die Tonerpartikelchen erreicht werden. Dieser Fixierprozeß läuft in wenigen Sekunden ab.

6. Die Empfindlichkeit

Die Empfindlichkeit der xerographischen Schicht entspricht etwa der des Röntgenfilms der klassischen Photographie ohne Verstärkerschirm. Bei 150 kV sind die Empfindlichkeiten ungefähr gleich, bei niedrigeren Spannungen ist die Selenschicht etwas empfindlicher, bei höheren Spannungen fällt deren Empfindlichkeit aber merklich ab, während man bei dem üblichen Aufnahmematerial durch Verstärkerschirme bei weiter steigender Spannung noch eine hohe Empfindlichkeit gewinnen kann. Bei der Kombination von Bleiverstärkerschirmen mit Selenschichten treten grundsätzliche Schwierigkeiten auf, die für das xerographische Verfahren charakteristisch sind. Brächte man nämlich einen Bleiverstärkerschirm in direkten Kontakt mit der elektrisch aufgeladenen Selenoberfläche, so fände unmittelbar ein Ladungsausgleich statt, die Sensibilisierung ginge sofort verloren. Vorderseitige Bleiverstärkerschirme dürfen deshalb nicht verwandt werden. Man hat deshalb versucht, zwischen dem Schichtträger und der Selenschicht eine Schwermetallschicht, z.B. aus Blei einzufügen und die Anordnung so aufzubauen, daß die Röntgenstrahlen von der Rückseite her auf die xerographische Schicht fallen. Dabei beobachtete man einen kleinen Anstieg in der Empfindlichkeit und im Kontrast, aber dieser geringe Vorteil würde mit einer bedeutend schwierigeren und teureren Fabrikation erkauft (K. Kolb, 1961). Ähnlich wie für die Photographie im sichtbaren Spektralbereich bemüht man sich, auch für die Xeroradiographie durch Zusätze anderer Elemente, insbesondere solcher von hoher Ordnungszahl zum Selen, ein Material von einer allgemein höheren Empfindlichkeit zu entwickeln. Im Laboratorium konnten bereits beachtliche Erfolge erzielt werden. Für die handelsüblichen Materialien gilt allerdings im Augenblick noch, daß sie wesentlich unempfindlicher sind als die in der Medizin üblich verwandten Materialien der klassischen Röntgenphotographie mit fluorescierenden Verstärkerschirmen, so daß in der Medizin die Anwendungsmöglichkeiten für die Xeroradiographie noch sehr beschränkt sind.

7. Die Anwendung

Den Mängeln der vor allem in der medizinischen Röntgenphotographie störenden geringen Empfindlichkeit und des im Vergleich zum Röntgenfilm der klassischen Photographie verhältnismäßig geringen Kontrastumfanges stehen eine Reihe von Vorteilen der Xeroradiographie gegenüber, die bei manchen Anwendungen heute bereits zu ihrer Bevorzugung führen, die aber vor allem eine Weiterentwicklung zur Erzielung einer höheren Strahlenempfindlichkeit der xerographischen Platte wertvoll erscheinen lassen.

Insbesondere seien genannt: Das Fehlen von Naßprozessen; die rein elektrische Natur der Elementarprozesse; die damit verbundene Erleichterung einer Automatisierung der Verfahrensschritte; die Struktur des latenten elektrostatischen Bildes, die eine elektrische Fernübertragung dieses Bildes z. B. nach einer Abtastung mit Elektronen ohne Entwicklung des optischen sichtbaren Bildes erlaubt; der rasche Ablauf der Verfahrensschritte, von denen die elektrische Aufladung und die Entwicklung je nur einen Bruchteil einer Minute in Anspruch nehmen; die bequeme Übertragung des elektrostatischen latenten Bildes bzw. des Pulverbildes auf andere Bildträger aus nahezu beliebigem Material, z. B. auch auf gewöhnliches Schreibpapier oder auf Transparentfolien; die gute Haltbarkeit des Pulverbildes; die Unempfindlichkeit der Selenplatte gegen Feuchtigkeit und Wärme; die wiederholte Benutzbarkeit (einige 100 bis zu 2000 Mal) der gleichen Selenplatte für die Bilderzeugung, weil auch durch die Einwirkung von Röntgen- und γ-Strahlen keine Schädigung der Selenschicht eintritt; die gute Detailerkennbarkeit durch die übermäßige Betonung der Konturen von Bildelementen.

Die Lebensdauer einer Selenplatte hängt von der Behandlung der Oberfläche ab. Obgleich die handelsüblichen Schichten schon so hergestellt werden, daß sie gegenüber äußeren Einwirkungen recht unempfindlich sind, muß dennoch eine mechanische Belastung durch Ritzvorgänge sorgfältigst vermieden werden. Im Bereich der so entstehenden Kratzer ist die Schicht dann gestört. Die Gefahr einer mechanischen Beschädigung ist besonders groß bei der Reinigung der Selenplatten vor einer neuen elektrischen Aufladung. Das Pulverbild kann beispielsweise so entfernt werden, daß man ein feinkörniges Material wie bei der in der allgemeinen Xerographie häufig angewandten Kaskadenentwicklung über die Schicht rollen läßt. Die Körner dieses Materials müssen sich triboelektrisch so aufladen, daß sie das Entwicklungspulver im wesentlichen mitnehmen. Reste von Entwicklungspulver, die hierbei oder auch nach einer Bildübertragung zurückbleiben, werden mit einem sehr weichen Tuch oder einer entsprechenden Bürste weggewischt. Zuletzt soll noch ein Vorteil berührt werden, der für die Weiterentwicklung der Xerographie im allgemeinen und insbesondere der Xeroradiographie im Hinblick auf Anwendungen in der Medizin in jüngster Zeit zweifellos neuen Antrieb gegeben hat: Bei der Herstellung, Lagerung und Verwendung der strahlungsempfindlichen Materialien der klassischen Photographie muß man große Sorgfalt darauf verwenden, daß die Materialien nicht der Strahlung radioaktiver Stoffe ausgesetzt werden. Bei einer radioaktiven Verseuchung der Luft oder des Wassers ist die Gefahr besonders groß. In größeren Katastrophenfällen würden die photographischen Materialien völlig unbrauchbar werden. Da die Selenschichten durch solche Strahlungen von der elektrischen Aufladung und Sensibilisierung im allgemeinen keine ernsthaftere Schädigung erfahren — erst das elektrostatische Bild würde beeinflußt und eventuell durch eine Verschleierung der Platte völlig überdeckt —, sind die Gefahren hier bei weitem nicht so groß.

Mit systematischen Untersuchungen zur Leistungsfähigkeit der Xeroradiographie haben sich unter anderem Hills et al. (1955) befaßt. Sie stellen fest, daß drei Parameter besonders beachtet werden müssen, wenn xeroradiographische Bilder optimaler Qualität erzielt werden sollen:

a) die Aufladungszeit bei der Sensibilisierung der Selenplatte,

b) die Röntgenstrahlenbelichtung,

c) die Zeit, während der die exponierte Platte der Wolke des Tonerpulvers bei der Entwicklung ausgesetzt ist.

Bei Aufnahmen von einem Mittelhandknochen, der als Phantom diente, wurde jeweils ein Parameter in definierter Weise geändert, während die beiden übrigen fest blieben. Die Wiedergabe von Knochendetails auf einer xerographischen Platte und auf einem gewöhnlichen Röntgenfilm wurde verglichen. Eine Steigerung der Entwicklungszeit verbesserte die Detailwiedergabe und verringerte Bildverzerrungen. Es wurde eine obere Grenze der Entwicklungszeit beobachtet, die aber nicht kritisch ist. Bei optimalen Expositions- und Entwicklungsbedingungen erwies sich die Detailwiedergabe als deutlich abhängig von der Aufladezeit. Zu geringe Aufladung verursacht Kontrastverlust und fehlende Details. Zu hohe Aufladung hat ein entstellendes Bild zur Folge mit grober Überbetonung der Konturen und mit Verzerrungen. Wenn dünne Körperabschnitte durchstrahlt werden, ist der absolute Spielraum in der Aufladungszeit sehr eng, sofern eine optimale Bildqualität erstrebt wird. Bei der Aufnahme von dicken Knochen, z.B. des Oberschenkels, ergab sich im Vergleich zu der Aufnahme auf konventionellem Film mit Verstärkungsfolie, daß die Xeroradiographie bezüglich der Detailwiedergabe nicht zurücksteht. Die Betonung der Konturen gibt vielmehr noch eine wohldefinierte Begrenzung des Knochens. Bei Aufnahmen an dünnen Knochen, z.B. am Mittelhandknochen, wurde eine geringfügige Unterlegenheit des xeroradiographischen Materials gegenüber dem Röntgenfilm ohne Verstärkungsfolie gefunden.

Während die Anwendung der Xeroradiographie in der Medizin im allgemeinen wegen der verhältnismäßig geringen Strahlenempfindlichkeit zur Zeit noch sehr eingeschränkt ist, so daß man höchstens an eine Aufnahme von unempfindlichen Extremitäten denken sollte, scheint in der zahnärztlichen Praxis, wo man den Film ohne Verstärkungsfolie benutzt, eine Anwendungsmöglichkeit auch unter den jetzigen Bedingungen bereits gegeben zu sein. Hier kann die gute Detailerkennbarkeit bei scharfen Konturen in Knochenaufnahmen sehr nützlich sein. Die Innenstruktur der Zähne mit ihren Wurzelkanälen wird besonders gut erkennbar, wenn man anstelle des üblichen Aufbaues der xerographischen Schicht eine solche Anordnung wählt, bei der die Selenschicht mit einer dünnen elektrisch isolierenden Folie bedeckt ist (McMasters et al., 1950). In dieser Anordnung ist dafür gesorgt, daß im Anschluß an die Exposition vor der Entwicklung die Folie im wesentlichen ohne Reibung von der Oberfläche abgezogen werden kann. Wenn die Folie, die z.B. aus einem elektrisch isolierenden Kunststoff wie Acetylcellulose, Polyvinylchlorid oder Terephthalat bestehen kann, gut auf der elektrisch geladenen photoleitenden Schicht haftet, ist gleichzeitig ein guter Schutz gegen die Feuchtigkeit und die chemischen Einwirkungen von Substanzen in der Mundhöhle gegeben. Wählt man eine lichtundurchlässige Folie, so ist die xerographische Schicht auch in der vorgeschriebenen Weise gegen Lichteinwirkungen abgeschirmt.

Ausgedehnte und bedeutsame Anwendungen hat die Xeroradiographie bereits in der zerstörungsfreien Werkstoffprüfung gefunden unter anderem bei der Untersuchung von Leichtmetallen, Stahl und Uran, von Gußteilen, Schweißstellen und kleineren Baueinheiten. R. E. Cofield untersuchte z.B. Uranblöcke bis zu einer Dicke von etwa 2,5 cm mittels Röntgen- und γ-Strahlen hoher Energie (1000 kV-Aggregat der General Electric, Kobalt 60 mit 8,96 Curie). Abb. 26 zeigt das Schema der Bestrahlungsanordnung. Die beste Auflösung und Empfindlichkeit ergab sich für diese Anordnung der sensibilisierten Platte im Strahlungsweg. Eine etwa 3 mm dicke Bleiplatte hinter der Selenplatte reduzierte die Entladung der Selenschicht durch Streustrahlung. Der Abstand zwischen der Strahlungsquelle und der Selenplatte betrug etwa 50 cm bei der Kobalt-Quelle und ungefähr 70 cm bei dem direkten Strahl der 1000 kV-Röntgeneinheit. Zur Bestimmung der Empfindlichkeit und des Auflösungsvermögens wurden quadratische Uranplättchen mit der Kantenlänge von etwa 13 mm und mit verschiedenen Dicken (ca. 2,5; 5; 7,5 mm usw.) aufgelegt. Die Plättchen trugen im Zentrum ein Bohrloch, dessen Durchmesser genau gleich der Dicke der Plättchen war. Dann wurden auf den verglichenen xerographischen und gewöhnlichen photographischen Bildern als Maße für Empfindlichkeit und Auflösungsvermögen die geringste gerade noch wahrnehmbare Plättchenstärke d_p min und der geringste gerade noch feststellbare Bohrlochdurchmesser d_B min ermittelt (prozentuales Auflösungsvermögen $a = d_B$ min$/d$; prozentuale Empfindlichkeit $e = d_p$ min$/d$; d = Dicke des Prüfkörpers). Die besten in der Untersuchung erzielten Werte waren für die 1000 kV-Röntgeneinheit $a = 2\%$ und $e = 2\%$ und für die Kobalt 60-Quelle $a = 4\%$ und $e = 2\%$ bei einer Prüfkörperdicke von 25 mm (radiographisch äquivalent 12,5 cm Stahl). Dieses Auflösungsvermögen ist vergleichbar mit dem von H. G. Tenney angegebenen Wert von $2^1/_2\%$ für Uranblöcke von etwa 10 cm Dicke bei Untersuchung mit Radiumstrahlung.

Aluminium und Stahl wurden mit Röntgenstrahlen von 50 kV bis 1 MeV und 22 MeV und mit einer Kobalt 60-Quelle durch G. M. Taylor und G. H. Tenney untersucht. Im Bereich von 50 kV bis 1 MeV erwies sich die Strahlenempfindlichkeit xeroradiographischer Selenplatten als 2—6mal so hoch wie die des konventionellen Röntgenfilms vom Typ A. Bei der Kobalt 60-Quelle waren die Empfindlichkeiten gleich und bei der Betatron-Quelle nur noch etwa halb so groß wie die des Films. Unterhalb 1 MeV wurden

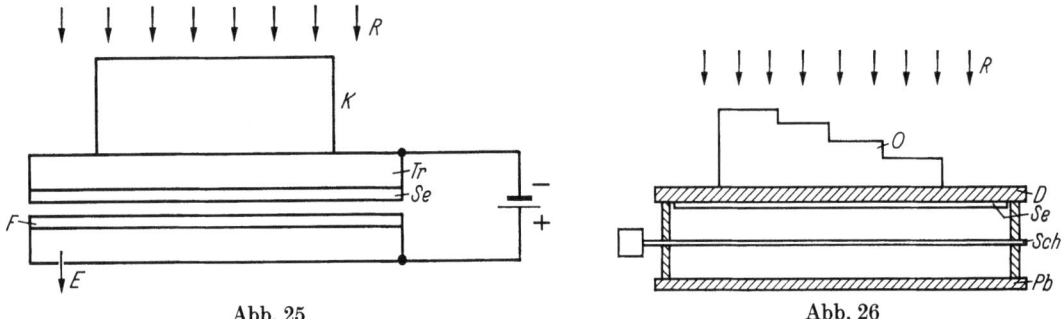

Abb. 25   Abb. 26

Abb. 25. Schema der Anordnung zur Übertragung des elektrostatischen Bildes (Tesi-Verfahren). *R* Röntgenstrahlung; *K* zu untersuchender Körper; *Se* Selenschicht; *F* Polyäthylenfolie, auf die das Bild übertragen werden soll; *E* Elektrode

Abb. 26. Schema einer xeroradiographischen Anordnung für die Werkstoffprüfung. *R* Röntgenstrahlen; *O* Objekt; *D* Kassettendeckel; *Se* Selenschicht; *Sch* Schieber; *Pb* Bleiplatte

für die oben definierte prozentuale Nachweisempfindlichkeit und für das prozentuale Auflösungsvermögen Werte gefunden, die für Aluminium bis zu einer Dicke von 5 cm und für Stahl bis zu etwa 1,3 cm für die Selenschicht und den gewöhnlichen Röntgenfilm vom Typ A gleich groß waren. Bei großen Dicken erwies sich der Film als vorteilhafter. Bei 1 MeV waren die Werte für Stahl bis zu einer Dicke von über 7 cm vergleichbar, bei 22 MeV war der Film überlegen.

Inzwischen wird die Xeroradiographie in der zerstörungsfreien Werkstoffprüfung vor allem in den angelsächsischen Ländern schon im industriellen Maßstab angewandt, sie bewährt sich insbesondere auch bei der Produktionskontrolle von Werkstücken. Eine charakteristische Auswahl aus den Anwendungsbeispielen geben die Abb. 25—26.

E. Bekämpfung der Streustrahlung

Von

Sven Ledin und **Eric Wasser**

Mit 13 Abbildungen

In seiner „Vorläufigen Mitteilung über eine neue Art von Strahlen" schrieb WILHELM CONRAD RÖNTGEN: „daß sich die Körper den X-Strahlen gegenüber ähnlich verhalten wie die trüben Medien gegenüber dem Licht". Dieser Vergleich RÖNTGENS gibt eine Vorstellung über den kontrastverschlechternden Einfluß den die Streustrahlung auf die Röntgenbildherstellung ausübt, man denke nur an die fast unmögliche Aufgabe, mit normalem Licht eine gute Aufnahme eines in eine trübe Flüssigkeit eingetauchten Objektes zu machen.

I. Entstehung und spektrale Verteilung der Röntgenstrahlung

Röntgenstrahlen entstehen bekanntlich beim Abbremsen schneller Elektronen in dichterer Materie. (In Röntgenröhren für medizinische Diagnostik ist diese Materie Wolfram.) Dabei entsteht

teils eine charakteristische Strahlung, die von den jeweiligen Atomen der abbremsenden Materie abhängig ist und einem für diese Materie charakteristischen *Linienspektrum* entspricht,

teils *Bremsstrahlung*, die durch den kontinuierlichen Energieverlust der Elektronen beim Durchgang durch die Materie entsteht.

II. Schwächung der primären Röntgenstrahlung

Wenn Röntgenstrahlen ein Objekt durchdringen, werden sie geschwächt, wobei die Energie umgesetzt wird in

photoelektrische Energie (Photo-Elektronen),

diffuse Röntgenstrahlung (charakteristische und Compton-Streuung),

Paar-Bildung (Elektronen und Positronen bei hohen Strahlungsenergien).

Jede Strahlung, die aus dem bestrahlten Objekt in eine andere Richtung als die der Primärstrahlung austritt, wird zusammenfassend Streustrahlung genannt. Bezüglich der Streustrahlung wird im Nachfolgenden hauptsächlich auf die Faktoren eingegangen, die für die Bildgebung am Film oder Leuchtschirm Bedeutung haben.

III. Anteil der Streustrahlung

Die Gesamtstrahlung, die von einem bestrahlten Objekt in Richtung Bildebene ausgeht, setzt sich aus primärer, bildgebender Strahlung und kontrastverschlechternder Streustrahlung zusammen. Vier Faktoren sind für das Ausmaß der Streustrahlung von Bedeutung:

1. Die mittlere Wellenlänge der Primärstrahlung, die hauptsächlich vom Anodenmaterial sowie von der Röhrenspannung und Filterung abhängig ist.

Bei einem gegebenen Objekt steigt der Anteil der Streustrahlung an der Gesamtstrahlung in Richtung Bildfläche mit abnehmender Wellenlänge der Primärstrahlung nur relativ langsam an.

2. Die Dicke des durchstrahlten Objektes.

Bei konstanter Röhrenspannung, Bildfläche und vergleichbarem Objekt nimmt der Anteil der Streustrahlung ungefähr proportional der Dicke des Objektes zu.

3. Die Ausbreitung der Primärstrahlung im Objekt.

Wo keine Strahlung hinfällt, kann auch keine Streustrahlung entstehen.

4. Dichte und Ordnungszahl der Elemente des Objektes.

Bei konstanter Röhrenspannung und konstanter Dicke des Objektes wird der Streustrahlungsanteil mit zunehmender Dichte und Ordnungszahl der Elemente des Objektes geringer.

IV. Meßmethoden zur Bestimmung der Intensität von Primär- und Streustrahlung

Die aus einem durchstrahlten Objekt austretende Röntgenstrahlung besteht teils aus der vom Röhrenfocus ausgehenden, durch Absorption und Streuung im Objekt geschwächten, bildgebenden Strahlung, teils aus einer von der Röntgenröhre herrührenden afocalen Strahlung und teils aus der vom Objekt selbst erzeugten, bildverschlechternden Streustrahlung.

Eine Reihe von Autoren hat im Laufe der Zeit über Methoden zur Bestimmung des Verhältnisses zwischen bildgebender und bildverschlechternder Strahlung berichtet. Als erster hat R. B. Wilsey (1921) eine photographische Meßmethode angegeben, deren Prinzip noch heute angewandt wird. Es ist jedoch sehr schwierig, die von den verschiedenen Autoren erzielten Resultate miteinander zu vergleichen, da weder gleiche Objekte (Phantome) noch gleiche effektive Röhrenspannungen, Abstände oder Registriermethoden angewandt wurden. Es besteht daher der Wunsch, in Zukunft eine standardisierte Meßmethode zu verwenden. Eine photographische Registrierung der Meßresultate ist nicht zu empfehlen, da die Anzahl unsicherer Variabler zu groß ist.

The International Commission on Radiological Units and Measurements (ICRU) hat daher eine standardisierte Meßmethode (zum ersten Mal in Montreal 1962) empfohlen, die hier beschrieben werden soll.

In erster Linie ist es wesentlich, ein Testobjekt zu wählen, das identisch in der ganzen Welt hergestellt werden kann. Viele Autoren haben Wasserphantome angewandt. Die ICRU empfiehlt nunmehr die Anwendung eines Phantoms von 30×30 cm Bodenfläche, der Möglichkeit einer Höheneinstellung von 5—30 cm, mit gewöhnlichem Trinkwasser gefüllt. Die Höhe des Phantoms dürfte hinsichtlich Absorption und Streuung den anatomischen Verhältnissen am besten entsprechen. Der Behälter soll aus Acrylglas, Plexiglas, Perspex, Lucite, Polyäthylen oder anderen Stoffen bestehen, die keine dichteren Elemente, wie z.B. Schwefel oder Chlor, enthalten. Die Bodendicke soll 10 mm nicht überschreiten.

Für die Messung der Strahlungsintensität wird ein Photomultiplikator empfohlen (wie z.B. RCA 931 A oder Dummond 6291), der von einer Calciumwolframatfolie (normale Verstärkungsfolie) erregt wird. Um die Spannungsabhängigkeit der Folie zu verringern, soll deren Rückseite mit 0,5 mm Aluminium als Elektronenschutz belegt sein. Die Folie muß wenigstens so groß sein wie die Kathode des Photomultiplikators.

Die spektrale Empfindlichkeit des Photomultiplikators soll möglichst mit dem emittierten Licht der Folie übereinstimmen.

Die Spannung des Photomultiplikators muß innerhalb $1^0/_{00}$ konstant sein, was mittels eines Elektronenröhrenstabilisators erzielt wird. Auch die Röntgenröhrenspannung muß (innerhalb von etwa 2%) stabilisiert werden. Der Abstand Focus—Phantomunterseite soll möglichst 1 m betragen. Da die Kathode des Photomultiplikators nur eine Breite von etwa 10 mm hat, braucht der Einfluß des Winkelfehlers bei Rastern mit einem von 1 m abweichenden Focussierungsabstand nicht berücksichtigt zu werden, vorausgesetzt, daß die Messung in der Mitte des Rasters ausgeführt wird. Das Raster soll möglichst nahe am Boden des Phantoms angebracht werden, um eine gut definierte Lage zu sichern. Eine richtige Einwinkelung des Rasters muß noch möglich sein. Bei Messungen an Rastern und Filtern wird als Abstand Raster—Meßröhre 1 cm empfohlen.

Der Aufbau einer solchen Meßeinrichtung (Abb. 1) stimmt prinzipiell mit der vieler Autoren überein. Terminologie und Symbole entsprechen den Empfehlungen der ICRU-Kommission.

Mit dieser Einrichtung kann man, wenn die Meßröhre gegen Primärstrahlung, aber nicht gegen die Streustrahlung abgeschirmt ist, die aus dem Phantom emittierte Streustrahlung messen. Ohne Abschirmung der Primärstrahlung kann die Gesamtstrahlung gemessen werden, d.h. Primärstrahlung + gestreute Strahlung.

Zur Bestimmung der Primärstrahlung allein wird die in Abb. 2 gezeigte Einrichtung empfohlen. Man verwendet dabei eine Primärblende mit kleinem Durchmesser. Um

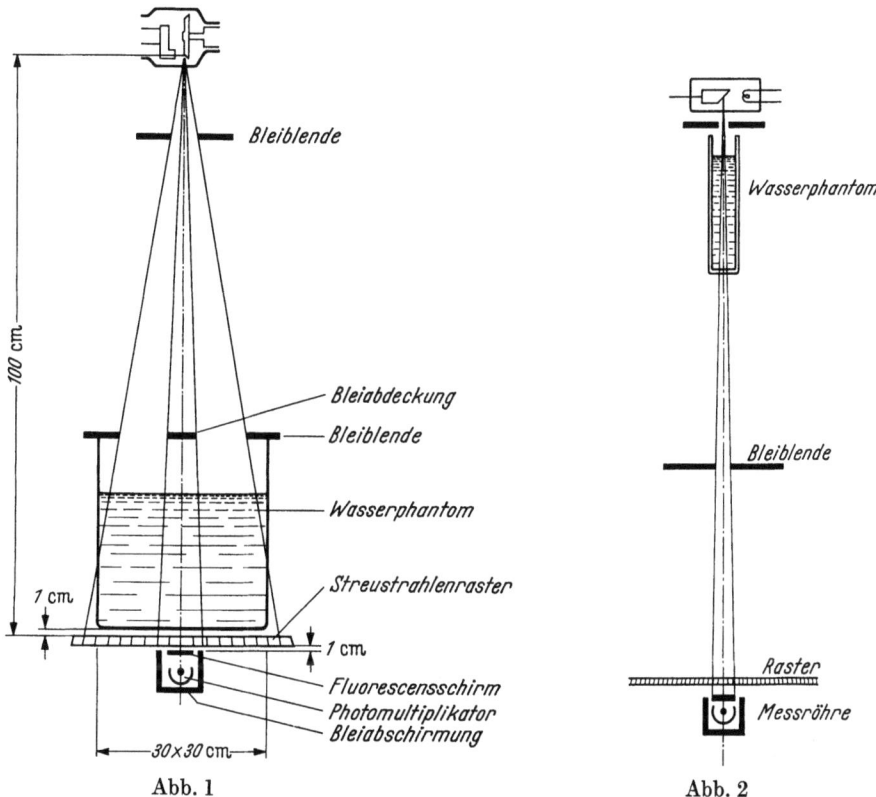

Abb. 1   Abb. 2

Abb. 1. Prinzipieller Aufbau einer Meßeinrichtung für die Bestimmung des Verhältnisses zwischen bildgebender und bildverschlechternder Röntgenstrahlung

Abb. 2. Prinzipieller Aufbau einer Meßeinrichtung für die Bestimmung der primären durchgelassenen Primärstrahlung

Störungen durch die Streustrahlung des Wasserphantoms zu verhindern, empfiehlt es sich, ein Phantom mit kleiner Bodenfläche so nahe als möglich an die Röntgenröhre heranzubringen.

Mit der Einrichtung nach Abb. 1 können folgende Werte mit und ohne Raster bestimmt werden:

Totale Strahlungsintensität ohne Raster $I_t =$ Primärstrahlung $I_p +$ Streustrahlung I_s.

Totale Strahlungsintensität mit Raster $I'_t =$ Primärstrahlung $I'_p +$ Streustrahlung I'_s.

Streustrahlung ohne Raster I_s.

Streustrahlung mit Raster I'_s.

Aus diesen Werten kann unter anderem folgendes berechnet werden: Die Transmission T, d.h. die Intensität der vom Raster durchgelassenen Strahlung, dividiert durch die auf das Raster fallende Strahlung unter den gegebenen Bedingungen. Dann ist

T für die Gesamtstrahlung $\quad T_t = I'_t/I_t$.

T für die Primärstrahlung $\quad T_p = I'_p/I_p$.

T für die Streustrahlung $\quad T_s = I'_s/I_s$.

1. Versuche einen „Gütefaktor" für Raster bzw. Filter anzugeben

1. Der sog. Buckyfaktor B bezeichnet die gesamte auf ein Raster fallende Strahlung I_t dividiert durch die Gesamtstrahlung hinter dem Raster I'_t.

$$B = I_t/I'_t = 1/T_t.$$

2. Nach de Ward definiert man die Selektivität eines Rasters als die Durchlässigkeit der primären Strahlung dividiert durch die Durchlässigkeit der gestreuten Strahlung

$$\Sigma = T_p/T_s.$$

Die Selektivität ist somit ein Maß für den maximal erzielbaren Strahlungskontrast.

3. Hondius-Boldingh hat einen Kontrastverbesserungsfaktor K vorgeschlagen. Dieser entspricht der Durchlässigkeit der Primärstrahlung dividiert durch die Durchlässigkeit der Gesamtstrahlung

$$K = T_p/T_t.$$

Diese drei Gütefaktoren sind aus denselben Meßwerten errechnet und geben gewisse Aufschlüsse über die Effektivität eines Rasters oder Filters. Es scheint leider nicht möglich zu sein, einen praktisch einwandfreien „Gütefaktor" anzugeben, da die Anzahl der Variationen im praktischen Betrieb zu groß ist. Man denke nur an die Film- und Foliencharakteristiken, an den Entwicklungsvorgang des Filmes, Belichtungszeiten, Bewegungsvorrichtungen der Raster, Präzision der Untersuchungsgeräte, Verschiedenheit der Untersuchungsobjekte, etc.

Die oben beschriebene Meßmethode kann im Prinzip auch dazu angewandt werden, alle anderen Mittel und Methoden zu untersuchen, die den Zweck haben, den Streustrahlungsanteil zu verringern (Primärblenden, Kompression, Filter, usw.).

V. Methoden zur Unterdrückung des Streustrahlungsanteils auf der Bildfläche

Grundsätzlich unterscheidet man zwei Methoden, die Streustrahlung möglichst auszuschalten und dadurch einen besseren Kontrast zu erhalten:

1. Methoden zur Verhütung bzw. Verminderung der Entstehung von Streustrahlen, d.h. Primärabblendung und sog. Kompression.

2. Methoden zur Vermeidung, daß gestreute Strahlung die Bildfläche erreicht, d.h. die Verwendung von Filtern, Tele-Film-Technik und Streustrahlenrastern.

Zunächst muß geklärt werden, was überhaupt erreicht werden kann. Ausschlaggebend für den möglichen Kontrast im photographischen Röntgenbild sind Schwärzungskurve des Filmes sowie Entwicklungsbedingungen. Die Schwärzungskurve zeigt die Schwärzung des Filmes als Funktion des Logarithmus der Strahlungsintensität multipliziert mit der Belichtungszeit ($I \times t^p$). Dabei ist p die Schwarzschildtsche Konstante; sie kann in diesem Zusammenhang vernachlässigt werden. Die Form der Schwärzungskurve ist in erster Linie von der Emulsion abhängig, aber auch die Verstärkerfolien und die Entwicklung des Filmes beeinflussen sie, z.B. der Entwicklungsschleier.

Abb. 3 zeigt ein konkretes Beispiel einer Schwärzungskurve. Der Film hat einen γ-Wert von 2,3 (γ = Tangens des Neigungswinkels des geradlinigen Teils der Kurve gegen die x-Achse). Röhrenspannung und Objektdicke sind konstant. Die Kurve I entspricht der Schwärzung der Gesamtstrahlung; die Kurve II zeigt die Schwärzung, die durch die Streustrahlung allein verursacht wird, wenn diese 75 % der Gesamtstrahlung entspricht. In I ist A—C der geradlinige Teil der Schwärzungskurve, der für die Bildgebung zur Verfügung steht, was einem maximalen Kontrast von C-max entspricht. Bei einem Streustrahlungsanteil von 75 % ist B—D der maximale Kontrast, der ohne Ausschaltung der Streustrahlung erreicht werden kann. Wird ein Streustrahlenraster mit Buckyfaktor 3 verwendet, verschiebt sich die Kurve I in die Position der Kurve III. Ein solches Raster kann, wenn richtig gebaut, den Streustrahlenanteil auf etwa 15 %

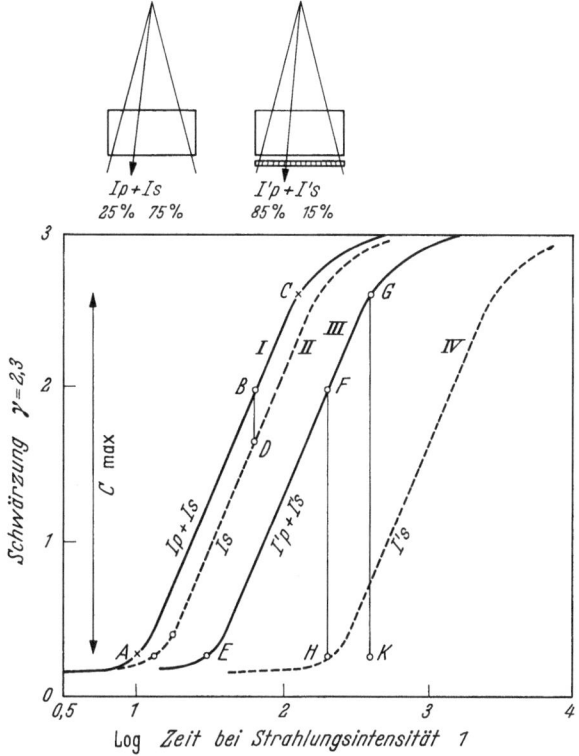

Abb. 3. Größtmöglicher Kontrast ohne und mit Streustrahlenraster

reduzieren. Die entsprechende Schwärzung ist in der Kurve IV angegeben. Der maximal erreichbare Kontrast wird dann auf den Bereich F—H vergrößert, d. h. auf etwas mehr als 500 %.

Um auf den größten erzielbaren Kontrast (C-max) zu kommen, den der Film zuläßt, müßte der Streustrahlenanteil bis auf etwa 8 % reduziert werden, was dem Punkt K entspricht. Eine weitere Reduktion der Streustrahlung führt selbstverständlich zu keiner Kontrasterhöhung mehr. Bei dünnen Objekten sind die Schwärzungskurven bereits soweit voneinander entfernt, daß die Verwendung eines Rasters keine Kontrastverbesserung ergibt, sondern lediglich zu einer erhöhten Absorption der Primärstrahlung führt.

Abb. 3 zeigt die absolute Notwendigkeit, alle Mittel einzusetzen, um den Streustrahlenanteil zu vermindern.

Im Prinzip gilt dies auch bei Durchleuchtungsschirmen und Bildverstärkern.

1. Kompression

Je dicker das durchstrahlte Objekt ist, um so höher wird der Streustrahlenanteil. Es ist deshalb wünschenswert, die Dicke innerhalb des durchstrahlten Feldes durch Verdrängung von Teilen des Objektes zu verringern (Abb. 4). Die Anwendung von sog. Kompressionsbändern, -tuben, -blasen u. a. ist deshalb bei allen geeigneten dickeren Objekten für die Bildqualität von solcher Bedeutung, daß sich die Mehrarbeit, die da-

durch entsteht, reichlich bezahlt macht. Der Ausdruck „Kompression" ist in diesem
Zusammenhang eigentlich nicht richtig, es müßte „Verdrängung" heißen. Ein möglichst
kleines durchstrahltes Volumen verringert auch die Patientendosis.

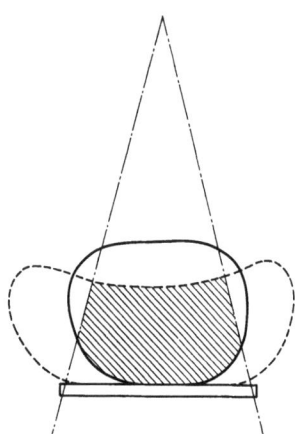

Abb. 4. Verminderung der Streustrahlung durch
seitliche Verdrängung

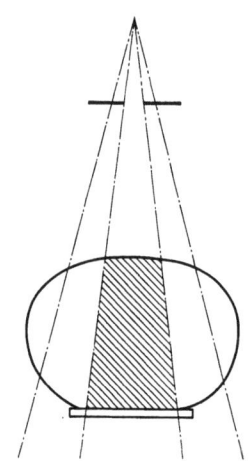

Abb. 5. Verminderung der Streustrahlung durch
Feldverkleinerung

2. Primärblenden

Um unnötige Streustrahlung zu vermeiden, muß auch die Ausbreitung der Primärstrahlung im Objekt möglichst begrenzt werden. Aufnahmen und Durchleuchtungen
sollen deshalb immer mit dem kleinstmöglichsten Primärstrahlenbündel erfolgen (Abb. 5).
Bei Durchleuchtung und gezielten Aufnahmen läßt sich dies leicht durchführen. Für
Einstellungen ohne Durchleuchtung ist eine einstellbare Primärblende mit mehreren
Lamellenebenen und optischer Feldmarkierung sehr günstig. Man darf jedoch nicht vergessen, daß die optische Feldmarkierung das Einfallsfeld der Strahlung anzeigt. Dabei
muß die Divergenz des Strahlenbündels berücksichtigt werden, so daß nicht das ge-
wünschte Bildformat auf der Oberfläche des Objektes eingestellt werden darf. Die an
den meisten einstellbaren Primärblenden angebrachten Formatskalen sind dabei von
großem Nutzen. Auch feste Tubus-Blenden oder einfache Lochblenden für bestimmte
Bildformate bzw. Untersuchungen geben gute Resultate, wobei natürlich der angegebene
Focus—Filmabstand eingehalten werden muß. Wenn bei Röntgenaufnahmen die primäre
Abblendung sorgfältig eingestellt ist, sollen die feldbegrenzenden Blendenkanten zu sehen
sein. Das ist ein Kriterium dafür, daß an die primäre Abblendung gedacht wurde.

3. Filter und selektive Absorption

Röntgenstrahlung, die ein Objekt durchdringt, wird durch eine Energieumsetzung
geschwächt, wobei diffuse Sekundärstrahlung entsteht. Sie wird ebenfalls im Objekt geschwächt, wobei Tertiärstrahlung und bei weiterer Energieumsetzung Quartärstrahlung
usw. entsteht. Jede Energieumsetzung bewirkt einen Energieverlust, der eine Vergrößerung der Wellenlänge der gestreuten Strahlung zur Folge hat (Compton-Effekt). Durch
geeignete Filter, z.B. Folien aus Zinn, Eisen oder ähnlichen Metallen, kann eine Verringerung der Streustrahlung, die immer eine größere Wellenlänge als die Primärstrahlung
hat, erzielt werden. Solche Filter haben jedoch in der medizinischen Röntgendiagnostik
kaum praktischen Wert, wie bereits Lindblom 1934 festgestellt hat. In Streustrahlenraster eingebaute Filter tragen trotzdem zur Herabsetzung des Streustrahlenanteiles bei
und vermindern die im Raster selbst entstehende Streustrahlung.

4. Tele-Film-Methode

Hier handelt es sich um eine Vergrößerung des Abstandes zwischen Objekt und Film, wodurch ein geringerer Anteil der im Objekt entstehenden Streustrahlung den Film erreicht. Die aus einem Objekt austretende Streustrahlung hat zum größten Teil nicht die gleiche Richtung wie die Primärstrahlung. Mit zunehmendem Abstand von Objekt und Bildebene vermindert sich der Streustrahlungsanteil in der Bildebene um mehr als dem Quadratgesetz entspricht. Die Tele-Film-Methode hat jedoch den wesentlichen Nachteil einer größeren geometrischen Unschärfe sowie der Objektvergrößerung und der verlängerten Belichtungszeit und damit auch oft einer Vergrößerung der Bewegungsunschärfe.

Hier wird auf BACKLUND hingewiesen, der eine eingehende Untersuchung dieser Methode durchgeführt hat.

5. Streustrahlenraster

Die zweifellos unvergleichlich wichtigste Methode zur Bekämpfung der Streustrahlung ist die Anwendung von Streustrahlenrastern, deren Aufbau im Prinzip zuerst von BUCKY 1913 angegeben wurde. Später hat auch LYSHOLM wirksam zur Entwicklung der Raster beigetragen durch Einführung der sog. Feinraster (ungefähr 1930). Die Wirkungsweise der Raster ist wohlbekannt. Der Vollständigkeit halber ist sie jedoch in Abb. 6 schematisch dargestellt.

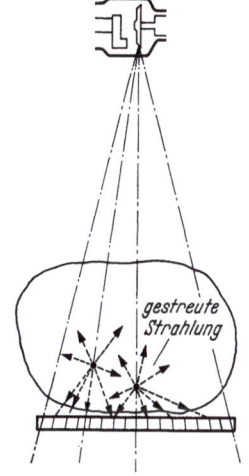

Die ersten Raster hatten pro Zentimeter nur wenige, ziemlich dicke Lamellen, die bei der Auswertung des Röntgenbildes störend wirkten. POTTER entwickelte daher einen Mechanismus, die Raster während der Belichtung des Filmes zu bewegen und so die störenden Lamellenschatten zu verwischen, so daß sie kaum noch sichtbar sind. Bei den Rastern unterscheidet man zwei Haupttypen:

Parallel-Raster, in denen die Lamellen *parallel* zueinander angeordnet sind und focussierte Raster, in denen die Lamellen entsprechend der Divergenz der Primärstrahlen auf einen bestimmten Focossierabstand (auf den Röhrenfocus) gerichtet sind.

Die Wirkungsweise des Rasters ist eine raumgeometrische Abschirmung von Strahlen, deren Richtung nicht mit der Primärstrahlung zusammenfällt.

Abb. 6. Wirkungsweise eines Streustrahlenrasters

VI. Leistungsmerkmale der Streustrahlenraster

Die Faktoren, die die Leistung des Rasters unter gegebenen Verhältnissen bestimmen, sind:

1. Schachtverhältnis R (Ratio), d.h. das Verhältnis zwischen der Lamellenhöhe h und dem Abstand D zwischen den absorbierenden Lamellen, also $R = h/D$.

2. Dicke d der absorbierenden Lamellen und ihr Material. Bisher wurde Blei verwendet.

3. Linienanzahl n, d.h. die Anzahl der Paare von absorbierenden und durchlässigen Lamellen, also $n = 1/(D+d)$. Sie wird in Linien/cm (oder Zoll) angegeben.

4. Präzision im Aufbau des Rasters.

5. Eigenschaften des Schachtmediums (Material zwischen den absorbierenden Lamellen).

1. Das Schachtverhältnis

Als Maß für die kontrastverbessernden Eigenschaften eines Rasters wird oft das Schachtverhältnis angegeben. Das ist jedoch nur für ein „ideales" Raster richtig, d.h. für ein Raster, das aus unendlich dünnen Lamellen aufgebaut ist, die jede nicht vom Röhrenfocus ausgehende Strahlung völlig absorbieren, während die bildgebende Strahlung ungeschwächt das Raster passieren kann. Ferner dürfte ein solches Raster keine Eigenstrahlung abgeben. Da ein Raster, das diesen Anforderungen entspricht, nicht gebaut werden kann, ist das Schachtverhältnis allein kein Maß für seine kontrastverbessernden Eigenschaften.

Abb. 7 zeigt im Diagramm die prozentual durchgelassene Streustrahlung bei *idealen* Rastern mit verschiedenen Schachtverhältnissen. Bei einem Schachtverhältnis $R = 6$ wird nur etwa 12% der Streustrahlung durchgelassen, bei $R = 10$ etwa 7%. Bei einem noch größeren Schachtverhältnis, z.B. $R = 15$, gewinnt man nur noch wenige Prozent.

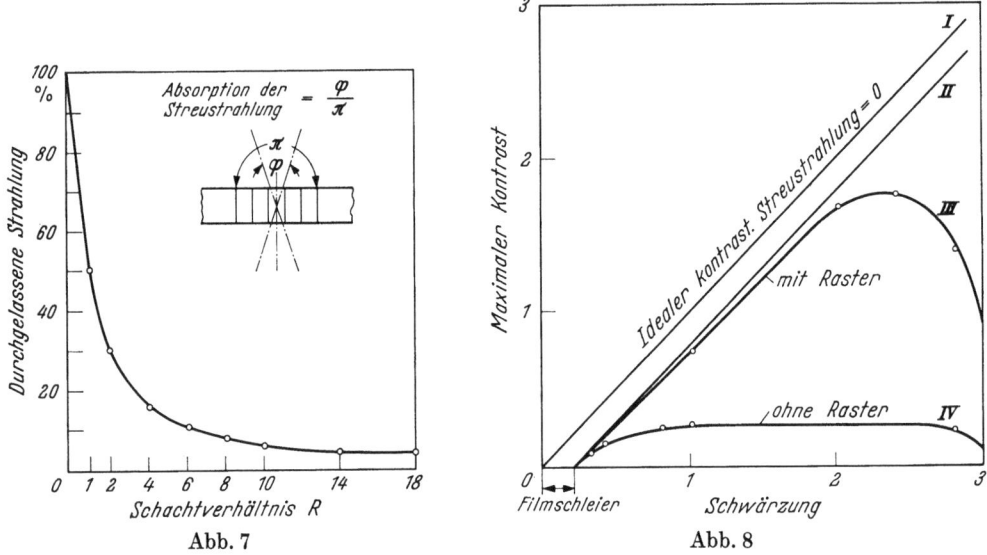

Abb. 7   Abb. 8

Abb. 7. Prozentual durchgelassene Streustrahlung im Verhältnis zum Schachtverhältnis berechnet für einen senkrechten Schnitt durch einen idealen Raster

Abb. 8. Maximaler Kontrast ohne und mit Streustrahlenraster

Bei erhöhtem Schachtverhältnis steigt die Absorption der Primärstrahlung, da die technologischen Schwierigkeiten, solche Raster herzustellen, groß sind. Der Gewinn an Streustrahlenabsorption geht durch unvermeidliche Fehler im Raster und in der Einwinkelung verloren.

Abb. 8 zeigt, was ein gutes Streustrahlenraster leisten kann. Der maximale Kontrast (vgl. Abb. 3) ist als Funktion der Grundschwärzung eingetragen. Schwärzung und Kontrast sind logarithmische Funktionen. Bei gleichen Koordinaten entspricht der ideale maximale Kontrast einer Linie mit einer Steigung von 45° durch den Nullpunkt (Linie I.) Diese Linie wird wegen der Film- und Entwicklungsschleier um ungefähr 0,2 Einheiten nach rechts verschoben (Linie II). Bei einem Wasserphantom mit einer Bodenfläche von 30×30 cm und 20 cm Höhe und bei einer Röhrenspannung von 70 kV entspricht Kurve IV dem maximalen Kontrast der ohne Filter oder Streustrahlenraster erreichbar ist. Bei höheren Spannungen sinkt dieser maximale Kontrast noch weiter ab. Wenn ein gutes Streustrahlenraster zwischen Phantom und Film angebracht wird, steigt der maximale Kontrast wesentlich an (Kurve III). Aus diesem Diagramm geht auch hervor, daß man die Grundschwärzung nicht zu hoch treiben darf, wenn man den höchstmöglichen Kontrast erzielen will.

Je größer das Schachtverhältnis ist, um so genauer muß der Focussierungsabstand des Rasters eingehalten werden, da sonst die Absorption der Primärstrahlung in den Lamellen größer wird, ohne einen Gewinn in der Absorption der Streustrahlung zu bringen. Auch eine seitliche Verschiebung des Rasters im Verhältnis zum Zentralstrahl ist besonders bei hohen Schachtverhältnissen sehr ungünstig. Wenn Aufnahmen mit maximalem Kontrast gewünscht werden, ist es notwendig, bei dicken Objekten ein Raster mit hohem Schachtverhältnis anzuwenden. Die Einwinkelung der Raster im Verhältnis zum Zentralstrahl ist ungemein wichtig und wird oft versäumt. Bei falschem Winkel wird die Primärstrahlung unnötigerweise absorbiert, die Absorption der Streustrahlung aber nicht verbessert und der Kontrast des Bildes unkontrollierbar verschlechtert. Es hat überhaupt keinen Zweck, von Buckyfaktor, Kontrastverbesserungsfaktor, Selektivität usw. zu sprechen, wenn das Raster nicht genau in Richtung der Primärstrahlung ein-

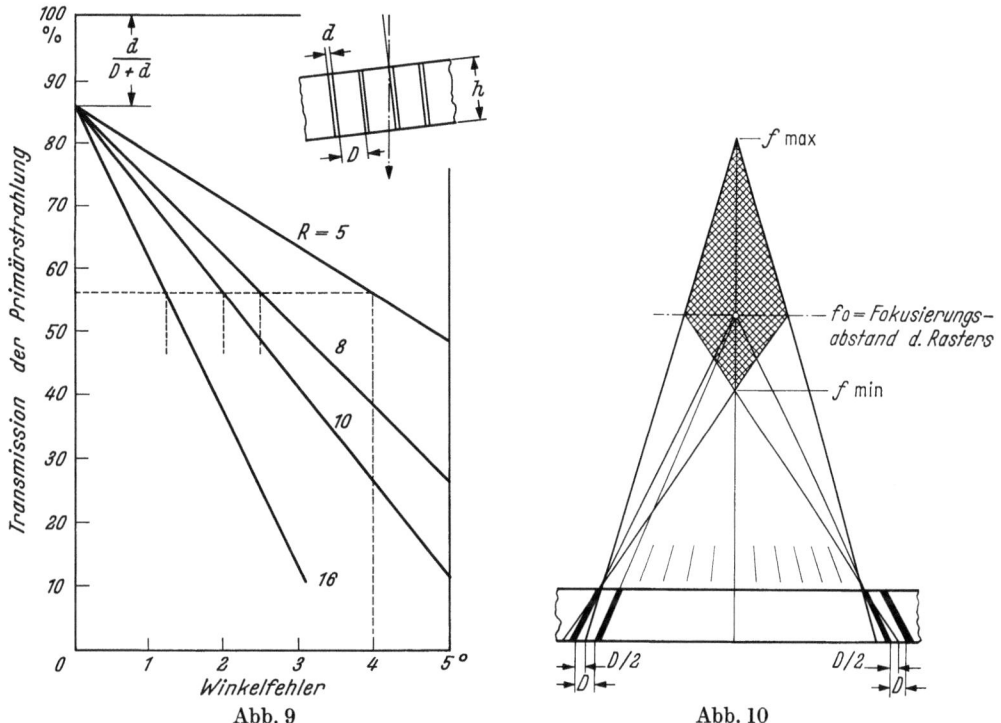

Abb. 9. Absorption der Primärstrahlung bei unrichtiger Winkelung des Rasters. Vier Schachtverhältnisse sind angegeben

Abb. 10. Der Röhrenfocus muß sich innerhalb der schraffierten Fläche befinden, wenn die Absorption der Primärstrahlung 50% nicht werden soll. (Nach HONDIUS BOLDINGH)

gestellt wird. Wenn die Aufnahmebedingungen nicht exakt eingehalten werden, können die angefertigten Röntgenaufnahmen nicht miteinander verglichen werden. Abb. 9 zeigt, wie sich die Durchlässigkeit der Primärstrahlung mit dem Winkelfehler ändert. Der Quotient $d/(D+d)$ entspricht der unvermeidlichen Absorption von Primärstrahlung durch die Bleilamellen bei richtiger Einstellung der Raster. Die Bedeutung einer richtigen Winkeleinstellung des Rasters für die Ausnützung seiner Leistungsfähigkeit kann nicht genug hervorgehoben werden.

Aus verschiedenen Gründen ist es aber nicht immer möglich, den Focussierabstand des Rasters oder die Einwinkelung genau einzuhalten. Die ICRU-Kommission hat empfohlen, in solch unerwünschten Fällen eine Erniedrigung der Durchlässigkeit der Primärstrahlung von mehr als 50% nicht zu erlauben.

Abb. 10 zeigt nach HONDIUS BOLDINGH, wie der Focus-Filmabstand im Verhältnis zum Focussierabstand des Rasters sowie die seitliche Verschiebung des Röhrenfocus geändert werden können, ohne daß die 50%-Grenze überschritten wird.

2. Die streustrahlenabsorbierenden Lamellen

Wie bereits gesagt, müßte ein ideales Raster unendlich dünne Lamellen haben, die die gestreute Strahlung vollständig absorbieren. Dieser Wunsch ist leider unerfüllbar. Heute wird als Lamellenmaterial ausschließlich Blei verwendet, da es ein hohes spezifisches

Gewicht (11,4) und auch eine hohe Ordnungszahl (82) hat. Raster mit Uranlamellen sind auch hergestellt worden, sie geben — besonders bei sehr hohen Spannungen bis 200 kV — einen besseren Kontrast. Die technologischen Schwierigkeiten, solche Raster herzustellen, sind aber so groß, daß man die weitere Entwicklung jetzt noch nicht beurteilen kann.

Für jeden Spannungsbereich gibt es eine optimale Dicke der Lamellen, die von dem Schachtverhältnis und der Linienzahl abhängig ist. Je größer das Schachtverhältnis, um so kleiner der Einfallswinkel der Streustrahlung und um so länger der Weg der Strahlen durch die Lamellen. Sie können deshalb bei hohen Schachtverhältnissen dünner sein. Es ist wünschenswert, daß bei hoher Linienzahl die Dicke der absorbierenden Lamellen möglichst gering ist. Es hat sich in der Praxis gezeigt, daß Lamellen aus Blei mit Dicken zwischen 0,04 und 0,06 mm ausreichen. Bei Uran kann die Dicke auf 0,025 mm verringert werden.

3. Linienzahl der Raster

Eine hohe Linienzahl, die die Auswertung des Röntgenbildes ungemein erleichtert, ist wünschenswert. Bei bewegten Rastern wird dadurch auch die Gefahr streifiger Bilder sehr vermindert. Eine hohe Linienzahl verschlechtert aber den Kontrast. Wenn das menschliche Auge diese Kontrastverschlechterung nicht wahrnimmt, wird durch die bessere Erkennbarkeit kleinerer Einzelheiten viel gewonnen. Da in vielen Fällen kürzeste Belichtungszeit gewünscht wird, ist eine hohe Linienzahl auch für bewegliche Raster zweckmäßig. Es gibt jedoch eine obere Grenze der Linienzahl, die durch die steigende Primärabsorption und die erhöhte Eigenstrahlung des Rasters, besonders bei hohen Spannungen, bedingt ist. Diese obere Grenze dürfte z. Z. für Bleilamellen bei etwa 40—50 Linien/cm liegen.

4. Fehler im Aufbau des Rasters

Bei der Herstellung von Rastern treten hinsichtlich der Lage der Lamellen immer kleinere oder größere Fehler auf, d.h. daß die Lamellen in einem anderen Winkel stehen als er dem Focussierungsabstand entspricht. Da solche Winkelfehler eine Verbreiterung der Schatten der absorbierenden Lamellen zur Folge haben, wird die Absorption an Primärstrahlung des Rasters erhöht, während die Absorption der Streustrahlung nicht beeinflußt wird. Ist der Winkelfehler über die ganze Fläche des Rasters gleich groß, werden die Kontrastverhältnisse im ganzen Bild verschlechtert. Treten Winkelfehler nur stellenweise auf, wird das Bildresultat durch die erhöhte Absorption der Primärstrahlung in den fehlerhaften Teilen des Rasters unregelmäßig. Auch der Kontrast wird in diesen Teilen nachteilig beeinflußt, was — abgesehen von den Unregelmäßigkeiten — die Beurteilung des Bildes bei mäßigen und besonders bei kleinen Kontrasten erschwert (Abb. 11).

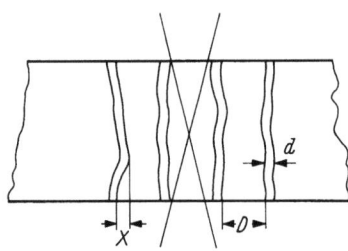

Abb. 11. Erhöhte Absorption von Primärstrahlung in einem Raster mit unregelmäßigen absorbierenden Lamellen

Fehler, die sich über die ganze Länge der einzelnen Lamellen hinziehen, verursachen streifige Bilder. Solche Streifenbildungen sind unter anderem bei der Bildbeurteilung sehr störend, weil das Auge auf die dabei auftretenden Kontraste stark reagiert. Zudem können die durch die Streifenbildung entstehenden Kontraste wichtige Bildteile überdecken.

Zusammenfassend kann gesagt werden, daß die infolge von Winkelfehlern erhöhte Primärabsorption bei konstantem Schachtverhältnis proportional dem Winkelfehler und bei konstantem Winkelfehler proportional dem Schachtverhältnis ist.

Es ist unvermeidlich, daß die absorbierenden Lamellen etwas unregelmäßig sind. Diese Tatsache hat selbstverständlich hinsichtlich einer erhöhten Primärabsorption dieselben Folgen. Wenn z.B. die absorbierenden Lamellen eine Dicke von 0,04 mm haben und die Unregelmäßigkeiten 0,02 mm entsprechen, steigt die Absorption der Primärstrahlung um 50%, wobei die Absorption der Streustrahlung nicht verbessert wird, was eine erhebliche Verschlechterung des Kontrastes ergibt.

Je höher Schachtverhältnis und Linienzahl eines Rasters sind, um so genauer müssen die Lamellen ausgeführt und gerichtet sein.

5. Eigenschaften des Schachtmediums

Wie bereits vorher unter „Filter und selektive Absorption" gesagt, ist die Wellenlänge der in einem Objekt entstehenden Streustrahlung größer als die der Primärstrahlung. Die Absorption der Röntgenstrahlung in der Materie ist von der Wellenlänge (Spannung) abhängig. Leichte Elemente, wie Wasserstoff, Kohlenstoff, Stickstoff und Sauerstoff (organisches Material), haben eine Absorption, die innerhalb weiter Grenzen ziemlich unabhängig von der Wellenlänge (Spannung) der Röntgenstrahlung ist. Bei Elementen mit höheren Ordnungszahlen steigt bei zunehmender Wellenlänge die Absorption der Röntgenstrahlen stark an. Diese „selektive" Absorption kann bei der Herstellung von Rastern zur Erhöhung der Absorption von Streustrahlung in begrenztem Umfange ausgenützt werden. In dem Raster müssen dann schwere Elemente eingebaut sein, z.B. im Schachtmedium.

Schon Aluminium zeigt eine solche selektive Absorption. Bei der Einführung von Schwer-Elementen steigt selbstverständlich auch die Absorption der Primärstrahlung.

Jede Absorption der Streustrahlung führt leider zu einer erhöhten Absorption der Primärstrahlung. Die Wahl liegt zwischen kürzester Belichtungszeit oder bestmöglichem Kontrast.

VII. Ausführungsformen der Streustrahlenraster

Im Laufe der Zeit wurden verschiedene Rastertypen vorgeschlagen. Von diesen haben nur zwei Grundtypen praktische Verwendung gefunden, die Linienraster und die Kreuzraster. In den meisten Fällen werden Linienraster verwendet, weil die Einwinkelung nur in der einen Richtung scharf eingehalten werden muß, während der Winkel in der anderen Richtung frei ist.

Bei Verwendung von Kreuzrastern muß der Zentralstrahl immer senkrecht zur Rasterebene einfallen, weil sonst die Absorption der Primärstrahlung zu groß wird. Es würde zu weit führen, hier einen vollständigen Vergleich zwischen diesen beiden Ausführungen zu geben. Beide Typen können als Parallelraster oder focussierte Raster ausgeführt sein. Sie können stillstehend als feste Raster oder beweglich verwendet werden.

1. Parallelraster

Parallelraster sind so gebaut, daß die absorbierenden Lamellen parallel zueinander liegen; der Focussierungsabstand wird dabei unendlich groß. Diese Raster haben den großen Vorteil, daß eine Zentrierung des Zentralstrahls zum Raster nicht notwendig ist, weshalb sie bei Bettaufnahmen oder in ähnlichen Situationen gute Dienste leisten, wo eine mechanische oder optische Verbindung zwischen Röntgenröhre und Raster sich nur schwer herstellen läßt. Ferner sind solche Raster für Untersuchungsgeräte, bei denen Röntgenröhre und Durchleuchtungsschirm bzw. Kassettenträger nicht gekoppelt sind am besten geeignet.

Parallelraster haben den Nachteil, daß sie bei größeren Bildformaten nur mit begrenztem Schachtverhältnis verwendet werden können. Durch einen prismatischen Schnitt des Rasters wird dieser Nachteil wesentlich vermindert (Abb. 12).

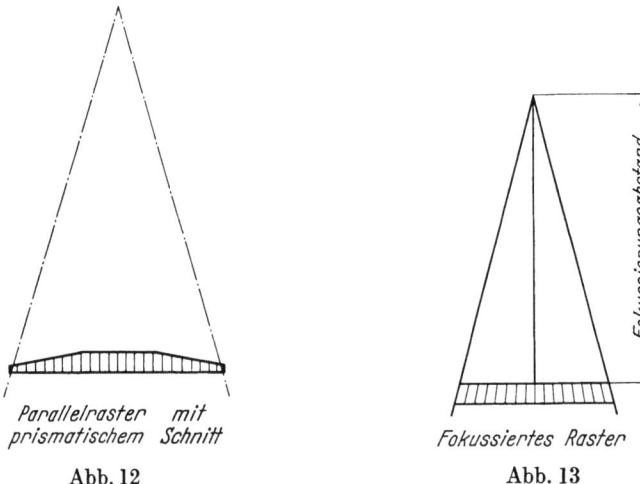

Abb. 12   Abb. 13

Abb. 12. Der Raster hat zu den Kanten ein abnehmendes Schachtverhältnis, wodurch die Absorption der Primärstrahlung in diesen Teilen des Bildes verringert wird, was in vielen Fällen von großer Bedeutung sein kann

Abb. 13. Die Flächen der absorbierenden Lamellen konvergieren zu einer Linie, wo sich der Röhrenfocus befinden muß, wenn der höchstmöglichste Kontrast erzielt werden soll

2. Focussierte Raster

Focussierte Raster sind so gebaut, daß die Ebenen der absorbierenden Lamellen sich in einer bestimmten Linie schneiden (Abb. 13). Der Brennfleck der Röntgenröhre muß sich in dieser Linie befinden, wenn ein Minimum an Absorption der Primärstrahlung erreicht werden soll. Der senkrechte Abstand zwischen Rasterebene und dieser Linie wird als Focussierungsabstand bezeichnet und muß möglichst genau eingehalten werden, wenn der bestmöglichste Kontrast erreicht werden soll. Der Kontrast des Bildes ist bei focussierten Rastern selbstverständlich von der Bildbreite unabhängig, wenn der Focussierabstand eingehalten wird. Auch das Schachtverhältnis hat keine Einwirkung auf die Absorption der Primärstrahlung, wenn das Raster „ideal" gebaut ist. Bei hohen Schachtverhältnissen steigt die Absorption der Primärstrahlung sehr stark, weil die technologischen Schwierigkeiten so groß sind, daß die Fehler nicht mehr zu bewältigen sind. Es wird empfohlen, das Schachtverhältnis bei dem jetzigen Stand der Technik nicht zu hoch zu treiben.

In den meisten Fällen kann bei den Untersuchungsgeräten eine genaue Einstellung der Raster nicht erfolgen, die zur Ausnützung eines hohen Schachtverhältnisses notwendig ist.

3. Kreuzraster

Kreuzraster bestehen aus zwei Linienrastern, die aufeinander gelegt sind, so daß sich die Lamellen entweder in einem Winkel von 90° überkreuzen, oder in einem davon abweichenden Winkel.

Ein Kreuzraster mit einem Schachtverhältnis von z.B. $R = 10$ besteht aus zwei Linienrastern mit einem Schachtverhältnis von $R = 5$. Ein solches Raster gibt deshalb bei Winkelfehlern nur eine erhöhte Absorption der Primärstrahlung entsprechend $R = 5$. Kreuzraster haben gegenüber Linienrastern den Vorteil, daß der anwendbare Abstandsbereich Röhrenfocus—Raster größer ist. Da sich die absorbierenden Lamellen überkreuzen, wird die Absorption der Primärstrahlung beinahe doppelt so groß wie bei einem entsprechenden Linienraster, auch bei sorgfältiger Einwinkelung. Für Aufnahmen mit schräg einfallender Strahlung können Kreuzraster nicht verwendet werden.

4. Bewegte Raster

Bei Anwendung stillstehender Raster werden die absorbierenden Lamellen abgebildet. Bei Aufnahmen, die mit Rastern niedriger Linienzahl gemacht werden, wird deren Beurteilung infolge der abgebildeten Lamellen sehr erschwert. Wird ein Raster senkrecht zur Linienrichtung in der Rasterebene bewegt, so werden die Lamellenschatten im Bilde verwischt. Die Geschwindigkeit des Rasters sowie die Anzahl von Lamellen, die einen Bildpunkt passieren, müssen auf die Belichtungszeit und Netzfrequenz abgestimmt sein, um streifenfreie Bilder zu geben. Bei dem jetzigen Stand der Technik mit leistungsfähigen Röntgenapparaten, hohen Spannungen und Hochleistungs-Röntgenröhren sind sehr kurze Belichtungszeiten möglich, was von großer Bedeutung ist, besonders bei Aufnahmen von bewegten Objekten, z.B. bei Herzaufnahmen. Bei diesen kurzen Belichtungszeiten (bis 0,003 sec) streifenfreie Bilder zu erhalten, ist sehr schwer, weil die Geschwindigkeit sowie die Beschleunigung des Rasters groß sein müssen. Die üblichen Untersuchungsgeräte sind nicht so stabil, daß sie diese Beschleunigung aushalten können; das ganze System wird in Schwingungen versetzt, und die Aufnahmen werden unscharf. Infolge der hohen Spannungen muß das Schachtverhältnis und somit das Gewicht hoch gewählt werden. Wie unter „Schachtverhältnis" erwähnt wurde, führt die durch die Bewegung entstehende Dezentrierung zu einer erhöhten Absorption der Primärstrahlung. Diese Schwierigkeiten werden am besten in der Weise beseitigt, daß stillstehende Raster mit hoher Linienzahl angewandt werden.

Raster mit 40—50 Linien pro Zentimeter geben eine Streifenbildung, die für das bloße Augen kaum sichtbar ist und deshalb nicht stören kann.

Eine Röntgenaufnahme, die mit bewegtem Raster angefertigt wurde, ist über die ganze Fläche gleichmäßig belichtet — genaue Einstellung vorausgesetzt. Aufnahmen mit unbewegten Rastern bestehen aus vielen streifenförmigen Bildelementen, die durch die Lamellenschatten voneinander getrennt sind. Eine solche Aufnahme macht deshalb einen helleren Eindruck als eine Aufnahme mit bewegtem Raster, auch wenn die einzelnen Bildelemente die richtige Schwärzung haben. Hier liegt eine Gefahr der Überbelichtung vor, wodurch die Beurteilungsmöglichkeit des Bildes herabgesetzt werden kann. Eine Röntgenaufnahme mit festem Raster muß deshalb so belichtet werden, daß sie etwas heller erscheint als eine entsprechende Aufnahme mit bewegtem Raster.

Literatur

(Hier werden einige Literaturangaben gemacht, die in diesem Zusammenhang von Interesse sein können, ohne jeden Anspruch auf Vollständigkeit)

BACKLUND, V.: Über die Technik der simultanen Telefilmplanigraphie. Acta radiol. Suppl. **137**, (1956).

BUCKY, G.: Über die Ausschaltung der im Objekt entstehenden Sekundärstrahlen bei Röntgenaufnahmen. Verh. dtsch. Röntg.-Ges. **9**, 30 (1913).

DUTREIX, J., u. F. E. STIEVE: Bildgüte in der Radiologie II. — Bericht über ein Symposium auf der Insel Herrenchiemsee, herausgegeben von F. E. STIEVE. Stuttgart: Gustav Fischer (im Druck).

HONDIUS BOLDINGH, W. H.: Grafische Ermittlung der Verluste an Primärstrahlung infolge unrichtiger Zentrierung und Bewegung von Streustrahlenblenden. Fortschr. Röntgenstr. **89**, 233 (1958).

— Quality and choice of potter bucky grids. IV. Focusgrid distance limits. V. The contrast improvement factor. Acta. radiol. **55**, 225 (1961).

— Grids. Promotionsarbeit, Techn. Hochschule Eindhoven 1964.

ICRU: Report of the International Commission on Radiological Units and Measurements.

— Methods of evaluating radiological equipment and materials. Nat. Bureau of Standards, Handbook p. 89 (1963).

LINDBLOM, K.: Secondary screening by means of filtering. Acta radiol. **15**, 620 (1934).

MORGAN, R. H.: Analysis of the physical factors controlling the diagnostic quality of röntgen images. Amer. J. Roentgenol. **54**, 128 (1945) and **55**, 70 (1946).

NEMET, A., W. F. COX, and T. H. HILLS: The contrast problem in high kilovoltage medical radiography. Brit. J. Radiol. **26**, 185 (1953).

OOSTERKAMP, W. J.: Eliminating scattered radiation in medical X-ray photographs. Philips Techn. Rev. 8, 183 (1946).

POTTER, H.: The bucky diaphragm principle applied to röntgenography. Amer. J. Roentgenol. **7**, 292 (1920).

Reiss, K. H.: Die physikalischen Grenzen der Beseitigung von Röntgenstrahlen durch Rasterblenden. Z. angew. Physik 11, 184 (1959).
— Scattered radiation and characteristic film curve. Radiology 80, 663 (1963).
Seemann, H. E.: The effect of kilovoltage and grid ratio on subject contrast. Radiology 64, 572 (1955).
—, and H. R. Splettstosser: Some physical characteristics of potter bucky diaphragms. Radiology 62, 575 (1954).
Stanford, R. W., R. D. Moore, and T. H. Hills: Comparative performance of grids in relation to their stated ratio. Brit. J. Radiol. 32, 106 (1959).

Waard, R. H. de: Der Nutzeffekt von Streustrahlenblenden. Fortschr. Röntgenstr. 49, 415 (1934).
— Die Bedeutung der Selektivität von Streustrahlenblenden für die Kontraste im Röntgenbild. Fortschr. Röntgenstr. 50, 606 (1934).
Wilsey, R. B.: The intensity of scattered X-rays in radiography. Amer. J. Roentgenol. 8, 328 (1921).
— The effects of scattered X-rays in radiography. Amer. J. Roentgenol. 8, 589 (1921).
— The efficiency of the potter bucky diaphragm principle. Amer. J. Roentgenol. 9, 58 (1922).

F. Leuchtschirmphotographie

Von

A. Bouwers und M. P. Visser

Mit 21 Abbildungen

I. Aufgabe der Leuchtschirmphotographie

1. Der Name

Die Methode der Leuchtschirm- oder Schirmbildphotographie hat wohl in allen Ländern der Welt unter verschiedenen Namen Eingang gefunden: Leuchtschirmphotographie oder Schirmbildtechnik in Deutschland, Radiophotographie in Frankreich, Fluorography in England und Amerika, Schermografia in Italien, indirekte Radiographie in Holland. Auf dem Kongreß der International Society of Photofluorography in Stockholm im August 1958 wurde der Name RP[1] vorgeschlagen, ein anerkennungswerter Versuch, durch einen internationalen Namen die vielen nationalen Benennungen zu ersetzen, von denen einige kaum besonders glücklich sind. Nur weil sie nun einmal allgemein eingeführt sind, ist ihr Gebrauch zu verantworten.

Der auch von uns benutzte Name Schirmbildtechnik ist deshalb nicht ganz logisch, weil in beinahe allen bisher bekannten Systemen zur Röntgenbildherstellung Leuchtschirme ein wesentliches Element bilden. Das gilt auch für die ,,Großaufnahmen", bei denen der Schirm (die Verstärkungsfolie) in unmittelbarem Kontakt mit der Emulsion steht, weshalb diese Technik wohl ,,Kontakttechnik" heißt und diese ,,Großaufnahmen" auch ,,Kontaktaufnahmen" genannt werden. Auch in Bildwandlern mit oder ohne Fernsehen kommt als erstes Übertragungselement der Röntgenleuchtschirm vor. Technische Fortschritte haben neuerdings die Photographie des Röntgenschirmbildes nach Verstärkung mit elektronenoptischen Hilfsmitteln sowie die Photographie von dem Fernsehschirm ermöglicht. Derartige Aufnahmen erreichen allerdings nicht die Bildqualität der Schirmbildphotographie; jedenfalls bis heute noch nicht.

Nur selten werden Röntgenaufnahmen hergestellt *ohne* Verstärkungsfolie. Selbstverständlich handelt es sich dann immer um Großaufnahmen.

2. Geschichtliches

Die Schirmbildphotographie ist fast so alt wie die Röntgentechnik, denn schon bald nach der Entdeckung der Röntgenstrahlen wurde gelegentlich versucht, das Röntgenfluoreszenzbild mit einer Kamera zu photographieren (JANKER). Mit den damals vorhandenen Mitteln — Linsen, Röntgenröhren, Schirme und Emulsionen — war es jedoch nicht möglich, Aufnahmen in so kurzer Zeit und mit so geringer Strahlenmenge zu machen, daß die Aufnahmen für die medizinische Anwendung einen Wert hatten.

Noch im Jahre 1928 stellte JANKER fest, daß mit den besten ihm zur Verfügung stehenden Mitteln für eine einigermaßen brauchbare Aufnahme mehr als 10 sec Aufnahmezeit erforderlich seien.

In den dreißiger Jahren waren aber so viele technische Verbesserungen in Röntgenröhren, Schirmen, Optik und Filmen erzielt, daß Aufnahmen im Bruchteil einer Sekunde möglich wurden. In diesen Jahren wurde festgestellt, daß für die Leuchtschirmphotographie eine wichtige Aufgabe bestand, nämlich bei den Röntgenreihenuntersuchungen größerer Bevölkerungsgruppen.

Es war einigen Forschern sofort klar, daß die indirekte Aufnahme, im Vergleich mit der Kontaktaufnahme, anfänglich neben einem gewissen Qualitätsmangel, doch große Vorteile hatte: ökonomische Vorteile, leichtere Handhabung, leichtere Entwicklung und Archivierung, Zeitersparnis. Es wurde festgestellt, daß schon mit den etwa 1936 zur Verfügung stehenden Mitteln die verabreichte Strahlendosis bedeutend kleiner sein konnte als bei der Durchleuchtung.

Zu den bahnbrechenden Forschern auf diesem Gebiete gehören JANKER in Deutschland, DE ABREU in Brasilien und BRONKHORST in Holland.

---

[1] RP = Radiophotographie bzw. Röntgenphotographie.

3. Anwendungsgebiete der Leuchtschirmphotographie

Daß die Reihenuntersuchung heute noch zu den wichtigsten Aufgaben der Leucht-schirmphotographie gehört, geht klar hervor aus den auf dem XV. Tuberkulose-Kongreß in Istanbul im September 1959 empfohlenen "ten rules of early case-finding in tuber-culosis"; zu denen gehören:

"A great number of diseases — amongst them tuberculosis — pass through a silent phase before becoming manifest: photofluorographic examination will disclose the disease."

"Photofluorography, reaching all age-groups, all classes and occupations is one of the most valuable weapons against tuberculosis."

Eine Andeutung von Anwendungen auf anderen Gebieten als dem der Tuberkulose enthält folgender Passus:

"Photofluorographs often reveal other chest diseases, e.g. lung cancer, cardiac disease and certain occupational diseases, in either a latent or early stage. The patient can then obtain early treatment and thus have a greater chance of cure."

Auf Grund der Möglichkeiten und Grenzen der RP-Methode gegenüber der Kontakt-aufnahme im Großformat ergibt sich für diese Methode eine Reihe von Aufgaben, bei denen nachfolgende Vorteile betont werden sollen (s. z.B. Wegelius u. Westman, 1959):

a) große Aufnahmeserie,

b) größere Wirtschaftlichkeit,

c) Ersparnis von Raum und Zeit,

d) Aufnahmeserien mit hoher Bildfrequenz (funktionelle Röntgendiagnostik),

e) leicht zugängliche und übersichtliche Archivierung,

f) vollautomatischer Betrieb (vollautomatische Technik von Aufnahme bis zur Beob-achtung ist bei der RP-Methode heute realisiert), s. Abschnitt IX.

II. Die Rolle der Optik

Der Erfolg der Methode der RP hängt in hohem Maße ab von der Lichtstärke und Zeichenschärfe der Optik. Hohe Lichtstärke ist erforderlich, um eine zu hohe Strahlen-dosis zu vermeiden, große Zeichenschärfe, damit die Auflösung in dem verkleinerten Bild der Großaufnahme weitmöglichst gleichkommt.

In der modernen Spiegeloptik kann der optische Unschärfeanteil gegenüber anderen unvermeidlichen Unschärfeanteilen vernachlässigbar sein (s. Abschnitt VI).

1. Die Lichtstärke

Für die Lichtstärke einer photographischen Optik ist das Öffnungsverhältnis maß-gebend, das Verhältnis vom Durchmesser d der Eintrittspupille zur Brennweite f. Bei der Abbildung von weit entfernten Objekten ist die Beleuchtungsstärke dem Quadrat der relativen Öffnung proportional: Ein Objektiv 1:0,75 (auch $f/0,75$) zeigt eine viermal stärkere Beleuchtung als ein Objektiv 1:1,5. Wenn der Objektabstand nicht sehr viel größer ist als die Brennweite, dann ist die relative Öffnung, definiert wie oben, nicht mehr ein zuverlässiges Maß für die Lichtstärke. Wegen der großen Bedeutung für die Schirmbildtechnik gehen wir auf die Frage der Lichtstärke näher ein und besonders auf die Frage, in welchem Maße sich die Beleuchtungsstärke in einer Ebene, in unmittel-barem Kontakt mit dem Leuchtschirm, zu der Beleuchtungsstärke in der Abbildung verhält, denn dieses Verhältnis bestimmt in erster Linie die Röntgendosis in der Schirm-bildtechnik gegenüber der Dosis bei der Kontakttechnik.

Anhand der Abb. 1 und 2 zeigen wir zuerst, daß der wirksame Anteil des von einem kleinen Schirmelement in die Optik einfallenden Lichtstroms

$$L \sin^2 \alpha$$

beträgt, wenn L der vom gleichen Element in der ganzen Halbkugel ausgesandte Lichtstrom ist und α der Halbwinkel des effektiven Lichtkegels, der ins Objektiv einfällt. Dieser Satz gilt, wenn die Objektebene, wie z.B. ein Röntgenleuchtschirm, eine diffus nach dem Lambertschen Gesetz strahlende Fläche ist, bei der die Lichtstromdichte in einer Richtung, die um einen Winkel φ von der Normalen abweicht, im Verhältnis $\cos \varphi$ kleiner ist als in der senkrechten Richtung. Man erkennt diese Art der Lichtausstrahlung dadurch, daß man den Schirm in allen Richtungen gleich hell sieht.

Wäre die Strahlung in allen Richtungen konstant, so müßte man in einer von der Normalen abweichenden Blickrichtung eine Vergrößerung der Helligkeit wahrnehmen, weil in diesem Gesichtswinkel dann eine um den Faktor $\dfrac{1}{\cos \varphi}$ größere Fläche gesehen wird.

Dieser Effekt der Vergrößerung der vom Auge gesehenen Oberfläche wird gerade kompensiert durch die Schwächung der Lichtausstrahlung nach dem Lambertschen Gesetz.

Ganz anders ist die Aussendung von Röntgenstrahlen durch die Anode einer Röntgenröhre. Die Energiestromdichte ist in allen Richtungen nahezu die gleiche. Hierauf beruht der Strichfocus bei Röntgenröhren. Man „sieht" den Brennfleck als eine sehr kleine Oberfläche (Focus), während die empfangene Strahlenmenge die der unverkleinerten Oberfläche entspricht.

In Abb. 1 ist ein schmales Strahlenbündel gezeichnet mit einem Austrittswinkel φ mit der Normalen auf dem Schirmelement. Das Bündel schneidet aus einer Kugel mit Radius $R = 1$, deren Mittelpunkt im Schirmelement liegt, eine kleine Oberfläche ω aus. Wenn die Ausstrahlung in allen Richtungen gleich wäre, so würde das Verhältnis von ω zu der Oberfläche der Halbkugel mit Einheitsradius gleich dem Anteil des schmalen Lichtbündels zu dem im ganzen Halbraum ausgestrahlten Lichtstrom L sein (also $\omega : 2\pi$).

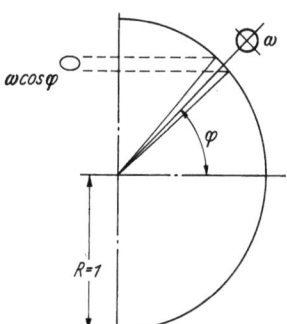

Abb. 1. Ein schmales Strahlenbündel mit Austrittswinkel φ und Raumwinkel ω, ausgesandt von einer kleinen Schirmoberfläche im Mittelpunkt einer Einheitskugel. Der (kreisförmig gedachte) Durchschnitt ω stellt sich nach Projektion auf die Schirmebene als (elliptische) Figur mit der Oberfläche $\omega \cos \varphi$ dar

Infolge des Cosinusgesetzes wird der Anteil gerade durch die Projektion von ω auf die Objektebene bestimmt, die offenbar gleich $\omega \cos \varphi$ ist. Deshalb verhält sich der in dem Strahlenbündel ω enthaltene Lichtstrom zu dem im ganzen Halbraum ausgesandten Lichtstrom wie

$$\omega \cos \varphi : \pi.$$

Nach dem gleichen Projektionsverfahren finden wir, daß auch der Anteil des in ein Objektiv einfallenden Lichtkegels mit Halbwinkel α im Verhältnis zu dem im ganzen Halbraum ausgesandten Lichtstrom L (Abb. 2) offenbar gleich

$$\pi r^2 : \pi = r^2 = \sin^2 \alpha$$

ist.

Der wirksame Anteil beträgt also tatsächlich

$$L \sin^2 \alpha.$$

Der Lichtstrom, der auf die Abbildung des gegebenen Elementes einfällt, ist gleich dem im Objektiv einfallenden Lichtstrom und ist daher auch $L \sin^2 \alpha$, abgesehen von Verlusten durch Reflexion, Absorption und Abschattung in der Optik. Wenn der Abbildungsmaßstab m ist (m-malige Verkleinerung), dann ist die Beleuchtungsstärke in der Abbildung offenbar

$$L m^2 \sin^2 \alpha.$$

Nun ist nach der in der Optik bekannten Sinusregel, die allgemeine Gültigkeit bei gut korrigierten Systemen hat und in jedem Lehrbuch der Optik bewiesen wird,

$$m \sin \alpha = \sin \beta ,$$

also

$$L\, m^2 \sin^2 \alpha = L \sin^2 \beta ,$$

wenn α und β die Halbwinkel des abbildenden Lichtkegels an die Objektseite bzw. die Bildseite sind.

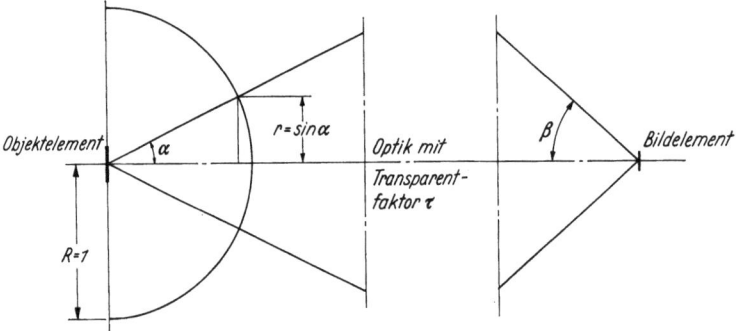

Abb. 2. Das Licht innerhalb eines bestimmten Kegels, ausgesandt von einem Objektelement, wird mittels einer Optik in ein Bildelement konzentriert. $\dfrac{\pi r^2}{\pi} = \sin^2 \alpha$ ist das Verhältnis des Lichtstroms in dem effektiven Strahlenkegel mit Halbwinkel α zu dem Lichtstrom im ganzen Halbraum. β ist der maximale Einfallswinkel auf der Bildseite. Die lineare Verkleinerung $m = \dfrac{\sin \beta}{\sin \alpha}$

Das Verhältnis K der Beleuchtungsstärke in einer Ebene in unmittelbarem Kontakt mit der Objektebene zu der Beleuchtungsstärke in der Abbildung ist also, unter Berücksichtigung des Durchlassungsfaktors τ (τ ist das Verhältnis der Lichtenergie im abbildenden Lichtkegel an die Bildseite zu der an die Objektseite)

$$K = \frac{1}{\tau\, m^2 \sin^2 \alpha} = \frac{1}{\tau \sin^2 \beta} \cdot \qquad (1)$$

Die Lichtstärke einer Linse wird meist durch Angabe des Öffnungsverhältnisses charakterisiert in der Form

$$\frac{f}{n}, \text{ wobei } \quad n = \frac{1}{2 \sin \beta}, \quad \text{ so daß } \quad K = \frac{4}{\tau}\, n^2 \qquad (2)$$

ist.

Für großen Objektabstand und lichtschwache Linsen gilt annähernd

$$n = \frac{1}{2 \sin \beta} \approx \frac{1}{2 \operatorname{tg} \beta} = \frac{f}{d} = n',$$

wobei f die Brennweite und d der Durchmesser der Eintrittspupille ist. Dieser Wert wird manchmal angegeben als relative Apertur und ist dann bezogen auf Abbildung eines sehr weit entfernten Objektes, dessen Bild also in der Brennebene der Linse zustande kommt. Formel (2) liefert dann den Kamerafaktor für diesen Fall, $K(\infty)$.

Wenn bei einer solchen Linse der Objektabstand nicht mehr sehr groß ist gegenüber der Brennweite, ist

$$\sin \beta \approx \frac{d}{2f}\, \frac{m}{m+1} ,$$

wobei m die Verkleinerung ist.

Damit wird nach (1)

$$K_m = \frac{4}{\tau} \left(\frac{f}{d}\right)^2 \left(\frac{m+1}{m}\right)^2$$

oder

$$K_m = \frac{4}{\tau} n'^2 \left(\frac{m+1}{m}\right)^2, \tag{3}$$

wobei wieder $n' = \frac{f}{d}$ ist.

2. Die generalisierte relative Apertur

Wenn der Objektabstand und damit die Verkleinerung gering ist wie in der Leuchtschirmtechnik, soll besondere Rücksicht genommen werden auf die Lichtstärkeangaben der sehr lichtstarken Objektive. Dabei soll entweder der Wert $\frac{1}{2\sin\beta}$ gegeben sein, so daß die einfache Formel (2) zutrifft, oder eine genaue Angabe von n', so daß Formel (3) brauchbar ist. In dem letzten Fall soll man, da in modernen lichtstarken Systemen die Eintrittspupille nicht mit der objektseitigen Hauptebene zusammenzufallen braucht, den Durchmesser d_m des einfallenden Lichtkegels in dieser Ebene betrachten. Man nennt nun d_m/f die generalisierte relative Apertur GRA (BOUWERS und VAN HEEL, 1943). Wenn die GRA auf einer Kamera angegeben ist, findet sich der Kamerafaktor aus Formel (3), in der also $n' = \frac{1}{GRA}$ gesetzt wird.

Beispiel: Ist für eine Kamera $0,7 = \frac{1}{2\sin\beta}$, dann ist nach (2) der Kamerafaktor

$$K = \frac{4}{\tau} 0,7^2 \approx \frac{2}{\tau}; \quad \text{falls} \quad \tau = 0,8, \quad \text{ist also} \quad K = 2,5.$$

Eine Kamera $f/1,5$ $\left(1,5 = \frac{f}{d}\right)$ mit sechsmaliger Verkleinerung hätte (bei $\tau = 0,8$) einen Kamerafaktor nach (3):

$$K_6 = \frac{4}{0,8} 1,5^2 \cdot 1,16^2 = 15.$$

Die Größe von $\sin\beta$ und damit der Lichtstärke und der Kamerafaktor sind an den festen Objektabstand und an die Vergrößerung der Kamera gebunden. Es besteht aber kein Bedürfnis nach einer mehr allgemeinen Angabe der Lichtstärke, denn die so lichtstarken Objektive zeigen nur die von ihr verlangte höchste Zeichenschärfe bei der Vergrößerung, für die sie berechnet sind.

3. Der Kamerafaktor

Der Kamerafaktor K würde aussagen, wieviel die Strahlendosis vergrößert werden müßte, um in der Schirmbildaufnahme gleiche Schwärzung zu bekommen wie bei der Kontaktaufnahme, wenn alle sonstigen Größen, Brennfleck-Schirmabstand, Schirm- und Filmempfindlichkeit in beiden Fällen gleich wären. In der Praxis ist das nicht der Fall. Wir werden später sehen, daß es zweckmäßig ist, und zwar auf Grund der richtigen Anpassung, diese Größen bei der Schirmbildtechnik anders zu wählen. Der Wert des „praktischen Kamerafaktors" K_p hängt vor allem davon ab, ob man großen Wert auf Strahlendosis oder auf möglichst große Bildschärfe legt. Bei einer Spiegelkamera $f/0,7$ mit einem Kamerafaktor $K = 2,5$ ist der praktische Kamerafaktor (K_p) manchmal die Hälfte oder auch das Doppelte. Bei einer Linsenkamera $f/1,5$, bei der der theoretische Kamerafaktor $K = 15$ beträgt, werden Werte bis $K_p = 20$ gemessen. Der gemessene Kamerafaktor wird auch etwas größer, als der aus Lichtstärke und Verlusten in der Optik berechnete, weil die von der Emulsion reflektierten Strahlen bei der Schirmbildtechnik verloren gehen, bei der Kontaktaufnahme jedoch zum Teil wieder zur Geltung kommen, wenn auch mit einer geringen Verschlechterung der Auflösung.

III. Optische Systeme. Linsen- oder Spiegeloptik

Die Optik einer Schirmbildkamera kann eine Linsen- oder eine Spiegeloptik sein.

1. Linsen

Linsen mit einem Öffnungsverhältnis 1:1,5 sind schon mehrere Jahre bekannt für Kleinbildkameras mit einem Bildformat von 24×36 mm und einem Bildfeld mit 43 mm Durchmesser sowie auch für das 56×56 mm-Format, bei dem die Bilddiagonale etwa doppelt so groß ist. Linsen mit einem Öffnungsverhältnis 1:1,5 haben mehrmals praktische Verwendung gefunden in Schirmbildkameras mit 24×24 mm oder 31×31 mm Bildformat (Technikformat) auf 35 mm Film und für das 63×63 mm Format auf 70 mm Film. Die Zeichenschärfe bei diesen Linsen mit Lichtstärke 1:1,5 für das 70 mm Format ist in der Mitte des Bildes noch sehr befriedigend, aber meistens weniger gut in der Peripherie. Dabei ist oft der Wert 1:1,5 das Verhältnis von Durchmesser der Linse zu Brennweite, ein Wert, der also nach Absatz II.2 nicht ohne weiteres vergleichbar ist mit dem Wert der Lichtstärke $f/1,5$, wenn diese nach der Definition

$$1,5 = \frac{1}{2 \sin \beta}$$

bestimmt ist.

Linsen mit noch größerem Öffnungsverhältnis als 1:1,5 wurden in den letzten Jahren für die Leuchtschirmphotographie vorgeschlagen. Besser als solche Linsensysteme im einzelnen zu diskutieren, lassen wir jetzt eine Anzahl allgemeiner Gesichtspunkte folgen, welche bei dem Entwurf und der Herstellung von Linsen mit extrem großer Lichtstärke eine Rolle spielen.

Schon in den dreißiger Jahren und danach sind einige Faktoren aufgetreten, die die Leistung von lichtstarken Linsen wesentlich gefördert haben. Hierzu gehören

a) die neuen Gläser mit hohem Brechwert;

b) die Vergütung, welche die Verwendung mehrerer Linsenelemente in einem Objektiv ermöglicht;

c) die elektronische Rechenmaschine.

a) Die neuen Gläser mit hohem Brechwert

Der erhöhte Brechwert ermöglicht eine geringere Krümmung der Linsen, wodurch manchmal gerade die schwierig zu beseitigenden Bildfehler, welche mit der zu starken Krümmung zusammenhängen, verringert werden. Es sind besonders die Lanthangläser mit Brechwerten bis zu $n = 2$, welche in dieser Beziehung neue Möglichkeiten geöffnet haben, aber auch Gläser mit anderen seltenen Erden haben hohe Brechwerte und dabei günstige Werte für die Dispersion, d. h. Brechwertsunterschied für verschiedene Farben. Leider sind viele von den Gläsern mit hohem Brechwert sehr empfindlich und einige sind deshalb nur in inneren Linsenelementen verwendbar.

b) Verwendung mehrerer Linsenelemente in einem Objektiv

Es ist klar, daß dem Konstrukteur mehr Freiheitsgrade zur Verfügung stehen, wenn er mehrere Linsen in seinem System verwenden kann. Früher war es oft notwendig, Linsen zusammenzukitten, eben um zu große Reflektionsverluste zu vermeiden. Moderne lichtstarke Linsen bestehen vielfach aus Weiterentwicklungen von längst bekannten Linsenkonstruktionen, worin Elemente aufgespalten sind in zwei oder mehr Teile. Zu den meistbekannten Linsentypen gehören das Triplett und die Gauss-Linse. Ein Beispiel einer sehr lichtstarken Linse aus der Patentliteratur gibt Abb. 3. Diese Linse ist entworfen für eine Brennweite von 4 cm und hat ein Bildfeld für das 35 mm-Format (MERTE 1927).

c) Die elektronische Rechenmaschine

Es ist wohl klar, daß die Berechnung von derart komplizierten Linsensystemen mit den klassischen Methoden sehr zeitraubend ist. Die elektronische Rechenmaschine ermöglicht eine so wesentliche Kürzung der Rechenzeit, daß wochenlange Durchrechnungen nach der alten Methode jetzt in wenigen Stunden ausgeführt werden können. Dadurch ist es möglich, in absehbarer Zeit die Leistungsmöglichkeiten von mehreren aus den unendlich vielen Möglichkeiten von Linsenkombinationen zu untersuchen.

Auch liegt es auf der Hand, mit dieser schnellen Methode Abänderungen von bekannten Systemen zu untersuchen, welche früher wegen der langen Rechenzeit unterlassen wurden.

d) Probleme der Linsenherstellung

Immerhin werden Linsen mit einer Lichtstärke und Zeichenschärfe, so wie sie jetzt mit Spiegelobjektiven möglich sind, wohl schwer zu realisieren sein (s. S. 336). Der Linsenkonstrukteur begegnet beim Entwurf und der Herstellung Problemen mehrfacher Art. Es bestehen ganze Kategorien von möglichen Bildfehlern: sphärische Fehler, Koma, Astigmatismus und Bildwölbung und drei Arten von Farbfehlern. Besonders Koma, Astigmatismus und zwei von den Farbfehlergattungen verursachen eine Abnahme der Bildschärfe nach der Peripherie des Bildfeldes. Die Aufgabe des Konstrukteurs ist es, in Kombinationen von Linsen Kompensationen zu finden, welche das Endergebnis zu einem günstigen Kompromiß führen. Man muß bedenken, daß über ein halbes Jahrhundert lang große Wissenschaftler und ebenso talentvolle Konstrukteure an diesem Problem gearbeitet haben, um die jetzt vorliegenden Lösungen zu realisieren.

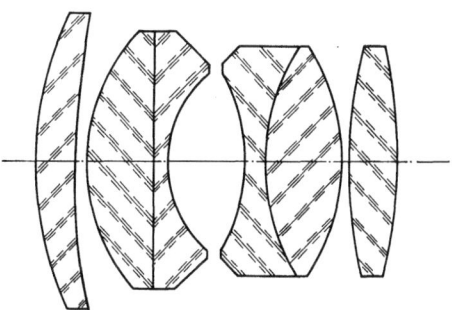

Abb. 3. Beispiel eines Objektivs mit mehreren Linsen. „Biotar", Gauss Type, $f/1{,}4$

Zu den aufgezählten Fehlergattungen kommen die Ausführungsfehler, welche ebenfalls unvermeidlich sind; denn die theoretisch berechneten Werte für alle Größen, die zusammen bei einem lichtstarken Linsensystem eine Rolle spielen, können nur innerhalb gewisser Toleranzen ausgeführt werden. Dazu gehören Krümmungen, Brechwerte, Dispersionskonstanten, Homogenität, Dicken, Abstände und Zentrierungsgrößen. Die Anzahl dieser Größen für eine moderne, lichtstarke Linse aus sieben oder acht Elementen ist nicht weit von hundert entfernt. Auch hier muß man wieder die bis jetzt in der Tat erreichten Resultate bewundern. Die Frage ist aber berechtigt, ob bei so vielen Kombinationen ein einmal erreichtes Ergebnis auch in der Fertigung reproduziert werden kann. Wir werden sehen, daß bei Spiegelsystemen diese Sachen wesentlich anders liegen.

2. Spiegeloptik

Die Frage nach einer lichtstarken Optik zur Anfertigung verkleinerter Röntgenaufnahmen bestand schon um 1931, als von B. SCHMIDT von der Hamburger Sternwarte in Bergedorf ein Spiegelsystem beschrieben wurde, das sofort in astronomischen Kreisen großes Interesse erregte und mit großem Erfolg in astronomischen Kameras verwendet wurde. Es lag also auf der Hand zu untersuchen, inwieweit eine derartige Schmidt-Kamera auch für die Röntgenaufnahmen verwendbar wäre. Versuche in dieser Richtung waren sofort erfolgreich, obwohl später noch bedeutende Verbesserungen gefunden wurden. Diese werden in der nachfolgenden kurzen Entwicklungsgeschichte der Spiegelsysteme beschrieben.

a) Der parabolische Spiegel

Wenn ein schmales Bündel Lichtstrahlen von einem weitentfernten Punkt in nicht zu großem Abstand von der optischen Achse auf einen konkaven, sphärischen Spiegel fällt (Abb. 4), entsteht ein „Brennpunkt" F von reflektierten Strahlen in der Mitte zwischen Krümmungsmittelpunkt und Spiegelfläche. Die in größerem Abstand von der Achse einfallenden Strahlen schneiden nach Reflexion die Achse aber in einem Punkt P, näher an der Spiegelfläche; die Abweichung $FP = \lambda$ wird *sphärische Aberration* genannt.

Diese Aberration kann vollkommen beseitigt werden, wenn der Spiegel parabolisch geschliffen wird, in welchem Falle P mit F zusammenfällt. Der parabolische Spiegel ermöglicht für Strahlen in der Achsenrichtung ausgezeichnete Abbildungen. Parabolische Spiegel mit allerhöchster Auflösung sind schon jahrelang erfolgreich in der Astronomie verwendet worden. Für Strahlen aus anderer als der axialen Richtung ist die Abbildung eines parabolischen Spiegels nicht mehr gut, und zwar um so schlechter, je mehr die Strahlenrichtung von der Achsenrichtung abweicht. Das Bildfeld ist deshalb sehr beschränkt.

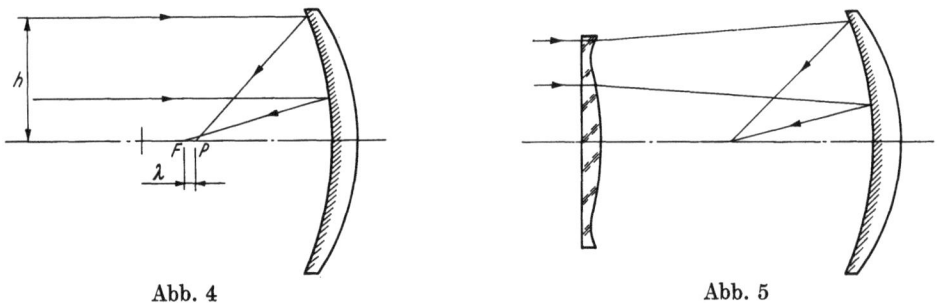

Abb. 4   Abb. 5

Abb. 4. Ein sphärischer Hohlspiegel bildet einen weitentfernten Punkt ab im Brennpunkt F, wenn das Bündel schmal ist. Wenn ein Lichtstrahl auf größerem Abstand (h) der Achse einfällt, dann schneidet er nach Reflexion die Achse in einem Punkt P näher an der Spiegelfläche

Abb. 5. Die Schmidt-Optik mit verbessertem Korrektor (Dickenunterschiede stark übertrieben)

b) Die Schmidt-Kamera

Von B. SCHMIDT wurde erkannt, daß man die Beseitigung der sphärischen Aberration dadurch erreichen kann, indem man im Strahlengang einen Glaskörper oder irgendeinen anderen transparenten Körper anbringt, dessen Dicke sich mit dem Achsenabstand ändert. SCHMIDT hat weiter auch eingesehen, daß es vorteilhafter ist, die Form der Korrektionsplatte so zu gestalten, daß sämtliche Strahlen nicht genau im Brennpunkt F des Spiegels, sondern etwas näher zum Spiegel zusammenkommen. Abb. 5 zeigt die Schmidt-Optik mit diesem verbesserten Korrektor (die Dickenunterschiede des Korrektors sind zur Verdeutlichung stark übertrieben). Schließlich wurde darauf geachtet, daß die Korrektionsplatte genau im Krümmungsmittelpunkt des Spiegels stand, und die Blende wurde zur Strahlenbegrenzung an den Rand des Korrektors gelegt. Dadurch werden schräg einfallende Strahlen annähernd — aber nicht ganz genau — in gleicher Weise von dem Korrektor beeinflußt.

Im Vergleich mit dem parabolischen Spiegel hat also die Schmidt-Kamera den Vorteil, daß auch schräg einfallende Strahlen zu scharfen Abbildungen führen, wenn allerdings der Einfallswinkel mit der optischen Achse nicht all zu groß ist. Die Schmidt-Kamera hat deshalb ein größeres Bildfeld als der parabolische Spiegel. Das Bildfeld ist aber keineswegs unbeschränkt, denn schon bei Einfallswinkeln von etwa 10° treten deutlich wahrnehmbare Bildfehler auf. Diese Bildfehler werden bei etwa 20° Bildfeld für manchen Zweck prohibitiv.

Ein praktischer Nachteil dieser an sich so eleganten Lösung ist die Schwierigkeit der Herstellung der Korrektionsplatte. Wir werden sehen, daß beide Nachteile, beschränktes Bildfeld und Schwierigkeit der Herstellung, durch das später beschriebene System behoben sind.

c) Der sphärische Korrektor

Im Jahre 1939 ergab sich, daß auch eine Korrektionslinse sphärischer Form die Aufgabe des asphärischen Schmidt-Korrektors erfüllen kann.

Viel einfacher in der Herstellung als der Schmidt-Korrektor, beruht sie auf der Tatsache, daß eine divergierende Linse die umgekehrte sphärische Aberration hat als ein sphärischer Hohlspiegel. Eine schwache negative Linse kann bei geeignet gewählter Form statt der Blende auch die sphärischen Fehler des Spiegels weitgehend beseitigen (BOUWERS, 1940, 1946, 1950).

d) Das konzentrische System

Die günstigste Form der sphärischen Korrektionslinse, die besser als der Schmidt-Korrektor und einfacher und leichter mit großer Genauigkeit herstellbar ist, ist der konzentrische sphärische Korrektor. Statt der asphärischen Schmidt-Platte im Krümmungsmittelpunkt des Spiegels wird eine sphärische Meniscuslinse gewählt mit zwei konzentrischen Begrenzungsoberflächen, deren Krümmungsmittelpunkte mit dem Krümmungsmittelpunkt des Hohlspiegels zusammenfallen. Die konzentrische Korrektionslinse kann im gleichen Sinne wie der Spiegel oder im umgekehrten Sinne (wie die Korrektionslinse der Odelca-Spiegelkamera) gekrümmt sein.

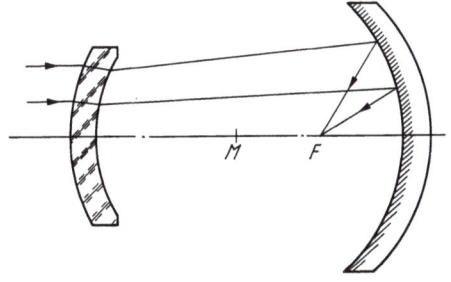

Mit diesem System (Abb. 6) ist das Bildfeld theoretisch unbeschränkt. Es ist keine Rede mehr von nichtachsenparallelen Strahlen, denn ein willkürlicher Lichtstrahl, der die Blende D passiert, kann als achsenparalleler Strahl aufgefaßt werden, da immer durch den Krümmungsmittelpunkt M eine Gerade gezogen werden kann, die dem gegebenen Lichtstrahl parallel ist. Jede durch den Krümmungsmittelpunkt gehende Gerade kann aber als eine optische Achse des Systems aufgefaßt werden, da bezüglich einer solchen Geraden das System rotationssymmetrisch ist. Demzufolge

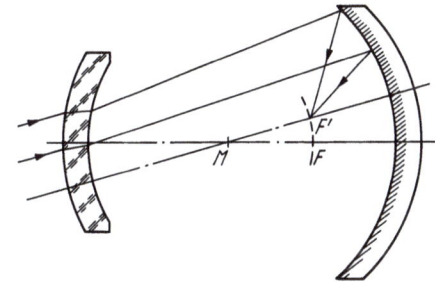

Abb. 6. Das konzentrische System. M ist der gemeinschaftliche Krümmungsmittelpunkt von Spiegel und Korrektor

kommt eine Abbildung zustande, welche für alle Teile des Bildfeldes gut ist. Koma und Astigmatismus fehlen völlig. Das Bildfeld ist gewölbt; der Krümmungsradius des Bildes für unendlich weit entfernte Objekte ist der Brennweite des Systems gleich. Wenn also schon die Schmidt-Kamera ein größeres Bildfeld hat als der parabolische Spiegel, so hat das konzentrische System ein Bildfeld, das in allen Punkten eine gleich gute Bildqualität aufweist.

Hinzu kommt, daß die Herstellung der sphärischen Korrektionslinsen mit den in der Optik üblichen Methoden geschehen kann, und daß auch die Prüfung außerordentlich einfach ist, während Herstellung und Prüfung der nicht sphärischen Schmidt-Platten individuelle Präzisionsarbeit erfordern. Auch der Bau ist besonders einfach, weil das Zusammenfallen der drei Krümmungsmittelpunkte der zwei Korrektoroberflächen und des Spiegels für eine einwandfreie Justierung genügt. Ein einfaches Mikroskop ermöglicht die beliebig genaue Einstellung und Kontrolle. Denn die drei Kugelflächen (Spiegel- und zwei Linsenflächen) bilden einen Lichtpunkt im gemeinsamen Krümmungszentrum ab, und es genügt, daß die drei Abbildungen zusammenfallen.

Diese Methode ist bedeutend einfacher und genauer als die Justierung eines aus vielen Gliedern bestehenden Linsensystems.

e) Das korrigierte konzentrische System

Ein optisches System, das noch bessere Ergebnisse gibt als das beschriebene konzentrische System, entsteht, wenn man nun im Krümmungsmittelpunkt eines konzentrischen Systems einen schwach kegelförmigen Korrektor aufstellt (BOUWERS, 1953) (s. Abbildung 7). Dieser Korrektor weicht dann wenig von einer flachen Scheibe ab, da es sich nur noch um die Korrektur eines bereits korrigierten Systems handelt. Demzufolge ist auch der Einfluß des Einfallswinkels mit der optischen Achse äußerst gering. Nach diesem System wurden schon Lichtstärken unter f/0,6 bei ausgezeichneter Abbildung erreicht.

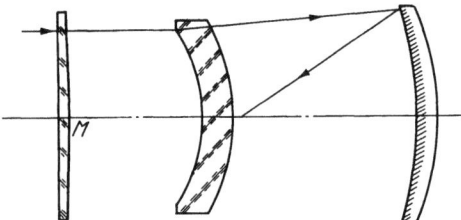

Abb. 7. Das korrigierte konzentrische System. Im gemeinschaftlichen Krümmungsmittelpunkt des Spiegels und des konzentrischen Korrektors befindet sich die kegelförmige Korrektorlinse

In Tabelle 1 sind die Leistungen hinsichtlich der Bildschärfe angegeben für das Schmidt-System, das konzentrische und das verbesserte konzentrische System mit Kegellinse. Bezüglich der Berechnung der Daten sowie weiterer Angaben über diese Systeme dürfen wir auf eine ausführliche Veröffentlichung hinweisen (BOUWERS, 1946, 1950).

Tabelle 1. *Die Leistungen des Spiegelobjektivs bei a) Schmidt-Korrektor, b) konzentrischem Korrektor und c) konzentrischem Korrektor mit Kegellinse. Die Zahlen geben den Durchmesser des Streukreises in Tausendsteln der Brennweite*

Relative Öffnung	1:1			1:0,7		
Bildfeld	a	b	c	a	b	c
0°	0	0,17	0	0	1,2	0
10°	0,33	0,17	0,01	1,1	1,2	0,1
20°	1,3	0,17	0,02	4,5	1,2	0,2
30°	3,0	0,17	0,03	10	1,2	0,4
40°	5,2	0,17	0,06	10	1,2	0,6
50°	8,2	0,17	0,10	10	1,2	1,0
60°	11,7	0,17	0,15	10	1,2	1,2

Für allerhöchste Ansprüche bezüglich Bildschärfe kann statt des Kegels auch eine asphärisch geschliffene Scheibe hergestellt werden, die das schon weitgehend korrigierte konzentrische System mit Meniscuskorrektor weiter korrigiert auf ähnliche Weise, wie die Schmidt-Platte den sphärischen Hohlspiegel korrigiert. Diese Platte weicht dann nun sehr wenig von einer parallelen Scheibe ab und zeigt demzufolge nun sehr geringe Fehler im Bildfeld.

IV. Schirm und Film

1. Anforderungen

Die Kombination Schirm–Film für die RP-Technik soll im wesentlichen denselben Anforderungen genügen, die auch an die Kombination Verstärkerfolien–Film in der Großbildtechnik gestellt werden: möglichst große Empfindlichkeit bei maximaler Zeichenschärfe. Die Verstärkerfolie erfüllt tatsächlich dieselbe Funktion wie der Schirm in der Schirmbildkamera und wird in dieser Betrachtung einfachheitshalber auch Schirm genannt. In der Praxis haben die Verstärkerfolien einen anderen Leuchtstoff (gewöhnlich Calcium-Wolframat) als die Schirme (gewöhnlich Zinksulfid oder Zinkcadmiumsulfid).

Die Bedingung für größte Zeichenschärfe bei geringster Röntgenleistung ist dann erfüllt, wenn die Unschärfebeiträge von Röhrenbrennfleck, Bewegung des Objektes, Schirm, Optik und Film nicht all zu viel verschieden sind und theoretisch ein bestimmtes berechenbares Verhältnis haben (Gleichmäßigkeitsgesetz, BOUWERS, 1936; vgl. Abschnitt V/1).

Zwar wird in der Praxis selten die optimale Kombination durch Rechnung bestimmt, aber man achtet doch darauf, daß nicht einer der genannten Beiträge zur Unschärfe allzusehr überwiegt. Die verfügbaren Mittel, zu denen also auch der Film und der Schirm gehören, lassen auch nicht immer eine optimale Wahl zu. Jedenfalls muß von Schirm und Film die größtmögliche Zeichenschärfe bei größter Empfindlichkeit gefordert werden oder genauer, die Kombination Schirm–Film soll bei möglichst geringer Strahlendosis genügende Schwärzung bei größtmöglicher Zeichenschärfe hervorrufen.

2. Prüfung

Um die günstigste Kombination zu finden, ist es unentbehrlich, Schirm und Film zunächst einzeln zu untersuchen. Die gebräuchliche Prüfungsmethode war bis jetzt die Messung der Auflösung mittels Gitterphantomen. Genauso wie die auflösbare Linienzahl bei der Optik wertvolle Anhaltspunkte gibt, so kann man eine globale Beurteilung von Schirmen und Filmen bekommen durch die Messung der Auflösung mittels Raster. Die dazu benötigten Methoden sind äußerst einfach und brauchen nicht näher beschrieben zu werden. Auch die Prüfung der Kombination Optik–Schirm–Film kann in dieser Weise stattfinden und führt im allgemeinen zu zweckmäßigen Kombinationen, die aber durch die bessere Methode der Kontrastübertragung, auf die wir im nächsten Abschnitt näher eingehen, erheblich verfeinert werden können.

Auch auf die Messung der Auflösung der Kamera (Optik, Schirm und Film) mit Raster brauchen wir hier nicht näher einzugehen. Sie unterscheidet sich im wesentlichen nicht von den Methoden, welche sonst in der Röntgentechnik verwendet werden. Man beachte aber, daß die Rasteraufnahmen nur einen globalen Anhaltspunkt geben und keine vollständige Auskunft über die Bildleistung von Schirm, Film und Kamera. Es kommt tatsächlich vor, daß von zwei Schirmen, Filmen oder auch Kameras mit gleicher Anzahl auflösbarer Linienpaare pro Millimeter die eine ein besseres Bild liefert als die andere. Für die wirklich zuverlässige Beurteilung braucht man, genauso wie bei der Optik, die Methode der Kontrastübertragung oder die praktische Prüfung durch Anwendung.

Besondere Aufmerksamkeit fordert das Verhältnis der Auflösung zu der zu verwendenden Dosis. Man kann die Auflösung fast beliebig steigern, wenn man die Dosisfrage unberücksichtigt läßt, und umgekehrt die Dosis sehr weitgehend verkleinern auf Kosten der Auflösung. Ein nicht ungünstiger Kompromiß liegt ungefähr dort, wo die gesamte Unschärfe je nach dem Format 15—30% größer ist als bei den optimalen Kontaktaufnahmen (GRIEP, 1956). Diese Feststellung beruht darauf, daß der praktische Kamerafaktor K_p dann ungefähr kompensiert wird durch Verkleinerung des Aufnahmeabstandes, Verlängerung der Aufnahmezeit und Erhöhung der Empfindlichkeit von Schirm und Film.

Schließlich hängt die Wahl sehr stark ab von der Dosis, welche man als zulässig erachtet, also von der Bedeutung, welche man der Dosisgefahr zuschreibt.

Die Prüfung der Empfindlichkeit sowie der Zeichenschärfe muß geschehen unter Bedingungen, die möglichst den Anwendungsbedingungen gleich sind. Dazu ist erforderlich

a) daß die Röntgenstrahlen einen Filter durchlaufen, dessen Absorption der in Betracht kommenden Körperdicke gleichkommt. Jeder Schirm hat seine Maximalempfindlichkeit, d. h. die maximale Lichtausbeute, bei einer bestimmten Strahlenhärte. Beachtenswert ist die verkleinerte Ausbeute bei sehr harten Strahlen, die zum größten Teil durch den Schirm hindurchgehen. Sie sind dann für die Anwendung verloren. Dieser Effekt verursacht, daß die Zunahme der Röhrenspannung einen geringeren Einfluß auf die benötigten Belichtungsdaten (Milliamperesekundezahl) hat als bei Anwendung eines zweiseitig empfindlichen Films zwischen zwei Verstärkerfolien. Dort werden die von der Vorderfolie durchgelassenen Strahlen ebenfalls mit der Strahlenhärte steigen, aber dann die Hinterfolie treffen und entsprechend wirksamer machen. Der etwas geringere Einfluß der Spannung auf die Belichtung ist überall festzustellen, wo nur ein Schirm verwendet wird, also bei Durchleuchtung, Schirmbildphotographie, Bildwandlern und Fernsehen.

b) Die Messung der Schwärzung muß an einer Emulsion geschehen, die nicht wesentlich von der zu verwendenden Emulsion abweicht. Absolute Messungen der Lichtausbeute (etwa 20 Lumen/Watt) können irreführend sein; denn von der spektralen Energieverteilung des vom Schirm ausgesandten Lichtes hängt die Empfindlichkeit der Emulsion ab. Sehr große Unterschiede in der spektralen Energieverteilung kommen vor zwischen grünen und blauen Schirmen. Demzufolge soll bei einem grünleuchtenden Schirm auch eine grünempfindliche Emulsion gewählt werden und bei einem blauleuchtenden Schirm eine blauempfindliche. Blauleuchtende Schirme (oft Zinksulfid als Basis mit Silber als Aktivator) in Kombination mit blauempfindlichen Filmen weisen meistens eine größere Schwärzungsausbeute auf (sind also schneller) als grün-grün-Kombinationen mit Schirmen auf der Basis Zink-Cadmiumsulfid mit Silber als Aktivator, haben aber eine längere Nachleuchtzeit als diese.

Bei sehr lichtstarken Kameras kann nicht ohne Nachjustierung ein blauer Schirm durch einen grünen ersetzt werden, denn die Bildebene verschiebt sich etwas bei Änderung der Farbe des Schirmes.

V. Das Bildformat

1. Unschärfebedingungen

Die Schirmbildaufnahme braucht grundsätzlich keine geringere Auflösung und Kontraste zu zeigen als die Großaufnahme, wenn auf Dosis und Aufnahmezeit keine Rücksicht genommen zu werden braucht, weil die von der Optik herrührende Unschärfe bei modernen Spiegeloptiken so gering sein kann, daß sie vernachlässigbar ist, und wenn Schirm und Film so gewählt werden, daß sie nicht mehr als bei der Großaufnahme zur Unschärfe beitragen.

Bestimmend für die Qualität ist in erster Linie der Leuchtschirm. Daher ist es ohne weiteres möglich, mit einem sehr feinzeichnenden Leuchtschirm Schirmbildaufnahmen zu machen, deren Qualität der der Großaufnahme ebenbürtig ist (Nawijn, 1964).

In Schirmbildkameras mit moderner Spiegeloptik wird der Unschärfebeitrag der Optik erheblich kleiner sein als der Unschärfebeitrag von Brennfleck, Bewegung, Schirm und Film. Die Filmunschärfe bekommt relativ größere Bedeutung, je kleiner das Bildformat ist. Man kann demzufolge erwarten, daß die Information in Leuchtschirmaufnahmen von dem Format abhängig ist, und es ist sogar möglich, die Abhängigkeit mit guter Annäherung zu berechnen (Bouwers, 1958). Wir bemerken dazu, daß die geometrische Unschärfe U_g, die Bewegungsunschärfe U_m, die Schirmunschärfe U_s und die Filmunschärfe U_f in einfacher Weise zusammenhängen mit der Gesamtbelichtung, welche für genügende Bildschwärzung benötigt wird. Bei vernünftig gewählten Aufnahmebedingungen wird die Gesamtunschärfe U, welche von den Unschärfen U_g, U_m, U_s und U_f abhängt, klein sein. Sie kann aus diesen vier Größen berechnet werden nach der Formel

$$U^2 = U_g^2 + U_m^2 + U_s^2 + U_f^2, \tag{4}$$

wobei zu bemerken ist, daß auch diese Formel nur annähernd Gültigkeit hat. Genügende Schwärzung wird nun erreicht, wenn das Produkt

$$U_g^2 \cdot U_m \cdot U_s \cdot U_f^3 \tag{5}$$

einen konstanten Wert hat. Bei Vergrößerung des Aufnahmeabstandes A nehmen U_g und U_m linear zu, und bei Vergrößerung der Aufnahmezeit T nimmt nur U_m, ebenfalls linear, zu. Die Schirmausbeute S ist ungefähr der Schirmunschärfe proportional, und die

Filmempfindlichkeit F wird annähernd vergrößert mit der dritten Potenz der Filmunschärfe.

Da die Röntgenenergie durch $\dfrac{T}{A^2 SF}$ dargestellt werden kann, ist sie also $U_g^2 \cdot U_m \cdot U_s \cdot U_f^3$
umgekehrt proportional. Aus den Formeln (4) und (5) findet man durch die bekannte
Methode der Maxima- und Minimabestimmung der Differentialrechnung die Bedingung
für den minimalen Wert von U.

Solange diese Gleichmäßigkeitsbedingung erfüllt ist, bestehen richtig angepaßte oder
„balancierte" Aufnahmebedingungen, und es werden möglichst scharfe Aufnahmen erreicht.
Bei Verkleinerung des Formates um einen Faktor k kann man, wenn die Filmunschärfe
im Verhältnis zu den anderen Unschärfen gleichbleiben soll, einen Film wählen mit k-mal
geringerer Unschärfe, d.h. einer k^3-mal geringeren Empfindlichkeit. Man wird somit
einer k^3-mal größeren Röntgenleistung bedürfen, um eine ausreichende Schwärzung zu
erhalten. In diesem Falle, mit nur einem feineren Film, hat man jedoch keine angepaßten
Aufnahmebedingungen mehr. Man kann aber auch bei Verkleinerung um einen Faktor k
eine ausreichende Filmschwärzung bekommen, indem man die sieben Faktoren des Pro-
dukts (5) je um einen Faktor $\sqrt[7]{k^3}\,(\approx \sqrt[6]{k^3} = \sqrt{k})$ vergrößert, d.h. also einen k-mal kleineren
Aufnahmeabstand wählt und einen im gleichen Verhältnis empfindlicheren Schirm und
Film sowie eine längere Aufnahmezeit. Somit erhält man mit einer $\sqrt{k}$-mal längeren
Belichtungszeit eine Aufnahme mit ungefähr einer $\sqrt{k}$-mal geringeren Auflösung als bei
dem größeren Format. Demzufolge ist zu erwarten, daß bei optimaler Anpassung die
Auflösung sich annähernd mit der Wurzel aus dem Bildformat ändert.

2. Der Formateinfluß

Eine experimentelle Bestimmung des Formateinflusses ergab die nachfolgenden Bild-
linienzahlen (auflösbare Linienpaare im ganzen Bild):

Format	75% Kontrast[1]	10% Kontrast
90 mm	1050	450
63 mm	900	380
31 mm	680	300

Es ist bemerkenswert, daß im subjektiven Eindruck die Aufnahmen auf 31 mm-
Format auf den ersten Blick kaum zurückstehen hinter den Aufnahmen auf größeren
Formaten. Phantommessungen und vor allem Kontrastübertragungskurven zeigen aber
klar den Unterschied. Zusammenfassend kann man sagen, daß der Einfluß des Bildformats auf die Auflösung, also auch auf den Informationsinhalt deutlich wahrnehmbar
ist, daß aber die Auflösung sich beträchtlich weniger schnell ändert als die Formatgröße.
Man kann die gefundene Abhängigkeit nicht beliebig extrapolieren bis etwa auf Großformat (NAWIJN, 1964). Ein Grund dazu liegt in der Unmöglichkeit, auch beim Großformat noch richtig angepaßte Bedingungen zu schaffen; denn bei den Großaufnahmen
ist die Filmunschärfe fast zu vernachlässigen. Einer Arbeit SCHOBERs (1958) entnehmen
wir die Tabelle 2.

Tabelle 2. *Relative Detailwiedergabe bei verschiedenen röntgendiagnostischen Methoden zur Thoraxuntersuchung bei einer Röhrenspannung von 50 kV. Der Wert für die Großaufnahme ist willkürlich mit 100%
angesetzt*

Methode	Zahl der erkannten Details
Großaufnahme auf Zweischichtfilm	100
Schirmbildaufnahme ⎧ 100 × 100-Format, Direktbetrachtung	85—100
Mittelformat, Lupenbetrachtung . .	75—85
Mittelformat, Projektion	75—80
Kleinformat, Projektion	50—60
Durchleuchtung	20—30

[1] Der Kontrast wird bestimmt nach der Formel $K = \dfrac{I_{max} - I_{min}}{I_{max} + I_{min}}$, wenn I_{max} und I_{min} die durchgelassenen Lichtmengen sind.

In der Literatur wurde wiederholt berichtet über praktische Vergleiche von Schirmbildeinrichtungen mit verschiedenen Formaten, bei denen sich das kleinere Format günstiger als das größere Format zeigte (Griep, 1956). Hier spielen aber ohne Zweifel subjektive Faktoren eine Rolle, und wir bemerken, daß das Format mit dem die untersuchende Gruppe zu arbeiten gewöhnt war, die besten Ergebnisse zeigte. Auf einige Ursachen, welche die Wahrnehmung infolge kleineren Bildformats erleichtern, sei noch hingewiesen:

a) Die Betrachtung von kleinen Bildern kann mit geringerer Augenbewegung stattfinden; das Auge sieht nur ein Bildfeld von etwa einem Bogengrad Durchmesser scharf.

b) Der Bildwinkel ist bei der Wahrnehmung des Objektteils mit geringerem Kontrast bei dem kleinen Format günstiger als beim Großformat (Selwyn, 1959). Allerdings ist bei 31 mm- und 70 mm-Format eine geringe Vergrößerung erwünscht.

c) Der Kontrastgradient ist im kleinen Bild größer als im großen.

d) Schließlich bedeutet die etwas größere Dosis eine Verringerung des Röntgenquantenrausches.

VI. Der Informationsinhalt des Röntgenschirmbildes

1. Die Auflösung

Die Frage der Zeichenschärfe wurde in dem vorgehenden Abschnitt etwas summarisch besprochen, und zwar weil nach den neueren Ansichten die Zeichenschärfe, wenn sie mit den üblichen Rastermethoden gemessen wird, nur ein sehr grobes Maß für den Informationsinhalt des Bildes ist. Die Bestimmung der höchsten noch auflösbaren Anzahl von Linienpaaren pro Millimeter eines Systems zur Bildherstellung kann man vergleichen mit der Bestimmung des höchsten Tones bei einem Tonbandapparat. In beiden Fällen gibt das Ergebnis einen Anhaltspunkt, aber keine vollständige Auskunft. Es ist nicht gesagt, daß die Fähigkeit den höchsten Ton zu reproduzieren auch die bessere Wiedergabe aller tieferen Töne einschließt.

Es ist auch nicht gesagt, daß ein System, das einen Raster mit hohem Kontrast am besten auflöst, auch die höchste Auflösung für Objekte mit niedrigem Kontrast zeigt, wie sie in großer Anzahl im Röntgenbild vorkommen. Es ist deshalb unvermeidlich, neben Messungen der auflösbaren Linienzahl für Objekte mit hohem Kontrast auch solche für niedrigen Kontrast vorzunehmen, wenn man ein Urteil über den erreichbaren Informationsinhalt des Systems bekommen will. In der Luftphotographie ist es üblich, das Auflösungsvermögen eines Objektives oder einer Kamera zu messen an Objekten mit mäßigem Kontrast (Log. Kontrast = 0,2), wobei sich herausstellte, daß die für solche Kontraste gefundene auflösbare Linienzahl etwa die Hälfte der Linienzahl bei hohem Kontrast beträgt. Im Röntgenbild handelt es sich oft um noch kleinere Kontraste, und zwar von der Größenordnung 10% (Log. Kontrast = 0,10). Chantraine, Burger u. a. haben Phantome vorgeschlagen mit Kontrasten von dieser Größenordnung (Chantraine u. Profitlich, 1933; Burger, 1949; Scholz, 1958). Eine eingehende und moderne Erörterung dieser Fragen macht eine nähere Besprechung des Begriffes „Informationsinhalt" unumgänglich.

2. Die Information

Nach der Informationstheorie ist die in einem Bild enthaltene Information quantitativ durch eine Zahl auszudrücken. Diese Zahl ist sehr groß, aber endlich.

Formeln für die Anzahl der mit einem Übertragungssystem erreichbaren „Informationseinheiten" oder „Bits of information" sind entwickelt worden für das Gebiet der Nachrichtenübertragung und mit großem Erfolg angewandt. Quantitative Berechnung des Informationsinhalts eines Systems zur Bildherstellung wurde ebenfalls ausgeführt (Linfoot, 1959; Bouwers, 1961), wenn auch unter vereinfachten Voraussetzungen. Es ist wohl klar, daß der Informationsinhalt eines Bildes um so größer ist, je feinere Einzelheiten und geringere Kontrastunterschiede es erkennen läßt. Bei bestehendem Mindestwert vom kleinsten Teilchen und vom kleinsten Kontrast ist auf einer gegebenen Bildfläche nur eine endliche Anzahl voneinander unterscheidbarer Bilder möglich.

Diese Anzahl kann grundsätzlich berechnet werden. In dem denkbar einfachsten Fall von $N = n^2$ auflösbaren Bildelementen im ganzen Bild mit je p unterscheidbaren Kontraststufen wäre die Anzahl möglicher Bilder p^N. Nach der Informationstheorie wäre dann die Anzahl der Informationseinheiten gleich dem Logarithmus mit Grundzahl 2 von dieser Anzahl, also $\log_2 p^N = N \log_2 p$ (BOUWERS, 1962).

Anstatt weiter auf die Informationstheorie einzugehen, werden wir unter Benutzung einiger Konzepte dieser Theorie und anschließend an die in der Röntgentechnik üblichen Methoden versuchen, ein brauchbares Maß für den Informationsinhalt zu finden. Man muß dabei große Vorsicht beachten und einen Unterschied machen zwischen objektiver oder physikalischer und subjektiver Information. Es kommt schließlich nur auf die subjektive Information an, und es ist fast ein Widerspruch, wenn man aus den Bildeigenschaften eine Informationsmenge ableitet, da doch die Information erst durch Betrachtung des Bildes zustande kommt. Die im Bild enthaltene Informationsmenge nennen wir objektive oder physikalische Information, während die subjektive Information die Zunahme des Wissens über das Objekt durch Betrachtung des Bildes ist. Der Begriff Information im Sinne der Informationstheorie stimmt nicht ganz überein mit dem, was man im Sprachgebrauch unter Information versteht. Die subjektive Information ist aber nahezu identisch mit Information — synonym mit Auskunft — im allgemeinen Sinne. Hier spielen physiologische und psychologische Faktoren mit. Die subjektive Information ist deshalb nicht nur von dem objektiven Informationsinhalt des Bildes abhängig, sondern auch in hohem Maße vom Beobachter, besonders von seinen Vorkenntnissen und Erfahrungen; denn wir wissen, in welchem Maße unser Gedächtnis bei jedem Perzeptionsvorgang schöpfend mitwirkt.

Diese bekannte Tatsache findet z. B. ihre Bestätigung in einer Reihe von Veröffentlichungen über die Frage, welches Format für die Röntgenreihenuntersuchung mit der Schirmbildmethode am günstigsten ist.

Man kann dabei feststellen, daß in Versuchen in der Praxis fast ohne Ausnahme diejenige Bildgröße am günstigsten abschneidet, an die die Autoren gewöhnt waren (GRIEP, 1956).

3. Die Kontrastübertragung[1]

Wenn man von einem gegebenen Linienraster mit einem bestimmten Kontrast mit zunehmender Linienfrequenz eine Abbildung herstellt mit irgendeinem System, dann wird in der Abbildung der Kontrast an der Stelle der gröberen Struktur höher sein als im Gebiet der feineren Struktur. Der Kontrast nimmt ab mit steigender Linienfrequenz. Abb. 8 ist ein Beispiel einer Kontrastübertragungskurve. Mit Hilfe der „Kontrastübertragung" erhält man ein zuverlässigeres Maß für den objektiven Informationsinhalt eines Bildes als durch Angabe der auflösbaren Linienzahl. Dazu kommt die nachfolgende äußerst wichtige Eigenschaft der Methode der Kontrastübertragung. In einem System zur Bildherstellung, das aus mehreren Gliedern oder Elementen besteht, z. B. Schirm-Optik-Bildwandler-Optik-Film, hat jedes Element seine eigene Kontrastübertragungsfunktion und man kann zeigen, daß die Kontrastübertragung des ganzen Systems für jede Linienfrequenz dem Produkt der Kontrastübertragungen aller wirksamen Elemente annähernd gleich ist (s. Beitrag BOUWERS, KREBS, S. 351).

Dieses Multiplikationsgesetz gilt zwar nur für Raster, deren Durchlässigkeit periodisch wie eine Kosinus- oder Sinuskurve verläuft, aber die Abweichungen in der Praxis sind gering. Auch gilt das Gesetz nicht für Elemente, welche Strahlen ohne Zwischenbild weitergeben, wie z.B. die einzelnen Linsen eines Objektivs (KUBOTA und MIYAMOTO, 1960).

Durch diese Eigenschaft verdient die Methode der Kontrastübertragung vor allem den Vorzug, wenn es sich um aus mehreren Gliedern bestehende Systeme der Bildher-

---

[1] Der Name Kontrastübertragungsfunktion ist vor kurzem ersetzt worden durch Modulationsübertragungsfunktion (Normalisation der „International Commission for Optics").

stellung handelt wie Schirmbildkameras und Bildwandlersysteme. Abb. 9 zeigt die
Kontrastübertragungskurve einer dreigliedrigen Übertragungskette und die resultierende
Übertragungskurve des ganzen Systems.

Von der Kontrastübertragungskurve hängt die im Bilde enthaltene Informationsmenge ab, und man könnte daran denken, die Oberfläche der Kontrastübertragungskurve, multipliziert mit der Oberfläche des im Schirm gemessenen Bildfeldes als quanti-
tatives Maß für den Informationsinhalt zu verwenden. Dagegen wäre anzuführen, daß
zwei Übertragungskurven verschiedener Form dieselbe Oberfläche haben können und
eine von beiden für eine bestimmte Aufgabe günstiger als die andere wäre. Ein ähnlicher

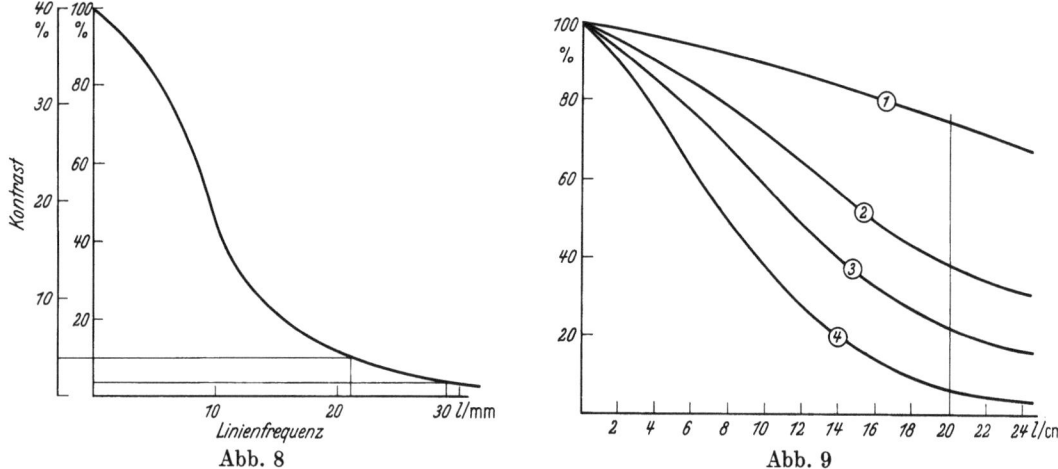

Abb. 8. Beispiel einer Kontrastübertragungskurve. Die Auflösung bei einem Rasterkontrast von 100% ist
etwa 29 1/mm, bei 40% Kontrast etwa 21 1/mm

Abb. 9. Die Kontrastübertragungskurve (4) einer dreigliederigen Übertragungskette und die Kurven von
den einzelnen Gliedern (1, 2 und 3)

Einwand ist zu erheben gegen schon gemachte Vorschläge, anstatt der ganzen Übertragungskurve, z. B. die Linienfrequenz festzulegen, die den Kontrast auf die Hälfte
vermindert, ähnlich wie man die Schwächung eines Filtermaterials durch die Halbwertschicht charakterisiert (Franke u. Schuon, 1959). Am besten scheint es wohl, die ganze
Kurve zur Kennzeichnung des Informationsinhalts zu geben. Will man eine Zahl, so ist in
der oben abgeleiteten Formel $N_2 \log p$ am besten für p die mittlere Zahl der unterscheidbaren Kontraststufen zu setzen.

4. Zusammenhang der Systeme: Kontrastübertragung und Auflösung

Aus der Kontrastübertragungskurve kann man annähernd die auflösbare Linienzahl
ablesen. Dabei machen wir Gebrauch von dem Minimalwert, den der Kontrast haben
muß, um noch wahrnehmbar zu sein.

Dieser Minimalkontrast ist abhängig von der im Bild anwesenden Struktur oder dem „Rausch",
welcher z. B. infolge der Körnigkeit der Emulsion entsteht, und auch von den Beobachtungsbedingungen. Experimentell wurde festgestellt, daß für maximale Wahrnehmbarkeit eine solche Vergrößerung notwendig ist, daß der kleinste Linienabstand im vergrößerten Bild etwa 0,5 mm beträgt. Sowohl für schwächere als für stärkere Vergrößerungen nimmt die Wahrnehmbarkeit ab (Selwyn, 1959).
Hierin liegt einer der Gründe, weshalb für die Wahrnehmung im Röntgenbild das kleinere Format
der Schirmbildtechnik günstiger ist als das Kontaktformat.

Schließlich ist die Beleuchtungsstärke und auch die Farbe des Lichtes von Einfluß auf den wahrnehmbaren Mindestkontrast. Die Beleuchtungsstärke soll so groß sein, daß die auf die Netzhaut
auftreffende Anzahl Lichtquanten in der Abbildung des kleinen Bildteilchens nicht zu große statistische
Schwankungen aufweist, daß also der „Photonenrausch" nicht störend wirkt. Das Licht des Schau-
kastens soll kein Rot enthalten, weil dann infolge Farbfehler des Auges die Wahrnehmung erschwert
wird (Schober u. Roggenhausen, 1954).

Wir können in den meisten Fällen schließlich mit einem Mindestwert des gerade noch sichtbaren Kontrastes von etwa 4 % rechnen. Wenn wir also in der Kontrastübertragungskurve den Punkt suchen, wo der Kontrast bis auf 4 % vermindert ist, dann haben wir die Linienfrequenz in Linien/mm gefunden, welche noch auflösbar ist. Die Zahl von auflösbaren Linienpaaren bei einem Objektkontrast von z. B. 40 % liegt dort, wo die Kontrastübertragung nur noch ein Zehntel beträgt, so daß ebenfalls 4 % Kontrast übrigbleiben. Die Auflösung bei 40 % Objekt–Kontrast liegt im Beispiel der Abb. 8 bei 21 l/mm. Es zeigt sich also, daß die Methode der Kontrastübertragung gewissermaßen die Bestimmung von auflösbaren Linienzahlen für sämtliche Kontraste in sich schließt.

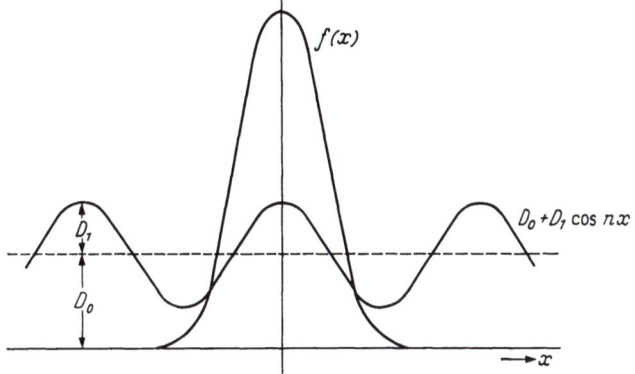

Abb. 10a. Die Intensitätsverteilung des Spaltbildes $f(x)$ und die Durchlässigkeit des Rasters $D_0 + D_1 \cos nx$. Nach Multiplikation der beiden Kurven bekommt man eine Figur, deren Oberfläche ein Maß ist für die durchgelassene Lichtmenge. Diese ändert sich mit n

Es wird gegen die Methode der Rasteraufnahmen überhaupt angeführt, daß doch der menschliche Körper nur sehr wenig periodische Raster enthält, und daß es oft auf die Darstellung einzelner isolierter Objekte ankommt. Es besteht aber ein Zusammenhang zwischen der Kontrastübertragungskurve und der Kurve, welche die Intensitätsverteilung in der Abbildung eines kleinen isolierten Objektes darstellt.

Eine Methode, um die Kontrastübertragungsfunktion kennenzulernen, besteht sogar darin, daß man eine Abbildung eines schmalen Spaltes oder eines kleinen Loches macht und dieses Bild analysiert, so wie man auch die „frequency response" eines elektrischen Netzes bestimmen kann mittels eines Spannungsstoßes von kurzer Dauer. Die Analyse kann auf mechanischem Wege in folgender Weise geschehen. Die Abbildung eines sehr schmalen Spaltes bewegt sich über einen Raster senkrecht zu den Rasterlinien. Die durchgelassene Lichtmenge zeigt dann Maxima und Minima, und zwar hat die Durchlässigkeitskurve dieselbe Form wie die Durchlässigkeitskurve bei der Abtastung der Abbildung des gleichen Rasters mit dem gleichen schmalen Spalt. Es handelt sich in beiden Fällen um die Messung der von Spalt, Abbildungssystem und Raster durchgelassenen Lichtmenge. Die Durchlässigkeitskurve zeigt also unmittelbar die Kontrastübertragung für eine bestimmte Linienfrequenz, und die ganze Kontrastübertragungskurve entsteht automatisch, wenn das Spaltbild einen Raster abtastet mit stetig veränderlichem Linienabstand.

Zur Herstellung eines solchen Rasters kann z. B. das Prinzip des Moiré-Rasters nach LOHMANN (1957) verwendet werden. Die Abtastung des Rasters mit dem Spaltbild hat den Vorteil der viel größeren Genauigkeit als die Abtastung des Rasterbildes mit einem schmalen Spalt, weil das Spaltbild stark vergrößert sein kann.

Besonderes Interesse haben Kosinusraster, von denen schon die Rede war, mit einer Durchlässigkeit, die wie eine Kosinuskurve verläuft:

$$D = D_0 + D_1 \cdot \cos nx.$$

Wenn ein Spaltbild mit der Intensitätsverteilung $I = f(x)$ auf einen solchen Kosinusraster abgebildet wird, ist die durchgelassene Lichtmenge I_d, wie Abb. 10a zeigt.

$$\text{maximal } I_{\max} = \int_{-\infty}^{\infty+} f(x)\,(D_0 + D_1 \cos nx)\,dx$$

$$\text{und minimal } I_{\min} = \int_{-\infty}^{+\infty} f(x)\,(D_0 - D_1 \cos nx)\,dx$$

(6)

und ändert sich mit n wie

$$F(n) = \int_{-\infty}^{+\infty} f(x) \; D_1 \cos nx \cdot dx \; . \tag{7}$$

$F(n)$ hat einen endlichen Wert.

Die Kurven a und b in Abb. 10b beziehen sich auf Spiegelobjektive, die Kurven c und d auf Linsenobjektive, welche bis heute den Spiegelobjektiven am meisten nahe stehen.

Die Spiegelobjektive haben einen etwa 60% günstigeren Kamerafaktor. Die Kurven zeigen, daß z.B. bei 20 Linien/mm der Objektkontrast bei Verwendung von diesen Linsenobjektiven fast zweimal höher sein müßte, um mit gleicher Deutlichkeit wie bei den Spiegelobjektiven wahrnehmbar zu sein.

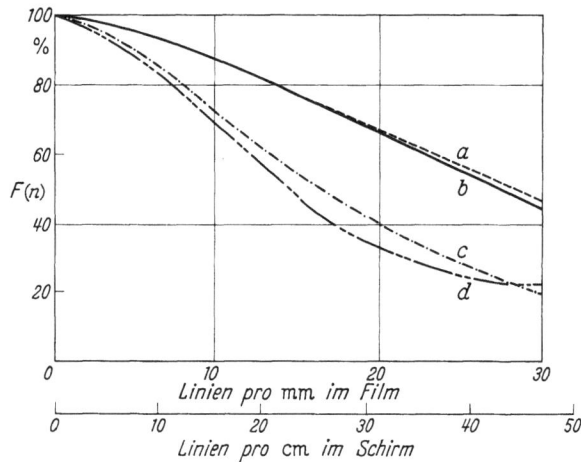

Abb. 10b. Einige gemessene Kontrastübertragungskurven, welche sich beziehen auf: a und b Spiegelobjektive, c und d Linsenobjektive. Für alle diese Objektive gilt derselbe Abbildungsmaßstab (Verkleinerung 6,4 ×)

Setzen wir für $I_d = i \pm F(n)$, so schwankt bei der Abtastung des Rasters diese Lichtmenge zwischen $i + F(n)$ und $i - F(n)$ und wird der Kontrast

$$\frac{\{i + F(n)\} - \{i - F(n)\}}{\{i + F(n)\} + \{i - F(n)\}} = \frac{F(n)}{i} \; .$$

Die Periode findet man aus $p = \dfrac{2\pi}{n}$; denn $\cos n\,(x + p) = \cos nx$ und deshalb $np = 2\pi$. Die zu n gehörige Linienfrequenz in Linien pro Millimeter ist $R = \dfrac{1}{p} = \dfrac{n}{2\pi}$, wenn x in Millimeter gemessen wird. Bei einem Raster mit stetig veränderlicher Periode, durchläuft n auch stetig veränderliche Werte. Die Funktion $F(n)$ ist die Fourier-Transformierte vom $f(x)$. Sie zeigt die Maxima bei der Abtastung des Rasters mit stetig veränderlicher Periode, die meistens dann auftreten, wenn die Mitte des Spaltbildes mit den aufeinanderfolgenden Maxima der Durchlässigkeit zusammenfällt. $F(n)$ ist also in der Tat die zu dem Spaltbild $I = f(x)$ gehörende Kontrastübertragungskurve.

Abb. 11a zeigt die Intensitätsverteilung $f(x)$ eines schmalen Spaltbildes und die dazu gehörige Kontrastübertragungskurve $F(n)$. Die beiden Kurven sind die Fourier-Transformierte von einander. Wenn eine von beiden steil verläuft, ist die andere flach und umgekehrt; ein schmales Spaltbild bedeutet eine günstigere Kontrastübertragung als ein breiteres Spaltbild. Im extremen Fall, wenn ein Spaltbild aus einer Linie bestehen würde, wäre die Kontrastübertragung für alle Linienfrequenzen vollständig. Daß die Übertragungsfunktion eines Abbildungssystems niemals ideal sein wird, ist anhand folgender Überlegungen einfach zu sehen:

1. Wird ein Linienraster niedriger Frequenz abgebildet, so werden doch immer die Schwarzweißkanten in der Abbildung weniger scharf gezeichnet sein als im Objekt. Sie dürfen aber annähernd als einzelne Kanten aufgefaßt werden, welche aufeinander keinen Einfluß ausüben.

Wird die Frequenz aber erhöht, d.h. die Linienbreite verringert, so beeinflußt jede Kante die nahebeiliegenden, so daß der hohe Kontrast nicht mehr auftritt. Ähnliches trifft für Sinusraster zu. Diese Kontrastverringerung ist also abhängig von der Ortsfrequenz.

Sie ist gleich Null für Ortsfrequenz = Null und nähert sich eins für hohe Frequenzen. Man nennt sie den Auflösungseffekt.

2. In jedem Abbildungssystem tritt immer mehr oder weniger Streulicht auf, welches die Abbildung annähernd gleichmäßig überlagert. Dies wird den Kontrast des Bildes verringern, da $\frac{I_1 - I_2}{I_1 + I_2}$ abnimmt, wenn sowohl I_1 als I_2 um denselben Betrag zunehmen, unabhängig von der Ortsfrequenz. Man kann deshalb erwarten, daß durch Streulicht die Kontrastübertragung um einen konstanten Bruchteil erniedrigt wird. Diese Verringerung

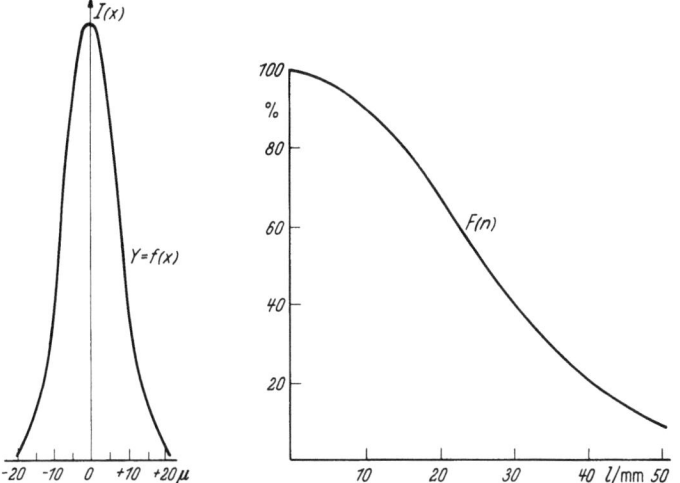

Abb. 11a. Wenn $f(x)$ das Bild eines schmalen Spaltes ist, dann ist seine Fourier-Transformierte $F(n)$ die Kontrastübertragungsfunktion des optischen Systems

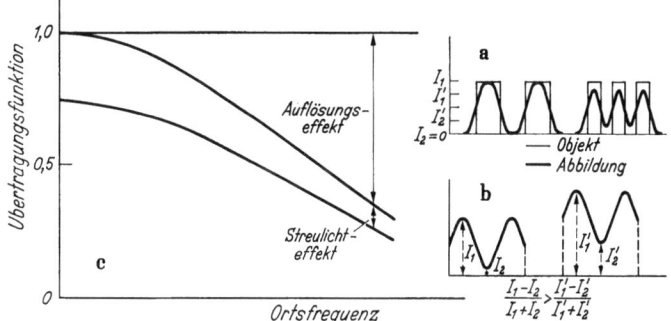

Abb. 11b. Die Verringerung der Kontrastübertragung infolge von Auflösungseffekt und Streulicht

nennt man Streulichteffekt. Der Erfolg ist, daß die Übertragungsfunktion sogar bei der Ortsfrequenz Null nicht mehr eins ist, sondern beträchtlich weniger sein kann (Abb. 11b).

Man hat sich aber gewöhnt, diesen Punkt trotzdem mit 100% zu bezeichnen.

Zu bemerken ist noch, daß zwar die Kontrastübertragungskurve einen Anhaltspunkt über die Abbildung eines kleinen Objektteils liefert, daß aber ein noch gerade wahrnehmbarer, kleiner, isolierter Objektteil erheblich kleiner sein kann, wenn es nur auf die Aufdeckung ankommt und nicht auf die Abbildung. Bei der Abbildung sollen ja auch zwei solcher Teilchen unterscheidbar werden bei einem Abstand voneinander gleich der Teilchengröße.

Die Zusammenstellung der Kontrastübertragungsfunktion eines bildübertragenden Systems durch Multiplikation der Funktionen der einzelnen Glieder (Abb. 9) bedeutet, daß die Funktion ungünstiger wird — die Kontraste verringert —, wenn ein neues Übertragungsglied dem System zugefügt wird. Dennoch kann die Zufügung von neuen Übertragungsgliedern einen Sinn haben, weil die subjektive Information dabei zunehmen kann, oder auch wegen sekundärer besonderer Vorteile. Beispiele sind die Schirmbildtechnik und der Bildverstärker.

VII. Die Dosisfrage bei der Schirmbildtechnik Hautdosis und Schirmdosis

1. Strahlenschädigung

Die vom Körper absorbierte Röntgenenergie ist in erster Linie bestimmend für die in dem Körper angerichtete Schädigung, sei es Schädigung des Blutes oder Mutationen infolge Strukturänderungen in empfindlichen Körperzellen, besonders in den Gonaden. Die Strahlenschädigung in der Schirmbildphotographie ist nur insoweit anders als bei der Großaufnahmetechnik, als die vom Körper absorbierte Strahlenmenge gewöhnlich größer ist. Der Körperteil, in welchem die Absorption stattfindet, wird in beiden Fällen durch die zu untersuchenden Organe bestimmt. Die im Körper absorbierte Röntgenenergie ist mit guter Annäherung gleich der auf den Körper auftreffenden Energie zu setzen, da nur ein geringer Teil von auf den Körper auftreffender Energie den Schirm erreicht (vgl. Neboschew u. Schott, 1959). Bei Magenaufnahmen ist dies gewöhnlich weniger als 1%, bei Lungenaufnahmen immer noch weniger als 10%. In der Therapie sind die Begriffe Volumendosis und Integraldosis gebräuchlich, um die Röntgenenergie, absorbiert im durchstrahlten Körper, unter Berücksichtigung der Schwächung der Röntgenstrahlung im Körper, anzugeben. Die Volumendosis unterscheidet sich nach Energiemaß nicht sehr von der auftreffenden Energiemenge. Für die Beurteilung der Strahlenschädigung kommt es also darauf an, das Verhältnis der für die Aufnahme benötigten Röntgenenergie bei Schirmbildaufnahmen zu der benötigten Röntgenenergie bei Großaufnahmen zu kennen. Dieses Verhältnis, der praktische Kamerafaktor, ist in hohem Maße von der Lichtstärke der verwendeten Optik abhängig und dazu von der Empfindlichkeit des verwendeten Schirmes und der Filmemulsion. Selbstverständlich hängt die vom Körper absorbierte Energie auch von der Größe des Bildfeldes ab. Bei richtiger Abblendung hat das benutzte Strahlenbündel an der Austrittstelle der Strahlen die gleiche Abmessung wie der benutzte Teil des Schirmes, dessen Größe also durch das abzubildende Organ bestimmt wird.

Die Eintrittsoberfläche des Strahlenbündels hängt von dem Abstand Brennfleck–Schirm ab und ist um so kleiner, je geringer dieser Abstand ist; diese Abhängigkeit verläuft mehr als quadratisch, da sich der Abstand Brennfleck–Haut in stärkerem Maße als der Abstand Brennfleck–Schirm ändert. Demzufolge erhöht sich die Hautdosis stark bei Verkleinerung des Aufnahmeabstandes. Zwei Feststellungen sind hier wichtig, weil sie in der Praxis und Literatur nicht immer genügend berücksichtigt werden:

a) Die im Körper absorbierte Energiemenge ist weitgehend unabhängig von dem Aufnahmeabstand.

b) Die Hautdosis ist ein unzweckmäßiges und irreführendes Maß für den Strahlenschaden.

a) Im Körper absorbierte Energiemenge

Die auf den Schirm fallende Röntgendosis, die Schirmdosis, muß ein bestimmtes Mindestmaß haben, soll die vom Schirm ausgesandte Lichtmenge eine genügende Schwärzung verursachen. Da nun der Körper als ein Filter aufgefaßt werden kann, dessen Absorption nur von der Strahlenart abhängt und kaum von dem Aufnahmeabstand, so ist eine bestimmte Röntgenenergie erforderlich, die für jeden Aufnahmeabstand nahezu die gleiche ist. Man kann diese Röntgenenergie wohl annähernd aus bekannten Daten berechnen. Dazu kann man ausgehen von der von Röntgenröhren ausgesandten Röntgenenergie, welche wir aus der Wattleistung ableiten können, wenn der Ausbeutefaktor bekannt ist. Der Ausbeutefaktor beträgt z. B. bei 70 kV Röhrenspannung etwa 0,3% (Bouwers 1924). Wenn die Schirmgröße 30×30 cm² ist und der Röhrenabstand 90 cm, dann ist der Raumwinkel des Strahlenkegels $\frac{30^2}{90^2} = \frac{1}{9}$ Sterad. Die Energie in dem Strahlenbündel ist etwa 2% $\left(\frac{1}{9} \cdot \frac{1}{2\pi} \right)$ von der im ganzen Halbraum gestrahlten Röntgenenergie.

Eine Schirmbildaufnahme bei der gegebenen Röhrenspannung und dem angenommenen Abstand fordert etwa 10 mAs, woraus sich für die Röntgenenergie in dem Strahlenkegel $70 \cdot 10 \cdot 0{,}02 \cdot 0{,}003$ Ws ergibt $= 0{,}042$ Ws. Im Strahlenbündel befindet sich ein Filter, das eine Schwächung um einen Faktor 5 verursacht, so daß schließlich die auf den Körper fallende Röntgenenergie und damit die Integraldosis $\frac{1}{5} \times 0{,}042 = 0{,}0084$ Ws $= 2{,}0$ mKal $= 0{,}84$ radkg* beträgt.

b) Hautdosis als unzweckmäßiges Maß für den Strahlenschaden

Da bei konstanter Schirmdosis die Hautdosis demnach sehr stark, und die gesamte vom Körper absorbierte Energiemenge dagegen nicht oder nur in sehr geringem Maße vom Aufnahmeabstand abhängt, ist die Hautdosis als Maß für den Strahlenschaden gar nicht geeignet. Die Größe der Hautdosis ist nur insoweit interessant, daß sie nicht gleich einem beachtlichen Teil der Erythemdosis sein darf, die bei etwa 500 R liegt (SEELENTAG). Es ist schade, daß in der Literatur noch so oft die Hautdosis erwähnt wird, um das Maß der allgemeinen Schädigung oder z. B. der Gonadenschädigung anzugeben. Unter Umständen ist sogar die Gonadendosis geringer, wenn die Hautdosis größer ist, denn bei kleinerem Aufnahmeabstand ist die Einfalloberfläche kleiner, und die Absorption

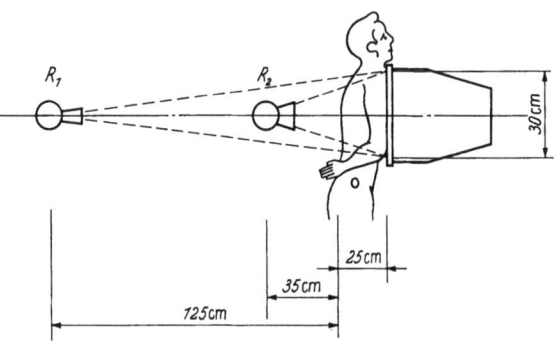

Abb. 12. Großeinfluß des Röhrenabstandes auf die Hautdosis bei nahezu gleichbleibender Integraldosis

findet in einem kleinen und untiefen Körperteil statt, dessen Abstand zu den Gonaden größer ist als bei großem Aufnahmeabstand. Abb. 12 verdeutlicht diese Tatsachen.

Die in der Literatur angegebenen Werte für Gonadendosen bei Großbildtechnik bewegen sich in der Größenordnung 1/10 mR pro Lungenaufnahme, und die für Schirmbildtechnik gefundenen Werte sind kleiner als 1 mR, wenn moderne Schirmbildkameras mit lichtstarker Optik und guten Schirmen verwendet werden (SCHRAG, 1957; OESER, MEHL u. SCHAEFER, 1958). Leider sind bei den Angaben die so wichtigen Lichtstärken der Optik nicht erwähnt, obwohl doch der Unterschied zwischen zwei Schirmbildkameras infolge des Unterschiedes der Lichtstärken oft viel größer ist als der Unterschied zwischen einer Schirmbildaufnahme, hergestellt mit einer lichtstarken Spiegeloptik, und einer Kontaktaufnahme. Verschiedene Mittel sind empfohlen worden, um den Strahlenschaden im allgemeinen und besonders die Schädigung der Gonaden herabzusetzen. Sie sind im wesentlichen gleich den Maßnahmen, welche für den gleichen Zweck im allgemeinen empfohlen wurden. Nur insofern liegt die Frage etwas anders bei der Schirmbildtechnik, weil diese oft für Massenuntersuchungen angewandt wird, wo der Schutz des bedienenden Personals besondere Aufmerksamkeit verdient.

Im Vergleich mit der Kontakttechnik ist die zu verwendende Dosis in der RP-Technik meistens etwa um den Kamerafaktor höher (S. II. 3), es ist aber sinnvoll, diese zu vergleichen mit den von anderen Stellen auf dem Körper treffenden Strahlenmengen und mit den nach neuesten Empfehlungen zugelassenen Dosen.

Die in der Literatur erwähnten Dosisgrößen stimmen nicht immer miteinander genau überein infolge der vielen möglichen Aufnahmebedingungen. Für die Gonadendosis gilt aber annähernd folgende Tabelle (SCHRAG, 1957; MOHR, 1958; SPIERS, 1959; TAYLOR, 1960).

---

* 1 radkg $= 0{,}01$ Ws $= 2{,}4$ mKal.

22*

Strahlungsquelle	Gonadendosis
Natürliche Strahlung	5 R pro 30 Jahre *
Thoraxaufnahme (RP)	0,1—1,0 mR
Zulässige Dosis (ohne Berücksichtigung der natürlichen Strahlung)	10—40 R pro 30 Jahre

* Siehe auch: "The hazards to man of nuclear and allied radiations" London, Her Majesty's Stationary Office, 1956.

Pro dreizehn Wochen bekommt man also ungefähr 40 mR natürliche Strahlung, und die in derselben Zeit zulässige Dosis aus anderen Quellen beträgt etwa 80 mR. In diesem Zeitabschnitt bekommt man schon annähernd 2 mR, wenn man eine Uhr mit leuchtenden Ziffern trägt (Schrag, 1957).

Man sieht hieraus, daß die Dosen bei *Thoraxuntersuchungen* in der RP-Technik kaum bedeutend sind (s. auch Lorenz, 1961).

2. Strahlenschutz

Zweckmäßige Strahlenschutzkabinen für Massenuntersuchungen sind in vielen Ländern entwickelt worden und zahlreiche Kontrollmaßnahmen bezüglich der insgesamt erhaltenen Strahlendosis wurden ausgeführt. Bemerkenswert ist der große Unterschied zwischen den Dosen, welche bei der Durchleuchtung und bei einer Schirmbildaufnahme verabreicht werden (Neboschew u. Schott, 1959). Die Gesamtkörperdosis (Integraldosis) bei der Durchleuchtung ist manchmal etwa das Zehnfache von der bei der Schirmbildaufnahme mit lichtstarker Optik verabreichten Dosis. Wenn bei der Aufnahme dieselbe Röhrenspannung wie bei der Durchleuchtung verwendet würde, dann wäre dieses Verhältnis unmittelbar durch die Milliamperesekundezahlen gegeben. Die Integraldosis bei einer Lungendurchleuchtung mit 30×30 cm² Bildfeld, 60 kV und 2 mA beträgt etwa pro Minute 7 radkg und bei einer Odelca-Schirmbild-Aufnahme mit gleicher Spannung und Bildfeldgröße und 10 mAsec etwa 0,5 radkg.

VIII. Kameratypen, Kassetten, Schaltvorrichtungen und Zusatzteile

1. Einteilung der Schirmbildkameras

Schirmbildkameras unterscheiden sich

1. *nach der verwendeten Optik* in Linsenkameras und Spiegelkameras.

Eigenschaften von Linsen und Spiegeln wurden in Absatz III eingehend besprochen.

2. *nach dem Bildformat.* Es gibt:

	Bildgröße	Filmformat
Kleinformat	24×24 mm²	35 mm perforiert
Technikformat	31×31 mm²	35 mm nicht perforiert
Mittelformat	63×63 mm²	70 mm nicht perforiert oder-Einzelblattfilm
Großmittelformat	90×90 mm²	100 mm-Einzelblattfilm

Die genauen Abmessungen sowie Toleranzen findet man in DIN 19005.

3. *nach der Ausführung.* Es gibt Kameras mit gerader und abgewinkelter optischer Achse. Bei letzterer Kamera wird ein 45⁰-Ablenkspiegel verwendet.

Es gibt einfache Ausführungen mit Handbetrieb sowie Ausführungen mit elektrischen Sicherungen und teilweise oder ganz automatischem Betrieb.

Verschiedene Kassetten sind in Gebrauch, für Einzelblattfilme oder Rollfilme.

2. Einige Beispiele von Kameratypen

Es kann gar nicht daran gedacht werden, in diesem Abschnitt eine auch nur einigermaßen vollständige Beschreibung zu geben von allen bekanntgewordenen Kameratypen. Nur die Beschreibung von einigen charakteristischen Ausführungen, bei denen die wesentlichen Merkmale gezeigt werden, mögen hiernach folgen (s. auch WEISER u. ERAS, 1959).

Schon ältere brasilianische Patentschriften von DE ABREU enthalten z. B. eine Beschreibung eines Filmtransport- und Schaltmechanismus, der Doppelbelichtung verhindert und Filmtransport nur gestattet, nachdem die Belichtung stattgefunden hat, wobei auch schon eine Signalisierung des Filmvorschubes vorgesehen war, somit ein Numerator zum Zählen der Aufnahmen (DE ABREU, 1934).

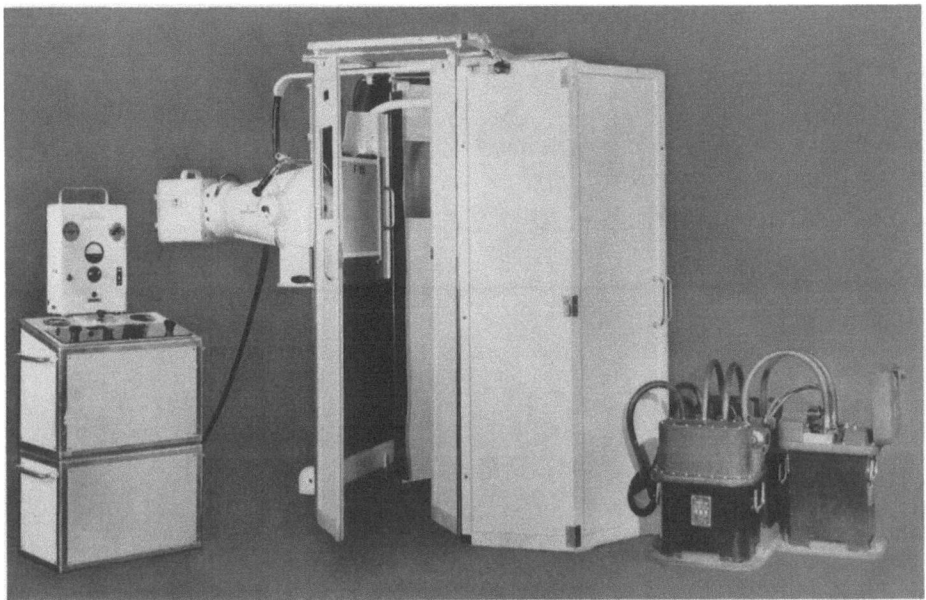

Abb. 13. 70 mm-Kamera nach JANKER

Eine der ersten Schirmbildkameras für 70 mm-Format aus den zwanziger Jahren nach JANKER (1960), welche von der Firma Siemens-Reiniger-Werke (heute: Siemens AG Wernerwerk f. Med. Technik) herausgebracht wurde, zeigt Abb. 13.

Diese Kamera war ausgerüstet mit dem Voigtländer Linsenobjektiv $f/1,5$ und hatte eine Filmkassette für 30 m nicht perforierten 70 mm-Rollfilm (430 Aufnahmen). In dieser Anlage sind die beiden Laufwagen für Schirmbildeinheit und Röhrenhaube durch einen Rohrbügel starr miteinander verbunden und lassen sich schwerelos auf- und abfahren zur Einstellung auf die erforderliche Höhe.

Eine andere ebenfalls für Reihenuntersuchungen konstruierte Kamera war die 35 mm-Kamera von Watson & Sons, Großbritannien, welche ausgerüstet wurde mit Linsenoptik von Taylor, Taylor und Hobson $f = 50$ mm, $f/1,5$. Die Filmkassette für 35 mm Film einer Länge von 25 Meter (720 Aufnahmen) enthielt eine Abschneide- und Markiervorrichtung. Kamera und Röntgenröhre waren mit einer flexiblen Verbindung aneinander gekoppelt, so daß die Zentrierung während der Höheneinstellung beibehalten wurde.

Bei diesen Kameras wurde der Film elektromotorisch angetrieben, und es war eine elektrische Sicherung mittels Sicherheitskontakte und Relais vorgesehen. Fast alle diese Kameras waren versehen mit einer Vorrichtung, um die Aufnahme- bzw. Patientendaten von einer Karteikarte auf die Schirmbildaufnahme mitzuphotographieren. Erwähnenswert ist in dieser Hinsicht eine Entwicklung in Spanien (Fridesa), wobei zugleich mit diesen Daten das Gesicht des Patienten mitphotographiert wurde.

Schon bald war man bestrebt, die Lichtstärke der Optik möglichst zu erhöhen. Das Spiegelobjektiv nach Schmidt mit asphärischer Korrekturplatte fand Anwendung in der Christensen-Kamera in Dänemark, in der 70 mm-Schönander-Helm-Kamera und später in den Philips-45 mm- und 70 mm-Kameras. Auch hier trifft man die Entwicklung einer Filmkassette für Reihenuntersuchungen mit Filmbeschriftungsvorrichtung und elektrischer Sicherung gegen Bedienungsfehler an.

Die bis dahin konstruierten Spiegelkameras sind überwiegend von einer Kamera ersetzt worden, welche eine einfachere Lösung der Spiegeloptik, nämlich mit sphärischen

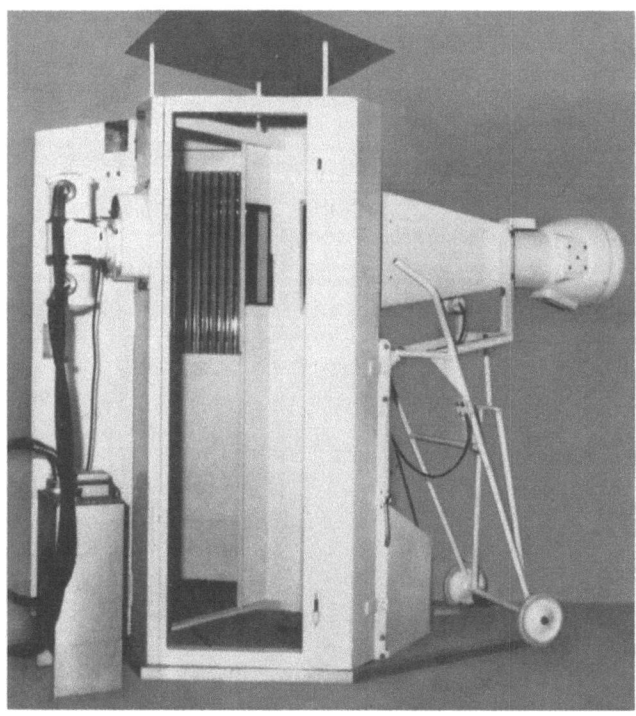

Abb. 14. Kabine nach Hares

Flächen, enthält: die Odelca-Kamera mit konzentrischer Spiegeloptik (Bouwers, 1940) (s. Abschnitt III.2.d, e). Schirmbildkameras mit Linsensystem werden auch heute vorgeschlagen. Beim Vergleich von Linsen- und Spiegelsystemen (Becker, Eras, 1961) soll man beachten, daß die Lichtstärke, wie sie bei Linsensystemen durch das Öffnungsverhältnis angegeben wird, keineswegs gleichwertig oder maßgebend ist (s. Abschnitt II.1). Weiterhin gelingt bei Linsen nicht die vollkommene Korrektur der Farbfehler, sowie die günstige Kontrastübertragung, wie beim Spiegel, zu erreichen.

Die 70 mm- und insbesondere die 100 mm-Schirmbildphotographie mit Odelca-Kameras wird außerhalb des Gebietes der Massenuntersuchungen für klinische und andere spezialistischen Gebiete der Diagnostik verwendet und wegen der Möglichkeit, Aufnahmen schnell nacheinander zu machen, für die Funktionsdiagnostik. Im Hinblick auf diese universelle Anwendung gibt es verschiedene Ausführungen mit geradem Tubus und mit abgewinkeltem Tubus, jeweils ausgerüstet mit einem Leuchtschirm von 40×40 cm. Die verschiedenen Röntgenfirmen haben geeignete Anpassungen an ihre Stative und Röntgenanlagen entwickelt. So sieht man beispielsweise in Abb. 14 eine skandinavische Reihenuntersuchungseinheit, die „Hareskabine", ausgerüstet mit Reihenuntersuchungskassette.

Eine spezielle Kamera ist die „Schädel-Odelca" mit einem Leuchtschirm von 28×28 cm, welche auf Vorschlag von Vieten (1958) für cerebrale Angiographie und Funktionsdiagnostik entwickelt wurde. Andere Vorschläge haben neulich Sonderausführungen dieser Kamera gebracht, und zwar für die Mammographie (USA, Italien) und für Magenkrebsuntersuchungen (Japan); in beiden Fällen unter Verwendung der 70 mm-MCS-Kassette für Massenuntersuchungen.

Mittels einer Kombination von einer geraden und einer abgewinkelten Kamera sind Anlagen für Funktionsdiagnostik in zwei Ebenen konstruiert wie z.B. in Abb. 15 (GÜNTERT, 1959), wobei die Kameras mit Rapidix-Kassetten für Schnellserienbetrieb versehen sind. Die Odelca-100 mm-Anlage in Abb. 16 ermöglicht beide Aufnahmetechniken, Einzelaufnahmebetrieb sowie auch Schnellserienbetrieb bis zu 6 Aufnahmen/sec auf 100×100 mm-Format.

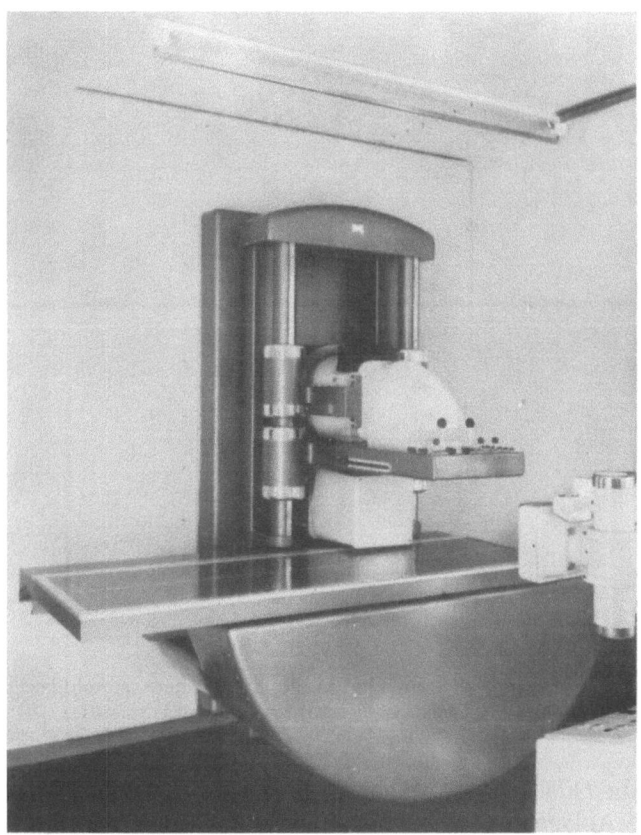

Abb. 15. Kombination einer geraden und einer abgewinkelten Schädel-Odelca nach GÜNTERT

3. Kassetten

Der direkte Übergang von der einen Untersuchungstechnik auf die andere wird dadurch ermöglicht, daß die 70 mm-Filmkassetten auswechselbar sind. So können in derselben Odelca-Kamera die „Einzelkassette" (ein Einzelblattfilm), die handgetriebene „Serienkassette" für Reihenuntersuchungen (3 m-Rollfilm), die motorisch angetriebene Rollfilmkassette MCS für Massenuntersuchungen (30,5 m-Rollfilm, ungefähr 450 Aufnahmen) und die obengenannte „Rapidix" Schnellserienkassette verwendet werden. Weiter sind die sog. Separatorkassetten entwickelt worden, welche mit abnehmbaren Vorrats- und Auffangbehältern für 50 Einzelblattfilme ausgerüstet sind. Außer der 70 mm-Ausführung (Bandseparator) gibt es den 100×100 mm-Rollenseparator. Beide sind für serienmäßige Untersuchungen geeignet, die letzte auch für Schnellbetrieb bis zu 6 Aufnahmen/sec. Die motorisch angetriebenen Separatorkassetten sind lageunabhängig, so daß die Kamera in jeder beliebigen Stellung benutzt werden kann.

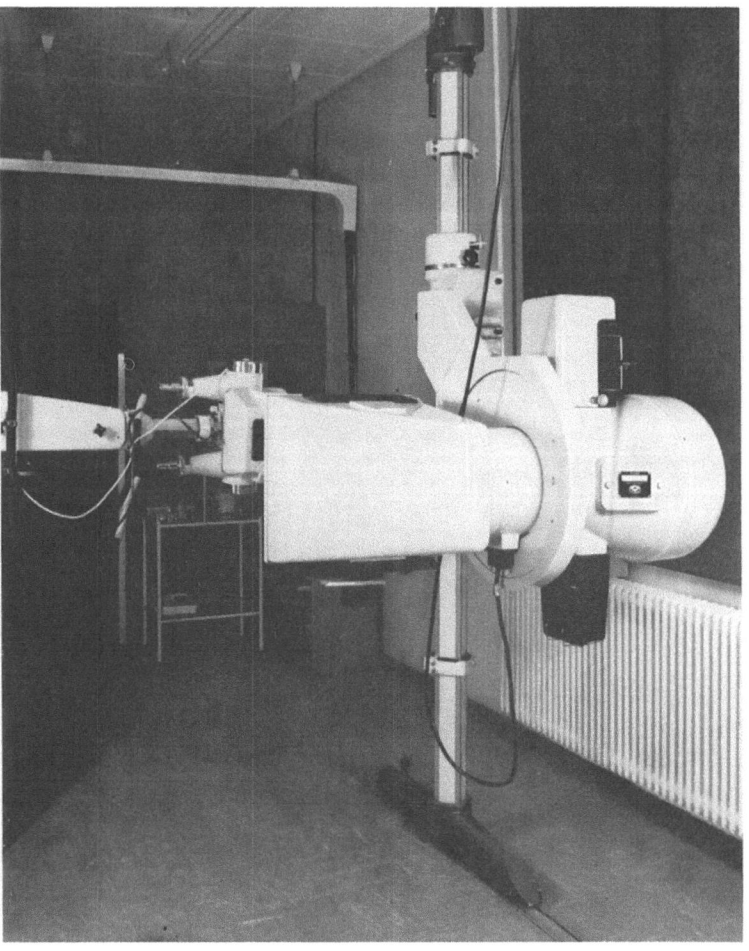

Abb. 16a

Abb. 16. Röntgenanlage (Philips) mit abgewinkelter Odelca-100 Kamera, sowohl geeignet für Einzelaufnahme als für Schnellserienbetrieb bis zu 6 Aufnahmen/sec

Abb. 17 zeigt die Odelca 100-Anlage der Firma Smit, Leiden, mit horizontalem Filmtransport; diese Anlage ist für das niederländische Volksgesundheitsministerium (VAN JOOST, 1962) eingesetzt.

4. Zusatzteile

Die speziellen 70 mm- und 100 mm-Kassetten für Schnellserienbetrieb (Rapidix und Rollenseparator) arbeiten mit einem Programmwähler, auf welchem man vor Beginn der Aufnahmeserie ein Bildfrequenzprogramm einstellen kann. Die Odelca-Apparatur ist hierbei derart mit dem Röntgenschaltpult verbunden und synchronisiert, daß die Röntgenstrahlung ausschließlich jedesmal stattfindet, wenn ein unbelichteter Film im Filmfenster steht.

Ein Kartenhalter reproduziert die Daten der Patientenkarte auf die Schirmbildaufnahme. Eine mit dem Röntgenschaltpult und mit den Sicherheitskontakten in der Kamera-Einheit verbundene elektrische Schaltvorrichtung sichert sowohl die Wirkung der Kassette als die des Kartenhalters gegen Bedienungsfehler. Diese Relaiseinheit ist mit roten Lampen versehen, welche im Fall eines Bedienungsfehlers aufleuchten; eine grüne Lampe leuchtet auf, wenn die Apparatur aufnahmebereit ist.

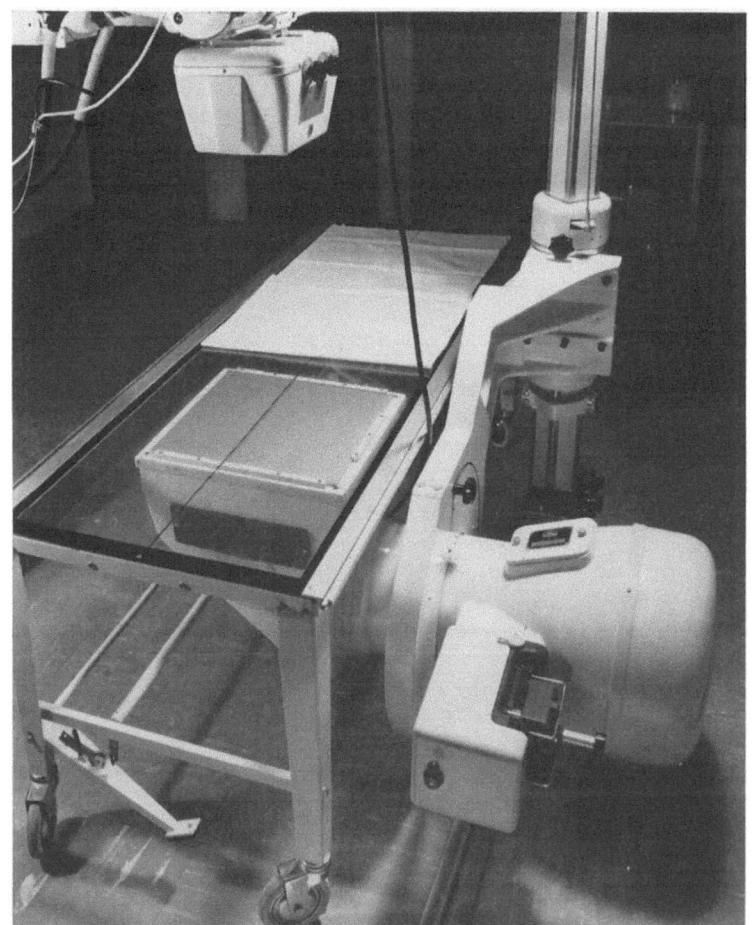

Abb. 16b

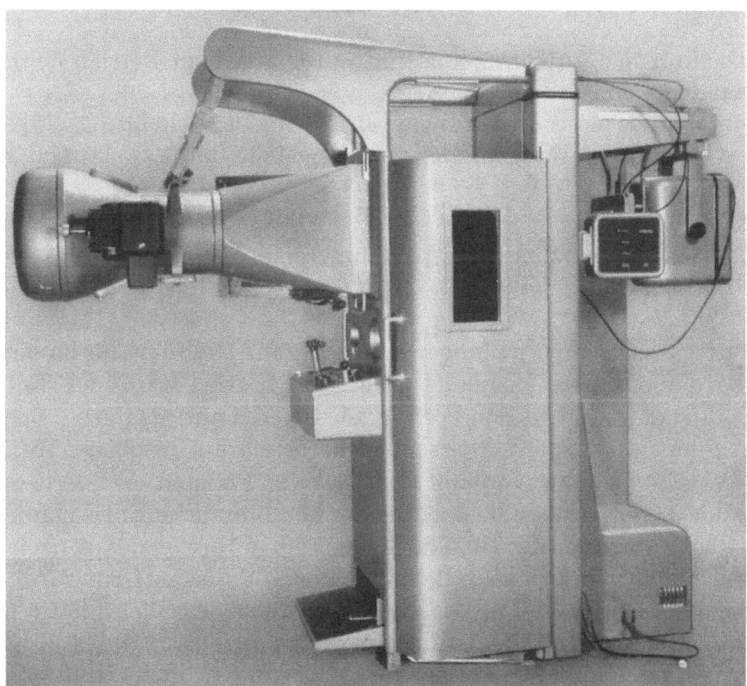

Abb. 17. Odelca 100-Anlage (Smit, Leiden)

IX. Automatisierung in der Schirmbildphotographie

1. Vorteile der Automatisierung

Wenn auch die ökonomischen Vorteile sowie die Vereinfachung der Handhabung und Archivierung vielleicht Hauptgründe für die Verwendung der Schirmbildtechnik sind, so ist doch die Automatisierung, welche schon beim kleinen Format wesentlich einfacher ist als beim Großformat, von nicht zu unterschätzender und stets zunehmender Bedeutung. Automatische Vorrichtungen können nicht nur Zeit und Geld sparen, sondern auch zur Qualitätssteigerung beitragen (Huisken, 1965).

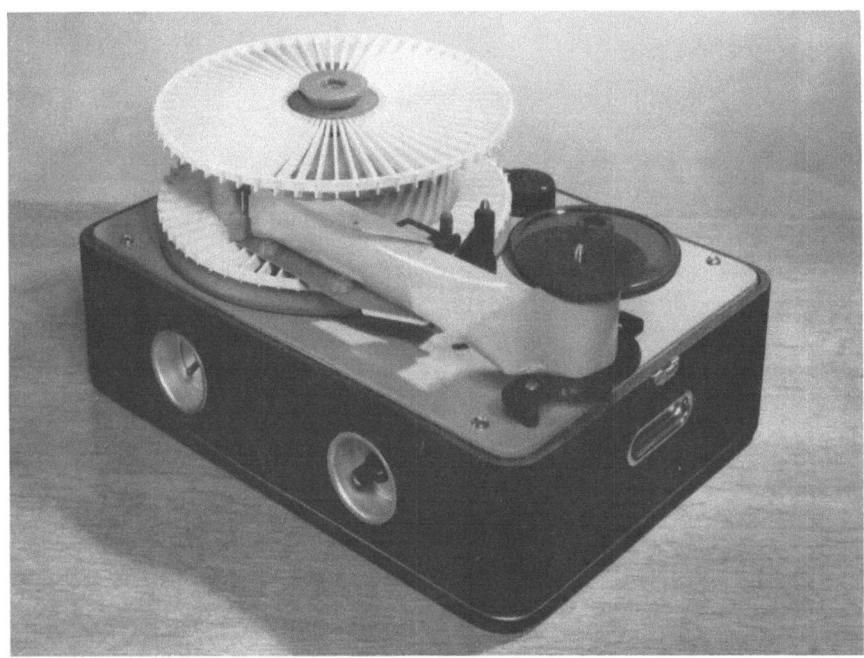

Abb. 18. „Hansen"-Entwicklungsvorrichtung

Optimale Qualität der Aufnahmen ist mit automatischem Betrieb einfacher zu erreichen als mit Handbetrieb.

Weil mit automatischen Vorrichtungen auf optimale Belichtung eingestellt werden kann, verringert die Automatisierung die Strahlengefahr für Personal und Patient.

2. Einige Beispiele

Die automatische Begrenzung der Aufnahmezeit erfolgt durch elektronische Mittel (Iontomat, Phototimer) mit Schaltzeiten bis zu 0,01 sec, und wird auf optimale Belichtung eingestellt.

Eine halbautomatische Entwicklungsvorrichtung für Rollfilme bis zu einer Länge von 30,5 m ist z.B. die „Hansen"-Einheit (Abb. 18). Hierbei wird ein Entwicklungsrad einer besonders offenen Konstruktion verwendet, welches aus gezahnten Speichen besteht und in dem der Film spiralförmig mittels eines motorisch angetriebenen Aufspulapparates geleitet wird. Der Entwicklungsvorgang (Entwickeln, Fixieren, Wässern und Trocknen) des gesamten Films benötigt dieselbe Zeit wie der herkömmliche Entwicklungsvorgang für einen einzigen Blattfilm, weil der 30,5 m lange Film während des ganzen Prozesses im Entwicklungsrad bleibt und erst nach dem Trocknen daraus entfernt wird.

Völlig automatische Schirmbildphotographie wird mit der Odelcamatic-Entwicklungsmaschine für 100 × 100 mm-Einzelblattfilme erreicht, wobei die Odelca 100-Kamera mittels eines Anpassungsstückes mit der Entwicklungsmaschine zu einer funktionellen Einheit verbunden ist (Abb. 19). Der Auffangbehälter der Kamera dient dann auch als Vorrats-

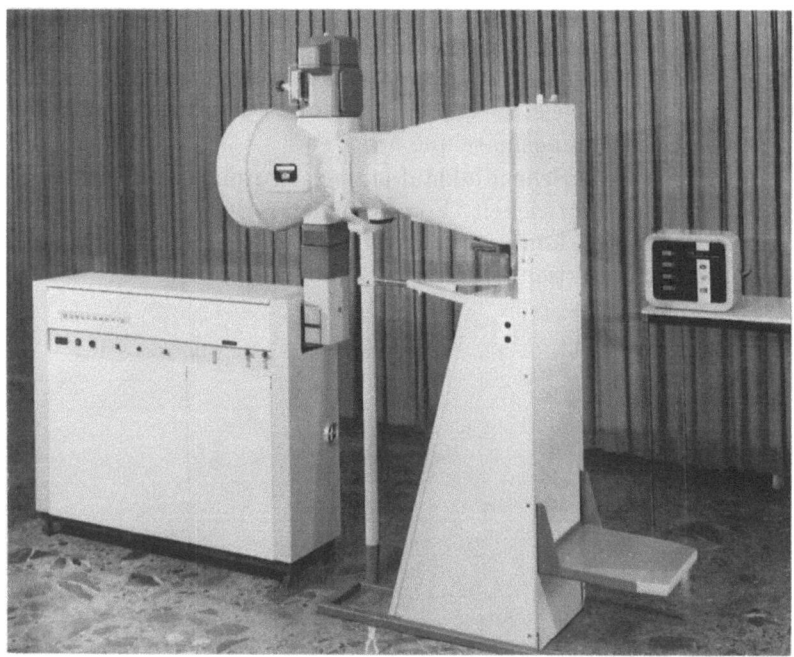

Abb. 19. Vollautomatische Schirmbildanlage — Odelca 100-Kamera — an Odelcamatic-Entwicklungsmaschine gekuppelt

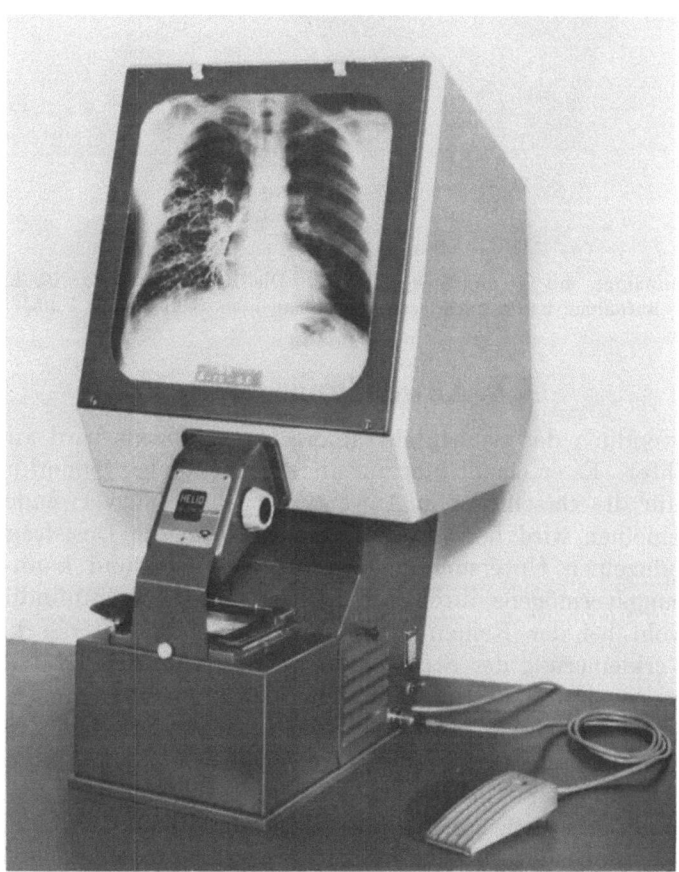

Abb. 20. Helio-Contrastor. Auswertung von Schirmbildaufnahmen auf eingebautem 35×35 cm kornfreiem Projektionsschirm

magazin für die Odelcamatic, so daß die Filme während des ganzen Tageslicht-Verfahrens
(Zufuhr von unbelichteten Filmen, Aufnahme, Abfuhr von belichteten Filmen, Entwickeln,
Fixieren, Wässern und Trocknen) vollautomatisch verarbeitet werden. Die Odelcamatic,
die eine Leistung von etwa 120 Filmen pro Stunde hat, kann auch unabhängig von der
Kamera als separate Entwicklungsmaschine arbeiten.

Für die Auswertung von Schirmbildaufnahmen wurden verschiedene 70 mm- und
100 mm-Betrachtungsgeräte entwickelt. Von besonderer Bedeutung ist hierbei der Helio-
Contrastor mit eingebautem kontrastreichem Projektionsschirm von 35×35 cm, der
dank einer speziellen Konstruktion kornfrei ist (Abb. 20).

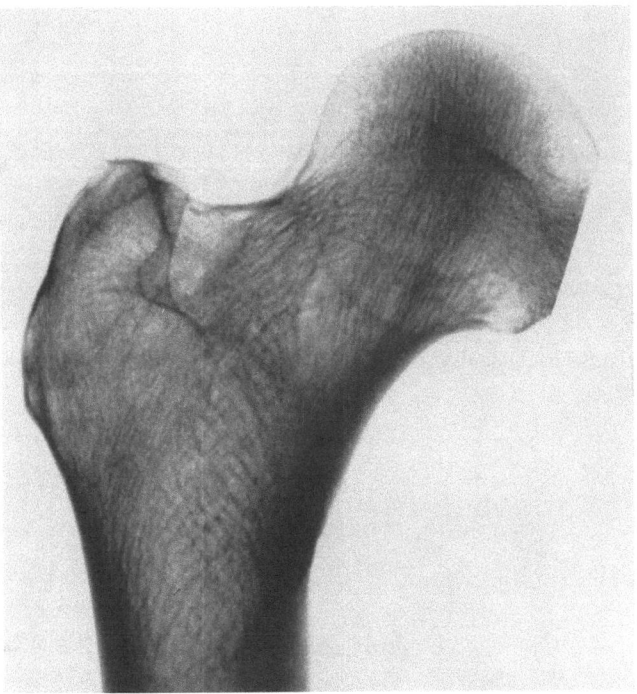

Abb. 21. Knochenaufnahme mit 70 mm-Spiegelkamera. Die Knochenstruktur ist hier der einer Großaufnahme kaum unterlegen (feinzeichnender Schirm und Film)

X. Anwendungsgebiete

Über die Anwendung der Schirmbildkamera in der Praxis wird an anderen Stellen
ausführlich berichtet. Es erscheint hier nur angebracht, einige Bemerkungen zu machen,
die sich auf die für die verschiedenen Anwendungsgebiete zu verwendende Technik beziehen. Im allgemeinen wird bei Massenuntersuchungen die Dosisfrage stärker betont
werden als bei einzelnen Untersuchungen. Aus diesem Grund kann auf Kosten des
äußersten Auflösungsvermögens durch Verwendung von etwas empfindlicheren Schirmen
und Filmen sowohl bei der Reihenuntersuchung als auch bei der klinischen Einzelaufnahme eine Verkleinerung der Strahlendosis erreicht werden (Nawijn, 1964).

Besonders sei erwähnt, daß für Aufnahmen, bei denen möglichst gute Auflösung
wichtiger ist als die Dosisfrage, die Möglichkeit besteht, mit einer modernen scharf-
zeichnenden Schirmbildkamera Aufnahmen von nicht schnell sich bewegenden Objekten
zu machen, welche in keiner Hinsicht gegenüber den Kontaktaufnahmen zurückstehen.
Dazu ist es dann nötig, scharfzeichnende Schirme und Filme zu wählen und einen sehr
kleinen Brennfleck, am besten so klein, daß auch Vergrößerungstechnik verwendet werden
kann. Abb. 21 zeigt eine Knochenaufnahme mit einer Odelca-Kamera mit ausgewähltem
feinzeichnendem Schirm und Film. Die Knochenaufnahme ist gewählt, weil dabei der

Unterschied zwischen Kontakt- und Schirmbildaufnahmen deutlicher zutage tritt als bei Aufnahmen von Weichteilen, wo die geringen Kontraste bei beiden Techniken die Auflösung beschränken.

Schließlich sei bezüglich der Anwendungen noch auf den inhaltreichen Sammelbericht des „III. Congrès International de Radiophotographie Médicale, Stockholm 1958: Bulletin final" verwiesen.

Literatur

ABREU, M. DE: Bras. Zusatzpatent 30496 vom 10. Mai 1943 auf Bras. Patent 25902.

BECKER, J., u. CH. J. ERAS: Spiegeloptik oder Linsenoptik. Optik 18, 652 (1961).

BOUWERS, A.: Over het meten der intensiteit van röntgenstralen. Thesis Rijksuniversiteit Utrecht (1924).

— Niederl. Patent 54918 vom 15. Feb. 1943 (angemeldet 14. Okt. 1940).

— Achievements in optics. New York u. Amsterdam, 1946, 1950.

— Resolving power in photography. Appl. sci. Res. (Den Haag) B 2, 241—244 (1952).

— Improvement of resolving power of optical systems by a new optical element. Appl. sci. Res. (Den Haag) B 3, 147—148 (1953).

— Information content of the x-ray image. Bull. Final IIIe Congr. Internat. de Radiophotographie médicale, Stockholm, 1958, S. 445—454.

— Informationsinhalt des Röntgenbildes. Röntgen-Bl. 15, 3, S. 81 (1962).

— Le rôle de l'optique en radiodiagnostic. J. Radiol. Électrol. 46, 652—657 (1965).

— The rôle of optics in x-ray diagnostics. Aust. Radiol. Febr. (1967) (in print).

—, u. A. C. S. VAN HEEL: On the luminosity of optical systems. Physica (Den Haag) 10, 714—719 (1943).

—, u. W. J. OOSTERKAMP: Die Unschärfe einer Röntgenaufnahme. Fortschr. Röntgenstr. 54, 87—91 (1936).

BURGER, G. C. E.: Phantomuntersuchungen mit Röntgenstrahlen. Philips techn. Rdsch. 11, 295—302 (1949).

CHANTRAINE, H., u. P. PROFITLICH: Über die Bedeutung von Schärfe und Kontrast für die Mindestdicke von erkennbaren Einzelheiten. Fortschr. Röntgenstr. 47, 437—447 (1933).

IIIe Congrès international de radiophotographie médicale. Stockholm, 20—30 âout 1958. Bull. final. Inauguration speech by the president, p. 33.

DAVIDSON, K. C., and K. A. YOUNGSTROM: The Odelca one hundred millimeter camera and rapid film-changer: Its application to angiography. Radiology 83, No 1 (1964).

DIN 4521, Juli 1958. Aufnahme- und Projektionsobjektive für die Phototechnik; Brennweite; relative Öffnung; Begriffe.

FRANKE, H., u. H. SCHUON: Zur optischen und sensitometrischen Gütekennzeichnung von Schirmbildeinheiten. Fortschr. Röntgenstr. 90, 392—400 (1959).

GRIEP, W.: De betrouwbaarheid van het lezen van kleinbeeldfoto's. Ned. T. Geneesk. 100 (IV), 3573—3577 (1956).

GÜNTERT, W.: Einige Anwendungsmöglichkeiten der Odelca-Kamera in der Individual-Röntgendiagnostik. Odelca Mirror 5, 2—7 (1959).

HUISKEN, D. P.: Automatisches Entwickeln mit der „Odelcamatic". Odelca Mirror Nr 7 (1965).

JANKER, R.: Leuchtschirmphotographie: Reihenuntersuchungen. Leipzig 1938.

— Die Photographie des Leuchtschirmbildes. Umschau 9, 275—278 (1960).

— Die Leistungsfähigkeit der Röntgenschirmbildaufnahmen der Lungen im Vergleich zur Großaufnahme. Berufskrankheiten in der keramischen u. Glas-Industrie 10, 3—23 (1961).

— Die verschiedenen Ausführungen der Odelca im praktischen Betrieb einer Strahlenklinik. Röntgen-Bl. 15 (1962).

JONKER, W. R.: The measurement of the modulation transfer function of optical systems. Trans. 1. Intern. Kongr. f. Photographie und Film in Industrie und Technik, Cologne, October 1966 (in print).

JOOST, C. R. N. F. VAN: Die Bedeutung der „Odelca" 100-XVII-S Schirmbildkamera für die Beratungsstellen zur Tuberkulosebekämpfung in den Niederlanden. Odelca Mirror Nr 6 (1962).

KUBOTA, H., u. K. MIYAMOTO: Einige Untersuchungen über die Übertragungsfunktion. Optik 17, 143—151 (1960).

LINFOOT, E. H.: Information theory and photographic images. J. photogr. Sci. 7, 148—156 (1959).

LOHMANN, A.: Zur Messung des optischen Übertragungsfaktors. Optik 14, 510—518 (1957).

LORENZ, W.: Röntgendiagnostische Strahlen-„Belastung" oder -„Exposition" des Untersuchten? Röntgen-Bl. 14, 84—89 (1961).

LUSTER, G., u. H.-J. HEINRICHS: Die maßstäblichen Verhältnisse von Herzaufnahmen mit der Odelca 100/100. Röntgen-Bl. 15, 49—58 (1962).

MASEL, L. F.: The 100 mm mirror camera for regular radiography. Austral. Radiol. 11, No 1 (1967).

MERTE, W.: DRP 485798 von 1927.

MOHR, H.: Messungen der Gonadendosis bei der radiologischen Thoraxuntersuchung. Bull. IIIe Congr. Internat. de Radiophotographie médicale, Stockholm, 1958.

NAWIJN, A.: Kontrastübertragung und die Qualität der Spiegelkamera für Röntgenschirmbildphotographie. Röntgen-Bl. 16, 227—231 (1963).

— Schirmbildfotografie. Bildgüte in der Radiologie. Stuttgart: Gustav Fischer 1966.

NEBOSCHEW, A., u. O. SCHOTT: Zur Überwachung der Patientenbelastung während der Röntgen-Durchleuchtung. Röntgenblätter 12, 244—254 (1959).

Oeser, H., H. G. Mehl u. P. Schaefer: Gonadendosis bei Thoraxaufnahmen. Fortschr. Röntgenstr. 88, 703—711 (1958).

Posner, E.: The value of photofluorography in the prevention of tuberculosis and pneumoconiosis in industry. Third World Congr. on the Prevention of Occupational Risks, Paris, Palais de Chaillot, 1961.

Schimanski, K., u. P. Krapp: Erfahrungen mit lothalamaten bei Gefäßdarstellungen. Röntgen-Bl. 19 (1966).

—, u. H. Schmidt: Hypernephrom in Versorgungsgebiet einer Polarterie. Radiologe 5, H. 6 (1965).

— — Gefäßdiagnostik der Nieren im Schirmbildformat. Röntgen-Bl. 19, 323—326 (1966).

— — Radiophotographische Gefäßdiagnostik im Format 10 × 10 cm. Glauner. Radiologie 1 (1968).

Schmidt, B.: Mitt. Hamb. Sternwarte, Bergedorf 7, 36 (1932).

Schmidt, H., u. K. Schimanski: Selektive Arteriographie im Schirmbildformat. Radiologe 6, 413—417 (1966).

—, u. K. Schimanski: Die Stenose der Arteria caeliaca — ihre Diagnose und klinische Bedeutung. Fortschr. Röntgenstr. 106, 1—12 (1967).

Schober, H.: Die Detailerkennbarkeit im Schirmbildverfahren in Beziehung zu den anderen diagnostischen Methoden in der Radiologie. Bull. Final IIIe Congr. Internat. de Radiophotographie médicale, Stockholm, 1958, S. 455 bis 458.

—, u. M. Roggenhausen: Untersuchungen über den Einfluß der Farbe von Filmunterlage und Betrachtungslicht auf die Detailerkennbarkeit von Röntgenfilmen. Fortschr. Röntgenstr. 80, 638—643 (1954).

Scholz, M.: Leistungsprüfungen im Schirmbildsystem. Jena. Nachr. 8, 34—59 (1958).

Schrag, E.: Strahlendosis und Ergiebigkeit der Röntgenreihenuntersuchungen. Tuberk.-Arzt 11, 595—607 (1957).

Schulte, E.: Schirmbildaufnahmen 100 × 100 mm in der Lungen- und Silikosediagnostik. Röntgen-Bl. 11, 1—8 (1958).

Seelentag, W., u. A.: Zur Frage der genetischen Belastung der Bevölkerung durch die Anwendung ionisierender Strahlen in der Medizin. Strahlentherapie 104, 182—196 (1957); 105, 169—195 (1958); 107, 337—353, 537—555 (1958); 111, 435—467 (1960).

Selwyn, E. W. H.: Scientists ways of thinking about definition. J. Photogr. Sci. 7, 138—147 (1959).

Spiers, F. W.: The dose to tissues of the body from natural background radiation. Abhandl. IX. Int. Kongr. f. Radiologie, München 1959, S. 1133—1140.

Stieve, F. E.: Bildgüte in der Radiologie. Symposium am 1. und 2. Oktober 1964 auf der Insel Herrenchiemsee (Obb.). Stuttgart: Fischer 1966.

Taylor, L. S.: Radiology 74, 824—831 (1960).

XV. Tuberkulose-Kongreß, Istanbul, 1959. Kongreßbericht noch nicht erschienen.

Toti, A., R. Nappi, A. Nibbio e G. Vita: Il contributo della radiologia alla diagnosi precoce delle neoplasie mammarie. III. Congr. della Soc. Italiana di Citologia Clinica e Soc. Arch. Ost. e Gin. Suppl. 71 (1966) (Castelammare di Stabia 14—16 aprile 1966).

Vieten, H.: Cerebral serial angiography on 70 mm film size. Acta radiol. (Stockh.) 46, 315 (1956).

— Erfahrungen mit der Schirmbildphotographie im Mittelformat für die Kontrastmitteldarstellung des Herzens und der großen Gefäße. Bull. Final IIIe Congr. Internat. de Radiophotographie médicale, Stockholm, 1958. S. 636—641.

Wegelius, C.: Le bienfait des examens radiologiques thoraciques de masse pour la détection précoce d'états non tuberculeux. XIXe Conférence Internat. de la Tuberculose, Amsterdam, 1967 (im Druck).

Wegelius, C., u. C. Westman: Zur Anwendung des Schirmbildverfahrens (R.P.) in der allgemeinen Röntgendiagnostik. Abhandl. IX. Int. Kongr. f. Radiologie, München 1959, S. 62—69.

Weiser, M., u. Ch. J. Eras: Der Werdegang der Odelca. Röntgen-Bl. 12, H. 6 (1959).

Westerkamp, H., u. K. R. Pudwitz: Gefäßdarstellungen mit der 100 mm-Odelca. Röntgen-Bl. 13, 289—294 (1960).

Woldringh, B. M.: Kontrastreiche Lungenschirmbildaufnahmen mit einfachen Vorrichtungen und kleinstmöglichen Dosen. IIIe Congr. int. Radiophotogr. méd., Stockholm 1958.

Zöllner, H.: Ein neues Linsensystem 1:0,85 für Schirmbildaufnahmen im Mittelformat. Bull. Final IIIe Congr. Internat. de Radiophotographie médicale, Stockholm, 1958, S. 533—536.

Zsebök, Z.: Bedeutung der Schirmbildphotographie in der Röntgenuntersuchung des Darmtraktes. IIIe Congr. int. Radiophotogr. méd., Stockholm 1958.

G. Elektronische Methoden zur Herstellung des Röntgenbildes Bildverstärker — Fernsehen

Von

A. Bouwers und R. Krebs

Mit 43 Abbildungen

I. Der Informationsinhalt des Röntgenbildes — Begrenzung durch Quantenrausch

1. Übertragung der Information, objektive und subjektive Information

Das Röntgenbild vermittelt uns Auskunft über das Körperinnere, über Gegebenheiten, deren Wahrnehmung mit gewöhnlichem Licht nicht möglich ist. Dabei sind es zunächst die Röntgenstrahlen, die bei der Durchdringung des Körpers von den Objekten im Strahlenkegel unterschiedlich absorbiert werden und so als intensitätsmoduliertes Strahlungsrelief den primären Informationsüberträger vom Innern des Körpers nach außen bilden. Die gemäß der Intensitätsverteilung in diesem Röntgenschattenbild enthaltene Information in optimaler Weise der Wahrnehmung zugänglich zu machen, ist die Aufgabe der verschiedenen Bildübertragungssysteme.

Bei dieser Umwandlung des primären Röntgenbildes und auf seinem Weg über mehr oder weniger weitere Empfänger bzw. Bildübertragungsglieder oder Systemelemente — im einfachsten Falle nur ein Leuchtschirm — wird stets der in ihm enthaltene Informationsinhalt mehr oder minder verringert. Das heißt die unvollkommene Übertragung des bzw. der Empfänger bedingt eine Begrenzung der Information. Die endliche Größe des Röhrenbrennflecks, die Bewegung des Objektes, die Überlagerung von Körperteilen sowie die Streustrahlen beschränken schon die Information im Röntgenstrahlenrelief.

Die „Information" in diesem Sinne, sowie auch in der Informationstheorie, ist eine endliche, quantitativ meßbare Größe: *objektive Information*. Zweck des Röntgenbildes ist „Auskunft" über den Körper: *subjektive Information*.

Bestimmend für die Perzeption ist schließlich das letzte im optischen Bewußtseinszentrum des Betrachters entstehende Bild, wobei sich die Eigenschaften aller dabei beteiligten Organ- und Nervensysteme auswirken. Auch Vorkenntnisse und Erfahrungen sind für den eigentlichen „Bewußtseinsinhalt" des wahrgenommenen Bildes von entscheidender Bedeutung. So ist es verständlich, daß die subjektive Information nicht allein von dem objektiven Informationsinhalt, sondern weitgehend auch von physiologischen und psychologischen Faktoren des Beobachters abhängig ist.

2. Der Quantenrausch

Neben den schon erwähnten Begrenzungen der objektiven Information gibt es aber noch eine grundsätzlich andere Begrenzungsart, die gerade durch die Bildverstärkung größere Bedeutung bekommen hat, eine ihrem Wesen nach prinzipiell unvermeidliche Erscheinung: Die aus der Quantennatur der Röntgenstrahlung folgenden statistischen Intensitätsschwankungen, die sog. Quantenfluktuation oder auch der Quantenrausch. Sein für den Informationsinhalt störender Einfluß beruht bekanntlich darauf, daß die in einem kleinen Bilddetail des Schattenbildes enthaltene Anzahl Röntgenquanten[1] so

---

[1] Röntgenquanten sind „Photonen" großer Energie. Wir werden mit „Photonen" nur die Lichtquanten andeuten.

klein sein kann, daß die durch ihre Fluktuation bedingten Intensitätsschwankungen in diesem Bilddetail mit den durch Absorption bedingten Intensitätsunterschieden der zu übermittelnden Information vergleichbar werden.

Es ist klar, daß eine derartig in der Natur des primären Informationsüberträgers begründete Informationsbegrenzung in keinerlei Weise von den folgenden Übertragungsgliedern, sei es das perfekteste Übertragungssystem, wieder aufgehoben werden kann.

Einen Eindruck von diesem Effekt vermittelt folgende kurze Berechnung. Sie gilt sicher nur annähernd, weil die auf Rose zurückgehenden Voraussetzungen, denen gewöhnlich in den Arbeiten über Rauscheinfluß (Morton; Sturm u. Morgan; Oosterkamp u. Tol; Tol, Oosterkamp u. Proper; Hay) gefolgt wird, gewiß keinen Anspruch auf quantitative Genauigkeit erheben können. Für größere Kontraste müßte mindestens eine Korrektion stattfinden (Coltman). Dennoch werden unsere Annäherungen wertvolle Schlüsse für die Praxis erlauben.

Bei den in der Diagnostik vorkommenden Spannungen enthält 1 mR etwa maximal 200 000 Röntgenquanten/mm². Die statistische „mittlere relative Schwankung", der relative Rausch, beträgt dann bekanntlich

$$\frac{1}{\sqrt{200\,000}} = \text{ca. } 0{,}22\%.$$

Weiter wurde festgestellt, daß Kontraste nur dann wahrnehmbar sind, wenn sie etwa 3- bis 5mal größer sind als der Rausch (Rose; Oosterkamp). Hieraus ergibt sich, daß im allgemeinen die Mindestbedingung für Wahrnehmbarkeit mit Röntgenstrahlen lautet (Bouwers):

$$c \cdot d \sqrt{D} \geqq 1\,, \tag{1}$$

wenn die Erzeugungsspannung der Röntgenstrahlen etwa 100 kV beträgt. Dabei ist c der Kontrast in Prozent, d der Durchmesser des Teilchens in Millimeter und D die Dosis in mR.

In den bis jetzt verwendeten Röntgenschirmen werden nur höchstens 70% der Röntgenquanten nutzbar absorbiert, d.h. in Licht umgewandelt; meist ist dieser Anteil noch geringer. Auch ist die Anzahl Röntgenquanten/mm² pro mR der in das System eintretenden Röntgenstrahlung bei den gewöhnlich in der Diagnostik verwendeten Röhrenspannungen eher 100 000 als 200 000. Für die Praxis ergibt sich daraus mit der für unsere Berechnungen gültigen Annäherung die Formel:

$$c \cdot d \sqrt{D} = 2\,. \tag{2}$$

Je geringer der Anteil nutzbar absorbierter Röntgenquanten, um so größer ist der Wert der Konstanten auf der rechten Seite. Für die allgemein dünneren in Röntgenbildverstärker eingebauten Schirme, die infolge Absorption im Röhrenfenster überdies nur von einem Teil der vom Körper durchgelassenen Röntgenquanten erreicht werden, gilt vergleichsweise eher

$$c \cdot d \sqrt{D} = 3\,. \tag{3}$$

Der Lichtverlust einer das Leuchtschirmbild abbildenden Optik erhöht nicht den Quantenrausch, weil die Zahl der informationsweiterleitenden Lichtquanten um einige Größenordnungen höher als die Zahl der sie erzeugenden Röntgenquanten und demzufolge ihr Rauschbeitrag vernachlässigbar ist (vgl. Abschnitt V 5a S. 387).

Der Quantenrausch tritt bei Röntgenstrahlen viel eindrucksvoller als bei Lichtstrahlen in Erscheinung, weil die Röntgenquanten energiereicher als die Lichtquanten sind. Beim Sehen mit gewöhnlichem Licht machen sich die statistischen Schwankungen nicht direkt als solche bemerkbar; sind aber bei sehr geringen Objekthelligkeiten die Ursache dafür, daß sich mit abnehmbarer Helligkeit die Wahrnehmbarkeit verschlechtert, bis schließlich Objekte unter einer bestimmten Größe nicht mehr wahrnehmbar sind (Rose, de Vries).

3. Die Kontrastübertragung und ihre Vorteile bei Bewertung der Bildübertragungsgüte

Die Kurve der Kontrastübertragung gibt die durch das Übertragungssystem bedingte prozentuale Kontraständerung, das Verhältnis von Bildwiedergabekontrast zu Objektkontrast, in Abhängigkeit von der Feinheit der Objektdetails an. Sie läßt sich sowohl für Einzelbildteilchen darstellen, wobei als Kontrast C das Verhältnis von Intensitäts- bzw. Helligkeitsdifferenz Bildteilchen-Umfeld zu Umfeldhelligkeit $C = \Delta I/I_0$ zu gelten hat, als auch für periodische Rasterlinien mit der hier als Kontrast zu bezeichnenden Größe $C = \dfrac{J_1 - J_0}{J_1 + J_0}$, worin J_1 und J_0 die maximalen bzw. minimalen Helligkeiten der Rasterlinien sind.

Die Feinheit der Objektdetails wird für Einzelbildteilchen allgemein durch den reziproken Wert der Teilchengröße d, $r = 1/d$, d.h. die Teilchenzahl pro Längeneinheit angegeben (s. Abb. 3); für Raster durch die Rasterfrequenz v, d.h. die Anzahl Linienpaare oder Perioden pro Längeneinheit (s. Abb. 9, 17, 27). Bei einer Zuordnung der Abszissenmaßzahlen $r = 2\,v$, also Teilchenzahl pro Längeneinheit gleich doppelter Anzahl Perioden (Anzahl Einzellinien) pro gleicher Längeneinheit, weichen Einzelbild- und Rasterbild-Kontrastübertragungswerte allgemein nur wenig voneinander ab und können mit für die Praxis meist ausreichender Annäherung als gleich betrachtet werden.

Die Kontrastübertragung von Rasterlinien sinusförmiger Intensitätsverteilung erlaubt eine vereinfachte exakte mathematische Behandlung; sinusförmige Intensitätsverteilung objektseitig führt auch bildseitig zu sinusförmiger Verteilung, unabhängig von der speziellen Übertragungseigenschaften des Systems. Die Vorteile der Kontrastübertragungskurve stehen und fallen aber nicht mit dieser Darstellungsform. Kontrastübertragungen nicht sinusförmiger Raster und auch von Einzelbildteilchen haben den gleichen Aussagewert; auch die vereinfachte mathematische Behandlung bleibt mit ausreichender Näherung gültig.

Die so definierten Kontrastübertragungen sind 1. unabhängig vom Objektkontrast und 2. ihre Werte $T \leq 1$, d.h. der Bildkontrast stets kleiner als der Objektkontrast oder höchstens gleich diesem. Das gilt allerdings nur bei konstanter für alle Objekthelligkeiten oder Intensitäten gleicher Verstärkung bzw. Schwächung. Für Übertragungsglieder, bei denen diese Bedingung der Proportionalität zwischen Bild- und Objekthelligkeit nicht erfüllt ist bzw. Filmemulsion mit $\gamma \neq 1$ (Steilheit der Schwärzungskurve), läßt sich eine solche für alle Kontraste gültige Kontrastübertragungskurve nicht angeben. Die Kontrastübertragung ist in diesem Falle noch von dem jeweiligen Objektkontrast abhängig. Bei einer mit der Objekthelligkeit oder Intensität steigenden Verstärkung ($\gamma > 1$) steigt der Wert der Kontrastübertragung mit zunehmendem Objektkontrast und kann größer als 1 werden; d.h. der Bildkontrast größer als der Objektkontrast. Diese Erhöhung des Bildkontrastes beruht auf der relativ höheren Verstärkung des hellen Bildteilchens gegenüber der des Umfeldes (oder auch umgekehrt). Sie bedeutet keine Vermehrung der objektiven Information, weil der Rausch in gleichem Maße mit höher verstärkt wird. Das für die Information entscheidende Verhältnis von Kontrast zu Rausch (vgl. Abschnitt II 2, S. 356) wird demzufolge nicht verändert.

Es wurde schon in Abschnitt F VI näher dargelegt, daß die Übertragungskapazität und damit der objektive Informationsinhalt mittels der Kontrastübertragungskurve besser gekennzeichnet werden kann als beispielsweise, durch die in der Praxis übliche Beurteilung nach der Grenzauflösung feiner Metallraster. Die Rastermethode ermöglicht wohl eine Aussage über das kleinste noch erkennbare Bilddetail bzw. die maximale Rasterfrequenz; doch auf die meist mehr interessierende Frage nach der Wiedergabegüte auch größerer über der Grenzwahrnehmung liegender Bildelemente vermag sie im Gegensatz zur Kontrastübertragung keinerlei Auskunft zu geben.

Es besteht eine weitgehende Analogie zwischen den Kontrastübertragungskurven bildübertragender Systeme und den Übertragungs- oder Modulationskurven, wie sie bei elektrischen Verstärkern, Tonbandgeräten, Lautsprechern usw. schon jahrelang zur Kennzeichnung der Qualität gebräuchlich sind. Genauso wenig wie in diesen Fällen als Qualitätskriterium nur die höchste noch durchgelassene Frequenz sinnvoll wäre, genauso wenig ist die Anzahl gerade noch auflösbarer Linien eines Bleirasters ein ausreichendes Kriterium für die Güte eines Abbildungssystems.

Eine besonders vorteilhafte Eigenschaft der Kontrastübertragungsmethode zeigt sich bei Anwendung auf Systeme mit mehreren Übertragungselementen, wie es gerade bei Einschaltung elektronischer Glieder in den Übertragungskanal gegeben ist. Jedes einzelne Glied des Übertragungssystems hat seine Kontrastübertragungskurve, und man findet für jede Liniendichte bzw. Teilchengröße die resultierende Kontrastverminderung, d.h. die Kontrastübertragungskurve des Gesamtsystems durch Multiplikation der einzelnen Kontrastübertragungen (vgl. Abb. 9 und 27). Dieses Multiplikationsgesetz hat zwar nur exakte Gültigkeit für Kontrastübertragungen rein sinusförmiger Intensitätsverteilung, aber auch mit für die Praxis hinreichender Annäherung für übliche Raster.

Aus dem Multiplikationsgesetz der Kontrastübertragung folgt auch unmittelbar, daß jedes zugefügte Übertragungsglied die Übertragungskapazität stets nur mehr oder minder verringern kann; aus einer Vermehrung der Übertragungsglieder also eine Verminderung des Informationsinhalts resultiert. Aus diesem Grunde ist auch die grundsätzlich erreichbare Information in der einfachen Leuchtschirmtechnik größer als die mit Bildverstärkern mögliche. Es geht aber in erster Linie um die subjektive Information, für die natürlich die objektive Information wichtig, aber nicht alleinbestimmend ist. Am Beispiel der normalen Durchleuchtung wird deutlich, daß eine im Leuchtschirmbild enthaltene große objektive Information praktisch ohne Bedeutung ist, wenn nur ein Bruchteil davon infolge der geringen Helligkeit als subjektive Information zugänglich ist. Hier liegt der Hauptgrund des unbefriedigenden Durchleuchtungsbildes (Chamberlain). Die Nützlichkeit der elektronischen Mittel liegt unter anderem gerade darin, daß sie trotz Verringerung der objektiven Information die subjektive Information erhöhen können.

II. Aufgaben der elektronischen Hilfsmittel

Die Vorteile elektronischer Bildübertragung sind durch die im praktischen Einsatz bereits erzielten Erfolge überzeugend. Bildverstärkerröhren sowie Fernsehaufnahme-, Sicht- und Bildspeichergeräte haben schon wertvolle Erweiterungen röntgenologischer Untersuchungsmethoden ermöglicht, die mit den herkömmlichen Mitteln nicht realisierbar sind. Zu den Hauptaufgaben der elektronischen Hilfsmittel gehören:

1. Vermehrung der subjektiven Information.
2. Verringerung der Strahlendosis.
3. Röntgenkinematographie bei zu verantwortender Strahlendosis.
4. Verfahrenstechnische Verbesserungen und Erweiterungen, Bildfernübertragung — Fernbedienung — Harmonisierung, Subtraktion, Stereodurchleuchtung.

1. Vermehrung der subjektiven Information

Eines der wertvollsten Kennzeichen der elektronischen Bildübertragung ist die Möglichkeit, das Informationssignal verstärken zu können. Die dadurch auf dem Anodenleuchtschirm eines Bildverstärkers oder dem Monitor einer Fernseheinrichtung erreichbare Helligkeitserhöhung des Sichtbildes (s. Abb. 1), führt zu einer besseren Wahrnehmbarkeit aller Bilddetails.

Bei der geringen Helligkeit des üblichen Leuchtschirmbildes von der Größenordnung $^1/_{100}$ asb. erreichen von einem Bildteilchen von 1 mm² in der Speicherzeit des Auges von ungefähr 0,2 sec und einem Beobachtungsabstand von 20—25 cm ca. 2000—3000 Photonen die Augenpupille. Unter Berücksichtigung, daß davon nur einige Prozente in der Retina wirksam werden, bedeutet das eine mittlere relative Schwankung der Photonen, einen Photonenrausch von etwa $1 : \sqrt{70} = 12\%$. Es ist also allein schon wegen der geringen

Anzahl im Auge wirksamer Photonen ein Grenzkontrast von etwa 50% notwendig, um ein Teilchen von 1 mm² gerade noch wahrnehmen zu können. Diese Wahrnehmbarkeitsbegrenzung durch das Auge wird infolge der elektronisch verstärkten Sichtbildhelligkeit beim Bildverstärker und erst recht bei Fernsehsystemen praktisch ausgeschaltet. Eben hieraus resultiert trotz anderweitiger durch das Verstärkungssystem bedingter Begrenzungsfaktoren eine Vermehrung der subjektiven Information.

Die volle Ausnutzung des Helligkeitsgewinnes erfordert beim Bildverstärker, wegen des stark verkleinerten Bildes, eine Vergrößerungsoptik zur Betrachtung seines Anodenleuchtschirms. Dabei bleibt die Helligkeit des verstärkten Sichtbildes erhalten, wenn nur die verwendete Optik die Augenpupille voll auszunützen gestattet. Das folgt aus der

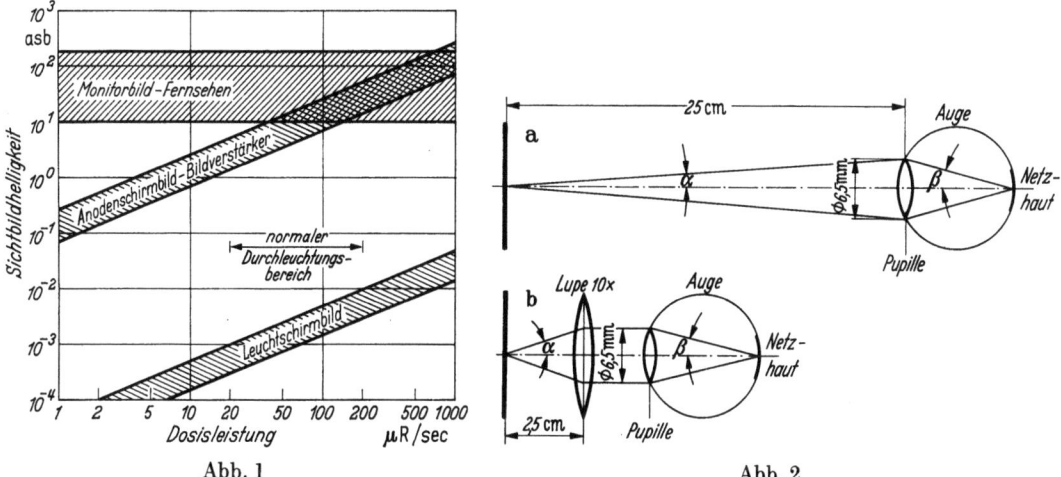

Abb. 1. Sichtbildhelligkeiten in Abhängigkeit von der Dosisleistung (Systemeingang) bei der Durchleuchtung mit elektronischer Bildübertragung im Vergleich zum normalen Durchleuchtungsbild

Abb. 2. Betrachtung eines Bildteils ohne (a) und mit Lupe 10 × (b). Im Falle (a) ist $\sin^2 \alpha = 0{,}00017$; im Falle (b) $\sin^2 \alpha = 0{,}017$, d.h. von dem gleichen Bildteil gelangt eine 100mal größere Lichtmenge ins Auge. Der Aperturwinkel β und somit die Beleuchtungsstärke auf der Netzhaut ist in beiden Fällen gleich

konstanten Apertur ($\sin \beta$) des Lichtkegels im Auge, von der ja die Beleuchtungsstärke auf der Netzhaut abhängt (s. Abb. 2). Es ist in diesem Zusammenhang interessant, darauf hinzuweisen, daß schon eine Lupe allein die Wahrnehmbarkeit des üblichen Leuchtschirmbildes erheblich vergrößert (CHANTRAINE [2]). Bei einer beispielsweise 10mal vergrößernden Lupe gelangt von dem gleichen Bildteilchen die $10^2 = 100$fache Lichtquantenmenge zur Wirkung (Abb. 2), d.h. ein in seinen Abmessungen 10mal kleineres Bilddetail wird noch erkennbar, sofern der Leuchtschirm selbst keine Begrenzung bildet. Durch die Lupe wird also die Wahrnehmbarkeit kleiner Bildteilchen verbessert; jedoch ein nur sehr kleines Bildfeld erfaßbar. Wegen der vorangehenden Bildverkleinerung bleibt dagegen beim Bildverstärker auch bei Verwendung einer Vergrößerungsoptik die Übersichtlichkeit des ganzen Bildfeldes erhalten.

Nicht nur eine verbesserte Sichthelligkeit sondern auch eine erleichterte und bequemere Wahrnehmung, wie sie bei der Fernsehdurchleuchtung geboten wird, kann zu einer Vermehrung der subjektiven Information beitragen.

Von großem Einfluß auf die einem Bild zu entnehmende Informationsmenge ist die Darbietungsdauer; bei der Durchleuchtung oft ein ins Gewicht fallender Begrenzungsfaktor. Moderne Röntgen-Fernsehanlagen beseitigen diese Begrenzung mit Hilfe elektronischer Bildspeichergeräte (Abschn. VII 1). Die wiederholte Betrachtung der Durchleuchtungsvorgänge im gespeicherten Fernsehbild, sowohl unmittelbar im Zuge der Durchleuchtung als auch danach in beliebiger Wiederholungsfolge, erhöht die wirklich auswertbare, d.h. subjektive Information.

2. Verringerung der Strahlendosis

Die Forderung der Röntgenmedizin lautet: Mehr Information mit weniger Dosis. Dabei liegt der Akzent je nach Bedeutung in der Aufgabenstellung mehr auf der einen oder auf der anderen Größe. Informationsgewinn und Dosiseinsparung werden zum großen Teil durch die gleichen Ursachen bedingt, wobei, wie schon im vorigen Abschnitt erwähnt, der Bildverstärkung die größte Bedeutung zukommt. Das lichtverstärkte Durchleuchtungsbild führt bei gleicher Dosisleistung zu einer Erhöhung der subjektiven Information. Dies bedeutet andererseits Verringerung der benötigten Dosis, wenn man sich mit gleicher Information begnügt, oder aber die wohl meist praktizierte Aufteilung, Informationsgewinn bei gleichzeitiger Dosiseinsparung (s. auch Abb. 43). Auch ist die zur Informationsentnahme notwendige Beobachtungszeit bei besserer Wahrnehmbarkeit des verstärkten Bildes allgemein kürzer, was gleichfalls eine Verringerung der Dosis bedeutet.

Schon die photographische Aufnahme beseitigt den für die Strahlenbelastung des Patienten nachteiligen Zusammenhang zwischen Beobachtungszeit und verabreichter Dosis. Gleiches gilt auch für die neueren fernsehtechnischen Methoden der Bildspeicherung, worauf in Abschnitt VII noch näher eingegangen wird.

Die Zwischenschaltung elektronischer Bildverstärkung führt natürlich auch bei der photographischen Aufnahme zu einer Verringerung des Dosisbedarfs; sei es bei Photographie des Anodenschirmbildes eines Bildverstärkers oder des Monitorbildes eines Fernsehsystems (s. Abschn. VII 2).

Wie in der Literatur wiederholt erörtert wurde, geht jedoch eine zu weitgehende Dosisverminderung letztlich stets auf Kosten der Information infolge statistischer Fluktuation der Röntgenquanten (Morton; Sturm und Morgan; Oosterkamp; Tol). Die Näherungsformeln auf S. 352 geben an, inwieweit die Wahrnehmung grundsätzlich (1) und praktisch (2) bzw. (3) durch den Röntgenquantenrausch begrenzt wird. Es muß aber hervorgehoben und soll im folgenden kurz erörtert werden, daß der Quantenrausch nicht nur die Größe des kleinstwahrnehmbaren Teilchens, sondern auch die Deutlichkeit der Wahrnehmung größerer Bildelemente beeinflußt. Hierbei geht es im wesentlichen darum, die Überlagerung zweier ihrer Natur nach verschiedener Störeinflüsse, des Quantenrausches und der mehr oder weniger unvollkommenen Kontrastübertragung des Systems herauszustellen und zu einer Darstellung der Übertragungskapazität zu gelangen.

Jedes Bildübertragungssystem hat seine charakteristische Kontrastübertragungskurve. In Abb. 3a ist T die Kontrastübertragungskurve eines willkürlichen Systems. Sie gibt das Verhältnis von Bildwiedergabekontrast zu Objektkontrast in Abhängigkeit von der Bildteilchengröße an und läßt sich demzufolge auch interpretieren als Bildkontrastkurve C_b (100%) für einen Objektkontrast von $C_o = 100\%$. Die Bildkontraste für einen Objektkontrast von 40% zeigt die Kurve C_b (40%) = 0,4 T.

In einer früheren Arbeit wurde gezeigt (Bouwers[2]), wie sich aus solchen Bildkontrastkurven und dem überhaupt noch wahrnehmbaren Minimalkontrast G_m von etwa 3% bei Abwesenheit jeglicher Rauscheinflüsse durch das Verhältnis $P = C_b : G_m$ ein Maß der Information, eine Wahrnehmbarkeitskurve definieren läßt. Durch den Röntgenquantenrausch wird die Wahrnehmbarkeitsgrenze gemäß Näherungsformel (2) bzw. (3) in Richtung höherer Kontraste verschoben. Die Kurve G_1 zeigt den jeweils notwendigen Grenzkontrast bei einer Dosis von etwa 100 µR pro Speicherzeit. Die Schnittpunkte mit den Bildkontrastkurven markieren die Teilchengröße, bei der der Bildkontrast auf den gerade noch wahrnehmbaren Grenzkontrast abgesunken ist, d.h. die kleinste noch wahrnehmbare Teilchengröße bei Objektkontrasten von 100% (S_1) bzw. 40% (S_2) und der gegebenen Dosis von 100 µR. Als Maß für die Güte der Wahrnehmbarkeit auch größerer Teilchen kann in gleicher wie oben angegebener Weise das für die Deutlichkeit der Wahrnehmung entscheidende Verhältnis von Bildkontrast zu „Rausch-Grenzkontrast" P_1 (100%) = C (100%) : G_1 bzw. P_1 (40%) = C_b (40%) : G_1 dienen (Abb. 3b). Aus solchen Wahrnehmbarkeitskurven ließe sich im Prinzip die Zahl wahrnehmbarer Kontraststufen ableiten. Es wäre mit ihrer Hilfe grundsätzlich möglich, den Informationsinhalt in „bits" zu bestimmen. Abgesehen

davon, daß diese Zahl für die praktische Radiologie kaum von Bedeutung wäre (BOU-
WERS; SCHOBER), würde auch ihr Wert wegen des nur annähernden Charakters unserer
Ableitungen nicht sehr genau sein.

Es geht auch in diesem Abschnitt nur darum zu zeigen, in welchem Maße der Quantenrausch die Wahrnehmbarkeit beeinflussen kann. Bei einer noch etwa um zwei Größenordnungen geringeren Dosis, Kurve G_2 in Abb. 3a — was etwa einer Hautdosis von 1 R

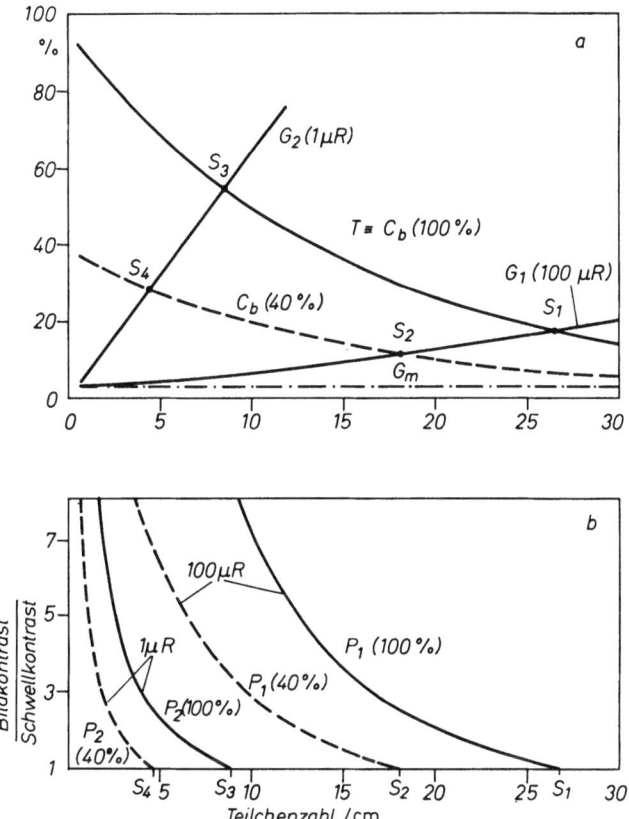

Abb. 3a u. b. Theoretischer Einfluß der Kontrastübertragung und des Quantenrausches auf die Information.
a) T ist die Kontrastübertragungskurve, das Verhältnis Bild-/Objektkontrast, eines willkürlichen Systems.
C_b (100%) und C_b (40%) zeigen zwei daraus folgende Kurven der Bildkontraste für Objektkontraste von
C_o=100% bzw. 40%. Den zur Wahrnehmung notwendigen Schwellkontrast ohne Rausch deutet $G_m \approx 3\%$ an.
G_1 (100 μR) und G_2 (1 μR): durch Röntgenquantenrausch erhöhte Schwellkontraste der Schirmdosen von etwa
100 μR bzw. 1 μR. Die Schnittpunkte S der Bildkontrastkurven C_b mit den Schwellkontrastkurven G markieren
die kleinsten noch wahrnehmbaren Teilchengrößen, d.h. die Auflösungsgrenze für die zu dem jeweiligen Schnitt-
punktpaar gehörenden Parameter Objektkontrast-Schirmdosis. b) Wahrnehmbarkeitskurven P des Systems
für Schirmdosen von 100 μR und 1 μR; bei Objektkontrasten von C_o=100% und 40%. Rauschbeiträge des
System selbst sind nicht berücksichtigt

pro Minute Filmaufnahme eines Abdomens mit 50 Bildern/sec entspricht — wird die
Information im wesentlichen nur noch durch den Rausch beschränkt, zumal dann auch die
weiteren Rauschbeiträge des Übertragungssystems stärker in Erscheinung treten. Die
Kontrastübertragung des Systems ist in diesem Falle von weit geringerer Bedeutung,
insbesondere wenn es sich um kleinere Objektkontraste und damit größere Bilddetails
handelt. Wie aus Abb. 3b ersichtlich, würde sich die Wahrnehmbarkeitskurve P_2 (40%)
auch bei günstigerer Kontrastübertragung tatsächlich kaum verbessern. Eine über-
zeugende Versuchsreihe zeigt Abb. 4 (MAGNI). Die Aufnahmen a bis d eines Bleiphantoms
von 50 μ Dicke wurden mit Dosen von resp. 1, 5, 25 und 125 μR gemacht. Die Verschlechterung der Auflösung ist schon bei 25 μR gegenüber 125 μR zu erkennen. Bei 5 μR
tritt neben weiterem Rückgang der Auflösung auch deutlich der Rauschanteil auf, der

bei 1 µR vorherrscht und die Auflösung verschwinden läßt. Allerdings ist der relative Anteil des Röntgenquantenrausches zu dem Rauschbeitrag des Fernsehsystems nicht mit Sicherheit festzustellen. Diese Unsicherheit bei experimentellen Untersuchungen über Quantenrausch ist oft schwierig zu vermeiden.

Obwohl die gegebenen Ausführungen nur als Näherungsbetrachtungen gelten können, erlauben sie doch einige Schlußfolgerungen, die für die praktische Röntgenologie Bedeutung haben:

1. Zu große Dosisersparnis geht auf Kosten der Information infolge Quantenrausches.

2. Nicht nur die Größe des noch gerade wahrnehmbaren kleinsten Teilchens wird durch den Quantenrausch beeinflußt, sondern auch die Deutlichkeit der Wahrnehmung größerer Teilchen.

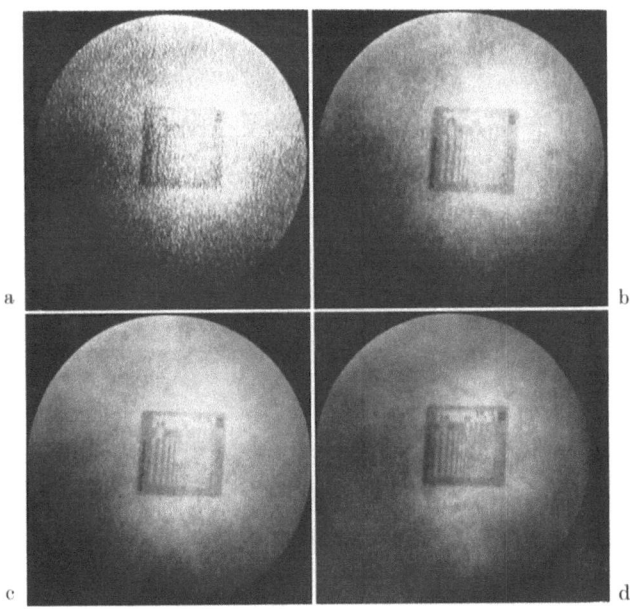

Abb. 4. Aufnahmen eines Phantoms mit Schirmdosen pro Aufnahmezeit von 1 µR (a), 5 µR (b), 25 µR (c) und 125 µR (d). (MAGNI)

3. Der Quantenrausch ist am geringsten, wenn ein möglichst großer Anteil der Röntgenstrahlen für die Informationsübertragung nutzbar absorbiert, d.h. in Licht umgewandelt wird.

4. Bei großen Strahlendosen wird die Übertragungskapazität nur durch die Kontrastübertragung des Systems bestimmt; mit abnehmender Strahlendosis hängen Auflösung und Deutlichkeit der Wahrnehmung in zunehmendem Maße vom Quantenrausch ab.

5. Die Qualitätsbestimmung eines Bildübertragungssystems nach der Grenzauflösung feinster Metallraster hoher Kontraste ist wenig sinnvoll, insbesondere wenn dabei die verwendete Strahlendosis unbeachtet bleibt.

3. Röntgenkinematographie bei zu verantwortender Strahlendosis

Auf dem Gebiet der Röntgenkinematographie, deren Anfänge schon viele Jahre zurückliegt (Reynolds; Janker; van de Maele u.a.), wurden bereits mit den Mitteln der klassischen Bilderzeugung recht bemerkenswerte Ergebnisse erzielt.

Die Versuche von v. d. Maele waren insoweit interessant, als er keine Optik, sondern das Direktverfahren der Kontaktaufnahme verwendete. Der damit erreichbaren ausgezeichneten Bildqualität standen aber kaum zu bewältigende mechanische Schwierigkeiten gegenüber.

Dem allgemeinen Wunsch nach Verringerung der Strahlendosis ist in der Kinematographie anbetrachts der zeitlichen Ausdehnung der Aufnahmeserie besonderes Gewicht
beizumessen. Erst der Einsatz des Bildverstärkers ermöglicht bei der Kinematographie,
die notwendige Gesamtstrahlendosis für genügend lange Filmserien auf ein noch zu
verantwortendes Maß herabzusetzen.

Für die Kinematographie gelten selbstverständlich die gleichen Begrenzungen der
Bildqualität durch Rausch und die Kontrastübertragung des Gesamtsystems unter Einbeziehung des Films. Bemerkenswert ist, daß
die Anzahl Quanten pro Einzelaufnahme bei
Filmaufnahmen mit Bildverstärkung oft
derart gering ist, daß durch den Rausch die
einzelnen Bildaufnahmen kaum brauchbar
erscheinen. Bei der Wiedergabe des Films
wird aber der Rausch von mehreren Bildern
ausgeglichen; denn nicht die Anzahl Quanten pro Einzelaufnahme, sondern die Anzahl
pro Speicherzeit des Auges, die etwa 0,2
sec beträgt, ist bestimmend für die Wahrnehmung.

Dieser Effekt allein kann noch nicht
ganz die Tatsache erklären, daß bewegende
Bilder einen so viel besseren Eindruck vermitteln oder, mit anderen Worten, mehr
Information geben als stillstehende. Allerdings vermögen mehrere Bilder allgemein
mehr zu zeigen als nur ein Bild, wobei infolge der Bewegung die Empfindung eines
gewissen Raumeffekts hinzukommt. Aber
darüber hinaus spielen sicher noch weitere,
teils ungeklärte Faktoren physiologischer
und psychologischer Art eine Rolle; wie z.B.
die physiologische Kontrastverminderung
infolge Lokaladaptation, die bei Bildbewe-
gung erheblich verringert wird. In diesem
Zusammenhang sei auch folgender, experimentell leicht nachzuprüfender Effekt erwähnt: Das Bild eines kleinen Objekt-
elements unterscheidet sich leichter von
dem Rauschuntergrund, wenn es sich bewegt, als wenn es stillsteht. Daraus darf
man schließen, daß das Verhältnis Kontrast
zu Rausch bei bewegenden Bildern kleiner

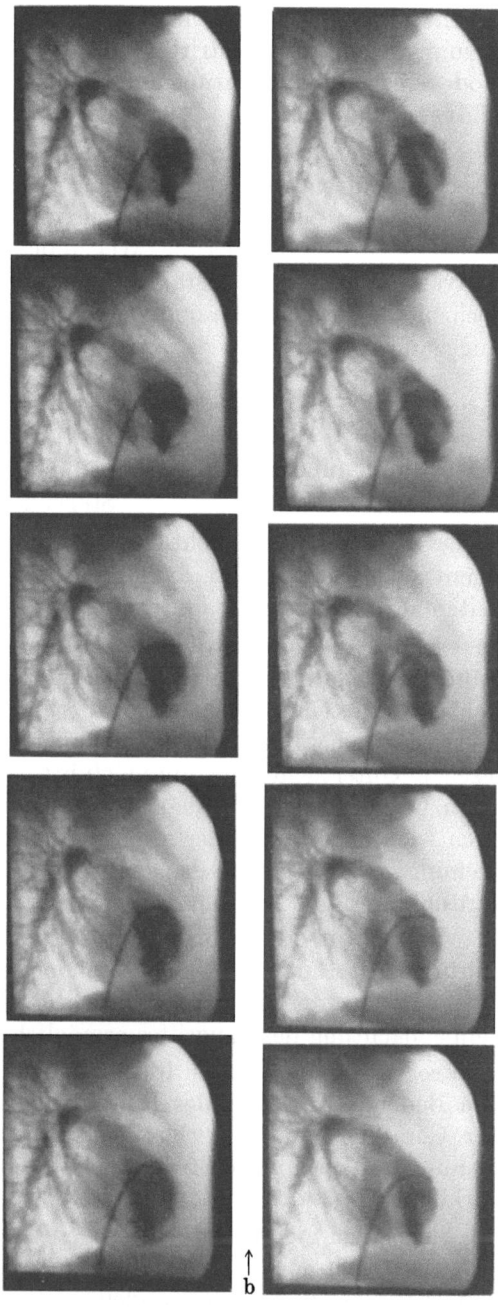

Abb. 5. Bildfolge aus einer mit dem elektro-
optischen Bildverstärkersystem „Cinelix" aufgenommenen Filmserie — Fallotsche Tetralogie.
(Academisch Ziekenhuis, Leiden, Niederlande.) Auf-
nahmefrequenz: 40 Bilder/sec; Film: Plus X, Kodak;
Röhrenbetriebswerte: 100 kV, 4 mA; Vorsatzfilter:
1 mm Al u. 0,1 mm Cu; Focus-Schirm-Abstand: 80 cm

als bei stillstehenden sein kann, um Wahrnehmbarkeit zu ermöglichen.

Die Qualität eines Röntgenkinofilms ist von vielen optimal aufeinander abzustimmen-
den Faktoren abhängig. Einen Überblick über die speziellen filmtechnischen und apparate-
technischen Probleme geben die auf den Kongressen der Röntgenkinematographie ge-
haltenen einschlägigen Vorträge (Kinematographie). Die große Bedeutung der Röntgen-

kinematographie für die Diagnostik, insbesondere des Herzens, der Gefäße und der Verdauungswege, ist unbestritten. Ihre schnelle Entwicklung zu einer eigenständigen Methode neben Durchleuchtung und Einzelaufnahme verdankt sie dem Einsatz elektronischer Bildverstärkung.

Eine andere erst durch das Röntgenfernsehen gegebene Möglichkeit kinematographischer Bildaufzeichnung besteht darin, das Fernsehdurchleuchtungsbild vom Monitor zu filmen. Dieses als *Kineskopie* bezeichnete Verfahren bedeutet einen weiteren Schritt in Richtung Dosisverminderung. Wegen der geringeren Bildqualität vermag es allerdings die Bildverstärker-Kinematographie keinesfalls vollwertig zu ersetzen; jedenfalls bis jetzt noch nicht. In einem besonderen Abschnitt (S. 397) wird noch auf die Kineskopie kurz eingegangen.

4. Verfahrenstechnische Verbesserungen und Erweiterungen — Bildfernübertragung — Fernbedienung — Harmonisierung, Subtraktion, Stereodurchleuchtung

Das Fernsehdurchleuchtungsbild kann an praktisch beliebiger Stelle, getrennt vom eigentlichen Röntgenbild, dargeboten werden. Daraus ergeben sich verschiedene Möglichkeiten zur Verbesserung und Erweiterung der Untersuchungstechnik.

Die Aufstellung des Sichtgerätes an einer für die Betrachtung geeigneten Stelle gewährt dem Röntgenologen, unabhängig von der Patientenlage und der Durchleuchtungsrichtung, stets eine bequeme Beobachtung des Durchleuchtungsvorganges. Von besonderem Wert ist dies bei Röntgenuntersuchungen, die unmittelbar zusammen mit anderen medizinischen Untersuchungen durchgeführt werden sollen. Die Untersuchung des Patienten kann bei gleichzeitig bequemer Beobachtung des Röntgenbildes erfolgen. Dabei dürfte auch wichtig sein, daß der direkte Sichtkontakt mit dem Patienten während der Untersuchung gewahrt bleibt; das genügend helle Monitorbild erfordert praktisch keine Raumverdunklung.

Von nicht minderer Bedeutung ist der Vorteil bei der röntgenologischen Überwachung chirurgischer Eingriffe. Ohne störenden Einfluß auf die Operation selbst wird nicht nur einem Beobachter, sondern gleichzeitig dem ganzen Team in bequemer Weise die Röntgenbeobachtung des Eingriffes ermöglicht.

Progressivität zeigt die Idee, mit der Separataufstellung des Sichtgerätes auch gleich den Beobachtungsplatz des Röntgenologen von Gerät und Patient zu trennen und mit der Gerätebedienung zu vereinen. Derartig ferngesteuerte Anlagen mit bequemer Bedienung und optimalem Strahlenschutz für den Arzt werden schon seit einigen Jahren verwirklicht (Chérigié und Jutras). Abb. 6 zeigt ein Ausführungsbeispiel (s. auch Abb. 30).

Außer dem Sichtgerät im Röntgenraum für den untersuchenden Röntgenologen lassen sich zusätzlich noch weitere, auch in anderen Räumen aufgestellte Sichtgeräte anschließen. Auf diese Weise können gleichzeitig mehrere Ärzte, beispielsweise mituntersuchende Spezialisten von ihrem Arbeitsplatz aus der Röntgenuntersuchung folgen. Die auch für Lehrzwecke wertvollen Möglichkeiten werden durch Einbeziehung von Bildbandspeichern (s. Abschn. VII 1b) noch erheblich erweitert. Modern ausgestattete Röntgeninstitute bedienen sich heute schon kombinierter Röntgenfernsehanlagen mit nicht nur mehreren Bildempfangsstellen, sondern auch mehreren Bildsendestellen, wobei Konferenzschaltungen mit Wechselsprechverkehr die gewünschten Bild- und Tonverbindungen herstellen (Dethier; Herstel; Holmann; Gebauer, Lissner und Schott).

Bei den angeführten Beispielen handelt es sich um die Anwendung geschlossener Fernsehsysteme, wobei die Übertragung der Bildsignale vom Verstärker der Fernsehanlage zum Sichtgerät mittels Kabel erfolgt. Doch werden auch schon erfolgreiche Experimente ausgesprochener Fernübertragung mit Hochfrequenzsende- und Empfangsvorrichtung ausgeführt (s. Abschn. X 4c).

Ein wichtiges Aufgabengebiet findet die elektronische Bilderzeugung auch überall dort, wo es um eine diagnostisch wertvolle Modifizierung des Röntgenbildes geht, wie bei der *Harmonisierung* (SPIEGLER und KALMAN; CRAIG; BISCHOFF und SCHOTT; ZIELER und WESTERKOWSKY; PARCHWITZ und STEIN; FISHER und GERSHON-COHEN) und der bei Untersuchungen mit Kontrastmitteln, insbesondere der Angiographie, angewendeten *Subtraktion* (ZIEDSES DES PLANTES; HOLMAN und BULLARD). Dabei handelt es sich immer darum, die für die Diagnose wichtigen Bilddetails hervorzuheben und alle nicht interessie-renden Strukturen möglichst zu unterdrücken. Erreicht wird dies durch Mischung bzw. Subtraktion zweier Bilder, von denen nur das eine die informationswichtigen Details

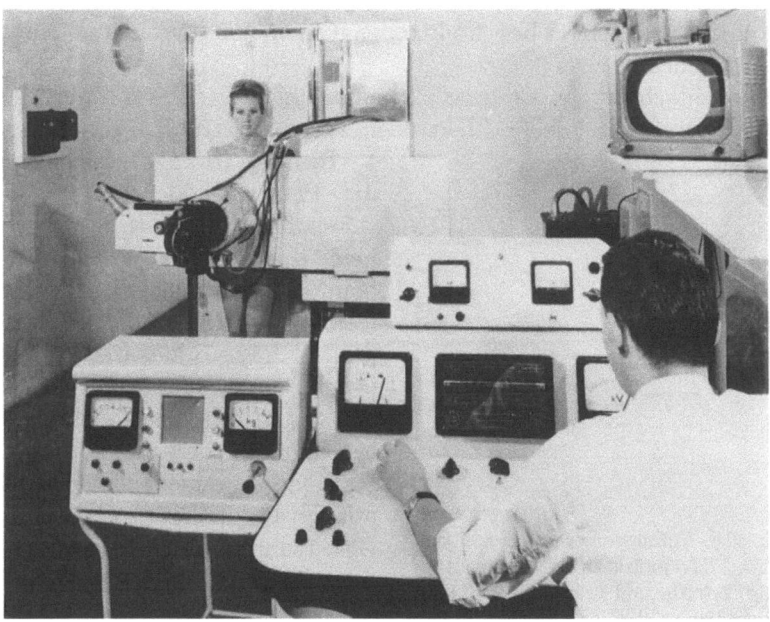

Abb. 6. Ferngesteuerte Untersuchungsanlage: Röntgenbildverstärker mit Vidicon-Fernseheinrichtung und Filmkamera an einem Kipptisch für internistische Untersuchungen. (CHÉRIGIÉ, Paris-Massiot)

enthält, deren sonstiger Bildinhalt aber gleich ist. Das Differenzbild enthält dann nur noch die gewünschten Details. Die elektronischen Subtraktionsmethoden sind den zeitraubenden und äußerst schwierigen photographischen Verfahren herkömmlicher Art weit überlegen. Moderne Fernseh-Subtraktionsgeräte liefern in wenigen Minuten ein einwandfreies Sub-traktionsbild. Es sei noch erwähnt, daß die Anwendung der elektronischen Subtraktion auch bei der Fernsehdurchleuchtung möglich ist (BISCHOFF [3]).

Röntgenstereoaufnahmen sind nicht neu; ihr diagnostischer Wert unbestritten. Erst der Einsatz fernsehtechnischer Mittel hat auch die *stereoskopische Durchleuchtung* ermöglicht und bereits zu Konstruktionen nach unterschiedlichen Methoden arbeitenden Stereo-durchleuchtungsanlagen geführt (LINDBLOM; STAUFFER; WEBSTER; KOK).

III. Die Bildverstärkerröhre (Lichtbildverstärker)

Die Bildverstärkerröhre stellt einen Strahlungstransformator dar, der ein optisches Bild in ein Elektronenbild und dieses wiederum in ein Lichtbild umwandelt. Die ersten Ausführungen solcher Strahlungsumwandler waren auf Änderung der Wellenlänge des Lichts — ultrarot sichtbar — gerichtet (HOLST, DE BOER, TEVES und VEENEMANS) und führten bzw. führen die dann auch im weiteren Sinne angebrachte Bezeichnung Bild-wandler. Dagegen geht es bei den hier zu beschreibenden Röhren um die Lichtverstär-kung. Meist kurz Bildverstärker genannt, finden sie in jeweils dem besonderen Zweck angepaßter Ausführungsform bzw. in speziellen Ausführungstypen als wesentliches Element enthalten, heute weit verbreitete Anwendung in Wissenschaft und Technik. Die in der Röntgentechnik verwendeten speziellen Bildverstärkertypen sind der Röntgenbildverstärker (s. Abschn. V 2) und der Lichtbildverstärker des elektrooptischen Systems.

1. Aufbau und Arbeitsprinzip

In seinem Aufbau ist der Bildverstärker eine hochevakuierte Elektronenröhre, die folgende Hauptelemente enthält (s. Abb. 7).

1. Eine im Hochvakuum präparierte Photokathode; eine dünne Halbleiterschicht, die bei Lichtauffall Elektronen emittiert. Sie ist meist aus einer Sb-Cs-Legierung aufgebaut.

2. Ein rotationssymmetrisches Elektrodensystem zur Erzeugung eines elektrischen Beschleunigungsfeldes.

3. Einen Leuchtschirm; eine dünne Phosphorschicht, z.B. aus ZnS oder Zn-CdS, die beim Aufprall genügend schneller Elektronen Licht ausstrahlt.

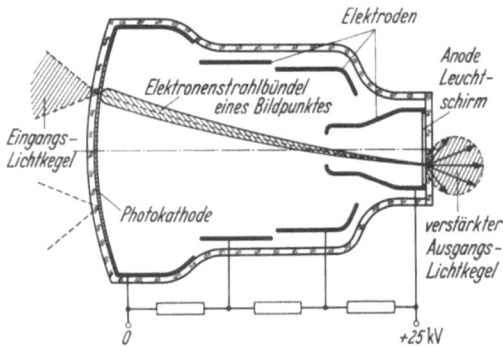

Abb. 7. Prinzipieller Aufbau einer elektrostatisch fokussierten Lichtbildverstärkerröhre. Diese Ausführung ist eine Tetrode und erlaubt durch Umschaltung eine Änderung der elektronenoptischen Bildverkleinerung. (NV. Opt. Ind. „De Oude Delft")

Seine Wirkungsweise ist wie folgt: Auf der Photokathode wird ein optisches Bild entworfen; ein optisch übertragenes Bild beim Lichtbildverstärker, ein Kontaktbild beim Röntgenbildverstärker (vgl. Abb. 15). Gemäß der Helligkeit der einzelnen Bildpunkte dieses Bildes werden aus der Kathode jeweils mehr oder weniger Elektronen ausgelöst und durch das elektrische Feld derart beschleunigt, daß die von einem Punkt der Kathode in verschiedenen Richtungen und mit zwar geringer, aber unterschiedlicher Geschwindigkeit emittierten Elektronen wieder nahezu in einem Punkt auf dem Leuchtschirm vereinigt werden. Dieser wandelt das auftreffende Elektronenbild in ein sichtbares Bild, wobei die abgestrahlte Lichtmenge von der Zahl und der Energie, d. h. der Geschwindigkeit der auftreffenden Elektronen abhängig ist.

Die Phosphorschicht ist auf der Innenseite mit einer sehr dünnen Aluminiumfolie (ca. 0,1 μ) überzogen, die einen mehrfachen Zweck erfüllt: 1. Durch Reflexion wird die Lichtausbeute gesteigert und gleichzeitig eine Rückwirkung des Phosphorlichts auf die Kathode vermieden. 2. Der Phosphor wird vor Alkalidämpfen (bei Herstellung der Photokathode) und vor Ionenbestrahlung, die seine Lebensdauer beträchtlich herabsetzen würde, geschützt. 3. Die Leuchtschicht wird gleichmäßig auf Anodenpotential gehalten.

Als fokussierende Systeme der Elektronenstrahlen dienen rotationssymmetrische elektrische, magnetische oder auch kombinierte Kraftfelder. In der Röntgentechnik sind bis jetzt nur Bildverstärker mit rein elektrostatischer Focussierung im praktischen Einsatz. Dabei ist das elektrostatische Beschleunigungsfeld durch entsprechende Formgebung der Elektroden und Wahl ihrer Potentiale gleichzeitig als Elektronenlinse ausgebildet.

Die wertvollste Eigenart des Bildverstärkers ist darin zu sehen, daß dem Strahlengang von außen durch die Beschleunigung der Elektronen Energie zugeführt wird. Dies ermöglicht, den vom Leuchtschirm abgestrahlten Lichtstrom (Lichtleistung) auf ein Vielfaches von dem auf die Kathode eingestrahlten zu steigern. Eine weitere wertvolle, für die elektronenoptische Abbildung charakteristische, dagegen bei einer Lichtoptik nicht gegebene Eigenart besteht darin, daß die Größe des auf den Anodenschirm (Bildebene) treffenden Elektronenstroms (Lichtstroms) unabhängig ist von dem Abbildungsmaßstab, daß also auch bei beliebiger Bildverkleinerung stets der gesamte von der Kathode innerhalb eines Raumwinkels 2π (objektseitige Apertur $\sin\alpha = 1$) abgestrahlte Elektronenstrom zur Geltung kommt. Vornehmlich auf diesen beiden Eigenschaften basiert die Verwendung des Bildverstärkers als lichtverstärkendes Abbildungselement in Bildübertragungssystemen.

Bei der Transformation, die weitgehend trägheitslos erfolgt, beeinflußt der Bildverstärker das zu übertragende Bildsignal aber nicht nur quantitativ, sondern das Bild auch qualitativ. Signal- oder Lichtverstärkung einerseits und Bildübertragungsgüte andererseits charakterisieren die Qualität des Bildverstärkers.

2. Verstärkung

Die Lichtverstärkung wird bestimmt durch:

1. Die Empfindlichkeit der Photokathode, d.h. die Elektronenausbeute pro Einheit der einfallenden Strahlung. Sie ist von der Wellenlänge des einfallenden Lichts abhängig und kann angegeben werden in Ampere/Watt, d.h. Elektronenstrom pro Strahlungsleistung, oder auch durch die sog. Quantenausbeute, d.h. die Zahl emittierter Elektronen pro einfallendes Lichtquant (s. Abb. 8). In der Praxis wird jedoch meist, die Kathodenempfindlichkeit auf die Gesamtstrahlung einer bestimmten Lichtquelle bezogen und als Einheit der Strahlungsleistung (Lichtstrom) die des photometrischen Maßsystems, das Lumen, gewählt. Die so ausgedrückte Empfindlichkeit E beträgt bei den heute in Bildverstärkern gebräuchlichen Durchsichtkathoden, in Röhren ohne eingebauten primären Leuchtschirm, etwa 100 μA/ Lumen eingestrahlten grünen Röntgenschirmlichtes.

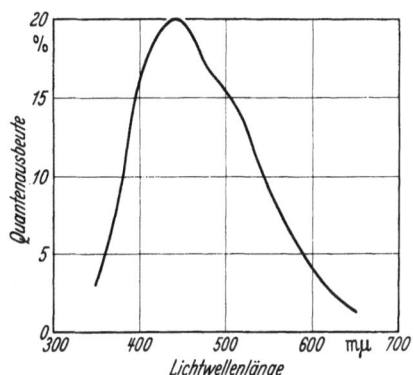

Abb. 8. Quantenausbeute einer Photokathode des Lichtbildverstärkers nach Abb. 7

2. Die Beschleunigungsspannung. Bei einer Anodenspannung U von 25 kV und oben angegebener Kathodenempfindlichkeit ist die auf dem Leuchtschirm gemessene Leistung $L = 2{,}5$ Watt/Lumen ($L = E \cdot U$ Watt/Lumen).

3. Den Wirkungsgrad oder Ausbeute des Leuchtschirms, d.h. wieviel Prozent der elektrischen Leistung der Leuchtschirm in Lichtemission umzuwandeln vermag.

Der von der Qualität und Schichtdicke des Phosphors abhängige, durch die rückseitig auf dem Leuchtschirm aufgebrachte elektronendurchlässige Al-Folie gesteigerte Wirkungsgrad η beträgt bei den heute verwendeten Leuchtschirmen bei 25 kV Anregungsspannung etwa 13%. Bei grün-gelb leuchtenden Phosphoren (Lichtäquivalent $M = 500$ Lumen/ Watt) entspricht dies einer Ausbeute von 65 Lumen/Watt.

Für die Verstärkung V ergibt sich somit ein etwaiger Wert von 0,3 Watt bzw. 150 Lumen pro auf Kathode einfallendes Lumen grünen Röntgenschirmlichts ($V = E \cdot U \cdot \eta$ Watt/Lumen bzw. $V = E \cdot U \cdot \eta \cdot M$ Lumen/Lumen).

Das Verstärkungsproblem zielt letztlich darauf hin, ein Maximum an Wirkung in dem jeweils dem Bildverstärker angekoppelten Detektor zu erzielen; ob Auge, Film oder Photokathode, in jedem Fall weist dieser eine von der Lichtwellenlänge abhängige Empfindlichkeit auf. Demzufolge sind für die wirksame Verstärkung sowohl die vom Leuchtschirm abgegebene Strahlungsleistung als auch die spektrale Zusammensetzung dieser Strahlung, d.h. die Emissionsfarbe des Phosphors entscheidend. Durch geeignete Wahl des Phosphors läßt sich jeweils weitgehend optimale Anpassung zwischen Leuchtschirm und Detektor ermöglichen.

Die üblichen für die Röntgentechnik entwickelten Bildverstärker sind vielfach mit grün-gelb emittierenden Phosphoren versehen, weil diese für visuelle Betrachtung des Leuchtschirmbildes, entsprechend des spektralen Empfindlichkeitsmaximums des Auges, am ergiebigsten sind. Für die Licht- oder Lumenverstärkung eines solchen Bildverstärkers errechneten wir einen Verstärkungsfaktor von 150. Soll dagegen das Leuchtschirmbild auf einen Film oder die Photokathode eines Super-Orthikons übertragen werden,

Detektoren, die gegenüber dem Auge durch allgemein ins kurzwelligere Gebiet verschobene Empfindlichkeitsmaxima ausgezeichnet sind, lassen sich mit geeigneten blau emittierenden Phosphoren vielfach etwa 1,5- bis 2mal höhere Verstärkungswirkungen als mit grün-gelb emittierenden erzielen.

Bei visueller Betrachtung interessiert die Helligkeit des Anodenbildes. Für sie ist nicht allein der Lichtstrom, sondern auch die Bildgröße maßgebend; je kleiner die Fläche, von der ein gegebener Lichtstrom abgestrahlt wird, um so größer ist die Leuchtdichte, d.h. Bildhelligkeit. Die elektronenoptische Abbildungsverkleinerung bietet so die Möglichkeit einer zusätzlichen über die Lumenverstärkung hinausgehenden Helligkeitsverstärkung. Letztere ist bei einer 1:1-Abbildung gleich der Lumenverstärkung und beträgt bei einer linearen Bildverkleinerung β, entsprechend der Flächenverkleinerung das β^2fache. Schon bei 5facher elektronenoptischer Verkleinerung werden demzufolge mit den heute gebauten Bildverstärkerröhren Helligkeitsverstärkungen von ca. 4000 erreicht.

Neuzeitliche Entwicklungsergebnisse auf dem Gebiet der Nacht-Photographie und des Nacht-Fernsehens, Anwendungsgebiete, die extrem hohe Anforderung an die Verstärkung der Lichtbildverstärker stellen, zeigen besonders eindrucksvoll die Leistungsfähigkeit elektro-optischer Bildverstärkersysteme. So wurden mit einem im Prinzip gleichen wie in Abb. 7 gezeigten Lichtbildverstärker unter anderem erstmalig Aufnahmen in dunkler Nacht mit $^1/_{10}$ sec Belichtungszeiten ermöglicht; d.h. bei Objekthelligkeiten, die etwa 1000mal geringer sind als der Röntgenschirm.

3. Bildverschlechternde Faktoren

Das Leuchtschirmbild weicht in seiner Qualität von dem kathodenseitig empfangenen Bild in einer für den betreffenden Bildverstärker charakteristischen Weise ab. Die Kontraste, insbesondere kleiner Bilddetails, werden vermindert. Abbildungsunschärfen, Lichtreflexion und Streueffekte sowie Untergrundaufhellung sind die Faktoren, die zur Kontrastverminderung d.h. Bildverschlechterung beitragen.

a) Elektronenoptische Abbildungsfehler

Die Elektronen eines Bildpunktes verlassen die Kathode mit Geschwindigkeiten zwischen 0 und etwa 1 eV in allen Richtungen. Durch das Beschleunigungsfeld werden sie unmittelbar hinter der Kathode zu einem schlanken Bündel zusammengezogen und durch die fokussierende Wirkung des weiteren Feldes wieder zusammengeführt. Die Vereinigung des Elektronenbündels auf dem Leuchtschirm erfolgt nur näherungsweise, d.h. es entstehen Abbildungsunschärfen in ähnlicher Weise, wie sie von der Lichtoptik her bekannt sind. Der Unschärfebeitrag für achsennahe Bildpunkte, wo die Fehler praktisch nur von der an der Kathode herrschenden Feldstärke abhängen, ist meistens nur gering; kann jedoch bei größeren Rohrtypen u.U. merklichen Einfluß ausüben. Für achsenferne Bildpunkte dagegen sind die elektronenoptischen Abbildungsfehler nicht zu vernachlässigen. Alle in der klassischen Optik bekannten Fehler, vor allen Dingen Bildwölbung und Verzeichnung, aber auch Astigmatismus und Koma machen sich mehr oder weniger stark bemerkbar. Abweichungen von der Rotationssymmetrie des elektrostatischen Feldes, vornehmlich durch Ungenauigkeiten der Elektrodensymmetrie bedingt, können zusätzliche Abbildungsfehler verursachen. Allerdings lassen sich derartige Fehlerquellen meist durch hinreichende Sorgfalt bei der Röhrenherstellung bis auf ein kaum störendes Minimum herabdrücken.

b) Unschärfebeitrag des Anodenleuchtschirms

Die Leuchtschirmschicht bedingt beim Bildverstärker eine wesentliche Beschränkung der Bildschärfe. Zunächst ist eine Streuung der in die Schicht eindringenden Elektronenstrahlen unvermeidlich. Sie ist in starkem Maße von der Auftreffgeschwindigkeit der Elektronen, d.h. der Beschleunigungsspannung abhängig; ihr Unschärfebeitrag jedoch bei 25 kV noch verhältnismäßig gering. Die Hauptursache der Unschärfe bei den meist verwendeten „sedimentierten" Phosphorschichten ist die Streuung des Lichtes in der optisch trüben Schicht selbst. Neben den optischen Eigenschaften der Schicht, wie Reflexion und Absorption, spielt dabei eine entscheidende Rolle die Dicke der Schicht sowie die Korngröße nebst ihrer Verteilung. Die körnige Struktur verringert auch insofern die Bildqualität, als daß die einzelnen Körner bis zu einem gewissen Grade verschieden hell leuchten.

Eine Verringerung der Bildkontraste wird auch durch innere Lichtreflexion im Anodenschirmfenster verursacht. Stellen optischen Kontaktes zwischen Leuchtschicht und Trägerscheibe führen infolge Totalreflexion zu der ausgeprägten Erscheinung der Lichthofringe (Halo), wodurch die Kontraste auch selbst recht grober Bildelemente, beeinflußt werden.

c) Lichtstreuung und Reflexion in der Röhre

Unvermeidlich dringt ein Teil des Kathodenbildlichtes durch die transparente Photokathode in das Innere der Röhre. Nach Reflexion von den Innenflächen gelangt ein mehr oder weniger großer Anteil wieder zurück als Streulicht auf die Kathode und verursacht eine Kontrastverringerung, von der große und kleine Bildelemente gleich betroffen werden. Auf die besondere Bedeutung dieses Störeffektes, der auch entscheidend den maximal erreichbaren Kontrastumfang des Anodenschirmbildes begrenzt, wird nachstehend und betreffs seines erheblich stärkeren Einflusses beim Röntgenbildverstärker in Abschnitt V 2 c noch näher eingegangen.

d) Untergrundaufhellung

Für die Untergrundaufhellung des Anodenschirms sind, abgesehen von dem thermischen Dunkelstrom, der bei den SbCs-Kathoden nur von untergeordneter Bedeutung ist, in erster Linie elektrische Emissions- und Entladungserscheinungen verschiedenster Art verantwortlich. Wichtig ist hierbei u.a. die Güte des Vakuums; ein Druck von höchstens 10^{-6} mm Hg ist Voraussetzung für eine gute Spannungsfestigkeit. Steigt der Dampfdruck in der Röhre durch allmählich freiwerdendes Gas auf zu hohe Werte, kann es zu kaum vertragbarer Bildaufhellung kommen, die schließlich zu der schweren Bildstörung des „Ionenflecks" führt. Insbesondere Röhrentypen mit umfangreicheren Einbauelementen, bei denen von vornherein eine größere Gefahr der Gasabgabe besteht, werden oft mit „Gettern" versehen; sowohl chemische, d.h. gasabsorbierende oder absorbierende Stoffe zur Aufrechterhaltung eines niedrigen Gasdrucks als auch mit sog. aktiven Gettern zur weitgehenden Wiederherstellung eines ausreichenden Gasdrucks.

Im Gegensatz zu den Streulichterscheinungen handelt es sich hier um Störeffekte, die nicht durch das Bildsignal selbst bedingt werden. Der Kontrastverlust ist demzufolge umso größer, je geringer die Objekthelligkeit, um bei extrem niedrigen Beleuchtungsstärken auf der Kathode schließlich die Wahrnehmbarkeit zu begrenzen. Im Vergleich zu den in der Röntgenologie vorkommenden Leuchtschirmhelligkeiten ist aber allgemein die Untergrundaufhellung vernachlässigbar gering; vorausgesetzt Bildverstärkerröhren, die keinerlei Neigung zu Ionenfleck zeigen.

e) Elektronenrausch

Auch der Rausch infolge statistischer Schwankungen der Anzahl Elektronen kann zu Beschränkungen der Bildqualität führen; in analoger Weise wie die Fluktuation der Röntgenquanten (vgl. Abschnitt I 2). Die Bildverschlechterung macht sich jedoch erst bei sehr niedrigen Beleuchtungsstärken bemerkbar. Für ein Bildteilchen von 1 mm² und bei einer Beleuchtungsstärke von 0,001 Lux auf der Kathode liegt der durch Elektronenrausch bedingte, im Kathodenbild notwendige Grenzkontrast beispielsweise noch unter 1%. Bei Verwendung der Bildverstärker in der Röntgenologie überwiegt außerdem der Rauschbeitrag der Röntgenquanten und ist für den Quantenrausch prädominant, weil die Anzahl wirksam absorbierter Röntgenquanten kleiner ist als die Anzahl der korrespondierenden Elektronen (vgl. Abschnitt V 5 a, S. 387).

4. Kontrastübertragung — Kontrastumfang

Einen Überblick über den Einfluß der einzelnen unter a), b) und c) beschriebenen Erscheinungen auf die Kontrastverminderung des Wiedergabebildes vermitteln die in Abb. 9 wiedergegebenen Kontrastübertragungskurven. Die Darstellung zeigt die Beiträge der Elektronenoptik T_e, der Anodenschirmleuchtschicht T_l sowie der Streulicht- und Reflexionseffekte T_s bei Ausleuchtung der ganzen Kathodenfläche. Die gemessene Kontrastübertragungskurve des Bildverstärkers ist das Produkt aus diesen Größen, $T = T_e\, T_l\, T_s$.

Durch die Abbildungsunschärfen (T_e und T_l) werden naturgemäß kleinere Bilddetails stärker von der Kontrastverminderung betroffen als gröbere, was in dem charakteristischen Verlauf der Übertragungskurven, der Verringerung mit wachsender Ortsfrequenz,

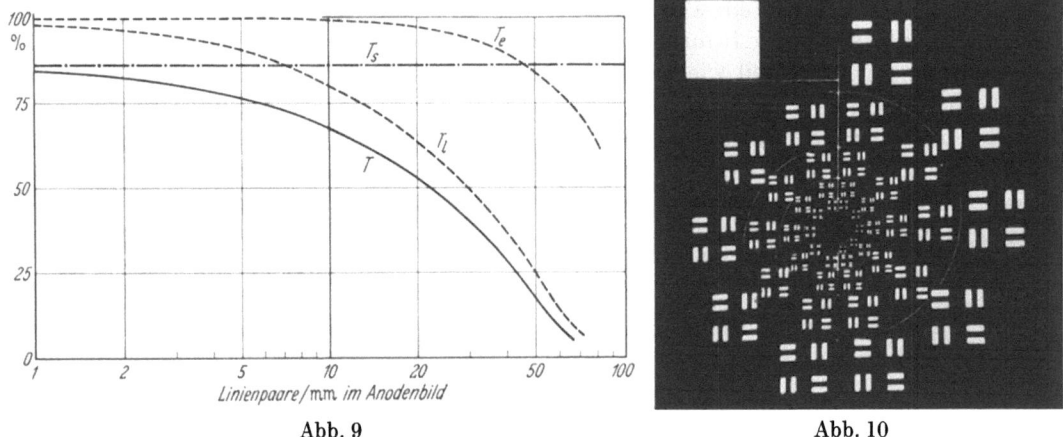

Abb. 9   Abb. 10

Abb. 9. Kontrastübertragungskurve T eines Bildverstärkers nach Abb. 7. (Elektronenoptische Bildverkleinerung $\beta = 4,5$.) T ist die multiplikativ Resultierende aus den partiellen Kontrastübertragungen: T_e Beitrag Elektronenoptik, T_l Beitrag Anodenleuchtschirm und T_s Kontrastminderung infolge Streulichts bei Auslichtung der ganzen Kathodenfläche

Abb. 10. Aufnahme vom Anodenschirmbild eines Bildverstärkers nach Abb. 7. Grenzauflösung: 80 Linienpaare/mm im Anodenbild bzw. 18 Lp/mm im Kathodenbild

d.h. abnehmender Linienbreite, zum Ausdruck kommt. Wie aus der Abbildung ersichtlich, ist der Unschärfebeitrag der Leuchtschicht erheblich stärker als der elektronenoptische. Dies gilt für einen gewissen Bereich der Bildfeldmitte; in den Randzonen machen sich die elektronenoptischen Fehler stärker bemerkbar.

Eine gewisse Sonderstellung nimmt der durch Streulicht- und Reflexionseffekte gelieferte Beitrag T_s ein, dessen relative Bedeutung gegenüber den durch Unschärfe bedingten Kontrastverlusten umso stärker ist, je größer die Linienbreite. Im unteren Linienzahlbereich, der sich im vorliegenden Fall bis etwa 8 Linienpaare/mm erstreckt, ist er überhaupt der überwiegende Faktor. Bei BV-Typen mit stärkeren Streulichteffekten, beispielsweise $T_s = 0,6$, würde sich dieser Bereich bis über 20 Lp/mm erstrecken, wie aus der Abbildung leicht abschätzbar. Für die Anwendung der Bildverstärker in der Röntgenbildübertragung ist aber gerade dieser untere Linienzahlbereich allein von Interesse. Der überhaupt ausnutzbare Bereich dieser Systeme erstreckt sich, bedingt durch weitere Übertragungsglieder wie primärem Röntgenschirm etc. und Rauscheinflüsse, nur bis etwa 20 Lp/mm im Anodenbild des Bildverstärkers und liegt für die meisten praktischen Belange, insbesondere bei niedrigen Objektkontrasten, noch weit darunter.

Ein besonders nachhaltiger Einfluß der Streulichteffekte ist, daß der Bildwiedergabekontrast C_b selbst für gröbste Linien nicht 100% erreicht; im vorliegenden Fall 85%. Dadurch wird das im Anodenbild maximal erreichbare Helligkeitsverhältnis zwischen den hellen und dunklen Linien, der sog. „Kontrastumfang" (hier für periodischen Helligkeitsverlauf) von ∞ bei Schwarz-Weiß-Kontrast reduziert auf etwa $J_{max}/J_{min}=12$, was unmittelbar aus der Beziehung $C_b = \dfrac{J_{max}-J_{min}}{J_{max}+J_{min}} \leqq 0,85$ folgt.

Bei BV-Typen mit beispielsweise $T_s=0,6$ verringert sich der Kontrastumfang schon bereits auf 4. Dies verdeutlicht die Wichtigkeit geringerer Streulichteffekte. Auf die spez. Verhältnisse beim Röntgenbildverstärker wird noch in Abschnitt X 2c näher eingegangen.

Abb. 10 zeigt eine vergrößert wiedergegebene Aufnahme des Anodenschirmbildes. Ein Cob Phantom wurde auf die Kathode des Lichtbildverstärkers abgebildet, von der Röhre elektronenoptisch 4,5mal verkleinert und dann zweimal vergrößert auf den Film abgebildet. Im Filmoriginal sind noch die feinsten Linien — nicht ganz 0,03 mm Breite auf der Kathode — unterscheidbar, entsprechend einer Auflösung von 18 Linienpaaren/mm im Kathoden- bzw. 80 Linienpaaren/mm im Anodenbild.

IV. Die Fernsehtechnik

1. Prinzip

Im Gegensatz zum Bildverstärker wird bei der Fernsehübertragung das Bild nicht als Ganzes übertragen und wiedergegeben, sondern in einzelne Bildpunkte zerlegt, zunächst als zeitliches Nacheinander elektrischer Signale umgewandelt und über ein und denselben Kanal verstärkt, erst im Sichtbild wieder zu einem quasi zeitgleichen Flächenbild zusammengesetzt.

Gemäß dieser Aufgaben gliedert sich jedes Fernsehsystem in vier verschiedene Funktionsteile: Bildauffangorgan (Abtaströhre), elektrischer Verstärker, Übertragungskanal und Bildwiedergabegerät (Monitor). Das Übertragungsglied ist im Falle des geschlossenen Systems nur ein geeignetes koaxiales Kabel; bei der Fernübertragung eine Hochfrequenzsende- und Empfangsvorrichtung.

Als Auffangorgan werden heute ausschließlich elektronische Abtaströhren verwendet, in denen das Speicherprinzip verwirklicht ist. In ihnen wird das mittels einer lichtelektrischen Schicht in Stromwerte umgewandelte Bild in einzelne Bildpunkte, d.h. Ladungselemente zerlegt, die von einem feinen Elektronenstrahl zeilenweise in rascher Folge abgetastet werden. Die Speicherwirkung entsteht dadurch, daß die jeweils in der Zeit zwischen zwei Abtastungen von etwa $^1/_{25}$ sec gespeicherte Ladungsänderung bei der Abtastung entnommen wird. Diese elektrischen Impulse, das sog. Videosignal, durchlaufen einen elektrischen Verstärker, um dann in praktisch beliebiger Entfernung vom Aufnahmegerät dem Bildwiedergabegerät zugeleitet zu werden. Der Verstärker, allgemein als Videoverstärker bezeichnet, muß entsprechend der Zeilenzahl und Abtastzeit des Gesamtbildes eine genügend hohe Bandbreite aufweisen, d.h. die aus der Linienzahl und Bildwechselzeit hervorgehende rasche Modulation übertragen können. Das Wiedergabegerät stellt im wesentlichen eine Braunsche Röhre dar. Die Rückwandlung erfolgt dabei in der Weise, daß der durch das Videosignal modulierte Kathodenstrahl das Bild als Elektronenbild wieder zeilenweise auf den Leuchtschirm der Röhre schreibt, von dem es dann als Sichtbild umgewandelt abgestrahlt wird.

Um das bei einer Bildwechselzahl von 25/sec doch noch störende „Flimmern" in der Wiedergabe weitmöglichst zu verringern, erfolgt die Abtastung und damit synchrongesteuert die Aufzeichnung des Bildes meist im sog. Zeilensprungverfahren. Dabei werden die Zeilen zuerst in der Reihenfolge 1, 3, 5 usw. und dann die Zeilen 2, 4, 6 usw. in zwei Teilbildern von je $^1/_{50}$ sec abgetastet. Auch eine Abtastung mit zwei Zwischenstufen in drei Teilbildern von je $^1/_{60}$ sec wird angewandt (GARTHWAITE; HAY [5]).

Schon aus der kurzen Skizzierung ihrer nur wesentlichsten Grundzüge wird leicht verständlich, daß einerseits die Fernsehtechnik der Röntgenologie neue Möglichkeiten eröffnet, andererseits aber auch, daß die fernsehmäßige Bildübertragung durch vielerlei Faktoren Begrenzungen erfährt.

2. Übertragungskapazität

Zunächst trägt jedes der Übertragungselemente gemäß seiner Kontrastübertragung zur Verminderung der objektiven Information, d.h. Bildverschlechterung bei. Wenn auch dies schlechthin die allgemeine Eigenschaft von Übertragungselementen ist, worauf in Abschnitt I bereits hingewiesen ist und auch ein Fernsehsystem keine Ausnahme darstellt, so tritt doch hier hinsichtlich der Bildschärfe ein neues, besonderes Moment hinzu. Die Übertragungskapazität und damit auch die Auflösung wird in horizontaler Richtung durch andersartige Ursachen begrenzt als in vertikaler Richtung, wobei letztere auch mit einer gewissen Diskontinuität behaftet ist.

Es ist klar, daß die in einem Fernsehbild zu erreichende Auflösung in vertikaler Richtung durch die Zeilenzahl des Gesamtbildes grundsätzlich begrenzt wird. Sie beträgt in den kommerziellen Fernsehsystemen der meisten europäischen Länder 625, d.h. die Zahl der Linienpaare, mit denen üblicherweise bei Bildübertragungen gerechnet wird, nur die Hälfte, also rund 312. Die wirklich auflösbare Linienzahl ist aber stets kleiner, als der Zahl der Zeilenpaare entspräche, und beträgt nur etwa 80% davon (Kell-Faktor), d.h. im Fernsehbild eines 625-Zeilensystems kann man in vertikaler Richtung eine Auflösung von höchstens 250 Linienpaaren pro Gesamtbildhöhe erhalten.

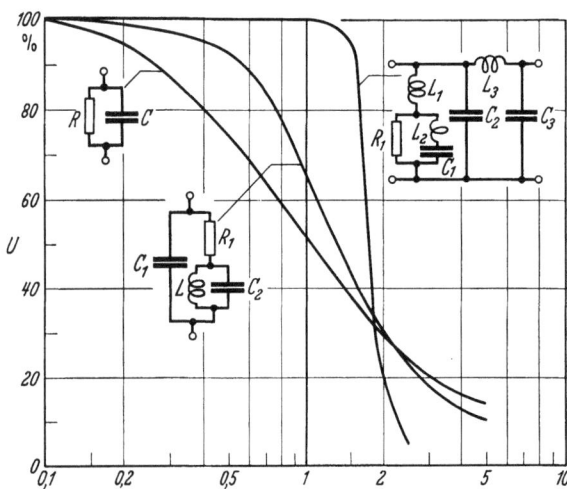

Abb. 11. Gemessene Frequenzkurven der Verstärkung in der Filterschaltung mit sehr steiler, günstiger Bandbegrenzung im Vergleich mit anderen Frequenzkurven. (Aus „Einführung in die deutsche Fernsehtechnik", W. Dillenburger)

Für die Kennzeichnung der Bildschärfe in horizontaler Richtung gelten im Prinzip die bereits in Abschnitt I dargelegten Begriffe der Übertragungskapazität, wobei neben der Querschnittsgröße des Elektronenabtaststrahls in erster Linie die schon genannte Bandbreite des Verstärkers oder richtiger seine Frequenzkurve wichtig ist. Das in dem Abtaststrahl gemäß der jeweiligen Bildteilchengröße enthaltene Frequenzband soll von dem Verstärker für alle gewünschten Bildfrequenzen in möglichst gleicher Höhe verstärkt werden. Die Auflösungsgrenze wird durch die höchste noch genügend durchgelassene Frequenz, d.h. die Bandbreite des Verstärkers bestimmt. Die erforderliche Mindestbandbreite, wobei allgemein noch eine Übertragung von 70% gefordert wird, läßt sich aus der Zeilenzahl und Bildwechselzeit etwa wie folgt berechnen: Das Gesamtbild von 625 Zeilen wird in $^1/_{25}$ sec, d.h. eine Zeile unter Berücksichtigung einer Horizontal- und Vertikalrücklaufzeit von etwa 20% in $^1/_{19500}$ sec geschrieben. Da in dieser Zeit $625 \cdot 0{,}8$ (Kell-Faktor) $= 500$ Einzelbildpunkte wiedergegeben werden sollen, ergibt sich eine Bildpunktzahl/sec von $500 \cdot 19500 \approx 10^7$ bzw. für die Anzahl Perioden/sec, für die erforderliche Bandbreite etwa 5 MHz. Für ein Bild mit beispielsweise 875 Zeilen, wobei die „optische Auflösung" von 250 auf etwa 350 Linienpaare erhöht wird, ergibt sich entsprechend eine erforderliche Bandbreite von rund 10 MHz.

In Analogie zu den Ausführungen über maximale Auflösung und Kontrastübertragung im Abschnitt I 3 gilt auch hier, daß für die Güte des Verstärkers durchaus nicht allein die höchste noch übertragbare Grenzfrequenz maßgebend, sondern die Übertragungsfähigkeit innerhalb seines gesamten Frequenzbereichs meist viel wichtiger ist. Abb. 11 zeigt als lehrreiches Beispiel die Frequenzkurven von drei Verstärkern einer praktisch brauchbaren Bandbreite von weniger als 2 MHz, von denen der für die Praxis günstigste die geringste Grenzfrequenz, etwa 3 MHz, aufweist. Die Beurteilung des Verstärkers nach seiner Übertragungsfähigkeit höchster Frequenzen wäre genauso wenig sinnvoll wie die Beurteilung eines Bildübertragungssystems nach seiner Auflösungsfähigkeit feinster, hochkontrastiger Details.

3. Rausch

Neben den genannten Beschränkungen der Bildqualität liefert jedes Übertragungselement eines Fernsehsystems aber auch einen bildverschlechternden Rauschbeitrag. Diese Rauschbeiträge können bei geringer Signalhelligkeit oft recht störend sein und starken Einfluß auf die Bildgüte ausüben. Es handelt sich hierbei hauptsächlich um zwei Rauschquellen:

1. Den Elektronenrausch im Abtaststrahl, d.h. die statistische Schwankung des von der Abtaströhre abgegebenen Videostroms.

2. Den durch jeden elektronischen Verstärker bedingten Rausch. Er wird verursacht durch Elektronenfluktuation infolge Braunscher Bewegung im Eingangswiderstand (Schrot) und durch die statistische Schwankung des Elektronenstroms in der ersten Verstärkerröhre. Die Rauschbeiträge weiterer Verstärkerstufen sind gegenüber dem mitverstärkten Rausch der ersten Stufe vernachlässigbar. Letzterer bestimmt folglich den effektiven Rauschbeitrag eines Verstärkers, das als Störabstand bezeichnete Verhältnis von Signal zu Rausch. Andererseits kann weitere Verstärkung wohl in mancherlei Hinsicht von Vorteil sein, aber das Verhältnis von Signal zu Rausch und damit die objektive Information läßt sich durch keinerlei Mittel wieder verbessern. Ähnlich liegen die Verhältnisse bei der Röntgenbildübertragung bezüglich des Röntgenquantenrausches, der ungeachtet jeder Bildverstärkung die nicht mehr zu verbessernde Begrenzung bildet.

Verwiesen sei auf ausführlichere Beschreibungen der Rauschverhältnisse bei elektronischer Bildübertragung nebst quantitativer Angaben in einschlägiger Literatur (DE HAAN; FIX u. KAUFMANN; VINE u.a.).

4. Helligkeitsverstärkung

Der Begriff der Helligkeitsverstärkung verdient in der Fernsehtechnik besondere Aufmerksamkeit. Die fernsehmäßige Bildverstärkung ist auf ganz andere Weise gekennzeichnet als die Verstärkung mittels Bildverstärker. Beim Bildverstärker ist die Verstärkung durch einen konstanten Faktor, das Verhältnis von Sichtbildhelligkeit zu Objekthelligkeit gegeben, d.h. eine Verringerung der Objekthelligkeit hat gleichfalls eine Verringerung der Sichtbildhelligkeit zur Folge. Dagegen ist die fernsehmäßige Bildübertragung gerade dadurch ausgezeichnet, daß die Helligkeit des Monitorbildes unabhängig von der Objekthelligkeit wählbar ist und demzufolge die Wahrnehmbarkeitsbegrenzung durch das Auge selbst ausgeschaltet wird. Daraus ist allerdings nicht zu folgern, daß es auf die Helligkeit des Objektbildes nicht ankäme und sie nun beliebig klein sein könne. Vielmehr führt ein Herabsinken der Objekthelligkeit unterhalb eines gewissen Grenzbereichs wohl zu einer Bildverschlechterung, denn bei geringer werdender Objekthelligkeit tritt der Rausch des Fernsehsystems immer stärker in Erscheinung. Daher die Verbesserung durch Vorverstärkung mittels eines Bildverstärkers. Der Grenzbereich der Objekthelligkeit wird dadurch erheblich in Richtung geringerer Objekthelligkeit verschoben, wobei dann schließlich neben dem Rausch des Fernsehsystems der primäre Rausch der Röntgenquanten als fundamentale Informationsbegrenzung in den Vordergrund tritt.

Das Wiedergabegerät erlaubt nicht nur die Sichtbildhelligkeit auf gewünschte Höhe einzustellen (Helligkeitsregler), sondern auch den Zusammenhang zwischen Bildpunkthelligkeit und Videosignal, d.h. den Verlauf der Bildpunkthelligkeit in Abhängigkeit vom Signalstrom, zu variieren (Kontrastregler). Dies bietet die Möglichkeit einer gewissen Kontrastverstärkung, wodurch die Wahrnehmbarkeit geringer Kontraste verbessert werden kann. Dieser Gewinn geht allerdings je nach Kontrastumfang des Bildes auf

Kosten der übrigen Kontraste; d.h. die Kontrastverstärkung läßt sich jeweils nur für einen bestimmten Helligkeitsbereich innerhalb des Kontrastumfangs optimal wählen.

Die in der Röntgenfernsehtechnik heute verwendeten optischen Aufnahmeröhren, das Super-Orthikon und das Vidicon, werden in den folgenden Absätzen näher beschrieben. Dabei soll auf die Eigenschaften nur insoweit eingegangen werden, wie es zum Verständnis ihrer prinzipiellen Wirkungsweise und für die praktische Beurteilung hinsichtlich ihrer Anwendung in der Röntgenologie von Bedeutung erscheint. Im übrigen sei auf die zahlreiche übersichtliche Literatur über Fernsehtechnik verwiesen (DILLENBURGER; SCHRÖTER, THEILE u. WENDT; THEILE; ZWORYKIN u.a.).

5. Kameraröhren

a) Super-Orthikon

α) Wirkungsweise

Von den zahlreichen bisher entwickelten Abtaströhren ist das Super-Orthikon das weitaus empfindlichste. Seinen in einem hochevakuierten Glaskolben angeordneten Systemaufbau, wie die zum Betrieb des Super-Orthikons gehörenden Magnetspulen, zeigt in schematischer Darstellung Abb. 12. An Hand dieser sei nun der komplexe Umwandlungsvorgang vom Lichtbild bis zu den elektrischen Impulsen des Videosignals, die Wirkungsweise des Orthikons in ihren wesentlichen Umrissen erläutert: Der Eingangsteil ist weitgehend mit einem Bildverstärker vergleichbar, wobei der Anodenleuchtschirm durch eine sog. Speicherelektrode ersetzt ist. Die Photokathode (1) wandelt das empfangene Lichtbild in ein Elektronenbild um, das mittels magnetischer Focussierung (8) auf die Speicherelektrode (3), eine dünne Folie aus Glas oder neuerdings aus noch besser geeignetem Material geringer Leitfähigkeit, abgebildet wird. Die Elektronen werden dabei durch eine Spannung von etwa 500 Volt beschleunigt. Vor der Speicherplatte befindet

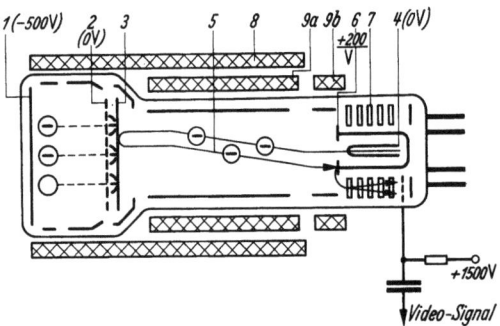

Abb. 12. Prinzipieller Aufbau des Super-Orthikons.
1 Photokathode; *2* Netzelektrode; *3* Speicherelektrode; *4* Glühkathode; *5* Elektronen-Abtaststrahl; *6* erste Prallelektrode des Vervielfachers; *7* Sekundär-Elektronenvervielfacher; *8* magnetische Focussierungsspule (Photoelektronen); *9a* und *9b* magnetische Ablenk- bzw. Richtspule(Abtaststrahl)

sich eine feinmaschige Netzelektrode (2). Letztere dient als Auffangelektrode der von der Speicherelektrode beim Aufprall des Elektronenbildes emittierten Sekundärelektronen. Da bei einer Aufprallgeschwindigkeit der primären Photoelektronen von etwa 500 V mehr sekundäre Elektronen austreten, als primäre auftreffen (der Sekundärfaktor größer als 1 ist), entsteht auf der Speicherelektrode ein positives Ladungsbild; korrespondierend mit dem auf der Photokathode empfangenen Lichtbild. Dieses Ladungsbild wird von der anderen Seite der Speicherelektrode von einem feinen, aus einer Glühkathode (4) emittierten und mittels magnetischer Ablenkung (Ablenkspule 9a, Richtspule 9b) zeilenweise über die Speicherelektrode geführten Elektronenstrahl abgetastet. Die Geschwindigkeit der auf die Speicherelektrode treffenden Strahlelektronen ist so niedrig gehalten, daß der Sekundärfaktor auf der abgetasteten Seite kleiner als 1 ist und demzufolge die Strahlelektronen die Speicherelektrode jeweilig auf Kathodenpotential entladen können.

Damit der Abtaststrahl das Potential des Ladungsbildes auch auf der abgetasteten Seite vorfindet, muß die Speicherfolie eine bestimmte Leitfähigkeit besitzen, die andererseits in Richtung benachbarter Bildpunktladungen klein sein muß, damit während der Speicherzeit von $1/_{25}$ sec kein nennenswerter die Bildschärfe vermindernder Ladungsausgleich stattfindet. Aus diesem Grund ist die Dicke der Speicherfolie (einige Mikron) klein gegenüber dem mittleren Bildpunktabstand. Ein geeignetes Leitvermögen wird durch die Temperaturhöhe der Glasfolie erhalten.

Bei der Entladung des Speicherbildes auf Kathodenpotential werden dem Abtaststrahl je nach Größe der jeweilig zu kompensierenden positiven Bildpunktladung mehr oder weniger Elektronen entzogen. Seine Strahlstromstärke muß so groß sein, daß die Zahl der mitgeführten Elektronen zur Kompensierung auch der größten Bildpunktladung, die der hellsten Bildstelle entspricht, ausreicht. Die restlichen Elektronen kehren um und treffen auf die erste Prallelektrode (6) eines Sekundärvervielfachers (7). Dieser zurückkehrende Elektronenstrahl (5) ist folglich mit dem Bildsignal moduliert, und zwar je geringer die Bildhelligkeit, um so größer der Signalstrom. Nach etwa 500facher Stromverstärkung in einem 5stufigen, in der Röhre eingebauten Sekundärverstärker wird das Videosignal von der Ausgangselektrode des Orthikons dem Verstärker zugeführt. Es ist elektrisch positiv gerichtet, denn zu einer größeren Bildhelligkeit gehört ein kleinerer Signalstrom und damit positiverer Spannungswert an der Ausgangselektrode.

Zwischen dem Videosignal, d.h. der Modulationstiefe des Signalstroms, und der Kathodenbeleuchtungsstärke des korrespondierenden Bildelements besteht weitgehende Proportionalität. Die Abhängigkeit des Videosignals von der Beleuchtungsstärke — beide Größen in logarithmischem Maßstab — wird folglich durch eine Gerade mit der Steigung 1 wiedergegeben; d.h. der Gammawert der Röhre ist 1.

β) Rausch

Die Vorverstärkung mittels Sekundärvervielfachung bringt den bemerkenswerten Vorteil, das Bildsignal bereits soweit verstärken zu können, daß der Rausch des angeschlossenen Verstärkers nahezu zu vernachlässigen ist.

Der Rausch im Videostrom selbst wird vornehmlich durch die statistische Schwankung des signalmodulierten Abtastrückstroms bedingt. Der absolute Rausch ist für dunkle Bildelemente, entsprechend des größeren Abtastrückstroms, höher als für helle Bildelemente. Da die Durchmodulation des Abtaststroms nur etwa 30% beträgt, ist der Unterschied aber gering, d.h. der dem Videosignal überlagerte Rausch ist nahezu unabhängig von der Größe des Bildsignals; dementsprechend der Störabstand praktisch proportional der Größe des Bildsignals. Der Rausch ist auch gleichmäßig auf das ganze Frequenzband verteilt.

Im Zusammenhang mit den Rauschverhältnissen sei noch eine kurze Bemerkung über die Empfindlichkeit von Abtaströhren hinzugefügt. Die Empfindlichkeit ist eine Aussage über die minimale Beleuchtungsstärke auf dem betreffenden Abtastrohr, die notwendig ist, um ein Wiedergabebild noch bestimmter brauchbarer Güte, d.h. aber auch mit bestimmtem Verhältnis von Signal zu Rausch zu erhalten. Gemäß dieser für die Praxis sinnvollen Definition hat auch die anfangs erwähnte Feststellung zu gelten, daß das Super-Orthikon die bis heute empfindlichste Aufnahmeröhre darstellt. Rezente Entwicklungen haben ergeben, daß die Empfindlichkeit gegenüber dem bis jetzt verwendeten Super-Orthikon noch wesentlich erhöht werden kann.

b) Vidicon
α) Wirkungsweise

Das Vidicon — in Deutschland auch Resistron genannt (HEIMANN) — unterscheidet sich vom Super-Orthikon in vielerlei Hinsicht. Es ist kleiner in seinen Abmessungen und einfacher in Aufbau und Wirkungsweise. Diesem Vorteil steht gegenüber, daß es im Vergleich zum Super-Orthikon eine erheblich geringere Empfindlichkeit aufweist. Auch hat es für die Übertragung bewegter Bilder eine unangenehme Eigenschaft, die Nachzieh-Erscheinung. Vornehmlich aus diesem Grund findet es im Fernseh-Rundfunk keine Verwendung; vielmehr wird es seiner Einfachheit wegen beim industriellen Fernsehen und in letzter Zeit auch mit Erfolg beim Röntgen-Fernsehen verwendet.

Das Vidicon ist ebenfalls eine Vakuumröhre, die mit einem Abtaststrahl langsamer Elektronen arbeitet. In markantem Gegensatz zum Super-Orthikon wird bei ihm zur lichtelektrischen Umwandlung von dem „inneren Photoeffekt" Gebrauch gemacht. Es ist dies die bekannte Erscheinung, daß gewisse Halbleiterschichten bei Lichtabsorption ihre Leitfähigkeit ändern. Abb. 13 zeigt in schematischer Darstellung den Aufbau, an Hand dessen die Wirkungsweise des Vidicons beschrieben werden soll: Eine eingangsseitig auf das Glasfenster aufgedampfte durchsichtige Metallschicht (*1*), die einen Anschluß nach außen hat, dient als Signal- oder Ausgangselektrode. Auf diese Schicht ist die lichtempfindliche Halbleiterschicht (*2*) — für das sichtbare Gebiet meist Antimon-Trisulfid — aufgebracht, deren Leitfähigkeit von der Belichtung an der betreffenden Stelle abhängt. Die Lichtabbildung erfolgt also durch die leitende Schicht der Signalelektrode hindurch. Die Halbleiterschicht wird von einem feinen Elektronenstrahl (*3*) abgetastet. Dieser von einer Glühkathode (*4*) erzeugte Abtaststrahl wird mittels magnetischer Spulen (*5*) über die Halbleiterschicht geführt. Die Auftreffgeschwindigkeit durch die bremsende Wirkung eines feinen Gitters (*6*) ist nur so groß (etwa 40 V), daß der Sekundäremissionsfaktor der Halbleiterschicht kleiner als 1 ist und demzufolge die Oberfläche des Halbleiters (*2*) bei der Abtastung auf Kathodenpotential gebracht wird. Dagegen ist die Rückseite der Halbleiterschicht in Kontakt gehalten mit der Signalelektrode, die ihrerseits eine positive Vorspannung von etwa 10—40 V hat. Diese Potentialdifferenz zwischen Vor- und Rückseite der Halbleiterschicht gleicht sich in der Zeit von $1/_{25}$ sec zwischen zwei Abtastungen je nach der Leitfähigkeit an der betreffenden Stelle mehr oder weniger aus. Dabei spielt noch die Zeitkonstante aus der Kapazität gegenüber der Signalelektrode eine Rolle. Wählt man sie für die maximal belichtete Stelle etwa gleich

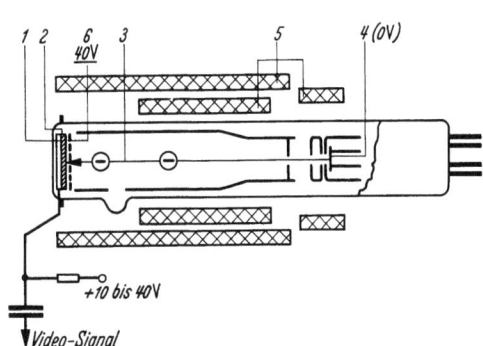

Abb. 13. Prinzipieller Aufbau des Vidicons. *1* Ausgangselektrode (durchsichtige Metallschicht); *2* Photo-Halbleiterschicht; *3* Elektronen-Abtaststrahl; *4* Glühkathode; *5* magnetische Focussierungs-, Ablenk- und Richtspulen; *6* Netzelektrode

$1/_{25}$ sec, so ändert sich bei der Abtastung eines unbelichteten Bildteilchens zwischen zwei Abtastungen das Potential an der Oberfläche des Halbleiters nur wenig. Bei der Abtastung belichteter Teile hat sich dagegen zwischen zwei Abtastungen der Kondensator Bildelement—Metallbelag gemäß der erhöhten Leitfähigkeit stark entladen, und es fließt dann jeweils bei der Abtastung ein entsprechender Ausgleichsstrom im Belastungswiderstand. Der Ausgleichsstrom ist folglich mit dem Bildsignal moduliert, wobei das Videosignal an der Signalelektrode negativ gerichtet ist, d.h. je heller die Bildstelle, um so negativer die Signalspannung.

Zwischen Beleuchtungsstärke und Videosignal besteht beim Vidicon in Gegenstellung zum Super-Orthikon keine Proportionalität. Der Gammawert ist kleiner als 1 und liegt bei etwa 0,6—0,7. Der dadurch gegebene Kontrastverlust läßt sich mittels der Kontrastverstärkung im Sichtgerät mit gewissen Einschränkungen praktisch wieder kompensieren (s. Abschnitt IV 4).

Eine gewisse Fehlmodulierung des Ausgleichsstroms infolge Querleitfähigkeit des Halbleiters ist unvermeidbar und führt zu einer Beschränkung der Bildschärfe. Die anfangs erwähnte unangenehme, mit abnehmender Beleuchtungsstärke stärker in Erscheinung tretende Eigenschaft des Nachziehens kennzeichnet alle Halbleiter. Sie beruht darauf, daß die Änderung der Leitfähigkeit mit der Belichtung eine gewisse Trägheit aufweist. Insbesondere bei Verringerung der Helligkeit an einer Bildstelle erfolgt die entsprechende Verringerung der Leitfähigkeit nicht schnell genug, sondern benötigt mehr als $1/_{25}$ sec, bis der zugehörige Wert erreicht ist.

Auch das Vidicon verwirklicht wie das Super-Orthikon ein Speicherprinzip, wobei der Speichervorgang in umgekehrter Richtung verläuft. Während beim Orthikon in der kurzen Abtastzeit die *Entladung* einer in der Zwischenzeit von $1/_{25}$ sec gespeicherten Ladungsmenge das Bildsignal erzeugt, ist es beim Vidicon gerade die augenblickliche

Aufladung eines Kondensators, der sich in der Zeit zwischen zwei Abtastungen jeweils mehr oder weniger entladet.

β) Rausch

Der Rausch im Ausgangsbildsignal ist beim Vidicon 1. durch die statistische Schwankung des Ausgleichsstroms — Signal- und Dunkelstrom — durch die photoleitende Schicht gegeben, demzufolge für dunklere und kleinere Bildteilchen relativ am stärksten, und 2. vor allen Dingen durch den Rausch des angeschlossenen Verstärkers.

Da der Verstärker einen in seiner absoluten Größe konstanten Rauschbeitrag liefert, führt eine allgemeine Vergrößerung des Ausgleichsstroms, was sich durch Erhöhung der Vorspannung an der Signalelektrode ermöglichen läßt, zu einer Verbesserung des Störabstands; doch unzureichenderweise nur für helle Bildelemente. Denn mit der Erhöhung der Vorspannung wächst der Dunkelstrom durch die photoleitende Schicht relativ stärker als der Signalstrom, so daß der gerade für dunklere Bildelemente störende Untergrundrausch infolge des Dunkelstroms vergrößert wird. Ein Kompromiß zwischen den wirksamen Rauschbeiträgen des Verstärkers und des Dunkelstroms ist auch das günstigste und wird bei dem angegebenen Wert von etwa 10—40 V positiver Vorspannung erreicht.

Infolge der schon erwähnten Nachzieherscheinung ist das Vidicon für die Übertragung schnell verlaufender Bewegungsvorgänge wenig geeignet. Andererseits ist diese Trägheit für das Röntgenfernsehen insofern vorteilhaft, als daß auch die durch Fluktuation der Röntgenquanten bedingten Helligkeitsschwankungen eine gewisse Nivellierung erfahren und auf diese Weise der sichtbare Rauscheffekt der Röntgenquanten vermindert wird.

V. Elektronische Systeme zur Bilderzeugung
1. Prinzipien der wichtigsten Systemarten

Von den zahlreichen bekanntgewordenen elektronischen Übertragungssystemen, die dazu dienen können, Röntgenbilder der sichtbaren Wahrnehmung zugänglich zu machen, sollen nur solche besprochen werden, die in der praktischen Röntgenologie bereits Eingang gefunden haben.

Bei den zu beschreibenden Systemen wollen wir zunächst zwischen solchen, die als elektronisches Übertragungsglied allein einen Bildverstärker enthalten und denen der Fernsehübertragung unterscheiden. Letztere lassen sich wiederum in zwei stark voneinander abweichende Gruppen einteilen: Fernsehsysteme mit lichtempfindlicher, optischer Aufnahmeröhre und Fernsehsysteme mit röntgenstrahlempfindlicher Aufnahmeröhre.

In Abb. 14 sind die für die praktische Röntgenologie heute wichtigsten elektronischen Bildübertragungssysteme in schematischer Wiedergabe zusammengestellt, wobei auch die diversen Optiken, auf die im folgenden noch näher eingegangen wird, nur als einfache Linsen angedeutet sind. Es sind dies:

    I. Röntgenbildverstärker-System.
    II. Elektro-optisches Bildverstärkersystem mit Lichtbildverstärker.
   III. Lichtoptisches Fernsehsystem ohne Bild-Vorverstärkung.
    IV. Fernsehsystem mit Bild-Vorverstärkung durch Röntgenbildverstärker.
    V. Fernsehsystem mit Bild-Vorverstärkung durch Lichtbildverstärker.
   VI. Fernsehsystem mit „Röntgen-Vidicon".

Das gemeinsame Kennzeichen der am häufigsten eingesetzten Systeme I—V ist, daß sie alle als erste Übertragungsstufe einen primären Röntgenleuchtschirm enthalten. Erst das in ein Lichtbild umgewandelte Röntgenreliefbild wird auf das elektronische System abgebildet, um dann schließlich auf dem Anodenleuchtschirm des Bildverstärkers bzw. dem Fernsehmonitor als Sichtbild wiedergegeben zu werden.

Hinsichtlich Bildverstärker muß unterschieden werden zwischen den Systemen mit

    I. Röntgenbildverstärker und
    II. Lichtbildverstärker,

wobei erstere den primären Leuchtschirm in der Bildverstärkerröhre eingebaut enthalten, während er bei dem elektro-optischen System mit Lichtbildverstärker als normaler Röntgenschirm außerhalb der Röhre angeordnet ist und sein Lichtbild mittels einer lichtstarken Spiegeloptik auf der Photokathode des Bildverstärkers abgebildet wird. Kinematographische Aufzeichnung und Einzelaufnahmen, aber auch die Betrachtung des Durchleuchtungsbildes auf dem Anodenschirm mit Vergrößerungsoptik, sind die Einsatzmöglichkeiten dieser Systeme.

Die Fernsehsysteme III—V enthalten als Auffangstufe eine der üblichen Fernsehabtaströhren, entweder das Super-Orthikon oder das Vidicon. Auch bei ihnen wird also

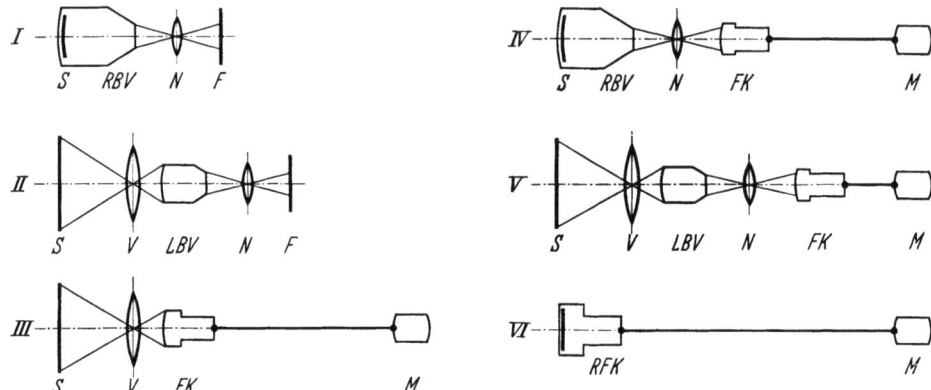

Abb. 14. Elektronische Röntgenbildsysteme: I. Röntgenbildverstärker-System. II. Elektro-optisches Bildverstärkersystem mit Lichtbildverstärker. III. Lichtoptisches Fernsehsystem ohne Bild-Vorverstärkung. IV. Fernsehsystem mit Bildvorverstärkung durch Röntgenbildverstärker. V. Fernsehsystem mit Bild-Vorverstärkung durch Lichtbildverstärker. VI. Fernsehsystem mit Röntgen-Vidicon. Zeichenerklärung der schematischen Darstellungen: *S* Primärer Röntgenschirm; *RBV* Röntgenbildverstärker; *LBV* Lichtbildverstärker; *V* Voroptik zur Abbildung des Röntgenschirmbildes; *N* Nachoptik zur Abbildung des Bildverstärker-Anodenschirmbildes; *F* Film; *FK* Fernsehkamera mit Super-Orthikon oder Vidicon; *RFK* Fernsehkamera mit Röntgen-Vidicon; *M* Monitor (Fernseh-Sichtgerät)

das Röntgenreliefbild erst durch den Leuchtschirm umgewandelt, um als Lichtbild mittels einer Optik der Abtaströhre, sei es direkt oder nach weiterer Verstärkung, zugeführt zu werden.

Eine derartige Anordnung mit direkter optischer Ankopplung an einen Normal röntgenschirm ist unter

III. Lichtoptisches Fernsehsystem ohne Bild-Vorverstärkung
angeführt. Wegen der bis jetzt noch zu geringen Empfindlichkeit des Vidicons sowie des geringen Durchmessers seiner Auffangfläche, ist dieses System in der Praxis ausschließlich mit dem Super-Orthikon ausgestattet. Aber auch das übliche Super-Orthikon mit etwa 38 mm Durchmesser der Einfallsbildfläche ist für diese direkte Anwendung aus dem auf S. 389 angegebenen Grund nur wenig geeignet. Ein vergrößertes Super-Orthikon mit gleichzeitig noch erhöhter Empfindlichkeit fand seinen Weg in der praktischen Radiologie (Banks; Hay; Garthwaite).

Die Kombination Fernsehsystem und Bildverstärker stellt die heute meist angewandte Systemart des Röntgenfernsehens dar. Erst das durch den Bildverstärker vorverstärkte Bild wird auf die Abtaströhre des Fernsehsystems abgebildet; als Abtaströhre wird sowohl das Super-Orthikon als auch das Vidicon verwendet. Die Bildverstärkung erhöht die Signalstärke in der Abtaströhre ganz erheblich und damit auch das Verhältnis Signal zu Rausch des ihr entnommenen Videosignals.

Hinsichtlich der Bild-Vorverstärkung muß auch hier unterschieden werden zwischen

IV. Fernsehsystem mit Röntgenbildverstärker und

V. Fernsehsystem mit Lichtbildverstärker.

In der Praxis werden auch Kombinationen der Systeme I und IV bzw. II und V in einem Gerät vereint, wobei z. B. wahlweise entweder eine Filmkamera oder zur Durchleuchtung das Fernsehsystem eingeschaltet werden kann; aber auch unter gleichzeitiger Ankopplung beider eine kontinuierliche Beobachtung während der Filmaufnahme ermöglicht wird. Der Einsatz eines Magnetbandspeichers erweitert noch erheblich die Verwendungsmöglichkeiten (s. Abschnitt VII 1b). Zudem kann auch das Monitorbild photographiert oder kinematographiert werden. Die erreichbare Bildqualität — der Informationsinhalt — wird allerdings durch die Beschränkungen von Linienzahl und Verstärkerbandbreite des Fernsehsystems vermindert. Andererseits ist aber durch die Verstärkung des Fernsehsystems eine geringere Strahlendosis notwendig als bei direkter Aufnahme des Bildverstärker-Anodenbildes (s. Abschnitt VII 2).

Ein noch direkteres Röntgenfernsehsystem, das nicht den primären Röntgenleuchtschirm als erste Übertragungsstufe enthält, ist

VI. das Fernsehsystem mit „Röntgen-Vidicon".

Es arbeitet mit einer unmittelbar auf Röntgenstrahlen ansprechenden Abtaströhre, die im Prinzip dem Vidicon für optisches Licht entspricht. Nach anfänglich erfolgversprechenden Versuchseinsätzen (JACOBS u. BERGER; WEISS) wurde es jedoch wegen technologischer Schwierigkeiten noch nicht eingeführt (BIGDOW u. HAQ). Eine kurze Beschreibung folgt in Abschnitt VI, 2.

Jedes der genannten Systeme hat seine Vorteile und Beschränkungen, die aus ihren näheren Beschreibungen in den folgenden Abschnitten hervorgehen.

2. Röntgenbildverstärker

a) Arbeitsprinzip und technische Fragen

Der Röntgenbildverstärker ist im Prinzip ein Lichtbildverstärker wie in Abschnitt III beschrieben, bei dem aber zusätzlich ein als primärer Röntgenschirm dienender Leuchtschirm innerhalb der Röhre, entweder auf einem gesonderten Träger oder auch unmittelbar auf dem Röhrenfenster, angebracht ist (Abb. 15). Die Photokathode befindet

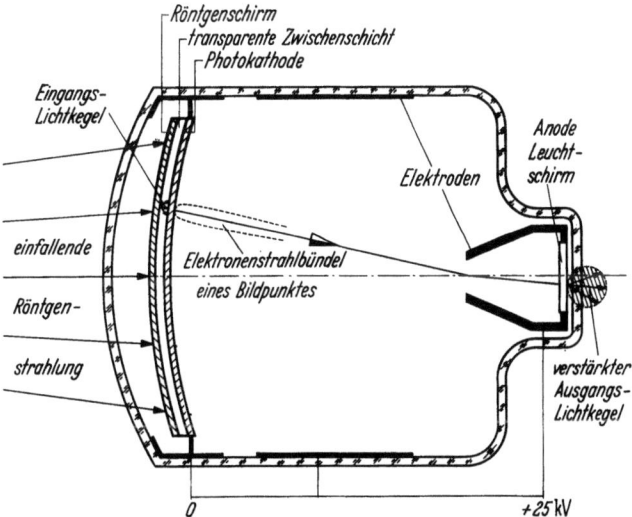

Abb. 15. Prinzipieller Aufbau des Röntgenbildverstärkers

sich dabei in möglichst engem Kontakt mit diesem primären Schirm. Das Lichtbild auf der Photokathode ist folglich ein Kontaktbild; je besser der optische Kontakt mit der Schirmoberfläche, um so schärfer ist die Abbildung. Der Schirm muß einerseits zur Vermeidung von Unschärfe nicht zu dick und andererseits, um eine ausreichende Absorption der Röntgenstrahlen zu gewährleisten, nicht zu dünn gewählt werden.

Die Anordnung des primären Schirms in der Röhre macht beim Röntgenbildverstärker-System eine primäre Optik überflüssig (vgl. Abb. 14) und erlaubt Abmessungen und Gewicht des Gesamtsystems verhältnismäßig gering zu halten. Andererseits hat diese Vereinfachung verschiedene mehr oder weniger unvermeidliche Einschränkungen des Systems zur Folge, die aus den Beschreibungen in diesem und dem folgenden Absatz noch hervorgehen.

Die technologischen Aufgaben sind beim Röntgenbildverstärker infolge der größeren Abmessungen und des erforderlichen Einbaus des primären Schirms schwieriger als beim Lichtbildverstärker. Die hohen Werte der Kathodenempfindlichkeit, wie im vorigen Abschnitt für den einfacheren und kleineren Lichtbildverstärker angegeben, werden bis jetzt

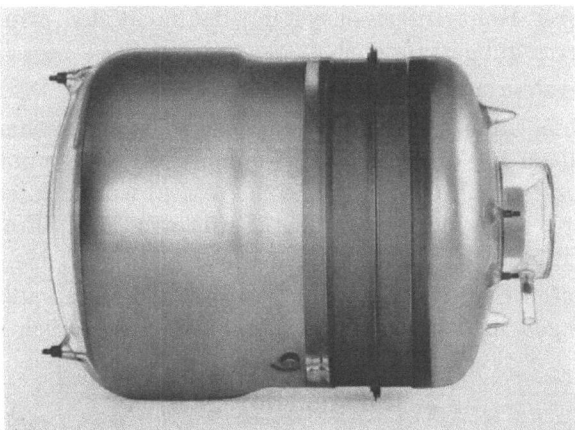

Abb. 16. Moderne Ausführung eines elektronenoptisch umschaltbaren 25/15 cm Röntgenbildverstärkers, *Sirecon Duplex* (Siemens-Reiniger-Werke AG., Erlangen)

nicht erreicht. Auch ist die Aufrechterhaltung des erforderlichen extremen Vakuums durch den eingebauten Schirm erschwert, so daß die meisten Ausführungen mit Gettern versehen sind, um eine größere Betriebssicherheit der Röhre zu gewährleisten (s. Abschnitt III 3d, S. 365).

Die Entwicklung erfolgreicher Konstruktionen, trotz all dieser Schwierigkeiten (v. D. Tuuk; Niklas; Guyot u.a.), wobei Erfahrungen aus anverwandten Techniken zu Hilfe gezogen werden konnten, ist ein eindrucksvoller Beweis für die Leistung moderner Technik.

b) Verstärkung

Der von dem Anodenschirmbild abgestrahlte Lichtstrom ist außer von der Verstärkung im eigentlichen Bildverstärkerteil von der Ausbeute des primären Röntgenschirms und dem davon auf der Photokathode zur Geltung gebrachten Lichtanteil abhängig; die Helligkeit des Anodenschirmbildes zusätzlich noch von der Gesamtverkleinerung Röntgenschirmbild—Anodenschirmbild. Diese Faktoren zusammen bestimmen die Bildhelligkeit bei einer gegebenen Röntgendosisleistung, das als Konversionsfaktor bezeichnete Verhältnis von Bildhelligkeit zu Dosisleistung am Systemeingang.

Die Verstärkung im eigentlichen Bildverstärkerteil läßt sich beim Röntgenbildverstärker naturgemäß nur schwierig messen. Man bestimmt hier gewöhnlich gleich den Verstärkungsfaktor des Gesamtsystems, und zwar in zweckmäßiger Definition durch das Verhältnis der Anodenschirmhelligkeit zu der Helligkeit eines normalen Röntgen-Durchleuchtungsschirms, wenn beide mit gleicher Röntgendosis bestrahlt werden, d.h. durch das Verhältnis der Konversionsfaktoren Röntgenbildverstärker — Durchleuchtungsschirm.

Der geringe Lichtverlust bei der Kontaktbildübertragung Röntgenschirm—Photokathode wirkt sich beim Röntgenbildverstärker hinsichtlich Verstärkung günstig aus; dagegen der Verlust von Röntgenstrahlen im Röhrenfenster, vornehmlich bei niedriger Röntgenröhrenspannung, und vor allen Dingen die geringere Ausbeute des in die Röhre eingebauten primären Schirms, gegenüber der eines normalen Durchleuchtungsschirms, sowie die bereits erwähnte geringere Kathodenempfindlichkeit verstärkungsmindernd. Bei der meist gebräuchlichen Bildverkleinerung von etwa 9mal werden heute leicht Helligkeitsverstärkungen von 2000 und weit darüber erreicht.

In diesem Zusammenhang scheint es angebracht, kurz auf die Rolle der Verstärkung einzugehen und ihre Bedeutung für die Röntgenbildübertragung herauszustellen. Ausschlaggebend für die einem System zu entnehmende Informationsmenge sind allein die Kontrastübertragung einerseits und die relativen Rauscheinflüsse bei gegebener Strahlendosis pro Speicherzeit andererseits; seien es die Rauscheinflüsse im Auge bei Begrenzung der Wahrnehmbarkeit durch geringe Lichtmenge oder beispielsweise die Rauscheinflüsse eines Fernsehsystems. Aufgabe der Verstärkung ist es, die Wahrnehmbarkeit zu verbessern: Erhöhung der subjektiven Information. Durch das verstärkte Bildsignal wird der Rausch im letzlich wahrgenommenen Bild vermindert. Dabei werden aber nur die relativen Rauschbeiträge der hinter dem Verstärker liegenden Übertragungselemente des Systems verringert. Dagegen bleibt der relative Rauschbeitrag der vor dem Verstärker angeordneten Stufen mitverstärkt bestehen und bildet unabhängig von jeder Verstärkungshöhe die fundamentale Begrenzung der Information; abgesehen davon, daß der Verstärker selbst einen unvermeidlichen Rauschbeitrag liefert. Die hohen Verstärkungswerte (beispielsweise 2000) sind keinesfalls etwa so zu verstehen, daß die Strahlendosis im gleichen Verhältnis verringert werden könnte; das Bild wäre infolge des Quantenrausches total unbrauchbar. Vielmehr hängt in solchem Fall die noch zulässige Dosisverringerung von der Anzahl bildtragender, d.h. wirksam absorbierter Röntgenquanten ab.

c) Kontrastübertragung

Auch bei Röntgenbildübertragungssystemen wird die Kontrastübertragung bestimmt durch die Abbildungsunschärfen der Übertragungsglieder und ihre kontrastvermindernden Störeffekte, wozu hier auch die Röntgenstreustrahlung zu rechnen ist. Streustrahl-Raster verhindern oder verringern die im Untersuchungsobjekt entstehende Röntgenstreustrahlung. Beim Röntgenbildverstärker verursacht die Streuung der Röntgenstrahlen im Eintrittsfenster der Röhre einen zusätzlichen Streustrahleffekt.

Eine ungünstige Beeinflussung erfährt die Kontrastübertragung im Röntgenbildverstärker durch die Anwesenheit des primären Schirms in der Röhre. Seine Lichtemission in allen Richtungen bewirkt einen stärkeren kontrastvermindernden Streulichteffekt, als bei Abbildung des Röntgenschirmbildes auf die Photokathode eines Lichtbildverstärkers mittels Optik. In diesem Falle trifft nur ein durch die Apertur der Optik begrenzter bildtragender Strahlenkegel des Schirmlichts auf die Kathode und damit in die Röhre.

Auf die Bedeutung des Streulichteffekts für die Röntgenbildübertragung, insbesondere die Verschlechterung der Wahrnehmung niedriger Kontraste, wurde bereits in Abschnitt III 4, S. 366, hingewiesen. Sein Einfluß auf die Kontrastübertragung des Röntgenbildverstärkers zeigt Abb. 17. Bei Abblendung des Eingangsfeldes ist auch die Streulichtquelle geringer, woraus die günstigere Kontrastübertragungskurve b resultiert. An Hand der Kurven läßt sich die für niedrige Objektkontraste stärker ins Gewicht fallende Verschlechterung verdeutlichen. Gehen wir aus von einem Objektkontrast von beispielsweise 5%, und nehmen wir weiter an, daß der zur Wahrnehmbarkeit notwendige Schwellkontrast 3% sein müsse, dann wird im Wiedergabebild dieser Schwellwert erreicht, wenn der Bildkontrast auf 60% des Objektkontrastes abgesunken ist, d.h. die Kontrastübertragung 60% beträgt. Für den Fall des abgeblendeten Eingangsfeldes, Kurve b, liegt dieser Grenzwert bei ca. 2,5 Lp/cm, für das nicht abgeblendete Feld aber bei ca. 1 Lp/cm; eine Verschlechterung von mehr als das doppelte. Wie aus der Abbildung weiter ersichtlich, erreicht die Kontrastübertragung bei voll ausgeleuchtetem Eingangsfeld einen Maximalwert von nicht ganz 70%, woraus sich ein Kontrastumfang bei periodischer Helligkeitsverteilung von etwa 5 errechnet (vgl. Abschnitt III 4). Noch geringere Werte für den

Kontrastumfang — das Leuchtdichteverhältnis von hellster zu dunkelster Bildstelle auf dem Anodenschirm — ergeben sich bei voller Weißausleuchtung des lediglich mit einer kleinen, für Röntgenstrahlung undurchlässigen Scheibe abgedeckten Eingangsfeldes. Auf diese Weise durchgeführte Messungen mit einer Bleischeibe von 20 mm Durchmesser ergaben beim Röntgenbildverstärker einen Kontrastumfang von etwa 3 (Fenner). Bei ähnlichen Messungen am Lichtbildverstärker — Abdeckscheibe von 5 mm Durchmesser auf Kathode — erreichte der Kontrastumfang einen Wert von 8—9. Diese Meßwerte dienen allein zur Kennzeichnung der Bildverstärkereigenschaft. Im praktischen Betrieb hängt die Kontrastverminderung durch Streulichteffekte noch in starkem Maße von der

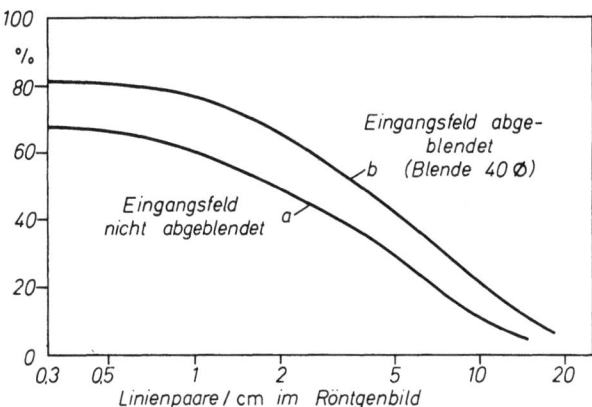

Abb. 17. Kontrastübertragungsfunktion eines 17 cm Röntgenbildverstärkers a) bei Bestrahlung der ganzen Eingangsfläche (volles Format), b) bei Bestrahlung nur des zentralen Teiles der Eingangsfläche (eingeblendet) (nach Fenner)

Helligkeitsverteilung im Röntgenbild selbst ab und ist auch nicht für alle Bildstellen gleich. Am ausgeprägtesten ist die Störung in dunklen Objektfeldern mit großer Umfeldhelligkeit (Bouwers).

d) Quantenrausch

Im Hinblick auf die Rauschverhältnisse ist es wichtig und aufschlußreich, die Zahl der Röntgenquanten, Elektronen oder Photonen in den jeweiligen Übertragungsstufen zu bestimmen und daraus die entsprechenden Rauschbeiträge jeder der Übertragungsglieder, die in ihrer Gesamtheit das System des Röntgenbildverstärkers bilden, zu berechnen; einschließlich der Optik zur Abbildung des Anodenschirmbildes und auch gegebenenfalls bei photographischer Aufnahme die Zahl bildbeteiligter Filmpartikel. Dabei ist die Stufe mit der geringsten Anzahl Quanten in erster Linie für den Quantenrausch bestimmend. Übersichtliche Tabellen und Diagramme über bestehende Systeme mit Röntgenbildverstärker sind von Sturm und Morgan, Oosterkamp und Tol u.a. veröffentlicht worden. Das in Abb. 18 dargestellte Diagramm von Oosterkamp u. Tol zeigt die Verhältnisse bei einem Röntgenbildverstärker für visuelle Betrachtung im Vergleich mit der normalen Durchleuchtung ohne Bildverstärker. Wie daraus ersichtlich, wird bei dem System mit Röntgenbildverstärker der größte Rauschbeitrag durch die Anzahl wirksam absorbierter Röntgenquanten im primären Schirm geliefert, etwa 1200 von einem gegebenen Objektelement; bei der normalen Durchleuchtung dagegen durch die weit geringere Zahl der im Auge wirksamen Lichtquanten, etwa 30 von dem gleichen Bildelement. Die Zahlenwerte beziehen sich natürlich auf eine bestimmte, jeweils gleiche Dosisleistung. (Die Zahl der eingangsseitigen Röntgenquanten ist bestimmt durch das Produkt aus Dosisleistung, Flächengröße des Bildelements und der Speicherzeit, die hier mit 0,2 sec angegeben ist.) Die praktische Rauschbegrenzung liegt folglich beim Röntgenbildverstärker um einiges günstiger als bei der normalen Durchleuchtung. Bei letzterer ist das Auge selbst weitaus die begrenzende Stufe, demzufolge die Quantenfluktuation als solche nicht wahrnehmbar. Im Falle des Röntgenbildverstärkers hingegen ist bei hinreichend geringer Dosisleistung die bildverschlechternde Fluktuation auch als solche wahrnehmbar. Die Quantenzahlen der Stufen „Pupille" und damit auch „Retina" sind für den Bildverstärker in dem vorliegenden Diagramm verhältnismäßig niedrig angegeben; offensichtlich wird nur mit einer etwa 5maligen Vergrößerung in der Betrachtungsoptik Rechnung gehalten (vgl. Abb. 2).

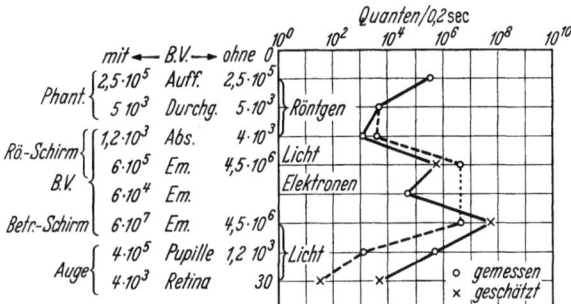

Abb. 18. Quantenzahlen in den einzelnen Stufen zweier Durchleuchtungssysteme: Röntgenbildverstärker (ausgezogen) und normale Durchleuchtung (gestrichelt) (nach TOL und OOSTERKAMP). (Der Zusammenhang zwischen den Quantenzahlen und der Dosis wird erst gegeben durch die Größe der zu betrachtenden Objektteilchen. Die angeführte Zahl von $5 \cdot 10^3$ Röntgenquanten/0,2 sec nach Phantomdurchgang korrespondiert beispielsweise bei einer Teilchengröße von 1 mm² mit einer Schirmdosisleistung von etwa 100 µR/sec)

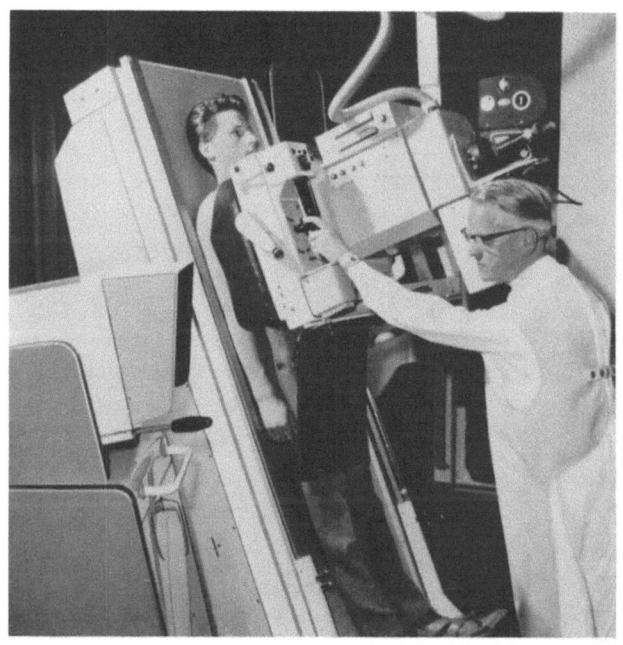

Abb. 19. 7″ Röntgenbildverstärker mit Vidicon-Fernseheinrichtung und Filmkamera an einem Kipptisch für internistische Untersuchungen (Siemens-Reiniger-Werke AG., Erlangen)

Aufschlußreich hinsichtlich der grundsätzlichen Rauschbegrenzung beim Röntgenbildverstärker ist die aus dem Diagramm ersichtliche merklich geringere Anzahl wirksam absorbierter Röntgenquanten in dem eingebauten Schirm gegenüber dem normalen Durchleuchtungsschirm. Abgesehen von einem gewissen Verlust an Röntgenstrahlung im Röhrenfenster, insbesondere bei niedriger Röntgenspannung, ist der Grund hierfür die effektiv geringere Absorption nutzbarer Röntgenquanten in dem dünneren eingebauten

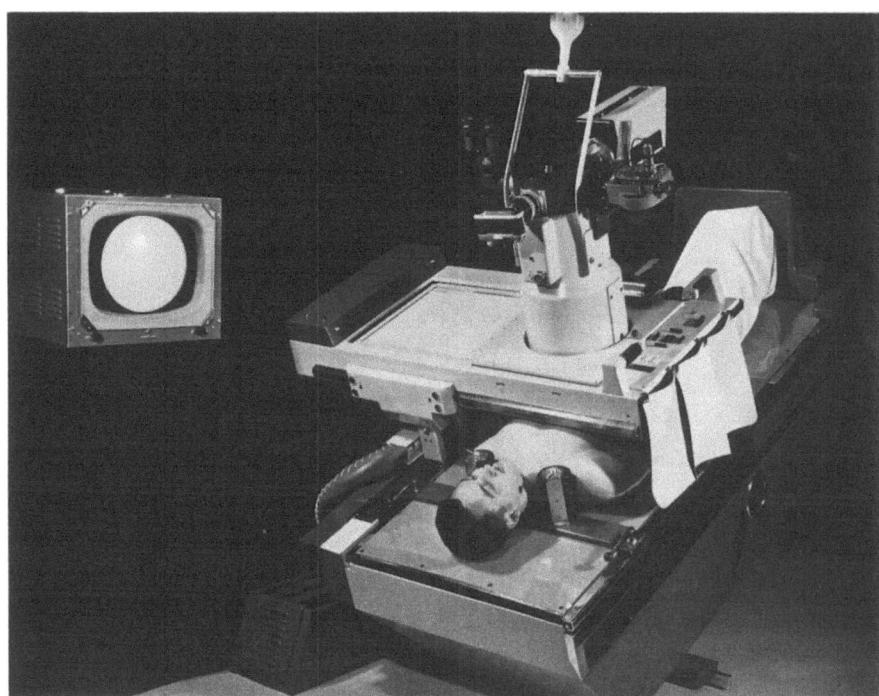

Abb. 20. 7″ Röntgenbildverstärker mit Vidicon-Fernseheinrichtung und Filmkamera an einem Kipptisch für internistische Untersuchungen (Compagnie Génerale de Radiologie)

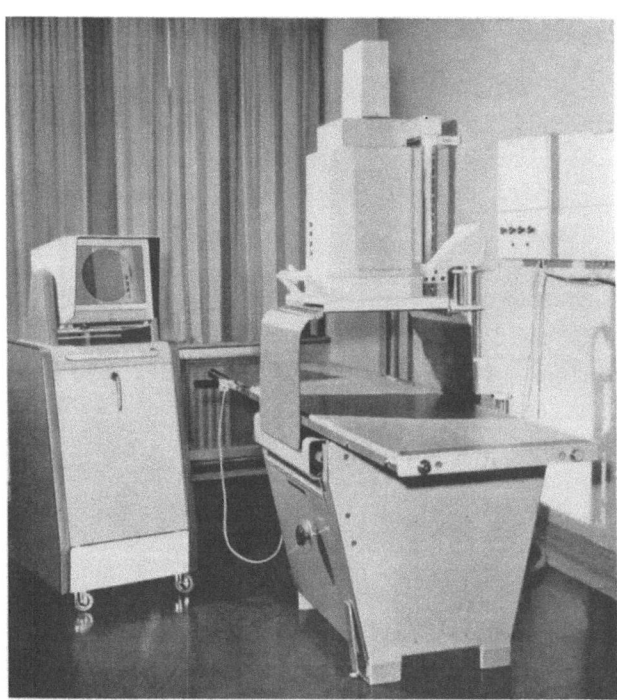

Abb. 21. 7″ Röntgenbildverstärker mit Vidicon-Fernseheinrichtung (Siemens-Reiniger-Werke) an einem Untersuchungstisch für Herzkatheterisierung

primären Schirm. Auffallend ist auch die geringere Anzahl von ihm emittierter Lichtquanten pro absorbiertes Röntgenquant. Die geringe Anzahl nutzbar absorbierter Röntgenquanten führt beim Röntgenbildverstärker zu einer Erhöhung des Rauscheffektes durch Röntgenquanten gegenüber Systemen mit normalen Durchleuchtungsschirmen.

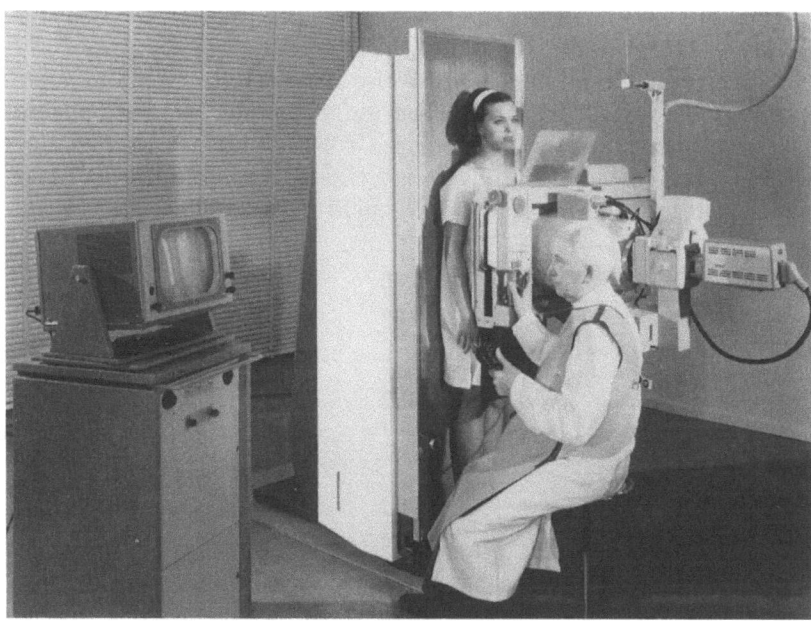

Abb. 22. 9″ Röntgenbildverstärker mit Vidicon-Fernseheinrichtung und Filmkamera an einem Kipptisch für internistische Untersuchungen (Philips, Eindhoven)

3. Elektro-optisches System mit Lichtbildverstärker (Großfeldbildverstärker)

a) Arbeitsprinzip und technische Fragen

Der Verstärkerteil ist hier ein Lichtbildverstärker gleicher Art wie in Abschnitt III beschrieben (s. Abb. 7). Er unterscheidet sich vom Röntgenbildverstärker im wesentlichen dadurch, daß bei ihm der primäre Leuchtschirm nicht in der Bildverstärkerröhre eingebaut, sondern außerhalb der Röhre als normaler Röntgenschirm angeordnet ist. Die Übertragung des Röntgenschirmdilbes auf die Photokathode erfolgt mittels einer lichtstarken Optik. Günstig ist eine Spiegeloptik ähnlicher Art, wie sie von der gebräuchlichen Schirmbildphotographie her bekannt ist, unter anderem wegen der an die Kathodenkrümmung anpaßbaren Bildkrümmung. Das Schirmbild wird dabei etwa 4mal verkleinert auf der Photokathode abgebildet.

Die Größe des zu untersuchenden Objekts, d.h. die Bildfeldgröße auf dem primären Röntgenschirm wird folglich im Gegensatz zum Röntgenbildverstärker nicht mehr beschränkt durch die Abmessungen der Bildverstärkerröhre. Damit ist auch die Grundidee des Großfeldbildverstärkers herausgestellt: Eine verfahrensmäßige Ausweitung der Bildverstärkeranwendung im Hinblick auf die zu untersuchende Objektfeldgröße. Obwohl der Röntgenbildverstärker bereits außerordentliche Erfolge gebracht hat, deren Wert heute außer Zweifel sind, so wird doch für mancherlei Anwendung sein kleineres Röntgenbildfeld als unbefriedigend empfunden.

Während die gebräuchlichen Röntgenbildverstärker Objektfeldgrößen von 12,5 bis 22 cm Durchmesser erfassen, beträgt bei den in der Praxis einzigen Ausführungen des Großfeldbildverstärkers, *Cinelix* und *Delcalix*, die ausnutzbare Größe des Röntgenschirmfeldes 32 cm und erreicht damit annähernd das übliche Format der klassischen Röntgenaufnahme (s. Abb. 23). Die dabei verwendete Spezialröhre (Abb. 24) erlaubt, unter Aufrechterhaltung ihrer optimalen Abbildungseigenschaften, die elektronenoptische Bildverkleinerung um $1/3$ von 4,5 auf etwa 3 zu verringern, wodurch sich aus dem Großfeld ein gegebenenfalls gewünschter Ausschnitt von etwa 20 cm mit höherer bildvergrößerter Detailerkennbarkeit ausblenden läßt. Die wahlweise Umschaltung erfolgt ohne jeglichen Zeitverlust auf elektrischem Wege. Die Änderung der Röntgenstrahl- und damit auch Lichtmenge infolge des kleineren ausgestrahlten Röntgenschirmfeldes im Verhältnis $2^2:3^2$, wird dabei automatisch am Röntgenschalttisch kompensiert.

Das Anodenschirmbild kann in gleicher Weise wie beim Röntgenbildverstärker mittels einer Optik direkt betrachtet oder auf Film aufgenommen werden; aber auch auf die Fernsehabtaströhre übertragen werden und der Großfeldbildverstärker als Vorverstärkung für das Fernsehsystem dienen. Abb. 25 zeigt einen Durchschnitt der Anordnung und Abb. 26 ein Beispiel der für Film und Durchleuchtung kombinierten Gesamtanlage.

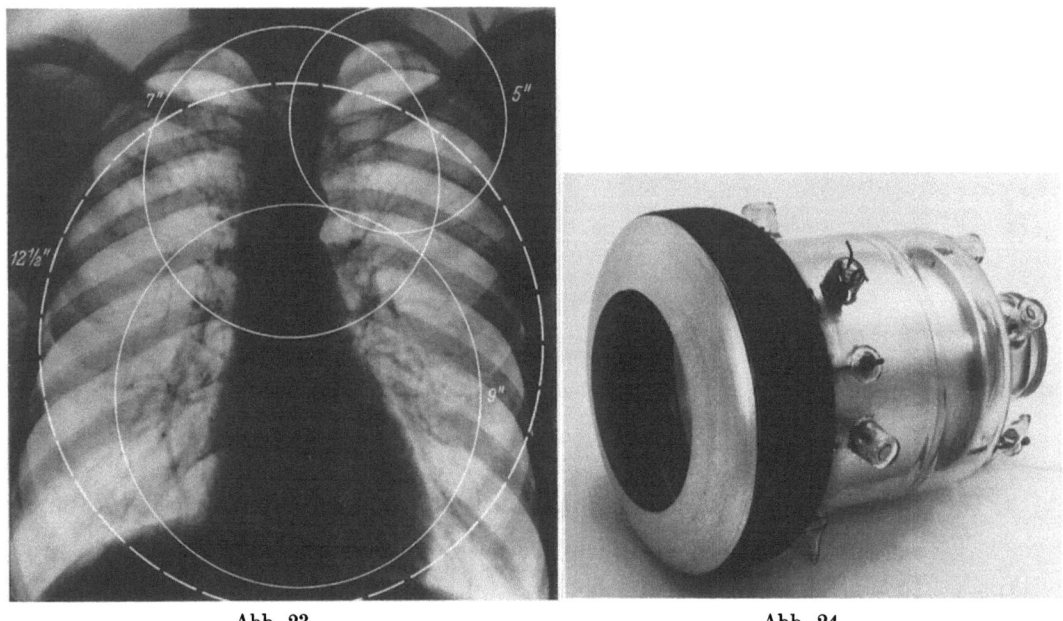

Abb. 23   Abb. 24

Abb. 23. Objektausschnitte bei Bildverstärker-Röntgensystemen der Eingangsformate 5″, 7″, 9″ und 12,5″ (12,5, 17,5, 22,5 und 32 cm). (A. Gebauer und J. Lissner)

Abb. 24. Bildverstärker nach Abb. 6 der elektro-optischen Systeme *Cinelix* und *Delcalix*. Elektronenoptische Bildverkleinerung umschaltbar von 4,5 auf 3. Kathodendurchmesser 80 mm; Rohrlänge 18 cm. (NV. Opt. Ind. „De Oude Delft")

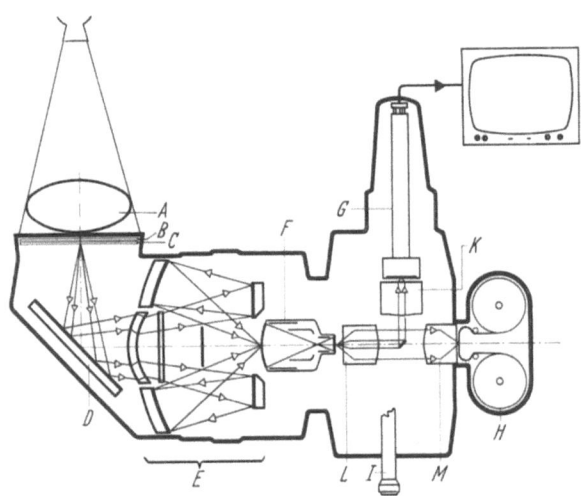

Abb. 25. Systemanordnung des elektro-optischen Bildverstärkersystems „Cinelix" (NV. Opt. Ind. „De Oude Delft"). Die halbschematische Darstellung zeigt: *A* Patient; *B* Streustrahlraster; *C* auswechselbarer Röntgenschirm; *D* 45⁰-Umlenkspiegel; *E* lichtstarke Spiegeloptik; *F* Lichtbildverstärker; *G* Super-Orthikon; *H* Filmkassette; *I* schwenkbare Betrachtungsoptik; *K, L* und *M* jeweils in „Tandem" gekoppelte Objektive

Infolge Fehlens des eingebauten primären Schirms ist die Bildverstärkerröhre des elektro-optischen Systems in ihren Abmessungen kleiner und im Aufbau einfacher als der Röntgenbildverstärker. Das erforderliche extreme Vakuum läßt sich dementsprechend leichter aufrechterhalten und eine gute elektrische Spannungsfestigkeit ohne Störeffekte bei hoher Betriebssicherheit und günstiger Lebensdauer erreichen. Als eine Folge der Einfachheit der Röhre, die bei der Herstellung größere Freiheit mit besserer Handhabung optimaler Bedingungen erlaubt, muß wohl auch die höhere Kathodenempfindlichkeit gegenüber dem Röntgenbildverstärker angesehen werden.

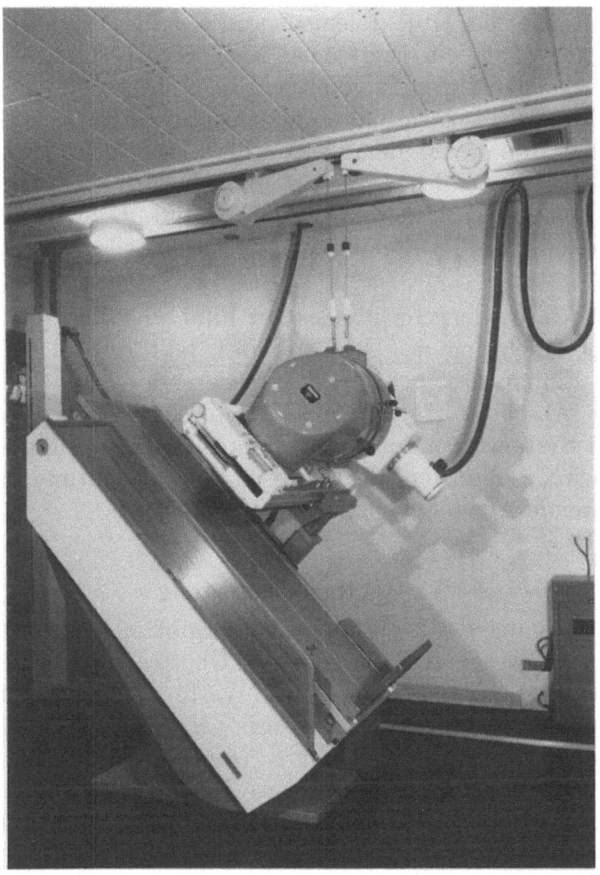

Abb. 26. 12,5″ elektro-optisches Bildverstärker-System „Cinelix“ mit Super-Orthikon-Fernseheinrichtung und Filmkamera (NV. Opt. Ind. „De Oude Delft“) an einem Kipptisch für internistische Untersuchungen

b) Verstärkung

Die bestimmenden Faktoren für den vom Anodenschirmbild abgestrahlten Lichtstrom wie auch für die Helligkeit des Anodenschirmbildes bei einer gegebenen Dosisleistung wurden bereits in Absatz 2b S. 376 im einzelnen aufgeführt. Die vollkommenere Abbildung mittels Optik bedingt, daß gegenüber der Kontaktübertragung beim Röntgenbildverstärker nur ein Teil des vom Röntgenschirm abgestrahlten Lichts ausgenützt wird. Gemäß einer bildseitigen Apertur der verwendeten Spiegeloptik von $\sin \beta = 0,75 (f/0,68)$ und eines durch Abschattung und unvollständige Reflexion bedingten Verlustfaktors $\varrho = 20\%$ kommt bei einer 4maligen Bildverkleinerung nur etwa $1/35$ $[(1-\varrho) \cdot 0,75^2/4^2]$ des abgestrahlten Lichtes zur Geltung. — Es sei aber vermerkt, daß diese Lichtmenge von dem primären Schirm auf eine 16mal flächenmäßig kleinere Kathode trifft, d.h. die Beleuchtungsstärke auf der Kathode nur etwa 45% $[(1-\varrho) \cdot \sin^2\beta]$ von der beim direkten

Kontakt beträgt. — Dieser durch die Optik bedingte Lichtverlust wird durch verschiedene Faktoren wieder weitgehendst kompensiert: Die Lichtausbeute des beim elektro-optischen System frei aufgestellten primären Röntgenschirms ist etwa 3- bis 4mal größer als die des eingebauten Schirms beim Röntgenbildverstärker; außerdem tritt kein Verlust auf infolge Absorption der Röntgenstrahlen im Röhrenfenster. Ferner ist die Lichtverstärkung im eigentlichen Bildverstärkerteil bei dem genannten Lichtbildverstärker wegen der höheren Kathodenempfindlichkeit sowie auch etwas größeren Lichtausbeute des verwendeten Anodenphosphors etwa 50—80% größer als bei den Röntgenbildverstärkern. Zusammenfassend errechnet sich damit für die vom Anodenschirm abgestrahlte Lichtmenge, bezogen auf ein gleiches Objektelement und gleiche Dosisleistung, für das elektro-optische Bildverstärkersystem ein rund 5mal kleinerer Wert als für den Röntgenbildverstärker. Für die Anodenschirmhelligkeit ergibt sich wegen der zweimal stärkeren Gesamtverkleinerung Röntgenschirmbild—Anodenschirmbild (ca. 20 gegenüber ca. 10 beim Röntgenbildverstärker) annähernd der gleiche Wert wie beim Röntgenbildverstärker. Gemessene Verstärkungswerte des Gesamtsystems zeigen bei den bereits erwähnten Ausführungen des Großfeldbildverstärkers, „Cinelix" und „Delcalix" gegenüber den Röntgenbildverstärkern keine großen Unterschiede; sie liegen teils unter, aber auch teils über einigen Röntgenbildverstärker-Typen.

Bei Übertragung des Anodenschirmbildes auf Film oder Fernsehabtaströhre, d.h. bei nicht direkter Sichtbetrachtung des Anodenbildes, läßt sich die effektive Gesamtverstärkung durch den Einbau geeigneter blau emittierender Anodenleuchtstoffe noch um etwa 50% erhöhen (s. Abschnitt III 2, S. 363). Aus diesem Grund werden in Ausführungstypen des genannten Systems, bei denen auf direkte Betrachtung des Anodenbildes kein Nachdruck gelegt wird, zugunsten der Fernseh-Durchleuchtung und der Kinematographie blau emittierende Anodenphosphoren verwendet.

c) Kontrastübertragung

Die Kontrastübertragung des Gesamtsystems ergibt sich auf einfache Weise durch Multiplikation der Kontrastübertragungen seiner Übertragungselemente (vgl. Abschnitt I 3 S. 353). In Abb. 27 sind die gemessenen Werte der Kontrastübertragungen des primären Röntgenschirms (S) der Spiegel-Voroptik (M), des Bildverstärkers (T) und einer lichtstarken Nachoptik (C) sowie die daraus resultierende Kontrastübertragung des Systems wiedergegeben; direkt gemessene Kontrollwerte des Gesamtsystems sind durch Punkte markiert (de Winter). Die in logarithmischer Teilung gezeichnete Abszissen-Skala bezieht sich auf Linienpaare/cm im primären Röntgenschirm. Aus der Darstellung der partiellen Kontrastübertragungen läßt sich ein interessanter Überblick über den Einfluß der einzelnen Übertragungselemente auf das Verhalten des Gesamtsystems gewinnen. Zunächst ist ersichtlich, daß die Übertragungskapazität vornehmlich durch die Beiträge des Röntgenschirms und des Bildverstärkers beschränkt wird, während der Einfluß von Vor- und Nachoptik relativ gering ist; eine Verbesserung des Systems folglich in erster Linie in der Verbesserung der Übertragungsqualität erstgenannter Elemente gesucht werden muß. Dies gilt besonders für die Kontrastminderung durch Streulicht im Bildverstärker. Wie erkennbar, reagiert die Übertragungsgüte in dem letztlich ausnützbaren Bereich auf die Größe dieser Kontrastminderung in recht empfindlicher Weise, und die Kontrastübertragung erreicht selbst bei niedrigster Linienzahl (größter Linienbreite) nicht 100%; ist jedoch merklich höher als beim Röntgenbildverstärker (vgl. Absatz 2c u. Abb. 17).

Eine merkliche Verbesserung der Kontrastübertragung würde die Verwendung eines äußerst fein zeichnenden primären Röntgenschirms bringen, d.h. die Verbesserung der Kurve S; allerdings bei Verminderung der Verstärkung und erhöhtem Rauschbeitrag der Röntgenquanten. Dennoch kann für bestimmte Anwendungszwecke die bessere Bildübertragung wünschenswert sein. Das elektro-optische Bildverstärkersystem erlaubt jederzeit, den frei aufgestellten primären Schirm beliebig auszuwechseln.

d) Quantenrausch

Die in Absatz 2d angeführten Betrachtungen betr. Quantenrausches gelten auch in gleicher Weise für das elektro-optische Bildverstärkersystem. Den Unterschied zwischen den Rauschbeiträgen der einzelnen Stufen beim elektrooptischen System und beim Röntgenbildverstärker, sowie eine Gegenüberstellung der Rauschbegrenzung in beiden Systemen, veranschaulicht das Diagramm in Abb. 28. Es knüpft unmittelbar an die Darstellung in Abb. 18 an, d.h. die Werte für den Röntgenbildverstärker sind mit den dortigen bis auf die Stufen Pupille und Retina (s. unten) identisch. Die durch unterbrochene Linien verbundenen Werte zeigen die Verhältnisse beim elektro-optischen System. Für die Vergrößerung der Betrachtungsoptik, die den auf die Pupille treffenden Anteil des

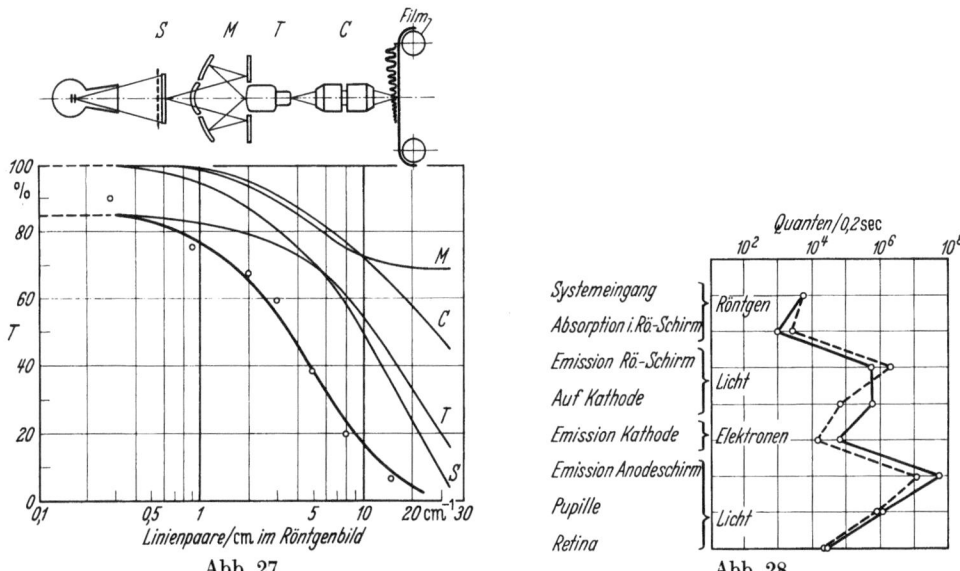

Abb. 27. Kontrastübertragungskurven der Einzelglieder des elektro-optischen Bildverstärkersystems Cinelix und des Gesamtsystems bis einschließlich Nachoptik. Am Gesamtsystem gemessene Werte sind durch Punkte markiert. Die stark gezeichnete Kurve ist die multiplikativ Resultierende aus den Kurven der Einzelglieder: *S* Primärer Röntgenschirm, *M* Spiegel-Voroptik, *T* Lichtbildverstärker, *C* Nachoptik. (DE WINTER)

Abb. 28. Quantenzahlen in den einzelnen Stufen zweier Bildverstärker-Durchleuchtungssysteme: Röntgenbildverstärker (ausgezogen) und elektro-optisches System mit Lichtbildverstärker (gestrichelt). (Der Zusammenhang zwischen den Quantenzahlen und der Dosis wird erst gegeben durch die Größe der zu betrachtenden Objektteilchen. Die aus der Darstellung zu entnehmende Zahl von ca. $5 \cdot 10^3$ Röntgenquanten/0,2 sec im Systemeingang korrespondiert beispielsweise bei einer Teilchengröße von 1 mm² mit einer Dosisleistung von etwa 100 μR/sec

Anodenschirmlichts bestimmt (s. Abb. 2), ist in dem Diagramm entsprechend des gegenüber der Objektgröße 10- bzw. 20mal verkleinerten Anodenbildes, beim Röntgenbildverstärker eine 10malige und beim Lichtbildverstärker eine 20malige Vergrößerung zugrunde gelegt. Wie aus dem Diagramm ersichtlich, wird auch bei dem System mit Lichtbildverstärker der größte Rauschbeitrag durch die Anzahl wirksam absorbierter Röntgenquanten im primären Schirm geliefert. Nur ist diese Anzahl dank des frei aufgestellten Schirms größer als beim Röntgenbildverstärker, d.h. der Rauschbeitrag geringer und die grundsätzliche Begrenzung durch Quantenrausch entsprechend günstiger.

Die Darstellung läßt aber auch die große Bedeutung der Lichtstärke der verwendeten Optik hinsichtlich des Quantenrausches — nicht nur ihre ohnehin verständliche Bedeutung für die Verstärkung — erkennen. Erst bei einer außerordentlich lichtstarken Optik ist der von einem Bildelement auf der Kathode zur Geltung gebrachte Lichtanteil hoch genug, daß die Anzahl emittierter Elektronen größer ist als die Anzahl absorbierter Röntgenquanten. Damit unmittelbar zusammenhängend ist die optische Bildverkleine-

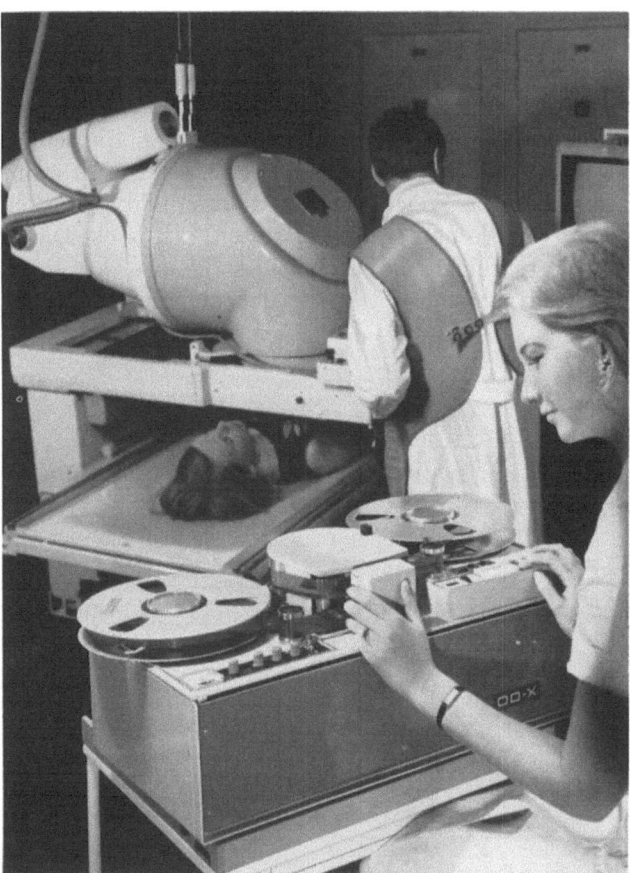

Abb. 29. 12,5″ elektro-optisches Bildverstärker-System „Delcalix" mit Super-Orthikon-Fernseheinrichtung. Bildbandaufzeichnung während der Fernsehdurchleuchtung mit OD-X Röntgenbildbandgerät. (NV. Opt. Ind. „De Oude Delft")

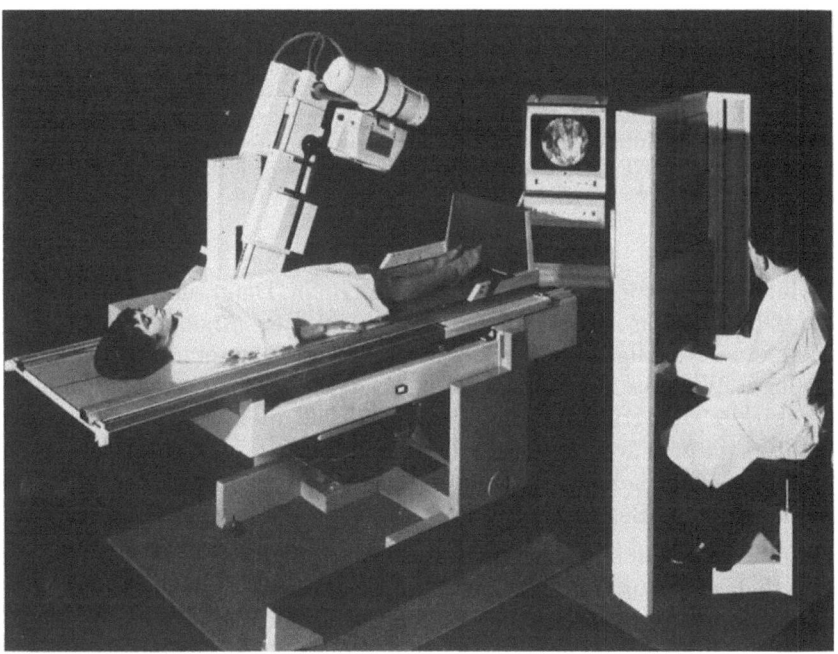

Abb. 30. Ferngesteuerte „Télévix"-Anlage (Balteau, Belgien) mit unter dem Tisch angeordneter Super-Orthikon-Fernseheinrichtung 12,5″ *Delcalix* (NV. Opt. Ind. „De Oude Delft")

rung von gleicher Wichtigkeit; denn je stärker die Bildverkleinerung, um so geringer ist notwendigerweise der ausnutzbare Lichtanteil, worauf in Absatz 5a noch näher eingegangen wird.

4. Fernsehsystem ohne Bildvorverstärkung

Die hohe Empfindlichkeit des Super-Orthikons — für den Helligkeitsbereich des Röntgenschirmbildes etwa 100mal höher gegenüber Vidicon — ermöglicht eine unmittelbare Ankopplung der Fernsehvorrichtung an den primären Röntgenschirm, wobei dieser mittels einer lichtstarken Optik auf der Photokathode des Super-Orthikons abgebildet wird.

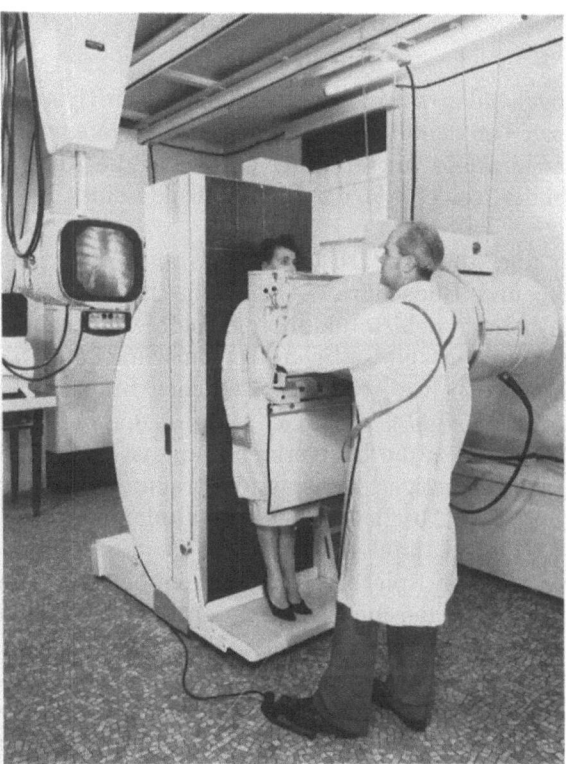

Abb. 31. 12″ Röntgenfernsehanlage ohne Bildvorverstärkung mit 4,5″ Super-Orthikon und lichtstarker Spiegel-optik (Marconi, England)

Die erste erfolgreiche Anwendung einer solchen Fernsehanordnung wurde 1950 erreicht (MORGAN u. STURM) und in weiterer Entwicklung allmählich graduelle Verbesserung erzielt (JANKER; HAY; GARTHWAITE). Allerdings ist die erforderliche Strahlendosis höher als bei Fernsehsystemen mit Vorverstärkung durch einen Bildverstärker. Versuche mit den neuzeitlichen empfindlicheren Super-Orthikons normaler Standardabmessung haben keine wesentlichen Verbesserungen der Ergebnissen gebracht. Die Rauschverhältnisse bleiben wegen der kleinen Kathode der Standardausführung — sie beträgt etwa 40 mm in der Bilddiagonalen — doch recht ungünstig. Die optische Übertragung des Röntgenschirmbildes von beispielsweise 32 cm Durchmesser erfordert eine etwa 8malige Verkleinerung, wodurch der ausnutzbare Lichtanteil so gering ist, daß die Anzahl Elektronen kleiner ist als die der wirksam absorbierten Röntgenquanten des korrespondierenden Bildelements im Schirm; d.h. der Rauschbeitrag der Elektronen ist größer als der sonst begrenzende der Röntgenquanten. Eine ausführliche Beschreibung dieser Zusammenhänge, optische Bildverkleinerung und Quantenrausch, folgt in Absatz 5a.

Erst durch das in seinen Abmessungen vergrößerte Super-Orthikon (BANKS), wobei die Bilddiagonale der hier gewölbten Kathode etwa 100 mm beträgt, fand das Fernsehsystem mit direkter Übertragung des Röntgenschirmbildes auf die Fernsehabtaströhre Eingang in die praktische Röntgenologie.

Die optische Übertragung erfolgt dabei mittels einer lichtstarken Spiegeloptik ähnlicher Art wie beim elektro-optischen Bildverstärkersystem und erlaubt ein Röntgenbildfeld von 12″ zu erfassen. In Abweichung von den üblichen Systemen besteht das Fernsehbild dieser Anlage aus 1024 Zeilen, die im 3fach-Zeilensprung von je 1/60 sec abgetastet werden und eine entsprechende Bandbreite von 10 MHz erfordern. Abb. 31 zeigt eine solche Röntgenfernsehanlage in der praktischen Anwendung.

5. Die Rolle der Optik
a) Primäre Optik

Alle in den vorangehenden Abschnitten beschriebenen Systeme enthalten einen primären Leuchtschirm zur Umwandlung des Röntgenbildes in ein Lichtbild. Dabei wird bei einigen dieses Leuchtschirmbild mittels einer Optik auf die Auffangfläche des elektronischen Systems abgebildet, sei es auf die Photokathode eines Bildverstärkers oder auch Super-Orthikons.

Die Ausführungen über die primäre Optik in Kapitel F II gelten auch hier. Größtmöglichste Lichtstärke und Bildschärfe — günstige Kontrastübertragung — sind aus gleichen Gründen wie bei der Schirmbildphotographie erwünscht. Die Lichtstärke, d.h. die Bildhelligkeit ist von dem bildseitigen Aperturwinkel β abhängig und der Größe $\sin^2 \beta$ proportional (s. Abb. 2, Kapitel F II). Zwischen Bild- und objektseitiger Apertur besteht der Zusammenhang $\sin \beta = m \cdot \sin \alpha$, wobei α der objektseitige Halbwinkel des nützlichen Strahlenkegels und m die Bildverkleinerung ist. Die höchste praktisch erreichbare Lichtstärke bei noch günstiger Kontrastübertragung ist etwa $\sin \beta = 0,75$ ($f/0,68$. Unter Berücksichtigung der Abschattungs- und Reflexionsverluste beträgt dabei der Kamerafaktor etwa 2,5 (vgl. Kapitel F II).

Ein besonderer Vorteil der Spiegelsysteme gegenüber den Linsensystemen ist ihre natürliche Bildfeldwölbung, die der aus elektronenoptischen Gründen erwünschten Krümmung der Photokathode genauestens angepaßt werden kann. Beispiele sind das System nach Garthwaite mit vergrößertem 100 mm Super-Orthikon (Abb. 31) und das elektro-optische Bildverstärkersystem mit Lichtbildverstärker, wie aus Abb. 25 ersichtlich. Bei beiden Systemen ist die verwendete primäre Optik im Prinzip das konzentrische Spiegelsystem der Odelca-Kamera. Nur die Hinzufügung eines Planspiegels, um das Bild hinter das optische System zu bringen, läßt hier die Eigenschaft des Konzentrischen nicht unmittelbar erkennen.

Eine neue Forderung für die primäre Optik betrifft das Maß der Bildverkleinerung. Diese soll im Hinblick auf die Größe des Quantenrauschens nicht mehr als 5 betragen, wie folgende kurze Näherungsrechnung ergibt: Die Zahl der abgestrahlten Lichtquanten pro wirksam absorbiertes Röntgenquant beträgt bei den üblichen Schirmen und Röntgenspannungen höchstens etwa 1500. Die Apertur der Optik kann maximal den Wert $\sin \beta = 0,75$ haben; demzufolge ist bei einer 5maligen Bildverkleinerung die objektseitige Öffnung $\sin \alpha = 1/5 \cdot 0,75 = 0,15$ (s. vorstehend). Unter Berücksichtigung, daß in der Optik infolge Abschattung und unvollständiger Reflexion noch etwa 20% des Lichts verloren geht, wird von den 1500 Photonen ein Anteil von $0,8 \cdot \sin^2 \alpha = 0,018$, d.h. ca. 1,8% auf der Photokathode zur Geltung gebracht. Diese rund 25 Photonen erzeugen bei einer gemittelten Quantenausbeute der Kathoden von 10% etwa zwei Elektronen; bei höchst empfindlichen Kathoden drei Elektronen. Man erhält also durchschnittlich zwei Elektronen pro wirksam absorbiertes Röntgenquant. Der Rauschbeitrag dieser Elektronen ist zwar noch geringer als der der Röntgenquanten, aber doch nicht mehr ganz zu vernachlässigen. Für den Gesamtrausch R, die relative Quantenfluktuation, gilt die Näherungsformel:

$$R = \sqrt{R_r^2 + R_e^2},$$

wobei die relativen Schwankungsgrößen $R_r = \frac{1}{\sqrt{N_r}}$ und $R_e = \frac{1}{\sqrt{N_e}}$ als Rauschbeiträge der Röntgenquanten N_r und der Elektronen N_e betrachtet werden können.

Bei 5maliger optischer Bildverkleinerung und Verwendung einer Optik höchster Lichttärke ist also der Rauschbeitrag der Elektronen, der den Quantenrausch um etwa 20% erhöht, noch ertragbar; nicht aber bei 8maliger, die beispielsweise bei der Abbildung eines Röntgenschirmbildes von 32 cm ⌀ auf ein Standard-Orthikon erforderlich wäre. Wenn dabei auch noch ein Objektiv mit einer Apertur $\sin \beta = 0,5$ ($f/1,0$) verwendet wird, erhöht der Rauschbeitrag der Elektronen den Quantenrausch bereits auf annähernd 200%.

Abb. 32 zeigt den nach obiger Näherungsmethode errechneten Anstieg des Quantenrausches in Abhängigkeit von der Bildverkleinerung für drei verschiedene Lichtstärken der verwendeten Optik. Daraus ist ersichtlich, wie wichtig sowohl hohe Lichtstärke als auch geringe Bildverkleinerung ist, um den Quantenrausch möglichst gering zu halten. Ungünstig wären darum Systeme mit Bildverstärkerröhren sehr kleiner Kathodengröße.

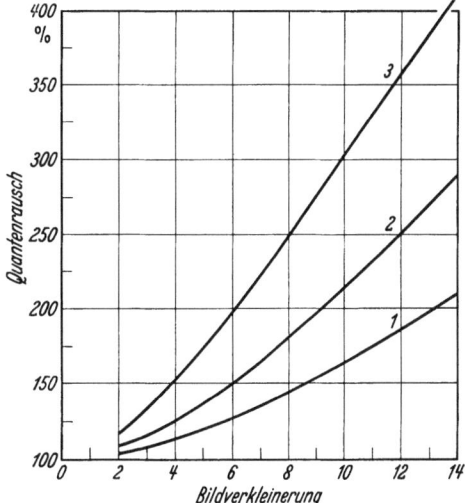

Abb. 32. Erhöhung des Quantenrausches durch Rauschbeitrag der Photoelektronen in Abhängigkeit der optischen Bildverkleinerung für verschiedene Aperturen der verwendeten Optik. *1)* $\sin \beta = 0,75$ ($f/0,68$); *2)* $\sin \beta = 0,5$ ($f/1,0$); *3)* $\sin \beta = 0,33$ ($f/1,5$). Die Ordinate gibt den Quantenrausch an in % vom primären Röntgenquantenrausch

b) Nachoptik

Die Nachoptik hat die Aufgabe, das Anodenschirmbild eines Bildverstärkers wiederum abzubilden, entweder auf eine Filmemulsion bzw. die Abtaströhre eines Fernsehsystems, oder aber mit Hilfe der Augenlinse auf die Netzhaut. Entsprechend dieser Teilung muß zwischen Koppeloptik und Betrachtungsoptik unterschieden werden.

α) Koppeloptik

Bei gegebener Helligkeit des Anodenbildes ist die Beleuchtungsstärke E_b auf dem Empfänger, abgesehen von verhältnismäßig geringen Verlusten infolge Absorption und Streuung in der Optik, nur von der Größe der bildseitigen Apertur $\sin \beta$ abhängig. Sie ist ohne Berücksichtigung der Absorptions- und Reflexionsverluste durch die Beziehung

$$E_b = B_0 \sin^2 \beta \text{ (Lux)}$$

bestimmt, wobei B_0 die Objekthelligkeit in asb ist. Dies gilt allerdings nur, sofern das Lambertsche (Cosinus-)Gesetz erfüllt ist, d.h. die Strahlungsdichte in Abhängigkeit von dem Richtungswinkel ϑ dem $\cos \vartheta$ proportional ist (s. Abb. 33); für das Leuchtschirmbild ist diese Bedingung annähernd erfüllt.

Wie Abb. 33 veranschaulicht, bringt die Verwendung von zwei Linsen in „Tandem", Objekt- und Bildebene jeweils in den Brennebenen, den Vorteil, die Apertur der Linse maximal ausnutzen zu können. Daraus ist aber auch ersichtlich, daß bei einer Bildverkleinerung — Brennweite der bildseitigen Linse entsprechend kleiner als die objektseitige (s. Abb. 33b) — die bildseitige maximale Apertur $\sin \beta$ und damit auch die Beleuchtungsstärke auf dem Empfänger unverändert bleibt. Kleineres Bild bei gleicher Beleuchtungsstärke bedeutet aber, daß ein entsprechend geringerer Anteil des Anodenlichtes zur Geltung gebracht wird; der ausnutzbare objektseitige Öffnungswinkel α ist kleiner als bei einer 1:1-Abbildung (Abb. 33a). Bei einer Bildvergrößerung liegen die Verhältnisse umgekehrt; objektseitig maximale Ausnutzung der Apertur sin α und entsprechend der Bildvergrößerung eine Verringerung von sin β (Abb. 33c). Es wird ein maximal möglicher Anteil des Anodenlichtes ausgenutzt, wobei die Beleuchtungsstärke auf den Empfänger mit steigender Bildvergrößerung abnimmt.

Es ist beispielsweise bei Abbildung auf Film nicht etwa so, daß ein kleineres Abbildungsformat eine geringere Dosis fordert, weil die Beleuchtungsstärke eben durch die Verkleinerung erhöht wäre. Eine Abbildung auf 16 mm-Film mit 9 mm ⌀ Bildformat ist hinsichtlich der Beleuchtungsstärke gleichwertig mit einer Abbildung auf 35 mm-Film mit 20 mm ⌀ Bildformat, solange die Apertur sin β in beiden den gleichen Wert hat.

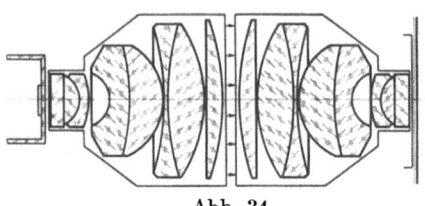

Abb. 34

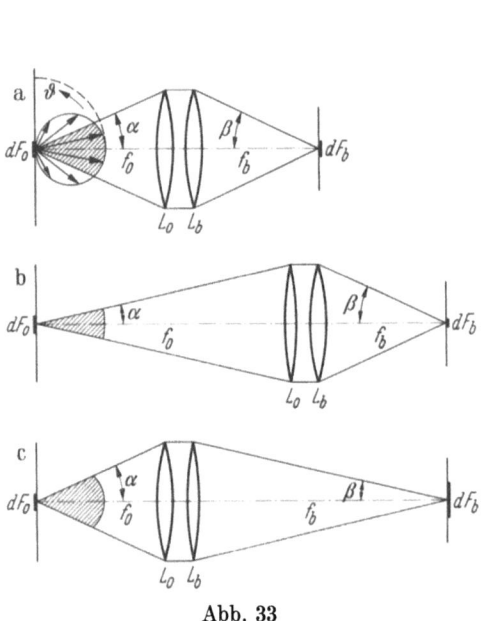

Abb. 33

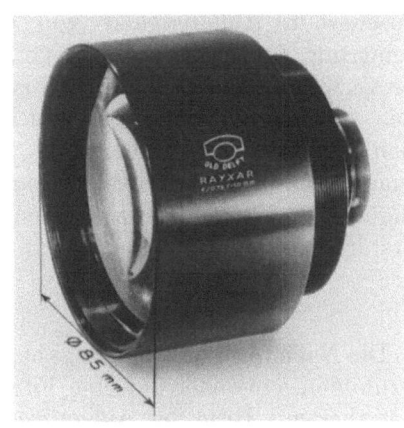

Abb. 35

Abb. 33 Zur Berechnung der vom Anodenleuchtschirm zum Empfänger (beispielsweise Film oder Fernsehabtaströhre) übergehenden Lichtmenge ($\sim \sin^2 \alpha$) und der Beleuchtungsstärke auf dem Empfänger ($\sim \sin^2 \beta$). (Unter Annahme, daß das Lambertsche Gesetz erfüllt ist, d.h. die in Richtung ϑ abgestrahlte Lichtmenge dem $\cos \vartheta$ proportional ist; siehe a). a) 1:1 Abbildung; b) Bildverkleinerung und c) Bildvergrößerung. dF_o und dF_b korrespondierende objekt- bzw. bildseitige Flächenelemente; f_o und f_b Brennweiten der objektseitigen Linse L_o bzw. bildseitigen L_b

Abb. 34. Zwei lichtstarke Rayxar-Objektive f/0,75 in „Tandem"; Abbildung 1:1 bei einer Lichtausbeute von 33%. (N. V. Opt. Ind. „De Oude Delft")

Abb. 35. Lichtstarkes Objektiv „Rayxar". Öffnungsverhältnis f/0,75, Brennweite f=50 mm. (NV. Opt. Ind. „De Oude Delft")

Das größere Bildformat hat aber den Vorteil der besseren Bildschärfe, weil der Unschärfebeitrag der Filmemulsion relativ geringer ist. Nur dann, wenn für das größere Format etwa eine Bildvergrößerung erforderlich wäre, oder wenn die Apertur der vorhandenen Optik für das größere Format nicht, für das kleinere dagegen wohl ausreicht, ist die Beleuchtungsstärke beim kleineren Format größer.

Zusammenfassend sei festgestellt, daß 1. jede Bildverkleinerung die mögliche vom Anodenleuchtschirm auf den Empfänger zu übertragende Lichtmenge verringert und die Beleuchtungsstärke auf dem Empfänger gegenüber einer 1:1-Abbildung nicht erhöht; 2. jede Bildvergrößerung die Übertragung maximal möglicher Lichtmenge erlaubt, allerdings bei Verringerung der Beleuchtungsstärke auf dem Empfänger. Am günstigsten ist meist eine 1:1-Abbildung — maximale Beleuchtungsstärke bei gleichzeitig maximaler Lichtausnutzung — mit zwei gleichen Linsen in „Tandem" (Abb. 34), wobei dann die

Apertur beider Linsen voll ausgenutzt und etwa 33 % des vom Anodenleuchtschirm abgestrahlten Lichtes in der Bildfläche des Empfängers zur Geltung gebracht wird. Linsen mit
Öffnungsverhältnis $f/0,75$ sind normal erhältlich (s. Abb. 35).

β) Betrachtungsoptik

Für die visuelle Betrachtung des Anodenschirmbildes erfordert das stark verkleinerte
Sichtbild eine etwa entsprechende optische Rückvergrößerung. Dabei sind als Betrachtungsoptik einfache Vergrößerungsgläser wegen der nur monocularen Betrachtungsmöglichkeit wenig geeignet. Binoculare Wahrnehmung läßt sich mittels eines Zwischenbildes er-

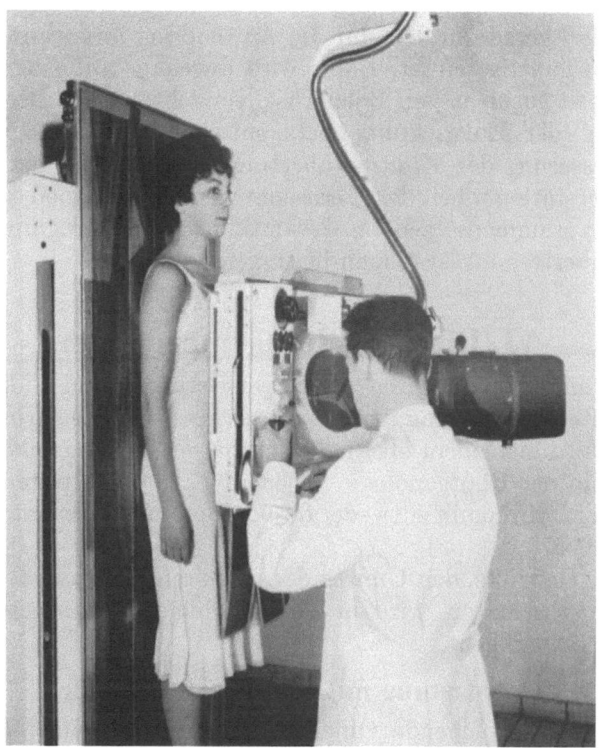

Abb. 36. 9″ Röntgenbildverstärker-System mit Spiegel-Betrachtungsoptik (Philips, Eindhoven)

reichen, wobei dann die Betrachtungsoptik ein schwaches Mikroskop darstellt (VAN
ALPHEN; JENSEN). Bezüglich der Beleuchtungsstärke liegen die Verhältnisse insofern
anders, als daß hier der Empfänger die Netzhaut des Auges ist und die bestimmende bildseitige Apertur durch den Abstand Netzhaut—Augenlinse und den Durchmesser der
Augenpupille gegeben ist. Eine Betrachtungsoptik vermag daran nichts zu ändern, so
lange die Größe ihrer Austrittspupille mindestens gleich der Augenpupille ist. Die wahr-
genommene Helligkeit ist dann praktisch gleich der Helligkeit bei Wahrnehmung ohne
Optik. Kleinere Austrittspupille als Augenpupille bedeutet Helligkeitsverlust. Dagegen
bringt Vergrößerung der Austrittspupille keine Helligkeitserhöhung, da die Augenpupille
ohnehin den Strahlenkegel begrenzt. Sie kann wohl — auf Kosten der Bildvergrößerung —
den Einblick erleichtern (VAN ALPHEN).

Eine gewisse Schwierigkeit bei der Anwendung des Betrachtungsmikroskops besteht
darin, den Kopf in einem derart fixierten Stand zu halten, daß die Augenachsen mit den
Achsen der Oculare zusammenfallen. Die gleiche Schwierigkeit, wenn auch in etwas geringerem Maße, ergibt sich bei mit Spiegeln arbeitenden binocularen Betrachtungssyste-
men. Ein Beispiel der Spiegelbildbetrachtung am Röntgenbildverstärker zeigt Abb. 36.

Es erhebt sich in diesem Zusammenhang die Frage, ob bei dem heutigen Stand der
Fernsehtechnik der visuellen Betrachtung des Anodenschirmbildes für die Zukunft noch

größere Bedeutung beizumessen ist. In Anbetracht der so wesentlich leichter zugänglichen Wahrnehmung des Fernseh-Monitorbildes, verbunden mit verschiedenen weiteren Vorteilen, dürfte man ihr wohl heute schon in den meisten Fällen den Vorzug geben.

c) Moderner Linsenentwurf

Ein rezenter Beitrag zu besserer Bildübertragung sind Linsen und Spiegelsysteme größerer Lichtstärke, die nach einem neuartigen Prinzip berechnet worden sind.

Die klassische Entwurfsmethode zielte in erster Linie auf hohe Auflösung; die moderne Methode dagegen auf günstigere Kontrastübertragung. Erst die elektronische Rechenmaschine erlaubt die umfangreiche Korrektionsrechnung für optische Systeme auch darauf zu richten, daß gerade in dem für die Anwendung interessanten Gebiet die Kontrastübertragung am günstigsten ist. Dabei wird durchaus auf extrem hohe Auflösung, die in der Praxis meist garnicht von Belang ist, verzichtet wird. Die Problemstellung ist ähnlich, wie sie bei der Entwicklung elektronischer Verstärker gegeben ist (s. Abschnitt IV 2). Verbesserung der Kontrastübertragung und möglichst günstige Frequenzkurve des Video-Verstärkers bei der Fernsehanwendung können gemäß der multiplikativ aus ihnen sich zusammensetzenden Gesamtkontrastübertragung wesentlich zur Verbesserung von Bildübertragungssystemen beitragen.

VI. Direktes Röntgenfernsehen

Fernsehsysteme mit Kameraröhren wie Super-Orthikon und Vidicon empfangen eingangsseitig zur weiteren Übertragung ein optisches Leuchtschirmbild. Das Monitor-Sichtbild resultiert also aus einem ebenfalls sichtbaren Eingangsbild. Das erfordert aber für die Anwendung in der Röntgenologie in jedem Falle einen primären Röntgenschirm. Erst das sichtbare Bild wird dann entweder direkt oder auch vorverstärkt auf die Fernseh-Abtaströhre übertragen.

Der naheliegende Gedanke, den Umweg der primären Umwandlung Röntgenreliefbild-Leuchtschirmbild auszuschalten, wird in den nachfolgend kurz beschriebenen Fernseh-Aufnahmesystemen verwirklicht.

1. Abtastung mit Röntgenstrahlbündel

Hier wird das zu untersuchende Objektfeld mit einem feinen Röntgenstrahlbündel zeitlich nacheinander abgetastet. In einem hinter dem Objekt angeordneten Strahlenempfänger werden dabei der jeweilig lokalen Absorption entsprechende Stromänderungen hervorgerufen und diese als Videosignal zur Bildwiedergabe in gleicher Weise wie bei den üblichen Fernsehsystemen benutzt.

Ein nach diesem Prinzip arbeitendes System, bei dem die Bewegung des abtastenden Röntgenstrahls mittels Bewegung von Bleilochblenden bei feststehendem Röntgenröhrenbrennfleck zustandekommt, stellt wohl den überhaupt ältesten Vorschlag für ein Röntgenfernsehsystem dar (Dauvilliers).

Bei einer moderneren Variante der Röntgenstrahlabtastung erfolgt die Führung des Abtaststrahls durch Bewegung des Röntgenröhrenbrennflecks auf einer großen Anode bei feststehender kleiner Bleilochblende (Moon [2]). Der bewegende Brennfleck wird durch ein gesteuertes Elektronenbündel erzeugt. Zu einer praktischen Ausführung in der Röntgenologie ist es nicht gekommen, da die Ausbeute zu gering ist. Es fehlt hier der Speichereffekt während der Zeit zwischen zwei Abtastungen eines Bildelements, wie er gerade zur Erhöhung der Ausbeute bei den modernen Abtaströhren, dem Super-Orthikon und Vidicon verwirklicht ist.

2. Röntgen-Vidicon

Mehr Erfolg hatte der Vorschlag, mit Hilfe einer unmittelbar auf Röntgenstrahlen ansprechenden Abtaströhre eine direkte fernsehmäßige Bildübertragung des Röntgenbildes zu ermöglichen. Bereits vor einigen Jahren wurde zu diesem Zweck die Verwendung von Vidicon-Röhren mit Halbleiterschichten aus Selen bzw. Bleioxyd versucht. Abgesehen von der praktischen Begrenzung durch die Größe der Auffangfläche, zeigten und zeigen auch bis jetzt noch derartige Röhren für den Gebrauch direkter Röntgenbildübertragung merkliche Begrenzungen, die einerseits durch die geringe Absorption der Röntgenstrahlen bei genügender Auflösung und andererseits durch die schon früher besprochene Trägheit der Halbleiterschichten (Abschnitt IV 5 b α S. 372) bedingt werden.

Eine den praktischen Erfordernissen angepaßte Ausführungsform einer solchen nach dem Vidicon-Prinzip arbeitenden Röhre ist das X-icon (Abb. 37), das ursprünglich nur für industrielle Anwendung vorgesehen, später auch beim Röntgenfernsehen medizinischer Diagnostik, in dem sog. TVX-System eingesetzt wurde (JACOBS u. BERGER; WEISS). Zur Einführung in die praktische Röntgenologie ist es jedoch wegen technologischer Schwierigkeiten noch nicht gekommen (BIGDOW u. HAQ).

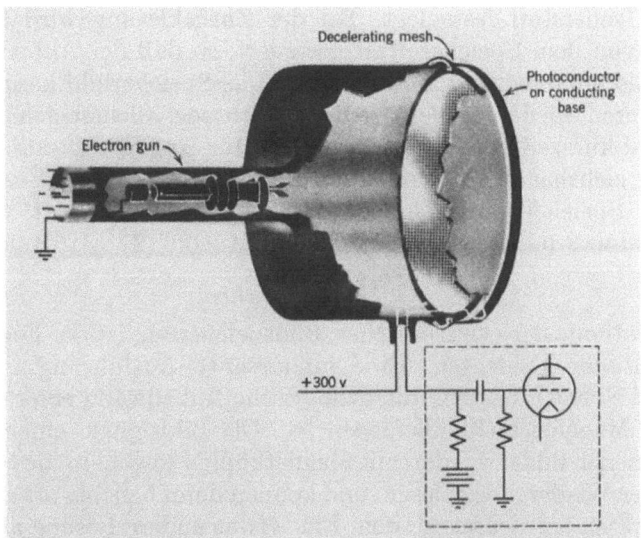

Abb. 37. „X-icon" Fernsehkameraröhre mit Widerstands-Photoschicht für direkte Röntgenstrahlanwendung beim „TVX-System" (J. D. JACOBS, General Electric Company, USA)

Das X-icon ist in seinen Abmessungen erheblich größer als ein übliches Licht-Vidicon. Die Auffangfläche der auf einer Signalplatte aufgebrachten Bleioxyd-Halbleiterschicht hat einen Durchmesser von etwa 20 cm.

Die Dicke der photoleitenden Schicht ist zur Absorptionserhöhung der Röntgenstrahlen stärker als beim Vidicon und beträgt etwa 200 μ. Von den auf sie treffenden Röntgenquanten wird bei 70 kV Röntgenspannung und den üblichen Bedingungen ein Anteil von ca. 20% nutzbar absorbiert.

Die Abtastung erfolgt hier mittels elektrostatischer Ablenkung in ansonsten ähnlicher Weise wie beim Vidicon durch langsame Elektronen; d. h. der anfangs auf höhere Geschwindigkeit beschleunigte Elektronenstrahl wird vor dem Auftreffen auf die Halbleiterschicht wieder abgebremst. Die weitere Wirkungsweise ist im wesentlichen die gleiche wie beim Licht-Vidicon (Abschnitt IV 5 b).

VII. Durch die Fernsehtechnik gegebene Speichermöglichkeiten des Röntgenbildes

1. Elektronische Bildspeicher

Die für die Fernsehübertragung charakteristische zwischenzeitliche Zerlegung des Bildes in einzelne elektrische Bildpunktsignale bietet auch die Möglichkeit, das Fernsehbild zu speichern durch Festlegung und Speicherung eben dieser elektrischen Videosignale, sei es in Form elektrischer Ladungen oder in magnetischen Schichten. Beide

Verfahren sind in verschiedenen Anordnungen, sowohl für die Aufzeichnung von Einzelbildern als auch von Bildfolgen, entwickelt worden. Die bekannteste ist der für den Sendebetrieb modernen Fernsehfunks heute unentbehrliche Magnetbandspeicher.

Mit dem Einzug fernsehtechnischer Methoden in die Röntgenologie lag es nahe, auch die elektronische Bildspeicherung der Röntgenuntersuchung nutzbar zu machen. Im Unterschied zu der photographischen Speicherung auf Film können elektronisch gespeicherte Bilder bzw. Bildfolgen ohne zeitraubende Verzögerung unmittelbar nach der Aufnahme reproduziert werden.

a) Einzelbildspeicher

α) Speicherröhren

Bei den Ladungsspeicherröhren wird im Prinzip das Bild während der kurzzeitigen „Aufnahme" in Form korrespondierender Ladungsverteilung auf einer Speicherplatte oder -gitter aus Isolierstoff festgelegt. Bei der Zurücklesung wird der bildzeichnende Elektronenstrahl von dem Speichergitter gesteuert, so daß der Abtaststrahl wieder dem ursprünglichen Bild entsprechend moduliert ist. Das Speicherbild kann auf gewöhnlichen Fernsehbildmonitoren wiedergegeben werden. Auch sog. Sichtspeicherröhren, bei denen das als Videosignal kurzzeitig eingespeicherte Bild für längere Zeit auf dem Leuchtschirm der Speicherröhre sichtbar bleibt, fand für Röntgenzwecke schon Verwendung. Die verschiedenartigsten Speicherröhren sind entwickelt und verbessert worden (Wallman u. Wickbom; Wallman u. Malven; Heiman [2]; McGee [2], [3]; Berci u. Seyler u.a.).

β) Magnetspeicher

Eine andere Methode der elektronischen Bildspeicherung ist die Festlegung des Videosignals in magnetische Schichten. Eine interessante Ausführung ist das *Speicherrad* (Oosterkamp und Schut), bei dem die zylindrische Außenwand einer schnell rotierenden Trommel mit der Magnetschicht überzogen ist. Die Bildsignale einer Anzahl in jeweils $1/_{50}$ sec aufgenommener Bilder werden mit Magnetköpfen sowohl in die Schicht eingeschrieben als auch bei der Wiedergabe gelesen, und können dann beliebig oft auf einem oder auch mehreren Sichtgeräten betrachtet werden. Eine etwas andere Lösung ähnlicher Art ist der *Folienspeicher* (Bischoff, Bodenstein und Walter; Schott [4]), bei dem der Träger der Magnetschicht eine kreisrunde ebenfalls schnell rotierende Kunststoffolie ist. Auf das Speicherprinzip in Magnetschichten wird im folgenden Absatz noch näher eingegangen.

b) Magnetbandspeicher

Die größte praktische Bedeutung von allen bisher bekannt gewordenen elektronischen Speicherverfahren hat der Magnetbandspeicher erlangt. Er bietet die Möglichkeit, Bildszenen von praktisch beliebiger Dauer speichern und reproduzieren zu können; einbezogen auch die Wiedergabe einzelner Standbilder aus der Bildfolge.

Die Aufzeichnung, Speicherung und Wiedergabe der elektrischen Signale erfolgt nach dem gleichen Grundprinzip, wie es schon lange Zeit vom Tonbandverfahren her bekannt ist. Die zwei Hauptelemente sind dabei der Magnetkopf als Übertragungsglied und das als Signalspeicher dienende Magnetband. Letzteres besteht aus einem Trägerband aus dünner Kunststoffolie (etwa 30 μ), auf der die eigentliche Magnetschicht (6—10 μ) in Form feinster, in einem Bindemittel eingebetteter, Eisenoxyd-Teilchen aufgebracht ist.

Der Magnetkopf ist ein im Video-Verstärkerkreis liegender Elektromagnet mit Weicheisenkern, dessen Polschuhe nur auf Spaltweite (1—2 μ) gegenüberstehen. Beim Vorbeiführen des Bandes nimmt der aus den Polschuhen austretende, entsprechend dem Videosignal modulierte magnetische Kraftfluß den Weg durch die geringeren magnetischen Widerstand bietenden Eisenoxyd-Teilchen und magnetisiert sie dabei zu Permanentmagneten in einer dem Videosignal entsprechenden Stärke. Das Bild ist gespeichert.

Bei der Wiedergabe verläuft der Vorgang auf ähnliche Weise in umgekehrter Richtung. Das Band wird an den Polschuhen vorbeigeführt, verursacht dabei einen entsprechend dem Speichersignal veränderlichen magnetischen Kraftfluß im Weicheisenkern, und das dadurch in der Spule des Magnetkopfes induzierte elektrische Videosignal kann schließlich dem Sichtgerät wieder zugeführt werden.

Die Realisierung dieses Grundprinzips erfordert für die Bildaufzeichnung einen erheblich höheren technischen Aufwand als bei den bekannten Tonbandgeräten. Der Grund ist die außerordentlich hohe Bildpunktfrequenz des Fernsehbildes, sowie das große Verhältnis zwischen höchster und niedrigster Frequenz der zu übertragenden Bildsignale. Das in $1/_{50}$ sec geschriebene Halbbild (Vollbild halber Zeilenzahl) enthält ca. 200 000 Bildelemente, d.h. in jeder Sekunde müssen bis zu 10 Millionen Bildelemente aufgezeichnet werden (vgl. Abschnitt IV 1 und 2). Bei einer Spaltbreite von 1—2 μ erfordert dies eine Relativgeschwindigkeit zwischen Magnetkopf und Band von mehr als 40 km/Std. Wollte man die Bildsignale in ähnlicher Weise wie bei der Tonaufzeichnung in einer ununterbrochenen Spur auf das Band zeichnen, so müßte das Band von undiskutabler Länge sein und würde zudem Abwickelspulen von mehr als 20 m Durchmesser erforderlich machen.

Das Problem wird heute in der Weise gelöst, daß die Aufzeichnung durch einen oder auch mehrere schnell rotierende Magnetköpfe in schräg zum Band verlaufenden, unterbrochenen Spuren erfolgt; d.h. unter mehrspuriger Ausnutzung des Bandes. Die Bandgeschwindigkeit selbst ist dabei verhältnismäßig gering.

Da es kaum realisierbar ist, den angangs schon erwähnten großen Bereich der Videofrequenz mit der Bandspeichermethode zu erfassen, wird das amplitudenmodulierte Fernsehsignal zunächst auf eine Trägerfrequenz moduliert und erst das frequenzmodulierte Bildsignal, worin das Frequenzverhältnis kleiner ist, auf das Band gezeichnet. Nach der Ablesung erst wieder demoduliert, kann das Videosignal einem normalen Sichtgerät zugeleitet werden.

Bei den im Studiobetrieb des Fernsehfunks verwendeten *Ampex-Geräten* (Ampex-Corp. Redwood City, USA) wird das Bild von 4 zyklisch in Funktion tretenden Magnetköpfen geschrieben und gelesen. Außer der Bildspur trägt das etwa 5 cm breite Band gleich noch mehrere Ton-, Steuer- und Kontrollspuren. Die Funktionsweise eines vereinfachten Ausführungstyps, wie er auch für Röntgenzwecke Verwendung findet, läßt sich an Hand von Abb. 38 verdeutlichen. Er arbeitet mit zwei um eine gemeinsame Achse rotierenden Video-Magnetköpfen, wobei das 1″ breite Band in gegensinniger Richtung spiralförmig über eine Zylindertrommel geführt wird. Mit einer Rotationsgeschwindigkeit von 25 U/sec schreiben die Köpfe abwechselnd jeweils während einer halben Umdrehung. Jede der in $1/_{50}$ sec aufgezeichneten Schrägspuren enthält folglich die Bildpunktmenge eines Fernsehbildes halber Zeilenzahl (vgl. Abschnitt IV 1), wodurch bei stillstehendem Band auch die Wiedergabe einzelner Standbilder ermöglicht wird. Ein hinter den Videoköpfen feststehend angeordneter Ton-Magnetkopf erlaubt eine getrennte Aufzeichnung der am Rande des Bandes verlaufenden Tonspur. Der ebenfalls feststehende Servo-Magnetkopf dient zur Aufzeichnung der wichtigen Steuer- und Synchronisationsspur (in gewissem Sinne mit der Perforation beim Film vergleichbar). Eingangsseitig wird das Band an einem besonderen Lösch-Magnetkopf vorbeigeführt, der bei „Aufnahme" automatisch in Funktion tritt und die Eisenoxyd-Teilchen hochfrequent wieder entmagnetisiert, um das Band für die neue Aufzeichnung frei zu machen. Die Bandgeschwindigkeit beträgt 19 cm/sec und erlaubt entsprechend dem Fassungsvermögen der 26 cm-Abwickelspule von ca. 1 100 m Bandlänge eine Gesamtaufnahmedauer von etwa $1^1/_2$ Std.

Schon aus der nur in groben Umrissen gegebenen Beschreibung wird deutlich, daß die außerordentlich schnell verlaufenden Wechselwirkungen zwischen den elektrischen, magnetischen und mechanischen Vorgängen nur bei größter mechanischer und elektronischer Präzision des Gerätes und auch des Magnetbandes realisierbar sind. Die für die Studiotechnik des Fernsehfunks entwickelten Geräte mit Videofrequenzen von über 5 MHz genügen höchsten Anforderungen. Ihrem allgemeinen Einsatz für Röntgenzwecke steht aber der bis jetzt noch sehr hohe Erstellungspreis (ca. DM 200 000) entgegen. Erst vereinfachte Ausführungstypen mit Frquenzbandbreiten von $2^1/_2$ MHz bis $3^1/_2$ MHz schufen dafür auch die wirtschaftliche Voraussetzung. Infolge der kleineren Frequenzbandbreite

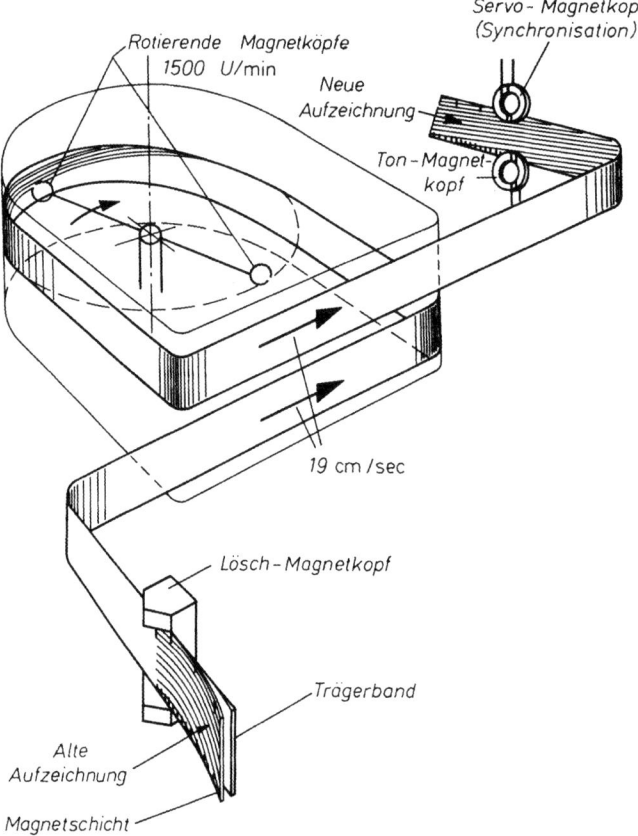

Abb. 38. Schematische Darstellung des Arbeitsprinzips eines Magnetbandspeichers; Frequenzbandbreite 3,5 MHz

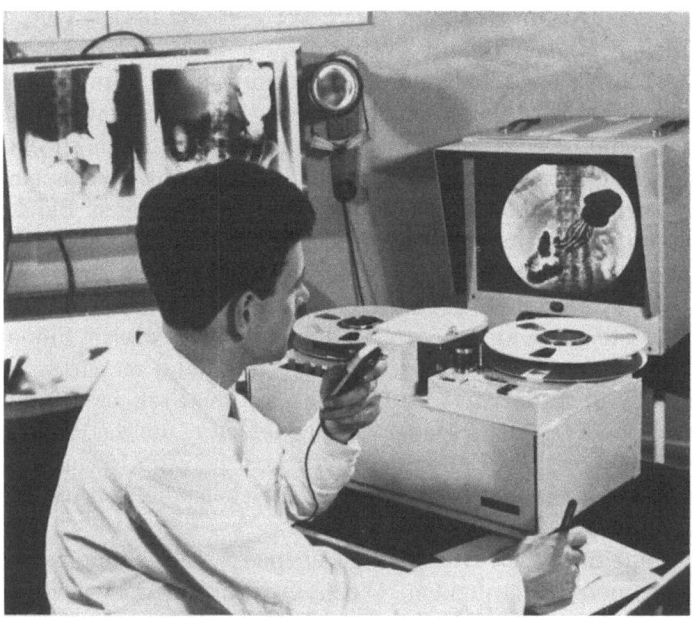

Abb. 39. Tonaufzeichnung mit dem OD-X Röntgenbildbandgerät nach Abb. 38 (NV. Opt. Ind. „De Oude Delft")

gegenüber dem 5 MHz-Fernsehbild, ist ein gewisser Verlust an feinsten Details im Wieder-gabebild unvermeidbar. Bei $3^1/_2$ MHz-Geräten ist dieser aber sehr gering, und die Bild-qualität unterscheidet sich nur wenig von der des Original-Fernsehdurchleuchtungsbildes.

Der Magnetbandspeicher erlaubt Durchleuchtungsszenen während der Beobachtung gleichzeitig, also ohne zusätzliche Dosisbelastung des Patienten, aufzuzeichnen und ohne zeitlichen Verzug beliebig oft auf dem Sichtgerät wieder zu reproduzieren; wenn gewünscht auch auf mehreren, an verschiedenen Stellen aufgestellten Sichtgeräten. Dabei können auf der Tonspur gleichzeitig, oder wenn zweckmäßig bei einer Wiederholungsbetrachtung, akustische Signale beispielsweise Bemerkungen zum Untersuchungsbefund festgehalten werden. Die Möglichkeiten, durch mehrmalige und simultane Beobachtung den Informationsinhalt der Durchleuchtungsszene vollständiger ausschöpfen zu können, sind diagnostisch von solch großem Wert, daß der Magnetbandspeicher auch im praktischen Röntgenbetrieb in stets steigendem Maße Verwendung findet (WELLAUER; BIRKEN; GEBAUER, LISSNER u. SCHOTT; HASLAUER und STEINER; JUTRAS [2]; GIRDANY; MULDER [2]; MORGAN; FUCHS [2] u.a.).

2. Fernseh-Monitorkinematographie (Kineskopie)

Das Röntgenfernsehen bietet auch die Möglichkeit, Durchleuchtungsszenen vom Monitorbild auf Film festzulegen (CANDARDIJS, BERGER, BUGNION u. DAYER; FEDDEMA u. CAMFFERMAN; GAJEWSKI; HERSTEL, ROST VAN TONNINGEN u. RUYGROK; LISSNER, GEBAUER u. RIEMANN). Zwischen diesem als *Kineskopie* bezeichneten Verfahren und der *Bildverstärker-Kinematographie* besteht in aufnahmetechnischer Hinsicht ein prinzipieller Unterschied. Während das Anodenschirmbild des Bildverstärkers ein zeitlich kontinuierliches ist und demzufolge Filmaufnahmen in praktisch beliebig schneller Bildfolge erlaubt, ist man bei der Kineskopie an diskrete Aufnahmefrequenzen gebunden, weil das zu filmende Monitorbild selbst schon aus einer Bildfolge fest vorgegebener Bildfrequenz besteht. Diese beträgt bei den üblichen Fernsehsystemen 25 Hz, wobei jedes interlinear geschriebene Einzelbild aus zwei Halbbildern (Vollbild halber Zeilenzahl) von je $^1/_{50}$ sec besteht.

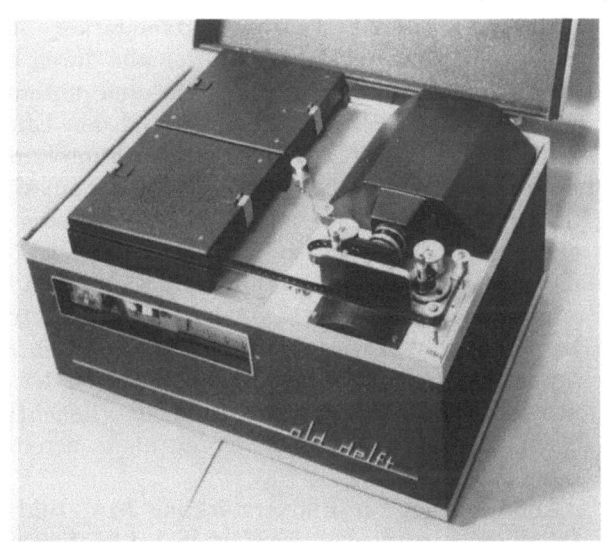

Abb. 40. Monitorfilmeinrichtung „Kinescope". Registriermonitor, Optik und Filmkamera (Polaroid Verschluß, Hellsektor 240°) in einem Gerät. (NV. Opt. Ind. „De Oude Delft")

Die in den meisten kineskopischen Einrichtungen verwendeten Filmkameras haben einen Hellsektor von 180°, d.h. der Aufnahmezyklus ist je zur Hälfte auf die eigentliche Aufnahmezeit und den Filmtransport verteilt. Damit läßt sich das Monitorbild in seiner eigenen Frequenz mit 25 Aufnahmen pro sec filmen. Allerdings enthält dann jede Einzelaufnahme nur ein Fernsehhalbbild von 312 Zeilen. Um Störeffekte weitgehendst zu vermeiden, ist es wichtig, daß die Kamera mit dem Fernsehbild nicht nur allein synchron, sondern auch in optimaler Phase läuft.

Eine interessante Lösung des aufnahmetechnischen Problems ist die Verwendung einer speziellen Filmkamera mit einem neuartigen Polaroid-Verschluß, wobei der Hellsektor auf 240° erweitert ist. Gemäß einem Aufnahmezyklus von $^3/_{50}$ sec werden $16^2/_3$ Bilder pro sec aufgenommen. Aber jedes $^1/_{25}$ sec belichtete Einzelbild enthält hierbei ein vollständiges Fernsehbild von 625 Zeilen. Die Bildqualität des Films ist der des Fernsehdurchleuchtungsbildes ebenbürtig.

Bei den praktischen Ausführungsformen kineskopischer Einrichtungen sind allgemein Filmkamera und Optik zusammen mit einem speziellen Registriermonitor in einem Gerät vereint. Abb. 40 zeigt ein Beispiel. Das Durchleuchtungsbild kann somit gefilmt und auf dem gleichzeitig mit angeschlossenen Beobachtungsmonitor ungestört betrachtet werden. Die Möglichkeit, dem Registriermonitor auch die Videosignale bandgespeicherter Aufzeichnungen einzuspeisen, erweitert die Verwendungsmöglichkeiten.

Die kineskopische Filmaufzeichnung hat gegenüber der Bildverstärker-Kinematographie den Vorteil geringeren Dosisbedarfs. Die Aufnahmen können von dem genügend hellen Monitorbild während der Durchleuchtung ohne zusätzliche Strahlenbelastung des Patienten erfolgen. Allerdings ist die erreichbare Bildqualität schon infolge der Beschränkungen von Zeilenzahl und Frequenzbandbreite des Fernsehsystems geringer als bei der Filmaufzeichnung vom Anodenschirm des Bildverstärkers (BALFANZ, GAJEWSKI u. SCHOTT; LISSNER u. RIEMANN; HOLMES u. WRIGHT; MULDER [2]). Bei Fernsehsystemen mit Vidicon als Aufnahmeröhre wirkt überdies der Nachzieheffekt dieser Röhren oft sehr störend (MORGAN).

VIII. Festkörper-Bildverstärker

1. Elektroluminescenz

Grundlage der Festkörper-Bildverstärker bilden die Erscheinungen der Elektroluminescenz. Man versteht darunter alle durch ein elektrisches Feld an einem Phosphor hervorgerufenen Luminescenzeffekte und unterscheidet zwischen der reinen Elektroluminescenz (EL) (Destriau-Effekt) und den Effekten an einem schon durch Strahlung vorangeregten Phosphor, der Elektro-Photoluminescenz (EPL) — durch Feldstärke modifizierte Photoluminescenz — sowie der zuletzt entdeckten Photo-Elektroluminescenz (PEL) (CUSANO; WILLIAMS) — durch Strahlung modifizierte Elektroluminescenz. Elektroluminescenz-Phosphoren vermögen also elektrische Energie in Licht umzuwandeln, ohne daß die Schicht im Vakuum mit Elektronen beschossen wird.

Schon 1936 entdeckte DESTRIAU die Elektroluminescenz durch Wechselspannung (DESTRIAU). Dabei wird der zwischen zwei Elektroden — eine davon lichtdurchlässig — eingebettete Leuchtstoff in Abhängigkeit von der angelegten Spannung zur Lichtemission angeregt. Auf diesem Prinzip beruhende „Leuchtkondensatoren" — panelescent lamp — (PAYNE, MAGER u. JEROME) werden heute bereits vielfach zur Flächenbeleuchtung von Skalen usw. verwendet.

Anordnungen zur Bildverstärkung bzw. Bildumwandlung sind mit PEL- und auch EL-Schichten entwickelt worden, wobei letztere mit Hilfe einer bei Belichtung ihre Leitfähigkeit ändernden Halbleiterschicht (Photowiderstand) photoelektrisch gesteuert werden.

2. Einschicht-Verstärker

Bei den PEL-Verstärkern wird die Verstärkung in der zwischen zwei Elektroden eingebrachten, hier an einer Gleichspannung liegenden Luminescenzschicht selbst erzeugt (Einschicht-Verstärker) (CUSANO; WILLIAMS). Der Phosphor zeigt erst Lichtemission bei gleichzeitiger Zusammenwirkung von Feldanregung und Strahlenanregung, und zwar in einer Helligkeitsverteilung gemäß der von Strahlung, UV- als auch Röntgenstrahlung, getroffenen Stellen. Bei einem Bilddurchmesser von 10 cm werden Verstärkungswerte bis zu 10 erreicht (WILLIAMS). Man versteht darunter eine Ausbeute von zehn Photonen sichtbaren Lichts pro auftreffendes Photon UV-Lichts von 3650 Å. Die Maximalwerte der Verstärkung gelten für Beleuchtungsstärken bzw. Strahlungsdichten von ca. 1 μWatt/cm² , was einer Sichtbildhelligkeit von etwa 40 asb entspricht.

Für die praktische Röntgenologie sind die PEL-Verstärker in ihrem derzeitigen Stand kaum von Bedeutung.

3. Mehrschicht-Verstärker

Günstiger als bei den PEL-Verstärkern liegen die Verhältnisse bei den photoelektrisch gesteuerten EL-Bildverstärkern, was in den letzten Jahren zu bemerkenswerten Versuchen geführt hat, ähnliche Anordnungen auch zur Umwandlung von Röntgenbildern in Lichtbildern zum Zwecke medizinischer Anwendung aufzubauen (STÜRMER; WHITE; ORTHUBER u. ULLERY; DIEMER, KLASENS u. VAN SANTEN; KAZAN u. NICOL; KAZAN).

Den schematisierten Aufbau eines solchen „Mehrschicht-Röntgenbildverstärkers" zeigt Abb. 41: Ein röntgenstrahldurchlässiger Photowiderstand, eine etwa 500 μ dicke CdS-Schicht (2), ist über einen dünnen lichtundurchlässigen Isolator (3) mit einer etwa 50 μ dicken ZnS EL-Schicht (4) in Kontakt gebracht. Ihre äußeren Oberflächen werden zur Zuführung der Wechselspannung von zwei Elektroden (1) und (5) abgeschlossen, wobei die eingangsseitige eine röntgenstrahldurchlässige Metallelektrode (1) ist, z.B. Al, und die auf der Sichtseite eine lichtdurchlässige leitende auf einer als Träger des Ganzen dienenden Glasscheibe (6) aufgebrachte Schicht (5) z.B. Zinndioxyd.

Die Wirkungsweise ist kurz folgende: Durch die Absorption einfallender Röntgenstrahlen wird die Leitfähigkeit der CdS-Schicht örtlich unterschiedlich erhöht und ein entsprechend erhöhter Spannungsabfall an der EL-Schicht bewirkt, der sie zur Emission eines mit dem eingestrahlten Röntgenreliefbild korrespondierenden Lichtbildes anregt.

Eine charakteristische Eigenschaft dieser Bildverstärker ist ihre durch den Halbleiter bedingte starke Bildträgheit. Verbesserungsvorschläge, z.B. von KAZAN u. NICOL u.a., befassen sich damit und führten zu Ausführungstypen, bei denen die langen Abklingezeiten bis zu einem gewissen Grade verringert werden konnten. Aber auch die bis jetzt unvermeidliche Trägheit bei der Bildentstehung ist ein die Anwendung beschränkender Nachteil, zumal gerade geringere Dosisleistungen längere Zeiten zum vollständigen Aufbau des Bildes fordern. Bei einer Dosisleistung auf Verstärkerschicht von 10 m R/sec beträgt

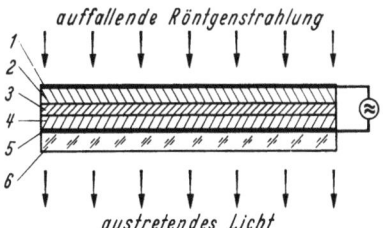

Abb. 41. Aufbau eines Elektrolumineszenz-Röntgenbildumwandlers. *1* Röntgenstrahldurchlässige Metallelektrode; *2* Photo-Halbleiterschicht; *3* lichtundurchlässige Isolationsschicht; *4* Elektrolumineszenz-Phosphorschicht; *5* durchsichtige Elektrode; *6* Glasplatte

die Aufbauzeit schon etwa 10 sec und in dem für die übliche Durchleuchtung interessanten Bereich bereits einige Minuten. Ähnlich nachteilhaft wirkt sich bis jetzt auch noch die Verstärkungscharakteristik aus. Wohl werden Verstärkungen gegenüber den normalen Durchleuchtungsschirmen von maximal 100 erreicht; bis jetzt aber nur bei Dosisleistungen von ca. 10 mR/sec, während bei 1 mR/sec die Verstärkung schon auf den 10. Teil heruntergeht, um bei 0,1 mR/sec und weniger noch niedriger zu sein.

Aus den angeführten Gründen finden die Festkörper-Bildverstärker, deren geringe Dickenausdehnung und große Robustheit durch Wegfall der Vakuumgefäße gegenüber den Röhren-Bildverstärkern bemerkenswerte äußerliche Vorteile bieten, in der Praxis der Durchleuchtungstechnik zur Zeit noch keine Verwendung (Festkörper-Bildverstärker als Bildspeicher s. Abschnitt X3, S. 405).

IX. Leistungsprüfung der Bildübertragungssysteme

1. Leistungscharakterisierung

Zweck des Röntgenbildes ist „Auskunft" über den Körper — subjektive Information —; entscheidend für seinen Wert, die Informationsmenge, die der Röntgenologe dem Bild entnehmen kann. Es ist klar, daß diese nicht die objektiv im Bild anwesende Informationsmenge übertreffen kann. Daher soll der objektive Informationsinhalt im Endbild des Systems möglichst groß sein. Er wird von der Kontrastübertragung einerseits und von dem bildverschlechternden Rauscheinfluß andererseits bestimmt. Der Rauscheinfluß ist aber stets von der eingebrachten Strahlendosis abhängig, so daß eine vollkommene Kennzeichnung des Systems letztlich durch die Größe der Übertragungskapazität in Abhängigkeit von der Strahlendosis gegeben ist. Entsprechend muß auch eine Leistungsbewertung die Forderung, möglichst hohe Information bei möglichst geringer Strahlendosis, berücksichtigen. Es sind schon mehrmals Vorschläge gemacht worden, aus diesen beiden Größen, Informationsinhalt und benötigter Strahlendosis, einen Qualitätsfaktor des Systems zu definieren (Oosterkamp; Heynacher; Pfeiffer; Röhler u. a.); beispielsweise in einfacher Weise durch das Verhältnis von Information zu Dosis. Dies kann allerdings leicht in der Praxis zu irreleitenden Resultaten führen, wenn es sich um sehr kleine Gesamtdosen handelt, deren Änderungen innerhalb gewisser Grenzen nur von untergeordneter Bedeutung sind. So wird man beispielsweise den Wert einer Einzelaufnahme praktisch nur nach der Qualität des Bildes und kaum nach der Dosis bestimmen. Anders liegen die Verhältnisse, wenn auch wirklich bedeutungsvolle Gesamtdosen in Betracht kommen, wie beispielsweise bei Durchleuchtung oder der Röntgenkinematographie. In solchen Fällen wird ein derartiger Qualitätsfaktor den praktischen Gegebenheiten besser gerecht.

In Abschnitt II 2, wurde gezeigt, wie sich aus der Kontrastübertragung und der Rauschbegrenzung durch die P-Kurven ein die Gesamtheit aller Detail- und Kontrastgrößen umfassenden Maß für die Übertragungskapazität, für die Deutlichkeit der Wahrnehmung bei jeweils gegebener Strahlendosis gewinnen läßt. Bei Entwurf und Entwicklung von Übertragungssystemen sind die Bestimmung der Kontrastübertragungskurven der einzelnen Systemelemente sowie ihrer jeweiligen Rauschbeiträge heute unentbehrliche Hilfsmittel zur Erreichung günstigster Ergebnisse.

2. Prüfung in der Praxis

Die Leistungsprüfung in der Praxis erfolgt meist nach einer einfachen subjektiven Meßmethode; sie erfordert weniger physikalisch-technischen Aufwand und stützt sich zweckmäßigerweise auf die direkte visuelle Wahrnehmung, wobei als Kriterium die Auflösung benutzt wird. Dabei ist es zweckmäßig, die Zahlenangabe der Auflösung auf das Objekt- bzw. primäre Schirmbild zu beziehen und für die Strahlendosis den hinter dem Objekt gemessenen Wert, die Schirmdosis bzw. Dosisleistung, anzugeben. Die Angabe bezieht sich dann auf die wirklich in das System gelangende Dosis und ist unabhängig von dem jeweiligen Untersuchungsobjekt. Die Umrechnung auf die medizinisch interessierende Oberflächendosis des Patienten ist unter Berücksichtigung der Objektabsorption bei gegebener Strahlenhärte nicht schwierig; im Mittel liegt sie für Magenuntersuchungen etwa 400mal und für Lungenuntersuchungen etwa 40mal höher als die jeweilige Schirmdosis.

Die vollständige Kennzeichnung eines Systems kann nur durch Messungen der Auflösung bei verschiedenen Objektkontrasten und jeweils wiederum verschiedenen Strahlendosen bzw. Dosisleistungen gewonnen werden. Dies erfordert Phantome oder Phantomsysteme, bei denen die Phantome nicht nur hinsichtlich Größe, sondern auch hinsichtlich ihrer Absorption variieren. Die Phantome nach Burger und nach Hay bestehen aus Reihen jeweils konstanter Teilchengröße in der einen und jeweils konstanter Kontraste in der anderen Richtung und bieten so eine große Meßvariation. Auf die dabei von Hay angegebene Auswertungsmethode der Meßergebnisse wird im folgenden Absatz noch kurz eingegangen.

Die meist übliche Beschränkung auf einige Einzelmessungen ist nur dann sinnvoll, wenn die gewählten Kontraste und Strahlendosen im Bereich der in der Praxis auch vorkommenden Verhältnisse liegen. Insbesondere haben Angaben der maximalen Grenzauflösung, bezogen auf hohe Metallrasterkontraste, die bei der Körperdurchdringung der Röntgenstrahlen praktisch garnicht vorkommen, und hoher optimal gewählter Strahlendosis, für die Praxis wenig Bedeutung. Die nicht selten vernommene Feststellung, daß oft Systeme mit hoher solcher Rasterauflösung kaum befriedigende und umgekehrt Systeme mit mäßiger Auflösung überraschend gute Gesamtbilder gäben, ist darum nicht verwunderlich.

Vorteilhafter als starke Metallraster sind Phantome aus weniger absorbierendem Material, wie auch oft vorgeschlagen und ausgeführt wurde (CHANTRAINE; BURGER u.a.), oder Metallphantome so geringer Dicke, daß ungefähr gleichwertige Absorptionsverhältnisse wie bei den für die Röntgendiagnostik interessanten Körperteilen vorliegen. Besonders wertvoll sind die Ergebnisse, wenn derartige Phantome noch kombiniert werden mit Körpern ungefähr gleicher Absorption wie der menschliche Körper (NIELSEN; CHANTRAINE u.a.).

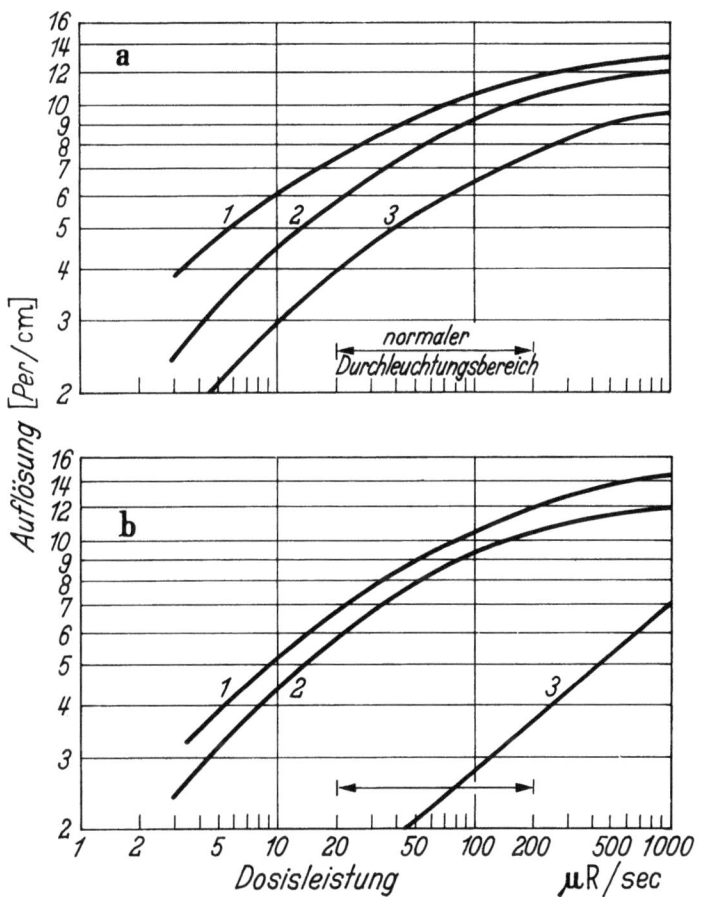

Abb. 42a u. b. Auflösungskurven verschiedener Durchleuchtungssysteme. 67 kV-Zusatzfilterung 20mm Al (nach SCHOTT). a) 7″ Röntgenbildverstärker-Fernsehanlage mit Vidiconkamera. Testgitter verschiedener Bleidicke: *1*) 100 μ Pb (*C*=42%), *2*) 50 μ Pb (*C*=21%), *3*) 20 μ Pb (*C*=11%). b) Testgitter: 50 μ Pb (*C*=21%). *1*) 7″ Röntgenbildverstärker bei Betrachtung mit Vergrößerungsoptik, *2*) 7″ Röntgenbildverstärker-Fernsehanlage mit Vidiconkamera, *3*) normale Durchleuchtung

Abb. 42 zeigt einige typische Meßkurven, wobei die am Systemausgang gemessenen Auflösungswerte in Abhängigkeit von der Dosisleistung im Systemeingang dargestellt sind (nach SCHOTT [3]). Im Diagramm a sind die dem Monitorbild einer 7″ Röntgenbildverstärker-Vidicon-Fernsehanlage entnommenen Werte bei verschiedenen Objektkontrasten wiedergegeben. Diagramm b zeigt einen Vergleich zwischen der Leistungsfähigkeit elektronischer Bildübertragung und der normalen Durchleuchtung. Wie aus der Abbildung ersichtlich, sind die elektronischen Systeme der normalen Durchleuchtung stark überlegen und geben im Dosisleistungsbereich der normalen Durchleuchtung einen etwa 4mal höheren Auflösungswert bzw. mit 30- bis 40mal geringerer Dosisleistung gleiche Auflösung.

Es soll in diesem Zusammenhang noch erwähnt werden, daß ein Leistungsvergleich zwischen Systemen auf Grund von an verschiedenen Stellen unter unterschiedlichen Bedingungen und mit unterschiedlichen Phantomen gewonnenen Meßresultaten meist sehr schwierig ist. Die Meßergebnisse der Auflösungsbestimmung sind nicht nur von den jeweiligen Kontrast- und Dosisbedingungen abhängig, sondern werden bis zu einem gewissen Grade noch von weiteren Faktoren bestimmt. Abgesehen von der Focusgröße der Röntgenröhre, Objekt-Schirmabstand, Streulichtanteil usw. gehören dazu in erster Linie die Form der gewählten Phantome, sowie welches Kriterium für das subjektive Maß „wahrnehmbar" bzw. „getrennt wahrnehmbar" jeweils zugrundegelegt wird. Erst bei einer wünschenswerten allgemein anzuerkennenden Standardisierung aller Meßbedingungen, insbesondere der Phantome, wäre die Voraussetzung für einen zuverlässigen Leistungsvergleich verschiedener Systeme gegeben.

3. Das ideale Bildübertragungssystem

In Abschnitt I 2, wurde dargelegt, inwieweit die Wahrnehmbarkeit des Röntgenbildes grundsätzlich begrenzt wird durch die Fluktuation der Röntgenquanten. Mit einem Bildübertragungssystem höchster Vollkommenheit — 100 %ige Kontrastübertragung für alle Teilchengrößen und keinerlei Rauschbeiträge — wäre auch im Sichtbild die gleiche Wahrnehmbarkeitsbegrenzung erreichbar, d.h. das Produkt aus gemessenem Grenzkontrast c und Teilchengröße d hätte den gleichen Wert wie in der Näherungsformel (1), S. 352. Von einem solchen idealen System ist man aber noch weit entfernt; jedenfalls solange die Strahlendosis nicht sehr klein ist, wobei dann das Bild wegen Quantenrausches ohnehin kaum brauchbar ist (Coltman). Bei geringer Strahlendosis ist der Unterschied zwischen dem theoretisch erreichbaren und dem im Sichtbild gemessenen Wert des Produkts cd nicht mehr groß, wie schon aus Abb. 3 abgeleitet werden konnte.

Hay benutzt das Produkt cd überhaupt als Informationsmaß und verwendet für den reziproken Ausdruck, das Produkt aus $1/c = C$ (Kontrastempfindlichkeit) und $1/d = r$ (Auflösung), den Begriff Informationsindex $H = Cr$. Die Größe H, wobei der Kontrast in absoluter Angabe (100 % = 1) und der kleinste noch erkennbare Teilchendurchmesser d in Zentimeter gerechnet wird, hat im Röntgenreliefbild einen nur von der Dosis abhängigen Maximalwert, der, beginnend bei dem im primären Schirm absorbierten Röntgenbild, sich von Stufe zu Stufe bis zum wahrgenommenen Sichtbild mehr oder weniger entsprechend dem Informationsverlust verringert. Auflösungskurven und Informationsindex in Abhängigkeit von der Dosisleistung und Objektkontrast sind allein verschiedene Darstellungsformen für ein- und dieselben Meßwerte und beinhalten gleiche Aussagemöglichkeit für die Bewertung eines Systems.

In Abb. 43 sind die mit einer Cinelix-Anlage, Fernsehsystem mit Super-Orthikon und Lichtbildverstärker, sowie die im Schirmbild der normalen Durchleuchtung erhaltenen Meßergebnisse wiedergegeben (nach Hay [6]). Auch hier ist die Überlegenheit des elektronischen Systems erkennbar. Mehr Information bei gleicher Dosisleistung, bzw. Dosisverringerung bei Begnügung mit gleicher Information. Die in der Praxis ausgeschöpften Möglichkeiten lassen sich vielleicht treffender durch die eingezeichneten Meßpunkte A und B verdeutlichen: Verdopplung der Information bei $^1/_{10}$ der Dosisleistung.

Die begrenzenden Geraden markieren die Maximalwerte des Informationsindexes im Röntgenrelief sowie im Absorptionsbild bei 70 %iger bzw. 30 %iger Röntgenabsorption im Leuchtschirm. Dabei ist für das Verhältnis von Schwellkontrast zu relativem Rausch (Signal-Rausch-Verhältnis) ein Faktor $k=2$ (Hay) und für die Speicherzeit des Auges 0,2 sec zugrunde gelegt.

Aus dem Informationsindex-Diagramm ist ersichtlich, daß mit abnehmender Dosis die erreichten Werte sich immer mehr den theoretisch möglichen nähern. Der gleiche Effekt zeigt sich auch mit geringer werdenden Kontrasten. Der Grund hierfür ist, daß bei geringeren Kontrasten die Wahrnehmbarkeitsbegrenzung in Richtung größerer Bildteilchen verschoben wird, und für diese die Informationsverschlechterung durch die mehr oder weniger unvollkommene Kontrastübertragung des elektronischen Gesamtsystems geringer ist als für kleine Bildteilchen.

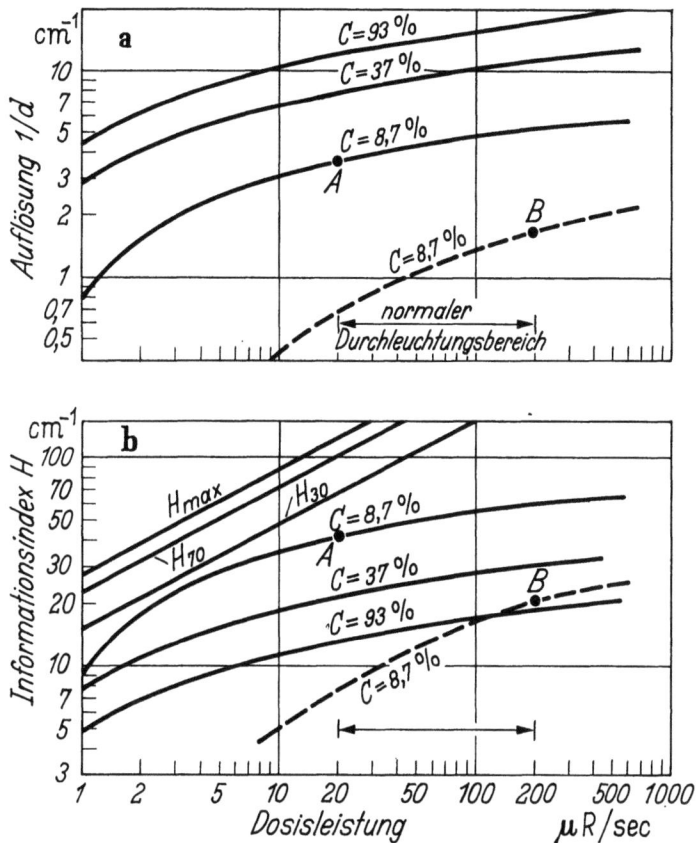

Abb. 43. a) Auflösungskurven bei verschiedenen Kontrasten im Sichtbild einer 12,5″ Bildverstärker-Orthikon-Fernsehanlage des elektro-optischen Systems „Cinelix" im Vergleich mit der normalen Durchleuchtung (gestrichelt). d kleinster erkennbarer Teilchendurchmesser. 65 kV—1 mm Cu Zusatzfilterung. b) Der zu den gleichen Meßkurven korrespondierende „Informationsindex" H. H_{max} zeigt die theoretisch erreichbaren im Röntgenreliefbild vorhandenen Maximalwerte. (Nach HAY [6])

X. Ausblick

Bedeutende Fortschritte einerseits und technischer Mehraufwand andererseits kennzeichnen die durch die elektronische Bildübertragung eingeleitete Entwicklungsperiode der Röntgentechnik. Die heute bereits erreichten Erfolge, — Verringerung des Dosisbedarfs, verbesserte Wahrnehmbarkeit des Röntgenbildes sowie wesentliche Verfahrensvorteile, — sind aber für die Röntgendiagnostik von solch großem Wert, daß der teils erhebliche technische Aufwand dafür zweifelsohne gerechtfertigt erscheint.

Die rasche Entwicklung von Naturwissenschaft und Technik läßt den Umfang neuer Möglichkeiten, die zu weiteren Verbesserungen röntgenologischer Methoden führen können, stets weiter anwachsen. Die Entwicklung der Röntgentechnik auf längere Sicht voraussagen zu wollen, wäre darum wohl ein gewagtes Unternehmen.

Zweck dieses Abschnittes soll auch nur sein, auf eine Anzahl sich bereits heute abzeichnender Möglichkeiten der zukünftigen Entwicklung, die teils auch schon in den vorgehenden Abschnitten ausgesprochen worden sind oder mit dem dort Gesagten zusammenhängen, in zusammenfassender Weise hinzuweisen.

1. Röntgenleuchtschirm, Film, Optik — Faseroptik

Verbesserungen der Leuchtschirme bezüglich Ausbeute und Zeichenschärfe sind gewiß zu erwarten. Graduelle Fortschritte, größere Absorption und damit höhere Ausbeute bei gleicher Zeichenschärfe und auch umgekehrt, konnten in letzter Zeit erreicht werden.

Auch sind seit bereits einigen Jahren ganz neue Wege mit aus durchsichtigen Szintillationskristallen aufgebauten Leuchtschirmen eingeschlagen worden, die vielleicht in der Zukunft praktische Bedeutung erlangen (Albrecht, Oosterkamp u. v. Osenbruggen). Bei praktisch vollständiger Absorption bis 200 kV übertreffen derartige Schirme die gebräuchlichen, aus körnigen Leuchtstoffen verfertigten, an Schärfe erheblich.

Für das Filmmaterial gilt ähnliches. Emulsionen mit stets größerer Empfindlichkeit erscheinen fast von Jahr zu Jahr. Die Empfindlichkeiten haben aber bereits einen solch hohen Wert, daß die Vorteile einer weiteren Steigerung stark eingeschränkt werden. Bei höchst empfindlichen Filmen wird die Bildschärfe durch den Photonenrausch begrenzt: Die Anzahl Photonen, die einem sehr kleinen Bildteilchen genügend Schwärzung erteilen, ist dann so gering, daß ihre Schwankungen den wahrnehmbaren Kontrast begrenzen.

Bei optischen Linsen- und Spiegelsystemen darf dank der elektronischen Rechenmaschine mit weiterer auf das jeweilige Anwendungsgebiet gerichteter Verbesserung der Kontrastübertragung, d.h. der Abbildungsgüte gerechnet werden (vgl. Abschnitt V 5 c, S. 382). Dagegen dürfte die Grenze praktisch realisierbarer Aperturen erreicht sein.

Verhältnismäßig neuartig ist die sog. „Faseroptik". In feinsten Glasstäben, ummantelt mit Glas geringeren Brechungsindexes, wird das Licht in wiederholter Totalreflexion mit nur geringem Verlust vom Objekt- zum Bildort weitergeleitet. Aus einer großen Anzahl solcher Fasern zusammengesetzte Platten und auch Kabel erlauben ein Bild nach Art eines Punktrasters aufgeteilt zu übertragen (Kapany; Jacobsen; Hicks).

Die Herstellungstechnik hat sich gerade in den letzten Jahren derartig beachtlich entwickelt, daß die Faseroptik schon heute bei der Lösung vieler optischer Spezialprobleme, insbesondere der Bildübertragung in elektro-optischen Systemen, Anwendung findet und mit weiterer Entwicklung sicher auch für die Röntgenbildübertragung Bedeutung erlangen wird (Kapany; Hopkins; Drougaerd; Maus; Donath; Miller).

2. Bildverstärkerröhren

Schon das gegenwärtige Entwicklungsstadium der Bildverstärkerröhren läßt teils recht bedeutende Verbesserungen auf kurze Sicht erwarten, sowohl bezüglich der Bildgüte als auch der Verstärkung.

a) Streulicht — Anodenleuchtschirm — Elektronenoptik

Die heute noch recht erheblich kontrastvermindernden Streulichteffekte können durch geeignete Maßnahmen zur Verminderung der Lichtreflexion in der Röhre herabgesetzt werden, wie Versuchsausführungen beim Lichtbildverstärker bereits zeigen. Im Röntgenbildverstärker liegen die Verhältnisse insofern etwas ungünstiger, als daß infolge des eingebauten primären Schirms die Störlichtquelle stärker ist (S. Abschnitt V 2 c, S. 377).

Die Bildschärfe des Bildverstärkers ist weitgehendst vom Anodenleuchtschirm abhängig. Mit bereits bekannten aufgedampften kornlosen Leuchtschichten, oder auch mit Leuchtgläsern, werden wesentlich größere Bildschärfen erreicht, als mit den gebräuchlichen sedimentierten optisch trüben Leuchtschichten. Die Unschärfe wird dann praktisch nur noch durch die Streuung der Elektronenstrahlen in der Schicht verursacht. Allerdings ist bei dem heutigen Stand der Technik die Lichtausbeute noch um ein bis zwei Größenordnungen geringer als die der sedimentierten Kornschichten. Bei einer zukünftig vielleicht möglichen Steigerung ihrer Lichtausbeute werden auch die kornlosen Schichten für Bildverstärker verwendbar.

Für die Verschlechterung der Bildschärfe achsenfernerer Abbildungsobjekte und die Bildverzeichnung sind die elektronenoptischen Abbildungsfehler verantwortlich. Mit einer Verbesserung der elektronenoptischen Abbildung, wobei eventuell auch die in Bildverstärkern der Röntgentechnik bis jetzt noch nicht angewandte elektro-magnetische Focussierung berücksichtigt werden könnte, ist sicher zu rechnen.

b) Photokathode

Durch sehr hohe Elektronenausbeuten zeichnen sich die heute auch schon in Bildverstärkerröhren verwendeten, allgemein unter der Bezeichnung S 20 bekannten Multi-Alkali-Kathoden aus; Schichten, aus Antimon und mehreren Alkali-Metallen (Sb-K-Na-Cs) aufgebaut (SOMMER). Ihre Empfindlichkeiten liegen bis zu 100% höher als die der üblichen Sb-Cs-Legierungskathoden und leisten somit einen wertvollen Beitrag zur Steigerung der Verstärkung. Erhöhte Kathodenempfindlichkeit ist auch darum besonders wertvoll, weil sie nicht allein die Verstärkung vergrößert, sondern gleichzeitig auch den relativen Rauschbeitrag der Elektronen verringert, d.h. zu einer Verbesserung des Verhältnisses von Signal zu Rausch führt. Dies ist beispielsweise nicht der Fall bei Erhöhung der Verstärkung durch Steigerung der Lichtausbeute des Anodenschirms oder bei höheren Beschleunigungsspannungen (bei nur verhältnismäßig geringem Verstärkungsgewinn Verschlechterung der Bildqualität infolge erhöhter Untergrundaufhellung, dickeren Anodenleuchtschirms und Elektronenstreuung) und auch nicht bei der nachstehend noch erwähnten mehrstufigen Bildverstärkung.

c) Mehrstufige Bildverstärker

Die Erhöhung der Verstärkung unter Aufgabe eines mehr oder weniger großen Teils der Bildschärfe läßt sich mittels mehrstufiger Bildverstärkerröhren erreichen, wobei der Verstärkungsgewinn gleich mehrere Größenordnungen beträgt. Dabei ist zwischen zwei in ihrer Arbeitsweise verschiedenen Typen zu unterscheiden. Die eine besteht aus einer Aneinanderreihung mehrerer Bildverstärker in einem Glaskolben; der Anodenleuchtschirm der ersten Stufe ist mit der Kathode der zweiten usw. nur über eine dünne Zwischenschicht in Kontakt gebracht (SCHAFFERNICHT; STOUDENHEIMER u. MOOR). Die andere enthält zwischenstufig keine Leuchtschirme und Photokathoden, sondern Sekundärelektronen emittierende Schichten (LUBSZYNSKI; McGEE; STERNGLAS; WACHTEL, DAUGHTY u. ANDERSON; WILCOCK, EMBERSON u. WEEKLEY).

Die hohe Verstärkung dieser herstellungstechnisch allerdings schwierigen Röhren kann für den Einsatz auf vielen Gebieten sehr wertvoll sein, obwohl das Verhältnis von Signal zu Rausch gegenüber einstufigen Bildverstärkern nicht verbessert wird. Der Verwendung in der Röntgenologie steht aber ihr kleiner Kathodendurchmesser von bis jetzt noch maximal 1″ entgegen. Auf die daraus resultierenden Nachteile wurde in Abschnitt V 5a näher eingegangen.

Der gleiche Effekt mehrstufiger Bildverstärkung läßt sich auch mittels zweier oder mehrerer kathoden- und leuchtschirmseitig mit Faserplatten (s. Absatz 1) abgeschlossener Bildverstärker erreichen, wobei die Ankopplung sandwichartig Faserplatte auf Faserplatte erfolgt. Derartige auf dem Gebiet des Nachtsehens bereits praktizierte Kaskadenanordnungen könnten auch künftig für die Röntgenbildübertragung interessant werden.

3. Festkörper-Bildverstärker

Die Vorteile der äußeren Einfachheit der Festkörper-Bildverstärker, deren Abmessung etwa einem dicken Durchleuchtungsschirm entsprechen, sind für die Röntgenologie von größtem Interesse. Vielleicht werden sie einmal befreit von ihren gegenwärtigen Unvollkommenheiten, von denen die Trägheit wohl die ernsthafteste ist, und ihre Verwendung in der Praxis der Durchleuchtungstechnik möglich. Dazu wären aber noch wesentlich neue Beiträge notwendig. Nach dem heutigen Wissen dürfte die Beseitigung der minutenlangen Aufbauzeiten des Bildes, besonders bei niedrigen Strahlendosen, auf kurze Sicht kaum realisierbar sein.

Großes Interesse verdienen auch die zum Zweck der Bildspeicherung entwickelten Ausführungstypen der Festkörper-Bildverstärker (BRAMLEY u. ROSENTHAL; ROSENTHAL, SYLVANIA Corp.). Ihr Aufbau ist dem in Abb. 41 dargestellten Schema eines Mehrschichtverstärkers im Prinzip ähnlich. Der wesentlichste Unterschied besteht darin, daß in den vorgehend beschriebenen Anordnungen zur Vermeidung optischer Rückkopplung von dem EL-Phosphor zum Photohalbleiter zwischen beiden Schichten eine lichtundurchlässige Folie angeordnet ist, während hier grade diese Rückkopplung zur Bildspeicherung ausgenutzt wird. Nachdem eine solche Anordnung erst einmal auf einen Initialimpuls angesprochen hat, wird die Emission auf einen gewissen Gleichgewichtswert aufgeschaukelt und auch längere Zeit gehalten. Wie weit die Festkörper-Bildspeicher künftig für die Röntgenpraxis Bedeutung erlangen, muß bei dem gegenwärtigen Entwicklungsstand noch offengelassen werden.

4. Fernsehtechnik

a) Kameraröhren

Gerade in der Röhrentechnik sind in den letzten Jahren interessante Erfolge erzielt worden, von denen einige eventuell unmittelbare Bedeutung für das Röntgenfernsehen bekommen können.

Dazu gehört ein Super-Orthikon mit gesteigerter Empfindlichkeit, wobei auch die Wiedergabe niedriger Kontraste bei geringen Objekthelligkeiten verbessert ist. Das besondere Kennzeichen dieser Röhren ist die äußerst dünnfolige Magnesiumoxyd-Speicherelektrode mit erhöhter Sekundärelektronen-Emission sowie geringerer Querleitfähigkeit und dadurch besserer Auflösung. Zur Empfindlichkeitserhöhung trägt außerdem die hohe Elektronenausbeute einer Multi-Alkali-Kathode bei (Banks; Garthwaite; Hay; Wallman u. Lundquist).

Interessante Ergebnisse werden in letzter Zeit auch von *Isocon* vermeldet, einer nach ähnlichem Prinzip wie das Super-Orthikon arbeitenden Röhre mit aber bemerkenswert besseren Eigenschaften gerade bei sehr niedriger Beleuchtungsstärke; günstigere Rauschverhältnisse und dadurch höhere Empfindlichkeit (s. Abschnitt IV 5a α). Das Arbeitsprinzip unterscheidet sich im wesentlichen darin, daß nicht wie beim Super-Orthikon der gesamte Abtaststrahl als Videosignal weiter verstärkt wird (s. Abschnitt IV 5a α), sondern nur ein nach Maßgabe der Bildpunkthelligkeit elektronenoptisch ausgesteuerter Teil auf die Prallelektrode des Sekundärvervielfachers trifft. Das Isocon-Prinzip ist schon etliche Jahre bekannt (Weimer). Die Schwierigkeit liegt in der sehr kritischen Einstellung der elektronenoptischen Aussteuerung (Cope u. Borkon; Cope u. Bruce).

Beachtliche Verbesserungen der Vidicon-Eigenschaften konnten mit dem *Plumbicon* erreicht werden; einem modifizierten Vidicon, dessen Halbleiterschicht aus Bleioxyd besteht (de Haan; Kühl; Roosmalen). Im Vergleich zu anderen Vidicon-Typen hat die Röhre verschiedene Vorteile: geringerer Nachzieheffekt und damit geringere Unschärfe bei der Übertragung von Bewegungsvorgängen, geringerer Dunkelstrom, und außerdem ist das Videosignal der Beleuchtungsstärke nahezu proportional, d. h. der Gammawert praktisch 1. Beim Farbfernsehen findet das Plumbicon bereits Verwendung (Doorn).

Interesse verdient auch ein neuartiger Röhrentyp hoher Empfindlichkeit; eine in USA als *Secon*, in Europa als *Sec-Vidicon* bezeichnete Röhre (Goetze u. Boerio; Boerio, Beyer u. Goetze). Sie arbeitet mit einem elektronischen Abtaststrahlsystem ähnlicher Art, wie es beim Vidicon Anwendung findet (s. Abschnitt IV 5b α). Die Signalentnahme erfolgt aber nicht von einer lichtempfindlichen Halbleiterschicht, sondern von einer durch ein Elektronenbild zur Sekundäremission angeregten porösen KCl-Schicht. Zur Erzeugung des Elektronenbildes dient wie beim Super-Orthikon ein eingangsseitig angeordneter Bildverstärkerteil. Demonstrationsversuche bei sehr niedrigen Objekthelligkeiten vermochten einen vielversprechenden Eindruck zu vermitteln von den künftigen auch für Röntgenzwecke gegebenen Verwendungsmöglichkeiten einer nach diesem Prinzip arbeitenden Röhre (5th International Television Symposium Montreux, 1967; Heimann).

b) Übertragungskapazität; Fernsehsystem — Magnetbandspeicher

Fernsehsysteme mit erhöhter Linienzahl, d.h. erhöhter Bildpunktfrequenz und dementsprechend größerer Bandbreite des Verstärkers, in Kombination mit den neuesten hochauflösenden Kameraröhren würden zu einer merklichen Verbesserung des Fernsehdurchleuchtungsbildes führen. Vielleicht läßt sich damit die Qualität des vom Monitor aufgenommenen Films (Kineskopie) so verbessern, daß er die direkte Aufnahme vom Anodenleuchtschrim des Bildverstärkers praktisch vollwertig ersetzen könnte mit dem Vorteil weiterer Dosisersparnis.

Unbestritten bedeutet der Magnetbandspeicher für die Röntgenuntersuchung einen erheblichen Gewinn. Er ermöglicht, das Durchleuchtungsbild diagnostisch sicherer auszuwerten. So wird eine Verbesserung des Fernsehdurchleuchtungsbildes die Forderung nach ebenfalls verbesserten Speichergeräten nach sich ziehen. Ein Problem, das in physikalisch-technischer Hinsicht keine Schwierigkeiten bereitet (s. Abschnitt VII 1 b) und daß vielleicht in absehbarer Zeit auch in Geräten gelöst werden kann, die in jeder Beziehung für einen Einsatz in der Röntgenologie geeignet sind. Als sicher darf indessen erwartet werden, daß sich künftig das Röntgenfernsehen nebst Intensivierung durch Bandspeicher in stets weiterem Umfange durchsetzen und zur vorherrschenden Methode röntgenologischer Untersuchung wird.

c) Fernsteuerung — Bildfernübertragung

Die durch die Fernsehübertragung gegebenen Möglichkeiten der Fernsteuerung sind bis zu einem gewissen Grade in Konstruktion fernbedienter Anlagen heute schon verwirklicht (CHÉRIGIÉ und JUTRAS). Die Abb. 26 u. 33 zeigen Beispiele solcher geschlossener Kabel-Übertragungssysteme. Es könnte sein, daß die weitere Entwicklung einen Verlauf in Richtung echter Fernsteuerung des gesamten Untersuchungsvorganges nimmt. Allerdings dürfte es noch umstritten sein, ob der untersuchende Arzt auf den direkten Kontakt mit dem Patienten künftig mal ganz verzichten möchte (VAN DER PLAATS).

Es wurden auch schon erfolgreiche Experimente ausgesprochener Röntgenbild-Fernübertragung mit Hochfrequenzsende- und Empfangsvorrichtung ausgeführt; man ist dann allerdings an die in den betreffenden Ländern übliche Zeilenzahl des Rundfunkfernsehens gebunden. Es wäre denkbar, daß die Fernübertragung bei der weiteren Entwicklung allgemeinere Anwendung finden wird, wobei die zu übertragende Röntgenbildinformation vielleicht mit übertragbarer Information anderer Art kombiniert werden könnte; z.B. allgemeiner Befund, Herzton, Kardiogramme und optisches Bild des Patienten. Hier sind wir aber schon an der Grenze des Spekulativen.

Literatur

ALBRECHT, C., W. J. OOSTERKAMP, and C. VAN OSENBRUGGEN: X-ray screens with reduced information losses. Medica Mundi 5, 80—84 (1959); Transaction of the 9th Inst. Congress of Radiology, München: 1445 (1959).

ALPHEN, P. M. VAN: Optische Hilfsmittel beim Bildverstärker. Philips Techn. Rundsch. 17, 77—107 (1955/56).

BALFANZ, R., H. GAJEWSKI u. O. SCHOTT: Technische Bewertung der Bild-Qualität verschiedener Röntgenkinoverfahren. Radiologe 3, 462—467 (1963); 4, 153—158 (1964).

BANKS, G.B.: Television pick-up tubes for X-ray screen intensification. Brit. J. Radiol. 31, 619—625 (1958).

BECKER, R.: Bildverstärker-Röntgenkinematographie mit gepulstem Röhrenstrom. SRW-Nachr. (1963), 22—24.

BERCI, G.: Performance of an X-ray Image television storage apparatus. Book of Abstracts, 10th Internat. Congress of Radiology, Montreal: blz. 203 (1962).

—, and A. J. SEYLER: An X-ray television image storage apparatus. Amer. J. Roentgenol. 90, 1290—1300 (1963).

BERNSTEIN, J. L.: Video tape recording. New York and London: Rider, Chapman & Hall 1960.

BIGDOW, J. E., und K. E. HAQ: Significance of fatigue in lead oxide vidicon target. J. appl. Phys. 33, 2980—2982 (1962).

BIRKEN, H.: Magnetische Aufzeichnung der Röntgen-Fernsehdurchleuchtung. Röntgen-Bl. 18, 448—453 (1965).

BISCHOFF, K., u. O. SCHOTT: Eine neue Kontrastverstärkungseinrichtung für Röntgenaufnahmen. Fortschr. Röntgenstr. 87, 239—248 (1957).

Bischoff, K.: Die Bedeutung des Röntgenfernsehens für eine Erweiterung des Durchleuchtungseinsatzes in der medizinischen Diagnostik. Fortschr. Röntgenstr. 95, nr. 1 (1961).
— [2] Der Wert der Strahlenpulsung bei den modernen Verfahren der Röntgenkinematographie. Fortschr. Röntgenstr. 97, 82—89 (1962).
— C. Bodenstein u. H. Walter: Der Siemens-Folien-Bildspeicher, ein neuer magnetischer Einzelbildspeicher und seine Bedeutung im Rahmen der röntgendiagnostischen Aufnahme- und Durchleuchtungstechnik. Fortschr. Röntgenstr. 98, Nr 1, 78—80 (1963).
— [3] Ist noch eine wesentliche Steigerung der diagnostischen Befundsicherheit bei der Durchleuchtung durch eine Weiterentwicklung der Fernsehverfahren zu erwarten? Radiologe 4, 136—141 (1964).
Boden, K., u. H. Schwesig: Impulstechnik beim Röntgenkino. Fortschr. Röntgenstr. 98, 631—635 (1963).
Botden, P. J. M.: New development in image intensification and X-ray television. Medica Mundi 5, 52—60 (1959).
Boerio, A. H., R. R. Beyer, and G. W. Goetze: The SEC target. Advances in electronics and electron physics, vol. 22 A, p. 229. Academic Press 1966.
Boulay du, G. H., and D. G. Haley: Clinical use of 12″ image amplifier. Med. Electron 13, 475—479 (1960).
Bouwers, A.: Information content of the X-ray image. Bull. final IIIe congress internat. de radiology médicale. Stockholm: 445 (1958).
— [2] Information content of X-ray pictures made with the various new techniques. Transactions of the IXth Internat. congress of radiology, Munich (1959): 1509. Stuttgart: Georg Thieme (1961).
— [3] Informationsinhalt des Röntgenbildes. Abh. I. Internat. Kongr. Mediz. Photogr. Kinematographie, Düsseldorf, 1960. Stuttgart: Georg Thieme 1962.
— [4] Der Informationsinhalt des Röntgenbildes. Röntgen-Bl. 15, Nr. 3, 81—87 (1962).
— [5] Television techniques for diagnostic radiology. Phys. in Med. Biol. 6, 466 (1962).
— [6] Assessment of electronic image systems permitting dose reduction (wird abgedruckt in Röntgen-Bl.). Book of Abstracts, 10th Internat. Congress of Radiology, Montreal: blz. 99 (1962).
— [7] Qualitätsprüfungen bei elektronischen Übertragungssystemen. Röntgen-Bl. 16, Nr. 3, 81—84 (1963).
— [8] Bildverstärkung. Fortschr. Röntgenstr. 99, 413— 415 (1963).
— [9] The practical value of contrast transfer in radiology. Colloquium on Diagnostic Radiologic Instrumentation, Univ. Chicago, April 1964.
— [10] Recent trends in radiological techniques. Proc. XIth Int. Congress of Radiology, Rome 1965. Excerpta Medica Foundation, Intern. Congress series no. 105.
— [11] The eye in night viewing systems. Performance of the eye at low luminances; Colloquy Delft 1965. Excerpta Medica Foundation, Amsterdam.
— [12] Le rôle de l'optique en radiodiagnostic. J. Radiol. Electrol. 46, 652—657 (1965).

Bouwers, A.: [13] The role of optics in X-ray diagnostics. Aust. Radiol. 11, 67—73 (1967).
Bramley, A., and J. E. Rosenthal: Transcient voltage indicator and information display panel. Rev. Sci. Instr. 24, 471 (1953).
Brüche, E., u. A. Recknagel: Elektronengeräte. Berlin: Springer 1941.
—, u. O. Scherzer: Geometr. Elektronenoptik. Berlin: Springer 1934.
Burger, C. C. E.: Fantoomproeven met Roentgenstrahlen. Philips Techn. Tijdschr. 11, 295 (1949).
— [2] Phantom tests with X-rays. Philips techn. Rev. 11, 291—298 (1950).
Candardijs, G., R. Berger, M. Bugnion et A. Dayer: La cinéscopie. Radiol. clin. (Basel) 31, 240—246 (1962).
Chamberlain, E.: Fluoroscopes and fluoroscopy. Radiology 38, 383—412 (1942).
Chantraine, H.: Zur Beurteilung der Güte von Schirmbildaufnahmen. Fortschr. Röntgenstr. 80, 102—104 (1954).
— [2] Die Lupe als Hilfsmittel bei der Durchleuchtung. Röntgen-Bl. 12, 353—354 (1959).
Chérigié, E., et A. Jutras: Le téléradiodiagnostic en pathologie digestive. Ann. Radiol. 4, 503—513 (1961).
— Le téléradiodiagnostic. Hauptvortrag an der 49. Jahresverslg der Schweiz. Röntgenges. Basel 1962.
Coltman, J. W.: The scintillation limit in fluoroscopy. Radiology 63, 867—875 (1954).
—, and A. E. Anderson: Noise limitations to resolving power in electronic imaging. Proc. Inst. Radio Engrs. 48, 858—865 (1960).
Cope, A. D., and H. Borkon: Isicon scan — a low noise, wide dynamic range camera tube scanning technique. Appl. Optics 2, 253—261 (1963).
—, and W. F. Bruce: Low energy electron scattering from photoconductors applied to a camera tube. RCA Rev. 26, 242—261 (1965).
Craig, D. R.: The log-etron: a fully automatic, servocontrolled scanning light source for printing. Phot. Eng. 5, 219—226 (1954).
Cusano, D. A.: Field enhanced solid-state luminescence. Phys. Rev. 98, 1169 (1955).
—, et F. E. Williams: Photoelectroluminescence — Electroluminescence controlée par les Radiations. J. Phys. Radium (Paris) 17, 742—747 (1956).
Dauvillier, A.: Anwendung der Grundlagen des Fernsehens in der Röntgenologie: der „Radiophot". Fortschr. Röntgenstr. 40, 638 (1929).
— [2] Anwendung der Grundlagen des Fernsehens in der Röntgenologie: der „Radiophot". Fortschr. Röntgenstr. 79, 638—654 (1953).
Denecke, R., u. E. Fenner: Fortschritte in der Bildverstärker-Technik. Dtsch. Röntgenkongr. 1964, S. 250—252. Stuttgart: Georg Thieme 1965.
Destriau, G.: Experimental studies on the action of the electrical field on phosphorescence in sulphides. J. chem. Phys. 33, 620 (1936); 34, 117 (1937).
—, and H. F. Ivey: Electroluminescence and related topics. Proc. Inst. Radio Engrs., N. A. 43, 1911—1940 (1955), mit zahlreichen weiteren Hinweisen.
Dethier, J.: Transmission des documents radiologiques par television. Rev. méd. int. Photo, Cinéma, Télév. 2, 64 (1963).

DIEMER, G., H. A. KLASENS, and J. G. VAN SANTEN: A solid-state image intensifier. Philips Res. Rep. 10, 401—424 (1955).

DIETZ, W., u. F. EGGS: Das Röntgenfernsehen in der Praxis. Fortschr. Röntgenstr. 101, 80—84 (1964).

DILLENBURGER, W.: Einführung in die deutsche Fernsehtechnik, 2. Aufl. Berlin: Schiele & Schön 1953.

DONATH, E.: An experimental study of the dynamics of fiber optic bundles. Appl. Optics 5, 1319—1324 (1966).

DOORN, A. G. VAN: Farbfernseh-Kamera mit Plumbikon-Aufnahmeröhren. Rundfunktechn. Mitt. 8, 331—334 (1964).

DROUGAERD, R.: Optical transfer properties of fiber bundles. J. opt. Soc. Amer. 54, 907—914 (1964).

DÜNISCH, O., u. K. BISCHOFF: Übersicht über die bisherigen gerätetechnischen Lösungen beim Röntgenfernsehen. Int. Symp. Röntgenfernsehen, Bad Soden 1964.

ECKART, F.: Physikalische und technische Probleme bei der Entwicklung von Fernsehaufnahmeröhren. Exp. Techn. Physik 9, 262—282 (1961).

— [2] Elektronenoptische Bildwandler und Röntgenbildverstärker. Leipzig: Johann Ambrosius Barth 1962.

EHRENBERG, W., and J. FRANKS: The penetration of electrons into luminescent material. Proc. phys. Soc. Lond. B 66, 1057 (1953).

FEDDEMA, J., and P. CAMFFERMAN: Remarks on cinescopy. Medica Mundi 8, 46—54 (1962).

FENNER, E., K. GABBERT u. TH. ZIMMER: Die Lichtverstärkung von Leuchtschirmbildern in der medizinischen Diagnostik. Fortschr. Röntgenstr. 77, 459—468 (1952).

— Measurement and importance of image quality of X-ray image intensifiers. Colloquium on Diagnostic Radiologic Instrumentation, Univ. Chicago, April 1964.

FISHER, J.F., J. GERSHON-COHEN: Television techniques for contrast enhancement and color translation of roentgenograms. Amer. J. Roentgenol. 79, 342—347 (1958).

FIX, H., u. A. KAUFMANN: Die spektrale Zusammensetzung der statistischen Schwankungen bei zurzeit üblichen Kameraröhren. Rundfunktechn.-Mitteilungen 4, No 2, 60—65 (1960).

FEDDEMA, J.: Cineradiography with a 9″ image intensifier. Medica Mundi 5, 61—65 (1959).

FRIK, W.: Röntgenfernsehen und Strahlenbelastung. Radiologe 4, 146—153 (1964).

FUCHS, W.A.: Fortschritte in der Angio-Röntgenkinematographie. Schweiz. med. Wschr. 93, 856 (1963).

— [2] Die Anwendung des Bandspeichers in der Kardiologie. Int. Symp. Röntgenfernsehen, Bad Soden 1964.

GAJEWSKI, H.: Die technischen Mittel zur Erzeugung und Aufzeichnung des Röntgendurchleuchtungsbildes. Proceedings of the XIth internat. congr. of Radiology, Rom, Sept. 1965, vol. II, p. 1663—1672.

GARTHWAITE, E.: X-ray image intensifier using image orthicon tubes. Advanc. Electron Phys. 12, 379—387 (1960).

GARTHWAITE, E.: [2] Ancillary equipment for use with image amplifiers employing television. Brit. J. Radiol. 34, 741—743 (1961).

— D. G. HALEY, and R. L. BEURLE: Television X-ray-intensifier sensitivity. Proc. Inst. Electr. Eng. 110, 1975—1978 (1963).

GEBAUER, A., u. J. LISSNER: Vergleichende Untersuchungen mit verschiedenen Röntgen-Television-Systemen. Fortschr. Röntgenstr. 99, 98—102 (1963).

— — [2] Klinische Erfahrungen beim Röntgenfernsehen mit großformatigem Bildverstärker und Ausschnittsvergrößerung. Dtsch. Röntgenkongr. 1964, S. 244—245. Stuttgart: Georg Thieme 1965.

— Anwendungsgebiete und Indikationen zur Röntgenfernsehdurchleuchtung. Röntgenpraxis 17, 274 (1964).

—, J. LISSNER u. O. SCHOTT: Das Röntgenfernsehen. Stuttgart: Georg Thieme 1965.

GERSHON-COHEN, J., and J.F. FISHER: Contrast Enhancement with television technics: Gallbladder lesions. Radiology 70, 390—391 (1958).

GIRDANY, B.R., E.S. GAITHER, and D.B. DARLING: Large screen image amplification with closed-circuit television employing television tape-recorder. Radiology 77, 286—291 (1961).

— — Televex-tape-kinescopy and cineradiography. Comparison of two methods of recording fluoroscopy. Radiology 79, 752 (1962).

— Electronic storage of the television image in radiology. Int. Symp. Röntgenfernsehen, Bad Soden 1964.

GIRLANDONI, A., and T. GHISLANZONI, A. TACCANI: Cineradiography with synchronized 3 millisecond flashes by means of ignitron electronic switching giving low patient dose and tube load. IX. Int. Congr. Radiolog. München 1959, S. 1438—1440. Stuttgart: Georg Thieme 1961.

GLASER, W.: Grundlagen der Elektronenoptik. Wien: Springer 1952.

GOCKEL, H.P.: Über die Anwendung elektronischer Bildverstärkung in der Praxis. Fortschr. Röntgenstr. 98, 211—216 (1963).

GOETZE, G.W., and A.H. BOERIO: Secondary Electron conduction (SEC) for signal amplification and storage in camera tubes. Proc. I.E.E.E. 52, 1007—1012 (1964).

GRIESNER, G.: Ärztliche Aspekte der elektronischen Datenverarbeitung in der Medizin. Elektromedizin 9, 189—198 (1964).

GUYOT, L. F., and B. DRIARD: X-rays image intensifiers latest developments 3000 gain 6″ and 9″ X-rays C. F. T. H. tubes. Le vide 15, 85 (1960).

HAAN, E. F. DE: Signal-to-noise Ratio of Image Devices. Advanc. Electronics and Electron Phys. 12, 291—306 (1960).

— [2] Het "Plumbicon" een nieuwe Televisie-opnembuis. Philips Techn. Tijdschr. 24, 64—65 (1962).

— [3] Das „Plumbikon", eine neue Fernsehaufnahmeröhre. Philips techn. Rdsch. 25, 252—270 (1963/64).

— A. VAN DER DRIFT u. P.P.M. SCHAMPERS: Het „Plumbikon", een nieuwe televisioe-opneembuis. Philips Techn. T. 25, 277—296 (1963).

—, and A.G. VAN DOORN: The plumbicon: A camera tube with a photoconductive lead oxide layer. J. SMPTE 73, 473—476 (1964).

HASLAUER, H., u. K. STEINER: Der Röntgenband-speicher in der radiologischen Funktionsdiagno-stik. SRW-Nachr. (1964), 11—18.

HAY, G. A.: Quantitative aspects of television techniques in diagnostic radiology. (Congress of British Radiology 1957). Brit. J. Radiol. 31, No 371, 611—618 (1958).

— [2] X-ray image intensification using optical tele-vision methods. (Symp. London 1958). Photo-Electr. Image Devices. New York and London: Academ. Press 1960.

— [3] Television in diagnostic radiology. Phys. in Med. and Biol. 6, 465—466 (1962).

— [4] The image orthicon with magnesium oxide in X-ray detection. Brit. J. Radiol. 35, No 411, 219 (1962).

— [5] Direct viewing of the fluorescent screen by tele-vision. Book of Abstracts, 10th Internat. Congress of Rad. Montreal: blz. 98 (1962).

— [6] A physical assessment of the cinelix electro-optical image intensifier in television fluoroscopy. Radiology 83, 86—91 (1964).

HEIMANN, W.: Eigenschaften und Anwendungen von Fernseh-Bildaufnahmeröhren mit Widerstands-Photoschichten. Arch. elektr. Übertrag. 9, Nr. 1, 13—19 (1955).

— [2] Experiments with a simple photo-electronic storage-tube. (Symp. London 1958). Photo-Electr. Image Devices. New York and London: Academ. Press 1960.

— [3] Möglichkeiten zur Verringerung der Nach-wirkungserscheinungen bei Kameraröhren vom Typ Vidicon. Arch. elektr. Übertrag. 13, 221—225 (1959).

— [4] Elektronenoptische Bildwandler und Fernseh-Kameraröhre. Physik. Bl. 16, 227—233 (1960).

— [5] Über die Entwicklung einer Vidikon-Kamera-röhre mit vergrößerter Photokathode. Rundfunk-techn. Mitt. 6, 111—113 (1962).

HEINTZE, W., u. O. DÜNISCH: Ein optischer Groß-bildverstärker für die Röntgenkinematographie. Trans. 9th Intern. Congr. Radiol. Munich 1959, vol. II, p. 1491. Stuttgart: Georg Thieme 1960.

HENDRY, E. D., and W. E. TURK: An improved image orthikon. J. SMPTE 69, 88—91 (1960).

HENNEBERG, W., u. A. RECKNAGEL: Der chromatische Fehler bei elektronenoptischen Anordnungen, insbes. beim Bildwandler. Z. techn. Phys. 16, 230—235 (1935).

HERSTEL, J. W.: La télétransmission de radiographies par la télévision. J. belge Radiol. 45, 523—528 (1962).

— M. B. ROST VAN TONNINGEN u. C. TH. RUYGROK: La kinescopie en radiodiagnostic télévisé. J. belge Radiol. 46, 1—7 (1963).

HETTLER, M.: Die kineangiographische Funktions-analyse mit filmsynchroner Kreislaufregistrierung. Fortschr. Röntgenstr. 102, 156—167 (1965).

— [2] Neue Möglichkeiten der kineangiographischen Funktionsanalyse am Herzen. Proceedings of the XIth intern. congr. of radiology Rome, 1965, p. 205—210. Amsterdam: Excerpta Medica Foun-dation 1967.

HEYNACHER, E.: Ein Bildgütemaß auf der Grund-lage der Übertragungstheorie mit subjektiver Bewertungsskala. Zeiss-Mitt. 3, 32—51 (1963).

—, u. F. KÖBER: Auflösungsvermögen und Kontrast-wiedergabe. Zeiss-Inform. 51, 29—34 (1964).

HICKS, J. W., and P. KIRITZY: Fiber optics. Glass Industry (1962) april-mai, 193—196, 208—211, 263—264, 279.

HILLS, T. H., and E. GARTHWAITE: Routine radio-graphy on 100 mm film using the Marconi tele-vision system. Book of Abstracts, 10th Internat. Congr. of Radiol., Montreal: blz. 201 (1962).

HOEFFKEN: Vergleichende angiocardiografische Unter-suchungen mit Magnetbandspeicherung und Kine-matografie. Rev. Med. Int. Photo Cinem. Tel. 4, 222—224 (1965).

HOLM, TH., and R. D. MOSELEY: The conversion factor for image intensifiers. Radiology 82, 898—904 (1964).

HOLMAN, C. B., and F. E. BULLARD: The application of closed-circuit television in diagnostic roent-genology. Proc. Mayo Clin. 38, 67—72 (1963).

— Diagnostic application of closed circuit-television in neuroroentgenology. Amer. J. Roentgenol. 91, 1163—1166 (1964).

HOLMES, R. B., and D. J. WRIGHT: Image orthicon fluoroscopy of a 12 inch field and direct recording of the monitor image. Radiology 79, 740—751 (1962).

HOLST, G.: DRP 535208 (1929/31); British Patent 326200.

— J. H. DE BOER, M. C. TEVES, and C. F. VEENE-MANS: Transformation of light of long wavelenght into light of short wavelenght. Physica 1, 297—305 (1934).

HOPKINS, R. E., and R. J. POTTER: Fiber optics (Symp. on Cinefluorogr., Rochester 1958). Cine-fluorography. Springfield (Ill.): Ch. C. Thomas

JACOBS, J. D.: Television applied to cinefluorography. (Symp. on Cinefluorogr, Rochester 1958). Cine-fluorography. Springfield (Ill.): Ch. C. Thomas

—, and H. BERGER: Large-area photoconductive X-ray pickup-tube performance. Electr. Eng. 75, 158—161 (1956).

JACOBSEN, A., u. W. RIMKUS: Faseroptik-Eigenschaf-ten und Anwendungen. Feinwerktechnik 71, 111—116 (1967).

JANKER, R.: Zur Röntgenkinematographie. Fortschr. Röntgenstr. 44, 658—668 (1931).

— [2] Die praktische und wissenschaftliche Verwen-dung der elektronischen Bildverstärkung und des Röntgenfernsehens. Fortschr. Röntgenstr. 88, 377 (1958).

— [3] Cineradiography with image intensifier and television. Med. biol. Ill. 10, 3, 179—190 (1960).

—, u. H. HOEFER: Die Verwendung des Lichtbildver-stärkers „Cinelix" bei der Röntgenuntersuchung. Röntgen-Bl. 14, 305—314 (1961).

— — [2] Die Röntgenuntersuchung mit dosis-sparenden Verfahren. Röntgen-Bl. 14, 337—347 (1961).

—, u. A. STANGER: [3] Kritische Überlegungen zum Röntgenfernsehen mit dem Image-Orthicon und dem Vidicon. Fortschr. Röntgenstr. 96, 630—636 (1962).

JANKER, R.: [4] X-Ray image amplification and transmission in medicine. Book of Abstracts, 10th Internat. Congr. of Radiol. Montreal: blz. 106 (1962).
— [5] Fernseh-Mitbeobachtung bei Leuchtschirmserien. Fortschr. Röntgenstr. 98, 356—358 (1963).
— [6] Die Röntgenbildverstärkung und Röntgenbildübertragung in der Medizin. Röntgen-Bl. 16, 305—313 (1963).
— [7] Die grundsätzliche Arbeitsweise der Röntgen-Bildverstärkung und das Röntgen-Fernsehen. Röntgen-Bl. 17, 213—224 (1964).
— H. IMDAHL u. A. BERNHARD: [11] Röntgenkinematographische Möglichkeiten für die Differentialdiagnose. Achalasie-Cardiakarzinom. Fortschr. Röntgenstr. 100, 58—68 (1964).
JENSEN, H.: Die physiologisch-optischen Verhältnisse und die Aufgaben der technischen Optik beim Einsatz von Bildwandlern zur Röntgenbildverstärkung. Optik 12, 105—116 (1955).
JONKER, W. R.: The measurement of the modulation transfer function of optical systems. Trans. 1. Intern. Kongress. f. Photographie und Film in Industrie und Technik, Cologne, October 1966. (in print).
JUTRAS, A., and G. DUCKETT: Roentgen diagnosis by remote control telefluoroscopy and cineradiography. Medica Mundi 4, 77—82 (1958).
— La radio-magnetoscopie, applications et inconvenients. J. belge Radiol. 47, 295 (1964).
— [2] Teleroentgen diagnosis by means of video tape recording. Amer. J. Roentgenol. 82, 1099—1102 (1964).
KAPANY, N. S.: Fiber optics. J. opt. Soc. Amer. 47, 413—427 (1957).
— [2] Electro-optical systems using fiber optics. Optica Acta 7, 201—217 (1960).
— [3] Fiber optics coupling for multistage image intensifiers. Proc. Symp. Image Intensifiers, Fort Belvoir 1961, p. 143—157.
— [4] Fiber optics principles and applications. New York: Academic Press 1967.
—, u. L. REIFFEL: Some considerations on luminescent fiber chambers and intensifier screens. Rev. Sci. Instr. 31, 1136—1142 (1960).
KAZAN, B.: A solid-state amplifying fluoroscope screen. R. C. A. Rev. 19, 19—34 (1958).
—, and F. H. NICOLL: [2] An Electroluminescent light-amplifying picture panel. Proc. Inst. Radio Engrs. 43, 1888—1897 (1955).
Kinematographie. First Annual Symposium on Cinefluorography, Rochester, New York, 1958. Cinefluorography, ed. by G. H. S. RAMSEY, J. S. WATSON JR., T. A. TRISTAN, S. WEINBERG, W. S. CORNWELL. Springfield (Ill.): Ch. C. Thomas.
— Abh. 1. Internat. Kongr. mediz. Photogr. u. Kinematogr., Düsseldorf 1960. Stuttgart: Georg Thieme 1962.
— I. Europ. Treffen für Röntgenkinematographie, München, 1962 (Abh. noch nicht erschienen). DECKER, K., H. GAJEWSKI u. W. LOY, Bericht. Fortschr. Röntgenstr. 97, 671—673 (1962).
KOK, P. W.: Stereoscopic fluoroscopy and stereo cinefluorography. Medica Mundi 11, 14—23 (1965).
KÜHL, W.: Das Plumbikon, eine neue Fernsehkameraröhre vom Vidicontyp und deren Eigenschaften. Rundfunktechn. Mitt. 8, 323—326 (1964).

LÄSER, S.: Über die Anwendung des Lichtbildverstärkers „Cinelix" im Routinebetrieb. Radiol. clin. (Basel) 32, 429—436 (1963).
— [2] Erfahrungen bei der Verwendung des 12,5"-Lichtbildverstärkers „Cinelix" in der Routine-Arbeit. Ärztl. Fortschr. 18, 509—512 (1964).
LINDBLOM, K.: Roentgen television in surgery with special reference to stereo-television. Acta radiol. (Stockh.) 53, 367—370 (1960).
LISSNER, J., u. H. RIEMANN: Ergebnisse mit der Bildverstärker- und Fernsehkinematographie. Dtsch. Röntgenkongr. 1963, S. 225. Stuttgart: Georg Thieme 1964.
— — [2] Weitere Ergebnisse mit der Bildverstärker- und Fernsehkinematographie. Röntgen-Bl. 16, 193 (1963).
— A. GEBAUER u. H. RIEMANN: Kinematographie mit Hilfe der Television. Fortschr. Röntgenstr. 99, 102—105 (1963).
— Apparative Möglichkeiten des Röntgenfernsehens. Ärztl. Fortschr. 18, 473—479 (1964).
LUBSZYNSKI, H. G.: Brit. Pats. nos. 457 493 (1935) and 515,564 (1938).
MAELE, M. VAN DE: Die direkte Röntgenkinematographie. Agfa Röntgenblätter 11, 54—60 (1941).
MATOSSI, F.: Elektrolumineszenz und Elektrofotolumineszenz. Braunschweig: Vieweg & Sohn 1957.
MAUS, G.: Bildübertragungen mit Faseroptik. VDI-Zeitschr. Nr. 18, 738—739 (1963).
McGEE, J. D.: Brit. Pat. nos. 504,927 (1937) and 790,416 (1953).
— [2] A review of some television pick-up tubes. Proc. Instr. electr. Engrs. 97, 377 (1950).
— [3] J. roy. Soc. Arts C: 329 (1952); Inaugural Lecture, Imperial College of Science and Technology, University of London (1955).
— E. A. FLINN and H. D. EVANS: An electron image multiplier. (Symp. London 1958). Photo-Electronic Image Devices. New York and London: Academ. Press 1960.
MESSERSCHMID, H.: Die Erzeugung von Umrißbildern beim Fernsehen durch Umformung des Videosignals. Rundfunktechn. Mitt. 7, 160—171 (1963).
MILLER, A. J., and R. HARTSHORNE: Fiber optics in motion picture printing. J. SMPTE 70, 701—704 (1961).
MOON, R. J.: Amplification of fluoroscopic image. Amer. J. Roentgenol. 59 886—888 (1948).
— [2] Amplifying and intensifying the fluoroscopic image by means of a scanning X-ray tube. Science 112, 389—395 (1950).
MORGAN, R. H., and R. E. STURM: The Johns Hopkins fluoroscopic screens intensifier. Radiology 57, 556 (1951).
— Development and state of X-ray television intensification in America. XI. Int. Congr. Radiol. München 1959, S. 20—30. Stuttgart: Georg Thieme 1961.
MORTON, G. A., J. E. RUEDY, and G. L. KRIEGER: The brightness intensifier. R. C. A. Rev. 9, 419 (1948).
MULDER, J. D.: Der elektro-optische Bildverstärker „Cinelix" 12,5" in der Praxis einer Universitätsklinik. Med.-Markt 11, 147—150 (1963).

Mulder, J. D.: [2] Die Verwendung des Röntgenfernsehens für Kineskopie und Bildband. Ärztl. Forsch. 18, 519—521 (1964).

— [3] Erfahrungen mit Röntgenfernsehen mit großem Eingangsschirm. Int. Symp. Röntgenfernsehen, Bad Soden 1964.

Nawijn, A.: Contrast transfer and quality of mirror camera for photofluorography. (Wird abgedruckt in Röntgen-Bl.). Book of Abstracts, 10th Internat. Congr. of Radiology, Montreal: blz. 199 (1962).

—, and A. J. Cuelenaere: [2] The eye as a noise limited photon-detector. Performance of the eye at low luminances; Colloquy Delft, 1965. Excerpta Medica Foundation, Amsterdam.

Nicoll, F. H., and B. Kazan: Large-area light current photoconductive cells using CdS Powder. J. opt. Soc. Amer. 45, 647—650 (1955).

Nielsen, H.: Testing and teaching of photofluorogram interpreters. Copenhagen: Ejner Munksgaard 1957.

— [2] Testing of photofluorogram interpreters by the use of phantoms which produce false infiltrates similar to tuberculous lung lesions. Amer. J. Roentgenol. 77, 1077—1083 (1957).

Niklas, W. F.: X-ray image intensification with a large diameter image intensifier tube. Amer. J. Roentgenol. 85, No 2 (1961).

Oosterkamp, W. J., and C. Albrecht: The evaluation of image-forming properties. Book of Abstracts, 10th Internat. Congr. of Radiology. Montreal: blz. 98 (1962).

—, u. Th. G. Schut: Magnetische Speicherung von Röntgenbildern. Elektromedizin 6, 147—152 (1961).

—, M. C. Teves u. T. Tol: Die Röntgenbildverstärkerröhre. Röntgenstrahlen, Geschichte u. Gegenwart 3, 24—29 (1952).

—, u. T. Tol: Prinzipielle und praktische Grenzen der Detailerkennbarkeit bei verschiedenen röntgenologischen Beobachtungsmethoden, insbes. bei Verwendlung der Bildverstärkerröhre. Fortschr. Röntgenstr. 81, 381—392 (1954).

Orthuber, R. K. u. L. R. Ullery: A Solid-state image intensifier. J. opt. Soc. Amer. 44, 297—299 (1954).

Parchwitz, H. K., u. G. Stein: Einfluß der Kontrastvariation auf Röntgenaufnahmen der Mamma. Med.-Markt 11, 247—255 (1963).

Payne, E. C., E. L. Mager, and C. W. Jerome: Electroluminescence, a new method of producing light. Illum. Engr. 45, 688—693 (1950).

Pfeiffer, W.: Die Bildgüte in der Radiologie. Ärztl. Prax. 16, 1849—1954 (1964).

Plaats van der, G. J.: Ärztliche Forderungen an die Gerätekonstruktion beim Röntgenfernsehen. Int. Symp. Röntgenfernsehen, Bad Soden 1964.

Potter, R. J., and R. E. Hopkins: Fiber optics and its application to image intensifier systems. Proceedings of the 1958 USAERDL Image Intensifier Symposium.

Pressler, K.: Die Bedeutung der elektronenoptischen Formatumschaltung beim Röntgenfernsehen in der Praxis. Dtsch. Röntgenkongr. 1964, S. 253—254. Stuttgart: Georg Thieme 1965.

Pressler, K.: [2] Röntgenfernsehen in der Praxis. Int. Symp. Röntgenfernsehen, Bad Soden 1964.

Reynolds, R. J.: Some experiments on production of rapid serial roentgenograms from screen image by means of cinematographic camera. Amer. J. Roentgenol. 19, 469—473 (1928).

— [2] Sixty years of radiology. Brit. J. Radiol. 29, 238—245 (1956).

Riehl, N.: Physik und technische Anwendungen der Lumineszenz. Berlin: Springer 1941.

Röhler, R.: Informationstheorie und Radiologie. Ärztl. Forsch. 16, 108—115 (1962).

— [2] Zur Messung der Kontrastübertragungsfunktion mit Rechteckgittern und anderen periodischen Lichtverteilungen. Optik 19, 487—497 (1962).

Roosmalen van, J.H.T.: Experimentele elektrostatische gefocusseerde "Plumbicon" buizen. Philips Techn. T. 28, Nr 2, 64—70 (1967).

Rose, A.: Sensitivity performance of the human eye on an absolute scale. J. opt. Soc. Amer. 38, 196 (1948).

— [2] Television pick-up tubes and the problems of vision. Advanc. Electron. 1, 131 (1948); Advanc. biol. med. Phys. 5, 211 (1957).

Rosenthal, J. E.: Theory and experiments on a basic element of a storage light amplifier. Proc. Inst. Radio Engrs. 43, 1882—1888 (1955).

Rusterholz, A. A.: Elektronenoptik. Basel: Birkhäuser 1950.

Sande, J. J. van der: The 12,5 inch electro-optical image-intensifier. Transactions of the IXth internat. congress of radiology, Munich 1959, S. 1509. Stuttgart: Georg Thieme 1961.

— [2] Specific features of the Cinelix as compared with conventional X-ray image intensifiers. (Wird abgedruckt in Röntgen-Bl.). Book of Abstracts, 10th Internat. Congr. of Radiology, Montreal: blz. 204 (1962).

Schaffernicht, W.: Bildwandler. Naturforschg. u. Med. Deutschland 1939—1946, Bd. 15 S. 79—104, (1948).

Schmidt, H.: Die Anwendung des Bildbandspeichers in der Röntgendiagnostik der ableitenden Gallen- und Harnwege. Röntgen-Bl. 19, 645—648 (1966).

Schober, H.: Das Sehen, Bd. I/II. Leipzig: Fachbuchverlag 1957/54.

— [2] Die Messung von Kontrast und Schärfe im Röntgenbild im Licht der Informationstheorie. Transactions of the IXth internat. congress of radiology, Munich 1959, S. 1460. Stuttgart: Georg Thieme 1961.

—, u. M. Höfert: Die Anwendbarkeit der in der Optik gebräuchlichen Kontrastübertragungs- und Informationstheorie auf die Abbildung mit Röntgenstrahlen. Acta radiol. Diagn. 1, 1179—1188 (1963).

Schott, O.: Bildqualität u. Strahlendosisprobleme in der Röntgen-Diagnostik. Abh. I. Internat. Kongr. Med. Photogr. u. Kinematogr., Düsseldorf 1960. Stuttgart: Georg Thieme 1962. Stellungnahme dazu: H. G. de Winter: Messungen an einem Röntgenbildverstärkersystem. Röntgen-Bl. 15, 341—348 (1962).

SCHOTT, O.: [2] Screen storage for TV radiodiagnosis. Book of Abstracts, 10th Internat. Congress of Radiology, Montreal: blz. 204 (1962).

— [3] Bildqualität und Dosisprobleme beim Röntgen-Fernsehen. Röntgen-Bl. 15, 181—190 (1962).

— [4] Der Folienspeicher für Röntgendiagnostik. Röntgen-Bl. 16, 65—71 (1963)[1].

— [5] Röntgenfernsehen. Röntgenpraxis 16, 265—282 (1963); 17, 2—12, 64—75, 127—140 (1964).

— [6] Bildverstärker und Fernsehen in der Röntgen-Diagnostik. Elektrotechn. Z. 85A, 606—610 (1964).

SCHRÖTER, F., W. THEILE u. G. WENDT: Fernsehtechnik, 1. Teil, Grundlagen des elektron. Fernsehens. Berlin-Göttingen-Heidelberg: Springer 1956.

SCHUT, TH. G., and W. J. OOSTERKAMP: The application of electronic memories in radiology. Medica Mundi 5, 85—88 (1959).

SOMMER, A. H.: Photoelectric cathode. Brit. Pat. 771504 (1954).

— [2] New photoemissive cathodes of high sensitivity. Rev. Sci. Instr. 26, 725—726 (1955).

SPIEGLER, G., u. J. KALMAN: Ein neues Kopierverfahren zur Herstellung ideal harmonischer Kopien nach Kontrastreichen Negativen. Fortschr. Röntgenstr. 42, 509—518 (1930).

SPRAWLS, P., W. M. TAYLOR, and B. W. COBBS: A synchronizer for electrocardiograms, phonocardiograms and cineangiographic studies. Radiology 82, 44—45 (1964).

STAUFFER, H., G. HENNY, and A. BLACKSTONE: Stereoscopic televised fluoroscopy. Radiology 79, 30—34 (1962).

STAUFFER, H. M., CH. HAAS and A. W. BLACKSTONE: Progress in stereofluoroscopy "transmission": T.V. analyph display and color cinerecording. Radiology 82, 125—126 (1964).

STERNGLAS, E. J.: Rev. Sci. Instr. 26, 1202 (1955).

STOUDENHEIMER, R. G., and J. C. MOOR: An image converter tube for high-speed photographic shutter device. R. C. A. Rev. 18, 322—331 (1957).

STÜRMER, W.: DBP 968667 (1952).

STURM, R. E., and R. H. MORGAN: Screen intensifications system and their limitations. Amer. J. Roentgenol. 62, 617—634 (1949).

Sylvania Corp. (ohne Verfasser): Elektrolumineszenz-Flächen als Bildschreiber, Bildspeicher und Bildwandler. Radio-Mentor 24, 74—76 (1958).

TERAMO, M.: Die Röntgenkinematographie. Radiographica 9, 205—215 (1964).

TEVES, M. C.: Anwendung des Röntgenbildverstärkers. Philips techn. Rundsch. 17, 77—107 (1955/56).

THEILE, R.: Grundlagen der Fernsehtechnik und ihre Anwendung zur Übertragung von Röntgenschirmbildern. Ärztl. Forsch. 18, 459—472 (1964).

— [2] Zur Grenzempfindlichkeit der Superorthikon-Röhre, insbesondere im Vergleich zur Fotografie. Radio Mentor (Berl.) (1964), 216—217.

TOL, T., W. J. OOSTERKAMP, and J. PROPER: Limits of detail perceptibility in radiology particularly when using the image intensifier. Philips Res. Rep. 10, 141 (1955).

TUUK, J. H. VAN DER, and W. KÜHL: A new X-ray image intensifier tube with 9″ screen. Medica. Mundi 5, 47—51 (1959).

VINE, B. H.: Analysis of noise in the image orthicon. J. SMPTE 70, 432—435 (1961).

VRIES, H. DE: The quantum character of light and its bearing upon threshold of vision the differential sensitivity and visual acuity of the eye. Physica 10, 553 (1943).

WACHTEL, M. M., D. D. DAUGHTY and A. E. ANDERSON: The transmission secondary emission Image intensifier. (Symposium London 1958). Photo-Electronic Image Devices. New York and London: Academic Press 1960.

WALLMANN, H., and S. G. LUNDQVIST: Image orthicon X-ray television system without image intensifier. Book of Abstracts, 10th Internat. Congress of Radiology, Montreal: blz. 200 (1962).

—, and R. MALVEN: Single-image electronic storage system for X-ray television. Book of Abstracts, 10th Internat. Congress of Radiology, Montreal: blz. 202 (1962).

—, and I. WICKBOM: Roentgen-television equipment for use in surgery. Acta radiol. (Stockh.) 51, 297—304 (1959).

WALRAVE, J., u. CH. J. ERAS: Ein neuer elektro-optischer Großfeld-Bildverstärker für Fernsehdurchleuchtung und Bildbandaufzeichnung. Bericht über die 47. Tagg der Dtsch. Röntgenges., Berlin 1966. Stuttgart: Georg Thieme 1967.

WEBSTER, E. W.: Progress in the recording. Book of Abstracts, 10th Int. Congress of Radiology, Montreal: blz. 103 (1962).

—, and L. C. SMITH: A system for stereoscopic fluoroscopy involving electronic storage. Radiology 78, 117—119 (1962).

WEIMER, P. K.: The image isocon — an experimental television pickup tube based on the scattering of low velocity electrons. RCA Rev. 10, 366—368 (1949).

WEISS, J. H.: Large field cineradiography and image intensification utilizing the TVX-system. Radiology 76, 264 (1961).

WELLAUER, J.: Die magnetische Bildspeicherung hält Einzug in die Röntgendiagnostik. Radiol. Clin. et Biol. 34, 116—123 (1965).

WHITE, E. C.: X-ray intensification and method. US-Pat. 2650310 (1953).

WILCOCK, W. L., D. L. EMBERSON, and B. WEEKLEY: An image intensifier with transmitted secondary electron multiplication. Nature (Lond.) 185, No 4710, 370 (1960).

WILLIAMS, F. E.: Electroluminescence and light amplifying phosphors applied to fluoroscopic image intensification. Amer. J. Roentgenol. 75, 77—81 (1956).

— [2] Light amplifying phosphors. Electr. J. 56, 627 (1956).

WINTER DE, H. G.: Messungen an einem Röntgenbildverstärker. Röntgen-Bl. 15, 341—348 (1962).

Winter de, H. G.: [2] Zur Optimalisierung der Kontrastübertragung des Schirmbildes. Röntgen-Bl. **16**, No. 3, 84—88 (1963).
— [3] The new $12^1/_2$ inch image intensifier system for fluoroscopy. Proc. XIth Int. Congress of Radiology, Rome 1965. Excerpta Medica Foundation, Intern. Congress series no. 89.
— [4] Die Messung der Übertragungsfunktion verschiedener Elemente eines Röntgenbildverstärkersystems. Bildgüte in der Radiologie. Stuttgart: G. Fischer 1966.
Ziedses des Plantes, B. G.: Subtraktion. Stuttgart: Georg Thieme 1961.

Ziedses des Plantes, B. G.: [2] Subtraktionsmethoden. Symposium über Bildgüte in der Radiologie. Herrenchiemsee/Obb. 1964. Stuttgart: Gustav Fischer 1965.
Zieler, E., u. K. Westerkowsky: Das Ampliskop, ein experimentelles Gerät zur Harmonisierung von Röntgenbildern. Philips techn. Rdsch. **24**, 194—203 (1962/63).
Zworykin, V. K., and G. A. Morton: Television; 2nd ed. New York: John Wiley & Sons 1954.
— E. G. Ramberg, and L. E. Flory: Television in science and industry. New York: John Wiley & Sons; London: Capman & Hall 1958.

H. Automatisierung bei der Anfertigung von Röntgenaufnahmen

I. Belichtungsautomatik

Von

E. Zieler

Mit 30 Abbildungen

1. Einführung

Die Bemühungen, durch technische Hilfsmittel zu einer exakten Belichtung von fotografischen Aufnahmen zu kommen, reichen schon einige Jahrzehnte zurück. In der optischen Fotografie haben diese Versuche zunächst zu der Entwicklung der Belichtungsmesser geführt, mit denen die Beleuchtungsstärke des aufzunehmenden Objektes vor der Aufnahme gemessen wird. Nach dem erhaltenen Meßwert werden Objektivöffnung und Belichtungszeit eingestellt. Dieses Verfahren, das weitgehend eingeführt ist, ist neuerdings zu der automatischen Lichtwerteinstellung weiterentwickelt worden, bei der nun die Einstellung von Blende und Belichtungszeit selbsttätig erfolgt. In der Röntgentechnik hat es wesentlich länger gedauert, bis sich Verfahren zur automatischen Belichtung einbürgerten. Dies ist zum Teil sicher darin begründet, daß Röntgenaufnahmen nur in der Ausübung des Berufes angefertigt werden, während die Verwendung von Belichtungsmessern für optische Aufnahmen gerade durch die Ausbreitung der Amateurfotografie gefordert wurde. Betrachtet man die Aufgabe selbst, so ist die selbsttätige Belichtung für die Röntgenaufnahme viel wichtiger als für die optische Fotografie, da das Schätzen der richtigen Belichtungsgröße im ersteren Fall sehr viel schwieriger ist. Für die Röntgenaufnahme verwendet man einen hochempfindlichen Film, der direkt im Negativ betrachtet wird. Es wird also kein Kopiervorgang durchgeführt, durch den man die Gradation so weit erhöhen könnte, daß auch schwache Kontraste erkennbar werden, oder der den nachträglichen Ausgleich von Fehlbelichtungen gestattete. Andererseits ist gerade durch die erforderliche hohe Steilheit der Belichtungsspielraum ziemlich gering. Eine Unter- oder Überbelichtung um einen Faktor 2, die bei der optischen Schwarzweißfotografie überhaupt keine Rolle spielt, bedeutet in der Röntgenfotografie häufig eine Fehlaufnahme. Darüber hinaus sieht man in der Röntgentechnik das Objekt nicht in dem Licht, in dem die Aufnahme angefertigt wird, da die Strahlenquelle selbst nur für die Dauer der Aufnahme, also meist nur für den Bruchteil einer Sekunde, eingeschaltet wird. Auch bei vorangehender Durchleuchtung können die Helligkeitswerte nicht direkt auf die Aufnahme übertragen werden, da für Durchleuchtung und Aufnahme verschiedene Röhrenspannungen angewendet werden und die Strahlenabsorption im Körper von der Strahlenqualität abhängt. Die Praxis hat gezeigt, daß es trotz dieser Schwierigkeiten möglich ist, eine ausreichende Sicherheit in der Schätzung der erforderlichen Belichtungsgröße zu erwerben. Dennoch haben sich technische Hilfsmittel zur Erzielung gleichmäßigerer Filmbelichtungen als nützlich erwiesen. Bei ihrer Verwendung ist es nicht mehr nötig, unterschiedliche Belichtungen in der Dunkelkammer auszugleichen, was sonst häufig geschieht, jedoch stets eine Verschlechterung der Bildqualität bedeutet (Unterentwicklung = zu geringe Steilheit; Überentwicklung = zu hoher Schleier). Fehlbelichtungen, die eine Wiederholung der Aufnahme erforderlich machen, werden vermieden. Solche

kommen gewöhnlich immer wieder vor, da man die Schätzung der Belichtungszeit weitgehend nach dem Durchmesser des Patienten richtet. Die Strahlenabsorption hängt
jedoch nicht nur von dem Durchmesser ab. Abb. 1 [nach STIEVE, 1956 (b)] zeigt die
Schwankungsbreite der für gleiche Filmschwärzungen erforderlichen Elektrizitätsmengen
(mAs) als Funktion des Körperdurchmessers. In Abb. 1a sind die Meßwerte bei Lungenaufnahmen an 100 Patienten eingetragen, in Abb. 1b die bei Magenübersichtsaufnahmen
an 30 Patienten. Die gestrichelten Geraden geben dabei den aus der Belichtungstabelle
zu entnehmenden Zusammenhang zwischen Durchmesser und Elektrizitätsmenge an.
Die Streuung der Meßwerte zeigt, wie stark neben dem Durchmesser der „Gewebe-
faktor" in die Schaltwerte eingeht. Schließlich kann man seine Aufmerksamkeit mehr

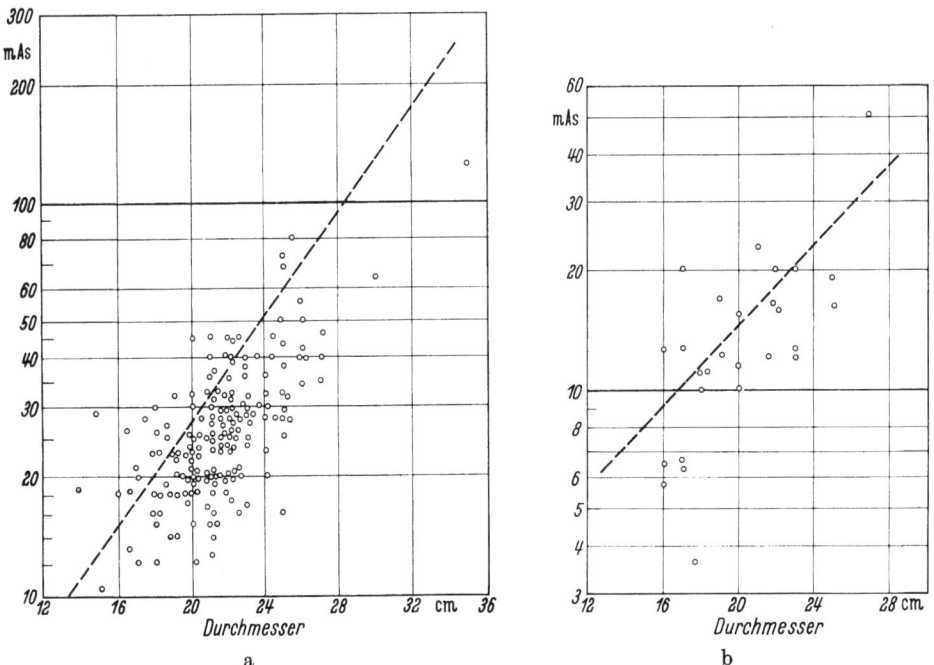

Abb. 1a u. b. Schwankungsbreite des mAs-Produktes. Abhängigkeit der Aufnahmedaten von der Dicke des
Patienten. a) Lungenaufnahmen. b) Magenübersichtsaufnahmen

auf den Patienten und seine Lagerung sowie die Einstellung der Strahlenquelle konzentrieren, so daß auch hier wie überall, wo Automaten eingeführt worden sind, der Mensch
von Hilfsdiensten entlastet und auf die eigentliche geistige Leistung zurückgeführt wird
(MÄURER, 1958).

In der technischen Durchführung wurde verschiedentlich auch der in der optischen
Fotografie beschrittene Weg befolgt (FRANKE, 1929a; PAPE, REININGER, 1935; MORGAN,
1942a, b; KAISER, DE FINE LICHT 1952; SHOR, 1954). Er erfordert jedoch vor der eigentlichen Filmbelichtung eine Probeaufnahme zur Lichtwertmessung, wodurch nicht nur
der Arbeitsaufwand vermehrt, sondern auch die Strahlenbelastung der Patienten verdoppelt wird. Im Zusammenhang mit dem Bestreben, die Strahlenbelastung der Menschen möglichst zu vermindern, wurden in den letzten Jahren immer wieder Möglichkeiten zur Herabsetzung der Patientendosis untersucht; ein mit Probeaufnahmen
arbeitendes Verfahren ist für die allgemeine Anwendung somit kaum zu empfehlen.

Es bleibt für die Praxis also nur der Weg, die am Filmort wirksame Strahlung während
der Aufnahme selbst zu messen und den Strahlenzufluß vom Röntgengenerator[1] zu unterbrechen, wenn eine bestimmte vorgegebene Strahlenmenge erreicht ist. Dieses Verfahren
wurde zuerst von FRANKE beschrieben (1929a, b). Über die Arbeit mit einem von FRANKE

[1] Nach DIN 6814 Blatt 6 (Oktober 1963) soll der Ausdruck „Röntgengenerator" anstelle des früher
üblichen „Röntgenapparat" benutzt werden.

gebauten Gerät berichteten ENGELHARDT und SIELMANN (1932). Die prinzipielle Anordnung einer solchen Vorrichtung zeigt Abb. 2. Der Patient *P* befindet sich im Bündel
der von der Röntgenröhre *R* ausgehenden Röntgenstrahlung. Im Strahlenbündel hinter
dem Objekt, im allgemeinen senkrecht zum Zentralstrahl, befindet sich die Kassette *K*
mit dem Film und den Verstärkerfolien. Zwischen *P* und *K* (oder auch hinter *K*) befindet sich das flächenhaft ausgedehnte Meßorgan *M*, das die in einem noch näher anzu-
gebenden Teil des Strahlenbündels durch es hindurchtretende Strahlung mißt. Nur im
Bereich dieses Teilbündels wird das Meßorgan für Strahlung empfindlich gemacht. Der
empfindliche Bereich des Meßorgans wird Meßfeld genannt. Wird nun ein bestimmter
Meßwert erreicht, so wird über das Schaltgerät *S* die Röntgenstrahlung abgeschaltet.

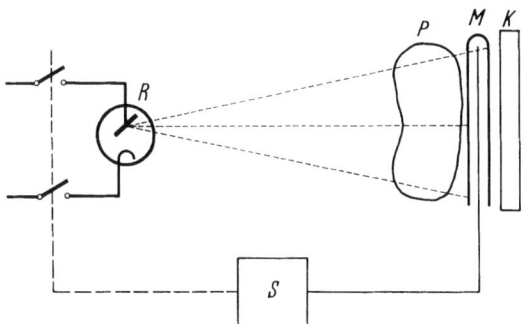

Abb. 2. Prinzipielle Anordnung eines Belichtungsautomaten

2. Strahlenmeßverfahren

Das Meßorgan *M* muß einen Strahlenempfänger enthalten, d. h. einen Bauteil, in
dem durch die Wechselwirkung zwischen Strahlung und Materie in der Materie Änderungen eintreten oder Vorgänge ausgelöst werden, die für makroskopische Steuervor-
gänge verwendet werden können. Man kann also somit grundsätzlich von allen Verfahren ausgehen, die für die Strahlenmessung, in Sonderheit für die Dosimetrie, gebraucht werden oder wurden. Gegenüber sonst auftretenden Strahlenmeßaufgaben wird
für die Verwendung in einem automatischen Belichtungszeitschalter jedoch die zusätzliche Forderung auftreten, daß die Transformation der im Meßorgan absorbierten
Strahlenenergie in die Steuergröße in einem Zeitraum ablaufen muß, der kurz ist gegenüber den kürzest möglichen Aufnahmezeiten. Durch diese Forderungen werden chemische
Verfahren (z. B. Filmbelichtung) ausgeschlossen. Praktische Verwendung gefunden haben
die Gasionisations- und die Fluorescenzlichtmessung.

Der Meßvorgang für die Belichtungsautomatik soll nun aber keine Dosismessung
sein, d. h. er braucht keine Meßwerte zu liefern, die in Röntgen (R) angebbar sind. Das
Signal muß lediglich dann eine bestimmte vorgegebene Größe erreicht haben, wenn in
den Verstärkerfolien eine bestimmte Fluorescenzlichtmenge erzeugt worden ist, die zur
richtigen Belichtung des Filmes führt. Ein gewisser Bruchteil der in den Folien absorbierten Röntgenstrahlenenergie wird in Energie von Fluorescenzlicht umgewandelt. Dieser
Bruchteil ändert sich im Bereich der in der Röntgendiagnostik verwendeten Strahlenqualitäten nicht wesentlich, er beträgt etwa 2—2,5 % (HERZ, 1956).

Die Empfindlichkeit der Film-Folien-Kombination folgt in ihrer Abhängigkeit von
der Wellenlänge der Röntgenstrahlung somit angenähert der Absorption in der Calcium-
wolframat-Verstärkerfolie, die bei den in Frage kommenden Wellenlängen überwiegend
durch Fotoabsorption an den Wolframatomen erfolgt (im Gegensatz zu der für die
Dosismessung zugrunde gelegten Luftabsorption, bei der der Compton-Effekt hier schon
eine wesentliche Rolle spielt). Die Absorption in der Folie hängt also stark von der
spektralen Zusammensetzung der (am Kassettenort vorhandenen) Strahlung und von
der Dicke der Folie ab. Da die Folie, um wirksam zu sein, einen hohen Prozentsatz der

Strahlung absorbieren muß, ist die aus der Kassette austretende Strahlung gegenüber der eintretenden um einen von der Strahlenqualität abhängigen Bruchteil geschwächt (s. Abb. 3) und außerdem in der Qualität verändert. Nach den Untersuchungen von Widenmann (1957) gibt es Folientypen, bei denen die Änderung der Schwärzung mit der Röhrenspannung nicht sehr groß ist, wenn stets die gleiche Dosis gegeben wird. Die Abhängigkeit kann jedoch auch sehr viel größer sein. Die relativen Aufnahmedosen für verschiedene Folien zeigt Abb. 4 nach Messungen von Widenmann (1957) und Breuer (1950).

Während ein vor der Kassette angeordnetes Meßorgan sich bezüglich der Abhängigkeit seines Signals von der Strahlenqualität ähnlich verhalten muß wie die Lichterzeugung

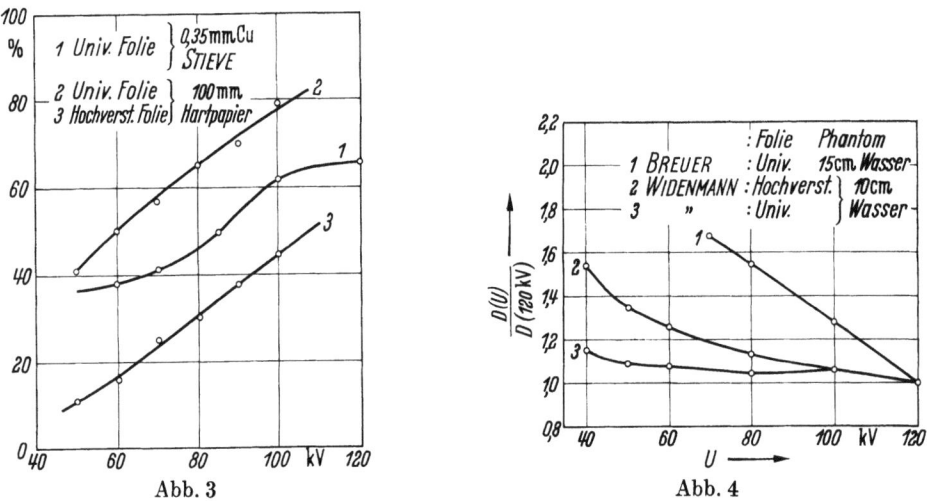

Abb. 3.

Abb. 4.

Abb. 3. Dosisschwächung durch verschiedene Kassetten mit Folien

Abb. 4. Relative Aufnahmedosen für konstante Filmschwärzung bei verschiedenen Folien

in der Folie, muß ein solches hinter der Kassette einen Empfindlichkeitsgang haben, der die qualitätsabhängige Absorption der Strahlung in den Folien (einschließlich Film und Kassette) einigermaßen ausgleicht. Im ersten Fall muß natürlich die qualitätsabhängige Absorption des Meßorgans selbst berücksichtigt werden, die jedoch im allgemeinen wesentlich geringer ist als die von Kassette, Folien und Film, schon weil eine Verlängerung der Belichtungszeit durch das Meßorgan möglichst klein gehalten werden muß.

a) Ionisationsmessung

Die Messung der Gasionisation ist seit Jahrzehnten das Standardverfahren für die Röntgenstrahlenmessung. Nachdem sich herausgestellt hatte, daß reproduzierbare Ergebnisse mit anderen bekannten Verfahren sehr viel schwerer zu erreichen sind, wurde die Definition der von der medizinischen Röntgenstrahlenmessung zu verwendenden Dosiseinheit, das Röntgen, auf eine bestimmte Ausführungsform der Luftionisationsmessung bezogen. In der Definition des Röntgen (s. z.B. DIN 6809 oder Recommendations of ICRU) werden die Bedingungen angegeben, die eingehalten werden müssen, um Einflüsse anderer Stoffe als Luft zu vermeiden. Bei dem Bau einer Ionisationskammer für Zwecke der Belichtungsautomatik sind diese Bedingungen jedoch ohne Bedeutung, da die im vorhergehenden erläuterten Bedingungen zu erfüllen sind, nicht dagegen eine Messung der Dosis in R durchgeführt werden soll.

Hier kann man im Gegenteil die Einflüsse von Kammerwandmaterial und Füllgas auf die erzeugte Ionenladung ausnützen, um die gewünschte Anpassung der Wellenlängenabhängigkeit zu erzwingen. Nur bei der ersten angegebenen Ausführungsform eines Belichtungsautomaten (FRANKE 1929; ENGELHARDT und SIELMANN 1932) ist eine Beeinflussung durch das Füllgas versucht worden. Die Wahl von Argon hatte hier allerdings außerdem den Zweck, die Empfindlichkeit zu erhöhen. Danach wurde stets nur mit Luft als Füllgas gearbeitet, so daß die Kammern nicht mehr gasdicht ausgeführt zu werden brauchten. Im übrigen kann man die Ionisation in der Kammer durch die Wahl der Elektrodenabstände, des Elektrodenmaterials und der Elektrodendicke beeinflussen (EBERHARDT und JAEGER, 1954). Bei Variation dieser Größen hat man natürlich zu berücksichtigen, daß der Filterwert der Kammer selbst nicht zu groß werden darf, wenn man die Kammer vor der Kassette anordnen will. Als Elektrodenmaterial werden praktisch verwendet Blei (BISCHOFF, 1949) und Kupfer (ZIELER, 1957).

Nach der ersten Ausführung von FRANKE sind später keine Ionisationskammern mehr entwickelt worden, die ausschließlich zur Anordnung hinter der Kassette geeignet waren, da die Herstellung von für Röntgenstrahlen schattenfreien Ionisationskammern keine sehr großen Schwierigkeiten bereitet. Durch die Wahl des Kammerortes vor der Kassette wird die Form praktisch vorgegeben, da der Abstand zwischen Patient und Film nicht zu sehr vergrößert werden soll. Dabei werden sie durchweg hinter dem eventuell vorhandenen Feinraster angebracht. Befände sich der Raster zwischen Meßorgan und Kassette, so würde, da das Meßorgan die gesamte Streustrahlung vom Objekt erhält, der Film jedoch nur einen kleinen Bruchteil, die resultierende Filmschwärzung stark von der Feldgröße und Objektdicke abhängen.

b) Fluorescenzlichtmessung

Messungen des Fluorescenzlichtes eines Röntgenleuchtschirmes mit einer Fotozelle, um mit dem von dieser gegebenen Signal einen Röntgenapparat abzuschalten, wurden zuerst von NIEMANN (1930) vorgeschlagen. Aber erst mit dem von ZWORIKYN (1939) angegebenen Fotosekundärelektronen-Vervielfacher (abgekürzt SEV, englisch photomultiplier) stand ein Lichtmeßinstrument von ausreichender Empfindlichkeit zur Verfügung. Mit Hilfe eines mit einem Leuchtschirm verbundenen SEV hat MORGAN (1942) einen brauchbaren Belichtungsautomaten gebaut, nachdem er vorher eine solche Kombination schon zur Messung der Belichtungsgröße verwendet hatte (1942a, b). Die üblicherweise für die Röntgendurchleuchtung verwendeten Leuchtschirme haben alle einen recht ähnlichen Gang der Empfindlichkeit mit der Röhrenspannung (WACHSMANN, BUCHMANN und KIRCHHOFF, 1958; BÜCKER, JÖTTEN, STÖSSEL, 1959). Es ist jedoch möglich, spezielle Leuchtschirme mit stark von dem Üblichen abweichenden Empfindlichkeitsgang herzustellen (KAISER, 1954). Bei solchen Leuchtschirmen, die speziell für Zwecke der Belichtungsautomatik vorgesehen sind, hat man in der Herstellung größere Freiheit als sonst, da man auf die Zeichenschärfe keine Rücksicht zu nehmen braucht, so daß man durchaus in gewissem Maße die Spannungsabhängigkeit der Folienempfindlichkeit wie auch bei hinter der Kassette angeordnetem Meßorgan die Absorption durch Kassette und Folie ausgleichen kann.

Werden solche Meßorgane, wie vielfach üblich, hinter der Kassette angebracht, so darf der Filterwert der Kassette einschließlich der Film-Folien-Kombination nicht zu groß und insbesondere nicht zu stark qualitätsabhängig sein. Hierbei werden deshalb stets Spezialkassetten ohne Blei im Deckel verwendet.

Allerdings kann man auch dann befriedigende Gleichmäßigkeiten der Filmschwärzungen nur bei Röhrenspannungen über 55—60 kV erreichen. Bei weicherer Strahlung wird die Qualitätsabhängigkeit so stark, daß es sich empfiehlt, bei dieser Anordnung mit festen Röhrenspannungen und zugeordneter fester Empfindlichkeitseinstellung des Belichtungsautomaten zu arbeiten (s. Abschnitt 6, S. 441). Nur in Sonderfällen, wie z. B. bei der Mammographie, kann man im Weichstrahlbereich durch Wahl von speziellen sehr wenig absorbierenden Kassetten und Folien eine ausreichende Qualitätsunabhängigkeit über ein größeres Spannungsintervall erreichen.

Die verschiedenen Ausführungsarten von Meßorganen unterscheiden sich durch die Art, in der das Licht des Leuchtschirmes die Fotokathode belichtet. Der einfachste Weg ist der manchmal bei den Messungen für die Zielaufnahmetechnik verwendete. Hier wird (Abb. 5) der mit einer Optik versehene SEV an dem Zielgerät so befestigt, daß ein gewisser Bereich des Durchleuchtungsschirmes auf die Fotokathode abgebildet wird. Bei dieser Anordnung muß der Röntgenraum während der Aufnahme verdunkelt sein.

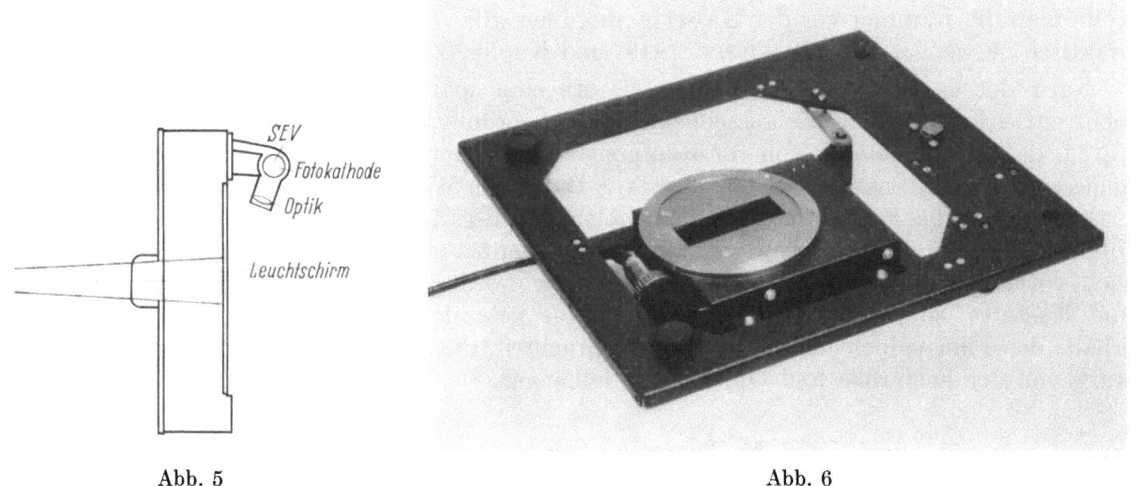

Abb. 5   Abb. 6

Abb. 5. Meßorgan mit SEV am Zielaufnahmegerät

Abb. 6. Meßorgan mit SEV für Einbau in Laufrasterlade

An anderen Geräten, die nicht gleichzeitig für Aufnahme und Durchleuchtung verwendet werden, ist normalerweise kein Leuchtschirm vorhanden, so daß ein solcher mit dem SEV zu einem Meßorgan vereinigt werden muß. Bei diesen Ausführungen hat man einerseits völlige Freiheit in der Wahl des Leuchtschirmes zur Korrektur der Qualitätsabhängigkeit, andererseits können solche Meßorgane lichtdicht ausgeführt werden, so daß für ihre Verwendung eine Raumverdunkelung nicht erforderlich ist. Ein derartiges Meßorgan zur Verwendung am Blendentisch zeigt Abb. 6 (Philips). Verzichtet man am Durchleuchtungsgerät darauf, den Durchleuchtungsschirm als Erzeuger für das zu

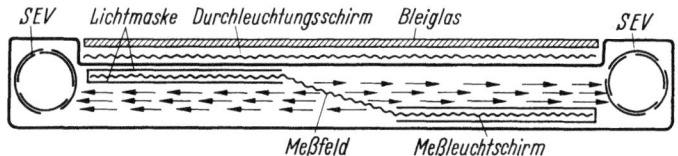

Abb. 7. Lichtdichtes Meßorgan mit SEV zum Einbau in Zielaufnahmegerät

messende Fluorescenzlicht zu benutzen, so kann man hierfür geschlossene, lichtdichte Meßorgane konstruieren. Natürlich müssen diese dann in die Leuchtschirmträger eingebaut werden, da sie sich auf der focalen Seite der Bleiglasscheibe befinden müssen. Der Aufbau ergibt sich dadurch, daß das Meßfeld um den Zentralstrahl liegen muß, jedoch im Bereich des größten Strahlenbündels kein Schatten im Durchleuchtungsbild entstehen soll, wie das schematische Schnittbild Abb. 7 (General Electric Co.) zeigt. Solche Meßorgane können unter gewissen Voraussetzungen in vorhandene Zielgeräte eingebaut werden. Dabei wird das Meßorgan allerdings im allgemeinen zwischen Kassette und Leuchtschirm liegen.

Weite Verbreitung hat die selbsttätige Belichtung zuerst bei den Lungen-Reihen-untersuchungen mit dem Schirmbildverfahren gefunden. Den Aufbau einer solchen Einrichtung zeigt Abb. 8. Ein Teilbereich des Leuchtschirmes (Fl) wird mit einer Optik auf die Fotokathode des SEV (M) abgebildet, der dann das Abschaltsignal gibt. Die bei den Belichtungsautomaten für die allgemeine Radiographie diskutierten Probleme der Abhängigkeit von der Wellenlänge, Objektdicke und Feldgröße treten hier überhaupt nicht

auf, da das gleiche Leuchtschirmlicht, das für den Meßvorgang benutzt wird, die Filmschwärzung bewirkt. Als Dominante (s. Abs. 3c, S. 427) wird bei diesem Verfahren ein Bereich gewählt, der sich über beide Oberfelder einschließlich des Mediastinums erstreckt. Die Schwärzung in den Lungenfeldern kann also nur in dem Maße schwanken, in dem die Strahlendurchlässigkeit und die Ausdehnung des Mediastinalbereiches variieren. Wegen der flacheren Gradationskurve der Schirmbildfilme ist die Belichtung hier auch nicht so kritisch

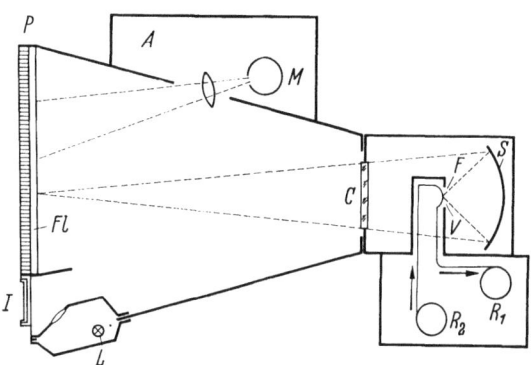

Abb. 8. Belichtungsautomat für Schirmbildaufnahmegerät

wie bei Folienaufnahmen. (Natürlich kann man bei Schirmbildeinrichtungen auch solche Meßorgane verwenden, die üblicherweise vor der Kassette angebracht werden können. In diesem Fall unterscheidet sich das Verfahren in keiner Weise von der Arbeitsweise am Rastertisch oder -stativ.)

Ein analoges Verfahren wird in der Bildverstärker-Radiographie benutzt (s. Abb. 9). Hierbei wird das auf dem Ausgangsleuchtschirm S_a des Bildverstärkers erzeugte Bild des primären Strahlenreliefs mit Hilfe eines Tandemoptiksystems O_B—O_K auf die Filmfläche einer Kamera K (z.B. im 70 mm-Format) abgebildet. Ein kleiner Spiegel oder ein kleines Prisma P lenkt aus dem parallelen Strahlengang zwischen den beiden Objektiven ein schmales Strahlenbündel ab, das auf die Kathode eines SEV fällt, der als Meßorgan an einen Belichtungsautomaten angeschlossen ist. Da im parallelen Strahlengang

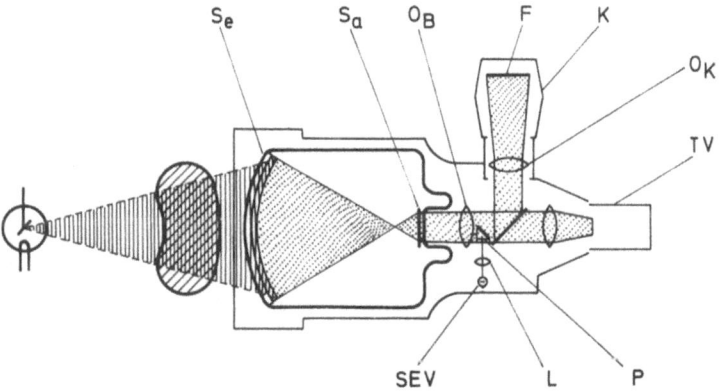

Abb. 9. Belichtungsautomatik bei Bildverstärker-Radiographie

an jeder Stelle das Licht von allen Teilen des Ausgangsschirms herrührt, ist der auf die Fotokathode fallende Lichtstrom proportional zur mittleren Leuchtdichte des Ausgangsbildes des Bildverstärkers. Durch Einfügen einer weiteren Linse L zwischen dem Prisma P und dem SEV kann man erreichen, daß nur Licht von einem bestimmten Bereich von S_a für die Messung wirksam wird. Dadurch wird also wieder eine Dominante (s. Abschnitt 3c) gewählt.

Im Prinzip ist es auch möglich, den Bildverstärker mit dieser Meßvorrichtung als Meßorgan für die Belichtung eines in einer Kassette vor dem Bildverstärker (z.B. in einem Spezialaufnahmegerät befindlichen Films) zu benutzen. Hierbei ergeben sich natürlich die gleichen Probleme, die oben bezüglich der Messung hinter dem Film erwähnt wurden. Allerdings hat man hier keine Möglichkeit, die Qualitätsabhängigkeit der strahlenempfindlichen Schicht an die der Filmfolienkombination anzugleichen, da der Eingangsleuchtschirm S_e seiner Funktion im Bildverstärker entsprechend optimal gestaltet werden muß.

c) Andere Meßverfahren

Außer Fotoionisation und Fluorescenzlicht kann man auch die Fotoleitfähigkeit messen, indem z. B. ein CdS-Kristall an einen der mittleren Helligkeit entsprechenden Punkt des Strahlenkegels gebracht wird. Da diese Kristalle klein sind, kann man damit nur arbeiten, wenn man ihre Lage im Durchleuchtungsbild sehen kann, da man sonst von Zufälligkeiten abhängen würde, die reproduzierbare Aufnahmen unmöglich machen würden. In der Praxis wurde dieses Verfahren bisher nicht gebraucht. Dagegen kann die Erzeugung von Fotoelektronen ohne den Umweg über die Gasionisation in einem Sonderfall zur Strahlenmessung für automatische Belichtung verwendet werden. Bei Vakuumbildverstärkern werden durch die in einem Leuchtschirm erzeugten Lichtquanten in einer Fotokathode, die mit diesem in Kontakt ist, Fotoelektronen ausgelöst, die das verstärkte Bild erzeugen. Bei dem alten 13 cm (5″)-Bildverstärker von Philips wurde ein gewisser Bruchteil dieser Fotoelektronen von der Hilfselektrode aufgefangen und als Signal für eine automatische Belichtung des Filmes einer Kamera benutzt, mit der das Leuchtschirmbild des Bildverstärkers fotografiert wird. Wegen des relativ kleinen Formats konnte es hier als akzeptabel angesehen werden, das ganze Bildfeld als Dominante zu nehmen.

3. Das automatisch belichtete Röntgenbild

Die Aufgabe eines Belichtungsautomaten kann primär unter zwei verschiedenen Gesichtspunkten betrachtet werden:

1. Der Röntgenfilm soll richtig belichtet sein. Hierbei wird jede einzelne Aufnahme als isolierter Vorgang betrachtet. 2. Röntgenaufnahmen, die zu verschiedenen Zeitpunkten angefertigt werden, sollen miteinander vergleichbar sein.

Vom ersten Gesichtspunkt aus gibt es nicht eine richtige Schwärzung für den Röntgenfilm, sondern es gibt einen Bereich. Von Interesse für die Filmauswertung ist nicht die Schwärzung an sich, sondern die Leuchtdichte am Schaukasten, die für verschiedene Schwärzungen durch Regelung der Lampenhelligkeit auf den jeweils günstigsten Wert eingestellt werden kann. Dabei muß nur das Strahlungsrelief im geraden Teil der Filmgradationskurve liegen, da sonst Details in den Bereichen geringerer Schwärzung im Durchhang oder in Bereichen höherer Schwärzung in der Schulter verlorengehen könnten, bzw. muß bei Filmen, die eine sehr hohe auswertbare Schwärzung zulassen, der Regelbereich der Lichtkastenhelligkeit ausreichen. Aufnahmen mit schwachem Strahlungsrelief (z. B. Hartstrahlaufnahmen) haben also stets einen größeren Belichtungsspielraum als Aufnahmen mit starkem Strahlungsrelief.

Die Vergleichbarkeit verschiedener Röntgenaufnahmen ist vorzugsweise wichtig, wenn es sich um die Beurteilung der Entwicklung des Befundes bei einem Patienten handelt, wenn Zielserien auf einem Film vorliegen, oder wenn Füllungsabläufe mit Einzelaufnahmen in gewissen Abständen darzustellen sind. Es sind also Aufnahmen desselben Objektes zu vergleichen. Offenbar hat es nicht viel Sinn zu fragen, wann die Belichtung bzw. mittlere Filmschwärzung bei Aufnahmen verschiedener Objekte vergleichbar ist, etwa von einer Schädelaufnahme und einer Beckenübersicht.

Eine Zwischenstellung nimmt die Frage nach der Vergleichbarkeit von Aufnahmen desselben Objektes oder ähnlicher Objekte bei Anwendung verschiedener Techniken ein, weil es hier einen kontinuierlichen Übergang gibt. (Hierzu siehe die Ausführungen in Abschnitt 3b.)

Die Frage nach der richtigen Funktion eines Belichtungsautomaten sollte stets unter diesen beiden Gesichtspunkten betrachtet werden.

a) Filmschwärzung beim homogenen Objekt

Die Schwärzung des Filmes wird bei Röntgenaufnahmen von einer großen Anzahl von Faktoren beeinflußt. Diese Einflußgrößen können in vier Gruppen eingeteilt werden (ZIELER, 1958).

Strahlenerzeugung: Röhrenspannung U, Röhrenstrom i, Aufnahmezeit t, Filter, Strahlenausbeute A der Röntgenröhre.

Strahlengeometrie: Focus-Film-Abstand, Focus-Objekt-Abstand, Primärstrahlenblende, Streustrahlenraster.

Objekt: Feldgröße, Objektdicke, Strahlendurchlässigkeit.

Fotomaterial und Verarbeitung: Film, Verstärkerfolien, Kassette, Entwicklung (Entwickler, Entwicklungstemperatur und -dauer).

Die Meßgröße eines Meßorgans eines Belichtungsautomaten hängt jedoch nur von den in den ersten drei Gruppen aufgeführten Faktoren ab. Eine automatische Berücksichtigung des Einflusses der Entwicklungsbedingungen ist praktisch nicht möglich. Die Abhängigkeit der Schwärzung von den übrigen in der vierten Gruppe genannten Faktoren könnte zwar im Prinzip ausgeglichen werden (z. B. wenn man für jede verwendete Film-Folien-Kombination eine spezielle Kassettenausführung wählt, durch deren Einführung in das Aufnahmegerät die Empfindlichkeit des Meßorgans passend eingestellt wird), jedoch sind die z. Z. bekannten Geräte wegen der erheblichen technischen Komplikation, die damit verbunden ist, nicht für eine derartige Kompensation eingerichtet. Der Belichtungsautomat muß nun die Meßgröße G seines Meßorgans in Beziehung setzen zu der Filmschwärzung S. Über die jeweils bekannte Gradationskurve des Filmes ist S mit der Belichtungsgröße J (von der Verstärkerfolie ausgesandte Lichtmenge: ZIELER, 1955) verknüpft: $S = f(J)$. G ist eine Integralgröße über einen gewissen Querschnitt des Strahlenbündels, der dem Meßfeld des Meßorgans entspricht. S kann sich dagegen in der Filmfläche von Punkt zu Punkt ändern. Deshalb sollen zunächst die Verhältnisse beim homogenen Objekt dargestellt werden, bei dem auf dem Film kein Schwärzungsrelief entsteht. Die Bezugsschwärzung S_0 sei an der Stelle gemessen, an der der durch die Mitte der Meßfläche gehende Strahl den Film trifft. Der eindeutige Zusammenhang zwischen G und S_0 kann nun dadurch gestört werden, daß der Film und das Meßorgan erstens an verschiedenen Stellen des Raumes liegen und zweitens auf Strahlen verschiedener spektraler Zusammensetzung und Richtung verschieden reagieren. Um die geometrischen Einflüsse klein zu halten, muß der Abstand zwischen Meßorgan und Filmfläche so klein wie möglich gemacht werden. Bei den bekannten Konstruktionen ist dies in ausreichendem Maße gelungen, so daß der Einfluß bei einer Änderung des Focus-Film-Abstandes vernachlässigt werden kann. Der Einfluß der geometrischen Verteilung der Streustrahlung auf das Verhältnis G/J ist für den Fall einer vor dem Film liegenden Ionisationskammer genauer untersucht worden (ZIELER, 1958). Wegen des gegenüber der Primärstrahlung rascheren Abfalls der Intensität der Streustrahlung hinter dem Objekt kann der Film bei einer Aufnahme von einem Objekt mit intensiver Streustrahlung gegenüber dem von einem Objekt mit schwächerer Streustrahlung um 10—15% unterbelichtet werden. (Eine Abweichung von 15% bedeutet bei einem Film mit $\gamma = 3$ eine Schwärzungsdifferenz $\Delta S = 0{,}18$.) Befindet sich das Meßorgan hinter der Kassette, so wirkt dieser Einfluß in umgekehrter Richtung:

Objekte mit großem Streuzusatz müssen dann also eine höhere Schwärzung aufweisen als solche mit geringerem. Hier wird dieser Effekt noch dadurch verstärkt, daß die Verstärkerfolien für das Meßorgan in stärkerem Maße als Streustrahlenabsorber wirken als für den Film. Die hier beschriebenen Einflüsse zeigen sich natürlich auch, wenn man bei Aufnahmen von einem Objekt einmal einen Streustrahlenraster verwendet und einmal nicht. Bei der Schaltung von einem vor der Kassette liegenden Meßorgan erhalten die Aufnahmen mit Raster dadurch eine höhere Filmschwärzung (Stieve, 1956; Zieler, 1958).

Die Intensität der Streustrahlung hinter dem Objekt ändert sich nicht nur in Richtung des Zentralstrahls, sondern auch in der Ebene senkrecht zu diesem, da der Streuzusatz am Rande eines größeren Feldes höchstens halb so groß sein kann wie in der Mitte. Dies macht sich stets bemerkbar, da auch ein guter Streustrahlenraster die Streustrahlung nur zu einem gewissen Bruchteil schwächt. Bei Aufnahmen mit kleinem Strahlenbündel (im allgemeinen ohne Raster) können die äußeren Teile des Meßfeldes schon in Bereichen stark abnehmender Gesamtintensität liegen, so daß sich eine zu hohe Schwärzung S_0 in der Mitte ergibt. Bei weitem Strahlenbündel ist zwar die Intensität im Bereich des Meßfeldes konstant, man neigt jedoch bei Filmvergleichen dazu, die ausgedehnten peripheren Gebiete mit geringem Streuzusatz und somit auch mit geringerer Schwärzung mit zu bewerten und nicht nur den zentralen Bereich, der in der Lage dem Meßfeld zugeordnet ist.

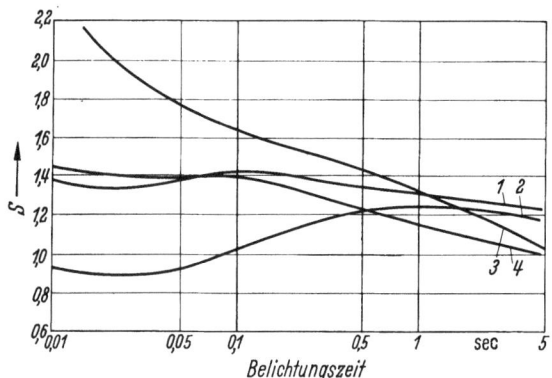

Abb. 10. Schwarzschildeffekt von Folienfilmen

Die Intensitätsgrößen (i, t, A) werden vom Meßorgan der Belichtungsautomaten nicht getrennt gewertet. G ist also unabhängig von der Zeit, in der dem Meßorgan eine gewisse „Strahlenmenge" zugeführt wird. Das analoge Verhalten beim Film liegt grundsätzlich vor, wenn die Emulsion direkt mit Röntgenstrahlen belichtet wird (Glocker und Traub, 1921). Die für Aufnahmen mit Verstärkerfolien bestimmten Emulsionen, bei denen der durch direkte Absorption der Röntgenstrahlen bewirkte Anteil der Schwärzung vernachlässigbar ist (Munzel, 1956; Seide, 1956), weisen dagegen im allgemeinen einen Schwarzschildeffekt auf, der sich bei den großen Belichtungszeitvariationen, die in der Praxis bei ein und demselben Objekt vorkommen, häufig deutlich bemerkbar macht. Der Schwärzungsverlauf in Abhängigkeit von der Belichtungszeit bei konstanter Belichtungsgröße ist für 4 handelsübliche Emulsionen nach eigenen Messungen (1957 unveröffentlicht) in Abb. 10 dargestellt. Für die praktische Verwendung von Belichtungsautomaten ist es wichtig, daß man Emulsionen mit einem möglichst geringen Schwarzschildeffekt zur Verfügung hat.

Die spektrale Zusammensetzung (Qualität) der filmschwärzenden Strahlung kann das Verhältnis G/J beeinflussen (s. Abschnitt 2). Die Strahlenqualität hängt von der Röhrenspannung U ab, von der Absorption (Härtung) und von der Streuung (Intensität der Streuzusatzstrahlung, Compton-Effekt) im Objekt. Das ideale Verfahren für ein qualitätsunabhängiges Belichtungsautomaten-Meßorgan ist demnach die Messung des in den Verstärkerfolien erzeugten Fluorescenzlichtes. Dieses von Lohmann (1954) in die Praxis eingeführte Verfahren bietet wegen der erforderlichen Spezialkassetten für die allgemeine Verwendung erhebliche Schwierigkeiten, so daß es sich nicht durchsetzen konnte. Bei allen anderen Meßverfahren läßt sich die Qualitätsunabhängigkeit nur angenähert über ein mehr oder weniger weites Gebiet erreichen (Lohmann und Rubens, 1958; Morgan, 1943; Schott, 1957; Stieve, 1956; Zieler, 1957, 1958).

b) Filmschwärzung beim inhomogenen Objekt

Die medizinischen Objekte unterscheiden sich in mehrfacher Hinsicht von den für die in Abschnitt 2 angeführten physikalischen Untersuchungen verwendeten Phantomkörpern. Sie haben nicht durchweg konstante Dicke, nicht nach allen Seiten gleiche Abmessungen und im Innern von Ort zu Ort wechselnde Absorptionskoeffizienten für die Röntgenstrahlung. Hierdurch entsteht das für die Abbildung maßgebende Intensitätsrelief im Strahlenkegel. Die Meßgröße G des Belichtungsautomaten bestimmt nur die mittlere Belichtung; die auftretende Filmschwärzung hängt dagegen von der Art des Reliefs ab. Für den einfachsten Fall von nur zwei verschiedenen Intensitäten b_1 und b_2 in der Filmfläche sind die Filmschwärzungen s_1 und s_2 in Abhängigkeit von dem relativen Bedeckungsgrad φ der Meßfläche durch die Intensitätsstufen b und von deren Größe in

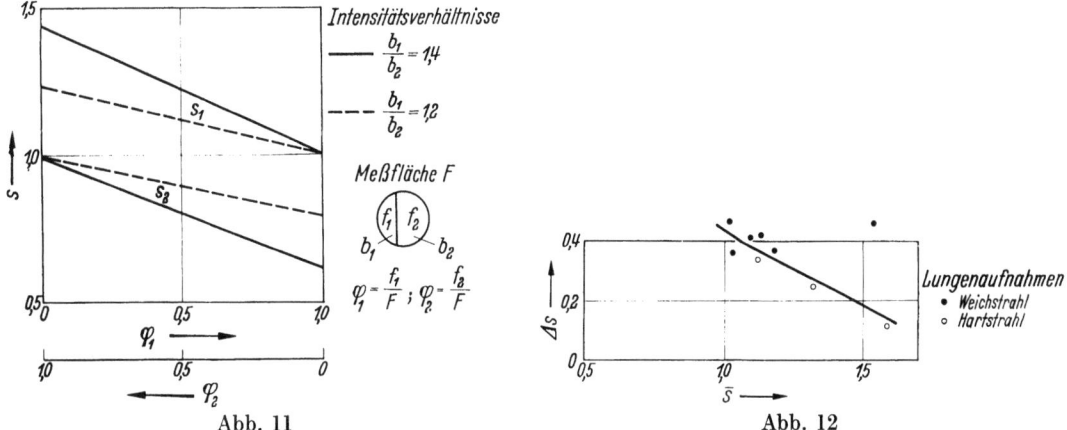

Abb. 11   Abb. 12

Abb. 11. Filmschwärzungen beim inhomogenen Objekt

Abb. 12. Mittlere Schwärzung und Bildkontrast

Abb. 11 dargestellt für den Fall, daß G beim homogenen Objekt die Filmschwärzung $S = 1$ ergibt (ZIELER, 1959).

Beim Vergleich verschiedener Aufnahmen werden die Filme vor der Lichtwand ohne Ausblendung und im allgemeinen auch ohne Regelung der Helligkeit betrachtet. Eine Untersuchung von Lungenaufnahmen verschiedener Kontraste, die unter diesen Bedingungen als optimal bezeichnet wurden, ergab, daß die Aufnahmen geringerer Kontraste eine größere mittlere Belichtung erfordern (Abb. 12) (ZIELER, 1959).

Abb. 13 zeigt Reproduktionen von zwei Lungenaufnahmen, die bezüglich der Schwärzung gleich bewertet wurden. Die Aufnahme in Abb. 13a wurde mit etwa 60 kV, die in Abb. 13b mit etwa 125 kV gemacht (die Originalschwärzungen blieben bei den Kopierprozessen leider nicht erhalten). Neben jedem Teilbild zeigt ein Mikrodensitogramm den Schwärzungsverlauf längs der eingezeichneten Linien.

Auch STIEVE weist darauf hin, daß bei Hartstrahlaufnahmen eine höhere mittlere Schwärzung erwünscht sei, da die Deckung einer Aufnahme gewohnheitsmäßig nach ihrer größten Schwärzung beurteilt werde (STIEVE, 1957). Diese von der Physiologie herrührende Forderung an die von Belichtungsautomaten zu erhaltende Belichtungsgröße kann jetzt noch nicht erfüllt werden. Da sie auch individuell sehr verschieden gefaßt werden kann, ist es fraglich, ob es überhaupt zweckmäßig ist, sie automatisch zu berücksichtigen, oder ob man nicht lieber wie bisher dabei bleiben sollte, bei Objekten mit geringeren Kontrasten die Empfindlichkeit des Meßorgans um einen zu wählenden Prozentsatz herabzusetzen. Die häufig gemachte Beobachtung, daß Hartstrahlaufnahmen trotz geringeren Kontrastes stärker belichtet erscheinen als Weichstrahlaufnahmen, und zwar auch bei Belichtungsautomaten, deren Meßorgane ausreichend qualitätsunabhängig sind, beruht wohl oft auf dem Schwarzschildeffekt, da die Aufnahmezeit bei höherer

Spannung nur einen Bruchteil der bei niedrigerer Spannung beträgt. Es ist also zweifellos nicht möglich, mit einem Belichtungsautomaten automatisch stets Aufnahmen zu erzeugen, die etwa auf einer als optimal erkannten Schwärzungs-Kontrast-Kurve (s. Abb. 11) liegen. Andererseits ist es aber auch nur ein relativ kleiner Bruchteil des gesamten Aufnahmematerials, der bei konventioneller Belichtung diese Bedingungen erfüllt. Trägt

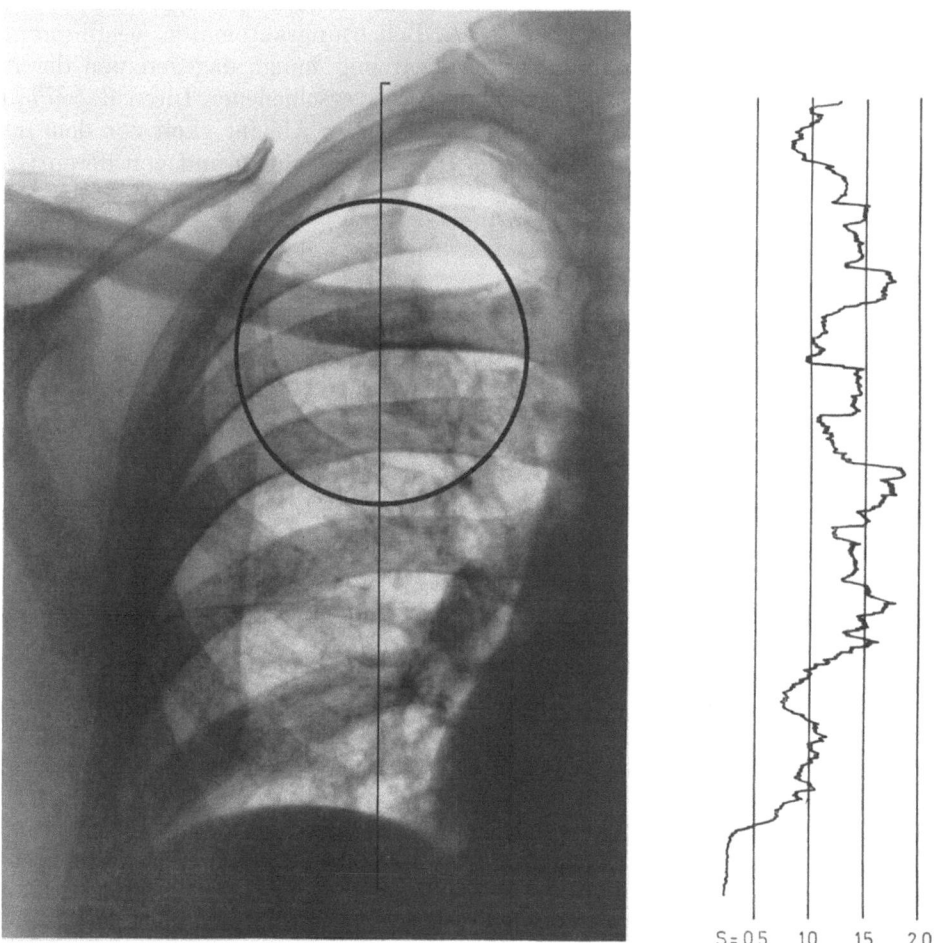

Abb. 13a. Schwärzungsverlauf bei Lungenaufnahme mit 60 kV. Da die Mikrodensitogramme an den Originalfilmen aufgenommen wurden, entsprechen die hohen Schwärzungen den hellen Teilen in den hier vorliegenden Reproduktionen und umgekehrt

man die Werte aller Aufnahmen eines Institutes wahllos in das Diagramm ein, so wird die ganze Fläche ziemlich gleichmäßig von Meßpunkten überdeckt. Bei automatisch belichteten Aufnahmen wird dagegen dieser Streubereich erheblich eingeengt. Daneben darf man nicht übersehen, daß bei als optimal bezeichneten Aufnahmen, insbesondere wenn sie von verschiedenen Untersuchern ausgewählt wurden, die mittlere Filmschwärzung erheblich schwanken kann (SCHOBER und HARTMANN, 1959).

c) Die Dominante des Röntgenbildes

Bei der Messung der für die gewünschte Filmschwärzung erforderlichen Strahlenmenge ist es nicht notwendig und auch nicht zweckmäßig, das gesamte Bild in Betracht zu ziehen, da es für jede Aufnahme eine Zone gibt, in der die mittlere Schwärzung einen optimalen Wert haben sollte, wenn das gesamte Bild als gut belichtet bewertet werden soll (FRANKE, 1930). Diese Zone wird nach FRANKE als *Dominante des Röntgenbildes* bezeichnet. Um den für die Beurteilung wichtigen Bildbereich gut abgebildet zu bekommen, muß die Dominante nicht nur das untersuchte Organ selbst, sondern auch die für die Darstellung der Kontrastverhältnisse wichtige Umgebung dieses Organs enthalten. STIEVE (1957) definiert: Die Dominante ist die diagnostisch wichtigste Zone eines Röntgenbildes, deren mittlere Schwärzung den Mittelwert der noch Detailerkennbarkeit zulassenden kleinsten und größten Schwärzung betragen soll.

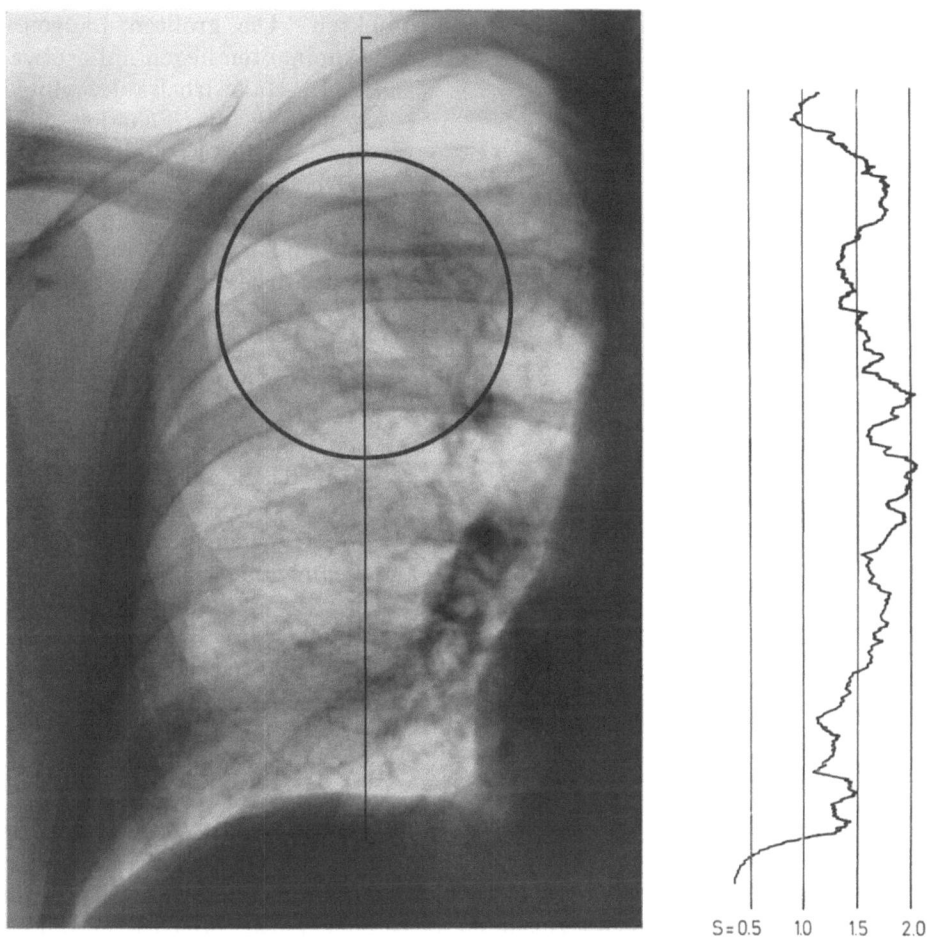

Abb. 13 b. Schwärzungsverlauf bei Lungenaufnahme mit 125 kV. Da die Mikrodensitogramme an den Original-filmen aufgenommen wurden, entsprechen die hohen Schwärzungen den hellen Teilen in den hier vorliegenden Reproduktionen und umgekehrt

Diese mittlere Schwärzung hängt nach dem eingangs in Abschnitt 3 Gesagten von den Betrachtungsvorrichtungen ab. Für Aufnahmen geringeren Kontrastumfanges ist deshalb diese Forderung für die Schwärzung zu scharf; sie ist also allgemeiner zu formulieren: Die mittlere Schwärzung der Dominante soll so gewählt werden, daß möglichst viele bildwichtige Details im auswertbaren Teil der Schwärzungskurve des Filmes liegen.

Von entscheidender Bedeutung für die richtige Funktion des Belichtungsautomaten ist die Kenntnis der Lage der Dominante für die verschiedenen Objekte, sowohl für den Konstrukteur, der sein Meßorgan zweckmäßig ausführen muß, wie für den Benutzer, der für die jeweilige Aufnahme das Meßfeld mit der Dominante im Strahlenkegel zur Deckung bringen muß. Es sind Geräteausführungen denkbar, bei denen das Meßorgan völlig frei verstellbar ist, so daß hier die Wahl allein beim Benutzer liegt, wie etwa bei dem ersten funktionsfähigen Gerät von FRANKE (1929).

In der Praxis geben jedoch die Konstrukteure durchweg eine oder mehrere bestimmte Einstellungen fest vor (MORGAN und HODGES, 1945; BISCHOFF, 1949; ZIELER, 1956;

LOHMANN und RUBENS 1958). Die Ausführungsformen der Meßorgane und die Zuordnung von Dominante und Meßorgan werden in den Abschnitten 2 und 4 diskutiert. Eine ins einzelne gehende Untersuchung der Lage und Größe der Dominante von Röntgenbildern wurde von STIEVE (1957) durchgeführt. Die Objekte sind nach solchen mit zentraler Dominante und solchen mit exzentrischer Dominante zu unterscheiden. Zentral liegt die Dominante beim Schädel, bei der ganzen Wirbelsäule, bei der Schulter, der Gallenblase, dem Kniegelenk sowie bei allen Zielaufnahmeobjekten. Die größten Längen dieser

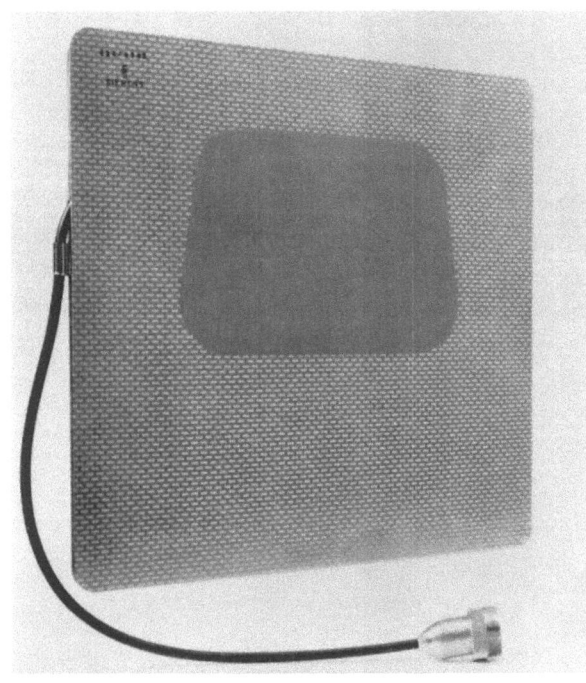

Dominanten liegen unter etwa 10 cm (z. B. Halswirbelsäule, einige Einstellungen am Schädel) und sind für manche Einstellungen an der Wirbelsäule praktisch unbegrenzt. Die mittleren Breiten der Dominanten sind mit etwa 3,5 cm bei der Brustwirbelsäule am kleinsten und betragen im allgemeinen 6—8 cm.

Bei allen Übersichtsaufnahmen paariger Organe liegt die Dominante exzentrisch, daher müßte man eigentlich von jeweils 2 Dominanten sprechen, da die beiden Bereiche sich in ihrer Strahlendurchlässigkeit stark unterscheiden können. Die in Frage kommenden Objekte sind Nieren (bzw. abdominale Übersichten), Lungen a.p., Becken a.p. In diesen Fällen liegen die Dominanten stets kranial von der Filmmitte. Nach STIEVE kann man annehmen, daß die Mittelpunkte der Dominanten im Mittel etwa 70—80 mm kranial

Abb. 14. Meßkammer für Lungenaufnahmen

der Filmmitte liegen (beim Becken etwas weniger) und etwa 60—80 mm seitlich der Medianlinie (beim Becken etwas mehr). Bei derartigen Übersichtsaufnahmen kann man entweder beide Dominanten berücksichtigen oder nur eine. Ist die Strahlendurchlässigkeit in beiden Bereichen etwa gleich, so ist es gleichgültig, welches Verfahren man anwendet. Unterscheiden sie sich jedoch, so hängt es von der Größe des Unterschiedes ab, ob man überhaupt mit einer einzigen Aufnahme auskommen kann. Ist dies nicht der Fall, so wird die Aufnahme, die eine Dominante berücksichtigt, gleich eine der beiden Aufnahmen liefern. Können die beiden Dominanten jedoch trotz des Unterschiedes gerade noch brauchbar auf einem Film dargestellt werden (Auswertung am abgeblendeten Lichtkasten!), so wird dieser Film bei gleichzeitiger Berücksichtigung beider Dominanten geliefert, während bei Berücksichtigung nur einer Dominante die Darstellung der anderen unbrauchbar sein wird. Inwieweit die Umgebung des zu untersuchenden Organs in die Dominante einbezogen werden kann oder muß, hängt vom jeweiligen Objekt ab. Bei der Beckenübersicht hat man zwar meist die Bereiche der Gelenkköpfe als Dominante anzusehen, ohne daß jedoch der Ausschluß des um die Medianlinie gelegenen Bereiches wesentlich wäre. Bei der Lunge liegt es nahe, bei Direktaufnahmen den Mediastinalbereich, der die Strahlen wesentlich stärker absorbiert als die Lungenfelder, wegen der starken Varianten seiner Breite von der Dominante auszuschließen. Dieses wird z. B. durchgeführt bei einer für Lungenaufnahmen vorgesehenen Ionisationskammer, die die gleiche Meßfeldanordnung zeigt wie die in Abb. 19 gezeigte Kammer; jedoch werden für Lungenaufnahmen auch Meßorgane verwendet, deren Meßfeld sich über den ganzen Thoraxbereich erstreckt (s. Abb. 14; Iontomat, Siemens-Reiniger-Werk). Nichtpaarige, exzentrische Dominanten liegen z. B. vor, wenn bei paarigen Organen nur eine Seite aufgenommen werden soll. Für die Aufnahmetechnik können sie als zentrale Dominante betrachtet werden, wenn es möglich ist, den Patienten entsprechend exzentrisch zur Kassette zu legen.

4. Zuordnung von Dominante und Meßfeld

Wie in Abschnitt 3c ausgeführt, liegen die Dominanten bei den verschiedenen Objekten nicht stets an den gleichen Stellen, bezogen auf den Zentralstrahl. Man muß also Mittel vorsehen, die Lage des den Schaltvorgang bestimmenden Meßfeldes des Meßorgans der jeweiligen Dominante zuzuordnen. Die Einstellung des Meßfeldes auf die Dominante kann mechanisch oder elektrisch geschehen. Dabei haben diese Unterscheidungen allerdings im wesentlichen nur eine gerätetechnische Bedeutung. Für den Benutzer unterscheiden sie sich bei den kommerziell hergestellten Geräten meist nicht, da auch die mechanische Zuordnung durch Schaltvorgänge mittels Servomotoren bewirkt wird.

Bei dem Belichtungsautomaten „Sigma" (Elema-Schönander) wird davon abgesehen, das Meßfeld der Objektdominante zuzuordnen. Hier ist der empfindliche Bereich der Ionisationskammer so groß wie die maximale Filmfläche. Es wird also stets die Belichtung des ganzen Filmes gemessen. Um aus dieser Größe einen der mittleren Belichtungsgröße proportionalen Meßwert zu erhalten, muß sie durch die Feldgröße dividiert werden. Dies geschieht, indem die Empfindlichkeit des Meßgerätes mit einer Steuergröße, die sich aus der Öffnung der Primärstrahlenblende des Gerätes und dem Brennfleck-Film-Abstand ergibt, passend korrigiert wird. Bei dieser Ausführung muß besonders darauf geachtet werden, daß die Ionisationskammer nicht von am Objekt vorbeigehender ungeschwächter Nutzstrahlung getroffen wird (z. B. beim Schädel), da hierdurch die mittlere Belichtung für den Objektbereich stark verfälscht werden kann.

a) Mechanische Zuordnung

Bei dem ersten praktisch erprobten Belichtungsautomaten, der ausschließlich für Lungenaufnahmen benutzt wurde, wurde die Ionisationskammer hinter der Kassette von Hand auf den signifikanten Bereich jeweils eines Lungenfeldes gesetzt (ENGELHARDT und SIELMANN, 1932). Dieser mechanische Weg ist heute bei Belichtungsautomaten mit Ionisationskammer fast durchweg verlassen. Nur beim „Iontomat" (Siemens-Reiniger-Werke) gestattet die Meßkammer für das Zielaufnahmegerät eine Verschiebung von einigen Zentimetern. Da diese Kammer nur ein Meßfeld enthält, muß man sie so einstellen können, daß nicht bei Übersichtsaufnahmen zufällig ein zu großer Teil desselben von Kontrastmitteln verdeckt wird.

Von den hergestellten Meßorganen mit SEV wird dieser Weg mit der in Abb. 15 gezeigten Ausführung (Compagnie Générale de Radiologie) gegangen, bei der das Meßorgan am Zielgerät vor der Aufnahme auf die jeweilige Dominante, normalerweise den Zentralbereich, geschwenkt wird. Ist der SEV, der das Licht vom Durchleuchtungsschirm mißt (s. Abb. 5), fest am Gerät montiert, so kann die Lage des Meßfeldes durch Verstellen oder Auswechseln der Optik verändert werden. Bei der in Abb. 16 gezeigten Ausführung (Philips) kann vor die Optik ein Prisma geschoben werden. So kann statt des vom zentralen Bereich das von zwei exzentrisch gelegenen Bereichen (Meßfeldern) ausgehende Licht gemessen werden. Unabhängig vom jeweiligen Gerät wird die Lage des Meßfeldes bei der in Abb. 17 gezeigten Ausführung (Koch & Sterzel) verändert (LOHMANN und RUBENS, 1958). Hier kann der in dem an der Unterseite des Meßorgans sichtbaren Kasten befindliche SEV durch einen Motor in drei vorgegebene Lagen verschoben werden, so daß er nur das Licht des der gerade angenommenen Lage zugeordneten Leuchtschirmbereiches mißt. Bei den Meßorganen, bei denen SEV und Spezialleuchtschirm zu einer Einheit zusammengebaut sind und die zur ausschließlichen Verwendung

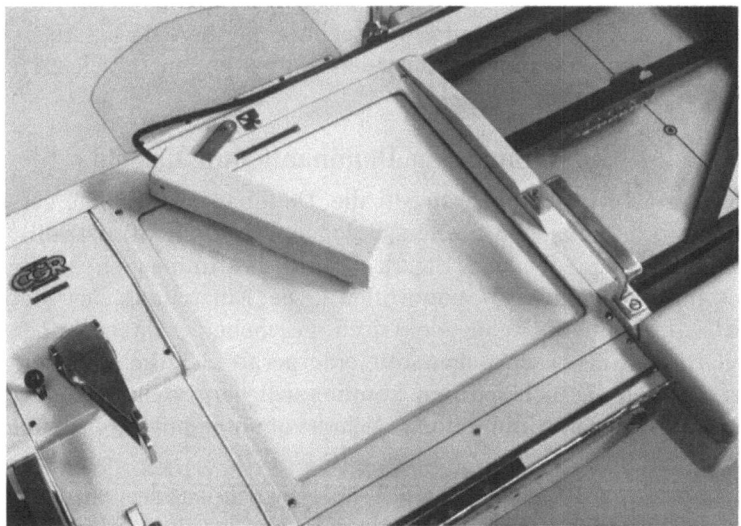

Abb. 15. Bewegliches Meßorgan mit SEV am Zielaufnahmegerät

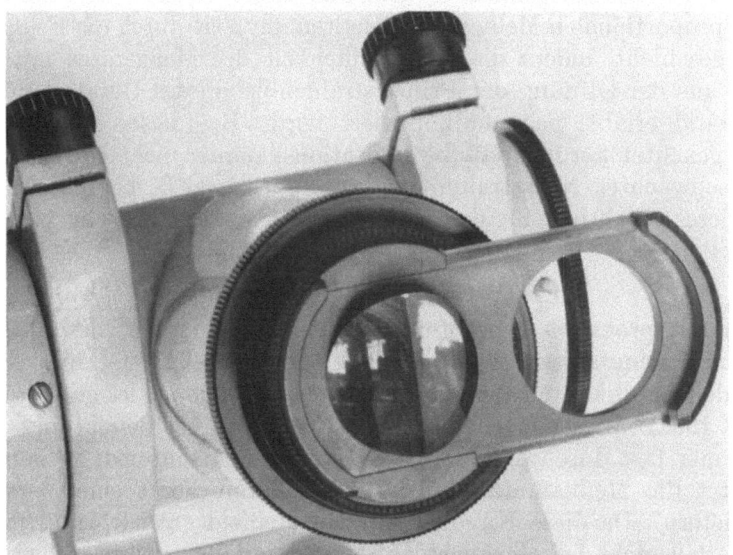

Abb. 16. SEV-Meßorgan mit Prismenzusatz für Zielaufnahmegerät

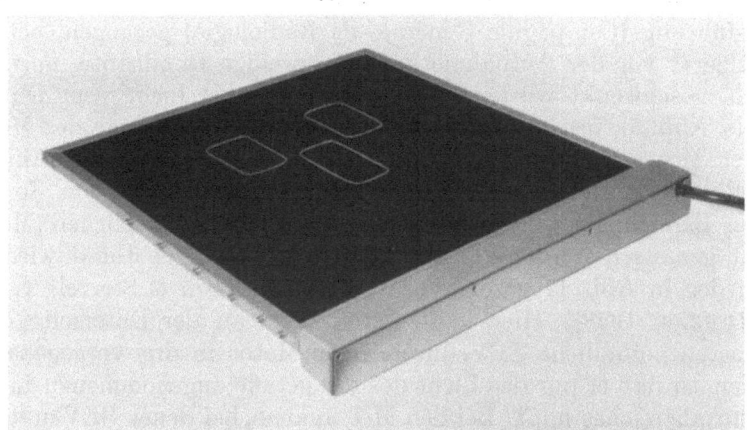

Abb. 17. Meßorgan mit motorisch verstellbarem SEV (Luminix; Koch & Sterzel)

hinter der Kassette vorgesehen sind, z. B. am Rastertisch, wird meist von der Verschiebung des ganzen Meßorgans abgesehen. Soll das Meßorgan die Einstellung verschiedener Meßfelder gestatten, so wird es mit einem vergrößerten Leuchtschirm versehen; die für die vorgesehene Einstellung unempfindlich gewünschte Fläche wird durch eine Bleiblende abgedeckt. Abb. 18 zeigt eine solche Drehblende, mit der drei verschiedene Meßfelder eingestellt werden können (Ausführung General Electric Co.). Hierbei liegen die Meßfelder selbst immer zentral, nur werden sie in kleinere Bereiche unterteilt, die dann gleichmäßig über ein größeres Feld verteilt werden. Das Meßfeld mit den vier Öffnungen wird für die allgemeine Anwendung in den meisten Körperregionen empfohlen. Bei der Aufnahme kleiner anatomischer Objekte soll das kleine quadratische Feld genommen werden, während das Meßfeld mit den 16 Öffnungen für die Aufnahmen größerer Bereiche zu nehmen ist, die relativ strahlendurchlässige und -undurchlässige Stellen nebeneinander enthalten (BLOOM).

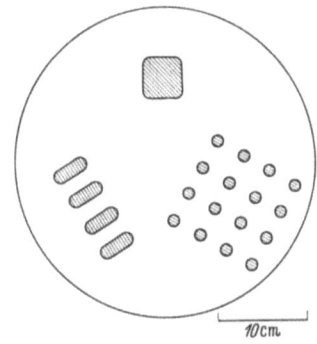

Abb. 18. Drehblende für die Einstellung
verschiedener Meßfelder

Abb. 19. Ionisationskammer mit drei
Meßfeldern

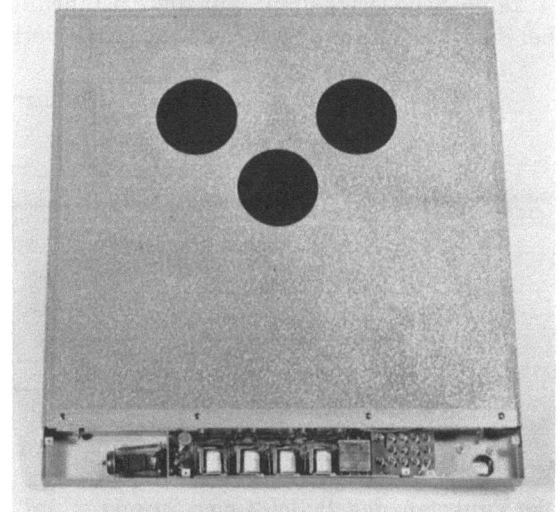

b) Elektrische Zuordnung

In der Praxis finden wir eine elektrische Zuordnung nur bei Ionisationskammern. Bei Meßorganen, die nach dem Fluorescenzlichtverfahren arbeiten, sind Strahlenempfänger und Lichtverstärker starr gekoppelt, so daß man auf die Verschiebung nur verzichten könnte, wenn man jeweils mehrere voneinander unabhängige Meßorgane nebeneinander benutzt. Eine solche Anordnung wurde von GRAVES angegeben, aber noch nicht in die Praxis eingeführt. Bei Ionisationskammern ist es dagegen leicht, diese zu unterteilen und je nach Bedarf den gewünschten Kammerbereich mit dem Meßverstärker zu verbinden. (Eine Unterteilung der Ionisationskammer wurde von BISCHOFF 1941, wenn auch für einen anderen Zweck, sowie von FRANKE und BERGER 1942 vorgeschlagen.)

Da die Ionisationskammern in die Röntgengeräte eingebaut werden, kann man bei jeder Kammer nur die bei der Herstellung vorgesehenen Meßfelder in ihrer einmal gegebenen Lage benutzen. (Dabei ist natürlich eine gewisse Veränderung der Lage auch betriebsmäßig möglich, wenn der Einbau in das Gerät so durchgeführt wird, daß die ganze Kammer verschoben werden kann, s. Abschnitt 4a.) Schon bei der Einführung der Dreifelderkammer (Abb. 19) in die Praxis (ZIELER, 1956) glaubte man, mit den drei Meßflächen auskommen zu können, was durch die in Abschnitt 2c angeführten Ergebnisse der Untersuchungen von STIEVE bestätigt wurde. Dabei ist es möglich, die Kammer so auszuführen, daß die verschiedenen Meßflächen auch in beliebiger Kombination zusammengeschaltet werden können.

5. Elektrotechnischer Aufbau von Belichtungsautomaten

Die Dauer einer Röntgenaufnahme wird durch die Zeit bestimmt, während der die Hochspannung an die vorgeheizte Röntgenröhre gelegt wird. In der Röntgendiagnostik werden zur Erzeugung der Hochspannung jetzt ausschließlich Transformatorgeräte verwendet. Hochspannungstransformatoren können primär- oder sekundärseitig geschaltet werden. Aus hochspannungstechnischen Gründen können z. Z. für die sekundärseitige Schaltung nur Hochvakuumventile (Kuntke, 1938; Rogers, 1956) oder gittergesteuerte Röntgenröhren verwendet werden. Zum Schalten auf der Primärseite wurden Schaltröhren früher nur ausnahmsweise verwendet (s. z.B. Chelazzi, Attili, 1952); in den letzten Jahren wurden jedoch auch Hochleistungsgeneratoren in dieser Ausführung serienmäßig hergestellt (z.B. Triplex-Generatoren von Elema-Schönander, Gigantos E von Siemens-Reiniger). Die folgende Besprechung beschränkt sich auf Geräte, die primärseitig mit Schaltschützen arbeiten. Die Übertragung auf mit Ventilröhren geschaltete Generatoren bietet keine Schwierigkeiten; nur die Ausführungen über den Einfluß der Verzögerungszeit bei den mechanisch bewegten Kontakten verlieren an Bedeutung.

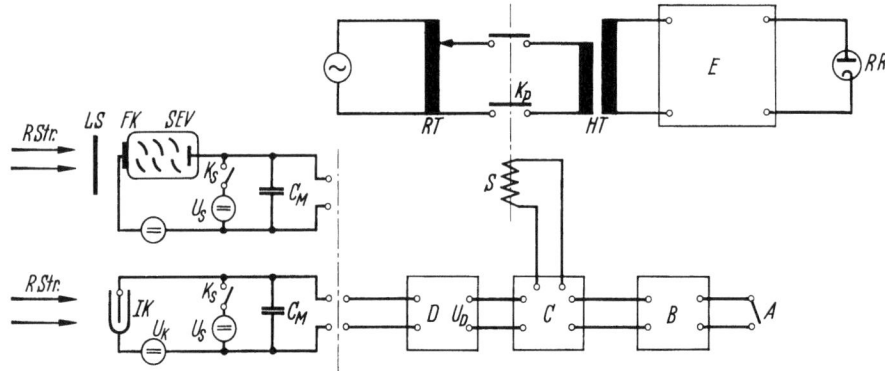

Abb. 20. Prinzipschaltung von Belichtungsautomaten

Die Funktion des Belichtungsautomaten sei an Hand des Schaltbildes Abb. 20 erläutert, in dem alles für das Prinzip Unwesentliche fortgelassen wurde. Oben ist der Röntgengenerator angedeutet. Die von dem Regeltransformator RT abgenommene Spannung wird für die Dauer der Aufnahme über die Kontakte K_p des Schützes an die Primärwicklung des Hochspannungstransformators HT gelegt. Durch die im Block C befindlichen Steuerglieder wird die Schützspule S stromführend (Kontakt K_p geschlossen) oder stromlos (Kontakt K_p geöffnet) gemacht. Vor Beginn der Aufnahme ist der Kontakt K_s in dem Meßorgan (Ionisationskammer IK oder SEV-Einheit) geschlossen, so daß die Eingangsspannung für den Signalgeber (Block D) gleich U_s ist. Dieser Eingangsspannung ist die Steuergröße U_D des Signalgebers zugeordnet. Schließt man den Aufnahmekontakt A im Röntgengenerator, so wird über das Schaltglied B die Spule S stromführend, K_p schließen, und die Aufnahme beginnt. Gleichzeitig wird der Kontakt K_s im Meßorgan geöffnet. Die auf das Meßorgan treffende Röntgenstrahlung erzeugt in diesem eine Ladung, die auf dem Meßkondensator C_M gesammelt wird und über D die Steuergröße U_D verändert. Bei einer bestimmten Änderung um ΔU_D, die einer gewissen C_M zugeführten Ladung entspricht, wird S über C stromlos gemacht; die Kontakte K_p öffnen sich, und die Aufnahme ist beendet.

Die direkt durch die Einwirkung der Strahlung in dem Meßorgan erzeugte Meßgröße ist stets so klein, daß sie verstärkt werden muß, um ein Signal geben zu können. Während bei dem Fotoelektronenverfahren, bei dem die Meßgröße, das Fluorescenzlicht des Leuchtschirmes, zunächst in eine elektrische Größe transformiert wird, der Meßwerttransformator mit dem Verstärker zusammen als eine Einheit (SEV) industriell gefertigt wird (s. z. B. Zworikyn, 1939; Görlich, 1951), benötigt die Ionisationskammer einen zusätzlichen Verstärker. An die Eingangsstufe des Verstärkers müssen bezüglich der

Isolation recht hohe Anforderungen gestellt werden, da die Ionisationsströme je nach Kammergröße, Elektrodenmaterial und Aufnahmezeiten zwischen 10^{-12} und 10^{-8} A liegen. Der Isolationswiderstand zwischen der Meßleitung, die den Ionisationsstrom an den Verstärker bringt, und den übrigen Bauteilen muß also größenordnungsmäßig etwa 10^{13} bis 10^{14} Ω oder mehr betragen.

Mit den modernen isolierenden Kunststoffen sind solche Isolationswerte ohne große Schwierigkeiten zu erreichen, sofern man klimatisch keine extremen Anforderungen stellt (Tropenprüfung!). Auch für die Gitterkathodenstrecke ergeben sich keine Schwierigkeiten, wenn man Elektrometerröhren verwenden kann. Diese werden jedoch meist für den Routinebetrieb wegen der dünnen, direkt geheizten Kathoden nicht als robust genug angesehen. Man verwendet also praktisch immer gewöhnliche, indirekt geheizte Verstärkerröhren, die auch in der Lebensdauer überlegen sind. Wird die Kathode passend unterheizt, so kann man bei zweckmäßiger Typenauswahl und Dimensionierung der Schaltung auch mit diesen Röhren genügend große Isolationswiderstände erreichen. Es ist sogar möglich, den Einfluß eines etwa nachbleibenden Isolationsfehlers während des Ablaufes der Aufnahme durch die Entladung eines RC-Gliedes mit ausreichender Genauigkeit zu kompensieren (Abb. 21: Fussangel, u. a. 1959). Dieses sonst bei Gleichspannungsverstärkern nicht übliche Verfahren ist hier möglich, weil die Meßvorgänge beim Belichtungsautomaten während einer vorgegebenen Zeit ablaufen, die einige Sekunden nicht überschreitet, und weil im allgemeinen eine Schaltgenauigkeit von einigen Prozent genügt. Natürlich müssen zur Stabilisierung alle aus der Gleichstromverstärkertechnik bekannten Maßnahmen angewendet werden. Darüber hinaus muß durch besondere Schaltmittel dafür gesorgt werden, daß der starke Abfall der Netzspannung durch die Belastung des Netzes während der Aufnahme nicht über eine Beeinflussung der Kammerspannung eine Störspannung auf die Meßelektrode gibt.

Der Verstärker D (Abb. 20) gibt sein Signal zum Abschalten der Röhrenspannung. Der Abschaltvorgang kann entweder, wie in dem Diagramm angedeutet, durch ein Schütz von der Unterspannungsseite des Hochspannungstransformators oder durch elektronische Schaltglieder auf der Hochspannungsseite erfolgen. Wird mit einem Hochspannungsventil geschaltet, so kann die Zeit von der Signalgabe bis zum Unterbrechen der Hochspannungszuleitung für die Röntgenröhre so kurz gemacht werden,

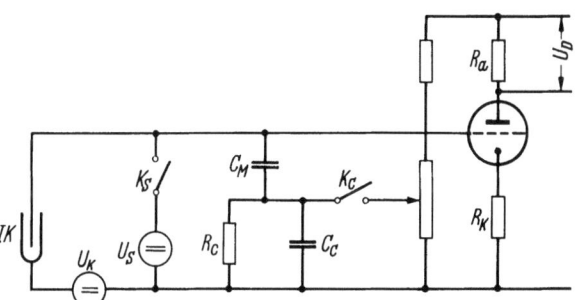

Abb. 21. Schaltung zur Korrektur von Isolationsfehlern

daß sie stets gegenüber der Aufnahmedauer vernachlässigbar bleibt. Die Zeit bis zum Verschwinden der Strahlung wird also durch die Entladedauer der zwischen Schaltventil und Röntgenröhre liegenden Erdkapazitäten durch den Röhrenstrom bestimmt; auch diese Zeit ist im allgemeinen vernachlässigbar. Die weitaus überwiegende Mehrzahl der Diagnostikgeneratoren arbeitet jedoch mit Schaltschützen, bei denen immer zwischen Abschaltsignal und Kontaktöffnung eine merkliche Zeit t_v vergeht. Bei Hochleistungsgeneratoren, die Aufnahmen im Bereich von 0,01 sec gestatten, kann die Schützabfallzeit nicht mehr vernachlässigt werden. Einige Möglichkeiten zur Kompensation dieser Verzögerungszeit sollen beschrieben werden für den Fall, daß das Meßorgan eine Ionisationskammer ist. Für eine Fluorescenzlichtmessung kann man ganz analog verfahren.

Die Eingangsröhre wird durch die Gitterspannung U_M gesteuert, die durch die Entladung des Meßkondensators C_M durch den Ionisationsstrom i erzeugt wird. Bei einem bestimmten Wert U_{M_0} von U_M wird der Abschaltvorgang für das Schütz S ausgelöst. Ist i_M zeitlich konstant, so ist

$$U_M = \frac{1}{C_M} \cdot i_M \cdot t .$$

Die Schaltzeit t_s, die U_{M_0} proportional sein sollte, ist aber

$$t_s = t + t_v .$$

Die Aufnahme wird also überbelichtet, wenn nicht $t_v \ll t$ ist. Befindet sich jedoch ein Widerstand R in Reihe mit C_M (s. Abb. 22a), so wird

$$U_M = \frac{1}{C_M} \cdot i_M \cdot t + i_M \cdot R = \frac{i_M}{C_M} (t + R\,C_M) .$$

Wählt man also R so, daß $R\,C_M = t_v$ ist, so ist $U_M = \dfrac{i_M \cdot t_s}{C_M}$, und die Aufnahme ist richtig belichtet, solange t noch für die Meßvorgänge ausreicht. t muß dabei bei einem Dreiphasengenerator etwa 3—5 ms betragen, wenn die Totzeit des Schützes auch in dieser Größenordnung liegt, die bei mechanischen Schaltmitteln kaum unterschritten werden kann. Es können also Schaltzeiten erreicht werden, die um 3—5 ms länger sind als die Totzeit des Schützes t_v. (Auf die Bedeutung dieser kürzesten Schaltzeit für die Aufnahmetechnik von Belichtungsautomaten wird in Abschnitt 6 eingegangen.)

Sind die Schaltkapazitäten im Eingangskreis nicht vernachlässigbar, so ist die Kompensation schwieriger, da die Störkapazität bei Verwendung des Widerstandes nicht mehr parallel zu C_M, sondern zu der Reihenschaltung von C_M und R liegt. In diesem Fall muß man etwas überkompensieren, um befriedigende Ergebnisse zu erhalten (ZIELER, 1957).

Diese Schaltung (Abb. 22a) kann stets benutzt werden, unabhängig davon, ob die Elektrometerröhre in der ersten Stufe auf der Kennlinie arbeitet oder ob die Gitterspannung zunächst außerhalb der Röhrenkennlinie liegt und beim Hereinlaufen in die Kennlinie den Schaltimpuls (STRAUSS, 1926) auslöst. Die letztere Arbeitsweise ist bezüglich des Gitterstromes vorteilhaft. Arbeitet die Röhre jedoch auf der Kennlinie, so kann man die Totzeitkompensation irgendwo im Verstärker durchführen, soweit dieser linear ist. So kann man entweder in der Kathodenleitung der Elektrometer-

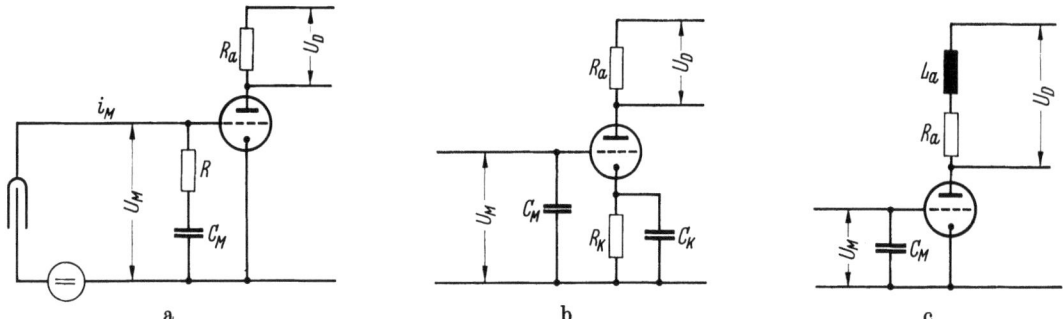

Abb. 22a—c. Schaltungen zur Kompensation der Schützabfallzeit. a) Am Eingang. b) Durch frequenzabhängigen Kathodenwiderstand. c) Durch frequenzabhängigen Anodenwiderstand

röhre oder einer Folgestufe einen frequenzabhängigen Gegenkopplungswiderstand verwenden (Abb. 22b) oder in einer Anodenleitung einen frequenzabhängigen Arbeitswiderstand (Abb. 22c). Verwendet man Schaltungen nach b oder c, so ist stets

$$U_M = \frac{i_M}{C_M} \cdot t,$$

dagegen muß $U_D \sim (t + t_v)$ sein. Der Anodenstrom der Verstärkerröhre ist gegeben durch

$$i_a = S \cdot U_G \text{ (Pentode!)},$$

wenn die Steuerspannung U_G zwischen Gitter und Kathode liegt und S die Röhrensteilheit bedeutet. Die erforderliche Voreilung der Meßgröße kann bei der Ableitung von U_G, d. h. i_a, aus U_M (Abb. 22b) oder von U_D aus i_a (Abb. 22c) bewirkt werden.

Im Fall b wird $U_G \sim (t + \alpha\,R_k C_k)$, wobei α von dem Kathodenwiderstand R_k und der Steilheit S abhängt, aber meist nahezu gleich 1 ist, während im Fall c $i_a = S \cdot \dfrac{i_M}{C_M}\,t$ und $U_D \sim \left(t + \dfrac{L_a}{R_a}\right)$ wird. Der Zweck wird also erreicht, wenn man die Schaltwerte so bestimmt, daß $\alpha\,R_k C_k$ oder $\dfrac{L_a}{R_a}$ gleich t_v wird.

Ein Belichtungsautomat muß die Möglichkeit zur Veränderung der Empfindlichkeit enthalten, und zwar muß man einerseits das Empfindlichkeitsniveau insgesamt einstellen können, je nach den in dem Institut verwendeten Fotomaterialien (Film, Verstärkerfolien, Entwickler), andererseits muß die Empfindlichkeit betriebsmäßig einstellbar sein, da man sowohl bei verschiedenen Objekten unter Umständen verschiedene mittlere Schwärzungen wünscht wie auch in manchen Fällen vom routinemäßig verwendeten Aufnahmematerial abgehen muß, etwa bei der Verwendung von hochverstärkenden Folien bei Schwangerschaftsaufnahmen oder von Röntgenpapier statt Film bei Lungenaufnahmen.

Die Änderung der Empfindlichkeit über den Schwärzungswähler im Bedienungsteil kann bei einer Ionisationskammer im einfachsten Fall so durchgeführt werden, daß man die Anfangsspannung, von der aus C_M (Abb. 23a) aufgeladen wird, von einem Spannungsteiler abgreift. Eine andere Möglichkeit ist die Änderung des Verstärkungsfaktors des Verstärkers, z. B. durch Variation der Gegenkopplung (Abb. 23b). Bei einem Fluorescenzlichtmeßorgan kann man gleichfalls diese beiden Verfahren anwenden.

Auch der Schützkreis kann je nach den Anforderungen verschieden ausgeführt werden. Man kann z. B. das von D abgegebene Signal U_D einfach benutzen, um mit dem Kontakt a eines Relais den Schützstromkreis zu unterbrechen (Abb. 24a). Soll das Schütz vom Zeitschalter Z geschaltet werden, so wird a durch den Kontakt b überbrückt, oder man kann, um die zusätzliche Verzögerungzeit dieses Relais zu vermeiden, den Schützstrom über eine Elektronenröhre fließen lassen, die durch das Signal gesteuert wird (Abb. 24b).

Die Abfallzeit des Schützes selbst läßt sich noch vermindern, wenn man nicht nur seinen Stromkreis unterbricht, sondern einen entgegengesetzt gerichteten Strom durch die Schützspule schickt, z. B. durch Entladen eines Kondensators über ein Thyratron, das durch das Signal gezündet wird (Abb. 24c). Völlig frei in der Wahl der Verfahren ist man hier natürlich nur, wenn entweder der Belichtungsautomat ein Bestandteil des Röntgengenerators ist oder wenn der Belichtungsautomat

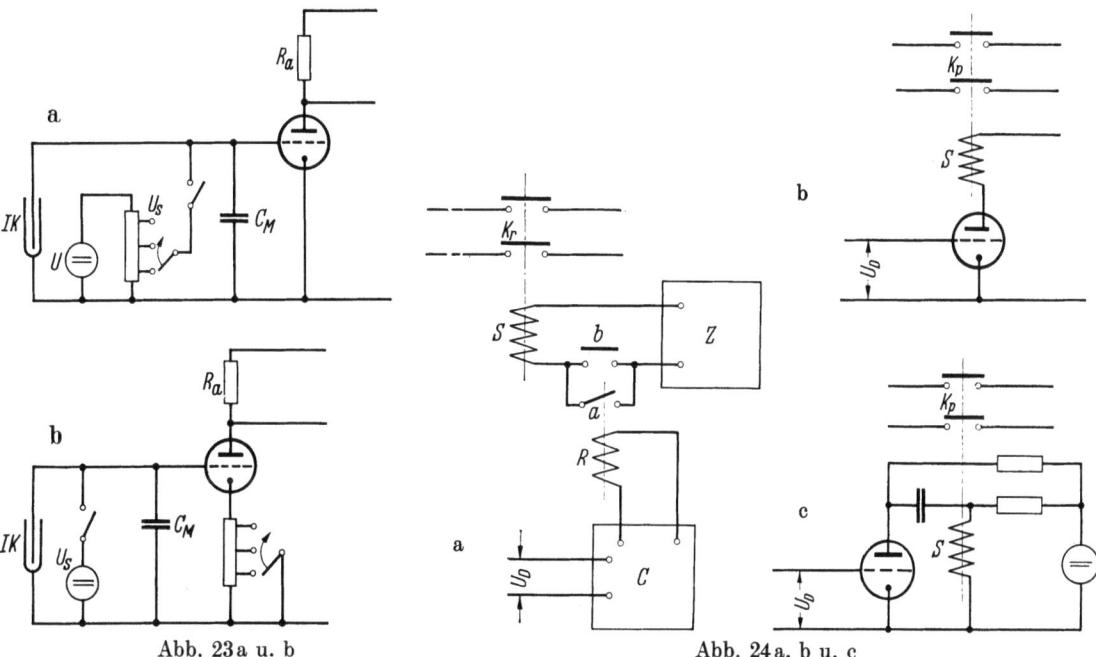

Abb. 23a u. b   Abb. 24a, b u. c

Abb. 23a u. b. Empfindlichkeitswähler. a) Einstellung der Anfangsspannung. b) Einstellung des Verstärkungsgrades

Abb. 24a—c. Schaltungen des Schützkreises. a) Relaisschaltung. b) Elektronenröhrenschaltung. c) Thyratronschaltung

ein eigenes Abschaltschütz erhält, das dann in Serie mit dem zum Apparat gehörigen Schütz liegt, das für diesen Betrieb nur als Einschaltschütz dient (ZIELER, 1957). Andernfalls ist man praktisch auf die Unterbrechung des im Generator vorhandenen Schützstromkreises durch ein Relais (Abb. 24a) angewiesen bzw. muß man mit dem Relais den Zeitmeßvorgang des Zeitschalters beenden, so daß dieses den Schützkreis vorzeitig unterbricht.

Bei allen diesen Ausführungen sind zwei Meßglieder, für die Strahlenmenge und für die Zeit, vorhanden, die unabhängig voneinander die Aufnahme beenden können. Der generatoreigene Zeitschalter beendet somit die Aufnahme, wenn in der durch ihn vorgegebenen Zeit das Meßorgan des Belichtungsautomaten nicht die erforderliche Strahlenmenge erhalten hat. In diesem Fall ist die Aufnahme unterbelichtet und sollte wiederholt werden. Die Unterbelichtung muß also angezeigt werden. Das Prinzipschema der Schaltung einer solchen Unterbelichtungsanzeige zeigt Abb. 25 für den Fall, daß im Primärkreis zwei Schaltschütze verwendet werden; eines, das vom Zeitschalter, und eines, das vom Belichtungsautomaten gesteuert wird, wie etwa beim Müller „Amplimat".

Sind die Kontakte des Zeitschalterschützes S_z geöffnet, die des Belichtungsautomaten-Schützes S_B dagegen noch geschlossen, so führt Punkt P noch Spannung, nicht dagegen Punkt Q. Die Relaisspule R_1 führt dann Strom, und der Arbeitskontakt a ist geschlossen, R_2 ist stromlos, und sein Ruhekontakt b ist geschlossen; somit liegt die Spannung U_L an dem akustischen oder optischen Signalgeber L.

Bei Einrichtungen sehr hoher Leistung kann es vorkommen, daß der Strahlenzufluß so groß ist, daß auch in der kürzest möglichen Schaltzeit, die durch die Eigenzeit des Schaltschützes gegeben ist, der Film überbelichtet wird. Auch Anzeigevorrichtungen für derartige Überbelichtungen werden gelegentlich verwendet. Man kann dafür z. B. die Zeit messen, während der an Punkt P Spannung liegt. Überschreitet diese Zeit die Schützeigenzeit nicht um einen gewissen Mindestbruchteil, so liegt eine Überbelichtung vor. Statt einer solchen Meßvorrichtung kann man auch eine der Unterbelichtungsanzeige analoge Überbelichtungsanzeige einführen, deren Steuergröße dann jedoch vom Signal des Meßorgans abzuleiten ist. Unter der Annahme einer zeitlich konstanten Strahlenintensität (d. h. vernachlässigbare Welligkeit der Röhrenspannung) steigt die Spannung U_M an dem Meßkondensator (s. Eingangsschaltung Abb. 22b oder c) linear mit der Zeit an: $U_M = kt$; je größer k ist, desto früher wird U_M und der für die Signalgabe erforderliche Wert erreicht. k darf also eine bestimmte Größe nicht überschreiten, wenn t nicht unter einen bestimmten Wert absinken soll. Legt man U_M über ein Differenzierglied an das Gitter einer Röhre, wie in dem Prinzipschaltbild Abb. 26 dargestellt, so zieht das Relais in der Anodenleitung an und bringt damit das Anzeigeglied L

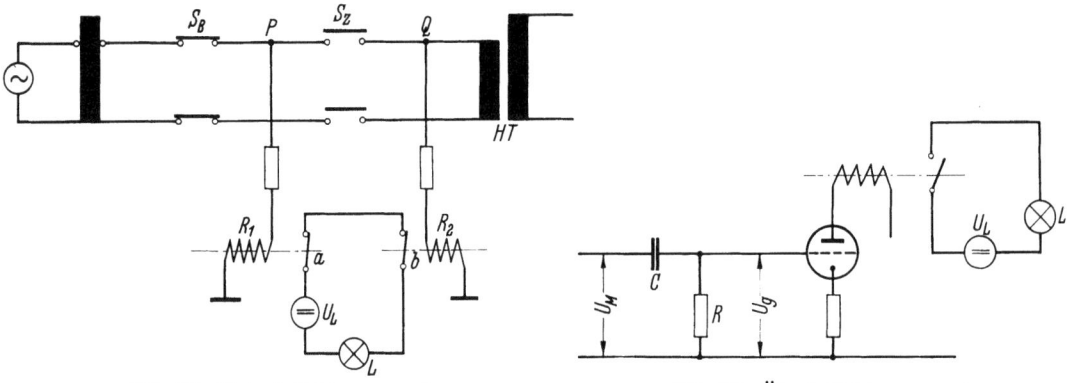

Abb. 25. Unterbelichtungsanzeige   Abb. 26. Überbelichtungsanzeige

zum Ansprechen, wenn der Anodenstrom $i_a = S U_G = SRC \cdot k$ die notwendige Größe erreicht, also wenn k einen bestimmten Wert überschreitet.

Die genannten Fehleranzeigevorrichtungen werden am Belichtungsautomaten gelegentlich erforderlich, weil er als Hilfsgerät zu den Röntgengeneratoren entwickelt und eingeführt wurde. Wenn beim Entwurf der Generatoren schon darauf Rücksicht genommen wird, daß sie vorzugsweise mit Belichtungsautomatik arbeiten sollen, sind sie praktisch nicht erforderlich. Die Unterbelichtungsanzeige wird unnötig, wenn die Generatoren ein Belastungssystem mit während der Belichtungszeit abnehmender Leistung besitzen (s. Abschnitt 6b, S. 441). Eine Überbelichtungsanzeige erübrigt sich auch bei Generatoren sehr hoher Leistung, wenn diese Vorrichtungen enthalten, die mit genügend kleiner Verzögerungszeit die hohe Aufnahmeleistung abschalten können. Durch den Fortschritt der Halbleitertechnik wurde es möglich, für Generatoren der Spitzenklasse die mechanisch schaltenden Schütze durch gesteuerte Halbleiter (Thyristoren) zu ersetzen, durch die der der Belichtungsautomatik zugängliche Aufnahmezeitbereich bis unter 2 msec herab ausgedehnt werden konnte (Kuntke, 1965; Franke, 1965). Ferner kann man Hochspannungsschaltventile verwenden, die schon in den dreißiger Jahren in die Röntgentechnik eingeführt wurden (Kuntke, 1938). Diese Ventile wurden damals zwar nicht für Belichtungsautomatik benutzt, sondern für exakte Schaltung der in der Röntgenröhre übergehenden elektrischen Ladung (mAs-Schalter). Wegen des großen Aufwands für Generatoren hoher Leistung und höherer Spannung (über 100 kV) wurden sie jedoch nur selten als Bauelemente gewählt. Erst mit dem Aufkommen der Röntgenkinematographie am Bildverstärker wurden sie in dafür bestimmten Spezialeinrichtungen (Lucas, 1962; Rogers, 1956) wieder üblich. Sie sind allerdings auf den für diese Technik erforderlichen Leistungsbereich beschränkt und damit für direkte Aufnahmen im allgemeinen nicht ausreichend; wohl aber kann man sie, wenn sie Einzelpulsschaltungen zulassen, mit Vorteil für Bildverstärker-Radiographie mit z. B. 70 mm-Kamera, benutzen. Für den gleichen Anwendungsbereich wie diese Pulsgeräte wurden gittergeschaltete Röntgenröhren hergestellt, die bisher bei etwa gleichen Beschränkungen die gleichen Möglichkeiten bieten.

Im übrigen enthält der Belichtungsautomat noch Netzversorgungsteile und verschiedene Relais, die die Funktion des Belichtungsautomaten vom Generatorschalttisch aus steuern, wie z. B. Einschalten des jeweils zu dem gewählten Arbeitsplatz gehörigen Meßorgans.

6. Belichtungsautomat und Aufnahmetechnik

Ein Belichtungsautomat kann seinem Arbeitsprinzip entsprechend neben den objektbedingten Variationen des Strahlenzuflusses am Kassettenort die Einflüsse mancher Einstellfehler ausgleichen, wie etwa durch falschen Abstand, versehentlich falsch eingestellte Schalttischdaten oder auch die von Netzspannungsschwankungen. Dagegen ist natürlich besondere Sorgfalt auf die Verwendung gleichmäßiger Fotomaterialien zu legen, da die Schwankungen hierin nicht ausgeglichen werden können. Wenn im Institut nicht durchgehend einheitliches Aufnahmematerial verwendet wird, ist darauf zu achten, daß Kassetten und Folien nicht zwischen den verschiedenen Arbeitsplätzen ausgetauscht werden dürfen. Im übrigen kann sich die Verwendung von Belichtungsautomaten im Röntgenbetrieb in verschiedener Weise auf die Aufnahmetechnik auswirken. Es sind grundsätzlich zwei verschiedene Arbeitsverfahren mit einem Belichtungsautomaten möglich.

a) Automatische Belichtung

Betrachtet man den Belichtungsautomaten nur von seiner Funktion als Gerät her, so kann man ihn einfach als Zeitschalter auffassen. Er unterscheidet sich von gewöhnlichen Zeitschaltern dadurch, daß die Schaltzeit nicht voreingestellt, sondern selbsttätig durch den Strahlenzufluß bestimmt wird. Von den in Abschnitt 3a aufgezählten Größen, die die Filmschwärzung beeinflussen, werden lediglich die ersten drei der Gruppe Strahlenerzeugung am Röntgenapparat eingestellt, nämlich die Röhrenspannung, der Röhrenstrom und die Schaltzeit. Unter dem hier diskutierten Aspekt würde man sich auf die Wahl von Röhrenspannung und Röhrenstrom beschränken können. Dabei wird man die Röhrenspannung nach denselben Gesichtspunkten einstellen wie bei der Arbeit mit Zeitschalter, also vorzugsweise, um den gewünschten Bildcharakter zu erhalten. Nun hängt bekanntlich die zulässige Röhrenleistung und damit bei gegebener Röhrenspannung der zulässige Röhrenstrom von der Schaltzeit ab, so daß Strom und Zeit nicht unabhängig voneinander gewählt werden können. Dieser Tatsache wird bei der Konstruktion der Röntgengeneratoren dadurch Rechnung getragen, daß entweder die beiden Größen aneinander gekoppelt sind (Nomogrammautomatik) oder daß ihre freie Wahl durch einen Überlastungsschutz eingeschränkt wird (s. Kapitel A, Bd. I/2). Beendet nun der Belichtungsautomat die Aufnahme, so hat die Zeitschaltereinstellung im Röntgengenerator primär ihre Bedeutung verloren. Sie ist jedoch trotzdem nicht überflüssig geworden, da sie entweder gleichzeitig mit der Röhrenstrom-Voreinstellung betätigt wird oder deren Bereich bestimmt. In Funktion tritt der voreingestellte Zeitschalter nur, wenn die bei der gegebenen Einstellung maximal schaltbare Belichtungsgröße für die Filmbelichtung nicht ausreicht, die für die selbsttätige Abschaltung erforderliche Signalgröße des Belichtungsautomaten also nicht erreicht wird; er wirkt also als Überlastungsschutz für die Röntgenröhre.

Hat man für die Aufnahme eines bestimmten Objektes die Röhrenspannung gewählt, so stellt man den Strom und die Zeit bzw. die Elektrizitätsmenge (mAs) so ein, daß die voreingestellte Belichtungsgröße um einen bestimmten Prozentsatz größer ist (z.B. 50%) als voraussichtlich erforderlich, damit der Belichtungsautomat einen gewissen Schaltspielraum bekommt.

Die Schätzung der für das Objekt erforderlichen Belichtungsgröße ist also zwar noch notwendig, ist aber viel weniger kritisch geworden. Im allgemeinen wird man in der Praxis auch bei diesem Verfahren die schon bei der Arbeit ohne Belichtungsautomat durchgeführte Standardisierung der Aufnahmetechnik, z. B. bezüglich der Wahl der

Röhrenspannung, erweitern, indem man für gewisse Objektgruppen immer die gleiche Einstellung aller Schalttischwerte benutzt. Eine bei manchen Objekten anwendbare Vereinfachung ergibt sich aus der Tatsache, daß häufig bei den Röntgenapparaten im Bereich sehr kurzer Schaltzeiten bis zu Dauern von einer oder einigen Zehntelsekunden die schaltbare Leistung nur wenig von der Schaltzeit abhängt.

Bei dem Dreiphasengenerator „Müller DA 1001" kann z. B. bis zu 0,10 sec die maximale Leistung geschaltet werden, bei 0,16 sec 93% dieser und bei 0,32 sec noch 82%. Benutzt man im Zielaufnahmebetrieb stets eine Voreinstellung von 0,16 sec, so werden die Zeiten der mit dem Belichtungsautomaten geschalteten Aufnahmen um höchstens 8% länger als bei maximaler Leistung. Bei Hartstrahltechnik an einem Hochleistungsapparat ist diese Zeitbegrenzung für den Magenzielbetrieb praktisch stets ausreichend; bei Aufnahmespannungen unter 100 kV erhöht man zweckmäßigerweise die maximale Zeit auf etwa 0,3 sec, um gelegentliche Unterbelichtungen zu vermeiden. Diese werden allerdings im allgemeinen von den Geräten angezeigt, so daß sie mit veränderten Einstellungen wiederholt werden könnten. Man soll jedoch die Routineeinstellung so wählen, daß sie nur in extremen Fällen keine ausreichende Belichtung ergeben würden. Für Aufnahmen an sehr dicken Patienten wird man dann eine besondere Einstellung wählen.

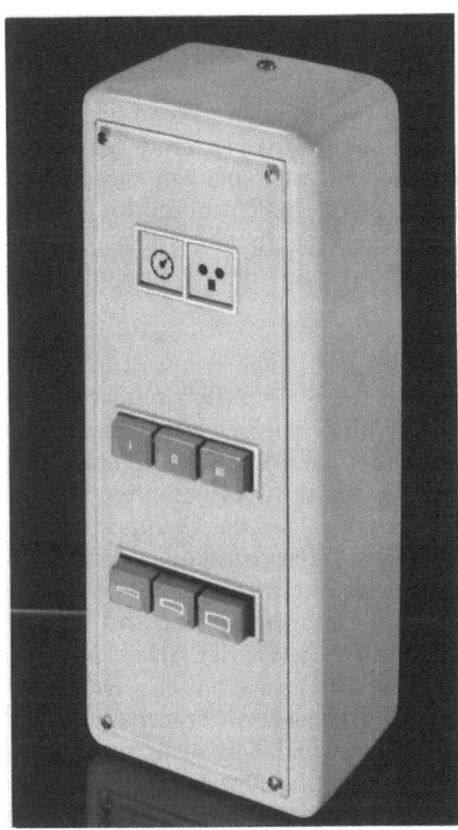

Abb. 27. Bedienungskasten des „Amplimat"

Den Bedienungsteil eines Belichtungsautomaten, der für diese Arbeitsweise zum nachträglichen Zusammenbau mit vorhandenen Röntgengeneratoren vorgesehen ist, zeigt Abbildung 27. Mit der oberen Drucktastenreihe können die drei Meßfelder, einzeln oder kombiniert, gewählt werden. Die Drucktasten der unteren Reihe gestatten, die verschiedenen Empfindlichkeitswerte einzustellen (Wahl der gewünschten Filmschwärzung). Der Belichtungsautomat wird durch Felder- und Empfindlichkeitswahl eingeschaltet. Der jeweilige Betriebszustand (Belichtungsautomatik oder Zeitschalter) wird durch die oberen Leuchtfelder angezeigt.

b) Standardisierung der Aufnahmetechnik

Wenn man die schon in Abschnitt 6a angedeuteten Wege zu einer weitergehenden Standardisierung der Aufnahmetechnik konsequent verfolgt, so kommt man zu der Beschreibung der rationellen Arbeitsweise einer durchgehend mit Belichtungsautomaten ausgerüsteten Röntgenanlage, wie sie z. B. in Abb. 28 dargestellt ist. Für eine solche Anlage erhalten die Maßnahmen, die man bei der Ausrüstung des ersten Arbeitsplatzes mit Belichtungsautomaten beachten muß, natürlich ein besonderes Gewicht. Man muß sich jetzt für alle Routineuntersuchungen für eine Filmsorte, eine Foliensorte, möglichst auch nur eine Art von Kassetten entscheiden; Dunkelkammerarbeit muß exakt festgelegt werden, entweder durch strikte Entwicklung nach Zeit mit regelmäßiger Regenerierung oder durch Benutzung von Entwicklungsautomaten (s. Kapitel H II). Auch ist es zweckmäßig, alle Aufnahmen unter Verwendung von Feinrastern anzufertigen (STIEVE, 1960;

WIDENMANN, 1957). Hierdurch werden die Filmschwärzungen gleichmäßiger, da bei allen bisher bekannten Systemen von Belichtungsautomaten das Verhältnis der Empfindlichkeit für Primärstrahlung und Streustrahlung von Meßorganen und Verstärkerfolien verschieden ist (STIEVE, 1956a, 1960; ZIELER, 1958).

Daß die Verwendung von Feinrastern, auch in den Fällen, wo diese bisher nicht üblich waren, einen Vorteil bedeutet, haben BONENKAMP und HONDIUS-BOLDINGH (1959) gezeigt. Hierfür ist allerdings die sinnvolle Abänderung der Aufnahmedaten gegenüber den ohne Raster gebräuchlichen nötig. Diese kann zweckmäßig mit der Neufestlegung der Aufnahmedaten für die konsequente Arbeit mit dem Belichtungsautomaten gekoppelt werden. Die Einstelldaten für die verschiedenen Objekte müssen so ermittelt

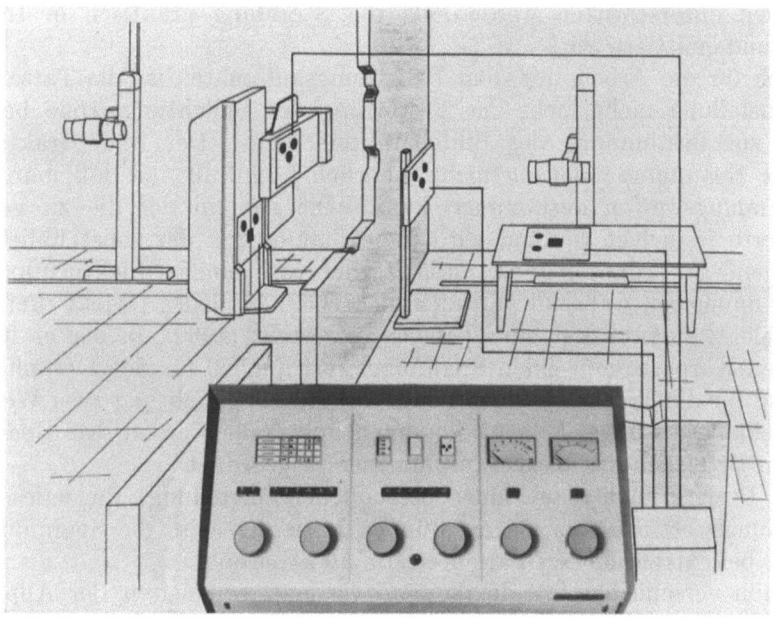

Abb. 28. Röntgenanlage mit 4 mit Belichtungsautomat-Meßorganen ausgerüsteten Untersuchungsgeräten

werden, daß sie die bestmögliche Bildqualität für alle Patienten geben unter weitestmöglicher Ausnutzung der Leistungsfähigkeit des benutzten Röntgenapparates. Hierfür teilt man die Objekte in drei Gruppen ein (STIEVE, 1960):

1. Objekte, für deren Darstellung die Kontrastwiedergabe entscheidend ist; vorzugsweise Knochen.

2. Objekte, die mit möglichst geringer Bewegungsunschärfe aufgenommen werden müssen: Lunge, Magen-Darmtrakt, Herz.

3. Objekte, für die zu hohe Aufnahmespannungen und zu lange Zeiten nachteilig sind (also eine Zwischengruppe zwischen 1 und 2): mit jodhaltigen Kontrastmitteln dargestellte Organe (Niere, Galle).

Für die Aufnahmetechnik bei Objekten der Gruppen 2 und 3 ist die Kurzzeitgrenze des verwendeten Belichtungsautomaten wesentlich. Es wird allgemein gefordert, daß die Belichtungszeiten für Lungenaufnahmen nicht länger als ∼ 0,1 sec sein sollen[1]. Rechnet man für die Schätzung der Belichtungsgröße nach Abschnitt 6a mit einem Sicherheitsfaktor von 50%, so muß man Strom und Spannung so einstellen, daß die

---

[1] In neueren Untersuchungen von BERGER (1961, 1963) wurden im Thoraxbereich Detailobjektgeschwindigkeiten bis zu 400 mm/sec gemessen. Bei Untersuchungen, bei denen die Darstellung dieser oder benachbarter Objekte wesentlich ist, wird man also Aufnahmezeiten bis in den Bereich von Millisekunden hinab anstreben.

geschätzte Belichtungsgröße bei etwa 0,07 sec erreicht wird. Liegt die Kurzzeitgrenze, bis zu der der Belichtungsautomat einwandfrei arbeitet, somit bei 0,05 sec, wie von Hills (1954) gefordert wird oder auch wie Stieve (1960) fordert, zwischen 0,03 und 0,05 sec, so wird ein Teil des Spielraumes für die Schätzungsgenauigkeit verbraucht, so daß nur noch ein geringer Bereich für die Zusammenfassung verschiedener Objekte zu Gruppen übrigbleibt. Das Bestreben mußte also dahin gehen, die Kurzzeitgrenze nach ausreichend kurzen Zeiten zu verlegen (s. Abschnitt 5). Bei den z. Z. kommerziell gelieferten Geräten werden richtige Belichtungen bei Dreiphasengeneratoren (abgesehen von den neueren Ausführungen mit elektronischen Schaltmitteln, s. Abschnitt 5, S. 436) bei Aufnahmezeiten bis herab zu etwa 0,002—0,01 sec, bei Einphasengeneratoren bis zu 0,03—0,04 sec erreicht. Die zuletzt angegebenen Zeiten können bei Einphasengeneratoren kaum merklich unterschritten werden, da die Strahlung praktisch in Impulsen von 0,01 sec Abstand emittiert wird.

Wesentlich für die Arbeit mit dem Belichtungsautomaten ist die Tatsache, daß die Spannungseinstellung nicht mehr zur Festlegung der Belichtungsgröße benötigt wird, sondern nur zur Bestimmung des Bildcharakters dient. Der Bildcharakter wird nun durch geringe Spannungsänderung nicht merklich beeinflußt, so daß man mit einigen wenigen Spannungswerten auskommen kann. Die Art, in der die zu verwendenden Spannungswerte festgelegt werden, wird dabei häufig von der sonst üblichen Arbeitsweise abhängen. So ordnet Hodges (1957) jeder von seinen Objektgruppen eine feste Aufnahmespannung zu, während Widenmann (1959) für jedes Objekt drei Spannungsstufen vorschlägt. Stieve hat eine Tabelle aufgestellt (1960), in der er für Knochenaufnahmen am Körperstamm einen Spannungswert angibt, für den Oesophagus je nach der Dicke und für die Trachea je nach der Durchdringungsrichtung zwei Werte. Für die anderen Objekte wie Lunge, Magen, Abdomen und Galle werden drei Spannungswerte verschiedenen Bereichen des Körperdurchmessers zugeordnet.

Van der Plaats geht (nach einer persönlichen Mitteilung) für jedes Objekt von einem Spannungswert aus; bei extrem dünnen Patienten wird die Spannung um 10 kV herabgesetzt, bei extrem dicken Patienten um 10 kV erhöht.

Es gibt nun verschiedene Möglichkeiten, wie man von seiten der Apparatetechnik diesen Anforderungen der Belichtungsautomaten entsprechen kann. Im allgemeinen wird man heute noch Einrichtungen verwenden, bei denen der Belichtungsautomat, wie in Abschnitt 6a beschrieben, als selbsttätiger Zeitschalter erscheint. Dies ist auch der Fall bei Apparaten, die speziell für die Anwendung der Belichtungsautomaten entwickelt wurden wie der „Triomat" (Siemens-Reiniger-Werke), oder die besonderen Wert auf die organische Einbeziehung in die Bedienungsmöglichkeiten legen wie der „Maximus DLX" (Philips).

An dieser Stelle sei hervorgehoben, daß unabhängig von der Betonung, die der Belichtungsautomat bei den verschiedenen Einrichtungen erhalten hat, bisher keine Ausführung bekannt geworden ist, bei der ausschließlich durch ein Strahlenmeßorgan geschaltet wird. Dies hat seinen Grund darin, daß man auch bei konsequenter Anwendung der Belichtungsautomaten nicht glaubt, auf Schaltmittel verzichten zu können, die die Aufnahme unabhängig von der Strahlung beenden, da es sowohl Aufnahmen gibt, bei denen die Aufnahmezeit durch einen Bewegungsablauf vom Gerät her bestimmt wird (Schichtdarstellung, Kymographie), wie auch Aufnahmen bestimmter Körperteile mit Belichtungsautomaten kaum durchführbar sind, insbesondere an den Extremitäten (z. B. Finger). Generatoren mit ausschließlicher Schaltung durch Belichtungsautomatik würden also Arbeitsplätze voraussetzen, die nur für Aufnahmen bestimmter Objekte vorgesehen sind. (Eingeschränkter Anwendungsbereich).

Die genannten Generatoren sehen eine von der Funktion des Belichtungsautomaten unabhängige Einstellung der Aufnahmespannung vor. Bei eingeschaltetem Belichtungsautomat besitzen z. B. die „Triomat"- und „Heliophos"-Generatoren, abgesehen davon, daß die längste Aufnahme nicht länger als 5 sec dauern kann, keine Zeitbegrenzung. Damit im Kurzzeitgebiet die Aufnahmen nicht übermäßig lang werden, ist der Strom zu Beginn der Aufnahme höher, als für die längste Zeit zulässig ist und wird während der Aufnahme automatisch in einer oder zwei Stufen auf einen solchen Betrag herabgesetzt, daß auch bei längerer Aufnahmedauer eine Überlastung der Röhre vermieden wird. Die gewünschten Schwärzungswerte können in drei Stufen eingestellt werden. Die Arbeitstechnik entspricht also hier der in Abschnitt 6a beschriebenen, wobei lediglich die Einstellung der Zeitbegrenzung entfällt.

Man kann auch durch Zusatzeinrichtungen erreichen, daß bei Röntgengeneratoren, die primär für die Arbeit mit Zeitschalter entwickelt worden waren, die Leistung automatisch bei einer bestimmten Zeit herabgeschaltet wird. Damit ist dann die Einstellung der Zeitgrenze unnötig geworden. Solche Einrichtungen wurden z.B. für die Benutzung von Belichtungsautomaten am Müller DA 701 und DA 1001 wie am Tridoros 5 S und Gigantos von Siemens-Reiniger vorgesehen.

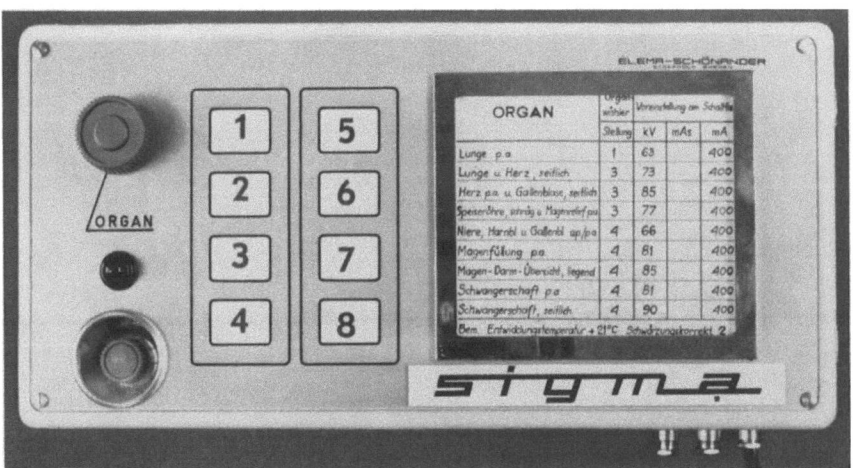

Abb. 29. Bedienungskasten mit Einstelltabelle

Im Gegensatz hierzu sieht eine neuere Generatorausführung (Medio 50, Super 70 und Super 100 von Philips-Müller) ein Belastungssystem vor, das generell mit während der Aufnahme kontinuierlich fallendem Röhrenstrom arbeitet. Bei richtiger Belichtung ergibt sich also in jedem Fall die kürzest mögliche Zeit; bei Benutzung der Belichtungsautomatik braucht nur die Röhrenspannung gewählt zu werden (Einknopfbedienung). Unterbelichtung wegen Erreichen einer Belastungsgrenze kann bei richtiger Spannungswahl nicht vorkommen. Beim „Maximus DLX" werden die den einzelnen Organen zugeordneten Schwärzungen mit einem Drucktastenwähler eingestellt, der gleichzeitig den für die jeweilige Aufnahme bestimmten Arbeitsplatz einschaltet sowie die dafür vorgesehene Zeitbegrenzung. Durch die Einstellung dieser Maximalzeit — sei es automatisch wie in diesem Fall, oder von Hand — kann die Leistungsfähigkeit der Einrichtung weiter ausgenutzt werden als bei Verzicht darauf. Ein ähnliches Arbeitsverfahren wird auch für den Belichtungsautomat „Sigma" (Abb. 29) vorgeschlagen, wobei der „Organwähler" mit der zugehörigen Tabelle für die jeweils zu verwendenden Werte von Röhrenspannung und Strom im Bedienungsteil des Belichtungsautomaten enthalten sind. Die zuletzt genannten Möglichkeiten sind kombiniert in der von HODGES (1957) beschriebenen Einrichtung (Abb. 30), bei der durch einen Druck auf einen der 15 Knöpfe, die den angegebenen Objektgruppen zugeordnet sind, der jeweilige Arbeitsplatz mit dem dazugehörigen Hilfsgerät gewählt wird, Röhrenspannung und Röhrenstrom und Zeitbegrenzung eingestellt werden; die erforderliche Dominantenblende sowie die gewünschte Empfindlichkeit für das Meßorgan werden gleichfalls automatisch mit eingestellt. An dieser im Institut von HODGES entwickelten Einrichtung ist die Automatisierung der Aufnahmetechnik somit bisher am weitesten getrieben worden. HODGES betont jedoch, daß hiermit praktisch der Verzicht auf Universalarbeitsplätze verbunden ist, was er jedoch nicht als Nachteil ansieht. Seiner Meinung nach kann man optimale

Ergebnisse nur erhalten, wenn man die Arbeitsplätze jeweils soweit wie möglich der gestellten Aufgabe anpaßt und damit auf die Möglichkeit verzichtet, an dem betreffenden Arbeitsplatz auch andere Arbeiten zweckmäßig durchführen zu können.

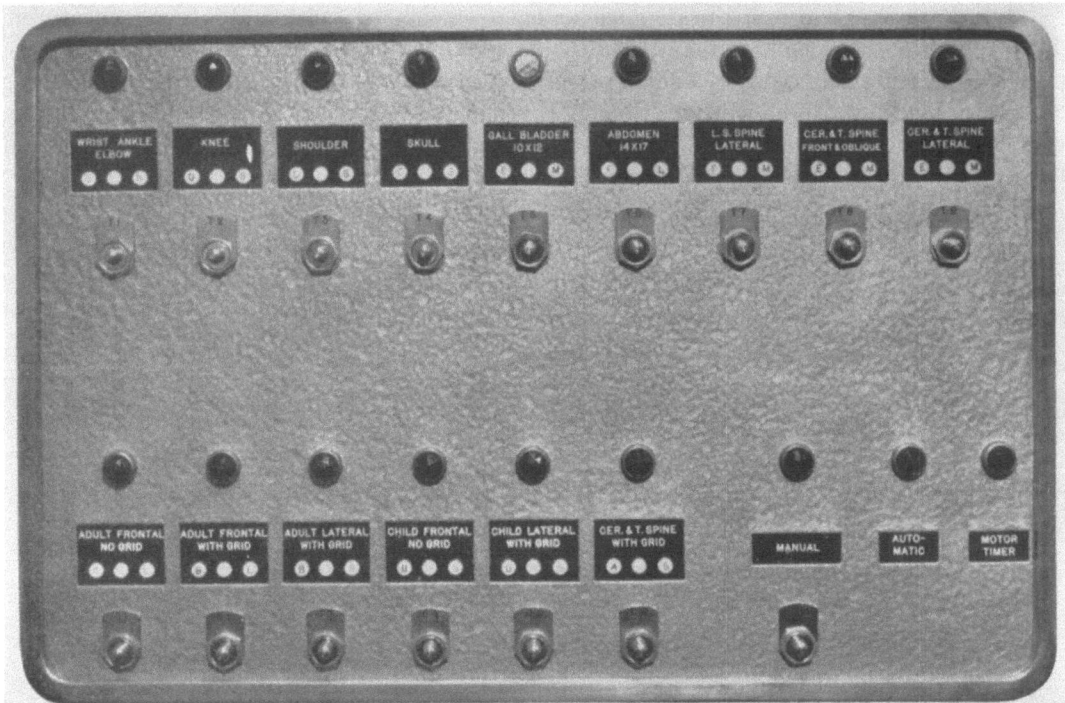

Abb. 30. Bedienungskasten für weitgehend programmierten Betrieb mit Belichtungsautomatik

Literatur

BERGER, A.: Zum Problem der Bewegungsunschärfe im Röntgenbild der Lunge und des Herzens. I. Untersuchungen über die bei der Herzaktion am Herzrand auftretenden Geschwindigkeiten. Röntgen-Bl. **14**, 369—380 (1961). — II. Geschwindigkeitsmessungen in der Lunge. Röntgen-Bl. **16**, 122—137 (1963).

BISCHOFF, K.: Der Belichtungsautomat, ein wichtiger Fortschritt in der Röntgentechnik. Röntgenblätter **1**, 108—115 (1948).

— Der Iontomat, ein neuer Belichtungsautomat für Röntgenaufnahmen. Fortschr. Röntgenstr. **71**, 994—1002 (1949).

— K. SILBERMANN u. H. BERGER: Verfahren zur Bestimmung der günstigsten Aufnahmespannung für Röntgenaufnahmen. DRP 739, 973 Kl. 21 g Gr. 2004 (1941).

— — u. J. MEILER: Einrichtung zur Bestimmung der günstigsten Aufnahmespannung für Röntgenaufnahmen. DRP 893, 383 Kl. 21 g Gr. 2004 (1941).

BLOOM, W. L.: Phototiming. Focal Spot J. Can. Soc. Rad. Techn. **9**, No 34.

BONENKAMP, J. G., and W. HONDIUS BOLDINGH: Quality and choice of potter bucky grids. Acta radiol. (Stockh.) **51**, 479—489 (1959); **52**, 149—157, 241—253 (1959).

BREUER, K.: Untersuchungen zur Frage der Hochvolt-Diagnostik. Diss. Erlangen 1950.

BÜCKER, J., G. JÖTTEN u. H. G. STÖSSEL: Diagnostische und physikalische Untersuchungsergebnisse bei Großformat- und Schirmbildaufnahmen des Thorax mit Spannungen bis zu 200 kV. Fortschr. Röntgenstr. **90**, 234—246 (1959).

CHELAZZI, M., et S. ATTILI: Sur le fonctionnement du phototimer. J. Radiol. Electr. **33**, 155—156 (1952).

CLARKE, W. G.: A new automatic x-ray exposure control, the iontomat. Radiography **19**, 171—178 (1953).

COBBEN, J. J., and E. GRAMSBERGEN: Experiences with phototiming. Medica mundi, Philips medical division, Netherlands **5**, 112—124 (1959).

COLTMAN, J. W., E. C. EBBINGHAUSEN and W. ALTAR: Physical properties of calcium tungstate x-ray screens. J. appl. Physics. **18**, 530—544 (1947).

DESGREZ, M.: Du choix des constantes optimums pour la radiographie des poumons. J. Radiol. Électr. **31**, 329—330 (1950).

DJIAN, A.: Le réglage automatique du temps de pose en radiographie. La photométrie de Morgan. Atomes et Radiations **1**, 357 (1948).

EBERHARDT, W., u. R. JAEGER: Eine Folienkammer für empfindliche Röntgenstrahlenmessung. Strahlentherapie **95**, 641—656 (1954).

EDDY, C. E.: Investigations with the Morgan photo-electric exposure timer. Brit. J. Radiol. **19**, 502—505 (1946).

EGGERT, J., u. E. SCHOPPER: Zur Energieausbeute der Röntgenstrahlung bei der Fluorescenz von Calciumwolframaten. Ann. Physik **3**, 270—279 (1948).

ELGSTRÖM, H., u. E. ZIELER: Ein Gerät für die Belichtungsautomatik in der Röntgendiagnostik. Philips' techn. Rdsch. **27**, 1—16 (1966).

ENGELHARDT, A., u. H. SIELMANN: Wie macht man Lungen-Röntgenbilder vergleichbar? Fortschr. Röntgenstr. **45**, 23—33 (1932).

FOURLON, M.: Les appareils photoélectriques pour la détermination des temps de pose. J. Radiol. Électrol. **33**, 39—42 (1952).

FRANKE, H.: Ionometrische Bestimmung optimaler Belichtungszeiten. Fortschr. Röntgenstr. Kongreßh. **40**, 99—100 (1929a).

— Verfahren und Vorrichtung zur Herstellung röntgenographischer Aufnahmen. DRP 574, 441 Kl. 57 a Gr. 712, 1929b.

— Die automatische Belichtung der Röntgenaufnahme. Vorläufige Mitteilung. Röntgenblätter **1**, 60—62 (1948).

— Die historische Entwicklung der automatischen Belichtung von Röntgenaufnahmen. Röntgenblätter **6**, 183—189 (1953).

— Die Wechselbeziehungen zwischen Bildleistung und Dosisminderung in der Röntgendiagnostik. Vortrag auf der 41. Tagg d. Dtsch. Röntgenges. Freudenstadt (1960).

—, u. H. BERGER: Ionometrische Meßeinrichtung mit einer großflächigen Ionisationskammer. DRP 740, 694 Kl. 21 g Gr. 1801 (1942).

FUSSANGEL, W., O. SCHOTT u. K. UNGERER: Probleme der Belichtungsautomatik in der Röntgen-Diagnostik. ETZ B **11**, 290—294 (1959).

GAJEWSKI, H.: Entwicklung und technischer Stand der Röntgen-Schirmbildphotographie. Röntgen- u. Lab.-Prax. **7**, 2—9 (1954).

— Belichtungs- und Entwicklungsautomatik im Röntgenbetrieb. Röntgen- u. Lab.-Prax. **10**, 325—340 (1957).

GLOCKER, R.: Über das Grundgesetz der physikalischen Wirkungen von Röntgenstrahlen verschiedener Wellenlänge. Z. Physik **43**, 827—838 (1927).

— Berichtigung zu der Arbeit „Über das Grundgesetz der physikalischen Wirkungen von Röntgenstrahlen verschiedener Wellenlänge". Z. Physik **46**, 764 (1927).

—, u. W. TRAUB: Das photographische Schwärzungsgesetz der Röntgenstrahlen. Physik. Z. **22**, 345—352 (1921).

GÖRLICH, P.: Die lichttechnischen Zellen. Ihre Herstellung und Eigenschaften. In: Die Photozellen. Leipzig 1951.

GRAVES, A.: Improvements in apparatus for timing an x-ray exposure. Brit. Pat. 632, 842 cl. 39 (i) D 6 s.

GRIM, S.: Eine Belichtungsautomatik mit veränderlichem Meßfeld. Radiologe **2**, 438—445 (1962).

HERZ, R. H.: The spectral quantum- and energy-efficiency of calcium tungstate x-ray intensifying screens. Brit. J. appl. Phys. **7**, 182—185 (1956).

HILLS, T. H.: An automatic control for diagnostic X-ray exposures. Brit. J. Radiol. **19**, 288 (1946).

— The value of photoelectric timing in relation to routine roentgen examination of the chest. Acta radiol. (Stockh.) Suppl. **116**, 598—604 (1954).

HODGES, P. C.: Photoelectric timing in general radiography. Acta radiol. (Stockh.) Suppl. **116**, 605—612 (1954).

— The present status of phototiming. Amer. J. Roentgenol. **77**, 1—8 (1957).

— R. T. JENKINS and S. F. WILLIAMS: An improved X-ray phototimer. Radiology **54**, 64—72 (1950).

—, and R. H. MORGAN: Photoelectric timing in general roentgenography. Amer. J. Roentgenol. **53**, 474—482 (1945).

JÖTTEN, G.: Probleme beim Arbeiten mit einem Belichtungsautomaten. Röntgenpraxis **18**, 58 bis 67 (1965).

KAISER, E.: Photoelectric timing of roentgen exposure. Acta radiol. (Stockh.) Suppl. **116**, 620—627 (1954).

—, and E. DE FINE LICHT: A phototimer for determination of exposure time in radiography. Acta radiol. (Stockh.) **38**, 167—172 (1952).

KUNTKE, A.: Ein neuartiges Verfahren zur Erzielung einer konstanten Röhrengleichspannung, angewandt in einem Kondensatorapparat für die gesamte Röntgendiagnostik. Fortschr. Röntgenstr. **58**, 248—252 (1938).

LAUBENBERGER, TH.: Die Röntgen-Belichtungsautomatik in der Praxis. Dtsch. med. Wschr. **90**, I, 158—161 (1965).

LOHMANN, TH.: Ein neuer Belichtungsautomat für die Lungendiagnostik. Röntgenblätter **7**, 259—266 (1954).

—, u. H. RUBENS: Ein photoelektrischer Belichtungsautomat für universelle Anwendung. Röntgenblätter **11**, 49—58 (1958).

MARSHALL, F. H., J. W. COLTMANN and L. P. HUNTER: The photomultiplier X-ray detector. Rev. sci. Instr. **18**, 504—513 (1947).

MÄURER, H. CHR.: Die psychologischen Voraussetzungen und organisatorischen Probleme bei Einführung einer Belichtungsautomatik im Röntgenbetrieb. Röntgen- u. Lab.-Prax. **11**, 33—36 (1958).

MAURICE, L., et R. FOURLON: La détermination des temps de pose radiographiques au moyen de cellules photoélectriques. Acta radiol. (Stockh.) Suppl. **116**, 613—619 (1954).

MESTER, H.: Optimale Röhrenbelastung beim Arbeiten mit dem Belichtungsautomaten. Röntgenstrahlen, C. H. F. Müller G.m.b.H. Hamburg **10**, 14—21 (1963).

MORGAN, R. H.: An exposure meter for roentgenography. Amer. J. Roentgenol. **47**, 777 bis 784 (1942a).

— Studies in roentgenographic exposure meter design. Amer. J. Roentgenol. **48**, 88—98 (1942a).

— A photoelectric timing mechanism for the automatik control of roentgenographic exposure. Amer. J. Roentgenol. **48**, 220—228 (1942b).

— The automatic control of exposure in photofluorography. Publ. Health. Rep. (Wash.) **58**, No 42, 1533—1541 (1943a).

— The control of diagnostic quality in roentgenograms of the chest. Amer. J. Roentgenol. **50**, 149—161 (1943b).

—, and P. C. HODGES: An evaluation of automatic exposure control equiment in photofluorography. Radiology **45**, 588—593 (1945).

MUNZEL, K. G.: Untersuchungen zur Schaffung der meßtechnischen Grundlage und zur Entwicklung einer Standardmethode für die Prüfung der sensitometrischen Eigenschaften von röntgenographischen Aufnahmematerialien. Diss. Braunschweig 1956.

NIEMANN, C.: Einrichtung zum Anzeigen und selbsttätigen Abschalten der Röntgenstrahlenwirkung auf photographische Schichten. DRP 586, 400 Kl. 57 a Gr. 712, 1930.

OTTEN, H.: Praktische Erfahrungen mit der Belichtungsautomatik. Röntgen-Bl. **14**, 187—192 (1961).

PAPE, R.: Erfahrungen mit dem Röntgenexposimeter. Fortschr. Röntgenstr. **53**, 76—85 (1936).

—, u. REININGER: Photometer zur Ermittlung der richtigen Expositionszeit. Fortschr. Röntgenstr. **51**, 625—626 (1935).

PIRKER, E.: Der Abschattungseffekt und die Belichtungsautomatik. Fortschr. Röntgenstr. **102**, 97—101 (1965).

ROGER, J. D., J. L. NEWTON and A. M. MC. NABB: Photoelectric timing in diagnostic Roentgenology. Amer. J. Roentgenol. **63**, 255—258 (1950).

ROGERS, T. H.: An electronic switching system for ultra-short rapidly repeated exposures in angiocardiography, Dynapulse. Cathode Press **13**, 12—17 (1956).

SCHOBER, H., u. E. HARTMANN: Die Abhängigkeit der Durchschnittsschwärzung bei Röntgenbildern vom gewählten Format und von der gestellten Aufgabe. Vortrag auf dem IX. Internat. Röntgen-Kongr. 1959.

SCHOTT, O.: Erfahrungen mit dem Belichtungsautomaten. Lab.-Prax. **10**, 131—139 (1957).

SEIDE, W.: Die Empfindlichkeit von Röntgenfilmen für das Licht von Fluoreszenz-Verstärkerfolien. Diss. Hamburg 1956.

SHOR, A. J.: The design of photo-timers for radiography. Radiography **20**, 66—68 (1954).

STIEVE, F. E.: Belichtungsautomaten in der Praxis. Röntgenblätter **9**, 325—333 (I); 363—372 (II) (1956a).

STIEVE, F. E.: Untersuchungen über das Wirkungsprinzip von Belichtungsautomaten für Röntgenaufnahmen. Fortschr. Röntgenstr. **85**, 491—510 (1956b).

— Über die Dominante im Röntgenbild. Fortschr. Röntgenstr. **87**, 80—100 (1957).

— The automatic exposure timer as a basis for automation in x-ray work. Acta radiol. (Stockh.) **53**, 459—480 (1960).

— Der technische Stand auf dem Gebiet der Belichtungsautomatik. Ärztl. Forsch. **16**, 130—145 (1962).

STRAUSS, S.: Das Mekapion, ein neuer Röntgendosiszähler mit Selbstkontrolle. Z. techn. Physik **7**, 577—582 (1926).

TESKE, H.-J.: Über Vor- und Nachteile von Belichtungsautomaten im Aufnahmebetrieb, insbesondere bei Röntgenaufnahmen des Skeletts. Röntgen-Bl. **17**, 149—156 (1964).

VOGL, M., u. H. ZEIDLER: Bleiabdeckung zur Beschränkung des Strahleneinfallsfeldes bei Objekten mit gekrümmten Begrenzungsflächen. Röntgen- u. Lab.-Prax. **11**, R 161—164 (1958).

WACHSMANN, F., C. E. BUCHMANN u. J. KIRCHHOFF: Die Helligkeit von Röntgen-Leuchtschirmen bei verschiedenen Röhrenspannungen und die Frage der zweckmäßigen höchsten Durchleuchtungsspannung. Fortschr. Röntgenstr. **89**, 624—629 (1958).

WIDENMANN, L.: Untersuchungen über die Abhängigkeit der Filmschwärzung mit handelsüblichen Verstärkerfolien von der Röntgenstrahlenqualität. Fortschr. Röntgenstr. **87**, 386—397 (1957).

— Welche Voraussetzungen erfordert das Arbeiten mit universell verwendbaren Belichtungsautomaten. Röntgenblätter **12**, 68—80 (1959).

— Automatic exposures in X-Ray departments and the equipment involved. Radiography. (**1963**) 81—93, March.

— M. WEMBER u. O. SCHOTT: Untersuchungen über den Einfluß des Strahlenreliefs auf die mittlere Filmschwärzung — eine bei Belichtungsautomaten auftretende Fragestellung. Röntgen-Bl. **15**, 97—107 (1962).

ZIELER, E.: Äquivlante Aufnahmebedingungen in der Röntgendiagnostik. Acta radiol. (Stockh.) **43**, 393—408 (1955).

— Der Amplimat. In: Röntgenstrahlen, S. 67 bis 75. Hamburg 1956.

— Der Amplimat, ein Belichtungsautomat für die allgemeine Röntgenographie. Fortschr. Röntgenstr. **86**, 382—393 (1957).

— Untersuchungen zur Belichtungsautomatik unter besonderer Berücksichtigung des Amplimat. Fortschr. Röntgenstr. **88**, 718—731 (1958).

— Der Einfluß der Objektkontraste auf die Funktion des Belichtungsautomaten. Vortrag auf dem IX. Internat. Röntgen-Kongr. 1959.

— Physik und Technik der Belichtungsautomatik. Röntgen-Bl. **14**, 289—297 (1961).

ZWORYKIN, V. K., and J. A. RAJCHMANN: The electrostatic electron multiplier. Proc. I.R.E. **27**, 558—566 (1939).

II. Dunkelkammerautomatik

Von

G. Albert Magni

Mit 46 Abbildungen

1. Einleitung

Die Belichtung der Röntgenfilme ist nur ein Faktor in dem komplizierten Geschehen, welches notwendig ist, um den Film für die Diagnose fertigzustellen, und ihn schließlich als ein für Patienten und Ärzte wertvolles Dokument zu archivieren. Zu den übrigen Verrichtungen kommen mehrere Transporte hinzu, und es ist deutlich zu ersehen, daß hier maschinelle Hilfsmittel eingesetzt werden können, die in hohem Grade die Arbeit rationalisieren und die Organisation der Röntgenabteilungen erleichtern, siehe Abb. 1 (MAGNI).

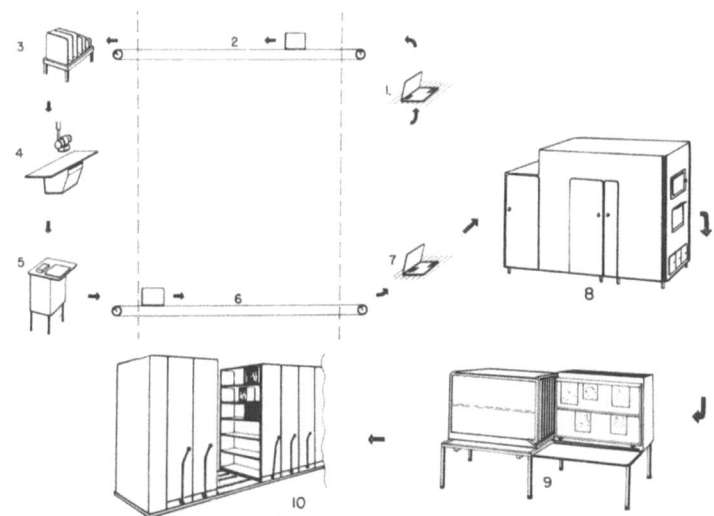

Abb. 1. In der Dunkelkammer werden die Kassetten *1* geladen, dann mit Hilfe von Förderband *2* ins Labor transportiert und im Gestell *3* gelagert. Nach Aufnahme *4* und Beschriftung *5* werden sie mit dem Förderband *6* an die Dunkelkammer zurücktransportiert. Nach Entladung *7* werden sie in einer Maschine *8* entwickelt, danach betrachtet *9* und archiviert *10*

Durch die Mechanisierung werden Unterbrechungen in der Filmbehandlung vermieden, wodurch zusammen mit modernen Entwicklungsmethoden die Verarbeitungszeit verkürzt wird (FEINDT, 1958; FRANZEN, 1958; FASSBENDER, 1962).

Ausschlaggebend für die Dunkelkammerarbeit ist jedoch selbstverständlich das photographische Resultat. Es gilt hierbei nachzusehen, daß Tag für Tag, Woche auf Woche dieselbe optimale, gleichförmige Verarbeitung der Filme erhalten wird, was eine Automatisierung des photochemischen Prozesses mit genauer Temperatur-, Zeit- und Qualitätskontrolle der Bäder voraussetzt. Individuelle Filmentwicklung in der Dunkelkammer soll vermieden werden. Diese führt meistens nur zu einer Verschlechterung des Resultates.

Es ist eine bekannte Tatsache, daß bei manueller Dunkelkammerarbeit leicht Störungen in der Zusammenarbeit zwischen denen, welche belichten, und denen, welche entwickeln, entstehen. Die Folgen sind im allgemeinen zu lange Belichtungszeiten mit unnötig großen Röntgendosen. Wenn eine Entwicklungsmaschine installiert wird, können in vielen Fällen früher angewandte Belichtungsdosen bedeutend gesenkt werden (FEINDT, 1959).

Jede Mechanisierung und Automatisierung ist im allgemeinen mit einer Kapital-investierung verbunden. Wie weit die Automatisierung getrieben werden soll und wie hohe Kapitalanlagen erlaubt sein sollen, muß in jedem einzelnen Fall entschieden werden. Die Struktur der Röntgenabteilung, deren Größe sowie selbstverständlich die Gehalts-lage und Arbeitsmarktverhältnisse, sind für die Rentabilität ausschlaggebend. Es ist ein-leuchtend, je größer die Röntgenabteilung ist und je mehr Geld zur Verfügung gestellt werden kann, desto weiter kann die Automatisierung getrieben werden. Es ist eine klare Tendenz, gemeinsame Röntgenabteilungen für mehrere Kliniken einzurichten, und durch

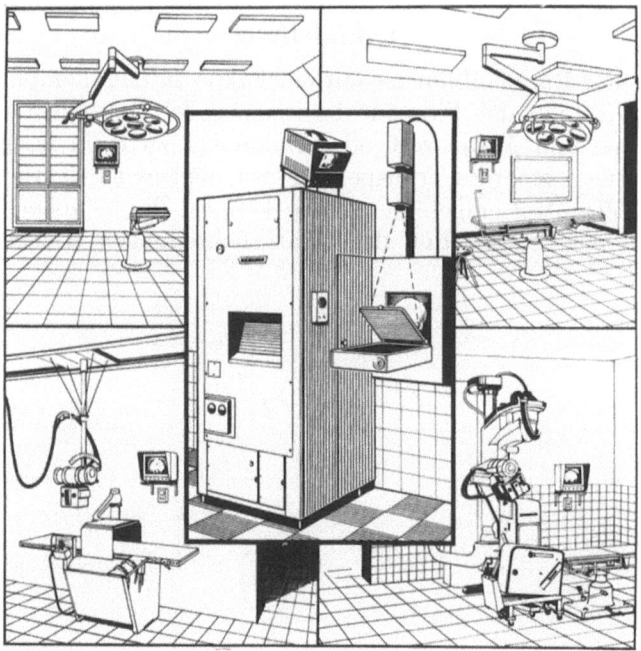

Abb. 2. Fernsehkamera mit Zoomlinse, vertikal montiert für Übertragung von Röntgenbildern. Mit Hilfe eines auf dem Lichtkasten montierten kippbaren Spiegels können sowohl liegende als hängende Filme betrachtet werden

das Anwenden von verschiedenen Transportvorrichtungen für Film und Filmkassetten die Dunkelkammerarbeit innerhalb einer solchen Abteilung auf eine oder zwei Dunkel-kammern zu konzentrieren.

Außer in Röntgenabteilungen ist innerhalb anderer photographischer Gebiete eine ähnliche Entwicklung erfolgt, beispielsweise in der graphischen Industrie und in den Photolaboratorien.

Eine andere Art von Hilfsmittel, von der eine größere Anwendung erwartet wird, ist die Übertragung von Röntgenbildern mittels geschlossener Fernsehketten innerhalb der Abteilung, beispielsweise von der Dunkelkammer oder dem Vorbetrachtungsraum zu den Laboratorien (Urographie, Angiographie). Abb. 2 zeigt eine Fernsehkamera an eine Entwicklungsmaschine montiert, die mit einer Vorrichtung zur Naßbetrachtung ver-sehen ist.

2. Technische, klinische und wirtschaftliche Gesichtspunkte
a) Dunkelkammer

Im allgemeinen gilt, daß die Dunkelkammern von sämtlichen Arbeiten entlastet werden sollen, die in einen hellen Raum verlegt werden können. Im Dunkeln oder Halbdunkeln zu arbeiten, ist eine Belastung. Wenn auch der Adaptierte im Dunkeln recht gut sieht, benötigt er jedoch eine gewisse Zeit, um im Dunkeln sehend zu werden. Eine Arbeit im hellen Raum wird schneller und sicherer ausgeführt. Das Ideal ist, daß der gesamte

Dunkelkammerprozeß mechanisiert wird, somit auch die Ladung und Entladung der Kassetten, um auf diese Weise die Möglichkeiten zur Erhellung des größten Teiles der Dunkelkammer zu schaffen. Einige Versuche mit Ladungs- und Entladungsautomaten sind bereits gemacht worden, aber bevor ausreichende Betriebserfahrungen vorliegen und die Betriebssicherheit eingehend geprüft ist, muß sich zur Zeit die Automatisierung auf Transportbahnen und Filmverarbeitung beschränken. Dies bedeutet, daß der Betrieb halbautomatisch wird; noch immer muß in der Dunkelkammer ein manuelles, ,,dunkles'' Zwischenglied übrig bleiben. Man soll daher bei der Planung bedenken, daß dieses Zwischenglied durch vorteilhafte Arbeitsbedingungen so gut wie möglich wird.

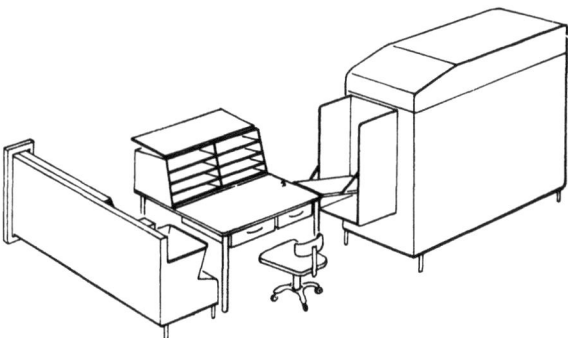

Abb. 3. Dunkelkammerarbeitsplatz. Der Arbeitstisch ist zwischen den Transportbahnen und der Entwicklungsmaschine angeordnet. Am Tisch befinden sich die Filmfächer

In Abb. 3 ist eine Einrichtung mit Transportbahnen, Filmfach, Ladetisch und Entwicklungsmaschine skizziert, welche einer einzigen Arbeitskraft ermöglicht, die Kassettenladung und die Entwicklung von bis zu 40000 Untersuchungen pro Jahr, dementsprechend ca. 600—800 Filmen pro Tag, auszuführen. Eine Voraussetzung ist selbstverständlich, daß die Entwicklungsmaschine eine ausreichende Kapazität besitzt und daß sich die Arbeit auf Ladung und Entladung beschränkt; die Beschriftung des Filmes muß z. B. durch anderes Personal geschehen.

Sind zwei große Entwicklungsmaschinen erforderlich, so sind aus Wartungsgründen zwei getrennte Dunkelkammern vorzuziehen. Die eine kann dann temporär abgestellt werden und die Arbeit von der anderen übernommen werden. Sind zwei Maschinen in einer gemeinsamen Dunkelkammer aufgestellt, ist es zweckmäßig, die Möglichkeit zu schaffen, nur die eine Hälfte des Raumes zu verdunkeln, z.B. mit Hilfe einer Faltwand.

b) Untersuchungs- und Bedienungsraum

Eine Maßnahme, welche in hohem Grad die Dunkelkammerarbeit entlastet, besteht schon darin, bei oder im Zusammenhang mit der Aufnahme den Film mit dem Namen des Patienten, Nummer usw. zu beschriften, und zwar von derselben Person, die belichtet oder die Kassetten im Gerät austauscht.

Die Methode gibt eine schnelle und sichere Beschriftung. Bei guter Organisation sind Verwechslungen und falsche Angaben ausgeschlossen.

Bei Schirmbildaufnahmen erfolgt die Beschriftung durch die Patientenkarte, die teilweise auf das Röntgenbild photographiert wird. Ein ähnliches Mitphotographieren des Patientennamens gibt es auch beim Filmwechsler.

Der Film in der Kassette soll also entweder im Zusammenhang mit der Röntgenaufnahme (im Gerät) oder später mit Hilfe einer separaten Röntgenquelle beschriftet werden. Da man nicht immer sicher sein kann, daß nicht ein strahlenundurchlässiges Organ Namen oder Nummer verdeckt, dürfte die letztere Alternative vorzuziehen sein.

Transportbahnen, Gerät und Filmbeschrifter sollten untereinander so plaziert sein, daß unnötige Lauferei vermieden wird.

c) Filmbetrachtung

Wenn der Film die Entwicklungsmaschine verläßt, ist er für die Betrachtung fertig. An einem Betrachtungskasten wird geprüft, inwieweit die diagnostischen und photographischen Forderungen erfüllt sind. Wenn das Bildmaterial für die Diagnose ausreicht, sind weitere Aufnahmen entbehrlich. Entweder wird der endgültige Befund unmittelbar diktiert oder es geschieht später am Nachmittag oder am nächsten Tag, nachdem die Bilder bei der Röntgenvisite demonstriert worden sind.

Spezielle Betrachtungskästen mit einer großen Anzahl Filmaufhängeflächen vor einer zentralen Lichtfläche erleichtern bei der Auswertung den Wechsel des Bildmaterials und vermeiden unnötigen Zeitverlust.

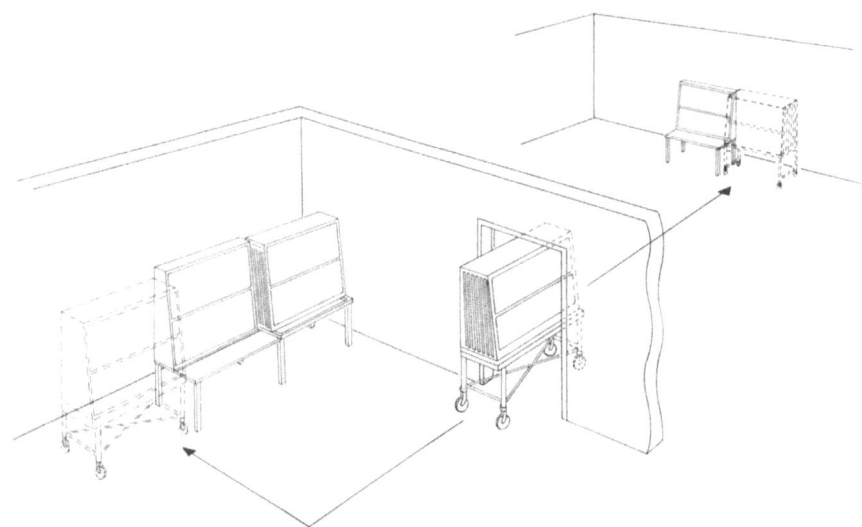

Abb. 4. Das von dem Betrachtungskasten trennbare, fahrbare Magazin kann in verschiedenen Räumen stehenden Kästen zugeordnet werden

Normalerweise werden also die Filme nach der ersten orientierenden Betrachtung abgenommen und später wieder aufgehängt. Dies ist zweifellos eine Vergeudung von Zeit und Arbeit, die verhindert werden soll.

In Abb. 4 ist eine Vorrichtung skizziert, in der die einmal aufgehängten Filme bleiben können, bis der Fall fertig behandelt ist. Es besteht auch die Möglichkeit, die aufgehängten Filme in der Weise aufzubewahren, daß sie in einem Wagen oder dergleichen zwischen verschiedenen Kästen transportiert werden können.

d) Archiv

Die Forderungen an Archivmöglichkeiten sind von Größe und Struktur der Röntgenabteilungen abhängig. Eine Abteilung an einem Universitäts-Krankenhaus muß z. B. Zugang zu Unterrichts- und Forschungsmaterial haben, was eine lange Aufbewahrungszeit voraussetzt. In einigen Ländern bestehen strenge Bestimmungen betreff der Aufbewahrungszeit von Filmen (Deutschland 30 Jahre), während in anderen Ländern keine Vorschriften bestehen. Um den notwendigen Archivraum klein zu halten, kann man entweder die großen Originalfilme ganz ausscheiden und von ihnen kleine Photokopien anfertigen oder auch durch ein kompaktes Fachsystem unter Beibehaltung der Großformate das Volumen auf ein Minimum beschränken.

Wenn keine besonderen Verhältnisse vorliegen, beträgt die normale Aufbewahrungszeit für Filme in Ländern ohne besondere Vorschriften 5—10 Jahre. Die Registrierung geschieht in einfachster Weise mit Hilfe der Geburtsdaten des Patienten.

3. Hilfsmittel für die Automatisierung
a) Kassettenförderbänder

Es ist charakteristisch, daß die Transporte im allgemeinen zu und von der Dunkelkammer gleichzeitig geschehen müssen, d. h. daß eine reversible Bahn nicht ausreicht, sondern zwei Bahnen mit verschiedener Bewegungsrichtung erforderlich sind.

In vereinzelten Fällen kommt es vor, daß im Anschluß an ein oder mehrere Röntgenlaboratorien ein Kassettenladungsraum vorgesehen ist, d. h. ein dunkler Raum, in dem die belichteten Filme den Kassetten entnommen werden und eine neue Ladung erfolgt. Die belichteten Filme werden dann weiter an eine zentral gelegene Dunkelkammer zur Verarbeitung geschickt. Der Transport, welcher manuell oder maschinell geschehen kann, erfolgt mit speziellen Kassetten oder Kästen (auch mit Rohrpost), die für alle Filmgrößen anwendbar sind (MUTSCHKE, 1963).

Im Folgenden werden einige typische Anlagen für den Transport von Kassetten, hauptsächlich in der Stockwerkebene, beschrieben.

In der Wirtschaft gibt es eine große Anzahl Transportanlagen sowohl für Güter wie für Papier, welche ebenfalls in einer Röntgenabteilung zur Anwendung kommen können. Ein Beispiel ist eine Rohrpostanlage — oftmals gemeinsam für das gesamte Krankenhaus. Andere Beispiele sind ein Kassettenaufzug in Form eines kleineren Warenaufzugs oder, wie in Abb. 5, ein Remissenaufzug zwischen zwei Stockwerken.

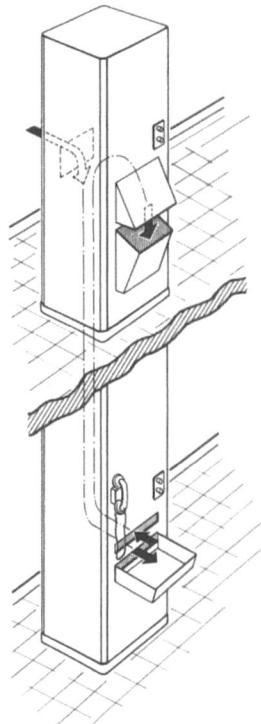

Abb. 5. Aufzug für Papier (Akten, Remissen) zwischen zwei Stockwerken

α) Wandfeste Förderbänder für stehende Kassetten
(Hochkantförderbänder)

Dieser Typ von Förderbändern besteht gewöhnlich aus einer Anzahl Transportbänder, die nebeneinander entlang einer Wand montiert sind (Abb. 6). Um jedes Band (Breite ca. 3—5 cm [Abb. 7]) ist ein Tunnel aufgebaut, durch den die Kassetten laufen.

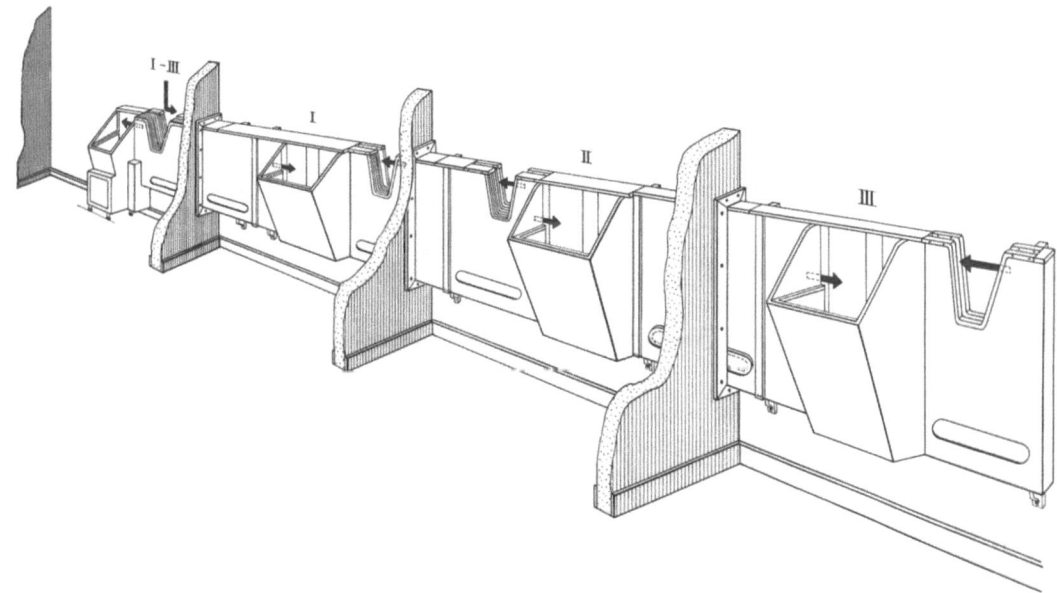

Abb. 6. Von der Dunkelkammer (links) gehen drei separate Bänder zu den Laboratorien *I, II* und *III*. Die Bänder enden in Empfangskörben. Von den Laboratorien geht ein gemeinsames Band für den Rücktransport der Kassetten in die Dunkelkammer

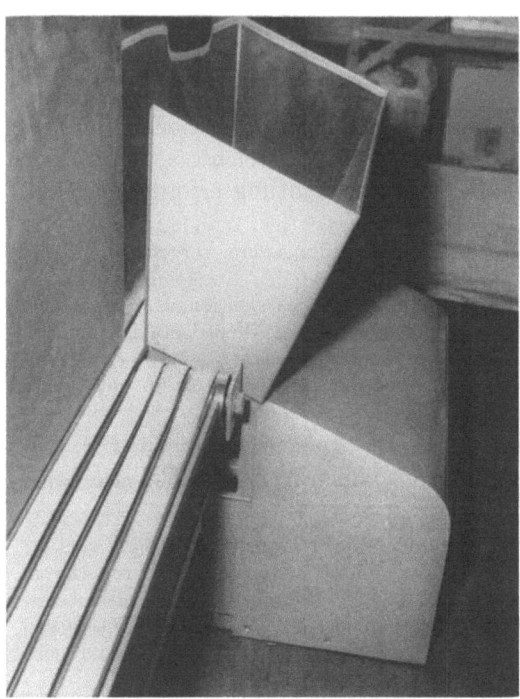

Abb. 7. Aufbau von Förderbändern für stehende Kassetten. Die Abbildung zeigt wie Empfangskorb und
Motorantrieb in der Dunkelkammer angeordnet sind

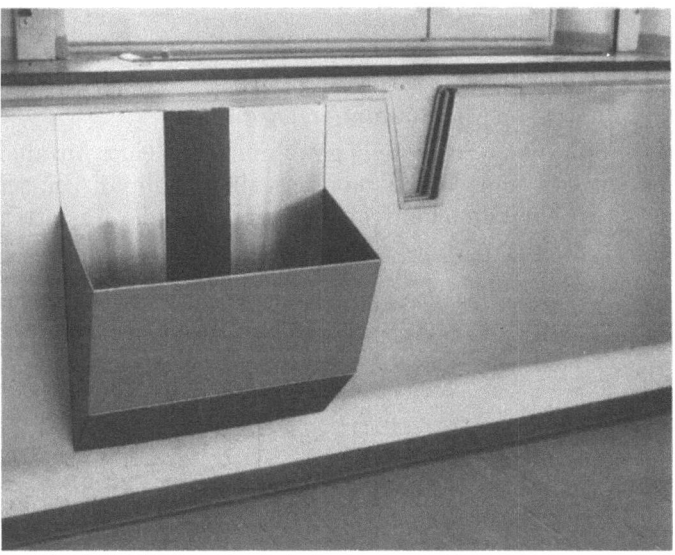

Abb. 8. Empfangskorb im Labor. Rechts vom Korb ist die Einkerbung für das Einlegen von Kassetten
angeordnet

Durch sämtliche Laboratorien läuft eine gemeinsame Bahn für den Transport der belichteten Kassetten zur Dunkelkammer. Von der Dunkelkammer aus werden die Kassetten auf getrennten Bahnen zu den Laboratorien zurückgeschickt. Jede Bahn mündet in einen Empfangskorb (Abb. 8).

An Stelle einer separaten Rücktransportbahn für jedes Laboratorium gibt es Konstruktionen mit gemeinsamer Bahn für mehrere Laboratorien. Die Separation zu den verschiedenen Empfangskörben geschieht durch Vorrichtungen — z.B. lenkbare Riegel — welche die Kassetten in den bestimmten Empfangskorb hineinzwingen, indem der weitere Vorwärtslauf gesperrt wird. Die Betätigung dieser Riegel geschieht durch Motoren oder Relais, die entweder manuelle Schalter — in der Dunkelkammer — oder Kontakte, welche die markierten Kassetten selbst betätigen, beeinflussen.

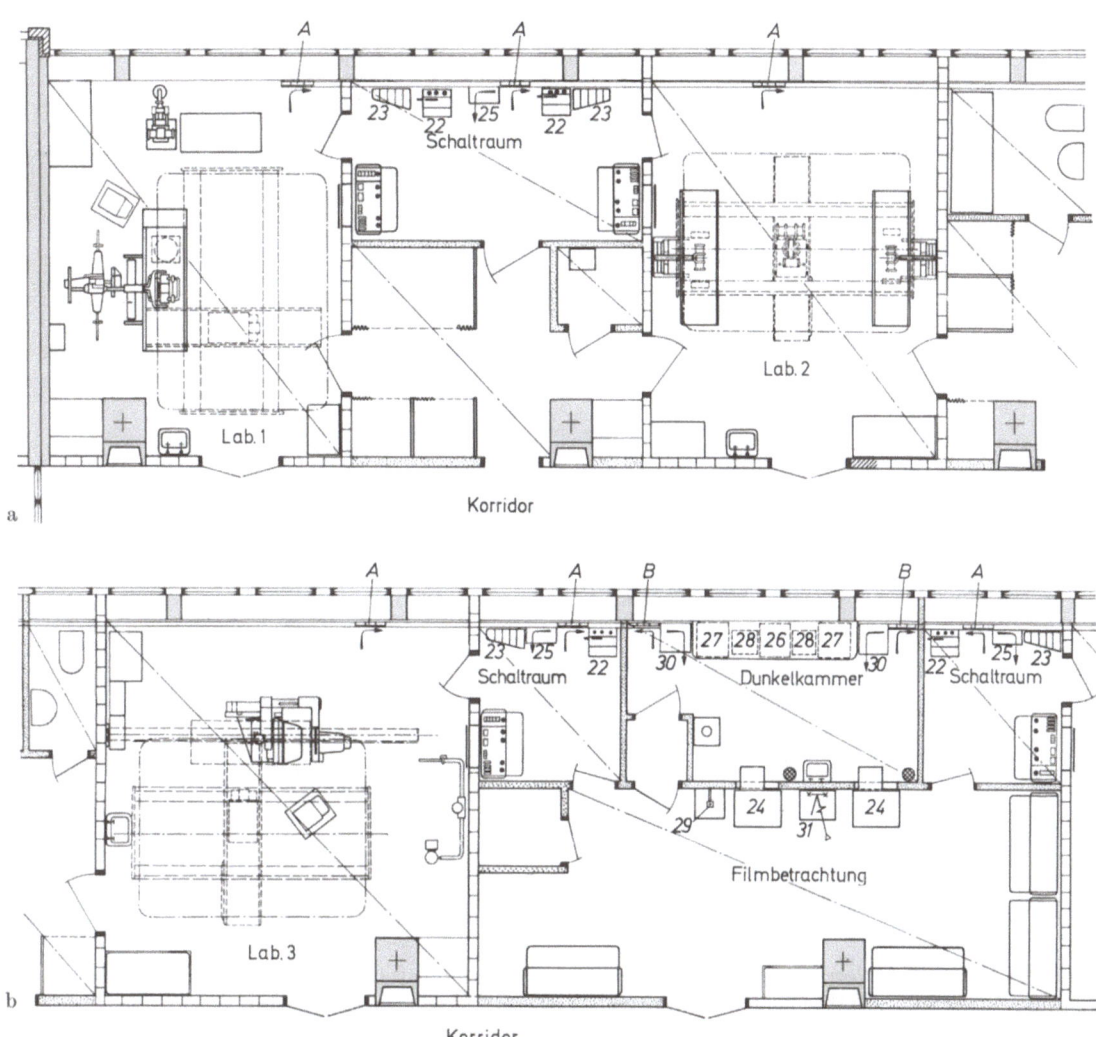

Abb. 9. Teil einer Röntgenabteilung. *A* Einlegestelle für die exponierten Kassetten. *B* Einlegestelle für die unexponierten. *22* Röntgenfilmbeschrifter, *23* Kassettengestell, *24* Entwicklungsmaschine, *25* Empfangskorb in Labor, *26* Aufbewahrungsfach, *27* Filmfach, *28* Papierkorb, *29* Fernsehkamera für Übertragung von Röntgenbildern, *30* Empfangskorb und Antriebsvorrichtung, *31* Spülvorrichtung

Abb. 9 zeigt eine typische Planung für eine Röntgenabteilung, die mit geraden, horizontalen Kassettenförderbändern ausgerüstet ist. Der Vorteil dieser Förderbänder ist deren einfacher Aufbau und dadurch ihre Betriebssicherheit, sowie die geringen Anschaffungskosten. Der Nachteil besteht darin, daß die Bahnen durch ihre gerade Bauart eigentlich nur an Außenwänden unter dem Fensterrahmen montiert werden können. Die Kombination von zwei geraden, 90° zueinander angeordneten Förderbändern ist denkbar, ebenso daß der Empfangskorb durch eine Transportbahn (Rollen oder Band) für liegende Kassetten ersetzt wird.

β) Vertikale Förderbänder

Die Konstruktion geht aus Abb. 10 und 11 hervor. Die auf die Kante gestellte Kassette wird in der Dunkelkammer in einen Seitenschlitz (Abb. 12) eingelegt und durch das Einklemmen zwischen zwei laufende Bänder (Abb. 13) auf eine gewisse Höhe transportiert, worauf das Band wendet und horizontal weiterläuft. Nachdem dieser Weg zurückgelegt ist, wendet die Kassette nach unten. Damit sie nicht zu schnell fallen kann, wird sie

29*

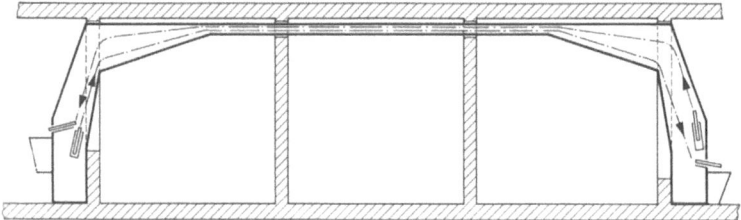

Abb. 10. Prinzip des Kassettentransportes mit vertikalen Förderbändern, z.B. für das Überbrücken eines Korridors

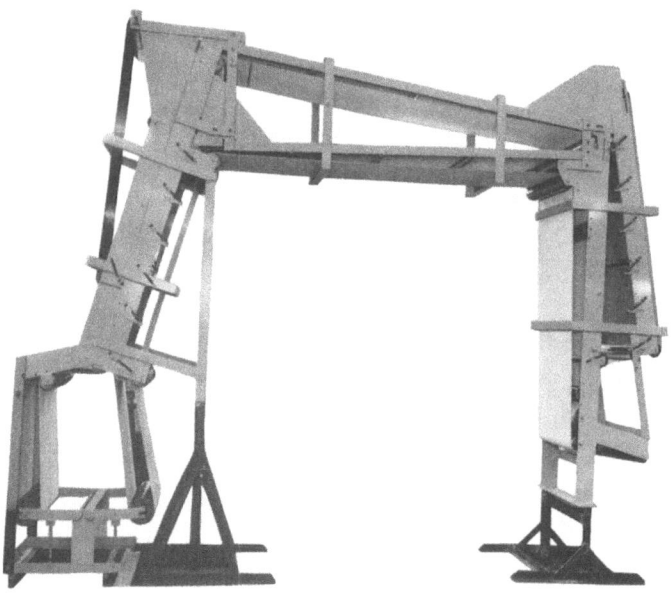

Abb. 11. Aufbau einer Vorrichtung mit vertikalen Förderbändern für das Überbrücken eines Korridors (Verkleidung weggenommen). (Elema-Schönander AB, Schweden)

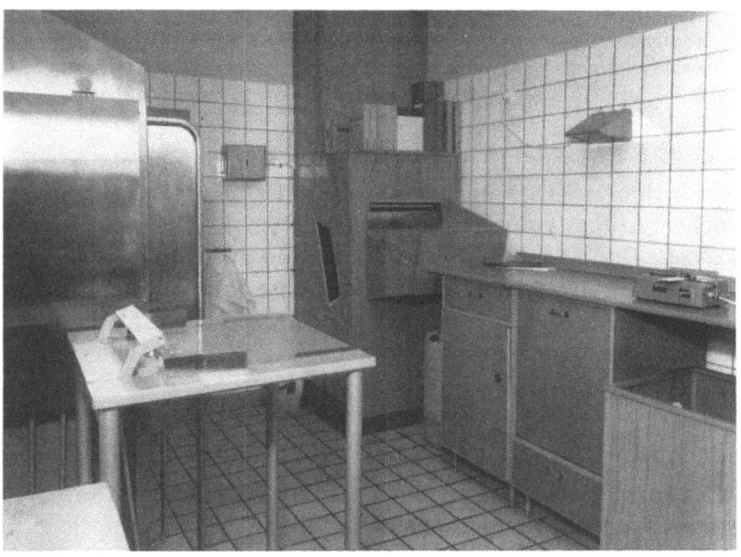

Abb. 12. Dunkelkammer mit Vorrichtung für vertikale Förderbänder. In der Ecke ist das verkleidete Gestell mit dem Seitenschlitz und dem Empfangskorb zu sehen

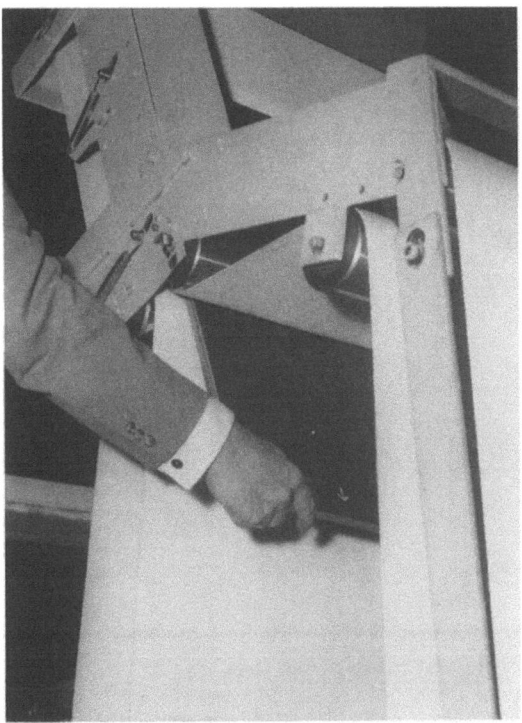

Abb. 13. Einlegen einer Kassette (Verkleidung weggenommen)

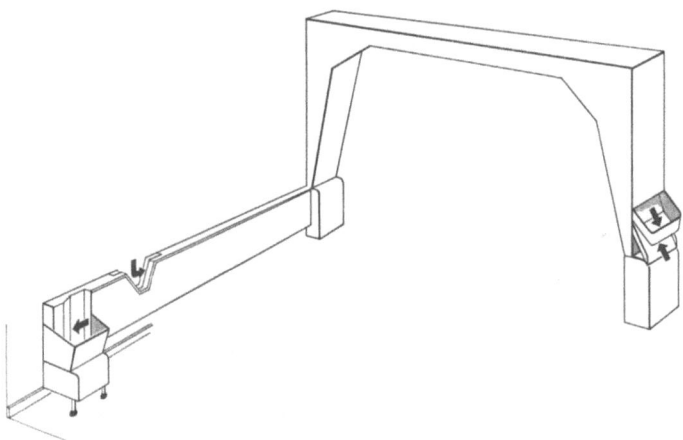

Abb. 14. Kombination einer Vorrichtung mit vertikalen Förderbändern und horizontalen Förderbändern für stehende Kassetten

weiterhin zwischen zwei Bänder festgeklemmt, bis sie allmählich im Empfangskorb ankommt. Der Rücktransport geschieht nach demselben Prinzip. Die Förderbänder dieser Art erfordern relativ viel Platz. Auf Grund ihrer mechanischen Stabilität sind sie betriebssicher, aber relativ teuer in der Anschaffung. In der Hauptsache werden sie für den Transport über einen Korridor oder dergleichen angewendet. Die Kombination mit der im vorherigen Abschnitt beschriebenen horizontalen Bahn ist möglich (Abb. 14, 15 und 16).

γ) Deckenmontierte horizontale Förderbänder mit vertikalen Versand- und Empfangsvorrichtungen

Um die Planung der Röntgenabteilung zu erleichtern und die Türen, die Korridore usw. zu meiden, ist es oft angepaßt, den gesamten horizontalen Transport an die Decke oder in die Nähe der Decke zu verlegen.

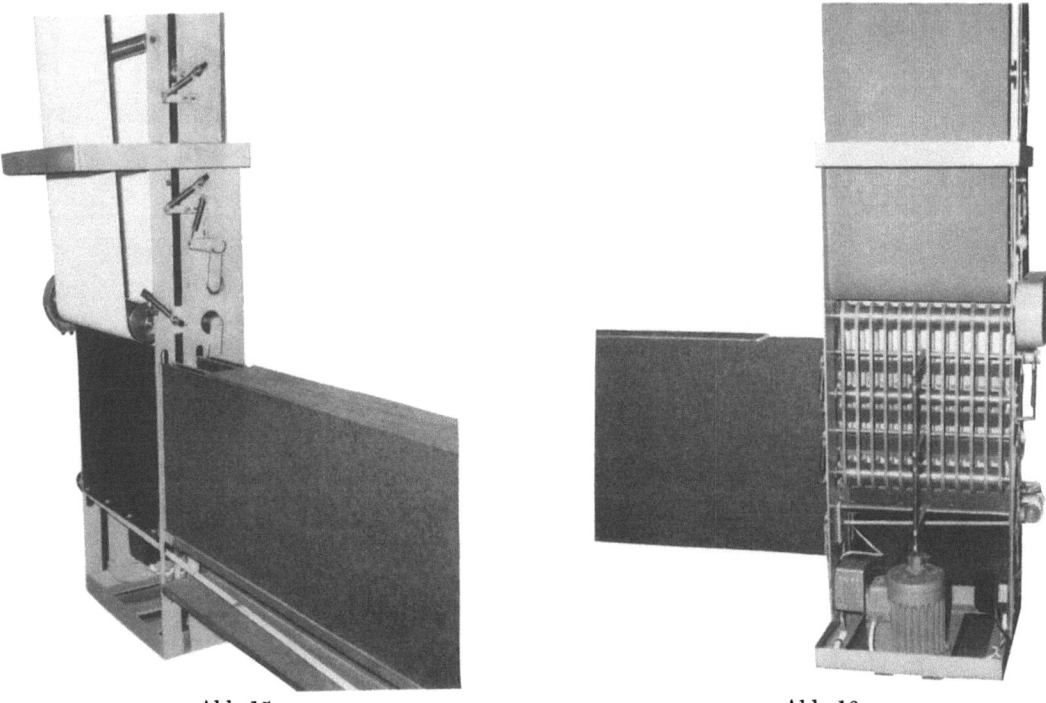

Abb. 15　　　　　　　　　　　　　　　　　Abb. 16

Abb. 15. Die im Tunnel liegenden horizontalen Bänder transportieren die Kassetten ins Gestell der vertikalen Bänder

Abb. 16. Die vom Tunnel kommenden Kassetten werden durch eine Hebevorrichtung zwischen den zwei laufenden vertikalen Bändern eingeklemmt

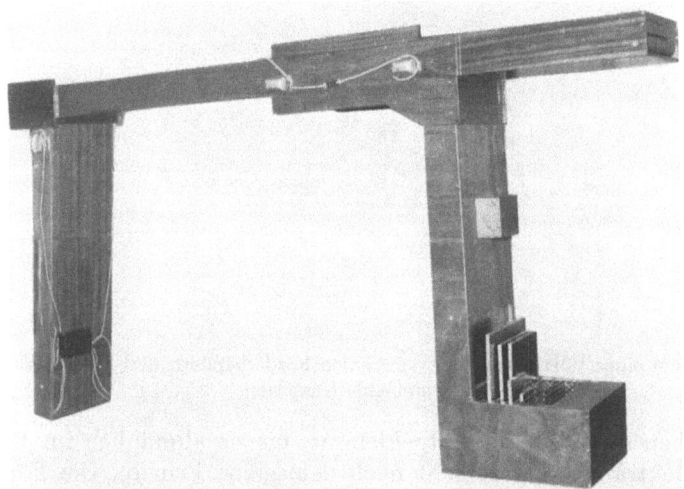

Abb. 17. Modell einer Vorrichtung mit horizontalen deckenmontierten Förderbändern für liegende Kassetten und mit vertikal angeordneten Versand- und Empfangsstationen. Rechts sieht man die für das Labor vorgesehene Stapelvorrichtung. (Dansk Siemens A/S, Dänemark)

Der Auf- und Abwärtstransport der Kassetten geschieht dann durch separate Förderbänder, welche entweder manuell betätigt oder von den Kassetten automatisch gesteuert werden.

In dem in Abb. 17 gezeigten Modell eines Förderbandes wird die Kassette in der Dunkelkammer in ein Fach gelegt, wonach der Transport nach oben startet. Durch Umleitungsrollen wird die Kassette auf das an der Decke montierte horizontale Band über-

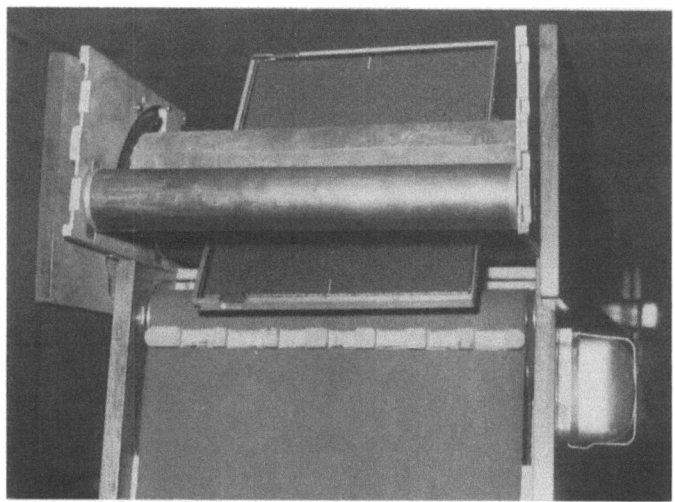

Abb. 18. Die Kassetten werden mit Hilfe von Rollen auf das horizontale deckenmontierte Band überführt

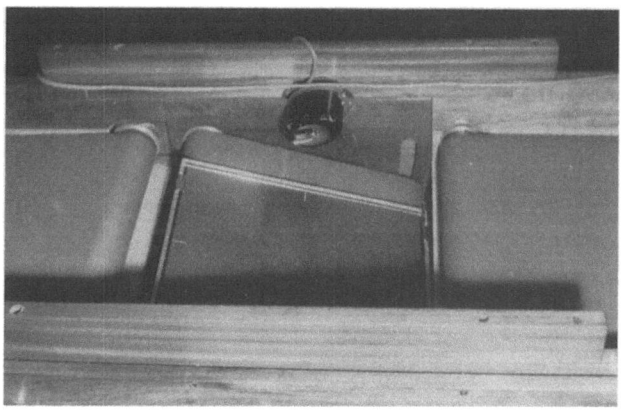

Abb. 19. Kippbares Umleitungsband für das Überführen der Kassetten zum vertikalen Band
(Transport nach unten)

führt (Abb. 18). Dieses Band führt die Kassette zu der ersten Empfangsstation. Ist die Kassette für diese bestimmt, dann wurde bereits beim Einlegen der Kassette in der Dunkelkammer das entsprechende Steuersystem eingestellt, so daß die Kassette über ein Zwischenband in eine vertikale Lage gebracht wird (Abb. 19).

Ist die Kassette für ein anderes Laboratorium bestimmt, fährt sie weiter auf ein anderes Band (Abb. 20). Um zu verhindern, daß die Kassetten sich blockieren oder gegenseitig beschädigen, ist die Empfangsstation mit einer horizontalen Stapelvorrichtung ausgerüstet, welche sich verschiebt je nachdem die Kassetten ankommen (Abb. 21). Blockierungen sind vorhanden um zu verhindern, daß die Kassetten zu dicht nacheinander folgen.

Der Rücktransport zur Dunkelkammer geschieht auf separater Bahn in dem gleichen Prinzip.

Dadurch, daß man horizontale Förderbänder auch rechtwinklig zueinander anordnet, ist es möglich, Empfang und Versand nahezu überall in der Stockwerkebene zu verlegen.

Ein anderes Förderband wird in Abb. 22 und 23 gezeigt. Dasselbe kann charakterisiert werden als eine an der Decke montierte horizontale Bahn für stehende Kasetten mit vertikal angeordneten Versand- und Empfangstationen. Die von der Dunkelkammer kommenden markierten Kassetten manövrieren sich selbst mit Hilfe von Abtastvorrichtungen in die bestimmte Station ein.

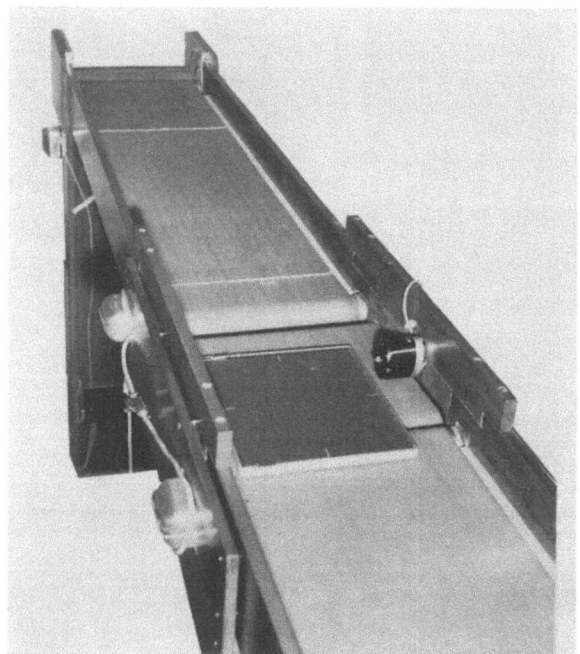

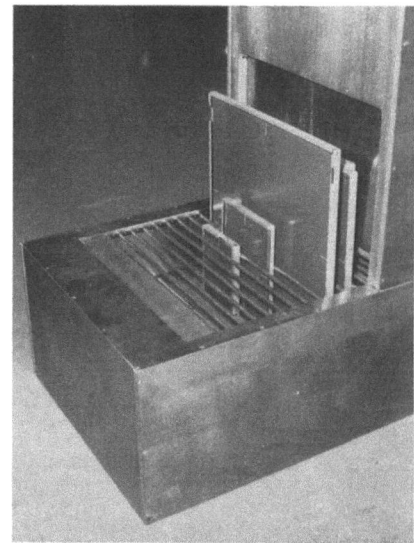

Abb. 20   Abb. 21

Abb. 20. Wenn das Umleitungsband nicht gekippt wird, werden die Kassetten zu einem horizontalen Band
weitertransportiert

Abb. 21. Stapelvorrichtung für Kassetten

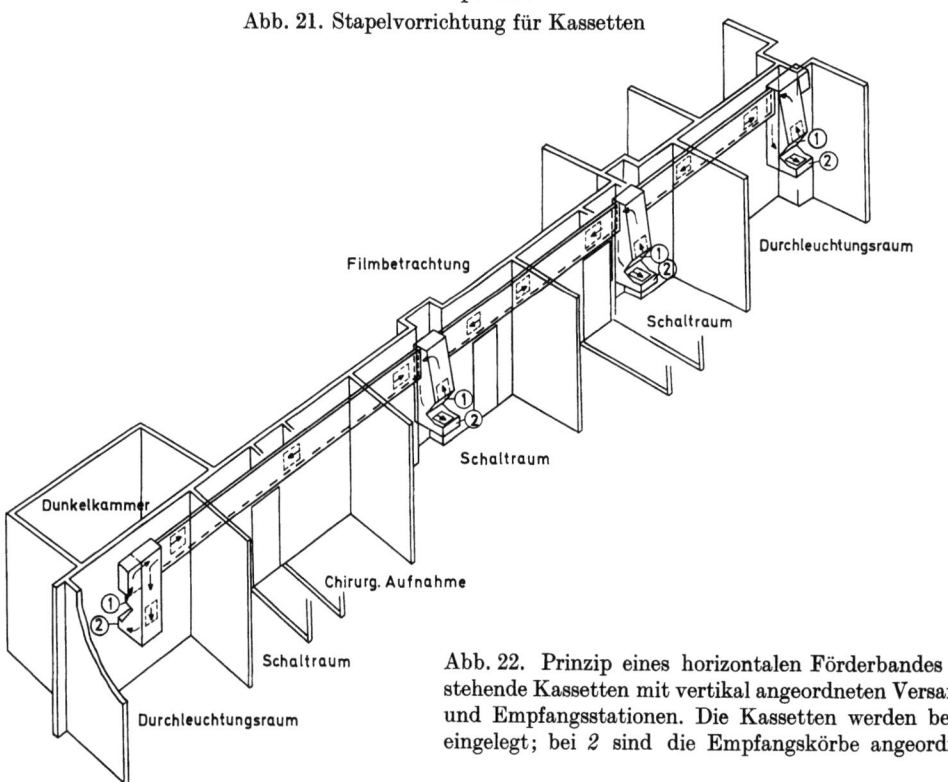

Abb. 22. Prinzip eines horizontalen Förderbandes für
stehende Kassetten mit vertikal angeordneten Versand-
und Empfangsstationen. Die Kassetten werden bei *1*
eingelegt; bei *2* sind die Empfangskörbe angeordnet

Die Betriebserfahrungen mit Förderbändern dieser Art sind zu gering, um sichere
Anhaltspunkte für deren Zweckmäßigkeit bei Röntgenabteilungen geben zu können.
Können sie trotz ihrer relativ komplizierten Aufbauten ausreichende Betriebssicherheit
geben, sollten sie doch zu einer großen Hilfe für eine rationelle Planung werden.

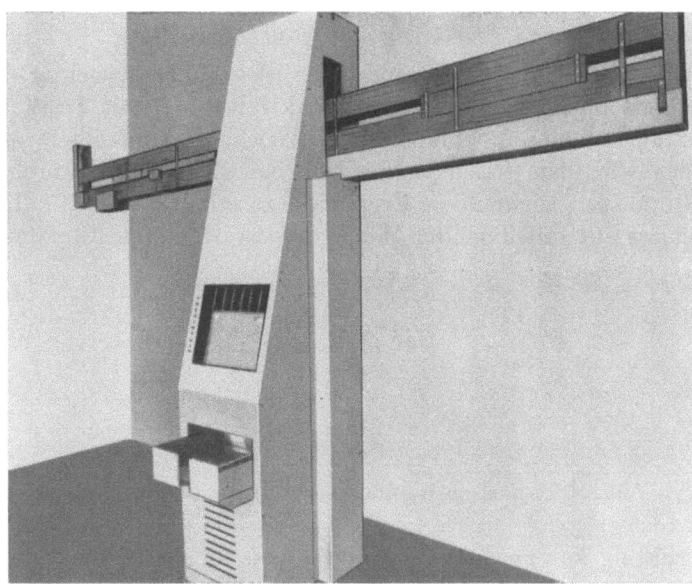

Abb. 23. Modell einer Vorrichtung mit horizontalen Förderbändern für stehende Kassetten und mit vertikal angeordneten Versand- und Empfangsstationen. (Organisation Ralfs, Württemberg, Deutschland)

b) Röntgenfilmbeschrifter

Der in Abb. 24 gezeigte Filmbeschrifter verwendet für die Aufbelichtung des Patientennamens eine Adressierplatte mit aufgeklebter Bleifolie. Diese Platte wird auf gewöhnliche Weise in einer Adressiermaschine geprägt, die am besten im Empfangsraum der Röntgen-

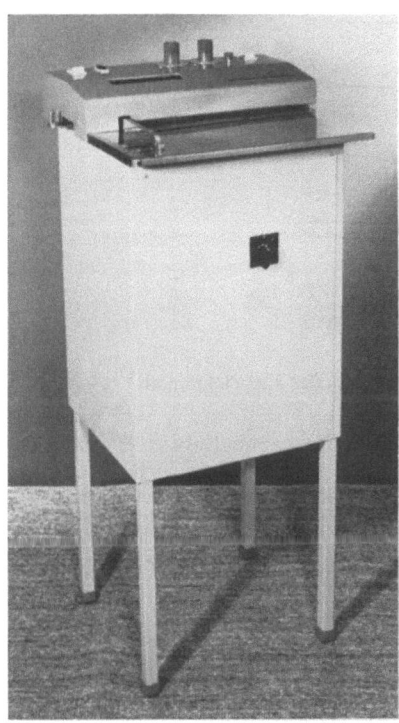

abteilung aufgestellt ist. Bei der Prägung wird die Bleifolie durchbrochen, und die Schrift tritt sehr deutlich im Röntgenlicht hervor. Selbstverständlich ist die Platte ebenfalls für andere Zwecke, wie Beschriftung von Befunden, Remissen, Kuverts usw. vorgesehen.

Außer der Beschriftung mit Patientennamen können ebenso andere gewünschte Daten aufbelichtet werden (Abb. 25).

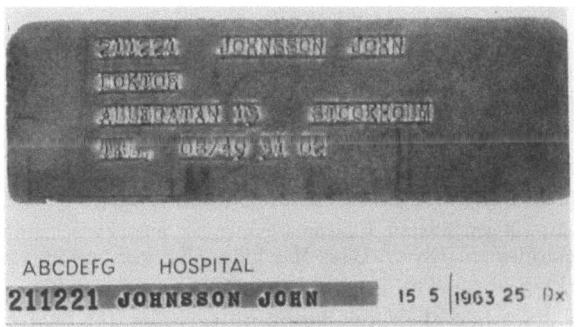

Abb. 24   Abb. 25

Abb. 24. Filmbeschrifter „MARK-X" der Firma Elema Schönander AB, Schweden. Die Beschriftung geschieht automatisch bei der Einführung der Kassette in dem an der Tischoberfläche angeordneten Schlitz

Abb. 25. Adressierplatte (oben) und Filmbeschriftung (unten)

c) Entwicklungsmaschinen

α) Photochemische Gesichtspunkte

Entwicklung. Bei einer Entwicklungsmaschine ist es äußerst wichtig, daß die Aktivität des Entwicklers stets unverändert bleibt. Die Aktivität soll mit Testkeilen (Abb. 26) in regelmäßigen Zeitabständen — 2- bis 3mal pro Woche — kontrolliert werden (Abb. 27). In gewissen Fällen wird dem frisch angesetzten Entwickler ein Dämpfer zugesetzt, um von der ersten Stunde an gleichmäßige Ergebnisse zu erhalten. Die ständige Verschlechterung des Entwicklers mit zunehmender Menge der verarbeiteten Filme wird durch Zusatz

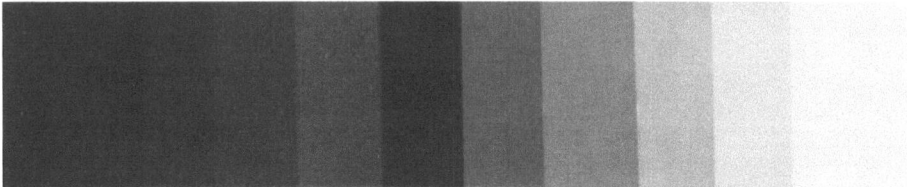

Abb. 26. Testkeil zur Kontrolle der Aktivität des Entwicklers

von Regeneratorlösung kompensiert. Bei Maschinen, in denen die Filme aus dem Bad gehoben werden und relativ viel Oberflächenflüssigkeit verschleppt wird, genügt es meistens, die fehlende Flüssigkeit zu ersetzen. Die Regenerierung kann deshalb auf einfache Weise durch Niveauregelung geschehen. Bei Rollenmaschinen dagegen, wo keine abfallbereicherte Oberflächenflüssigkeit verloren geht, ist eine verstärkte dosierte Regenerierung notwendig.

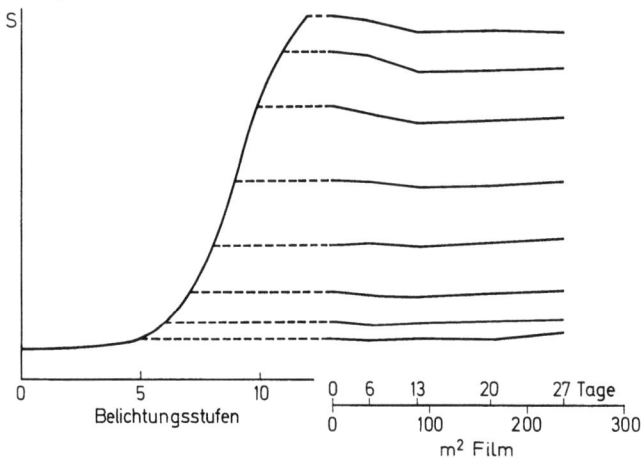

Abb. 27. Laufende Schwärzungsmessungen zeigen die Aktivität des Entwicklers an

Bei Rollenmaschinen ist es besonders wichtig, daß ein den Maschinen angepaßter Entwickler verwendet wird. Der in diesen Maschinen angewendete Entwickler ist mit einem organischen Härter vom Aldehydtyp versehen, der die Widerstandskraft der Filmschicht erhöht und die Flüssigkeitsabsorption verringert.

Zwischenwässerung. Bei Rollenmaschinen z.B. ist somit — infolge der geringen Menge der von Bad zu Bad überführten Flüssigkeit — irgendeine Zwischenwässerung nicht erforderlich. Bei anderen Maschinen dagegen ist Zwischenwässerung zu empfehlen.

An einigen älteren Rollenmaschinen ist eine Zwischenwässerung vorhanden, und zwar in Form eines Stoppbades mit Härter. Diese Maschinen sind meistens inzwischen umgebaut worden.

Fixierung. Die in den Maschinen angewendete Fixierlösung ist ein sog. Schnellfixierbad, hauptsächlich aus Ammoniumthiosulfat bestehend. Das Salz ist stark hygroskopisch, weshalb es nur in Spezialverpackungen in den Handel kommt. Um die Flüssigkeitsaufnahme des Filmes zu vermindern und eine schnelle Trocknung zu ermöglichen, wird dem Bad ein Härtemittel zugesetzt, meistens in Form eines Aluminiumsalzes (Abb. 28). Die Menge des Härters kann approximativ durch den pH-Wert der Lösung kontrolliert

werden. Das Fixierbad einer Maschine bedarf einer sorgfältigen Kontrolle, damit es
richtig funktioniert (Mutter 1960; Baumbach u. Gausman 1946).

Unter den verschiedenen Faktoren, die für das richtige Funktionieren des Bades ausschlaggebend sind,
können genannt werden:

Die Konzentration. Die minimale Klärzeit wird bei einer Konzentration, entsprechend einem spezifischen
Gewicht von 1,10—1,15 g/cm³ erhalten.

Der Säuregrad. Der pH-Wert wird z.B. mit Merck's Indikatorpapier Nr. 9335 kontrolliert (4,3—4,8).

Der Silbergehalt. Steigt der Silbergehalt auf zu hohe Werte, wird der Fixierungseffekt vermindert und die
Auswässerung erschwert.

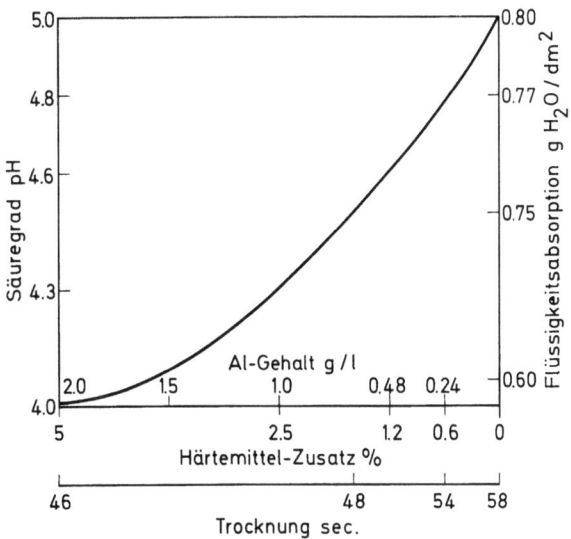

Abb. 28. Einwirken des Härtemittels auf Flüssigkeitsabsorption und pH-Wert. Härtemittelzusatz ist in Prozent
und in Al-Gehalt g/lit angegeben. Unten sind die entsprechenden Trocknungszeiten angegeben

Bei der Anwendung von elektrolytischer Silberabscheidung kann der Silbergehalt auf geeignetem Niveau
gehalten werden (Magni 1961).

Der Sulfitgehalt. Bei der Anwendung von elektrolytischer Silberrückgewinnung ist es notwendig, dafür
zu sorgen, daß der Sulfitgehalt genügend ist. Das ist besonders der Fall, wenn konzentrierte Fixierlösungen
angewendet werden. Das Zusetzen von beispielsweise Natriumbisulfit (NaHSO$_3$) ist zu empfehlen.

Die Regenerierung mit Niveauregelung ist nicht möglich, weil ungefähr gleichviel
Flüssigkeit zugeführt und abgeführt wird. Entweder muß die Maschine mit einer Dosie-
rungspumpe versehen sein, welche in geeigneten Mengen konzentrierte Fixierlösung ein-
pumpt, oder das Konzentrat (in fester oder flüssiger Form) muß manuell zugeführt werden.
In jedem Fall ist ein Silberrückgewinnungsaggregat zweckmäßig, wodurch man die notwendige Regenerierung mindert und die Wirtschaftlichkeit verbessert.

Der Umsatz von Fixierflüssigkeit bei Rollenmaschinen ist groß. Es ist daher angebracht, daß man dieselbe
nicht ablaufen läßt, sondern sie für die Silberrückgewinnung ausnutzt.

Schlußwässerung. Um die erforderliche Wässerungszeit zu verkürzen, wird das Wasser
im allgemeinen auf ca. 20° C erwärmt (Warm- und Kaltwasseranschluß mit Thermostat-
regelung). Die erforderliche Wassermenge wird teils durch die Menge der verarbeiteten
Filme (Abb. 29) und teils durch die mechanische Bewegung des Wassers (Abb. 30) bestimmt.

Mutter gibt als zulässigen Höchstgehalt von Natriumthiosulfat crist. für normale
Haltbarkeit 7,5 mg/dm² an. Der entsprechende Wert für Archivzwecke ist 1,5 mg/dm².
Der Gehalt kann durch das von American Standard Association normalisierte Verfahren
nachgemessen werden (Przybylowics, Zuehlke, Ballard 1958) oder nach der Referenz-
methode von Henn und Crabtree (1954).

Trocknung. Je weniger Wasser die Filme in den Trockenteil mitnehmen, desto schneller
erfolgt die Trocknung (Lundh 1961). Um das Oberflächenwasser zu reduzieren, werden

im einfachsten Falle ein Schlußwässerungstank mit Netzmittel, und bei größerem Aufwand Walzen oder sog. Luftmesser (Abblasemundstücke) angewendet (Abb. 32).

Die zur Trocknung erforderliche Leistung ist von der Kapazität der Maschinen abhängig. Eine gute Wärmeisolierung der Maschine ist notwendig, um eine unerwünschte Aufwärmung der Umgebung zu vermeiden.

Verschiedene Maschinen haben eine veränderliche Anordnung des Luftablassens. Um schlechten Chemikaliengeruch zu vermeiden, kann es angebracht sein, die Luftabsaugung der Dunkelkammer in der Maschine anzuordnen, wobei man berücksichtigen muß, daß ein ausreichend bemessener Lufteinlaß vorhanden ist.

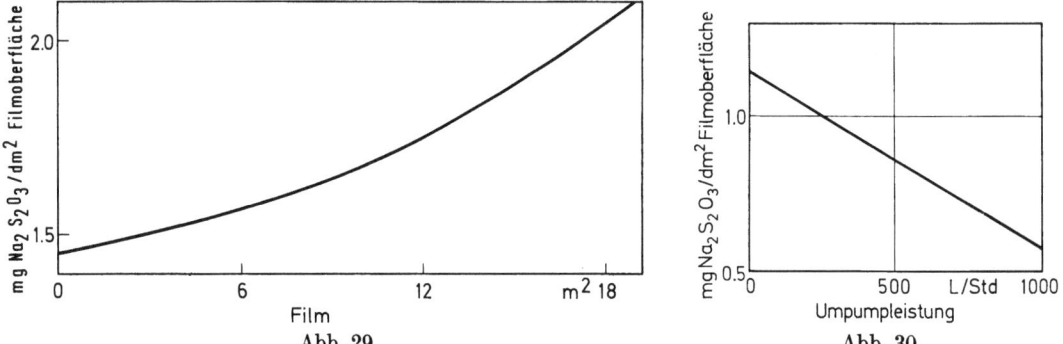

Abb. 29. Einwirken der Anzahl verarbeiteter Filme auf den Restgehalt von Na₂S₂O₃
Abb. 30. Einwirken der Bewegung des Wassers auf den Restgehalt von Na₂S₂O₃

β) Verschiedene Maschinentypen

Grundsätzlich fordern alle Entwicklungsmaschinen dieselbe photochemische Ausrüstung, um dieselbe Leistung und dieselbe Gleichmäßigkeit zu erreichen. Dies gilt für Umpumpanlagen, Zufuhr von Chemikalien usw., wenn auch gewisse Unterschiede — vom Konstruktionsprinzip bedingt — vorkommen können, z. B. bei der Dosierung von Regeneratorlösung (s. unter cα Entwicklung). Der Unterschied zwischen den verschiedenen Maschinentypen liegt hauptsächlich in der Art des Transportes der Filme. An den handelsüblichen Maschinen sind zwei verschiedene Prinzipien angewendet worden. Das eine Prinzip besteht darin, daß der Film auf die eine oder andere Weise in einem Rahmen (oder einer Leiter) befestigt wird, welcher dann den Film durch die verschiedenen Bäder bzw. durch den Trockenteil zieht oder schiebt. Dieser Rahmen ist entweder fest montiert, beispielsweise an einer Kette, oder er ist vollkommen lose und wird mit Hilfe von Gestängen, Ketten oder dergleichen versetzt oder verschoben. Der Rahmen ist im allgemeinen als Filmhänger für einseitige Befestigung ausgebildet. Der Hänger ist entweder mit Hängerfedern oder mit Stiften ausgerüstet, die in entsprechende, beim Einlegen gestanzte Löcher in dem Film passen.

Das zweite Prinzip ist die Verwendung von Rollen als Transportmittel. Je zahlreicher und je kleiner diese sind, desto kleinere Filmformate können transportiert werden.

Es ist möglich, daß die beiden Konstruktionsprinzipien kombiniert werden. Beispielsweise geschieht die nasse Filmbehandlung mit Hilfe von Rahmen und die Trocknung unter Anwendung von Rollen.

Rahmenmaschinen. Eine Rahmenmaschine ist in ihrer einfachsten Form eine mechanisierte Handentwicklung. Infolge steigender Forderungen nach verringerter Durchlaufzeit ist deren Aufbau immer komplizierter geworden.

Das Prinzip für eine moderne Rahmenmaschine mit automatisierter Speicherung und Abgabe von Filmen geht aus Abb. 31 hervor. Sobald der Film auf dem Filmeinlegetisch *A* eingeschoben ist, wird er in das Bereitschaftsmagazin *B* transportiert, wo er stehenbleibt bis er in Übereinstimmung mit dem Rhythmus der Maschine in die verschiedenen Bäder geleitet wird.

Danach wird bei dem Passieren der zwei Luftschlitze *H* das Oberflächenwasser abgeblasen und der Film läuft in den Trockenteil ein. Ein Niederdruckventilator *O* bläst hier von elektrischen Heizelementen N erwärmte Luft durch. Wenn der Film trocken ist, wird er aus dem Rahmen bei K abgegeben und fällt in den Empfangskorb L. Der Rahmen geht zurück zur Speichervorrichtung.

Abb. 32 und 33 zeigen einige Typen von Rahmenmaschinen.

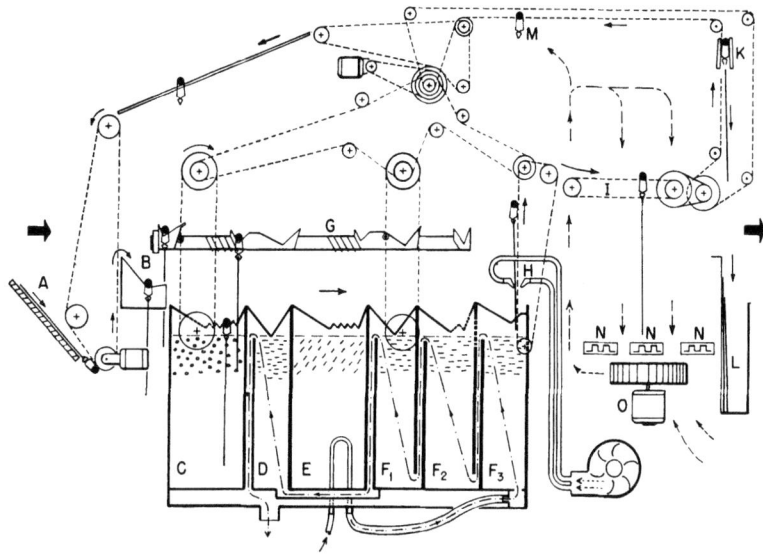

Abb. 31. Arbeitsprinzip für eine Rahmenmaschine mit Speichervorrichtung. A Filmeinlegetisch, B Bereitschaftsmagazin, C Entwicklung, D Zwischenwässerung, E Fixierung, $F_1+F_2+F_3$ Schlußwässerung, G Filmtransportarm, H Luftschlitze, I Transportkette, K Filmabklemmen, L Empfangskorb, M Rahmenrücktransport, N Heizelemente, O Lüfter

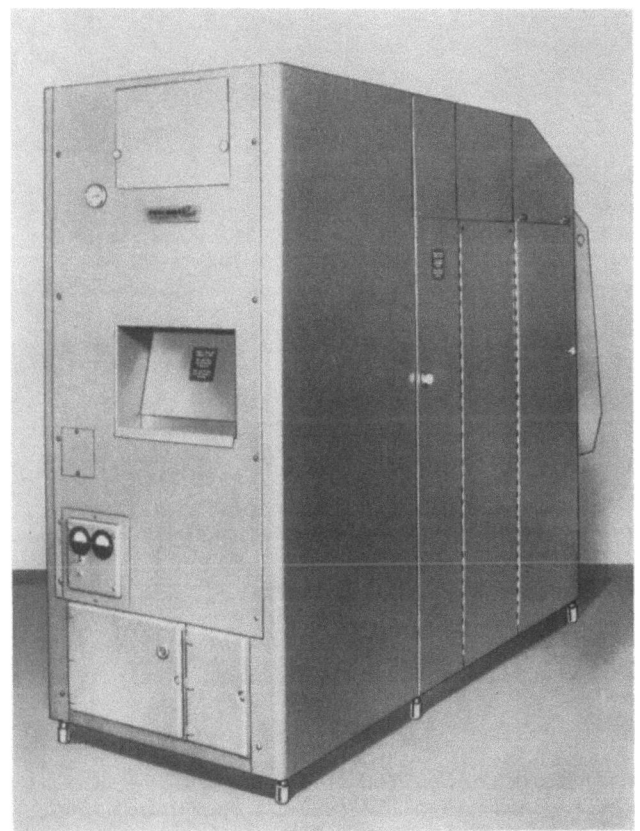

Abb. 32

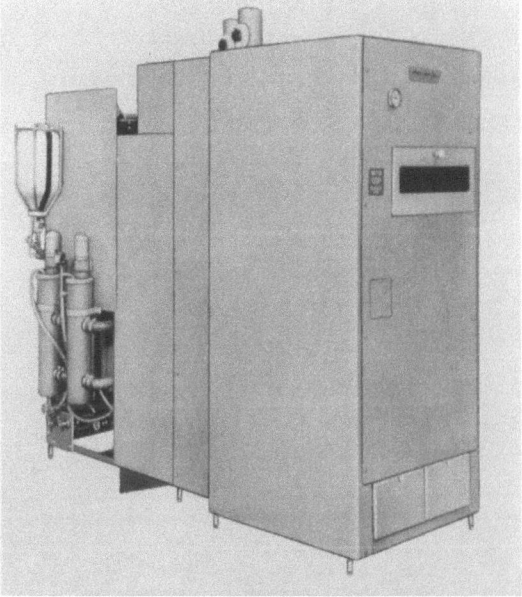

Abb. 33

Abb. 32. Entwicklungsmaschine „Rapid" der Firma Elema-Schönander AB, Schweden. Kapazität: 160 Rahmen/Stunde bei einer Durchlaufzeit von 7 min

Abb. 33. Entwicklungsmaschine „Junior" der Firma Elema-Schönander AB, Schweden. Kapazität: 80 Rahmen/Stunde bei einer Durchlaufzeit von 13 min

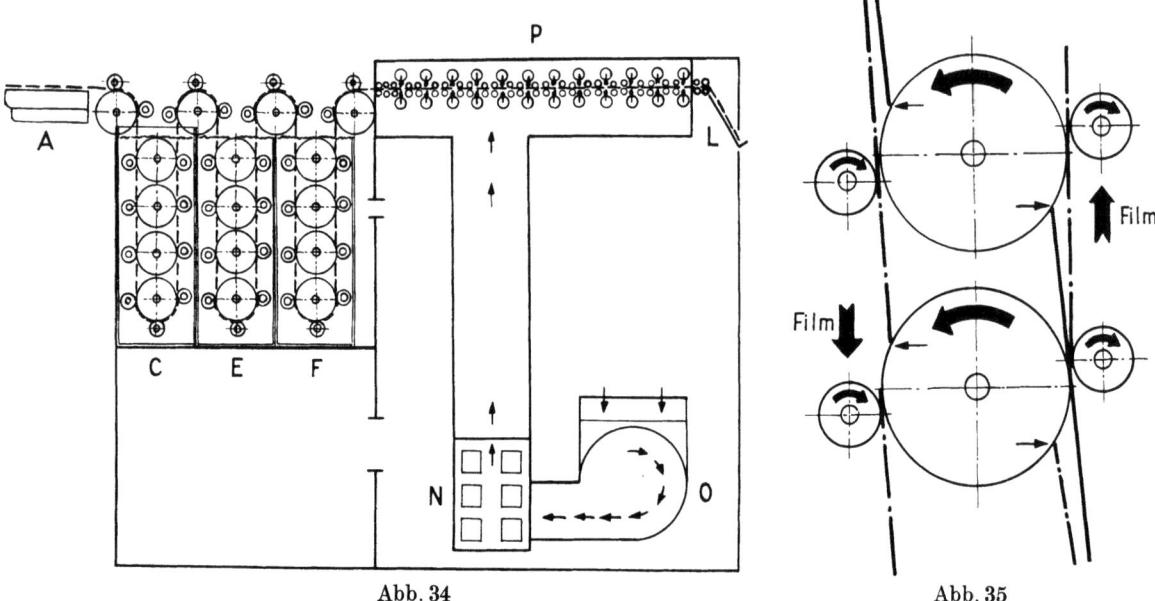

Abb. 34   Abb. 35

Abb. 34. Arbeitsprinzip für eine Rollenmaschine. *A* Einlegetisch, *C* Entwicklung, *E* Fixierung, *F* Schlußwässerung, *L* Empfangskorb, *N* Heizelemente, *O* Lüfter, *P* Luftschlitze

Abb. 35. Prinzip des Filmtransportes bei der Rollenmaschine. Die ausgezogenen bzw. die punktgestrichelten
Linien bezeichnen verschiedene Lagen der Filme bei der Passage der Rollen

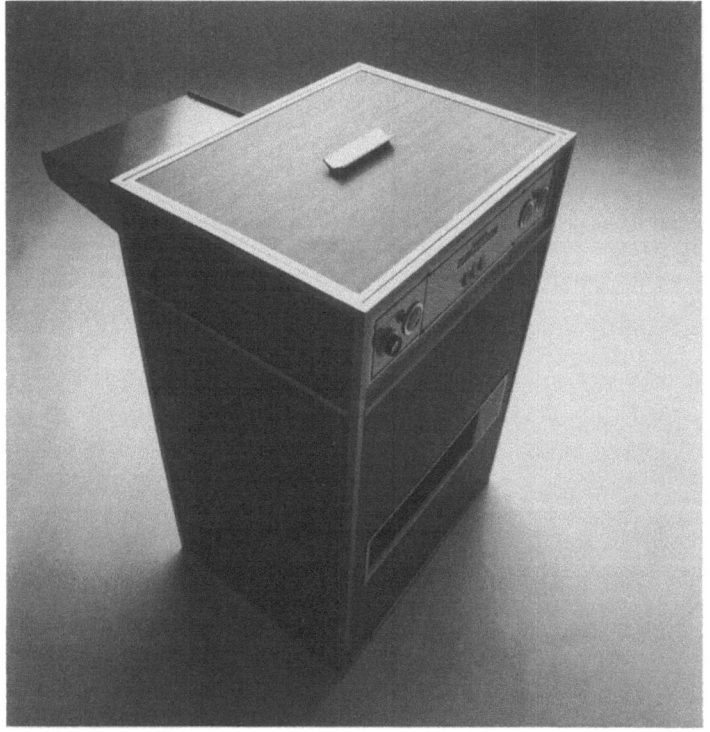

Abb. 36. Rollenmaschine X-Omat der Firma Eastman Kodak Co, New York, U.S.A. Kapazität bei einer
Durchlaufzeit von 7 min 75 Filme 35,6 × 35,6 (14″ × 14″)/Stunde; Kapazität bei einer Durchlaufzeit von
3,5 min 150 Filme 35,6 × 35,6 (14″ × 14″)/Stunde; Kapazität bei einer Durchlaufzeit von 1,5 min (90 sec)
300 Filme 35,6 × 35,6 (14″ × 14″)/Stunde

Unter den Eigenschaften, welche die Rahmenmaschinen auszeichnen, sind folgende zu erwähnen:

großer Formatumfang (auch kleine Formate),
photochemische Geschmeidigkeit,
einfache Möglichkeit zum Einrichten einer Magazinvorrichtung.

Rollenmaschinen. Abb. 34 zeigt eine Schnittzeichnung einer Rollenmaschine. Von dem Einlegetisch A taucht der Film in das Entwicklerbad C unter. Der Transport wird von Rollen sowie Führungsblechen besorgt, welche verhindern, daß der Film auf Abwege kommt. Um die Abmessungen zu vermindern und die Maschinen so kompakt wie möglich

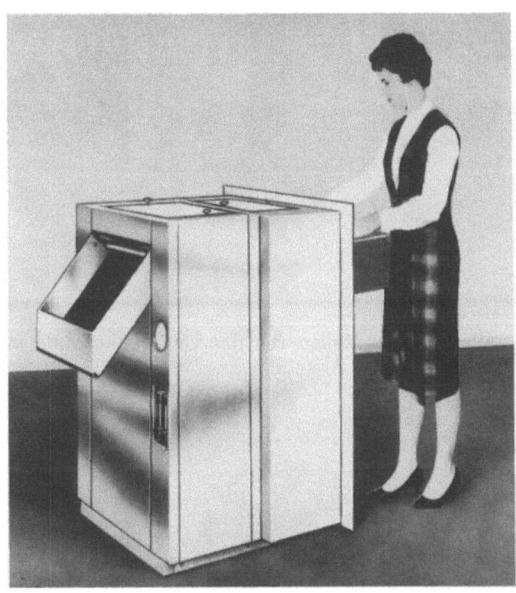

Abb. 37. Rollenmaschine „Pakorol" der Firma Pako Corporation, Minnesota, U.S.A. Kapazität bei einer Durchlaufzeit von 7 min Type XM 120 Filme gemischter Größen/Stunde. Kapazität bei einer Durchlaufzeit von 3,5 min Type XR 240 Filme gemischter Größen/Stunde. Kapazität bei einer Durchlaufzeit von 1,5 min (90 sec) Type XRR 480 Filme gemischter Größen/Stunde

zu bauen, erfolgt der Filmtransport in der Hauptsache vertikal mit Wendepunkten am Boden der Tanks bzw. oberhalb des Treffpunktes von zwei Tanks.

Aus Abb. 35 geht hervor, wie die einzelnen Rollen den Film vorwärtsschieben. Nachdem auf diese Weise sowohl das Fixierbad E wie auch die Schlußwässerung F passiert worden sind (Zwischenwässerung fehlt), wird der Film in den Trockenteil transportiert, wo ein Ventilator O von elektrischen Heizelementen N erwärmte Luft auf die Filme durch die auf beiden Seiten des Filmes angeordneten im gleichen Abstand verteilten Luftschlitze P bläst.

Ein Evakuierungsventilator sorgt dafür, daß die erwärmte feuchte Luft herausgeholt wird. Schließlich wird der Film in den Empfangskorb L herausgerollt.

Abb. 36 und 37 zeigen einige auf dem Markt befindliche Rollenmaschinen.

Die Maschinen können in verschiedener Weise zwischen Dunkelkammer und Betrachtungsraum montiert werden. Abb. 38 zeigt eine Installation, in der nur der Einlegetisch sich in der Dunkelkammer befindet.

Von den Vorteilen der Rollenmaschine können angeführt werden:

geringe Abmessungen,
Verarbeitung sowohl von Blattfilmen als auch von Rollfilmen.

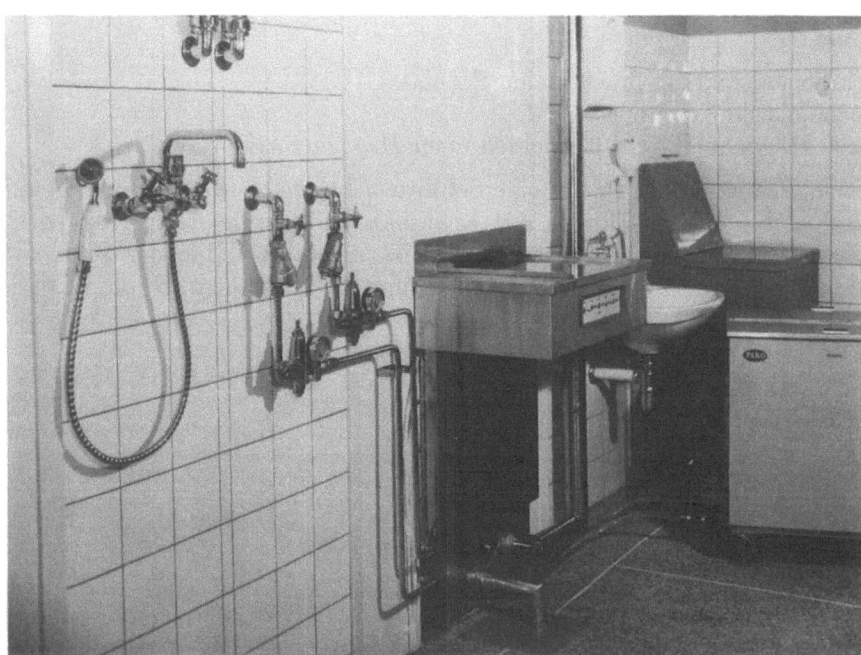

Abb. 38. Installation einer Rollenmaschine von Dunkelkammer aus gesehen

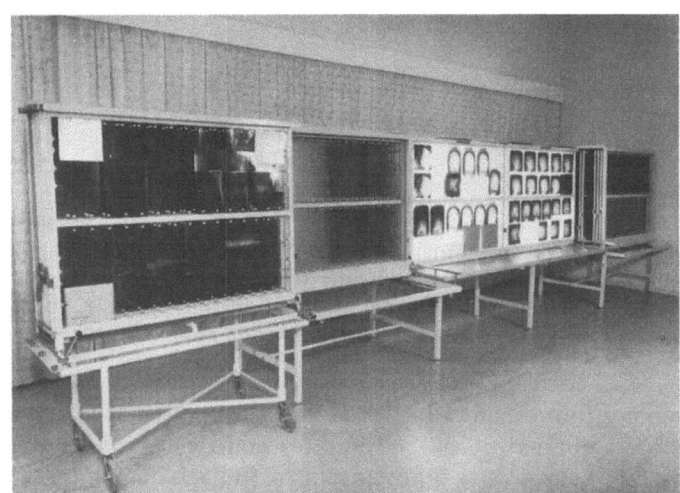

Abb. 39. Betrachtungskasten „Dekaskop" der Firma Elema-Schönander AB, Schweden. Die hier gezeigte
Ausführung besteht aus zwei Lichtflächen und zwei Rahmenmagazinen. Lichtfläche 150×90 cm ($59'' \times 36''$).
Rahmenmagazine Type A: 10 Metallrahmen 150×90 cm ($59'' \times 36''$). Rahmenmagazine Type B: 15 Metall-
rahmen 150×90 cm ($59'' \times 36''$)

d) Betrachtungskästen

Abb. 39 zeigt einen Kasten, der die Betrachtung einer großen Anzahl Filme ermöglicht.
Das Rahmenmagazin ist an der Seite einer Lichtfläche angeordnet und kann vor- und
rückwärts verschoben werden, so daß man den gewünschten Rahmen wählen und vor die
Lichtfläche rollen kann. Das Rahmenmagazin kann verdoppelt werden.

In Abb. 40 wird ein Kasten gezeigt, in dem die Filme auf ein vertikal rollendes Plastikband aufgesetzt werden. Aufgrund der Tatsache, daß die untere Trommel mit dem Plastikband weggenommen werden kann (Abb. 41) ist es möglich, das ganze Band mit Filmen
zwischen verschiedenen Kästen zu transportieren. Ein Kasten mit horizontal laufendem
Filmband ist auch auf dem Markt erhältlich (Abb. 42).

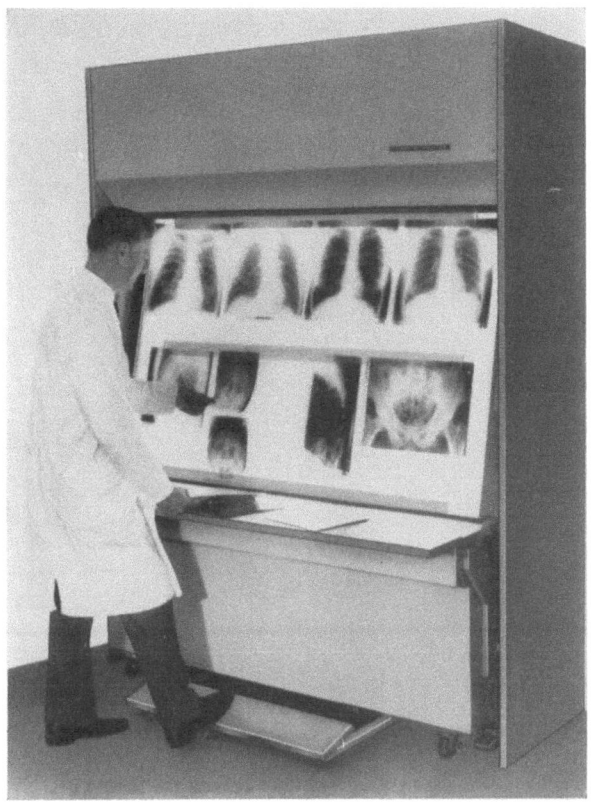

Abb. 40. Betrachtungskasten „Rolloskop" der Firma Elema-Schönander AB, Schweden. Betrachtungsfläche
144×100 cm (58×39″). Max. Länge des Plastikbandes 20 m (65 Fuß)

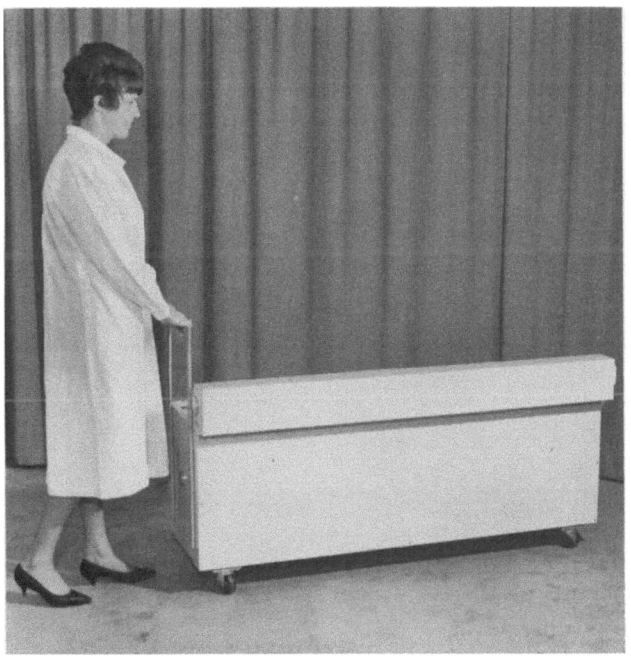

Abb. 41. Transportwagen mit Plastikband (Betrachtungskasten „Rolloskop")

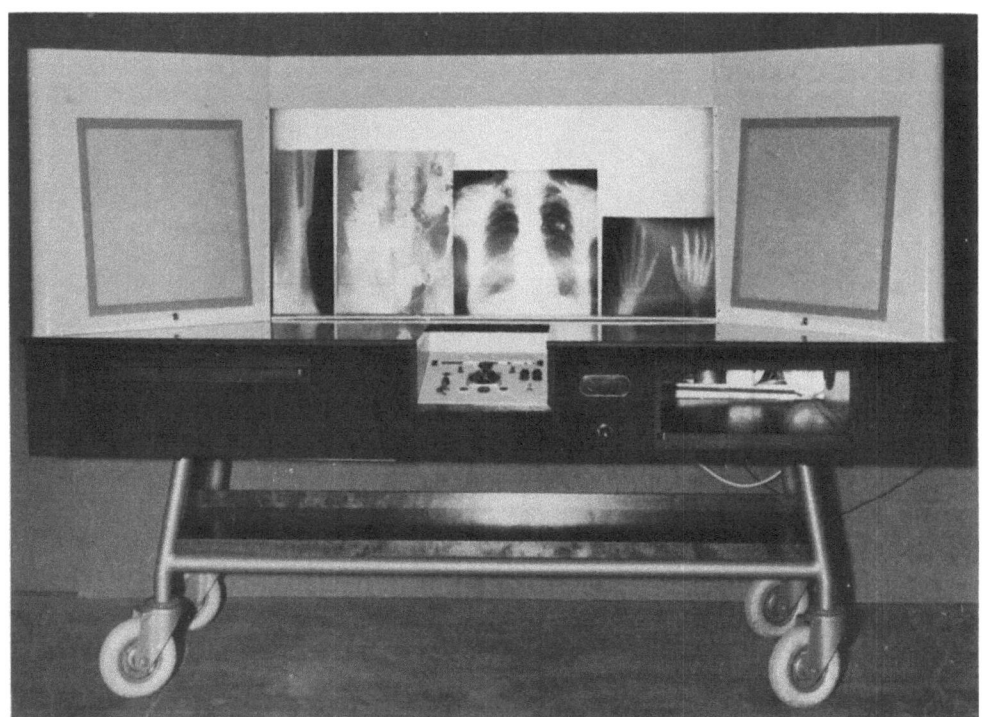

Abb. 42. Betrachtungskasten EWEM der Firma Elektromed. Werkstätte Friedrich Janus, Deutschland. Betrachtungsfläche 120×50 cm (46×19″). Type A: Kapazität 300 Filme 35×43 cm (14×17″). Type B: Kapazität 150 Filme 35×43 cm (14×17″)

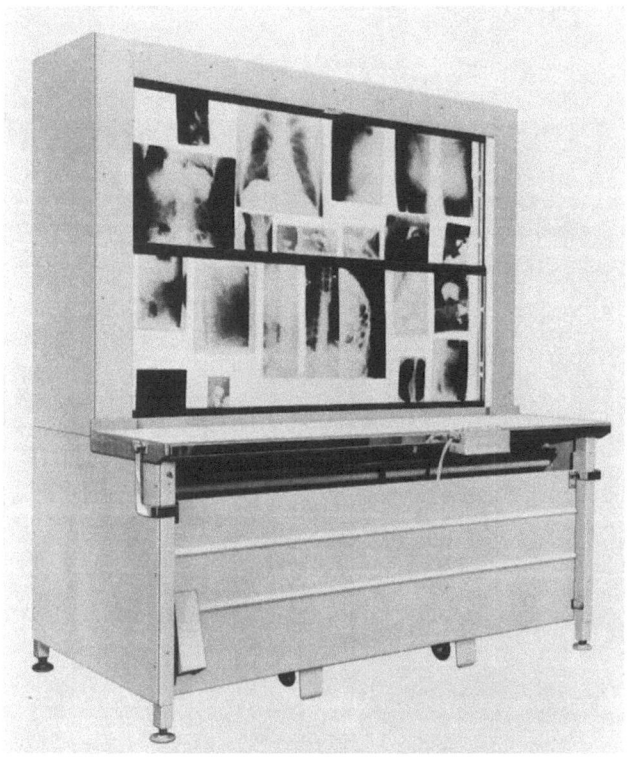

Abb. 43. Betrachtungskasten „Auto-Alternator" der Firma Philips, Schweden. Betrachtungsfläche 150×100 cm (60″×39″). Anzahl der Rahmen 26, Größe 150×40 cm (60″×16″)

Ein anderes System zeigen die Abb. 43 und 44. An Stelle des Transportbandes werden Einzelrahmen benutzt, die in einem fahrbaren Wagen, der als Wechselmagazin angeordnet ist, gespeichert sind.

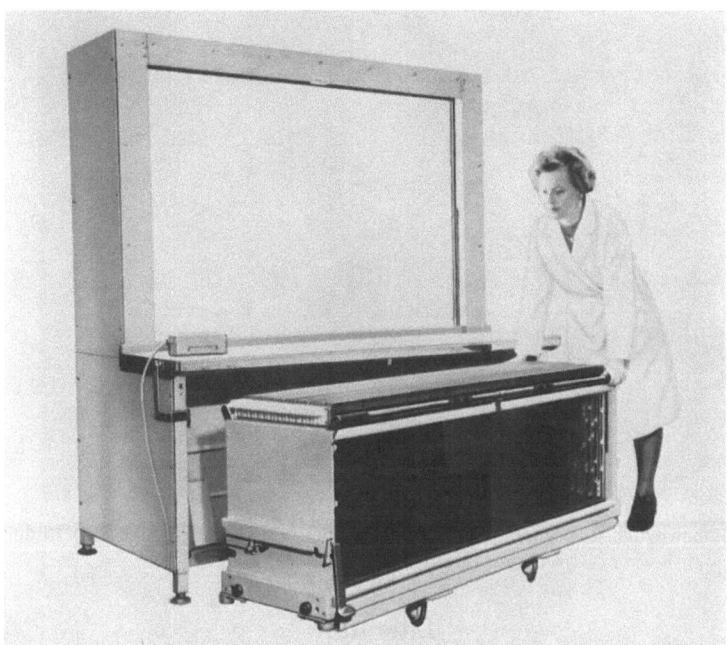

Abb. 44. Der Betrachtungskasten „Auto-Altenator" mit herausgezogenem Wagen

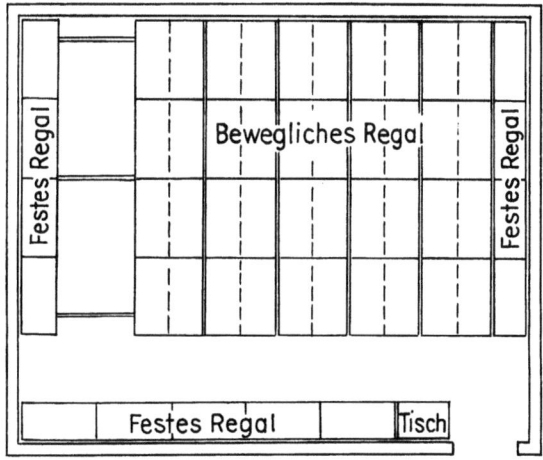

Abb. 45. Prinzip einer Archivanlage mit fahrbaren Regalen

e) Archivanlagen

In Abb. 45 sieht man die Prinzipzeichnung einer Archivanlage mit fahrbaren Regaleinheiten. Die Blechschränke mit den angepaßten Regalfächern für die Filmkuverts gleiten auf Schienen im Fußboden und sind entweder von Hand oder elektrisch angetrieben mit Hilfe von Seilen oder Ketten. Die Verschiebung der Schränke, um einen Gang zwischen ihnen frei zu machen, erfolgt mit einem an jedem Schrank befindlichen Bedienungsrad (Abb. 46).

Die Schränke können zu einer geschlossenen Einheit zusammengeschoben werden; das bedeutet einen gewissen Schutz gegen Staub.

Die Bodenbelastung ist ziemlich groß, man muß mit rund 1000 kg/m² rechnen (HULT, 1962).

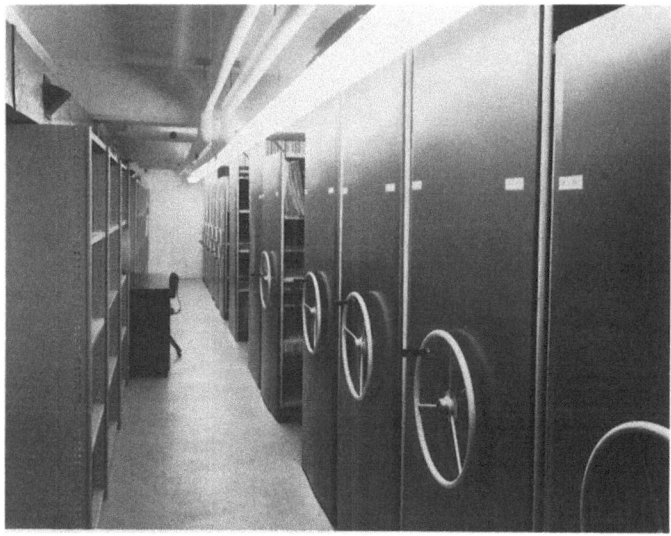

Abb. 46. Archiv mit beweglichen Regalen. Die Regale können von Hand mittels der Räder seitlich versetzt werden. (Hölöverken A/B, Schweden)

Literatur

American Standard Association, 70 East 45th Str., New York, N.Y., PH 4.8. (1958): American standard method for determining the thiosulfate content of processed black-and-white photographic film and plates.

BAUMBACH, H. L., and H. E. GAUSMAN: Aluminium and chromium as gelatin hardeners. J. Soc. Mot. Pict. Eng. No. 47, 22—54 (1946).

FASSBENDER, C. W.: Zur automatischen Bearbeitung des latenten Röntgenbildes, Erfahrungen mit den Elema-Automaten Procomat Rapid und Procomat Junior. Röntgen- u. Lab.-Prax. 15, H. 4, S. R. 63—71 (1962).

FEINDT, H. R.: Über die Automatisierung der Dunkelkammerarbeit. In: Grundsätzliches und bisherige Erfahrungen über die maschinelle Entwicklung von Röntgenaufnahmen, S. 13—20. Wuppertal: W. Girardet 1958.

— Erfahrungen mit der Dunkelkammermaschine. Röntgen-Bl. 12, H. 4, 97—103 (1959).

FRANZEN, J.: Die Röntgenfilm-Entwicklungsmaschine „Automata". In: Grundsätzliches und bisherige Erfahrungen über die maschinelle Entwicklung von Röntgenaufnahmen, S. 21—42. Wuppertal: W. Girardet 1958.

HENN, R. W., and J. J. CRABTREE: A reference scale for hypodetermination in film with acid silver nitrate. Photogr. Sci. Techn. Ser. II, 1, No. 3, 83—84 (1954).

HULT, R.: Golvbelastningar i röntgenarkiv. „Sjukhuset" 12 (1962).

LUNDH, A.: Quellung und Trocknung der Röntgenfilme bei maschineller Entwicklung. Röntgen-Bl. 14, H. 5, 161—169 (1961).

MAGNI, G. A.: Automation und Automatisierung in der Röntgenabteilung. IXth International Congress of Radiology Abhandlung, 46—54. Stuttgart: Georg Thieme 1960.

— Silberrückgewinnung bei Entwicklungsmaschinen. Röntgen-Bl. 14, 202—207 (1961).

MUTSCHKE, H.: Förderbandanlagen in Krankenhäusern. Krankenhaus-Umsch. H. 1, 2—5 (1963).

MUTTER, E.: Der Fixierprozeß unter besonderer Berücksichtigung der Röntgen-Labortechnik. Röntgen- u. Lab.-Prax. 13, H. 10, S.R. 158—165, Heft 11, S.R. 175—191 (1960).

PRZYBYLOWICS, E. P., C. W. ZUEHLKE, and A. E. BALLARD: An evaluation of the Crabtree-Ross procedure for residual hypo in processed film. Photogr. Sci. Engin. 2, No. 3, 148—153 (1958).

J. Physics and technology of radiation shielding

I. Interaction of ionizing radiation with matter in radiation shielding

By

Carl Carlsson and Kurt Lidén

With 75 Figures

Introduction

A desired reduction of the level of ionizing radiation in the region surrounding a radiation source can be achieved (1) by having a sufficiently large distance between the source and the object to be protected, (2) by placing protective barriers between the source and the object and (3) by a suitable combination of (1) and (2). In case (2) interaction processes between matter and ionizing radiation produce various kinds of secondary radiation. When designing an efficient low-cost structural shielding and other protective arrangements which do not significantly interfere with the operation of the source, a knowledge of the elementary absorption and scattering processes is of such importance that these processes will be treated in some detail in this chapter.

Modern radiology makes use of many different radiation sources; thus we have to treat the interaction of photons, electrons and heavy charged-particles with matter. Neutrons are not yet an important type of radiation in radiology, but secondary neutrons as a radiation hazard are present in the vicinity of certain accelerators. Therefore neutron radiation should also be discussed.

Atomic constants

symbol		value
h	Planck's constant	$6.626 \cdot 10^{-27}$ erg s
c	Velocity of light	$2.998 \cdot 10^{10}$ cm s^{-1}
e	Electronic charge	$4.803 \cdot 10^{-10}$ e. s. u.
m_0	Electron rest mass	$9.109 \cdot 10^{-28}$ g
N_A	Avogadro's number	$6.023 \cdot 10^{23}$ mol^{-1}
k	Boltzmann's constant	$1.381 \cdot 10^{-16}$ erg $°K^{-1}$

Symbols

The following symbol notation is used throughout this chapter:

ν	photon frequency	s^{-1}
λ	wavelength of photon	cm
$h\nu$	photon energy	eV
m_0	electron rest mass	g
m	relativistic mass of electron	g
m_i	mass of elementary particle i	g
α	$\dfrac{h\nu}{m_0 c^2}$ = energy of photon in units of $m_0 c^2 = 0.511$ MeV	
M	mass of nucleus or heavy charged particle	g
Z	atomic number	
A	atomic weight	a. m. u.
v	particle velocity	cm s^{-1}
β	$\dfrac{v}{c}$	

E	kinetic energy	eV
ϱ	density	g cm^{-3}
$_i\sigma$	cross section per atomic particle i	cm^2/particle
$_i\sigma_k$	$_i\sigma$ for the process k	cm^2/particle
Σ	neutron macroscopic cross section $= \dfrac{N_A \varrho}{A}\sigma$	cm^{-1}
$_a\tau$	atomic photoelectric absorption cross section	cm^2/atom
$_a\sigma$	Compton cross section per atom	cm^2/atom
$_a\varkappa$	pair production cross section par atom	cm^2/atom
$_a\mu$	total atomic cross section	cm^2/atom
μ	total linear attenuation coefficient	cm^{-1}
τ	linear photoelectric attenuation coefficient	cm^{-1}
σ	linear Compton attenuation coefficient	cm^{-1}
$\varkappa$	linear pair production attenuation coefficient	cm^{-1}
mfp	mean free path of photon or neutron	cm
HVT	half value thickness	cm
I	mean ionization and excitation energy	eV
W	mean energy required to create an ion pair	eV
S	path length of electron	cm
R	range of particle	cm
Q-value	the net amount of energy released in a nuclear reaction	eV
N	number of incident particles or photons	
Φ	binding energy of an atomic electron	eV
A	albedo	
R	reflection coefficient	
B	buildup factor	
I	intensity	erg cm^{-2} s^{-1}
Ω	solid angle	
$\ln x$	natural logarithm of x	

1. Interaction of photons with matter

a) Elementary absorption processes

α) The Compton effect

In the Compton process an incident photon is scattered by a free electron or by a loosely bound atomic electron; the second case implies that the energy of the photon is much larger than the binding energy of the struck electron. When the photon energy is comparable to the binding energy of the electron the photoelectric absorption process (cf. Section 1, a, β) is predominant and accordingly the Compton process is of little interest. At photon energies much smaller than the rest energy of the electron, $m_0 c^2$, the photon scattering is described by *Thomson's* classical formula [cf. Eqs. (9) and (10)]. In the case of a photon energy which is not negligible compared to $m_0 c^2$, the momentum of the photon can not be neglected either. When an incident photon with energy $h\nu_0$ and momentum $h\nu_0/c$ interacts with a free electron at rest the momentum is conserved but is shared by the scattered photon and the recoil electron. Thus the scattered photon has a smaller momentum and consequently smaller energy than the incident photon; the remaining momentum and energy are imparted to the electron.

The scattered photon is emitted at an angle ϑ with the direction of the incident photon and with an energy $h\nu'$, while the electron recoils at an angle φ with a momentum $p = mv$ and kinetic energy T (see Fig. 1). Here v is the velocity of the electron, m its relativistic mass $m = \dfrac{m_0}{\sqrt{1 - \dfrac{v^2}{c^2}}}$ and $T = mc^2 - m_0 c^2$.

The incident and scattered photon define a scattering plane. As their momentum normal to this plane is zero, the path of the recoiling electron must also lie in the same plane (Fig. 1).

Conservation of momentum and kinetic energy give the following relationships

$$\frac{h\nu_0}{c} = \frac{h\nu'}{c}\cos\vartheta + m\,v\cos\varphi \tag{1}$$

$$\frac{h\nu'}{c}\sin\vartheta = m\,v\sin\varphi \tag{2}$$

$$h\nu_0 = h\nu' + T. \tag{3}$$

From these equations any two parameters can be eliminated, giving many useful relationships.

If φ and $m\,v$ are eliminated, we obtain an expression for the wave-length change in the Compton process:

$$\lambda' - \lambda_0 = \frac{c}{\nu'} - \frac{c}{\nu_0} = \frac{h}{m_0\,c}\,(1 - \cos\vartheta). \tag{4}$$

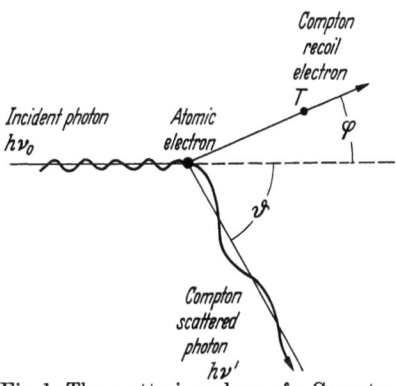

Fig. 1. The scattering plane of a Compton collision

Table 1. *The energy of the scattered photon, $h\nu'$, in a Compton process and the fractional energy of the recoil electron, $\dfrac{T}{h\nu_0}$, at various primary energies, $h\nu_0$, and a scattering angle of $90°$*

$h\nu_0$ MeV	$\vartheta = 90°$	
	$h\nu'$, MeV	$\dfrac{T}{h\nu_0}$
0.01	0.0098	0.02
0.1	0.084	0.16
1	0.34	0.66
10	0.49	0.95
100	0.51	0.995

The constant $h/m_0 c$ is called *the Compton wavelength* of an electron. It is equal to the wavelength of a photon with energy $m_0 c^2 = 0.511$ MeV, the rest energy of the electron. From Eq. (4) the following expression for the energy of the scattered photon is obtained:

$$h\nu' = \frac{m_0 c^2}{1 - \cos\vartheta + \dfrac{m_0 c^2}{h\nu_0}} = \frac{h\nu_0}{1 + \dfrac{h\nu_0}{m_0 c^2}\,(1 - \cos\vartheta)}. \tag{5}$$

From Eq. (4) it follows that the wavelength difference is independent of the energy of the incident photon. On the contrary the energy difference $h\nu_0 - h\nu'$ changes rapidly with $h\nu_0$. For instance, at $\vartheta = 90°$ the wavelength difference $\lambda' - \lambda_0$ equals one Compton wavelength, independent of $h\nu_0$, whereas the energy difference $h\nu_0 - h\nu'$ increases rapidly with $h\nu_0$. In Table 1 some examples are given of the value of $h\nu'$ at various $h\nu_0$, scattered at $\vartheta = 90°$; the fractional energy loss $(h\nu_0 - h\nu')/h\nu_0$ is also calculated. This loss is only 2 % at $h\nu_0 = 10$ keV but increases to 95 % at $h\nu_0 = 10$ MeV.

According to Eq. (5) the energy $h\nu'$ of the scattered photon approaches a maximum for very large values of $h\nu_0$.

$$(h\nu')_{h\nu_0 \to \infty} = \frac{m_0 c^2}{1 - \cos\vartheta}. \tag{6}$$

This maximum value depends on the scattering angle; for instance, at $\vartheta = 90°$ $h\nu'_{\max}$ equals $m_0 c^2 = 0.511$ MeV (cf. Table 1). From Eq. (5) it is also obvious that $h\nu'$ has the trivial value $h\nu_0$ at zero scattering angle. Eq. (5) is graphically illustrated in Fig. 2, where $h\nu'$ is given as a function of $h\nu_0$ at a series of different scattering angles ϑ from $0°$ to $180°$. Fig. 2 also shows at which incident photon energies and scattering angles Eq. (6) is an acceptable approximation of Eq. (5).

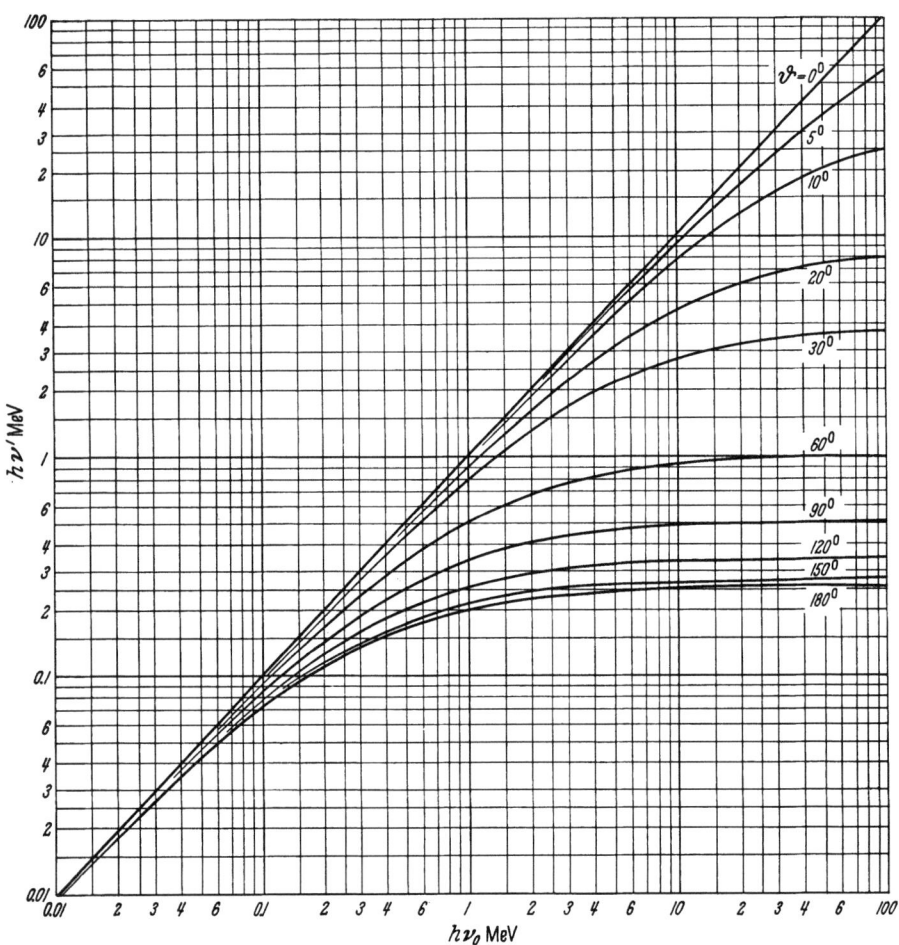

Fig. 2. Dependence of the energy, $h\nu'$, of the scattered photon on the primary photon energy, $h\nu_0$, and the photon scattering angle ϑ. (EVANS, 1958)

When calculating data for protective barriers, in addition to the information from the basic Eqs. (1) to (3) a knowledge of the *probability* of a Compton process is required. This probability has to be known for any scattering angle and incident photon energy. From quantum mechanical considerations Klein and Nishina have deduced expressions for the cross section per electron of a Compton process. These *Klein-Nishina formulae* have been used to predict numerous experiments; at present they are universally accepted as correct. The differential collision cross section for non-polarized electromagnetic radiation interacting with free and resting electrons thus derived is expressed in terms of frequency as

$$d\,(_e\sigma) = \frac{r_0{}^2}{2}\,d\Omega\left(\frac{\nu'}{\nu_0}\right)^2\left[\frac{\nu_0}{\nu'} + \frac{\nu'}{\nu_0} - \sin^2\vartheta\right]. \tag{7}$$

Substituting $\dfrac{\nu}{\nu_0} = \dfrac{1}{1 + \alpha\,(1 - \cos\vartheta)}$ gives

$$d\,(_e\sigma) = r^2\,d\Omega\,\frac{(1 + \cos^2\vartheta)}{2\,[1 + \alpha\,(1 - \cos\vartheta)]^2}\cdot\left\{1 + \frac{\alpha^2\,(1 - \cos\vartheta)^2}{(1 + \cos^2\vartheta)\,[1 + \alpha\,(1 - \cos\vartheta)]}\right\} \tag{8}$$

where $r_0 = \dfrac{e^2}{m_0 c^2} =$ the classical electronic radius,

$\quad\quad e = \quad\quad\quad$ the electronic charge,

$\quad\quad \alpha = \dfrac{h\nu_0}{m_0 c^2} =$ energy of initial photon in units of $m_0 c^2$.

Physically $d(_e\sigma)$ is the absolute value of the probability of an incident photon of energy $h\nu_0$ being scattered in the direction ϑ within the solid angle $d\Omega$, when passing an absorber of such a thickness that it contains one electron per unit area.

The Thomson scattering earlier mentioned is identical with the low-energy limit of Compton scattering, as can be seen from Eqs. (9) and (10) which gives the differential and total cross section for Thomson scattering.

$$\frac{d(_e\sigma_{\text{Thom}})}{d\Omega} = \frac{r_0^2}{2}(1 + \cos^2\vartheta). \tag{9}$$

$$_e\sigma_{\text{Thom}} = \frac{8\pi}{3}r_0^2 \tag{10}$$

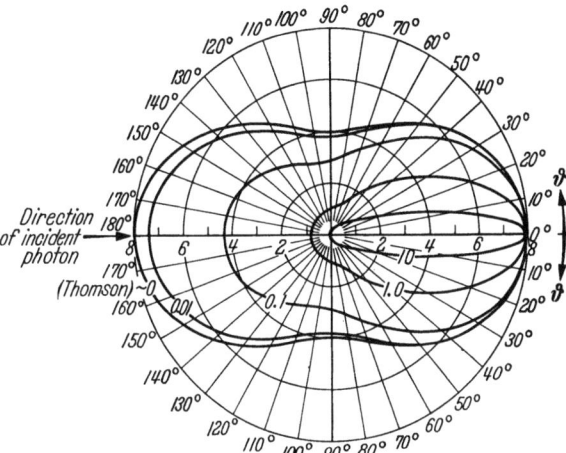

Fig. 3. The number of photons scattered per unit solid angle, $\frac{d(_e\sigma)}{d\Omega}$, at a scattering angle ϑ, Eq. (8). The incident photon energy is 0, 0.01, 0.1, 1.0, and 10 MeV. The radius vector $\frac{d(_e\vec{\sigma})}{d\Omega}$ is given in units of 10^{-26} cm²/(electron $\times$ steradian)

The way in which $d(_e\sigma)$ varies with $h\nu_0$ and ϑ does not directly appear from Eq. (8). In Fig. 3 Eq. (8) is displayed graphically in a polar diagram, which clearly shows how both the total and differential cross section decreases with increasing energy of the incident photon, particularly at large scattering angles. For decreasing ϑ, $d(_e\sigma)/d\Omega$ approaches a limit, the classical value $r^2 = 7.94 \times 10^{-26}$ cm²/(steradian $\times$ electron). Fig. 3 also shows that at zero energy, i.e. Thomson scattering, the differential cross section is symmetrical around 90° and twice as large at $\vartheta = 0°$ and 180° as at $\vartheta = 90°$. With increasing energy the forward scattering rapidly becomes more pronounced, which is of great importance when considering the penetration power of the radiation.

The integrated probability of any kind of collision between the incident photon and a free electron is usually called the *total collision cross section*. Because this term means the probability per electron that a Compton process occurs it should be physically more correct to call this integrated value the *average collision cross section* $_e\sigma$.

Integrating Eq. (8) gives

$$_e\sigma = \int_0^\pi d(_e\sigma) = 2\pi r_0^2\left\{\frac{1+\alpha}{\alpha^2}\left[\frac{2(1+\alpha)}{1+2\alpha} - \frac{\ln(1+2\alpha)}{\alpha}\right] + \frac{\ln(1+2\alpha)}{2\alpha} - \frac{1+3\alpha}{(1+2\alpha)^2}\right\}. \tag{11}$$

The average collision cross section $_e\sigma$ is the probability that a photon will be removed from a well-collimated beam during its passage through an absorber containing one electron per unit area.

Often the scattering cross section, $_e\sigma_s$, is of greater interest than the collision cross section, $_e\sigma$, itself. The differential collision cross section expresses the ratio between *the number of scattered photons* in the direction ϑ within the solid angle $d\Omega$ and *the number of the incident photons*. The differential scattering cross section describes the amount of photon energy that is scattered in a certain direction, expressed as fraction of the incident energy. Thus the differential scattering cross section $d({}_e\sigma_s)$ is obtained by multiplying $d({}_e\sigma)$ by $h\nu'/h\nu_0$ — that is,

$$d({}_e\sigma_s) = \frac{\nu'}{\nu_0}\, d\,({}_e\sigma).\tag{12}$$

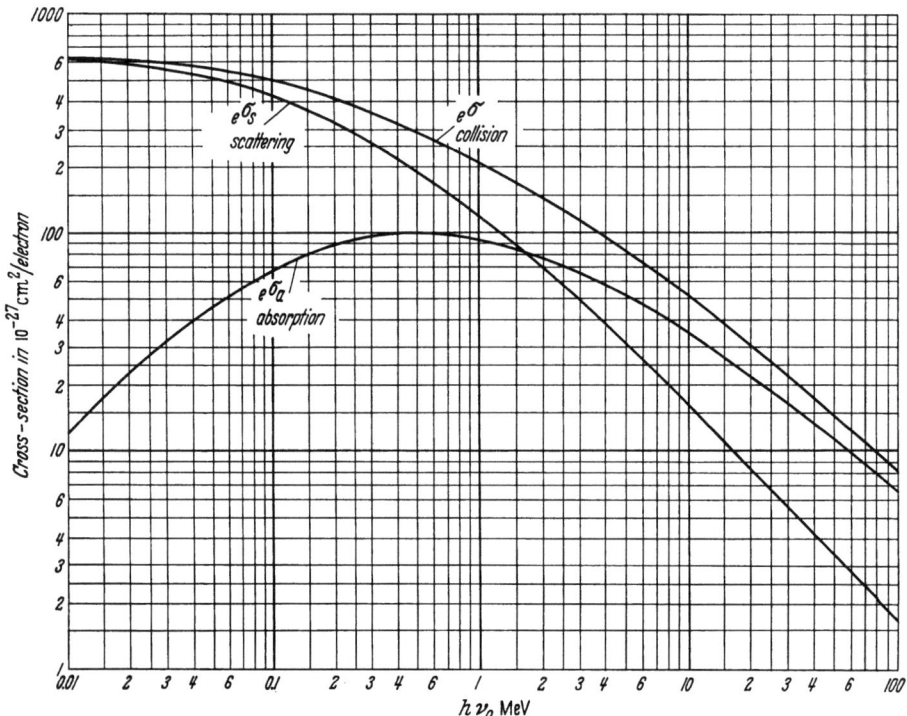

Fig. 4. Klein-Nishina cross sections for collision, scattering, and absorption. (EVANS, 1958)

The integrated value of Eq. (12), ${}_e\sigma_s$, as well as ${}_e\sigma$, are displayed in Fig. 4 as functions of $h\nu_0$. As the average energy per scattered photon, $\overline{h\nu'}$, is expressed by

$$\overline{h\nu'} = h\nu_0 \frac{{}_e\sigma_s}{{}_e\sigma}\tag{13}$$

and each scattered photon is accompanied by a recoil electron with energy $T = h\nu_0 - h\nu'$ (Eq. 3), the average recoil electron energy, $\overline{T}$, is given by

$$\overline{T} = h\nu_0 - h\nu_0 \frac{{}_e\sigma_s}{{}_e\sigma} = h\nu_0 \frac{{}_e\sigma - {}_e\sigma_s}{{}_e\sigma}.\tag{14}$$

From this relationship an average energy absorption cross section, ${}_e\sigma_a$, can be defined as

$$_e\sigma_a = {}_e\sigma - {}_e\sigma_s.\tag{15}$$

Fig. 4 shows also ${}_e\sigma_a$. From the curves in Fig. 4 it is obvious that the scattering is almost elastic at low, non-relativistic energies (${}_e\sigma_a$ small) and that ${}_e\sigma_a$ approaches ${}_e\sigma$ at high incident photon energies. The total cross section decreases relatively slowly with $h\nu_0$, whereas the absorption cross section increases from zero at $h\nu_0 = 0$ to a maximum value at $h\nu_0 = 0.511\ \text{MeV}$.

Because the electrons in a Compton process have been considered as free, without any mutual influence and with a negligible binding energy, it has been able to discuss the process as for a single electron. The cross section per atom can then be obtained by multiplying the cross section per electron by the atomic number Z.

The recoil electron in the Compton process usually has such a short range that it does not give rise to a radiation protection problem. First at very high photon energies, 25 MeV or more, does the range of the Compton recoil electrons become comparable to the mfp of the scattered photons. Fig. 5 shows the number spectra of the recoil electrons for six different incident photon energies.

In all spectra there is a pronounced number-maximum at the maximum electron energy. For $h\nu_0 \gg m_0 c^2$, the differential cross section decreases rapidly and gradually flattens as T approaches zero. For large $h\nu_0$ the forward scattering of the recoil electron is predominant. The presence of these high energy Compton electrons and their multiple scattering has therefore to be considered in detail when dealing with radiation protection problems at primary photon energies greater than say 20 MeV.

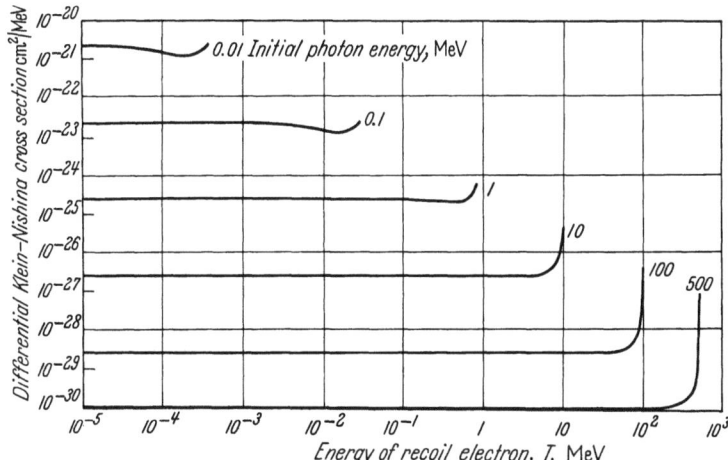

Fig. 5. Number versus energy distribution of Compton recoil electrons for some values of the incident photon energy. (NELMS, 1953)

β) Photoelectric effect

The photoelectric effect as well as the pair production (cf. 1, a, γ) are true absorption processes. When an incident photon interacts with the particles involved in these processes the entire energy $h\nu$ is absorbed and of the initial energy nothing remains as photons except small amounts of secondarily emitted characteristic roentgen-rays, annihilation radiation or Bremsstrahlung. If the above-mentioned absorption processes are predominant the calculation of protection requirements becomes considerably simpler than in the case where the Compton effect is of importance (see also 1, c, and 1, d).

In the photoelectric process the photon interacts with the entire atom and its total energy is transferred to one of the bound electrons. This electron is ejected from the atom with a kinetic energy T given by

$$T = h\nu - \Phi \tag{16}$$

where Φ is the binding energy of the electron. The process has a threshold value equal to this binding energy. Theoretically part of the photon energy is imparted as kinetic energy to the recoiling atom but this energy is always a negligible fraction of $h\nu$. On the other hand, the momentum transferred to the atom plays an important role. The momentum law can not be fulfilled if the photoelectric effect should occur by means of a free electron. The interaction with electrons bound to the atom is therefore essential for this phenomenon. At photon energies very large compared to the binding energy of an electron (the ionization energy) such an electron appears to be loosely bound; hence the photoeffect is more unlikely to occur. With increasing photon energy the photoelectric cross section decreases rapidly and roughly proportional to $(h\nu)^{-3}$ or $(h\nu)^{-2}$ from its maximum value at $h\nu$, equal to the K-ionization energy, Φ_K, of the atom.

For elements with low atomic number, Z, even the binding energy of the innermost shell, the K-shell, is very small and therefore the photoelectric effect is of minor importance for those values of $h\nu$ which are of radiological interest. With increasing Z the binding energy increases rather rapidly and the photoelectric process becomes more pronounced. The Z-dependence of the atomic cross section varies approximately as Z^4 or Z^5 for $h\nu > \Phi_K$. Because the K electrons are most tightly bound they contribute most efficiently to the photoelectric absorption process. It is found that about 80 % of all processes take place in the K shell. Incident photons of energy *less* than Φ_K can only be photoelectrically

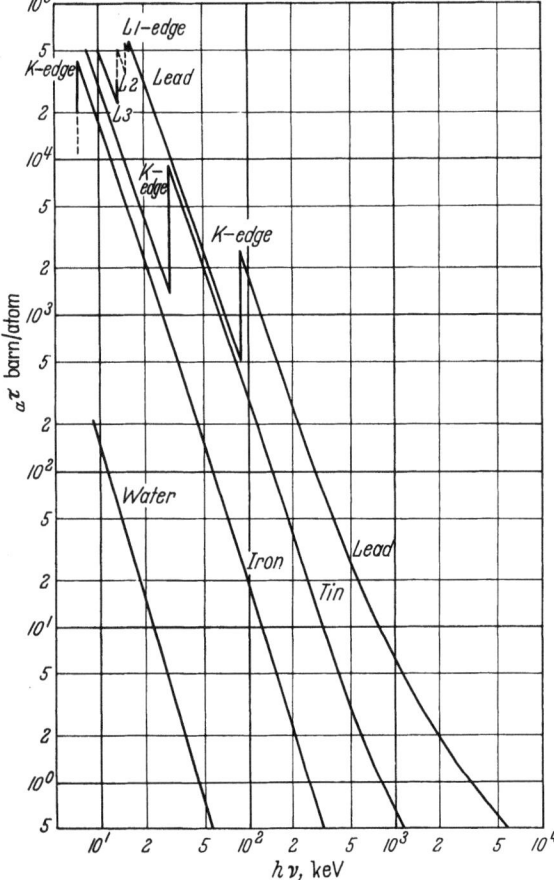

Table 2. *The photon energy, E, at which the photoelectric effect provides one-half the total attenuation coefficient. Φ_K is the ionization energy of the K-shell*

Z	Element	E, MeV	Φ_K, MeV
1	Hydrogen	$\approx 10^{-4}$	1.4×10^{-5}
4	Beryllium	0.011	1.2×10^{-4}
8	Oxygen	0.026	5.3×10^{-4}
13	Aluminium	0.046	0.0016
26	Iron	0.11	0.0071
50	Tin	0.24	0.0292
74	Tungsten	0.42	0.0696
82	Lead	0.50	0.0880
92	Uranium	0.63	0.116

Fig. 6. Photoelectric cross sections $_a\tau$ for water, iron, tin, and lead. The K-absorption edge appears for iron, tin, and lead and the L-absorption edges only for lead

absorbed in the shells L, M etc., which are then responsible for the entire photoelectric effect. With increasing photon energy a cross section discontinuity is observed when $h\nu$ exceeds Φ_K. Fig. 6 shows the photoelectric cross sections for water ($Z_{\mathrm{eff}} = 7.4$), iron ($Z = 26$), tin ($Z = 50$), and lead ($Z = 82$) after White-Grodstein (1957) and McGinnies (1959). Here the photoelectric cross sections below the K absorption edge are based on experimental data. According to these data the cross sections for tin, iodine, lead and uranium (Sn, I, Pb, and U) increase by a factor 6.4, 5.6, 4.8, and 2.8, respectively, when the increasing incident photon energy exceeds Φ_K. For lead the cross section discontinuity at the L-absorption edges (Φ_L) is also apparent. The discontinuity at $h\nu = \Phi_K$ implies that an element is considerably more transparent to photons with energy slightly less than Φ_K, for instance to its own characteristic radiation, than to photons with an energy slightly higher than Φ_K. As an example, Fig. 6 shows that the photoelectric cross section for lead is the same at 50 and 88 keV and for tin, at 15 and 29 keV. In Fig. 6 the great Z-dependence of the cross section is also clearly demonstrated. At 50 keV the atomic cross sections for tin and lead are, respectively, about 3,000 and 4,000 times greater than for water (Table 2).

In the photoelectric absorption process Auger-electrons and characteristic radiation of discrete energies are emitted as secondary radiation owing to the filling of the vacancies in the inner shells. In low Z elements this radiation has such a low energy that it is very easily absorbed close to its origin and does not constitute any radiation protection problem. The energy of absorption edges and characteristic roentgen-ray photons increase regularly with Z (Fig. 7). For instance the K-radiation from oxygen $(Z = 8)$ consists of photons with energies of about 0.5 keV whereas the K-photons from copper $(Z = 29)$ have an energy of 8 to 9 keV and from lead $(Z = 82)$ 73 to 87 keV. For high Z elements this radiation can not be ignored; as it is emitted isotropically it is of greater importance as a component of the backscattered radiation from a protective barrier than as part of the transmitted radiation.

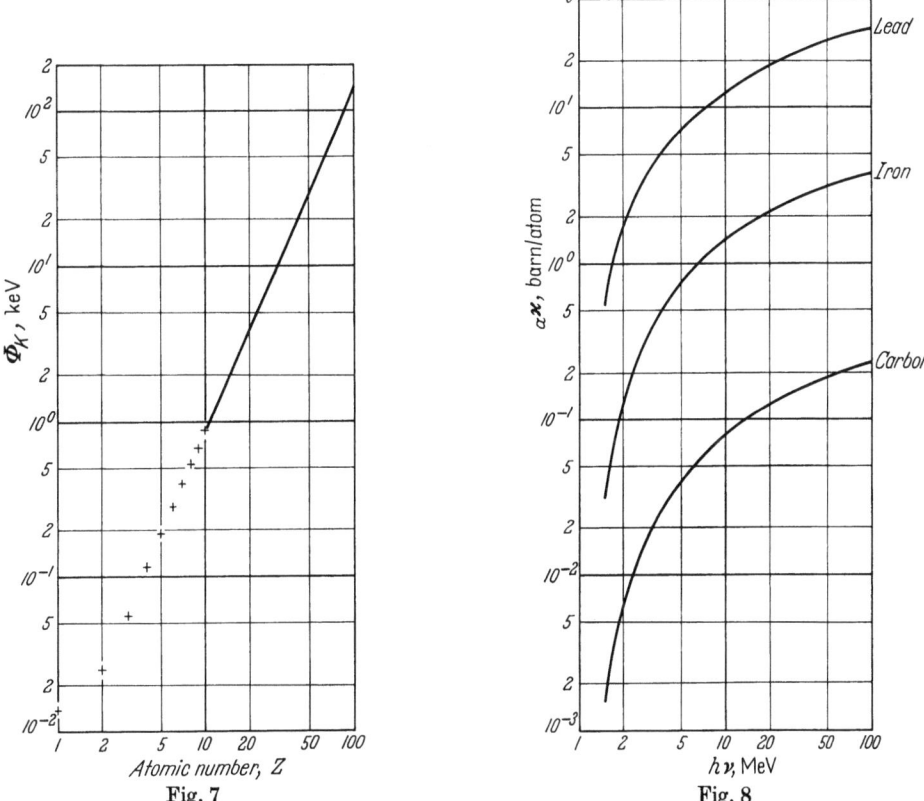

Fig. 7. The K-absorption edge, Φ_K, for different atomic numbers, Z. (FINE and HENDEE, 1955)

Fig. 8. The total pair production cross section $_a\varkappa$ for carbon, iron, and lead. The effect of the atomic electrons is included. Based on data from WHITE-GRODSTEIN, 1957

γ) Pair production

At high energies of the incident photon a third type of interaction with matter becomes increasingly important. In the electric field of a charged particle, usually an atomic nucleus, the photon is completely absorbed and a positron-negatron pair is created, the *total* energy of which is equal to $h\nu$. As in the photoelectric effect pair production can only occur if the momentum is conserved by the presence of a charged particle, which can carry away some of the momentum in the recoil. Evidently $h\nu$ has to be larger than the rest energy of the electron pair, $2\,m_0c^2$. The excess energy appears as kinetic energy of the electron pair and of the particle, the electric field of which renders the process possible. This can be written as

$$h\nu = 2\,m_0c^2 + T_+ + T_- + T_r, \tag{17}$$

where T_+ and T_- is the kinetic energy of the positron and negatron, while T_r is the kinetic energy of the recoiling particle.

When the pair production occurs in the nuclear field T_r can be ignored and thus

$$h\nu \geqq 2\,m_0 c^2 = 1.02 \text{ MeV}. \tag{18}$$

In the case the process occurs in the field of an electron the recoil energy can not be neglected. Considering also the conservation of momentum it is found that the threshold of such a process is $4\,m_0 c^2 = 2.04$ MeV.

The pair production cross section in the Coulomb field of the nucleus is directly proportional to Z^2. At high photon energies and in elements with high Z a substantial part of the photon interaction with the nuclear field can occur at a distance from the nucleus larger than the radius of the K shell. This causes a screening of the nuclear field by the atomic electrons, which for the actual values of $h\nu$ and Z gives rise to a lower cross section than given by the Z^2-dependence. For pair production in the field of an electron the cross section per atom is directly proportional to Z. In Fig. 8 the total pair production cross section is given as a function of the $h\nu$. The cross section increases rapidly with the photon energy particularly at lower energies.

The pair production is accompanied by secondary photons from the annihilation of the positron when interacting with a negatron. This process usually occurs with a free negatron and not until the positron has come to rest. The conservation of momentum is obtained by means of the emission of two photons in opposite directions, within $180° \pm 0.5°$, each with the energy $m_0 c^2 = 0.511$ MeV; otherwise this radiation is isotropic. There is also a certain probability for annihilation in flight, which process increases with increasing T_+. However, according to HEITLER more than 80% of all annihilation processes occur with the positron at rest, even for positron energies $T_+ > 100$ MeV.

With increasing energy of the incident photon the angular distribution of the positron and negatron becomes more and more directed forward; the effect is predominant at very high energies of $h\nu$. The phenomenon is discussed below (1, c).

δ) Other photon attenuating processes

For the attenuation of photons the Compton process, photoelectric absorption and pair production are of extraordinary and dominant importance. A few other attenuation processes mentioned below have a certain but minor radiological significance; they are mainly related to coherent scattering. Other known interactions can usually be neglected in radiation shielding calculations.

Coherent (Rayleigh) electron scattering. In the treatment of the Compton effect the electrons were considered as free. In reality they are more or less bound to atoms or to a crystal lattice. This binding gives rise to a smaller Compton cross section than given by the above-mentioned Klein-Nishina formula [Eq. (11)]. This decrease is more than compensated for by a simultaneous increase of another process, the coherent scattering, which means that photons scattered from all electrons in an atom have the same phase and energy. The coherent scattering is not accompanied by any noticeable energy degradation as the entire atom takes up the recoil. Fig. 9 shows the total scattering cross section, coherent plus incoherent (Compton), per average electron as a function of the $h\nu_0$ for various values of Z. The curve for atomic hydrogen agrees with the Klein-Nishina cross section for a free electron because the binding energy is only about 14 eV and thus may be neglected and because coherence can not appear if only one electron per atom is available. For large Z and small $h\nu_0$ the total scattering cross section is substantially larger than the Klein-Nishina cross section; for instance, for lead at $h\nu_0 = 10$ keV it is 30 times larger. Particularly at high energies of the incident photon and for low Z material the coherent scattering angles are very small. In aluminium, for instance, 75 % of the photons are scattered within 36° at $h\nu_0 = 0.1$ MeV and within 4° at 1 MeV.

The maximal contribution of the coherent process to the total attenuation in aluminium is approximately 9.6 % at 50 keV, in iron 7.6 % at 100 keV and in lead 5.6 % at 300 keV.

Coherent molecular or crystal scattering. Elastic, coherent Rayleigh scattering is produced by randomly oriented atoms in an amorphous material. In a material with a regular three dimensional structure (i.e. crystals) the radiation scattered by separate

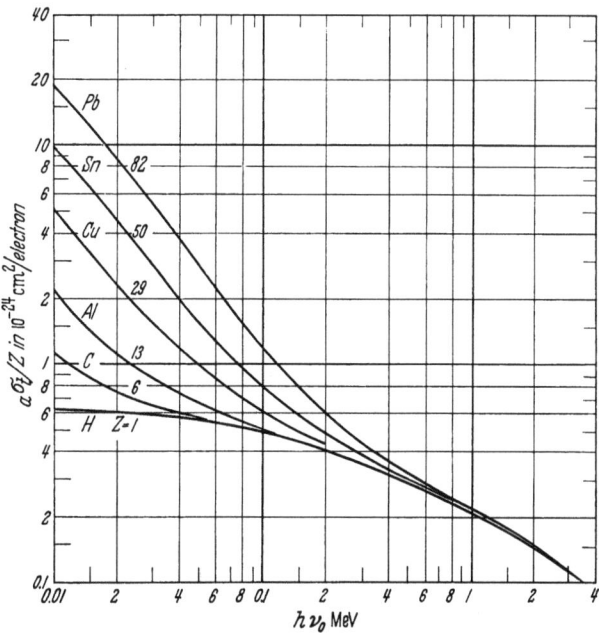

Fig. 9. The total coherent plus incoherent cross section per average electron, $\dfrac{a\sigma_t}{Z}$. The Klein-Nishina collision cross section is that shown for hydrogen (Evans, 1958)

atoms interferes. This produces intense radiation in certain directions, as for the Bragg-reflection from a crystal plane. The probability of occurrence of this process decreases rapidly when the photon wavelength becomes small compared to the interatomic distances.

Thomson scattering by the nucleus, Delbrück scattering and nuclear resonance scattering are all processes with such small cross sections that they are barely detectable.

Photodisintegration of the nucleus is energetically possible as soon as the energy of the incident photon exceeds the energy that is required in order to detach one or several nucleons from the nucleus. Even at photon energies larger than these thresholds the cross section for photodisintegration is considerably less than the corresponding Compton and pair production cross sections. Usually the photonuclear processes occupy at most 5 % of the entire absorption cross section; however, for carbon it constitutes as much as 14 % of the total cross section at $h\nu = 22$ MeV, which is equal to the peak energy of the resonance curve. The photodisintegration cross section increases rapidly from the threshold energy up to a peak value at a $h\nu$ 3—6 MeV larger than this threshold and decreases then with increasing photon energy.

Photodisintegration presents no important radiation protection problem in radiology, but the (γ, n)-process acts as a neutron source when dealing with certain accelerators.

At very large photon energies, > 150 MeV, mesons may be produced, but the corresponding cross section is negligible compared to the other processes.

b) The penetration of primary radiation

α) Monoenergetic radiation

In all the interaction processes discussed above the photon disappears or is deflected from its original direction in a single interaction. In order to illustrate the attenuation of primary radiation a point source emitting monoenergetic photons in vacuum is considered. At a distance d from the source a nearly point-size detector is located. Between the source and the detector a prismatic absorber is oriented as shown in Fig. 10. The

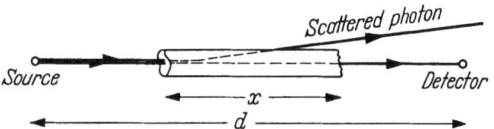

Fig. 10. Narrow beam geometry in photon attenuation measurements

cross section of the prism is infinitesimally small. Any collision which a photon experiences in the prism will then remove it permanently from the radiation pencil received by the detector. An arrrangement such as shown in Fig. 10 is referred to as *good* or *narrow beam geometry*. If a beam of monoenergetic photons passes perpendicularly through a thin absorber, then the number of photons $(-dN)$ disappearing from the primary beam as a result of single interaction processes in the absorber is proportional both to the number of incident photons (N) and the thickness of the absorber (dx), as given by

$$-dN = \mu\,N\,dx \tag{19}$$

where $\mu\,dx$ expresses the probability of the occurrence of an attenuation process; thus μ is the same probability per unit thickness of the absorber. Integrating Eq. (19) over the full thickness (x) of the absorber gives

$$N_x/N_0 = e^{-\mu x}. \tag{20}$$

Eq. (20) expresses the probability of a photon traversing, without any kind of interaction, a layer of material having a thickness x. Thus, photons of a certain energy do not have a discrete range. Instead the *mean free path* (mfp) can be calculated from Eq. (20). The *mfp* is a quantity repeatedly used in the radiation protection literature.

$$1\ \text{mfp} = \frac{1}{\mu}. \tag{21}$$

Thus, at a depth of 1 *mfp* the fraction $1/e = 0.368$ remains of the primary photons.

Eq. (20) is valid for each individual attenuation process. Applying this equation to several simultaneous interactions gives

$$N_x = N_0\,e^{-\sigma x}\,e^{-\tau x}\,e^{-\varkappa x}\cdots = N_0\,e^{-(\sigma+\tau+\varkappa+\ldots)x} \tag{22}$$

$$\mu = \sigma + \tau + \varkappa + \cdots \tag{23}$$

where μ is the total attenuation coefficient whereas σ, τ, $\varkappa$, ... are the attenuation coefficients for the Compton-, photoelectric-, pair production- and other processes. If the attenuation probability is given per unit length, μ, σ, τ, $\varkappa$ etc., in units of cm⁻¹, are called linear attenuation coefficients, the thickness (x) of the attenuator being expressed in cm. Frequently the *mass attenuation coefficient* $(\mu/\varrho,\ \sigma/\varrho$ etc.; unit cm²/g) is used instead of the linear attenuation coefficient; ϱ is the density of the attenuator in units of g/cm³. In this case the absorber thickness is expressed in g/cm². Analogous to the procedure in section 1. a the atom (or electron) can be assigned a cross section, for instance $_a\sigma = {_e}\sigma\,Z$; $_a\tau$, $_a\varkappa$ etc. and the probability that an interaction process will occur in a layer with a thickness of one atom per cm² (or one electron/cm²) can be expressed as the ratio between

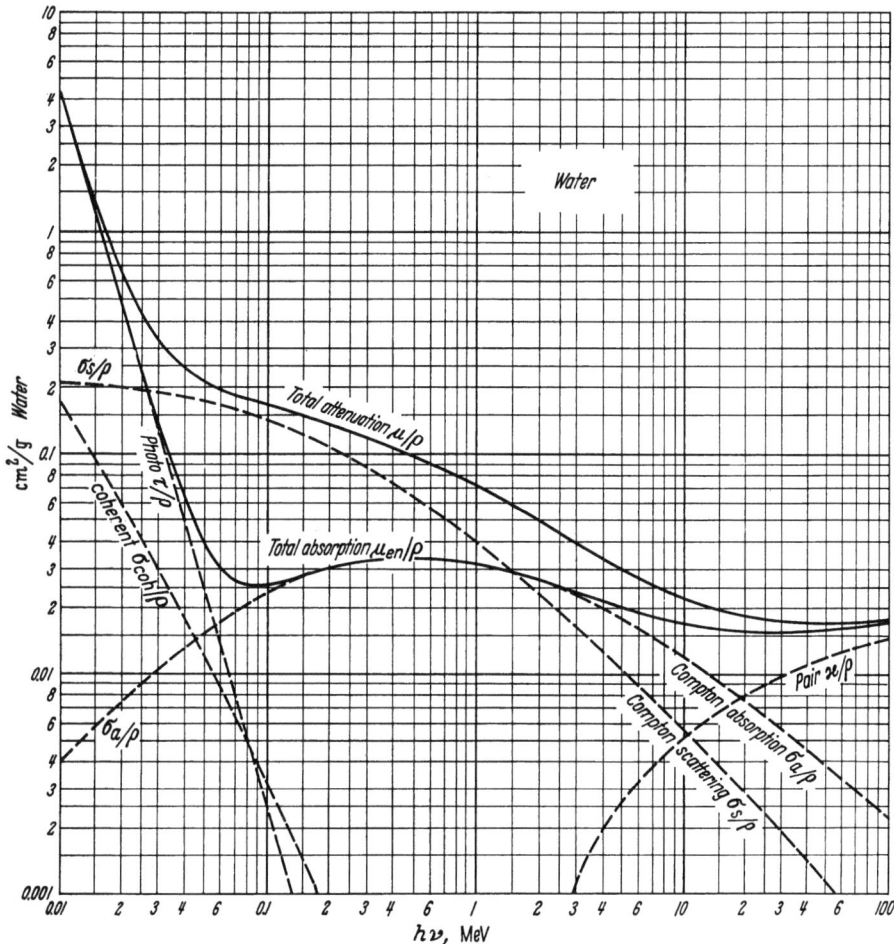

Fig. 11. Mass attenuation coefficients for photons in water. (EVANS, 1958)

the cross section and the area 1 cm². Because the mass attenuation coefficients can be obtained from the atomic cross sections multiplied by the number of atoms per gram, these coefficients are independent of the actual density and physical state of the attenuator, as are the atomic cross sections. The following relationships are valid:

$$\frac{\mu}{\varrho}\left(\frac{cm^2}{g}\right) = {}_a\mu\left(\frac{cm^2}{atom}\right) N_A\left(\frac{atoms}{g\ atom}\right)\frac{1}{A\left(\frac{g}{g\ atom}\right)} = \frac{N_A}{A}\ {}_a\mu\left(\frac{cm^2}{g}\right) \tag{24}$$

where N_A is Avogadro's number and A is the atomic weight. The indices a and e refer to the atom and the electron. Applying Eq. (24) to the Compton coefficient we obtain

$$\frac{\sigma}{\varrho} = \frac{N_A}{A}\ {}_a\sigma = N_A\frac{Z}{A}\ {}_e\sigma. \tag{25}$$

Because $\frac{Z}{A} \approx 0.45 \pm 0.05$ for all elements except hydrogen, where $\frac{Z}{A} \approx 1$, it is obvious that σ/ϱ is approximately independent of Z.

Figs. 11, 12, and 13 show the mass attenuation coefficients for water, aluminium (concrete), and lead. The interpretation of these diagrams indicates that the photoelectric effect dominates at low energies, the Compton effect at medium energies, and the pair production process at high energies. Those photon energies at which the various processes contribute equally to the attenuation are given in Table 3. The relative contribution of the various attenuation processes for carbon (low Z) and lead (high Z) is displayed

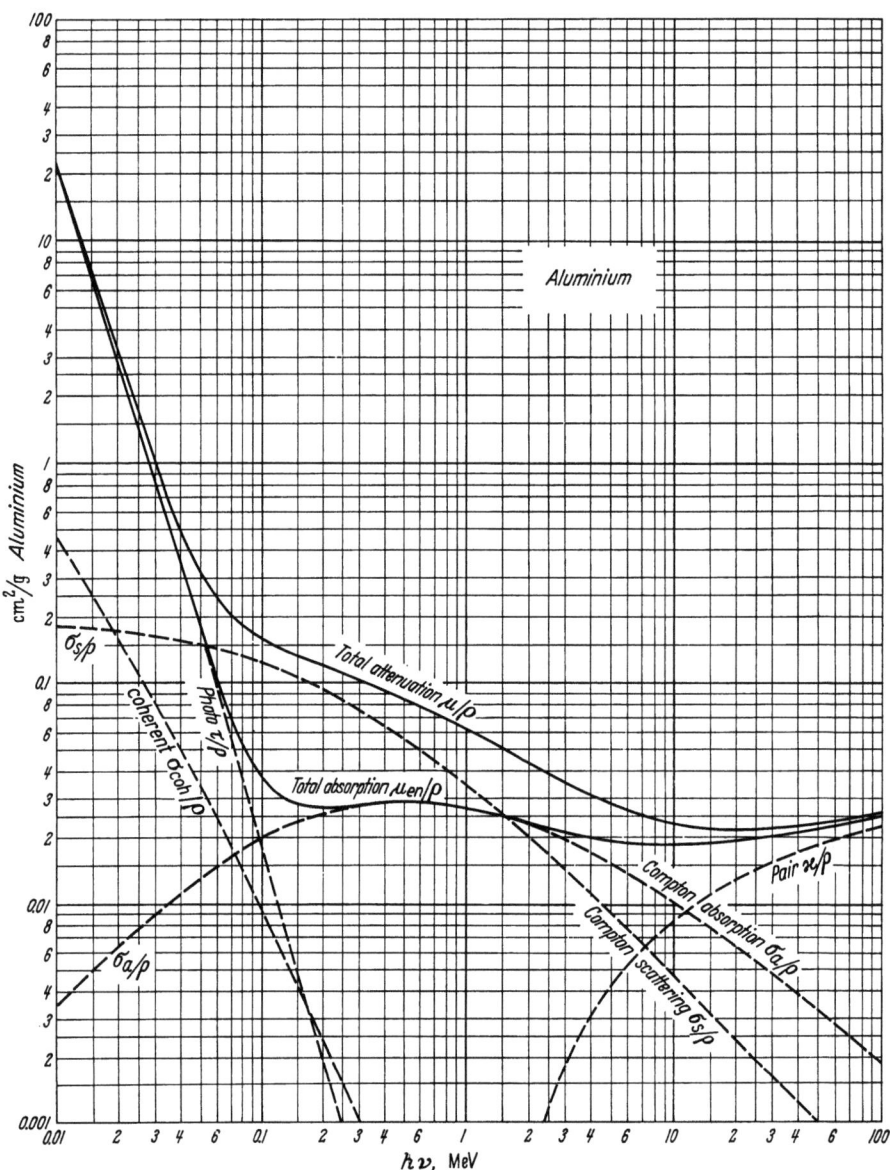

Fig. 12. Mass attenuation coefficients for photons in aluminium (EVANS, 1958)

in Fig. 14. The complete dominance of the Compton effect in low Z material within the energy interval 0.08—10 MeV is clearly illustrated.

The photoelectric mass attenuation coefficient τ/ϱ depends strongly on both Z and $h\nu$. At photon energies above the absorption edges τ/ϱ increases approximately as Z^n, where the value of n lies between 3 and 4, and decreases roughly as $(h\nu)^{-3}$. The mass attenuation coefficient for pair production $\varkappa/\varrho$ is directly proportional to Z. In contrast to other attenuation coefficients $\varkappa/\varrho$ increases with $h\nu$.

From Figs. 11, 12, and 13 it is observed that the total attenuation coefficient has a pronounced minimum at high atomic numbers; for lead at about 3 MeV. For decreasing Z this minimum becomes gradually less pronounced and shifted towards higher energy; for aluminium to about 20 MeV. For such

Table 3. *The incident photon energies at which (I)* $\tau/\varrho = \sigma/\varrho$ *and (II)* $\sigma/\varrho = \varkappa/\varrho$

Element	I $(\tau/\varrho = \sigma/\varrho)$ MeV	II $(\sigma/\varrho = \varkappa/\varrho)$ MeV
H_2O	0.025	25
Al	0.05	15
Pb	0.5	5

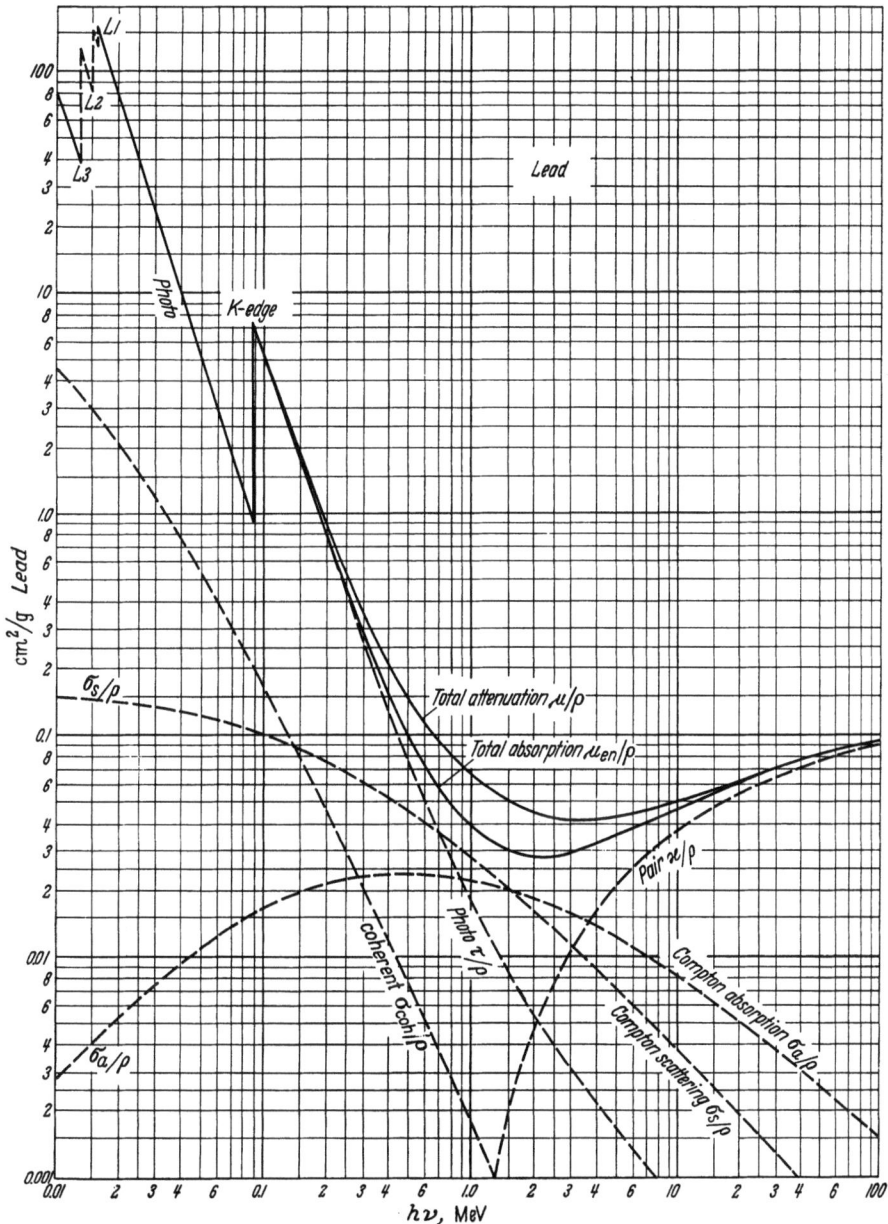

Fig. 13. Mass attenuation coefficients for photons in lead (Evans, 1958)

a low atomic material as water the total attenuation coefficient is almost unchanged in the interval 20—100 MeV.

Comprehensive data on cross sections in *barn/atom* (1 barn = 10^{-24} cm²) and cm²/g for the Compton effect, photoelectric absorption, pair production and coherent scattering have been compiled by White-Grodstein (1957) and McGinnies (1959). Mass energy absorption coefficients (μ_{en}/ϱ) have been published by R. T. Berger (1961).

While the attenuation coefficient is a measure of the number of interactions between the incident photons and matter per unit length, the energy absorption coefficient expresses the energy dissipated by the secondary electrons set in motion as a result of these interactions. Accurate definitions of these and other quantities are given in the ICRU report 10a, (1962).

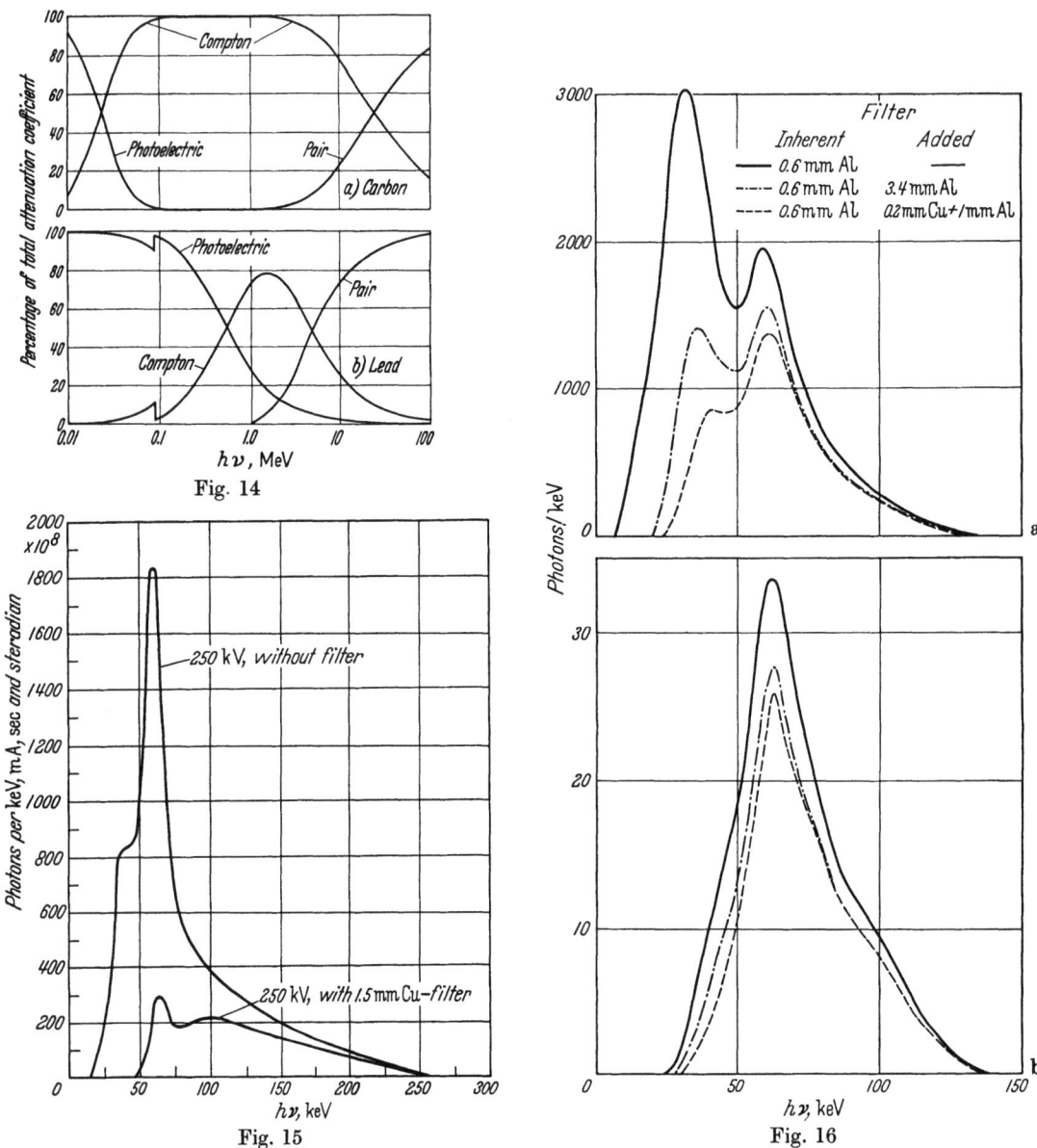

Fig. 14. Relative contributions of various photon interactions to the total attenuation coefficient for carbon and lead. (Fano, Spencer, and Berger, 1959)

Fig. 15. Spectrum of 250 kV primary roentgen radiation with and without additional filter

Fig. 16. a) Spectrum of 140 kV primary roentgen radiation with and without additional filters. b) The same *primary* radiation as in Fig. 16 a after passage through 20 cm water

β) Roentgen radiation

All roentgen units used in medical radiology produce a photon spectrum corresponding to radiation of very low energy up to the maximum energy. In Figs. 15 and 16 examples of spectra of primary roentgen radiation with and without additional filter are shown. By means of filtration a radiation protection effect is obtained because particularly low-energetic photons are removed from the beam, giving a smaller dose to the patient for the same tumour dose (Fig. 15) or film density (Fig. 16). Two high energy roentgen spectra are displayed in Fig. 17. They are produced by electrons accelerated in a betatron to 4.54 or 9.66 MeV and then hitting a tungsten target.

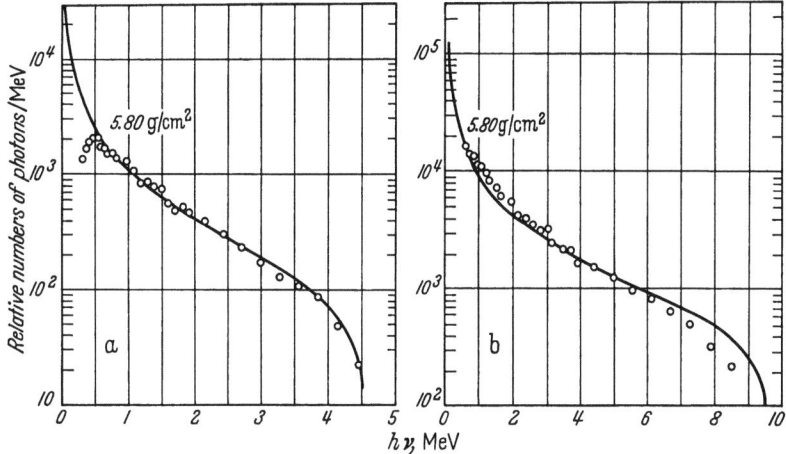

Fig. 17a and b. Experimental photon spectra for a tungsten target 5.80 g/cm² thick for electron energies of a) 4.54 MeV and b) 9.66 MeV. The solid line represents the theoretical thin target spectrum normalized to the experimental data at a) 2.27 MeV and b) 4.83 MeV. (STARFELT and KOCH, 1956)

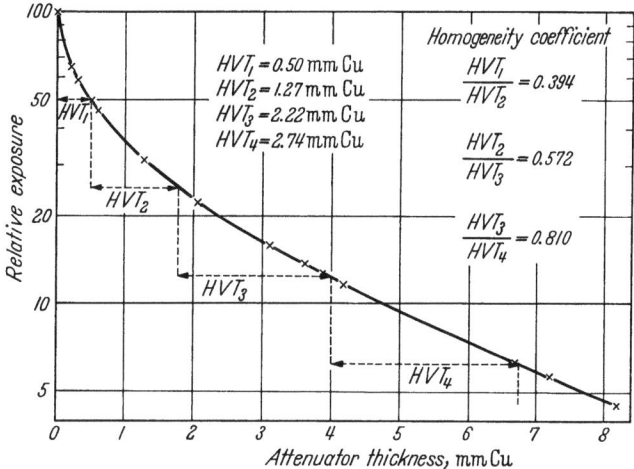

Fig. 18. Determination of consecutive HVT for 200 kV roentgen radiation

In radiology attenuation studies of roentgen radiation are frequently performed in order to determine the quality of the radiation. For this reason the half value thickness (HVT) (or half value layer HVL) is measured with good geometry. This quantity can be determined for exposure rate (most frequent), intensity, or number of photons per unit time. HVT is defined as the thickness of the attenuator required to reduce the measured quantity to half its value. For monoenergetic radiation the different HVT have one and the same value, equal to $(\ln 2)/\mu$, which is obtained from Eq. (20). An example of attenuation measurement and HVT determination for 200 kV roentgen radiation is given in Fig. 18. In this case consecutive exposure HVT have been studied. The ratio between the first and second HVT is called the homogeneity coefficient. The diagram shows that this factor increases with increasing filtration, approaching asymptotically unity, a value strictly valid for monoenergetic radiation.

c) Transmission in broad beam geometry

In practical radiation protection work the transmission of photons in pure narrow beam geometry, discussed in Section 1, b, is of rare occurrence. Exceptions are the transmission of well-collimated radiation from accelerators and the filtering of the primary beam from roentgen tubes; in the latter case the object is to get more favourable spectra and thereby less irradiation of patients and personnel. However, usually the aperture of the useful beam is so large that not all secondary radiation (photons, electrons, neutrons, etc.) created within it is removed from the beam. The range of the electrons is usually so short that their energy can be considered as locally absorbed. The electrons present a real radiation protection problem only for very high photon energies. Neutrons are also created only at high photon energies but even then with such a small yield that for the present we can ignore them.

The creation and penetration of secondary photons constitutes the principal non-trivial feature in analysing the photon penetration of protective barriers. The Compton scatter is the main source of secondary photons, particularly in the energy range 0.05 to 10 MeV and in low Z-material. For instance, on the average, 1 MeV photons are subject to about 14 Compton processes in water, before they are photoelectrically absorbed. In each process there is a reduction of the photon energy. This fractional degradation is greatest for high energy photons, and therefore there is an accumulation of low energy photons. The accumulation is limited by the photoelectric absorption at lower energies.

A detector placed in an uncollimated beam of monoenergetic photons registers a certain effect at a rate R_0. If a slab of absorbing and scattering material of thickness x is placed between the detector and the source, R_0 is affected in two ways: *firstly*, the primary photons are attenuated according to Eq. (20), which should reduce R_0 to R_x according to the relation $R_x = R_0 e^{-\mu_0 x}$, and *secondly*, an additional contribution of new, degraded photons from scattering processes in the slab in front of the detector, resulting in a final registration $R > R_x$. This effect can be mathematically expressed as

$$R = B\, R_0\, e^{-\mu_0 x}. \tag{26}$$

Here B is a function of the registration depth x, the primary photon energy $h\nu_0$, the elementary composition of the medium (Z), the geometry and the type of quantity being measured. B is usually termed the *buildup factor* and always refers to a measurable property of the photons, for instance intensity, number flux, absorbed dose, or exposure. For such a measurable quantity the buildup factor is defined as the ratio between this quantity observed when the effect of all photons is included *and* the same quantity observed as an effect of the primary photons only. The various buildup factors depend strongly upon the geometry; they increase with the cross sectional area of the beam and with the depth in the material studied. The buildup factor reaches a saturation value in the center of an irradiated area if this area is made large enough. It increases monotonically with depth in an irradiated medium and will never approach a maximum. These features are illustrated by Fig. 19, which shows depth doses as tissue-air dose ratios on the central axis measured in approximately semi-infinite water phantoms. Here the primary radiation consists of continuous roentgen radiation with HVT = 0.5 mm Cu. At zero field size depth dose decreases almost entirely exponentially, but with increasing field size the deviation from the exponential relationship becomes more pronounced; this effect of buildup increases with both field size and depth. For example,

Table 4. *Exposure buildup factors, B_{exp}, for various field sizes and depths in water, for roentgen radiation of $HVT = 0.5\,mm\,Cu$.*
Plane perpendicular source

Field size cm^2	Depth, cm		
	0	10	20
0	1	1	1
25	1.25	2.5	2.6
400	1.49	5.8	9.9
∞	1.51	7.4	19.7

the curve for the field size 400 cm^2 demonstrates an approximately saturated contribution on the phantom surface from secondary radiation, whereas for the same saturation at 20 cm depth a much larger field size is required. Buildup factors for different field sizes given in Table 4 are obtained from Fig. 19.

A more interesting case, from a radiation protection point of view, is given by Fig. 20, which shows the intensity transmitted by protective barriers of water, iron, and lead as a function of barrier thickness. A plane-perpendicular 1 MeV-source has been used. The depth is expressed in mean free paths for 1 MeV photons in the respective materials. In this representation the curves for transmitted intensity in narrow-beam geometry will be identical for all materials.

The curves in Fig. 20 have a shape similar to those of Fig. 19. The buildup factors necessarily become smaller *behind* a barrier than *inside* a medium, because in the latter case scattered photons from material behind the observation point contribute to the measured or calculated quantity. The most striking, but trivial, difference between Figs. 19 and 20 is the fact that in Fig. 20 there is no buildup at zero thickness.

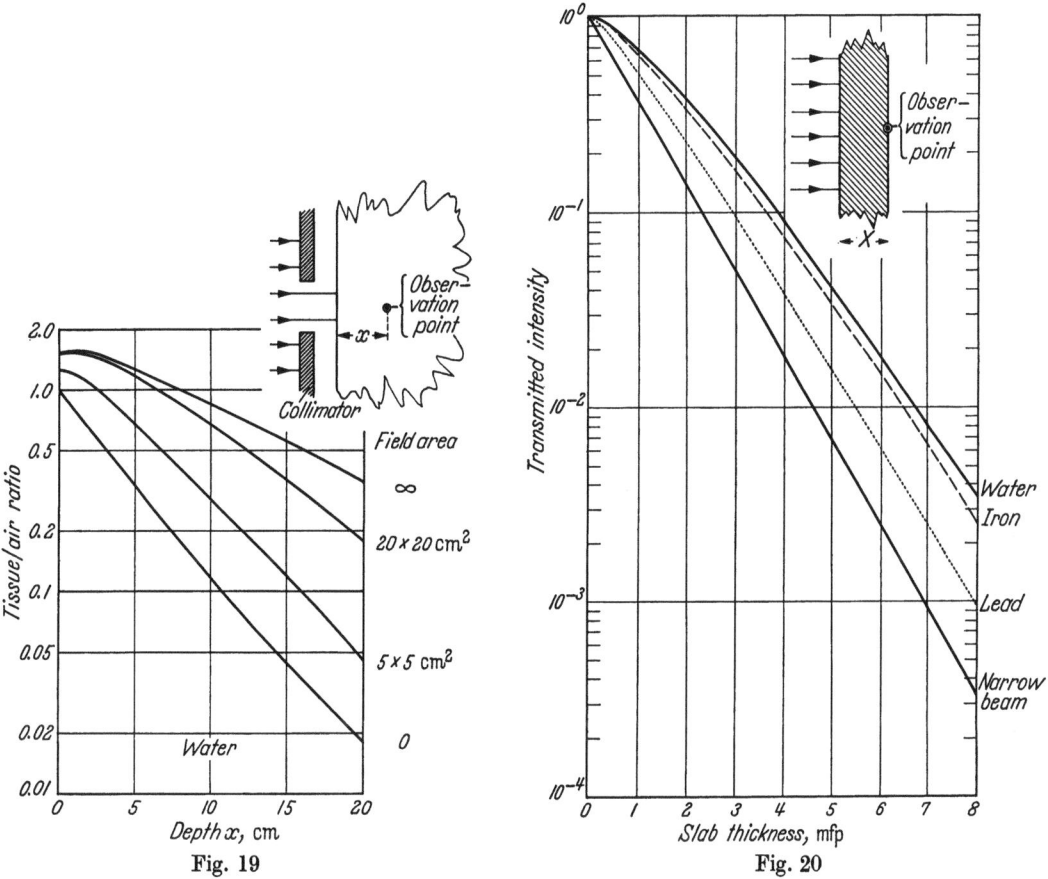

Fig. 19   Fig. 20

Fig. 19. Tissue-air dose ratios on the central axis of a roentgen radiation beam (HVT = 0.5 mm Cu) for various field sizes. The buildup factor $B(x)$ is obtained as the ratio between the dose for the actual field size and the dose for zero field at the depth x. It should be emphasized that the use of tissue-air dose ratios transforms a point isotropic source to a monodirectional beam. (JOHNS, BRUCE and REID, 1958)

Fig. 20. Transmitted intensity in broad-beam geometry. Plane monodirectional 1 MeV-source. The slab thickness, x, is expressed in mean free paths; the narrow beam curve is therefore identically the same for all materials. The intensity buildup factor is obtained as the ratio of broad beam to narrow beam data. The diagram is based on data from BERGER and DOGGETT, 1956

For monoenergetic photons in the energy interval 0.05—15 MeV there is available a great amount of theoretical and experimental data on buildup factors, as well as on angular distributions and spectra of scattered photons. The calculations have been made for various materials and geometries. The radiation sources considered have been plane monodirectional, point isotropic, and plane isotropic, and the beam direction perpendicular or oblique. In a few cases a collimated beam has been used. The various types of source geometries are illustrated in Fig. 21. The radiation has been studied within and behind a homogeneous medium being either infinite, semi-infinite or, in the form of a plane-parallel slab; in some cases several consecutive slabs of different materials have been

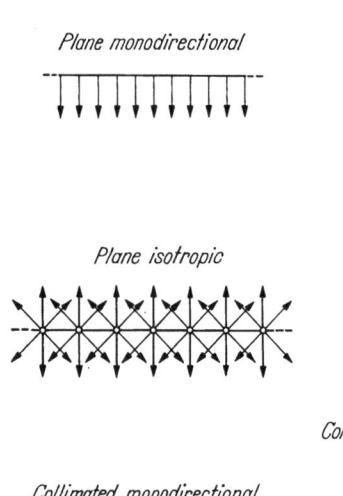

Fig. 21. Cross sections of source geometries used in the text. The plane isotropic source actually consists of an infinite number of point isotropic sources

treated. The calculated results, for instance spectra, buildup factors etc., are usually given in units of intensity (sometimes denoted energy flux density, energy flux, spherical intensity or only intensity), number flux (particle flux density), exposure, or sometimes in units of plane intensity (energy current density, energy current) or number current. The term *intensity* can be defined as "the energy per unit time entering a small sphere, centered at the place of interest, per unit cross-sectional area of the sphere". The term *particle flux density* has a similar definition, whereas *plane intensity* is defined as "the energy per unit time crossing a unit area oriented in a certain defined direction. The energy transport is considered as positive in one direction, negative in the opposite". For *number current* an analogous definition is valid. The difference between flux and current is illustrated by Fig. 22, where perpendicularly incident radiation is deviated in a slab of a non-absorbing material in the direction Θ without any energy degradation. The two thick horizontal lines represent a unit area perpendicular to the direction of the incident radiation. In the same way the two circles represent the sphere of unit cross section.

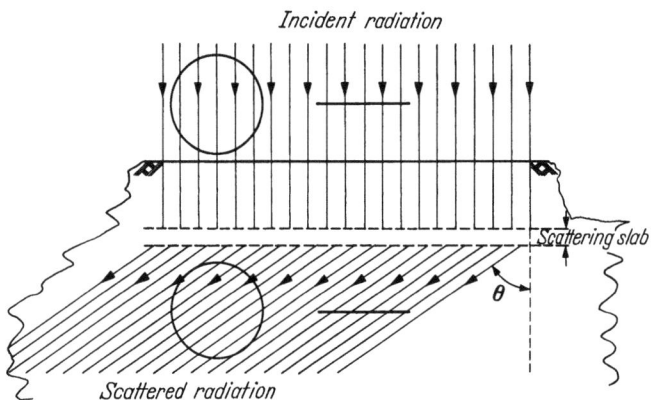

Fig. 22. The difference between intensity and plane intensity

In this hypothetical case the plane intensity is the same on both sides of the border, whereas the spherical intensity is greater within the medium. For a plane monodirectional source the following relation between plane and spherical intensity, I_{pl} and I_{sph}, holds

$$I_{pl} = I_{sph} \cos \Theta, \qquad (27)$$

where Θ is the angle between the beam direction and the normal to the irradiated unit area. Plane and spherical intensity are thus identical for perpendicularly incident radiation $(\Theta = 0)$. From Eq. (27) it is also evident that the plane intensity is zero for isotropic radiation. As the purpose of radiation protection measures is to keep the biological effect of irradiation at a negligible level or to reduce efficiently the background of a directionally independent detector and because these effects are much more related to spherical than to plane intensity, the spherical intensity is of far greater interest. Thus, for monoenergetic photons, the absorbed dose rate, D, can be calculated from the spherical intensity by means of mass energy absorption coefficients according to

$$D = \frac{\mu_{en}}{\varrho} I_{sph} \left(\frac{erg}{g\,s} \right) = \frac{1}{100} \frac{\mu_{en}}{\varrho} I_{sph} \left(\frac{rad}{s} \right) \tag{28}$$

This relation is strictly valid only if the range of the secondary electrons is small. For water (or soft tissue) μ_{en}/ϱ has a rather constant value for $h\nu > 50\,keV$; accordingly, Eq. (28) is suitable when estimating dose rates even without a detailed knowledge of the spectral distribution.

At high photon energies and at depths larger than the maximum range of the electrons Eq. (28) slightly underestimates the dose rate. The reason is that the range of the electrons at these photon energies is comparable to the mean free path of the photons. Among other things this means that the energy transferred to the electrons can not be considered as locally absorbed any more. The pronounced forward scattering of the electrons results in absorption at larger depths than for the interaction event itself. This is illustrated by Fig. 23, where the two curves show the energy

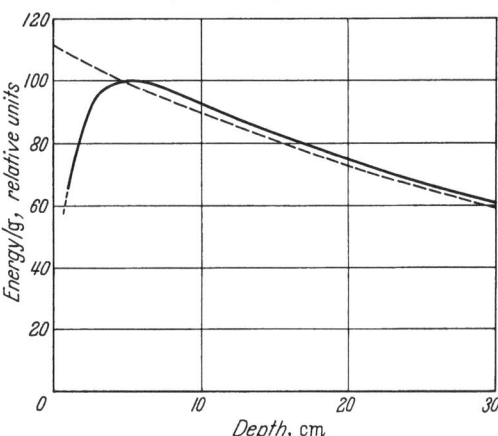

Fig. 23. The absorption of 24 MV roentgen rays in water. The solid line is the true depth-dose curve; the dashed line indicates the energy transferred to the electrons per mass unit as a function of depth

transferred to the electrons $\left(\frac{\mu_K}{\varrho} I_{sph} \right)$ per gram material (H_2O) and the energy absorbed per gram material. μ_K/ϱ, the mass energy transfer coefficient is related to the mass energy absorption coefficient μ_{en}/ϱ through the expression

$$\frac{\mu_{en}}{\varrho} = \frac{\mu_K}{\varrho} (1-G) \tag{29}$$

where G is the proportion of the energy of the electrons that is lost to bremsstrahlung in the material. The curves are valid for 24 MV roentgen radiation. The figures for absorbed energy per gram are obtained from Brit. J. Radiol., Suppl. 10 (1961). Evidently the absorbed dose is overestimated by Eq. (28) at small depths and slightly underestimated at larger depths.

BERGER and DOGGETT (1956) have calculated energy buildup factors for plane-monodirectional radiation of monoenergetic photons transmitted through thick barriers; cf. Table 5. For barrier thickness up to 2 mfp the calculations have been performed by the Monte Carlo method, whereas results for thicker barriers have been obtained by means of the moment method with due attention being given to the boundary effects (cf. Section 1, e). In these calculations no contributions from bremsstrahlung, annihilation radiation or characteristic roentgen radiation have been included. Table 6 gives exposure buildup factors for plane monodirectional sources. From the data of Table 6 it is evident that these buildup factors, in addition to the increase with depth, usually decrease with increasing Z and $h\nu$. However, at those photon energies where the pair production becomes important the reverse partially occurs — that is, increasing buildup factors with increasing Z and $h\nu$; for instance this is valid at $h\nu = 10\,MeV$ and a barrier thickness of 10 mfp.

Table 5. *Energy-transmission buildup factors* (BERGER and DOGGETT, 1956)

$h\nu_0$ MeV	$1\,\mathrm{mfp} = \dfrac{1}{\mu_0}$ cm	Barrier thickness mfp					
		0.5	1.0	2.0	4.0	8.0	16.0
		Water					
0.66	12	1.49	1.96	3.10	5.99	13.3	39.4
1	14	1.40	1.80	2.72	5.01	10.5	25.7
4	30	1.22	1.42	1.83	2.60	4.21	7.20
		Iron					
1	2.2	1.40	1.72	2.43	4.07	7.80	17.8
4	4.0	1.20	1.36	1.72	2.50	4.17	7.45
10	4.4	1.07	1.16	1.35	1.75	2.80	5.85
		Tin					
1	2.4	1.29	1.56	2.10	3.15	5.31	10.2
4	3.8	1.16	1.31	1.63	2.35	4.12	9.41
10	3.6	1.06	1.12	1.26	1.59	2.75	8.22
		Lead					
1	1.3	1.20	1.35	1.63	2.09	2.87	4.24
4	2.1	1.11	1.23	1.44	1.98	3.28	7.46
10	1.8	1.03	1.08	1.17	1.40	2.17	6.47

Table 6. *Exposure buildup factor, $B_{\exp}$* (GOLDSTEIN and WILKINS, 1954)

$h\nu_0$ MeV	Plane monodirectional source mfp					
	1	2	4	7	10	15
	Water					
0.5	2.63	4.29	9.05	20.0	35.9	74.9
1.0	2.26	3.39	6.27	11.5	18.0	30.8
2.0	1.84	2.63	4.28	6.96	9.87	14.4
3.0	1.69	2.31	3.57	5.51	7.48	10.8
4.0	1.58	2.10	3.12	4.63	6.19	8.54
6.0	1.45	1.86	2.63	3.76	4.86	6.78
8.0	1.36	1.69	2.30	3.16	4.00	5.47
	Iron					
0.5	2.07	2.94	4.87	8.31	12.4	20.6
1.0	1.92	2.74	4.57	7.81	11.6	18.9
2.0	1.69	2.35	3.76	6.11	8.78	13.7
3.0	1.58	2.13	3.32	5.26	7.41	11.4
4.0	1.48	1.90	2.95	4.61	6.46	9.92
6.0	1.35	1.71	2.48	3.81	5.35	8.39
8.0	1.27	1.55	2.17	3.27	4.58	7.33
10.0	1.22	1.44	1.95	2.89	4.07	6.70
	Lead					
0.5	1.24	1.39	1.63	1.87	2.08	
1.0	1.38	1.68	2.18	2.80	3.40	4.20
2.0	1.40	1.76	2.41	3.36	4.35	5.94
3.0	1.36	1.71	2.42	3.55	4.82	7.18
4.0	1.28	1.56	2.18	3.29	4.69	7.70
6.0	1.19	1.40	1.87	2.97	4.69	9.53
8.0	1.14	1.30	1.69	2.61	4.18	9.08
10.0	1.11	1.24	1.54	2.27	3.54	7.70

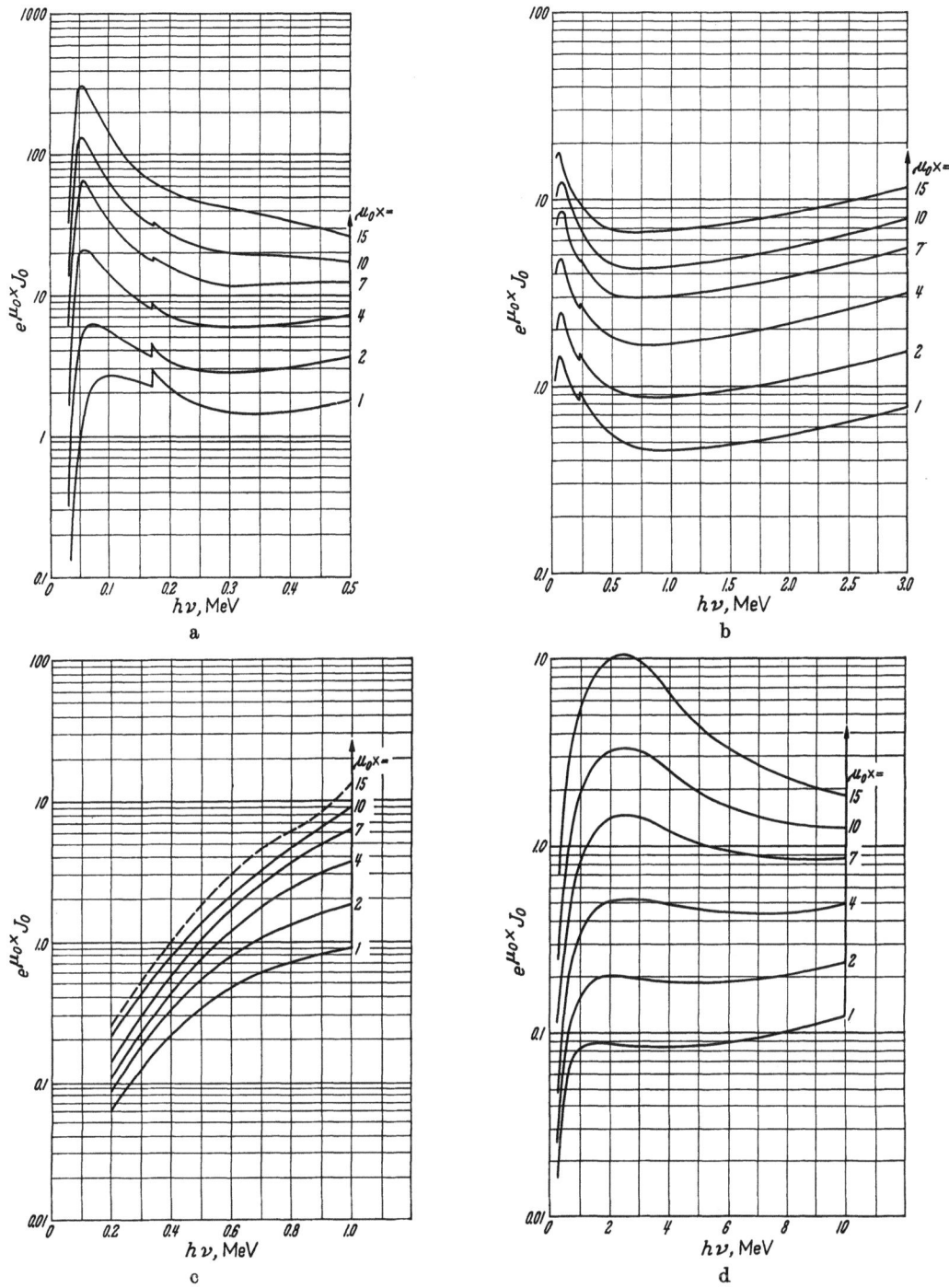

Fig. 24a—d. Spectral distributions of the intensity at various distances x from a plane-perpendicular source. a) 0.5-MeV source in water. b) 3-MeV source in water. c) 1-MeV source in lead. d) 10-MeV source in lead. (GOLDSTEIN and WILKINS, 1954)

Spectral distributions of the energy flux at different distances x from a plane mono-directional source in an infinite medium are shown in Fig. 24 (GOLDSTEIN and WILKINS, 1954). Fig. 24a is valid for $h\nu_0 = 0.5$ MeV and Fig. 24b for $h\nu_0 = 3$ MeV, both for a low-Z material (H_2O); Fig. 24c and d deal with a high-Z material (lead) at $h\nu_0 = 1$ and 10 MeV, respectively. The relative energy loss per Compton collision decreases with decreasing photon energy. As the Compton cross section tends to become constant at low photon energies (Fig. 4) this results in an increasing number of photons per energy interval for decreasing photon energy. For a pure Compton scatterer this increase would continue down to zero energy of the photons. In other material the photoelectric absorption cuts off this accumulation. In low-Z elements evidently Figs. 24a, b indicate a pronounced piling up of low energy photons. It is also worth while mentioning that Figs. 24a, b show that at depths > 4 mfp the various spectra are very similar — that is, the intensity ratio of low- to high-energy photons does not change appreciably. The proper explanation

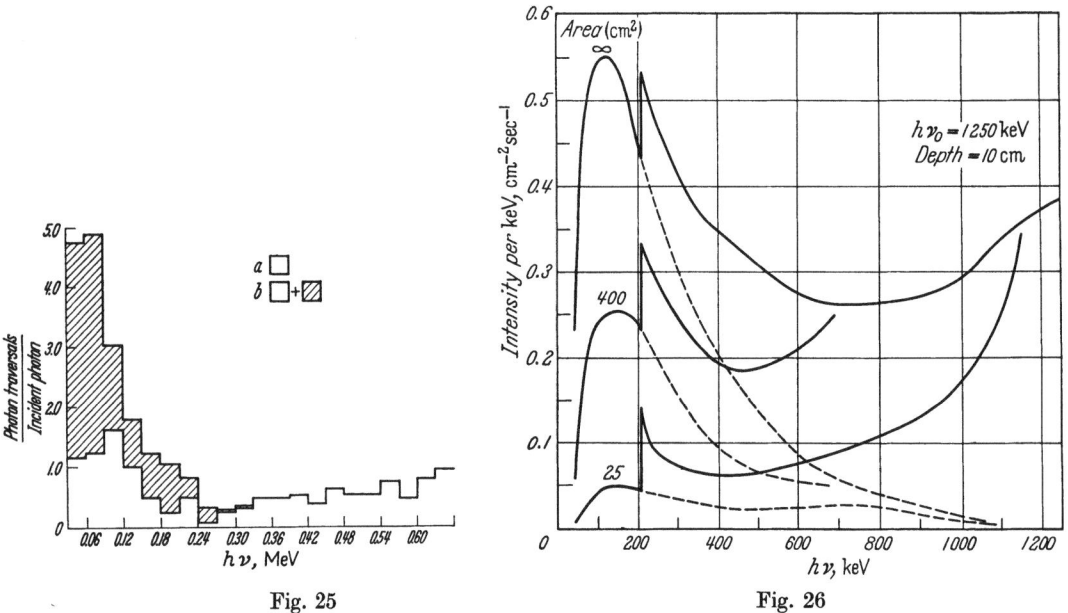

Fig. 25   Fig. 26

Fig. 25. Calculated spectra of transmitted scattered radiation. Plane-perpendicular 0.66 MeV source, water medium. Spectrum of photons traversing the plane at a depth 2 mfp in a) a slab of thickness 2 mfp, and b) in an infinite medium. (Fano, Spencer, and Berger, 1959)

Fig. 26. Intensity spectra of scattered 1.25 MeV radiation in water at a depth of 10 cm (field sizes: 25 cm², 400 cm² and ∞). The solid line represents the total spectrum. The dashed line and its continuation below 212 keV corresponds to the multiply-scattered radiation. The difference between the solid line and the dashed line represents singly scattered radiation. 1.25 MeV radiation normally incident with 1 photon per cm² and s. (Bruce and Johns, 1960)

of this fact is that only slightly scattered photons with energies approaching those of the primary photons contribute substantially to the transmission and the buildup at a depth. On the contrary the intensity ratio of secondary to primary photons rises monotonically with depth. This is also evident from Fig. 24 and Tables 4 to 6.

With increasing Z the low-energy peak diminishes gradually; for lead it disappears entirely (Figs. 24c, d). In Fig. 24d there is a peak slightly beyond 3 MeV. The accumulation of energy in this region is a result of the minimum absorption of 3 MeV photons in lead. Photons with an initial energy greater than this minimum absorption energy become more penetrating if their energy is only moderately degraded; these degraded photons may thus dominate the spectrum.

The spectra in Fig. 24 correspond to calculations for an infinite medium. In a slab of finite thickness the buildup factors are smaller because a certain fraction of those photons which leave the slab through a boundary surface, in the case of an infinite medium, reenter the plane of observation after being scattered one or several times and in this way contribute to the buildup effect in the latter case. This is illustrated by Fig. 25 which shows the resulting spectrum of a 0.66 MeV plane monodirectional source a) behind a water slab of thickness 2 mfp ≈ 23 cm and b) at the same plane of observation as in a) but within an infinite medium (M.J. Berger, 1955). Obviously mainly low energy photons are added to spectrum a) because the necessarily large scattering angle

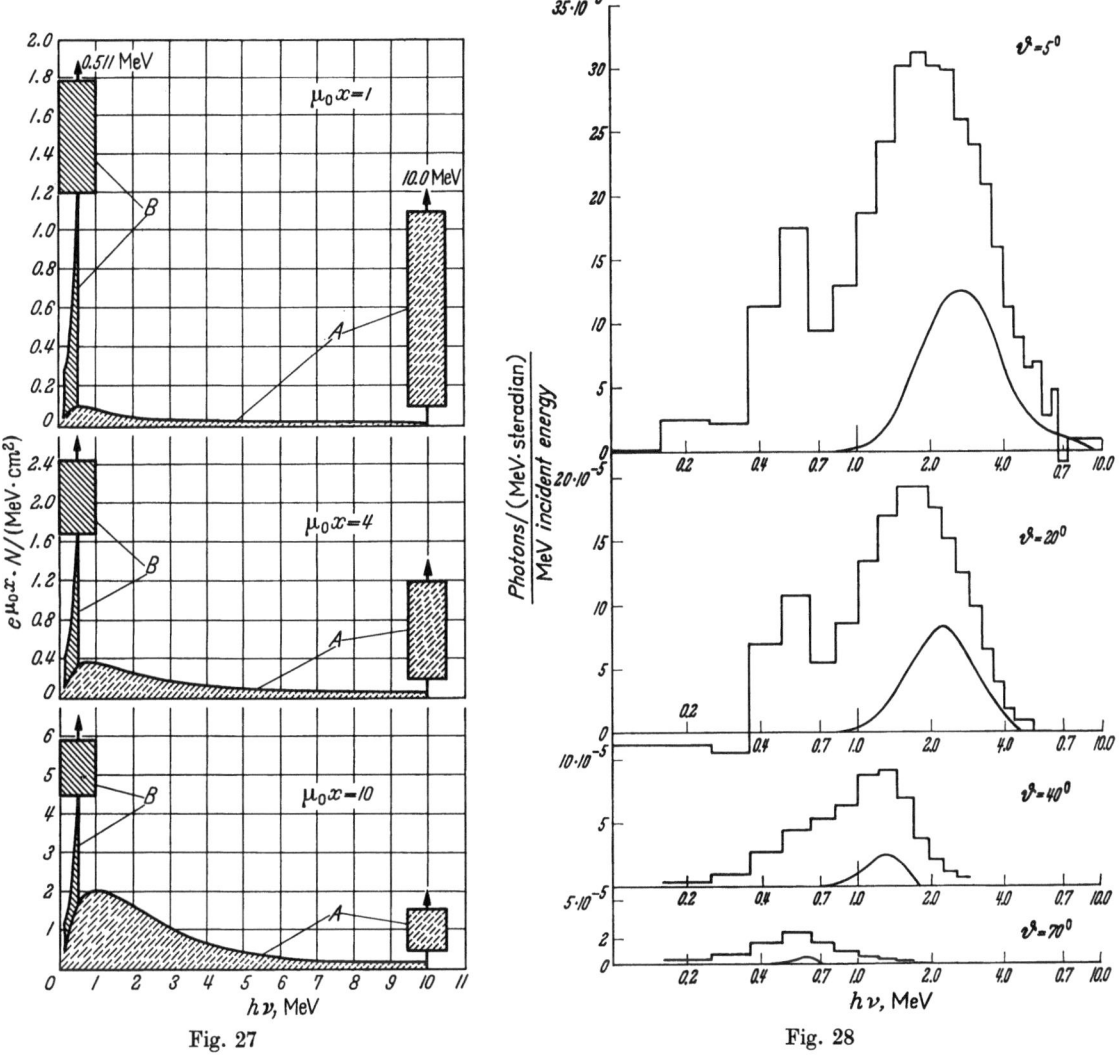

Fig. 27   Fig. 28

Fig. 27. Contribution of annihilation radiation to the photon flux at distances 1, 4, and 10 mfp from a plane-perpendicular 10 MeV source in an infinite lead medium. (BERGER, HUBBELL, and REINGOLD, 1959)

Fig. 28. Histograms: Spectra of photons transmitted by a 15 cm thick lead barrier, observed at directions 5°, 20°, 40°, and 70° from the primary beam. Solid curves: Calculated spectra of singly scattered photons. The primary radiation is 10 MV roentgen radiation. (HUBBELL, HAYWARD, and TITUS, 1957)

causes an appreciable energy degradation. According to Eq. (6) the maximum energy of a photon scattered more than 90° is 0.511 MeV.

In high-Z material, for instance lead, the spectra and the buildup factors for a slab and for an infinite medium are almost identical owing to the strong photoelectric absorption. BRUCE and JOHNS (1960) have, using the Monte Carlo method, calculated intensity spectra for water, on the central axis, for beams of 0.05 to 1.25 MeV photons (plane monodirectional radiation, collimated and uncollimated). Fig. 26 shows spectra of scattered radiation from 1.25 MeV primary photons for various field sizes. The singly scattered radiation is separately given in this diagram.

In most published data the photon contribution from bremsstrahlung, annihilation and characteristic roentgen rays have been ignored. This is also true for Fig. 24d. For lead BERGER, HUBBELL, and REINGOLD (1959) have calculated the annihilation contribution for the energy interval $h\nu_0 = 2$ to 10 MeV. The number flux spectrum at different depths for primary photons of 10 MeV is given in Fig. 27. Here the areas marked A

represent the residual numbers of primary and Compton scattered photons at the depth of interest whereas the areas B in the same way indicate the unscattered and scattered annihilation photons.

Experimental values on exposure buildup for various field sizes can be computed

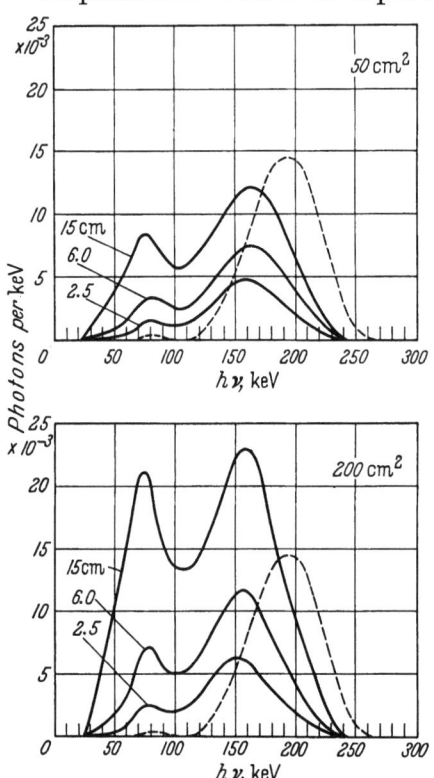

for water from standard tables of central-axis depth-dose data. These data are usually obtained from measurements by means of small ionization chambers. By using scintillation spectrometry a more detailed analysis of the radiation in water and other materials can be made. HUBBELL, HAYWARD, and TITUS (1957) have studied the angular number flux spectra behind thick lead barriers with this method, using continuous roentgen radiation from a betatron as the primary radiation. Fig. 28 shows angular number flux spectra of 10 MV roentgen rays transmitted by a 15 cm thick lead barrier. Photon spectra in directions only slightly deviating from the primary beam, for instance at 5° and 20°, contain two peaks, one related to the minimum absorption at about 3 MeV and the other one close to 0.5 MeV as a result of annihilation radiation. Calculated spectra of singly-scattered photons are also given in Fig. 28 (solid curves), which furthermore demonstrates that the transmitted radiation is strongly directed forward.

Fig. 29 shows spectrometrically determined number flux gamma spectra obtained behind water slabs of 3 different thicknesses (BJÄRNGARD and HETTINGER, 1961). As primary radiation heavily filtered 250 kV roentgen rays (HVT = 4.8 mm Cu) were used. The low-energy peak in the spectra originates from multiply-scattered photons whereas the peak at a higher photon energy represents singly-scattered photons.

Fig. 29. Solid curves: Number flux spectra of secondary radiation behind water slabs of different thicknesses and with different field sizes. Dashed curves: The corresponding number spectra of primary photons at the same depths. The effective energy of the primary spectrum is 190 keV. (BJÄRNGARD and HETTINGER, 1961)

d) Reflection of electromagnetic radiation

In the preceeding section the ability of barriers to reduce the radiation level of the primary beam was treated. At the same time as this level is reduced *behind* the barrier it increases *in front* of the barrier. From any irradiated object secondary radiation is emitted, originating from interaction processes within the object itself.

As was the case with the transmission problems in Section 1, c, reflection phenomena will be treated only for plane slabs with zero to semi-infinite thicknesses. In the case of an irradiated plane slab the term *reflection* is identical with the more common term *backscatter*, used in radiology.

The reflective power of a material is usually expressed in terms of its *albedo*. *Number albedo* is defined as the ratio of the total number of reflected photons to the number of incident photons. In the same way *energy albedo* is defined as the ratio of the reflected to the indident energy. For a plane, monodirectional source the albedo value of a medium may be expressed as the ratio of the reflected current to the incident current. When calculating the albedo from a known or observed flux each component of the flux therefore has to be multiplied by the absolute value of cos Θ, where Θ is the angle between the direction of the photons and the normal to the surface of the medium [Eq. (27)].

For the determination of albedo values a point source and a great focus-reflector distance may approximate a plane monodirectional source. The extension of the plane slab and the size of the radiation field should be large enough in order to avoid any influence of radiation processes at the periphery of the field on its central part. In order to estimate correct albedo values of collimated radiation it is necessary to count all those photons leaving the surface, even those outside the geometrical beam. If the spectral or angular distributions of the emitted photons have to be considered, the corresponding differential albedo can be defined. In the radiation protection literature albedo values are usually given for semi-infinite media.

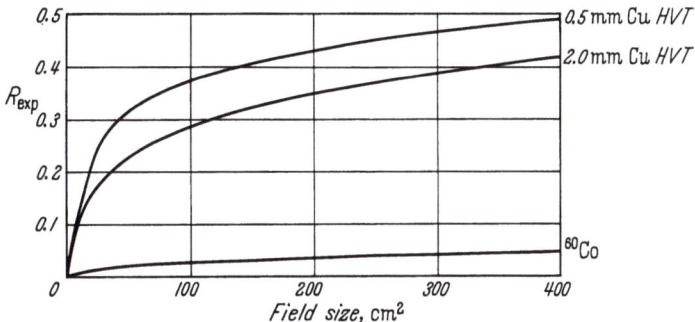

Fig. 30. Exposure reflection coefficient or backscatter coefficient, R_{exp}, as a function of field size for three different radiation qualities

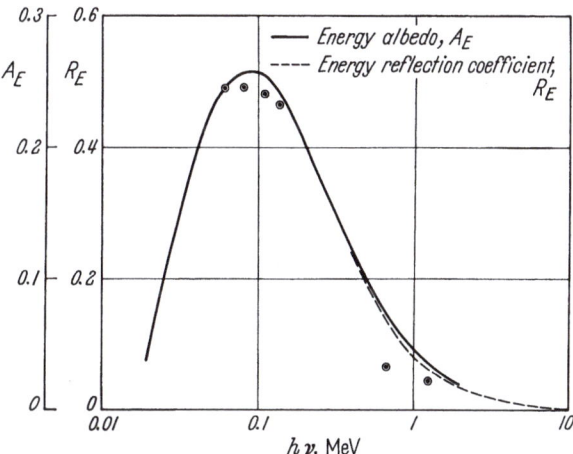

Fig. 31. A comparison between the energy albedo (A_E calculated by BERGER and RASO, 1960) and the energy reflection coefficient, R_E, calculated by BERGER and DOGGETT (1956). The semi-infinite medium is water and a plane-perpendicular source has been used. In overlapping regions the two curves almost coincide in the ordinate scales given. For comparison a few experimental values of R_{exp} for a 20×20 cm² field are given on the same scale as R_E. (Brit. J. radiol. Supp. 10, 1961)

Instead of using the albedo concept the reflective power is often characterized by the reflection- or backscattering-coefficient — that is, the fractional increase of the reading of a directionally independent, ideal detector caused by the presence of a nearby medium. The detector has to be located on the surface of the medium. The energy and number reflection coefficients can also be defined as the ratio of reflected to incident intensity and number flux, respectively. Reflection coefficients R can be given for intensity, number flux, absorbed dose or exposure. The last quantity is obtained from the backscatter factor B_{exp}, frequently used in radiology and equal to the buildup factor at zero depth, by subtracting the contribution of the primary radiation

$$R_{\mathrm{exp}} = B_{\mathrm{exp}} - 1. \tag{30}$$

The index exp refers to the exposure. Contrary to the albedo value the reflection coefficient depends on the collimation. Fig. 30 shows the exposure reflection coefficient as a function of the irradiated area. The coefficient reaches a saturation value for a sufficiently large area. In a hypothetical case with perpendicularly incident radiation — that is, the plane intensity identical with the spherical intensity and with isotropically reflected radiation, the reflection coefficients are exactly twice as large as the corresponding albedo values. For a plane perpendicular source and a semi-infinite medium the reflection coefficient can be estimated as approximately twice as large as the albedo; this is verified by Fig. 31. In order to illustrate the difference between the albedo A and the reflection coefficient R for a plane monodirectional source Fig. 32 shows two hypothetical cases with the same number of photons per cm² hitting the surface per second. The backscattered radiation is assumed to be isotropic in both cases and proportional to the number

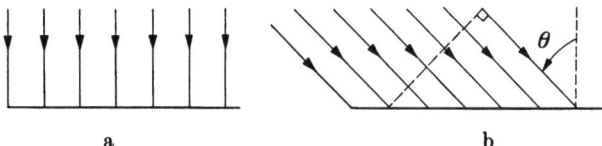

Fig. 32. Two cases with the same plane intensity but with different incident angles illustrating the hypothetical case discussed in the text (Page 19)

of incident photons per unit area (current density). For the first case, with perpendicular incident radiation (Fig. 32a), the following relation holds, as pointed out above,

$$A_a = \frac{(I'_{\mathrm{pl}})_a}{(I_{\mathrm{pl}})_a} = \frac{\frac{1}{2}(I'_{\mathrm{sph}})_a}{(I_{\mathrm{sph}})_a} = \frac{1}{2} R_a \ . \tag{31}$$

And for the second case, with the radiation incident at an angle Θ with the normal (Fig. 32b)

$$A_b = \frac{(I'_{\mathrm{pl}})_b}{(I_{\mathrm{pl}})_b} = \frac{\frac{1}{2}(I'_{\mathrm{sph}})_b}{(I_{\mathrm{sph}})_b \cos \Theta} = \frac{R_b}{2 \cos \Theta} . \tag{32}$$

By definition we find that $(I_{\mathrm{pl}})_a = (I_{\mathrm{pl}})_b$ and accordingly $(I'_{\mathrm{pl}})_a = (I'_{\mathrm{pl}})_b$ — that is, $A_a = A_b$.
This gives directly the following expression

$$R_b = R_a \cos \Theta . \tag{33}$$

Here the indices pl and sph refer to plane and spherical intensity. The primed quantities indicate reflected radiation, the nonprimed ones incident radiation.

The albedo values gives the most useful information about the reflective power of a material. For instance, it indicates the true fraction of the incident energy being reflected. If also the transmitted fraction is determined, the energy absorbed within the medium itself is easily calculated — that is, if the total incident energy is known. These relationships are important when making determinations of the integral dose (Carlsson, 1963). On the other hand, the reflection coefficient more directly indicates the radiation doses and radiation levels to which persons and detectors may be exposed. Therefore, the reflection coefficient is usually more directly applicable to radiation protection work.

The albedo and the reflection coefficient are both functions of the thickness d and atomic number Z of the medium, as well as of the photon energy and angle of incidence.

$$A = A\ (d, Z, h\nu, \Theta), \qquad R = R\ (d, Z, h\nu, \Theta). \tag{34}$$

For concrete ($Z_{\mathrm{eff}} = 13.4$) the variation of R with d at $\Theta = 0$ and for various $h\nu$ from 1 to 10 MeV is illustrated in Fig. 33 [Leimdörfer (1), 1963]. The experimentally determined curve for aluminium and ⁶⁰Co γ-rays, $h\nu = 1.25$ MeV agrees well with the data calculated by the Monte Carlo method.

Table 7 shows the degree of saturation of the reflection coefficient for some materials at different thicknesses. It should be emphasized that the reflection approaches a saturation value already for 1 to 2 mfp thick barriers for the photon energy given in the table.

For photon energies 0.1 to 0.2 MeV and low-Z material (e.g. water) the work by HETTINGER (1960) indicates that more than 2 mfp is required to produce a saturation of the reflection. This trend can also be traced in Fig. 33.

Extensive albedo calculations have been performed by BERGER and RASO (1960) using the Monte Carlo method. These calculations include albedos for semi-infinite media of various

Table 7. *The effect of slab thickness on the saturation of the reflection. Plane perpendicular source* (FANO, SPENCER and BERGER, 1959)

Medium	$h\nu_0$ MeV	Slab thickness mfp		
		0.5	1.0	2.0
Water	0.66	0.65	0.88	0.99
Iron	1.00	0.79	0.93	1.00
Tin	1.00	0.95	0.99	1.00
Lead	1.00	0.97	1.00	1.00

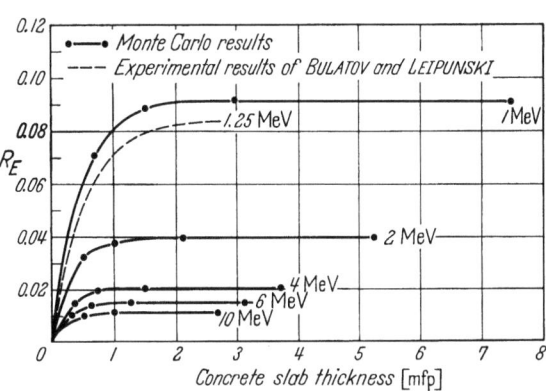

Fig. 33. Variation of the intensity reflection coefficient, R_E, with concrete slab thickness at photon energies from 1 to 10 MeV. [LEIMDÖRFER (1), 1963]

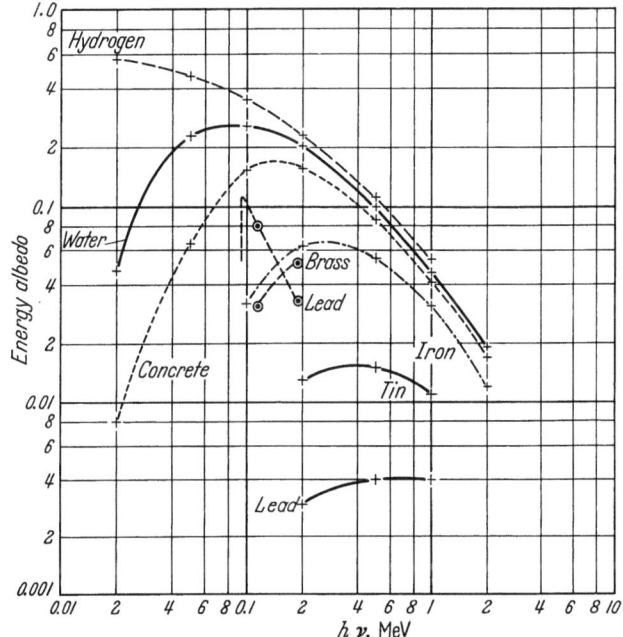

Fig. 34. Energy albedo values for different materials as a function of $h\nu$. The crosses correspond to theoretical values from BERGER and RASO (1960); the circles show the experimental data due to HETTINGER (1960)

elements from hydrogen to lead in the photon energy interval 0.02 to 2 MeV, at various angles of incidence. As an example of the results of this investigation Fig. 34 shows the energy albedo for water, concrete, iron, tin, and lead for perpendicularly incident radiation. If no photoelectric absorption had occurred, the decreasing energy absorption and the more isotropic Compton scattering at low photon energies (cf. Figs. 3 and 4) should give rise a monotonically increasing albedo for decreasing $h\nu$. However, with increasing Z the photoelectric absorption increases, creating a maximum in the energy albedo curve and a displacement of this maximum towards higher energies for increasing Z. Experimentally obtained albedo data for brass and lead are also plotted in Fig. 34; heavily filtered, semi-monoenergetic roentgen rays with effective energies of 114 and 187 keV have been used as incident radiation (Hettinger, 1960). In the case of brass the characteristic roentgen radiation can be ignored and the agreement with interpolated theoretical albedo data is very good. But for lead the characteristic roentgen radiation is responsible for almost the entire albedo; only 2 to 5 % originates from Compton processes. The

Table 8. *The dependence of number- and energy albedo of photon energy and angle of incidence* (Berger and Raso, 1960)

Angle of incidence	$h\nu_0$, MeV							
	0.02	0.05	0.1	0.2	0.5	1.0	1.25	2.0
water ($Z_{eff} = 7.5$)								
Number albedo, A								
0°	0.050	0.276	0.391	0.425	0.358	0.289	0.257	0.222
30°	0.050	0.297	0.418	0.453	0.391	0.324	0.291	0.257
60°	0.062	0.372	0.520	0.559	0.508	0.458	0.424	0.390
90°	0.146	0.611	0.746	0.788	0.782	0.778	0.764	0.772
Isotropic source	0.071	0.400	0.536	0.575	0.517	0.474	0.457	0.419
Energy albedo, A_E								
0°	0.047	0.227	0.257	0.203	0.099	0.046	0.034	0.019
30°	0.047	0.245	0.276	0.222	0.113	0.055	0.048	0.024
60°	0.058	0.312	0.359	0.296	0.172	0.103	0.078	0.050
90°	0.140	0.541	0.586	0.528	0.419	0.335	0.313	0.270
Isotropic source	0.067	0.339	0.378	0.315	0.192	0.126	0.106	0.073
concrete ($Z_{eff} = 13.4$)								
Energy albedo, A_E								
0°	0.008	0.065	0.153	0.154	0.085	0.041	0.033	0.017
30°	0.008	0.072	0.170	0.170	0.097	0.051	0.038	0.021
60°	0.012	0.102	0.235	0.242	0.160	0.098	0.074	0.048
90°	0.028	0.243	0.473	0.500	0.413	0.348	0.308	0.266
Isotropic source	0.012	0.115	0.255	0.269	0.188	0.120	0.097	0.069
iron ($Z = 26$)								
Energy albedo, A_E								
0°			0.032	0.063	0.054	0.031		0.012
30°			0.035	0.074	0.065	0.039		0.017
60°			0.057	0.125	0.119	0.079		0.041
90°			0.183	0.370	0.378	0.327		0.263
Isotropic source			0.069	0.150	0.149	0.105		0.066
lead ($Z = 82$)								
Energy albedo, A_E								
0°				0.003	0.004			0.004
30°				0.004	0.005			0.006
60°				0.008	0.018			0.024
90°				0.043	0.159			0.214
Isotropic source				0.012	0.032			0.045

continuous spectra used in this experiment give rise to an underestimation of the decrease of the albedo with $h\nu$. Nevertheless, it is evident that by ignoring the characteristic roentgen rays Berger and Raso (1960) have obtained albedo values for lead at $h\nu = 200$ keV which are too small; the chosen cut off energy in this case is 100 keV. From Fig. 34 it is also evident that high-Z material most efficiently reduces secondary radiation created by incident photons of $h\nu > 0.2$ MeV. For certain energy intervals below 0.2 MeV the characteristic roentgen radiation from high-Z elements such as lead is so intense that material with lower atomic number, for instance iron, brass or rather tin, is preferable.

Covering with a suitable high-Z material those areas of floors and walls which are struck by the primary radiation from a radiological source can appreciably reduce the scattered radiation in the room. This effect can be of particularly great value in a calibration room. In the case of patient treatment the value of this arrangement is less pronounced because the patient itself becomes a strong source of secondary radiation.

In Table 8 energy albedo data are given for water (also number albedo), concrete, iron, and lead for various angles of incidence and photon energies (BERGER and RASO, 1960)

At high energies and particularly in high-Z materials reflection originating from annihilation radiation has to be added. These photons of energy 0.511 MeV are emitted isotropically and they have good chance of emerging from the medium if they are created near the surface. In the case of 6.1 MeV radiation

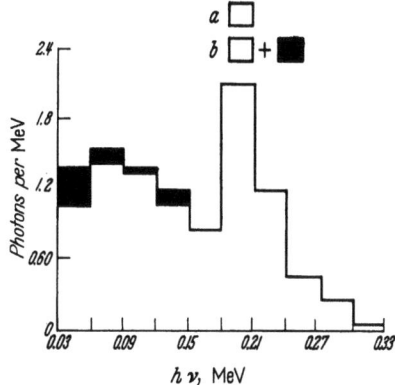

Fig. 35. Two number spectra of reflected radiation. Plane-perpendicular 0.66 MeV source, water medium. a) Spectrum from a 2 mfp thick slab. b) Spectrum from a semi-infinite medium (FANO, SPENCER, and BERGER, 1959)

perpendicularly incident on iron, THEUS and BEACH (1956) found that annihilation photons constitute 81 % of the energy albedo.

In Fig. 35 two number albedo spectra of reflected radiation are displayed. The medium is water and the primary radiation consists of perpendicularly incident 0.66 MeV photons from a plane monodirectional source. Spectrum a pertains to a slab of thickness 2 mfp $\approx$ 23 cm, and b to a semi-infinite medium. Both spectra are cut off at about 0.3 MeV owing to the considerable energy loss associated with large-angle Compton scattering. The peak at 0.2 MeV consists mainly of singly scattered photons, whereas the 0,1 MeV peak of spectrum a originates from multiply scattered photons. The

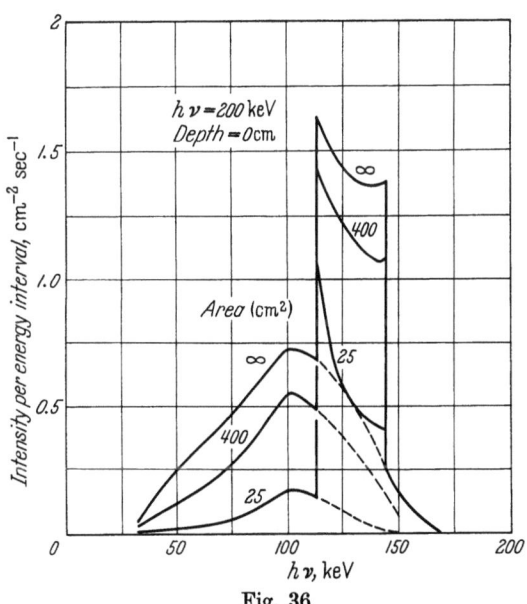

Fig. 36

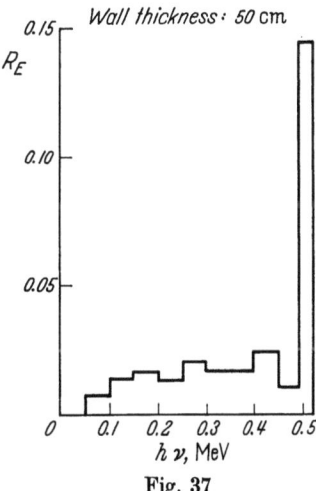

Fig. 37

Fig. 36. Intensity spectra of reflected 200 keV radiation from water. Field sizes are 25 cm², 400 cm² and ∞. The solid line represents the total spectrum. The dashed line and its smooth continuation corresponds to the multiply scattered radiation. The difference between the solid line and the dashed line represents singly scattered radiation. (BRUCE and JOHNS, 1960)

Fig. 37. Intensity spectrum of reflected radiation. Plane-perpendicular 10 MeV source, 50 cm thick concrete slab [LEIMDÖRFER (1), 1963]

difference between spectrum *a* and *b* is caused by reflection in that part of the semi-infinite medium not included in the 2 mfp thick slab.

Intensity spectra of reflected photons produced by 200 keV photons normally incident on water are shown in Fig. 36. The singly scattered photons cause also here a pronounced peak. The presence of scattered photons with an energy larger than that obtainable in a single scattering process at 90^0 should be emphasized. Many Compton scattering processes at small angles cause a much smaller energy loss than the same total scattering in one single process. If the scattering proceeds in infinitesimal steps, then only an analogous infinitesimal energy loss is obtained. However, the probability of a series of scattering processes deviating the photon constantly in the same direction is small.

The importance of the annihilation component of the albedo at high photon energies is shown in Fig. 37, which contains energy flux spectra of reflected 10 MeV photons normally incident on concrete (Leimdörfer (1), 1963).

e) Methods for calculation and measurement of buildup values, energy and angular photon distributions

The theoretically calculated results presented in Sections 1, c and d are based on either moments method or the Monte Carlo method. In both cases computers are used for the calculations. Excellent reviews and many references to these and other methods for the calculation of the penetration of a photon beam through matter are given by Fano, Spencer, and Berger (1959) and by Goldstein (1951). Here only a few comments on the moments method and a short description of the Monte Carlo method will be presented.

α) The method of moments

With this method it is possible to calculate a detailed spectrum of the intensity down to a depth of 20 mfp. It can only be applied to an infinite, homogeneous medium. There are great difficulties in getting information about angular distribution with this method. However, the most severe limitation is its non-applicability to finite or multiple media.

β) The method of random sampling or the Monte Carlo method

This method can be described as a theoretical experiment in which great number of photons are emitted, the history of each photon being traced. Each step in such a photon history is chosen randomly according to a known probability distribution for the actual process (photoelectric absorption, Compton scattering at a certain angle, or pair production). If the Compton process dominates, three random numbers are chosen, one for the azimuthal angle, one for the path length, and one for the wavelength. These parameters describe the scattering of a photon. If the photon, after having obtained a new direction and a new wavelength in a scattering process, undergoes a new scattering, the parameters of this new scattering process can be determined in the same way with a new set of three random numbers. This numerical method is repeated until the photon has reached such a low energy (the cut off energy) that its contribution to the intensity can be ignored or until the photoelectric cross section becomes dominant. In Table 9 a typical history of a 1.25 MeV photon in water is shown (Bruce and Johns, 1960). A practical manual for the use of the Monte Carlo method is given by Cashwell and Everett (1959).

There are great difficulties associated with the application of the Monte Carlo method to radiation protection problems, particularly at great depths in a medium. At such a depth that the primary photon flux is reduced by a factor of 10^{-6} it is necessary to study 10^8 photons to get a 10% statistical accuracy. Such a large number of histories usually results in extremely long machine time. On the other hand the same photon histories can be used in many related problems with different boundary conditions (correlated sampling). Transformations rendering the use of the Monte Carlo method possible even at great penetration depths are given by LEIMDÖRFER (2), (1964).

Table 9. *Typical case history for a 1.25 MeV photon in water*

Δl = path length between two collisions. x, y, z are coordinates in a cartesian system. The photons start at $x=y=z=O$. z is the depth of penetration. P = the survival probability of the photon in a collision (BRUCE and JOHNS, 1960)

Number of collision	Energy (keV)	Δl (cm)	x (cm)	y (cm)	z (cm)	P
1	1250	9.6	+ 0.0	+ 0.0	+ 9.6	1.00
2	437	0.2	+ 0.0	− 0.2	+ 9.7	1.00
3	348	3.7	+ 1.6	− 3.4	+ 9.0	1.00
4	295	22.0	+ 7.6	−15.1	− 8.8	1.00
5	143	32.9	+16.4	+4.0	+16.6	0.99
The sixth to seventeenth collisions are omitted for brevity						
18	36.8	0.3	+38.2	+2.1	+19.2	0.45
19	33.6	3.2	+37.3	+1.1	+22.1	0.34
20	30.2	3.2	+39.4	+3.1	+21.0	0.23
21	28.3	1.8	+38.2	+4.3	+21.3	0.17
22	25.0	11.5	+44.3	−4.6	+25.0	0.02

γ) Measurement with γ-scintillation spectrometer

Several investigations of reflection coefficients and buildup values have been performed by means of such a simple device as an ionization chamber. Contrary to this instrument the scintillation spectrometer can compete with the calculations when considering the information volume of an experiment. Here the number of photons of different energies and directions is measured at positions of interest. Fig. 38 shows an experimental arrangement for an investigation of transmitted radiation.

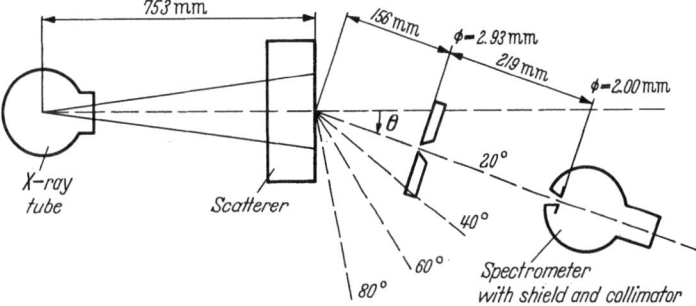

Fig. 38. Experimental arrangement for scintillation spectrometric analysis of transmitted radiation. (BJÄRNGARD and HETTINGER, 1961)

δ) Comparison of calculations and experiment

When estimating the advantages of calculations and measurements the following points should be emphasized. The calculation method makes it possible to work with the following ideal conditions: exact geometry, e.g. a plane monodirectional source; monoenergetic photons; absence of disturbing background radiation; and a total-absorbing detector. In performing measurements these ideal conditions can not at all be fulfilled, but the risk of making fundamental mistakes is usually considerably less. Particularly for complicated geometries, for instance multiple layers or other barrier shapes than the simple plane slabs treated above, measurements are considerably more practicable and reliable.

Full scale experiments in radiation shielding are, however, very expensive and difficult to realize. Model experiments with reduced dimensions have been discussed and performed by Johansson (1962). By changing the material in the shield (concrete) to a material of higher density and Z (iron) and simultaneously using a lower photon energy it is possible to reduce the size of both the source and the protective arrangements. The method is especially well adapted to relative measurements in complicated geometrical configurations, e.g. with ducts or holes in the shielding barrier.

2. Passage of electrons and heavy particles through matter

Introduction

In the preceding chapter, dealing with the interaction of photons with matter, the created particle-radiation and its behaviour in matter has not been discussed in any detail. The main reason for this is that usually the range of the charged secondary particles is negligible compared with the mean free path length of the photons. Even in high-energy accelerators the charged primary particles themselves do not constitute any difficult problem to overcome, but as a result of their interaction with matter (for instance in the target or in the radiation shield) penetrating secondary radiation is released (photons, neutrons, mesons). After repeated use of the accelerator the induced radioactivity in the surrounding material may become quite important.

In present day radiology, including radiation surgery, particulate radiation from many different accelerators are employed, for instance, linear accelerators, van de Graaff machines, betatrons and cyclotrons. Besides, neutrons from reactors or accelerators are also used to a certain extent. The particulate radiation from radionuclides have already been exploited in radiology for a long period of time. In the partly adjoining field of space medicine the radiation hazards of particulate radiation have to be especially considered with regard to high altitude or space flights. The circumstances briefly described here justify a description of the processes to which these particles are subject when they come in contact with matter.

In Table 10 we have listed a selection of particles (including the photon), all of which can appear in some kind of radiation used in radiology. In the following sections first the interactions of electrons with matter will be treated, then the interaction of heavy, charged particles (protons, alpha-particles) and finally, the neutrons will be briefly discussed.

The interaction of charged particles with matter is mainly caused by the electrical forces between charged particles of the stopping material and the incident particle. This results in the excitation and ionization of the molecules and atoms in the material,

Table 10. *Data for radiologically important particles*

Particle	Symbol	Charge e	Rest mass m_0	Mean life for spontaneous decay, s
photon	γ	0	0	∞
neutrino	ν	0	0	∞
electron	e^-	-1	1	∞
	e^+	$+1$	1	∞
muon	μ^-	-1	207	2.3×10^{-6}
	μ^+	$+1$	207	2.3×10^{-6}
pion	π^-	-1	273	2.6×10^{-8}
	π^+	$+1$	273	2.6×10^{-8}
neutral pion	π^0	0	264	4×10^{-16}
proton	p, ^{1}H	$+1$	1836.1	∞
neutron	n	0	1839	10^3
deuteron	d, ^{2}H	$+1$	3670	∞
alpha particle	α, ^{4}He	$+2$	7294	∞

energy losses in the form of electromagnetic radiation, and also scattering of the incident particles. A fast particle is slowed down and brought to rest through the combined effect of these inelastic and elastic interaction processes. For instance, a particle of initial energy 1 MeV may undergo more than 10^4 collisions before being stopped. Generally each incident particle experiences several collisions of each type. Those processes by which a fast charged particle loses energy or is deflected will be briefly described in the following.

a) Penetration of electrons in matter

The behaviour of electrons in matter differs from that of other charged particles; the reason for this is first of all their very small mass (Table 10). This is valid both for the negative electrons, the negatrons e^-, and for the positive electrons, the positrons e^+. In the following the main stress is laid upon the negatrons and their interaction with matter. Deviations from this pattern occur for the positrons and are discussed at the end of this section.

α) Energy loss by ionization and excitation of atoms

In the case of inelastic collisions between atoms and fast electrons the atom is *either* excited in such a way that one or more orbital electrons are transferred from the ground state to higher levels *or* the atom is ionized (at least one orbital electron is released from the binding forces of the atom). In the latter case the free electron and the remaining ionized atom then form a primary ion pair. In a small number of so-called hard collisions the liberated electron obtains such a large kinetic energy that this electron itself produces ionizations before being brought to rest. These fast secondary electrons are called *δ-rays*.

If the incident electrons have low energies, the excitation and ionization of the atoms and molecules of the absorbing medium are responsible for the main part of the energy losses.

When a negatron collides with an orbital electron it is afterwards impossible to determine which of the two is the incident one. Therefore, by definition, the incident particle is that one which is the faster after the collision. Thus, the maximum energy transfer in this case becomes $E/2$, E being the kinetic energy of the incident negatron. If we assume that $d\sigma$ is the cross section per orbital electron, given as cm^2/electron, for an energy transfer Q, Q being defined by the interval $Q' < Q < Q' + dQ$, the following expression is valid for non-relativistic negatrons (that is $E \ll m_0 c^2$):

$$d\sigma = \frac{2\pi e^4}{m_0 v^2}\left[\frac{1}{Q^2} + \frac{1}{(E-Q)^2} - \frac{1}{Q(E-Q)}\right]dQ \tag{35}$$

and for extremely relativistic negatrons ($E \gg m_0 c^2$):

$$d\sigma = \frac{2\pi e^4}{m_0 v^2} \times \frac{1}{Q^2} \times \frac{E^2}{(E-Q)^2}\left[1 - \frac{Q}{E} + \frac{Q^2}{E^2}\right]dQ \tag{36}$$

where m_0 = the rest mass of the electron,
     e = electronic charge,
     v = the velocity of the incident negatron,
     Q = transferred energy,
     E = the kinetic energy of the electron.

From Eqs. (35) and (36) it is evident that soft collisions (small Q) are much more common than hard collisions (large Q).

Although hard collisions are relatively rare, nevertheless half of the totally absorbed energy is lost in such processes, owing to the large energy transfer. This means that the average energy loss is greater than the most probable energy loss.

Stopping power. The ability of a medium to slow down charged particles is usually called its *stopping power*.

The stopping power, $-\dfrac{dE}{dx}$, expresses that energy which a charged particle on the average loses per unit path length. The stopping power varies with the nature of the particle and the stopping material. If the path length is measured in terms of mass per surface unit, the mass stopping power is obtained as $\dfrac{1}{\varrho}\left(-\dfrac{dE}{dx}\right)$, where ϱ is the density of the material.

The relation between the atomic cross-section for the fractional energy loss, σ, and the stopping power for the material is usually given as [cf. also Eq. (44)]

$$\sigma = \frac{1}{NE}\left(-\frac{dE}{dx}\right). \tag{37}$$

The contribution to the stopping power of a medium is often given for single processes, for instance $\left(-\dfrac{dE}{dx}\right)_{\text{ion}}$ and $\left(-\dfrac{dE}{dx}\right)_{\text{rad}}$ where the suffix "ion" stands for ionization *and* excitation and the suffix "rad" for bremsstrahlung.

Möller's equation [Eq. (38)] expresses the energy losses caused by excitation and ionization for electrons of all energies:

$$\left(-\frac{dE}{dx}\right)_{\text{ion}} = \frac{2\pi e^4 NZ}{m_0 v^2}\left[\ln\frac{m_0 v^2 E}{2I^2(1-\beta^2)} + (1-\beta^2) - (2\sqrt{1-\beta^2} - 1 + \beta^2)\ln 2 + \right.$$
$$\left. + \frac{1}{8}\left(1-\sqrt{1-\beta^2}\right)^2 - \delta\right] \tag{38}$$

where N = atoms per cm^3

I = the mean ionization and excitation energy,

$\beta = v/c$ = the ratio of the velocity of the electron to the velocity of light in a vacuum.

Experimentally it can be shown that there is an increase of the total ionization at relativistic energies. Because the mean energy required to create an ion pair is almost independent of the particle energy it follows that the energy loss increases. With increasing energy ($v \to c$, $\beta \to 1$) the factor in front of the brackets of Eq. (38) first decreases rapidly, then asymptotically towards a constant value. Of the terms inside the brackets the first one increases while the sum of the second, third and fourth term decreases with increasing energy. These terms partly balance out each other and this means that the increase in $\left(-\dfrac{dE}{dx}\right)_{\text{ion}}$ at high energies is less pronounced. A broad minimum for $\left(-\dfrac{dE}{dx}\right)_{\text{ion}}$ exist in the energy interval 2 to 5 MeV (Fig. 39).

The term δ corrects for the effect on the stopping power of the condensed state of the medium.

The rapid decrease of $\left(-\dfrac{dE}{dx}\right)_{\text{ion}}$ with E at low energies depends on the fact that the time interval for interaction with atoms is reduced with increasing velocity of the incident particle. At relativistic energies this interval is further reduced owing to the Lorentz contraction of the electric field in the direction of the moving particle. The latter effect is accompanied by an increase in the field strength in a plane perpendicular to the path of the particle. This increase in the field strength causes a growth in $\left(-\dfrac{dE}{dx}\right)_{\text{ion}}$ at relativistic energies.

At non-relativistic energies ($I \ll E \ll m_0 c^2$) Eq. (38) is reduced to

$$\left(-\frac{dE}{dx}\right)_{\text{ion}} = \frac{4\pi e^4 NZ}{m_0 v^2}\ln\left(\frac{E}{I}\sqrt{\frac{e'}{2}}\right) \tag{39}$$

where e' is the base of the natural logarithms.

Values of I, the mean ionization energy of the absorbing atom, are given in Table 11.

For $Z > 20, \dfrac{I}{Z}$ is remarkably constant. Numerical values of $\left(-\dfrac{dE}{dx}\right)_{\text{ion}}$ are approximately proportional to the number of electrons per unit volume of the absorber, NZ:

$$NZ = \varrho\, N_A\, \frac{Z}{A} \tag{40}$$

where $N_A = $ Avogadro's number and $A = $ the atomic weight.

Because Z/A is almost constant for all elements except hydrogen, $\dfrac{1}{\varrho}\left(-\dfrac{dE}{dx}\right)_{\text{ion}}$ is approximately equal for all elements except hydrogen. However, it decreases slightly with Z (cf. Fig. 39), as

a) Z/A decreases with increasing Z,

b) the electrons become more strongly bound with increasing Z (the value of I increases with Z).

Table 11. *The mean ionization energy, I, for some elements and compounds* (FANO, 1963)

	Substance	Z	I, eV	I/Z
H	atomic	1	15.0 (theor.)	15.0
	in compounds		15—18	
C	graphite	6	81	13.5
	in compounds		77—80	
O	molecular	8	101	12.6
Al		13	163	12.6
Fe		26	273	10.5
Pb		82	788	9.6
Air			85	

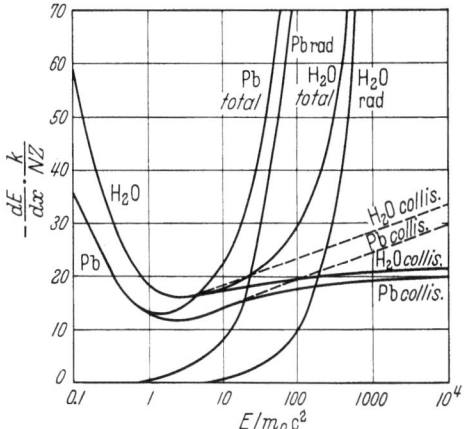

Fig. 39. Average energy loss in
$\dfrac{NZ}{k}$ units $\left(\dfrac{1}{k} = m_0 c^2 \dfrac{8\pi}{3} r_0^2 = 34 \times 10^{-20}\ \text{eVcm}^2\right)$
for electrons in lead and water. Electron energy in units of its rest mass. Curves are given for collisional losses with (——) and without (----) the density effect, for radiative losses, and for total losses (HEITLER, 1954)

The polarization effect (density effect). In the preceding discussion it has been assumed that the atoms of the absorbing medium do not affect one another. This is an acceptable approximation as long as the close collisions dominate but becomes gradually less precise for collisions at distances greater than the atomic dimensions. The effective electric field of the incident particle is reduced at large distances from its path owing to the polarization of surrounding atoms. Distant atoms are thus screened, which otherwise would have been involved in energy transfer processes, and the number of soft collisions is reduced. Because the Lorentz contraction results in an increasing importance of distant collisions with increasing energy, the energy losses decrease with increasing particle energy. The polarization effect is most strongly pronounced for media with large density, for conducting material with low Z and for light incident particles. Fig. 40 shows the mass stopping power due to ionization for anthracen, aluminium and gold with and without the density effect (cf. also Fig. 39).

β) Energy loss by bremsstrahlung

When an electron penetrates into the field of a nucleus and is deflected from its path, it can radiate energy in the form of a photon (bremsstrahlung). The probability that the electron radiates at the deflection is of the order of $2\pi e^2/hc = 1/137$. Thus, most of the collision results in elastic scattering.

Since the momentum is shared by the nucleus, the incident electron and the emitted photon, the photon can be emitted in any direction and can receive any energy, $h\nu$, between zero and the total kinetic energy, E, of the electron.

$$(h\nu)_{\max} = E. \tag{41}$$

This relation is known as Duane and Hunt's law.

For very small values of E the intensity of the bremsstrahlung has its maximum at right angles to the incident electron beam. With increasing E this maximum moves forward; for high values of E the bremsstrahlung intensity predominates in the forward direction.

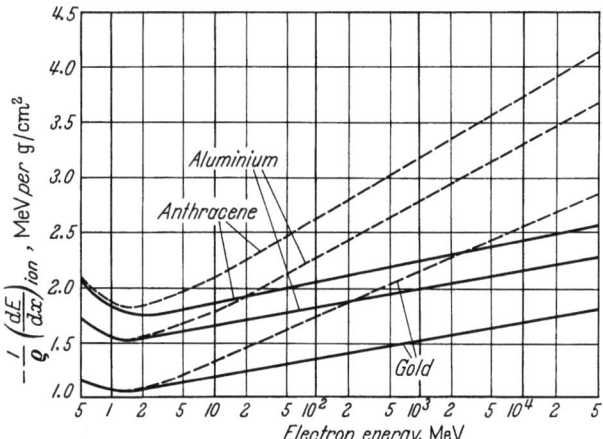

Fig. 40. Stopping power of various materials for high-energy electrons with (———) and without (– – – –) the density effect (BIRKHOFF, 1958)

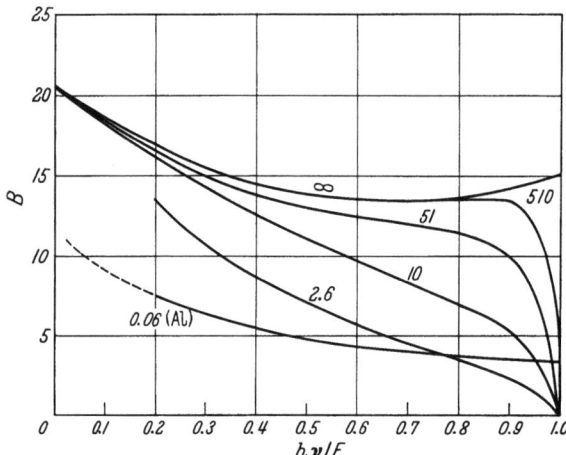

Fig. 41. The parameter B of the differential bremsstrahlung cross section, $d\sigma_{\mathrm{rad}}$ (Eq. 42) (HEITLER, 1954). The numbers attached to the curves are the energies in MeV of the primary electrons. The B values are valid for lead except for the low energy case (0.06 MeV), which is valid for aluminium

High-energy electrons can radiate at such large distances from the nucleus that the screening effect of the orbital electrons reduces the cross section. The incident electron can also emit radiation in the field of the orbital electrons. However, the cross section per atom is smaller (proportional to Z) than in the field of the nucleus (proportional to Z^2).

The differential cross section per nucleus, $d\sigma_{\mathrm{rad}}$, for the emission of a photon of energy $h\nu$ in an energy interval $d(h\nu)$, by incident electrons of kinetic energy E is

$$d\sigma_{\mathrm{rad}} = \sigma_0 \, B Z^2 \, \frac{E + m_0 c^2}{E} \, \frac{d(h\nu)}{h\nu} \tag{42}$$

where

$$\sigma_0 = \frac{1}{137} \left(\frac{e^2}{m_0 c^2} \right)^2 = 0.580 \quad \text{millibarn/nucleus} \tag{43}$$

and B is a slowly varying function of Z and E. Theoretical values of B are given in Fig. 41 (HEITLER, 1954) for different electron energies. The abscissa is the photon energy expressed as a fraction of the energy of the electron. The target nucleus is lead for the high electron energies and aluminium for the low energy case (64 keV).

Multiplication of $d\sigma_{\rm rad}$ by $\frac{h\nu}{d(h\nu)}$ gives the average energy emitted per photon energy interval and per incident electron by a target which contains one nucleus per unit area. This quantity gives the energy spectrum, which is proportional to B, and is shown in Fig. 42 for the same cases as in Fig. 41.

The total bremsstrahlung cross section, $\sigma_{\rm rad}$, is defined as *that fraction of the total energy*, $\frac{dE}{E+m_0c^2}$, of the electron which is radiated when the electrons traverse an absorber of such thickness that it contains 1 atom/cm². This definition deviates from that

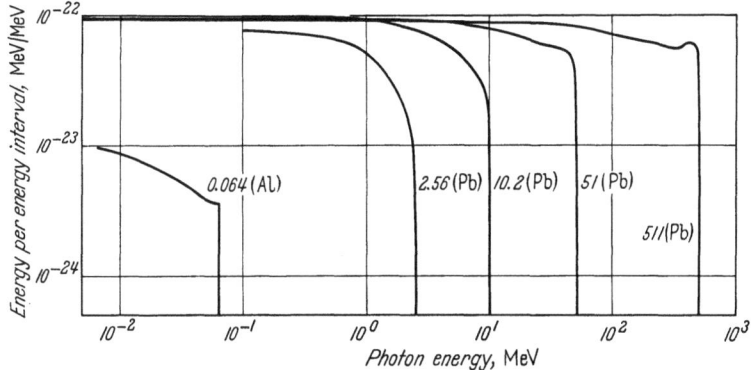

Fig. 42. Energy spectra of bremsstrahlung. The target nuclei are Pb and Al and the electron energies in MeV are indicated in the figure

given for other cross sections [Eq. (37)], where the energy removed from the electron (dE) is expressed as the fraction of the kinetic energy, E, of the incident electron.

$$\sigma_{\rm rad} = \frac{1}{N(E+m_0c^2)} \left(-\frac{dE}{dx}\right)_{\rm rad} \tag{44}$$

where $\left(-\dfrac{dE}{dx}\right)_{\rm rad}$ is obtained from Eq. (42) by,

$$\left(-\frac{dE}{dx}\right)_{\rm rad} = N\int_0^E h\nu\, d\sigma_{\rm rad} = N\sigma_0 Z^2 (E+m_0c^2)\int_0^1 B\, d\left(\frac{h\nu}{E}\right) \tag{45}$$

and

$$\sigma_{\rm rad} = \sigma_0 Z^2 \int_0^1 B\, d\left(\frac{h\nu}{E}\right) = \sigma_0 Z^2 \bar{B} \tag{46}$$

where $\bar{B}$ is the average value of B for $0 \leq h \leq E$. $\bar{B}$ increases slowly with E and decreases slowly with Z, i.e., the fractional energy loss is nearly independent of the energy E and increases with Z as Z^2.

In the case of an incident heavy-charged-particle with charge ze and rest mass M, the factor $\sigma_0 = \frac{1}{137}\left(\frac{e^2}{m_0c^2}\right)^2$ should be $\frac{1}{137}\left(\frac{ze^2}{Mc^2}\right)^2$ and the following relation holds

$$\sigma_{\rm rad} \approx \frac{Z^2}{137}\left(\frac{ze^2}{Mc^2}\right)^2 \tag{47}$$

That the mass M is a factor of the denominator means that the bremsstrahlung energy loss for heavy charged particles is negligible compared with the electron and also with other absorption processes.

Thick target bremsstrahlung. The preceding theoretical results are only valid when: 1) the target is thin — that is, the layer of matter is so thin that the incident electrons are not subject to any noticeable energy loss owing to ionizing processes, 2) elastic deflection occurs only to a very small extent and 3) the electrons experience only *one* radiative collision on passage through the layer.

In all situations of any importance to radiation protection problems the target is thick, for instance in roentgen tubes, radioactive solutions and electron beam irradiation.

As long as the energy losses owing to ionization and excitation $\left(-\dfrac{dE}{dx}\right)_{\text{ion}}$ preponderate over the radiative losses, the path length of the electron is inversely proportional to the number of electrons per unit volume (NZ). The bremsstrahlung cross section per nucleus [Eq. (46)] is proportional to Z^2 and the number of nuclei with which the electrons can interact varies as Z^{-1}; thus *the total bremsstrahlung yield is proportional to Z*.

The spectral distribution can be considered as composed of a sum of thin-target contributions created at decreasing electron energies. The thin target spectra in Fig. 43 have a uniform intensity distribution over the whole energy range; this is approximately valid when $E \ll m_0 c^2$ (cf. Figs. 41 and 42). A bremsstrahlung spectrum can then be expressed as

$$dI = \text{const} \cdot Z \left(h\nu_{\max} - h\nu\right) d(h\nu). \qquad (48)$$

Compare also Figs. 15 to 17.

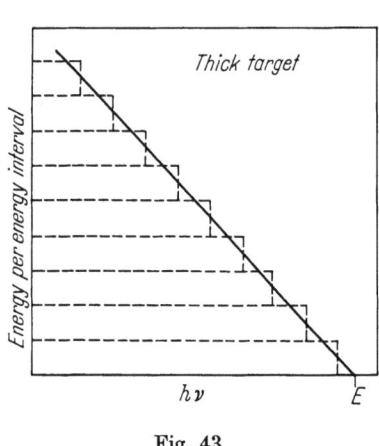

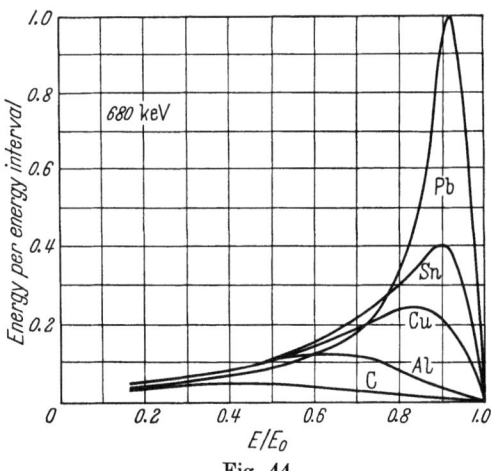

Fig. 43   Fig. 44

Fig. 43. A thick target bremsstrahlung energy spectrum obtained by adding a large number of thin target spectra

Fig. 44. Energy spectra of 680 keV electrons after backscattering by various materials. (Bothe, 1949)

At higher electron energies the spectrum deviates more and more from that given by Eq. 48. Integration of Eq. (48) gives

$$I = k\,Z\,E^2 \qquad (49)$$

where $I = $ total energy of the bremsstrahlung per incident electron,

$k = $ a constant with the dimension energy^{-1}.

The value of k is roughly $0.7 \cdot 10^{-3}\,\text{MeV}^{-1}$. Thus the fraction I/E of the incident electron energy being transformed to bremsstrahlung in a thick target is approximately

$$\frac{I}{E} = 0.0007\,Z\,E. \qquad (50)$$

For 0.5 MeV electrons absorbed in a thick copper target about 1 percent of their energy is transformed to bremsstrahlung.

γ) Scattering of electrons

For both the ionizing and radiative collisions the electron is deviated and loses energy simultaneously. Elastic collisions imply that energy and momentum are conserved by the interacting particles. Owing to the large mass of the nucleus an electron is scattered without any energy loss at an elastic collision with a nucleus. The cross section of elastic nuclear scattering within the solid angle $d\Omega$ at an average scattering angle ϑ is

$$d\sigma = \frac{Z^2}{4}\left(\frac{e^2}{m_0 c^2}\right)^2 \left(\frac{1-\beta^2}{\beta^4}\right)\left(\frac{1}{\sin^4\left(\frac{\vartheta}{2}\right)}\right)\left[1 - \beta^2 \sin^2\frac{2\vartheta}{2} + \pi\beta\,\frac{Z}{137}\left(1 - \sin\frac{\vartheta}{2}\right)\sin\frac{\vartheta}{2}\right]d\Omega. \qquad (51)$$

This expression is valid for $\beta \approx 1$ and $Z \leq 27$. Eq. (51) shows that the scattering is greatest at high Z and low energy.

Backscattering of electrons by thick absorbers. In the interaction process involving an incident and a free electron backscattering is impossible. Multiple scattering by the orbital electrons is required if an incident electron shall be able to pass the entrance surface in the opposite direction. On the other hand in the case of processes with atomic nuclei the electron can be scattered in any direction with conservation of energy and momentum.

The probability of nuclear scattering increases with Z [Eq. (51)]. This implies, firstly, that the backscattering increases with Z (Figs. 44 and 48) and secondly, that the energy degradation of the backscattered electrons is smaller at high Z. Measurements of spectral distributions of backscattered electrons have been reported by BOTHE (1949). He used monoenergetic electrons of energy 370 keV and 680 keV. Fig. 44 shows spectra obtained with different Z and 680 keV electrons. The higher the Z the less energy-degraded are the backscattered electrons — that is, they emanate from layers which lie closer to the surface in high Z material.

A general comparison of backscattered *photons and electrons* shows

a) that the backscattering decreases with increasing energy for both of them,

b) that the Z-dependence is inverted: for photons (Fig. 34) the backscattering decreases with increasing Z, for electrons it increases.

δ) The relation between radiative and ionization energy losses

At low electron energies the ionization loss varies as $1/v^2$ [Eq. (39)]; it decreases with increasing particle energy. On the other hand the radiative loss increases with E. At high energies (β close to unity) the ratio between the two types of energy losses becomes

$$\frac{\left(-\dfrac{dE}{dx}\right)_{\text{rad}}}{\left(-\dfrac{dE}{dx}\right)_{\text{ion}}} \approx \frac{EZ}{1600\,m_0 c^2}. \tag{52}$$

The radiative and ionization losses are thus approximately equal at $E = 10$ MeV for lead and at $E = 100$ MeV for water and air (cf. Fig. 39). At an electron energy of 9 MeV each type of energy loss in lead amounts to 1.45 MeV per mm Pb. At these high energies the radiative loss increases as NZ^2E, whereas the ionization loss increases with NZ, being almost independent of E [Eq. (38)]. The stopping powers due to both ionization and bremsstrahlung for air and water at electron energies from 10 keV to 100 MeV are given in Table 12.

Table 12. *Ionization and radiation energy losses by electrons in air and water. For water the correction for the density effect is also given* (JOHNS and LAUGHLIN, 1956)

E Kinetic energy MeV	Air, dE/dx, MeV/cm		Water, dE/dx, MeV/cm		
	Ionization	Radiation	Ionization	Density correction	Radiation
0.01	25.97×10^{-3}	—	23.0	—	—
0.1	4.76×10^{-3}	—	4.19	—	—
1.0	2.17×10^{-3}	0.008×10^{-3}	1.885	-0.026	0.006
2.0	2.20×10^{-3}	0.030×10^{-3}	1.91	-0.069	0.023
5.0	2.39×10^{-3}	0.099×10^{-3}	2.07	-0.144	0.078
10.0	2.57×10^{-3}	0.248×10^{-3}	2.25	-0.243	0.196
20.0	2.78×10^{-3}	0.608×10^{-3}	2.41	-0.350	0.475
50.0	3.06×10^{-3}	1.788×10^{-3}	2.64	-0.499	1.390
100.0	3.25×10^{-3}	3.577×10^{-3}	2.80	-0.606	2.814

ε) Path length and range of electrons in thick absorbers

Path length, S. The mean path length of an electron with kinetic energy E can be calculated as

$$\overline{S} = \int dx = \int\limits_0^E \frac{dE}{\frac{dE}{dx}} \tag{53}$$

where

$$\frac{dE}{dx} = \left(\frac{dE}{dx}\right)_{\text{ion}} + \left(\frac{dE}{dx}\right)_{\text{rad}} \tag{54}$$

In practice the usefulness of the method is rather limited because it only gives the mean value, $\overline{S}$. The path length of monoenergetic electrons is subject to very strong statistical fluctuations around this mean value (straggling). The reason for this is that there is

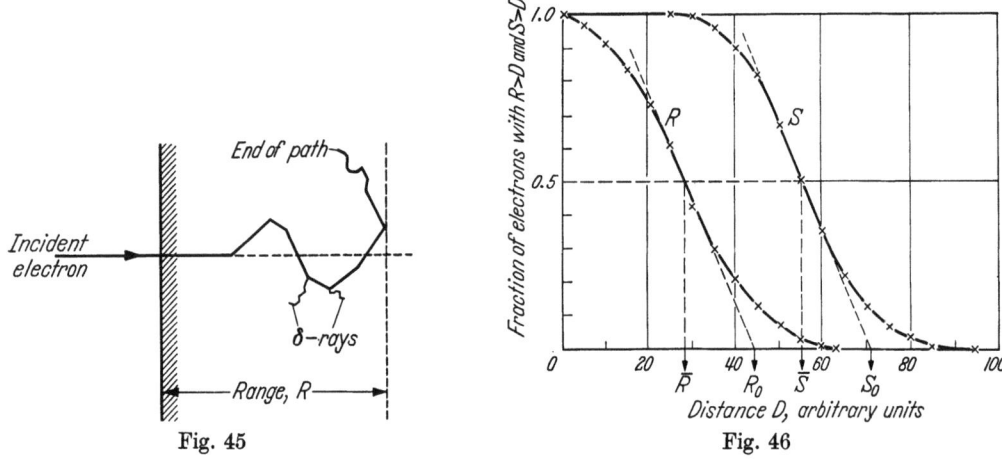

Fig. 45

Fig. 45. A schematic diagram showing the difference between path length and range, R, of an individual electron

Fig. 46. The distribution of path lengths, S, and ranges, R, for 20 keV electrons in oxygen. $\overline{R}$ = mean range, R_0 = extrapolated range, $\overline{S}$ = mean path length, S_0 = extrapolated path length (Williams, 1931)

a great variation in the energy loss per individual collision. An electron which only suffers small energy losses can undergo many such losses before it is entirely stopped. This implies a large path length. Another electron can suffer large energy losses, maximally the whole energy in a bremsstrahlung process or half of it in an ionization event, resulting in a short path length. The path length can be measured with path recording detectors such as photographic emulsions, diffusion chambers or bubble chambers.

Range, R. The range R of an electron is a measure of that absorber thickness which is barely penetrated by the electron. The difference between path length and range of an individual electron is elucidated by Fig. 45. Because the electron experiences a deflection at every interaction the path becomes strongly distorted and therefore the corresponding path length becomes definitely larger than the range.

The extrapolated range, R_0, is obtained from measurements of the transmission of monoenergetic electrons as a function of the absorber thickness. By extrapolating the straight part of the curve to the background level a reproducible measure is obtained. Fig. 46 shows the distribution of both path lengths S and ranges R in oxygen of 145 electrons having an energy of 19.6 keV. Obviously, in this case, the mean path length $\overline{S}$ and mean range $\overline{R}$ are considerably smaller than the corresponding extrapolated quantities S_0 and R_0. Owing to the many deflections of the electrons, S_0 is much greater than R_0. Generally the ratio S_0/R_0 varies between 1.2 and 4. It is largest when the nuclear scattering is greatest — that is, for large Z and small E [Eq. (51)].

If the path length S and range R both are given in g/cm² and if the effect of the bremsstrahlung on S and R can be neglected, the following relations hold:

a) S increases with increasing Z owing to the decreasing number of orbital electrons per mass unit,

b) the ratio S/R increases with increasing Z owing to increased nuclear scattering.

As the relations a) and b) tend to neutralize each other, the range in the MeV-region varies only slowly with Z. Absorber thickness is therefore usually given as mass per unit area, g/cm².

Range-energy relationships. Several empirical relationships between R_0 and E have been proposed, usually of the type $R_0 = aE - b$, where a and b are constants valid within

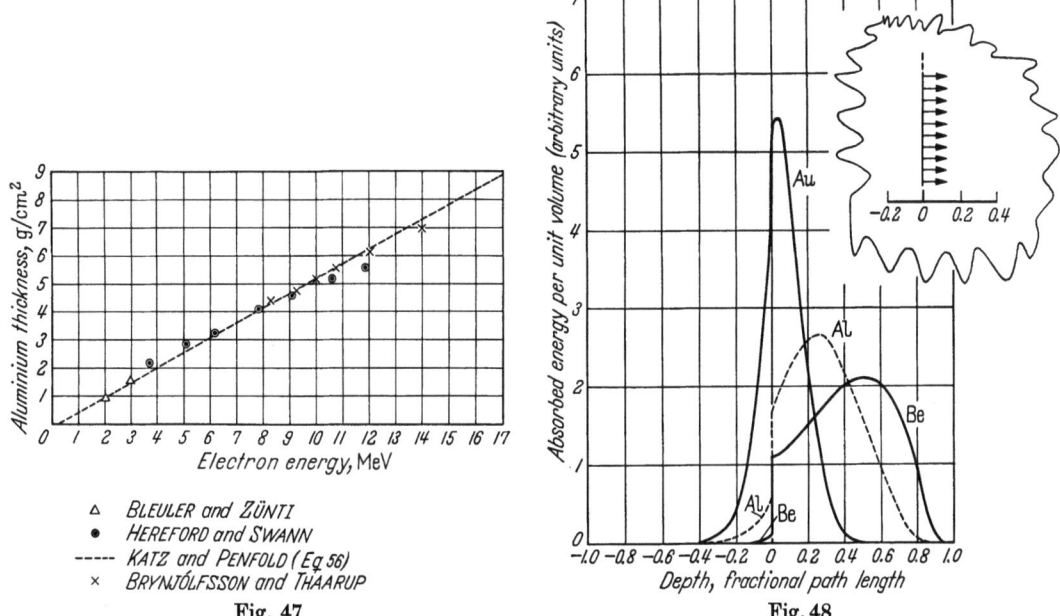

△   BLEULER and ZÜNTI
●   HEREFORD and SWANN
---- KATZ and PENFOLD (Eq 56)
×   BRYNJÓLFSSON and THAARUP

Fig. 47

Fig. 48

Fig. 47. Extrapolated range, R_0, in aluminium as a function of energy (BRYNJÓLFSSON and THAARUP, 1963)

Fig. 48. Energy dissipation distribution for an electron beam in Be, Al, and Au. 500 keV monodirectional source, infinite medium (cf. insert) (SPENCER, 1955)

a certain energy interval. Between 0.5 and 3 MeV experimental data can be represented within ±5 % by the linear expression

$$R_0 = 0.52\,E - 0.09. \tag{55}$$

Here R_0 is given in g/cm² and E in MeV. In the interval 2.5 to 20 MeV the extrapolated range R_0 in aluminium is

$$R_0 = 0.530\,E - 0.106. \tag{56}$$

Fig. 47 shows an empirically determined relationship between R_0 and E for monoenergetic electrons, compared with data from Eq. (56) (BRYNJÓLFSSON and THAARUP, 1963).

There are some difficulties involved in the direct determination of the extrapolated range of electrons with a continuous spectrum, such as β-rays with a maximum energy $E_{\max}$. According to the well-known method of Feather, from an analysis of the absorption curve and comparison with a well-known standard a range of continuous electron spectra can be determined that agrees with the extrapolated range of monoenergetic electrons having $E = E_{\max}$. Thus, in this case also Eqs. (55) and (56) as well as Fig. 47 can be used.

Depth doses. SPENCER (1955) has made a calculation of the energy dissipation as a function of the depth for 500 keV electrons penetrating into Be, Al and Au. The electron source was plane monodirectional and the medium infinite (Fig. 48). The low Z of Be implies that the electron energy has been strongly degraded before the electrons experience any appreciable deflection. The backscattering is very small and is easily absorbed because it mainly consists of electrons of very low energy. The curve is similar to the Bragg curve for heavy particles. The same curvature is obtained for material with higher Z if the initial kinetic energy is great enough. Fig. 48 also shows how increasing Z results in increased backscattering and increased S/R.

The application of high-energy electron beams to radiotherapy has rapidly gained in importance. Therefore depth dose curves for water have been fairly well investigated. Fig. 49 shows an example from a well-known data handbook (Brit. J. Radiol., Suppl. No 10 1961). From depth-dose measurements, such as illustrated in Fig. 49, an extrapolated range can also be determined with approximately the same accuracy as for particle counting.

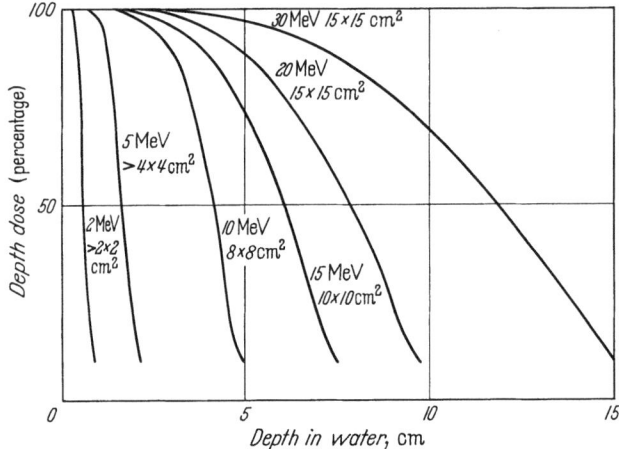

Fig. 49. Depth doses for electron beams having various energies (large fields)

ζ) Special properties of positrons

Thus far only negatrons have been treated. The behaviour of positrons does not deviate very much from that of negatrons. Expressions for cross sections per orbital electron for an energy transfer Q in the energy interval Q to $Q+dQ$ deviates somewhat from the corresponding negatron expressions because the positron can be distinguished from the negatron after the collision. Therefore $Q_{\max}=E$ for positrons, compared with $Q_{\max}=E/2$ for negatrons. As a further difference we have the annihilation radiation emitted when the positron is brought to rest.

η) General remarks

Even if the electrons themselves are easy to stop, secondary radiation such as annihilation radiation, bremsstrahlung and neutrons can make the radiation protection problems more complicated. For electrons of very high energy electron-photon cascades are created. They consist of bremsstrahlung photons produced by the stopping of electrons; these photons create Compton negatrons or positron-negatron pairs, and these electrons can produce bremsstrahlung photons, etc.; all these processes are accompanied by energy degradation.

In conclusion it may be stated that generally low Z material is recommended for protection barriers against electron radiation. The use of such materials implies that both bremsstrahlung production and backscatter are kept at minimum levels. For protection barriers against photon radiation usually high Z material is to be preferred. Hence protective barriers against electrons should be constructed in such a way that the electrons are absorbed in a layer of low Z material, which is then followed by layers of high Z material for the absorption of the bremsstrahlung.

b) Penetration of heavy charged particles through matter

α) Inelastic collisions with orbital electrons

When heavy charged particles penetrate into matter inelastic collisions with orbital electrons completely dominate the accompanying energy losses. The maximum possible energy transfer to the electron, Q_{max}, is approximately inversely proportional to the mass M of the penetrating particle with energy E:

$$Q_{max} = E \, \frac{1 + \dfrac{2Mc^2}{E}}{1 + \dfrac{(M+m_0)^2 c^2}{2 m_0 E}} . \qquad (57)$$

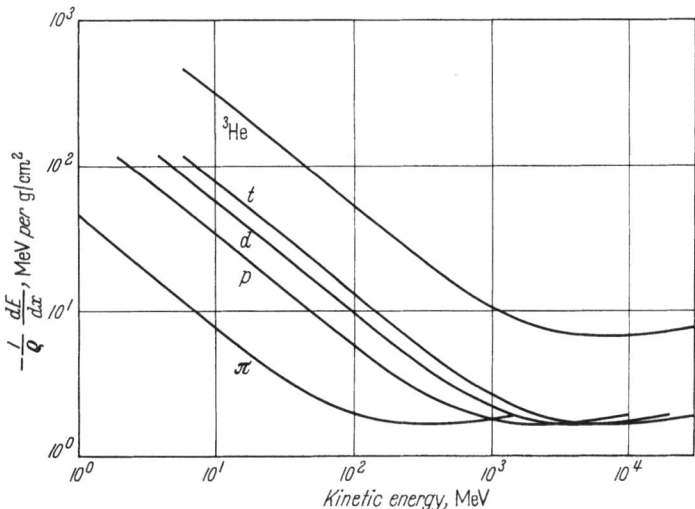

Fig. 50. Mass stopping power in aluminium for pions (π), protons (p), deuterons (d), tritons (t), and the helium nuclei (^{3}He)

Heavy charged particles thus lose energy in much smaller steps than electrons and the energy degradation is practically continuous. For nonrelativistic energies the average energy loss per unit length is

$$\left(-\frac{dE}{dx}\right)_{ion} = \frac{4\pi e^4 z^2}{m_0 v^2} NB = \frac{4\pi e^4 z^2}{m_0 v^2} NZ \ln \frac{2m_0 v^2}{I} \qquad (58)$$

where $z =$ charge of incident particle in units of the electronic charge,
   $v =$ velocity of incident particle.
For relativistic energies the following relation holds:

$$\left(-\frac{dE}{dx}\right)_{ion} = \frac{4\pi e^4 z^2}{m_0 v^2} NB = \frac{4\pi e^4 z^2}{m_0 v^2} NZ \left[\ln \frac{2m_0 v^2}{I} - \ln(1-\beta^2) - \beta^2\right]. \qquad (59)$$

According to Eqs. (58) and (59) the stopping power is the same for all particles with the same charge (ze) and velocity (v) and in this case independent of the particle mass, M. The stopping power is furthermore proportional to z^2 ($z =$ the charge of the incident particle). Thus, for example, it is 4 times greater for ^{3}He than for ^{3}H at the same velocity (see Fig. 50). Fig. 50 shows the mass stopping power for π-mesons, ^{1}H, ^{2}H, ^{3}H, and ^{3}He in aluminium and Fig. 51 the mass stopping power of ^{1}H in H_2O, Al and Pb (RICH and MADEY, 1954). The decreased mass stopping power at higher Z of the absorbing material can be explained by the fact that heavy elements possess a smaller number of electrons per mass unit and that the electrons are more strongly bound (greater values of I).

The effect of chemical structure on the stopping power is negligible for heavy particles of high energy. This means that the stopping power of a material is an additive function of the individual elements, within $\pm 1\%$ (THOMPSON, 1952; compare also Table 11).

The polarization effect and bremsstrahlung are of minor importance for heavy charged particles. These effects have already been discussed in Section 2, a.

β) Elastic nuclear scattering of heavy particles

At high energies of the incident particles the nuclear scattering is mainly caused by the nuclear forces, which play a minor role at lower energies because the electrostatic repulsion between the incident heavy charged particle and the nucleus keeps the two particles involved outside the effective range of the nuclear forces. In this case the scattering occurs in the Coulomb field of the particles. The nuclear scattering is much

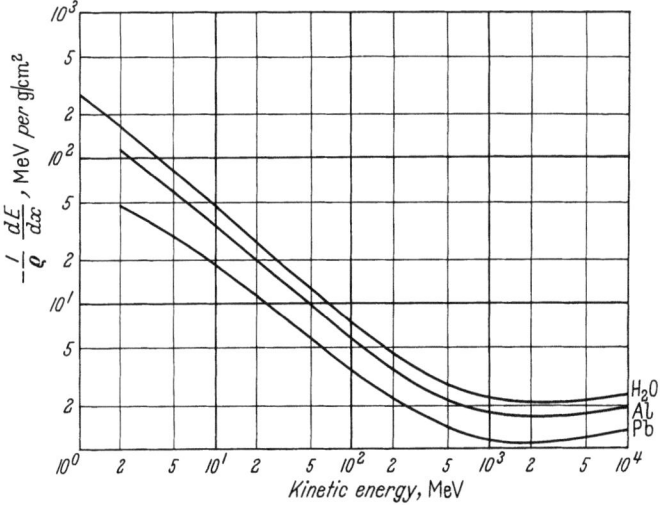

Fig. 51. Mass stopping power for protons in water, aluminium and lead

less pronounced than for electrons and thus the heavy particle moves along an almost straight path. Only at the end of its path is the particle subject to any appreciable scattering.

γ) The range of heavy charged particles

Path length and range are almost identical for a heavy charged particle because it is not subject to any scattering processes to speak of. The many small energy losses also lead to considerably less straggling than for electrons. Capture and loss of electrons are possible first at such low energies (< 1 MeV for α-particles, < 0.1 MeV for protons) that the influence of this effect on the range of high-energy particles can be neglected. Therefore the range can be calculated from Eqs. (53), (58) and (59) as follows:

$$R_{z,M} = \int_0^E \frac{dE}{\frac{dE}{dx}} = \frac{M}{z^2} f(v) \tag{60}$$

where $f(v)$ is a function of the velocity v; $f(v)$ is independent of rest mass M and charge ze of the heavy particle. This enables a calculation of the range-energy relationship for an arbitrary type (2) of heavy particle, if the relationship is known for one particle (1):

$$R_1(v) = \frac{M_1}{M_2}\left(\frac{z_2}{z_1}\right)^2 R_2(v) \tag{61}$$

or

$$R_1(E) = \frac{M_1}{M_2}\left(\frac{z_2}{z_1}\right)^2 R_2(E_2) \tag{62}$$

where $E_2 = \frac{M_1}{M_2} E_1$.

Fig. 52 shows the range-energy relationships for π-mesons, protons, deuterons, tritons and ^{3}He^{++}-ions in aluminium and Fig. 53 the same relation for protons in water, aluminium and lead (RICH and MADEY, 1954). Numerical data in Figs. 52 and 53 only include energy losses caused by ionization and excitation. A number of interactions, such as nuclear processes, meson production, bremsstrahlung, and polarization are neglected.

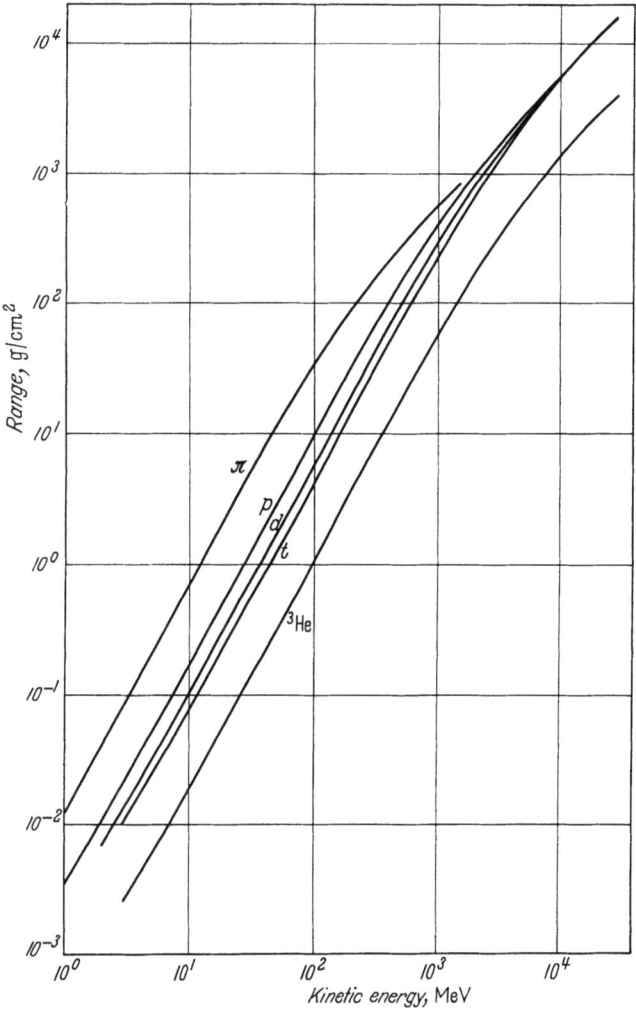

Fig. 52. Range in aluminium of pions, protons, deuterons, tritons, and the helium nuclei ^{3}He

These effects play an increasing role at higher particle energies but they do not influence the maximum range until all particles of a beam are subject to such processes.

The range of natural α-particles is only a few centimeters in air and a small fraction of a millimeter in water. This type of radiation thus does not imply any shielding problem, especially as it does not create any penetrating secondary radiation.

δ) Depth doses

If a range-determination for a certain type of monoenergetic charged particles is made by counting the number of particles as a function of depth, this function is nearly constant down to a certain depth but decreases then rapidly towards zero. For high particle energies the number of particles is continuously reduced, mainly by inelastic nuclear scattering. Fig. 54 shows the results of measurements of particle fluence, ionization and linear energy transfer (LET) of 187 MeV protons in water as functions of the penetration depth (LARSSON, 1961). The particle fluence is reduced by about 1.5 % per cm path length owing to inelastic nuclear collisions. For the remaining particles the mean range was 23 cm (cf. Fig. 53). If the energy deposition is measured instead, directly or indirectly (in the latter case, for instance, by means of ionization in a gas), as a function of depth, the well-known Bragg curve is obtained. As the particles penetrate deeper into the medium their energy decreases, which implies an increased stopping power of the material (cf. Figs. 50 and 51), thus resulting in an increased deposition of energy per unit length. At greater depth the energy transfer per unit length of the beam decreases partly because fewer and fewer particles reach this depth, partly because more and more particles acquire a reduced charge through electron capture.

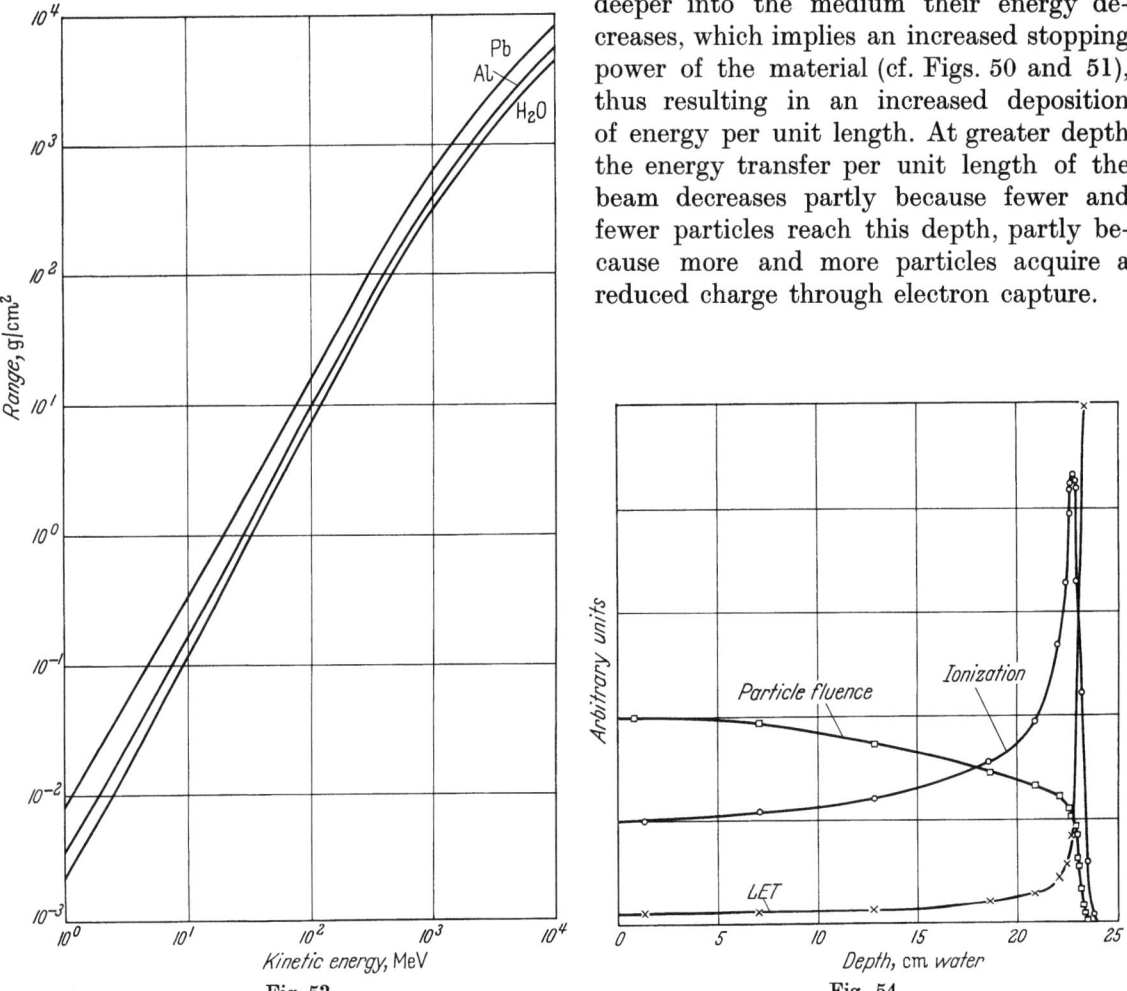

Fig. 53

Fig. 54

Fig. 53. Range of protons in water, aluminium and lead

Fig. 54. Particle fluence, ionization, and linear energy transfer (LET) of 187 MeV protons at different depths in water (LARSSON, 1961)

In Fig. 54 the linear energy transfer (LET) is also illustrated. LET of a charged particle in a medium is the quotient $\dfrac{dE_L}{dx}$, where dE_L is the average energy locally imparted to the medium by a charged particle of a specified energy in traversing the distance dx.

ε) Nuclear processes

Heavy charged particles of high energy, for instance protons, are slowed down by collisions with orbital electrons and also by inelastic collisions with nuclei in the medium. The higher the particle energy the greater the role played by the nuclear collisions. About 30 % of 187 MeV protons are removed from the beam in this way before being completely stopped (Fig. 54).

Inelastic nuclear collisions create many different types of secondary radiation with complicated energy and angle distributions. A description of three different types of inelastic collisions is given below (STRAUCH, 1962). The incident particle is a proton (or a neutron).

$\alpha\alpha$) *Near elastic.* The incident nucleon with energy E_{in} raises the energy of the target nucleon to a non-occupied excited level. If the incident nucleon does not experience further collisions within the nucleus, it escapes with the energy $E_{\mathrm{in}}-E_{\mathrm{exc}}$, if the recoil energy of the nucleus is negligible. The excited nucleus returns to its ground state usually with emission of one or several photons with a total energy E_{exc}.

$\beta\beta$) *Quasi-elastic.* If the target nucleon obtains a momentum which is great compared with that of the other nucleons in the nucleus, the latter affects the final state of the two nucleons but slightly. The collision is reminiscent of a free collision between two

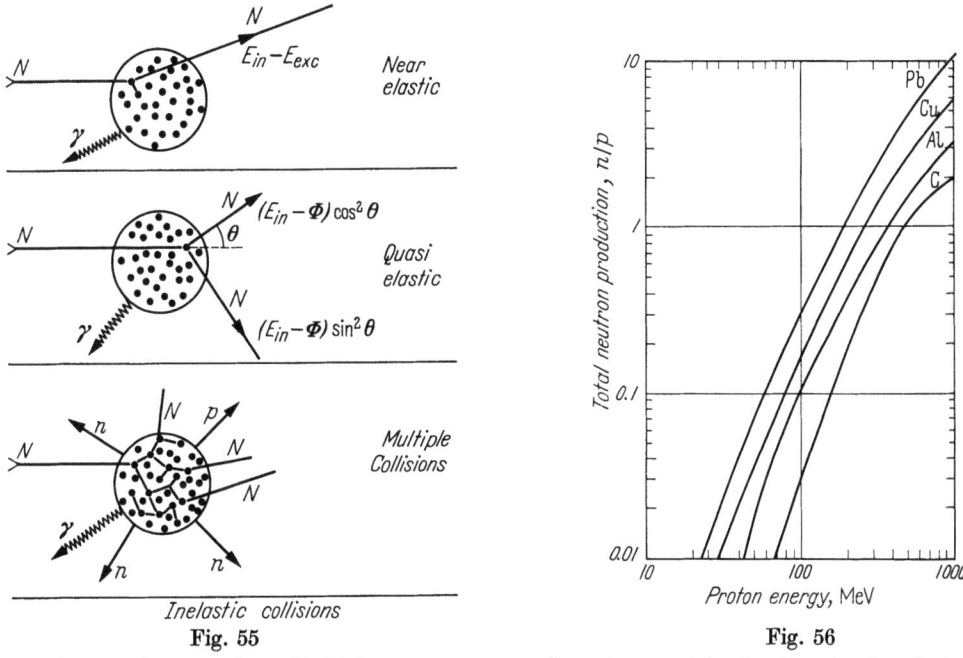

Fig. 55. Schematic diagram of possible high-energy reactions. Secondary particles directly related to the incident particle are indicated by N (nucleon). Boil-off particles are indicated by n or p, and gamma radiation by γ
(STRAUCH, 1962)

Fig. 56. Total neutron yield per proton completely stopped in thick targets of C, Al, Cu, and Pb according to measurements by Moyer (WALLACE and SONDHAUS, 1962)

nucleons. Only the binding energy $\varPhi$ of the target nucleon has to be imparted to the nucleus. If the two nucleons are not exposed to more collisions within the nucleus, they will escape from the nucleus with the approximate energies $(E_{\mathrm{in}}-\varPhi)\cos^2\Theta$ and $(E_{\mathrm{in}}-\varPhi)\sin^2\Theta$, where Θ is the scattering angle of the incident particle. If the residual nucleus is excited it usually disintegrates via photon emission.

These two processes require that only one interaction occurs. This is rather likely to be the case for light nuclei if the liberated nucleons have energies above about 80 MeV.

$\gamma\gamma$) *Multiple collisions.* Usually two or more collisions occur in the nucleus and a nuclear cascade is started. The energy concentrated in one nucleon decreases during the course of the cascade until all the energy that has not disappeared in promptly emitted secondary particles is rather evenly distributed. The nucleus boils off this energy by emission of protons, or more frequently neutrons, in the MeV range. Cases $\alpha\alpha$), $\beta\beta$) and $\gamma\gamma$) are illustrated in Fig. 55. Reactions such as $\beta\beta$) and $\gamma\gamma$), where an energetic particle in colliding with a nucleus knocks off one or more nucleons or clusters of nucleons, are called spallation reactions.

Fig. 56 illustrates the total neutron production when protons hit thick targets of C, Al, Cu and Pb (WALLACE and SONDHAUS, 1962). Both cascade and evaporation neutrons are included. The neutron production increases strongly with Z. The contribution of cascade particles is rather unimportant for proton energies below 100 MeV. The Monte Carlo calculated absorbed tissue dose behind an aluminium barrier as a function of its thickness in the case of 400 MeV incident protons is shown in Fig. 57 (KIMNEY, COVEYOU, and ZERBY, 1962). Fast neutrons predominate for thicknesses larger than the proton range. The π-meson production can be neglected for proton energies less than 400 MeV; higher energies are hardly of interest in radiology. It may be mentioned that speculations concerning the use of π-mesons in radiotherapy have recently been put forward by FOWLER and PERKINS (1961).

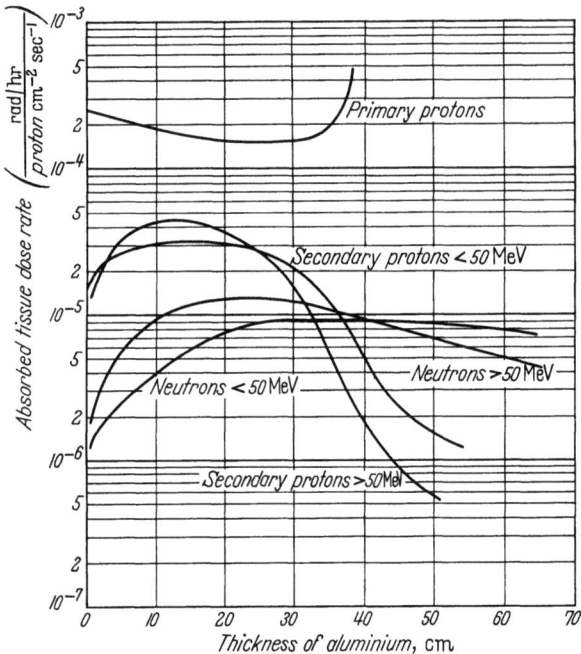

Fig. 57. Contribution to the tissue dose rate behind an aluminium slab from 400 MeV incident protons and the secondary particles (KIMNEY, COVEYOU, and ZERBY, 1962)

c) Penetration of neutrons in matter

α) Introduction

The most important medical use of neutrons is associated with the production of radionuclides. In medical radiology attempts have been made to utilize beams of neutrons for radiotherapy at a depth and for neutron capture therapy. From a radiation protection point of view neutrons constitute a rather complicated problem in the medical use of betatrons and other high energy accelerators.

β) The general properties of the neutron

The neutron differs from the previously treated heavy particles primarily due to its lack of electric charge (Table 10). This means that the neutron is not affected by the electric field around the atoms. Therefore even a low energetic neutron can penetrate into matter until it passes so close to a nucleus that it is attracted by the nuclear forces, thereupon it may react with the nucleus. These nuclear forces have a very short range and their nature is non-electric.

The neutrons are usually classified by means of their energy E_n as shown in Table 13. The basis of the division is partly arbitrary but it is chosen to fulfill the following requirements:

Table 13. *Neutron energy groups*

1. Slow neutrons	0	$< E <$ 1 keV
2. Intermediate neutrons	1 keV	$< E <$ 500 keV
3. Fast neutrons	0.5 MeV	$< E <$ 10 MeV
4. Very fast neutrons	10 MeV	$< E <$ 50 MeV
5. Ultrafast neutrons	50 MeV	$< E$

1. different types of reactions occur in the interaction with matter of neutrons from different groups;

2. the methods of detection and production of neutrons of different groups are entirely different.

$\alpha\alpha$) *Slow and intermediate neutrons.* The interactions of slow neutrons with heavy nuclei is characterized by sharp absorption resonances and large absorption cross sections for neutrons of very low energy. There are three groups of slow neutrons:

Cold neutrons with $E_n \lesssim 0.002$ eV. They have exceptionally great penetration power in crystalline material.

Thermal neutrons which are in thermal equilibrium with the surrounding medium. When neutrons diffuse through material with low absorption cross section they tend to follow a Maxwell's velocity distribution

$$dn(v) = 4\,\pi\,n \left(\frac{M}{2\pi k T}\right)^{3/2} v^2\,e^{-M v^2/2k T}\,dv \qquad (63)$$

where $dn(v)$ is the number of neutrons per unit volume and per velocity interval, that is neutrons/(cm³ cm/s); n is the number of neutrons per unit volume, v is the neutron velocity, M is the rest mass of the neutron, k is Boltzmann's constant, and T is the temperature in °K.

At a temperature of 20° C (293° K) the most probable velocity is approximately 2200 m/s, which corresponds to an energy of 0.025 eV.

Resonance neutrons: this type of neutron, in the energy interval ~ 1 to ~ 100 eV, is based on the great number of distinct absorption resonances which appear in this energy interval when neutrons interact with heavy nuclei.

For *intermediate neutrons* elastic scattering predominates.

$\beta\beta$) *Fast, very fast, and ultrafast neutrons.* Fast neutrons are accoompanied by several nuclear processes, which are energetically impossible at lower energies; here the inelastic scattering is the most important pricess.

Very fast neutrons give rise to reactions where more than one particle is emitted, for instance the reaction $(n, 2n)$.

The ultra fast neutrons appear at accelerators for high energy particles and in cosmic radiation. The interaction with nuclei is small — they are partly transparent. Spallation of nuclei is observed.

As distinguished from heavy charged particles, but resembling the photon, the neutron usually has a non-negligible mean free path in matter. As in the case of photon penetration calculations the primary neutron radiation decreases exponentially and the secondary neutrons can be added by means of a buildup factor. However, the situation is more troublesome than in the photon case because the interaction processes are several and more complicated. Moreover, the cross sections of the processes often vary tremendously with the neutron energy and they are less well known and can not be found by simple extrapolation between different atomic numbers.

γ) The production of neutrons

Neutrons are liberated in a number of nuclear reactions such as fission, photodisintegration, the (α, n) reaction, etc.

The fission process is initiated in heavy nuclei, such as uranium and plutonium, through the penetration of the neutron into the nucleus whereby this one is split in two parts. In the case of thermal neutrons interacting with ²³⁵U on the average 2.46 neutrons per fission are emitted. In the primary fission neutron spectrum of ²³⁵U (Fig. 58) there are neutrons with energies from 0 to 18 MeV with a mean energy of ≈ 1.5 MeV. However, the neutron spectrum within and around a reactor is different from that of Fig. 58, because the neutrons are absorbed and moderated by elastic and inelastic collisions with surrounding nuclei.

The photodisintegration or the (γ, n) process is energetically possible if the photon energy is greater than the binding energy of the neutron. This implies a threshold value $(h\nu)_t$ of more than 6 MeV for the process in most nuclei; exceptions are ^{2}H with $(h\nu)_t = 2.23$ MeV, ^{9}Be with $(h\nu)_t = 1.67$ MeV, ^{13}C with $(h\nu)_t = 4.9$ MeV and ^{6}Li with $(h\nu)_t = 5.3$ MeV. The (γ, n) cross section for carbon, oxygen, and lead are given in Fig. 59 as functions of the photon energy. All the cross sections have a maximum a few MeV above $(h\nu)_t$.

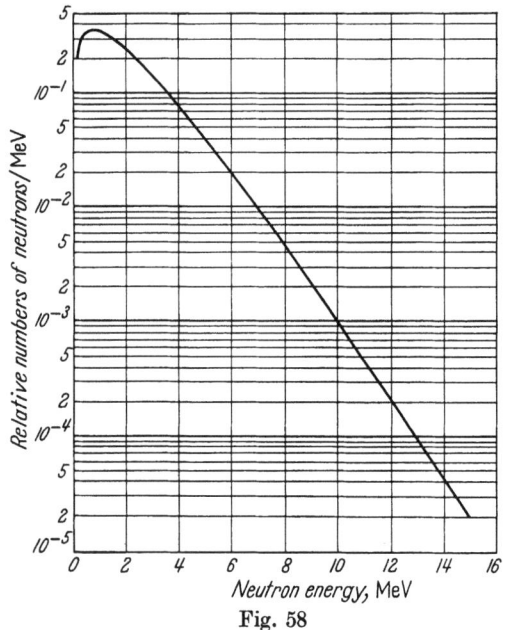

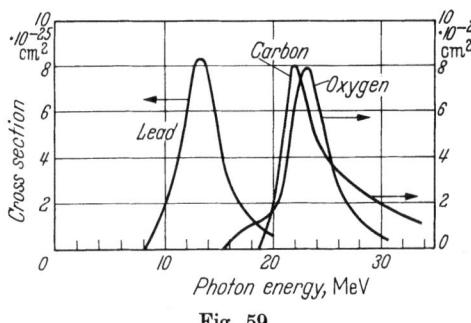

Fig. 58

Fig. 59

Fig. 58. Number spectrum of primary neutrons from the fission process in ^{235}U

Fig. 59. (γ, n) cross sections for carbon, oxygen, and lead (POHLIT, 1959). It should be observed that the lead cross section is about 100 times greater than that of carbon and oxygen

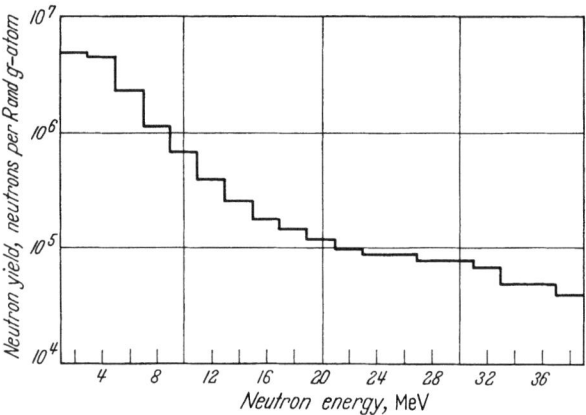

Fig. 60. Number spectrum of neutrons produced by 50 MV bremsstrahlung incident on lead. Calculations assume all neutron transitions lead to ground state of residual nucleus and, hence, overestimate high-energy neutron yield. (MURRAY, 1964)

At betatrons most neutrons are created by the (γ, n) process in the lead collimators. These photo-neutrons complicate the radiation shielding measures at the medically used betatrons, synchrotrons etc. (SPIRA, 1963; POHLIT, 1959). With increasing photon energy neutrons appear with higher and higher energy. Fig. 60 shows the particle spectrum of neutrons produced by 50 MV roentgen-radiation incident on lead (MURRAY, 1964).

The (α, n) reaction can be utilized for neutron production by intimately mixing an α-emitting radionuclide chemically or mechanically, with for instance beryllium:

$$^9_4\text{Be}\,(\alpha, n)\,^{12}_6\text{C}.$$

The process is "exoergic" with a Q-value of 5.65 MeV. A Q-*value* is defined as *the net amount of energy released in a nuclear reaction.* A positive Q-value means that energy is liberated. A negative Q-value requires that energy be supplied in order to make the reaction possible, that is the reaction has a threshold value. In the $\mathrm{Be}(\alpha, n)\mathrm{C}$ reaction the neutrons have an energy distribution from zero to $\simeq 11$ MeV, where the maximum energy depends on the α-particle energy.

Particles accelerators may be used as neutron generators. A widespread example is the use of deuterons accelerated by approximately 150 kV against a tritium target. The reaction $^3\mathrm{H}(d, n)^4\mathrm{He}$ gives essentially monoenergetic 14 MeV neutrons.

In all the nuclear processes mentioned above fast neutrons predominate. They will become intermediate or slow only after interactions with the surrounding medium.

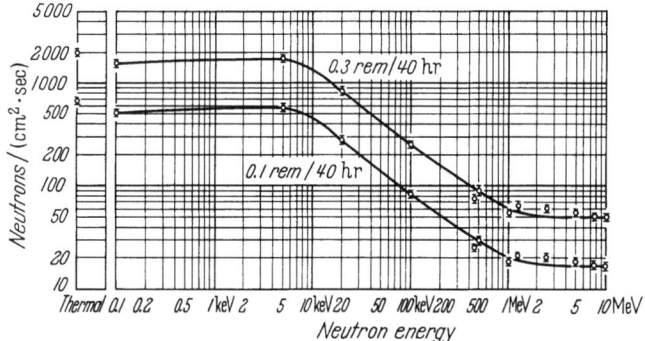

Fig. 61. Flux of neutrons to deliver the stated dose equivalent rate as a function of neutron energy
(NBS Hb No. 63, 1957)

At the same fluence thermal neutrons have less biologic effect than fast neutrons (Fig. 61, NBS HbNo. 63, 1957). Thermal neutrons can easily be absorbed; hence, in the calculation of shielding barriers the chief stress should be laid upon the fast neutrons.

δ) The interaction of neutrons with matter

$\alpha\alpha$) *Cross section.* Usually σ denotes the cross section per atomic nucleus — the microscopic cross section, and Σ the integrated cross section of all nuclei per cm³ of the medium — the macroscopic cross section; the latter is the same quantity which in section 1, b, α, in the case of photons, is defined as the linear attenuation coefficient. Analogously to Eq. (24) we obtain

$$\Sigma = \frac{N_A \varrho}{A}\, \sigma. \tag{64}$$

$\beta\beta$) *Elastic scattering.* In the elastic scattering of a neutron against an atomic nucleus momentum and kinetic energy are conserved. The energies of the neutron and the nucleus after the collision are obtainable from the simple laws of mechanical impact. Eq. (65) gives the maximum energy degradation:

$$\frac{E_2}{E_1} = \left(\frac{A-1}{A+1}\right)^2 \tag{65}$$

where E_1 and E_2 are the energies of the neutron before and after collision and A the mass number of the nucleus. The ratio E_2/E_1 increases with increasing A; $A = 1$ means $E_2/E_1 = 0$. Thus, in a material containing hydrogen, the neutron can lose its entire energy in one single collision. For heavy elements E_2/E_1 is close to unity and many collisions are required in order to reduce the neutron energy substantially.

Elastic scattering is the predominating process in the moderation of neutrons with energies in the interval 30 eV to 0.5 MeV.

The cross section for elastic neutron scattering in hydrogen decreases with increasing energy (Fig. 62) which means that neutrons which already are energy-degraded have a somewhat greater probability for being subject to further elastic collisions. Thereby they will lose energy and will eventually be absorbed. Therefore most of the low energy neutrons at a depth in a medium containing hydrogen are being continuously created by the remaining primary neutrons and by the forward-scattered, only slightly energy-degraded neutrons. Although the buildup factor increases with depth (Fig. 63) the process now described results approximately into equilibrium-spectra at large depths.

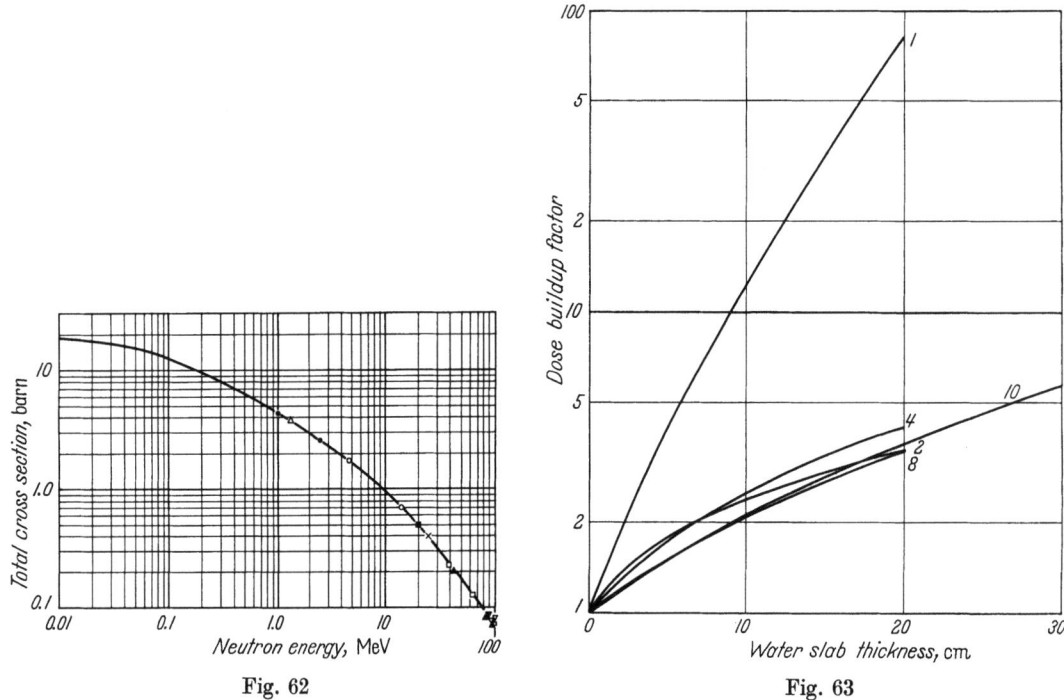

Fig. 62   Fig. 63

Fig. 62. Total atomic cross section of hydrogen as a function of neutron energy (Hughes and Harvey, 1955)

Fig. 63. Dose buildup factors behind water for neutrons of 1, 2, 4, 8, and 10 MeV; numerical data obtained from Obenshain, Eddy, and Kuehn (1957)

In hydrogen σ_{el} is equal to σ_{tot} from 10 keV to 14 MeV. The indices *el* and *tot* indicate *elastic* and *total* scattering.

$\gamma\gamma$) *Inelastic scattering.* The process of inelastic scattering of neutrons has a threshold energy equal to the energy of the first excited level of the nucleus. For light elements the inelastic scattering is of minor importance if the neutron energy E_n is less than several MeV. Usually the importance of inelastic scattering increases with increasing A. Inelastic scattering of 14 MeV neutrons reduces their average energy to less than 3 MeV. At lower energies of the incident neutrons the fractional energy degradation becomes less pronounced, but fast neutrons with energies as low as about 6 MeV lose the main part of their energy if they are subject to inelastic scattering.

The process should also be noticed as a γ-emitting source, because firstly, the excited nucleus returns to its ground state via the emission of γ-photons and, secondly, the inelastically scattered neutrons contribute to the buildup of low energy neutrons and, accordingly, to the number of (n, γ)-processes.

The inelastic scattering is approximately isotropic.

$\delta\delta$) *Absorption processes.* At the nuclear capture of a low energy neutron an intermediate state is created in the form of a compound nucleus with an excitation energy corresponding to the binding energy of the neutron, about 7 MeV. The compound nucleus can disintegrate in several ways, for instance via neutron emission (that is, a fictive scattering of the neutron), or by emission of a charged particle or by γ-radiation. The resulting nucleus in an absorption process of the type (n, γ), (n, p), (n, α) etc. has an excess of neutrons and therefore it is frequently radioactive.

s) The (n, γ)-process or radiative capture. For *slow neutrons* there are a few cases of great practical importance, where a resonance capture occurs at energies very close to thermal values. A wellknown example is cadmium. Its absorption cross section is shown in Fig. 64. The resonance at 0.18 eV is so strong that 0.4 mm Cd reduces the number of incident thermal neutrons with a factor of 100.

For *intermediate neutrons* the capture in light elements ($A < 25$) is a process of very little importance.

In the case of *fast neutrons* it is valid that $\sigma_{(n, \gamma)}$ is only a minor fraction of the total cross section; thus fast neutrons can not be efficiently absorbed. The cross section $\sigma_{(n, \gamma)}$ for 1 MeV neutrons varies with A in such a way that $\sigma_{(n, \gamma)}$ is small for light elements, increases then with A, first rapidly then more slowly.

The radiative capture cross section decreases rapidly with increasing neutron energy.

In light nuclei there are only relatively few energy levels between the excited level and the ground state; therefore the emitted γ-radiation consists of few lines. Heavier elements usually have closer lying levels and the spectrum of the emitted photons is more complex.

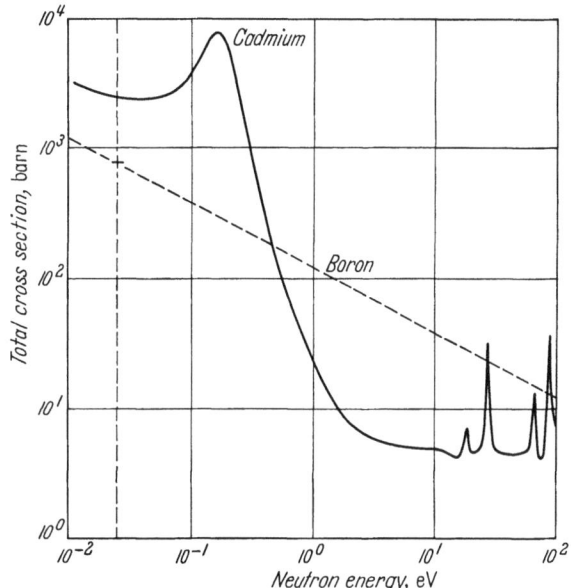

Fig. 64. Total neutron cross sections for naturally occurring cadmium and boron

ss) Neutron reactions with emission of charged particles. These reactions are energetically possible for thermal neutrons if $Q > 0$. The Q-value for the (n, p)-process can be calculated from the following equation:

$$Q = 931 \; [M_{Z, A} + m_n - M_{Z-1, A} - m_p - m_e] \; \text{MeV}. \qquad (65)$$

where M and m are rest masses of nuclei and elementary particles respectively. The mass values should be given in atomic mass units, *amu*. Q is obtained as kinetic energy of the products of the reaction. The neutron induced emission of charged particles tends to be limited to light elements. An important exception is the fission process.

For many materials like boron and indium, the total cross section varies as $1/v$ up to rather high energies, for ^{10}B up to about 10^4 eV. This is exemplified in Fig. 64, showing the total cross section of the natural element boron. This element is frequently used for neutron radiation shielding because of its large cross section, the absence of radioactive reaction products and negligible emission of penetrating photons. Even at large energies the cross section can be substantial for very light elements. At $E_n = 14$ MeV the cross section $\sigma_{(n, \alpha)}$ of ^{6}Li is 200 mbarn (15 % of σ_{tot}), of nitrogen 330 mbarn, and of oxygen 360 mbarn. With increasing atomic mass the threshold of these increases with the Coulomb barrier $B = \dfrac{Z z e^2}{r}$, which renders the escape of charged particles more difficult.

In Table 14 there are values of some cross sections of naturally occurring elements at a neutron-velocity of 2200 m/s, that is, approximately thermal neutrons (Reactor Physics Constants, 1963).

Table 14. *Thermal neutron cross sections (v = 2200 m/s). From Reactor Physics Constants, ANL—5800 (1963)*

Atomic number Z	Element or compound	Density g/cm³	Microscopic cross section, barn			Macroscopic cross section	
			σ_a	σ_s	σ_t	Σ_t cm⁻¹	$\dfrac{\Sigma_t}{\varrho}$, $\dfrac{cm^2}{g}$
1	H	8.9×10^{-5}	0.33	38	38	0.002	22.7
	H_2O	1.00	0.66	103	104	3.45	3.45
3	Li	0.534	71	1.4	72.4	3.35	6.29
4	Be	1.85	0.010	7.0	7.0	0.865	0.468
5	B	2.45	755	4	759	104	42.2
6	C	1.60	0.004	4.8	4.8	0.385	0.241
8	O	1.4×10^{-3}	2×10^{-4}	4.2	4.2	21×10^{-5}	0.158
13	Al	2.699	0.241	1.4	164	0.099	0.0364
26	Fe	7.86	2.62	11	13.6	1.15	0.147
27	Co	8.9	38	7	45	4.10	0.461
48	Cd	8.65	2450	7	2457	114	13.2
49	In	7.28	191	2.2	193	7.37	1.01
82	Pb	11.35	0.170	11	11.2	0.369	0.0326

εε) *Total cross sections.* The total macroscopic neutron cross section for ordinary concrete is shown in Fig. 65 (Freestone, 1962). The composition of the concrete is given and the cross section contribution from hydrogen and oxygen are displayed. There are two pronounced minimum values at $E_n = 2.4$ and 8 MeV. In Fig. 66 the variation with E_n of the microscopic cross section for hydrogen and iron is presented (Hodge and Sowden, 1961). In order to meet shielding requirements the hydrogen and iron content can be appropriately varied in a barrier system.

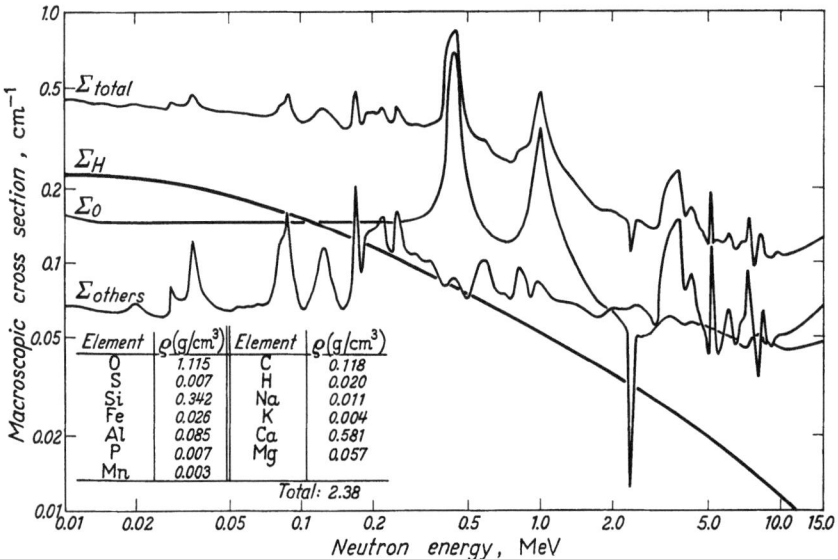

Fig. 65. Total macroscopic cross section for ordinary concrete as a function of neutron energy. The contribution to this cross section from hydrogen, oxygen, and other elements in concrete is given separately (Freestone, 1962)

ε) *The penetration of neutrons into shielding barriers*

In neutron radiation protection discussions the number flux density N is considered rather than the energy flux density I, because the number flux density is better correlated to the biologic tissue dose rate of neutrons in the MeV-range and because neutrons with an energy less than 0.5 MeV has only a minor influence on the thickness of a shielding barrier; see Fig. 61.

αα) *Neutron spectra in water*. In water a neutron most frequently collides with hydrogen nuclei if E_n is less than 13 MeV. Because the energy degradation is greatest in a collision with a hydrogen nucleus this element plays a predominant role when neutrons penetrate into water and other hydrogen-containing materials. Calculated number flux density spectra of fission neutrons at various depths in water are shown in Fig. 67 (ARONSON, CERTAINE, GOLDSTEIN, and PREISER, 1954). The neutron source is point isotropic and emits one neutron per second. The increase of the hydrogen cross section with decreasing

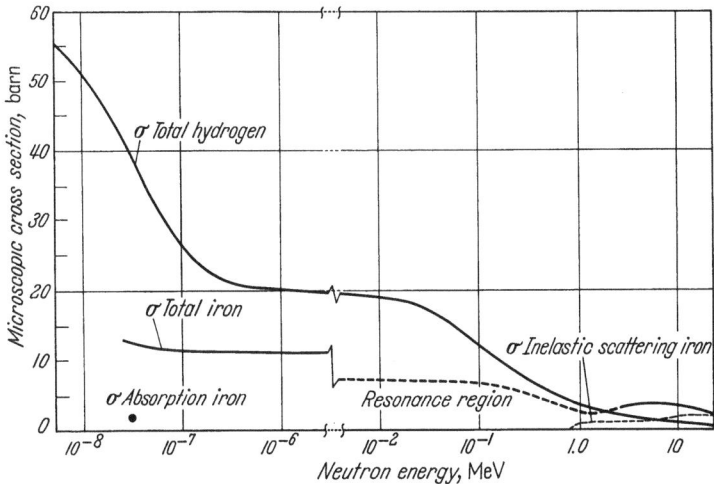

Fig. 66. Microscopic cross sections of iron and hydrogen as functions of neutron energy after HODGE and SOWDEN (1961)

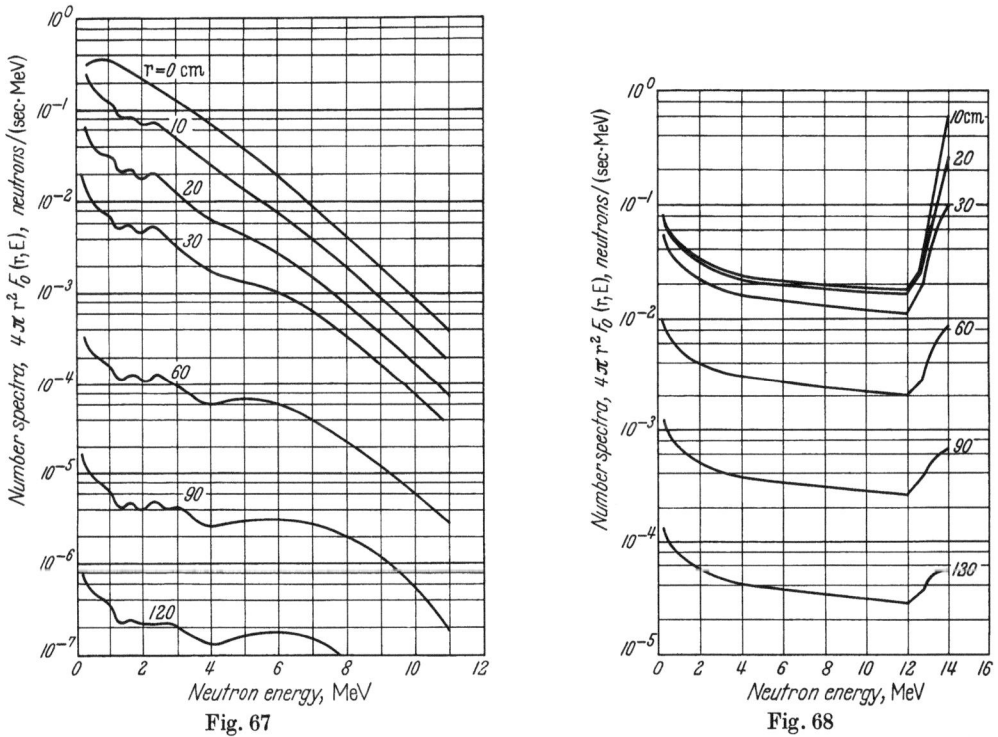

Fig. 67

Fig. 68

Fig. 67. Number spectra of neutrons from a point isotropic fission source at different depths in water. At zero depth only the primary spectrum is shown (ARONSON, CERTAINE, GOLDSTEIN, and PREISER, 1954). The effect of the inverse square law is eliminated

Fig. 68. Number spectra of neutrons from a point isotropic 14 MeV source in an infinite water medium (ARONSON, CERTAINE, and GOLDSTEIN, 1954). The effect of the inverse square law is eliminated

neutron energy (Fig. 62) causes, firstly, that the primary spectrum is hardened with depth, that is, the low energy neutrons are more attenuated than those with higher energy, and, secondly, that also the low energetic secondary neutrons become but little penetrating. In the resulting spectra the average energy increases with depth from 1.5 MeV at zero depth to about 4.5 MeV at 120 cm depth. "Dips" in the spectra at 1.3, 2 and 4 MeV are effects of resonances in the oxygen cross section. At a depth greater than 60 cm the hardening of the primary spectrum is counterbalanced by the buildup of low energy neutrons. This implies that the spectrum changes very little with a further increasing depth.

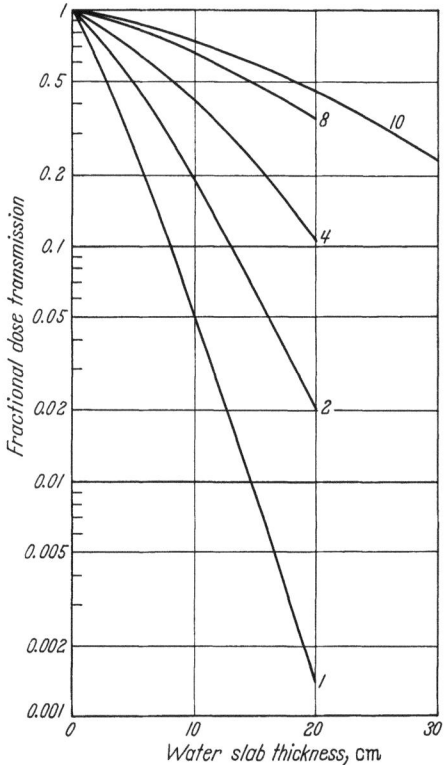

Fig. 69. Absorbed tissue dose behind water slabs for perpendicularly incident neutrons of energy 1, 2, 4, 8, and 10 MeV. Numerical data from OBENSHAIN, EDDY, and KUEHN (1957)

The buildup of neutrons in water is clearly illustrated in Fig. 68 (ARONSON, CERTAINE, and GOLDSTEIN, 1954) which shows the number spectrum of a point-isotropic neutron source, emitting one 14 MeV neutron per second. The shape of the spectrum varies only slightly with the depth, ignoring the fractional decrease of primary neutrons with the depth, that is, the buildup factor increases.

$\beta\beta$) *The transmission of neutrons.* The absorbed tissue dose obtained behind slabs of various materials, has been calculated for different neutron energies and angles of incidence and given as a function of the slab thickness in Fig. 69. This diagram is based on data from OBENSHAIN, EDDY, and KUEHN (1957) and illustrates the variation of absorbed tissue dose behind water slabs for perpendicularly incident neutrons in the energy interval 1 to 10 MeV. The dose reduction with decreasing neutron energy is striking. ALLEN and FUTTERER (1963) have extended the validity of their Monte Carlo-calculations to several materials, such as poly-ethylene, water, concrete, and soil samples. In one and the same diagram they present the absorbed dose in tissue of the transmitted neutrons (2 and 14 MeV) behind these four hydrogen-containing materials (Fig. 70). The thickness is given for polyethylene (in inches) but is also useful for the other materials applying a recalculation factor. In Fig. 70 the same transmission curve can be used for all the mentioned materials. However, at an angle of incidence of 70° the curve for concrete and soil (dashed) deviates from the curve for polyethylene and water (solid line).

In Fig. 71 the attenuation in concrete of photo-neutrons, produced by 50 MV bremsstrahlung incident on lead (Fig. 60), is presented (MURRAY, 1964). Dose half-value-thicknesses for neutrons with energies from 1 MeV to 1 GeV are given in Fig. 72 for the most important shielding material, common concrete (PANOFSKY, 1957).

$\gamma\gamma$) *Reflection of neutrons.* The variation of number albedo, that is, the fraction of reflected neutrons (see Section 1, d), for various materials is illustrated in Fig. 73, which is valid for 3 MeV perpendicularly incident neutrons. Hydrogen-containing materials evidently give the least backscattering[1]. In Fig. 74 the number albedo (reflection) for iron is presented for various neutron energies. Finally, Fig. 75 shows the number spectra of 3 MeV neutrons being reflected from 1 cm and 100 cm thick concrete slabs.

---

[1] It is of interest to compare this effect with the reflection of photons, fig. 34, where the Z-dependence is inversed, when the Compton process dominates.

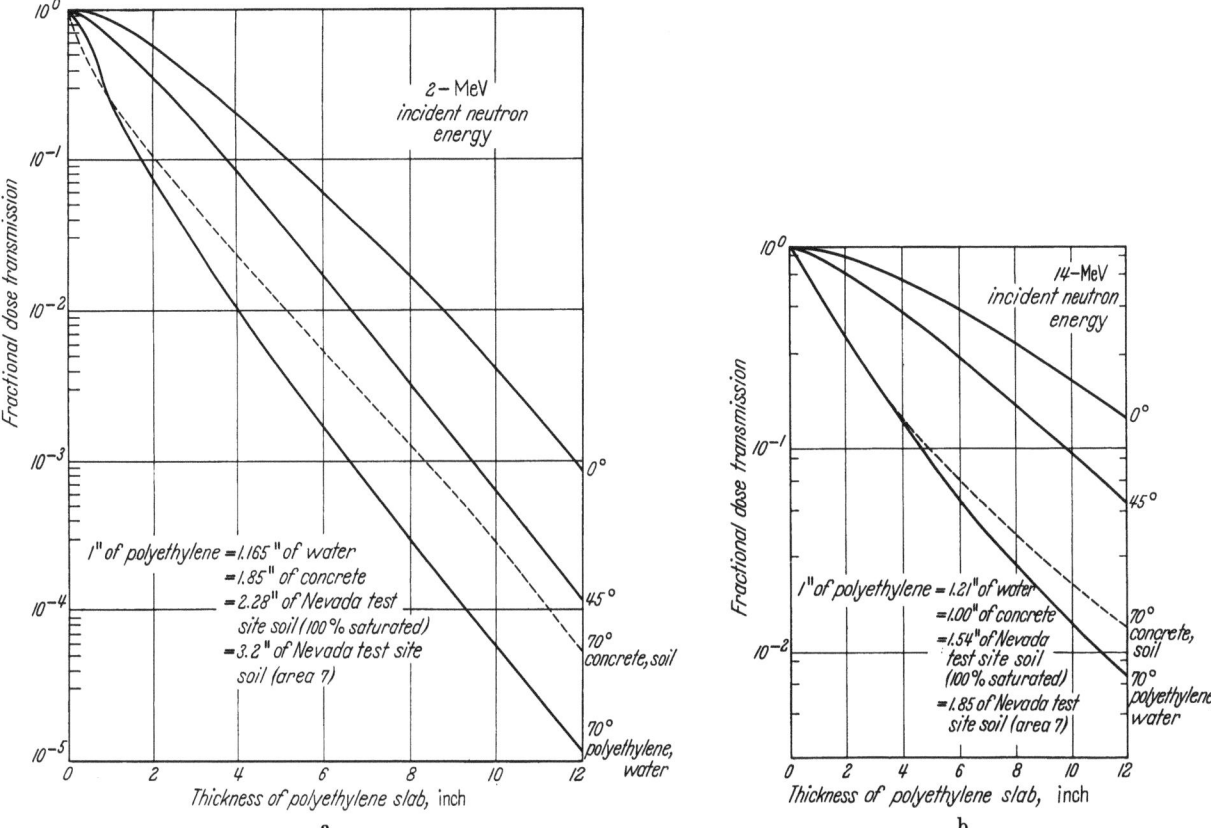

Fig. 70a and b. Absorbed tissue dose behind slabs of polyethylene, water, concrete, and soil. The angles between the slab normal and the incident neutron are indicated. The curves for 0° and 45° are valid for all the materials with due consideration to given conversion factors. (ALLEN and FUTTERER, 1963)

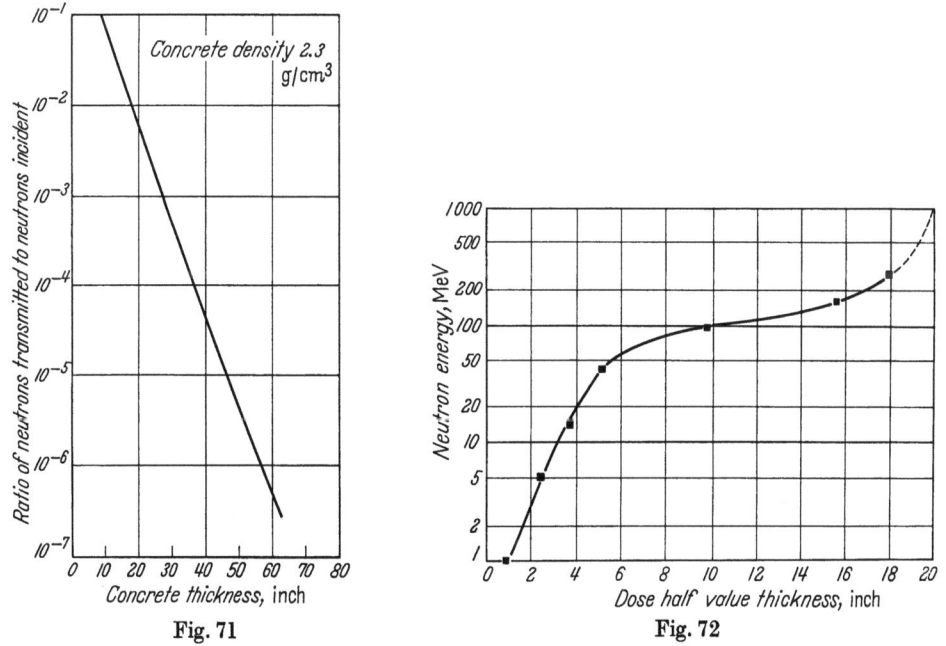

Fig. 71. The transmission of neutrons incident on concrete. The neutrons have an energy distribution given in Fig. 60. (MURRAY, 1964)

Fig. 72. Dose half value thicknesses of ordinary concrete for fast neutrons (PANOFSKY, 1957)

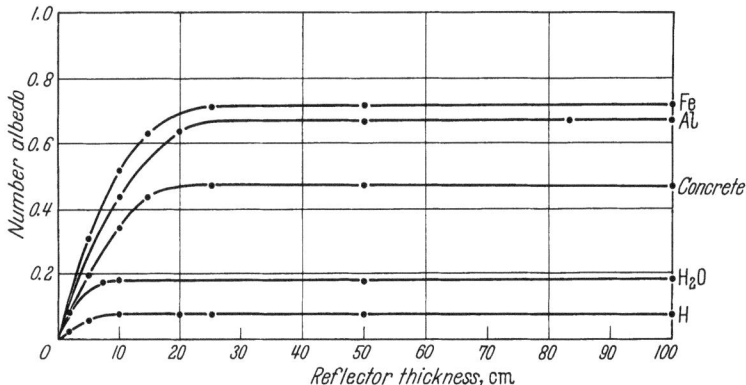

Fig. 73. Number albedo versus reflector thickness for 3 MeV neutrons, normally incident on plane slabs of H, H₂O, concrete, Al, and Fe [LEIMDÖRFER (3), 1964]

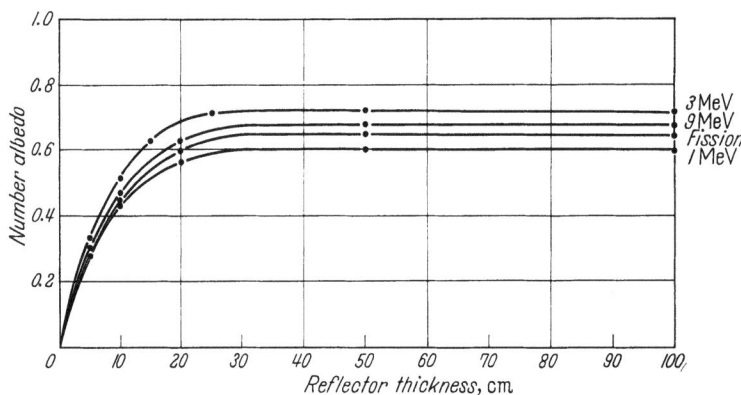

Fig. 74. Number albedo versus reflector thickness for neutrons of various energies, normally incident on iron slabs [LEIMDÖRFER (3), 1964]

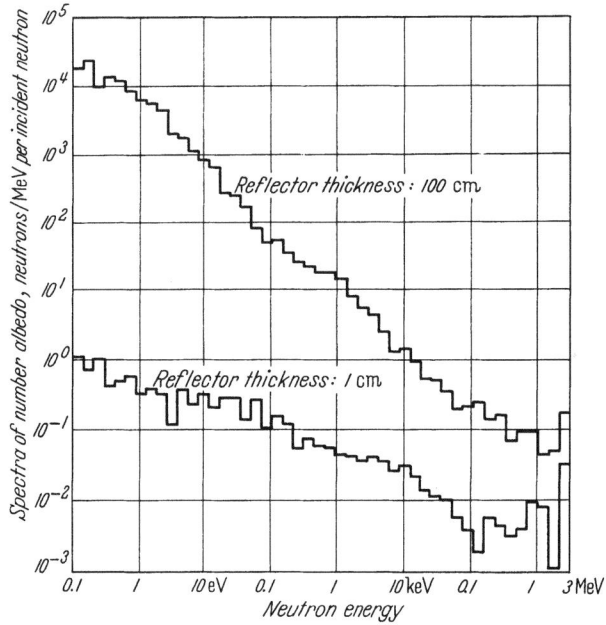

Fig. 75. Spectra of neutrons reflected from 100 cm and 1 cm thick concrete slabs. Source: 3 MeV, normal incidence. [LEIMDÖRFER (3), 1964]

References

ALLEN, F. J., and A. T. FUTTERER: Neutron transmission data. Nucleonics **21**, No. 8, 120—121 (1963).

AMALDI, E.: The production and slowing down of neutrons. Handbuch der Physik, Bd. 38/2, S. 1—659. Berlin-Göttingen-Heidelberg: Springer 1959.

ARONSON, R., J. CERTAINE, and H. GOLDSTEIN: Penetration of neutrons from point isotropic monoenergetic sources in water. USAEC Report NYO-6269, Nuclear Development Associates, Inc., Dec. 15, 1954.

— — —, and S. PREISER: Penetration of neutrons from a point isotropic fission source in water. USAEC Report NYO-6267, Nuclear Development Associates, Inc., Sept. 22, 1954.

—, and C. N. KLAHR: Neutron attenuation. In: BLIZARD and ABBOT: Reactor handbook, vol. 3, part B, Shielding, second ed., p. 63—101. New York and London: Intersci. Publ. 1962.

BERGER, M. J.: Reflection and transmission of gamma radiation by barriers: Monte Carlo calculation by a collision-density method. J. Res. Nat. Bur. Standards **55**, 343—350 (1955).

—, and J. DOGGETT: Reflection and transmission of gamma radiation by barriers: Semianalytic Monte Carlo calculation. J. Res. Nat. Bur. Standards **56**, 89—98 (1956).

— J. H. HUBBEL, and I. H. REINGOLD: Contribution of annihilation radiation to the gamma ray flux in lead. Phys. Rev. **113**, 857—862 (1959).

—, and D. J. RASO: Monte Carlo calculations of gamma-ray backscattering. Radiat. Res. **12**, 20—37 (1960).

BERGER, R. T.: The X- or gamma-ray energy absorption or transfer coefficient: Tabulations and discussion. Radiat. Res. **15**, 1—29 (1961).

BETHE, H. A., and J. ASHKIN: Passage of radiations through matter. In: E. SEGRÉ, Experimental nuclear physics, vol. 1, p. 166—357. New York: John Wiley & Sons, Inc. 1953.

BIRKHOFF, R. D.: The passage of fast electrons through matter. Handbuch der Physik, Bd. 34, S. 53—138. Berlin-Göttingen-Heidelberg: Springer 1958.

BJÄRNGARD, B., and G. HETTINGER: Spectra of scattered radiation behind slabs of water irradiated by X-rays. Ark. Fys. (Stockh.) **20**, 517—526 (1961).

BLEULER, E., u. W. ZÜNTI: Zur Absorptionsmethode der Bestimmung von β- und γ-Energien. Helv. phys. Acta **19**, 375—398 (1946).

BLIZARD, E. P.: Nuclear radiation shielding. Ann. Rev. nuclear Sci. **5**, 73—98 (1955).

— Calculational methods for reactor shielding. Conference on shielding high-energy accelerators. TID-7545 (1957).

BOTHE, W.: Zur Rückdiffusion schneller Elektronen. Z. Naturforsch. **4**a, 542—545 (1949).

BRANDT, W.: Energy loss and range of charged particles in compounds. (Du Pont Co. Rept., 1960).

BRUCE, W. R., and H. E. JOHNS: The spectra of x-rays scattered in low atomic number materials. Brit. J. Radiol., Suppl. No **9**, (1960).

BRYNJÓLFSSON, A., and G. THAARUP: Determination of beam parameters and measurements of dose distribution in materials irradiated by electrons in the range of 6 MeV to 14 MeV. Risö Report No 53, April 1963.

CARLSSON, C.: Determination of integral absorbed dose from exposure measurements. Acta radiol. therapy, physics, biology **1**, 433—458 (1963).

CASHWELL, E. D., and C. J. EVERETT: A practical manual on the Monte Carlo method for random walk problems. London-New York-Paris: Pergamon Press 1959.

CITRON, A., L. HOFFMANN, and C. PASSOW: Investigation of the nuclear cascade in shielding materials. Nucl. Instr. Meth. **14**, 97—100 (1961).

CLOUTIER, R. J.: Fast neutron generators: Radiation levels and shielding requirements. Amer. industr. Hyg. Ass. J. **24**, 497—501 (1963).

D'ANGIO, G. J., and J. H. LAWRENCE: Medical research with high-energy heavy particles. Nucleonics **21**, No. 11, 56—61 (1963).

DAVIS, M. V., and D. T. HAUSER: Thermal-neutron data for the elements. Nucleonics **16**, No. 3, 87—89 (1958).

EVANS, R. D.: Compton effect. In: Handbuch der Physik, Bd. **34**, S. 218—298. Berlin-Göttingen-Heidelberg: Springer 1958.

FANO, U.: Degradation and range straggling of high-energy radiation. Phys. Rev. **92**, 328—349 (1953).

— Penetration of protons, alpha particles, and mesons. Ann. Rev. nuclear Sci. **13**, 1—66 (1963).

— L. V. SPENCER, and M. J. BERGER: Penetration and diffusion of x-rays. In: Handbuch der Physik, Bd. 38/2, S. 660—817. Berlin-Göttingen-Heidelberg: Springer 1959.

FELD, B. T.: The neutron. In: E. SEGRÉ, Experimental nuclear physics, vol. 2, p. 208—586. New York: John Wiley & Sons, 1953.

FINE, S., and C. F. HENDEE: X-ray critical-absorption and emission energies in keV. Nucleonics **13**, No 3, 36—37 (1955).

FOWLER, P. H., and D. H. PERKINS: The possibility of therapeutic applications of beams of negative π-mesons. Nature (Lond.) **189**, 524—528 (1961).

FREESTONE, R. M.: See Reactor handbook 3 B, Shielding p. 94—95. New York and London: Interscience Publ. 1962.

FRIGERIO, N. A.: Neutron penetration during neutron capture therapy. Phys. in Med. Biol. **6**, 541—549 (1962).

GOLDSTEIN, H., and J. E. WILKINS JR.: Calculations of the penetration of gamma rays. NYO-3075, June 30, 1954.

HEREFORD, F. L., and C. P. SWANN: The maximum range of high energy electrons in aluminium and copper. Phys. Rev. **78**, 727—731 (1950).

HETTINGER, G.: Angular and spectral distributions of backscatter radiation from slabs of water, brass, and lead irradiated by photons between 50 and 250 keV. Acta radiol. (Stockh.) **54**, 129—152 (1960).

HODGE, N., and R. G. SOWDEN: Neutron-shield materials. Nucleonics **19**, No 11, 158—166 (1961).

Hubbell, J. H., E. Hayward, and W. F. Titus: Energy and angular distribution of x-rays scattered in lead. Phys. Rev. 108, 1361—1367 (1957).

Hughes, D. J., and J. A. Harvey: Neutron cross sections. Washington: U. S. Government Printing Office 1955.

— B. A. Magurno, and M. K. Brussel: Neutron cross sections. Suppl. No. 1, to BNL 325, second edition.

Johansson, S. A. E.: On the possibility of using model experiments to study shielding problems. Nucl. Sci. Eng. 14, 196—201 (1962).

Johns, H. E., W. R. Bruce, and W. B. Reid: The dependence of depth dose on focal skin distance. Brit. J. Radiol. 31, 254—260 (1958).

—, and J. S. Laughlin: Interaction of radiation with matter. In: Hine and Brownell: Radiation dosimetry, p. 19—123. New York: Academic Press 1956.

Katz, L., and S. Penfold: Range-energy relations for electrons and the determination of beta-ray end-point energies by absorption. Revs. Modern Phys. 24, 28—44 (1952).

Kinney, W. E., R. R. Coveyou, and C. D. Zerby: A series of Monte Carlo codes to transport nucleons through matter. TID-7652, Book 2, p. 608—618 (1962).

Larsson, B.: Pre-therapeutic physical experiments with high energy protons. Brit. J. Radiol. 34, 143—151 (1961).

Leimdörfer, M. (1): The backscattering of gamma radiation from plane concrete walls. Nucl. Sci. Eng. 17, 345—351 (1963).

— (2): A Monte Carlo method for the analysis of gamma radiation transport from distributed sources in laminated shields. Nukleonik 6, 58—65 (1964).

— (3): The backscattering of fast neutrons from plane and spherical reflectors. Transactions of Chalmers University of Technology, Gothenburg, Sweden, No 288, 1964.

Lindenbaum, S. J.: Shielding of high-energy accelerators. Ann. Rev. nuclear Sci. 11, 213—258 (1961).

Madey, R.: Shielding against space radiation. Nucleonics 21, 56—60 (1963).

Moyer, B. J.: See Wallace and Sondhaus.

Murray, K. M.: Shielding moderate-energy electron accelerators. Nucleonics 22, No 2, 61—67 (1964).

Obenshain, F., A. Eddy, and H. Kuehn: Polyphemus: A Monte Carlo study of neutron penetrations through finite water slabs. USAEC Report WAPD-TM-54, Westinghouse Electric Corp., Bettis Plant, January 1957.

Panofsky, W. K. H.: Shielding work at Stanford University. Conference on shielding high-energy accelerators. TID-7545 (1957).

Pohlit, W.: Die Messung der ungewollten Bremsstrahlung an einem 35 MeV-Betatron. Strahlentherapie 106, 149—154 (1958).

— Zur Frage der bei Betatronbestrahlung in Phantom auftretenden Neutronenverteilung. Strahlentherapie 110, 240—247 (1959).

— Die Messung der Neutronenstreustrahlung an einem 35 MeV-Betratron. Strahlentherapie 113, 469—474 (1960).

Rich, M., and R. Madey: Range-energy tables, UCRL-2301 (1954).

Rossi, H. H., and W. C. Roesch: Field equations in dosimetry. Radiat. Res. 16, 783—795 (1962).

Rudstam, G.: Spallation of medium weight elements. Uppsala: Appelbergs Boktryckeri AB 1956.

Solon, L. R.: The shielding of high-energy accelerators. Health Physics in nuclear installations. Risö symposium 1959, p. 301—316. Paris 1959.

Spencer, L. V.: Theory of electron penetration. Phys. Rev. 98, 1597—1615 (1955).

Spira, J.: Scattered radiation and neutron flux measurements around a 35 MeV betatron installation. Amer. J. Roentgenol. 89, 575—583 (1963).

Starfelt, N., and H. W. Koch: Differential cross-section measurements for thin-target bremsstrahlung produced by 2.7 to 9.7 MeV electrons. Washington: Nat. Bur. Stand. Rep. 4507 (1956).

Strauch, K.: Measurements of secondary spectra from high-energy nuclear reactions. TID-7652, Book 2, p. 409—432 (1962).

Theus, R. B., and L. A. Beach: Gamma-ray albedo from iron. Naval Res. Lab. Rep. (NRL-4701) Feb. 8, 1956.

Thompson, T. J.: Effect of chemical structure on stopping powers for high-energy-protons (thesis). UCRL-1910, (August 11, 1952).

Wallace, R., and C. Sondhaus: Techniques used in shielding calculations for high-energy accelerators: Application to space shielding. TID-7652, Book 2, p. 829—851 (1962).

Williams, E. J.: The rate of loss of energy by β-particles in passing through matter. Proc. roy. Soc. Lond. A 130, 310—327 (1931).

Williamson, C., and J. P. Boujot: Tables of range and rate of energy loss of charged particles of energy 0.5 to 150 MeV. Rapport CEA 2189. Centre Etudes Nucl. Saclay, France, 1962.

Text books and handbooks

Blizard, E. P., and L. S. Abbot: Reactor handbook 3 B, Shielding. New York and London: Interscience Publ. 1962.

Brit. J. Radiol., Suppl. No 10 (1961). Depth dose tables for use in radiotherapy.

Evans, R. D.: The atomic nucleus. New York-Toronto-London: McGraw-Hill Book Co. 1955.

Flügge, S.: Handbuch der Physik, Bd. 34, Korpuskeln und Strahlung in Materie II. Berlin-Göttingen-Heidelberg: Springer 1958.

Flügge, S.: Handbuch der Physik, Bd. 38/2, Neutronen und verwandte Gammastrahlprobleme. Berlin-Göttingen-Heidelberg: Springer 1959.

Goldstein, H.: Fundamental aspects of reactor shielding. Reading, Mass.: Addison-Wesley 1959.

Heitler, W.: The quantum theory of radiation. Oxford: University Press 1954.

Hine, G. J., and G. L. Brownell: Radiation dosimetry. New York: Academic Press 1956.

ICRU Report 10a: Radiation quantities and units. NBS Hb 84. Washington 1962.

McGinnies, R. T.: X-ray attenuation coefficients from 10 keV to 100 MeV. Nat. Bur. Stand. Suppl. to Circ. 583. Washington 1959.

National Bureau of Standards: Handbooks: U.S. Department of Commerce, Washington.

No. 55: Protection against betatron-synchrotron radiations up to 100 MeV, 1954.

No. 63: Protection against neutronradiation up to 30 MeV. 1957.

No. 73: Protection against radiations from sealed gamma sources. 1960.

No. 76: Medical X-ray protection up to 3 MV. 1961.

No. 84: Radiation quantities and units (ICRU Report 10a) 1962.

NELMS, A. T.: Graphs of the Compton energy-angle relationship and the Klein-Nishina formula from 10 keV to 500 MeV. Nat. Bur. Stand. Circ. 542. Washington 1953.

PRICE, B. T., C. C. HORTON, and K. T. SPINNEY: Radiation shielding. London-New York-Paris: Pergamon Press 1957.

Reactor Physics Constants. Argonne National Laboratory, ANL-5800, second ed. (July 1963).

SCHALNOW, M. I.: Neutronengewebedosimetrie. Berlin: VEB Deutscher Verlag der Wissenschaften 1963.

SÉGRE, E.: Experimental nuclear physics I and II. New York: John Wiley & Sons 1953.

WHITE GRODSTEIN, G.: X-ray attenuation coefficients from 10 keV to 100 MeV. Nat. Bur. Stand. Circ. 583, Washington (1957) and Suppl. by R. T. McGINNIES (1959).

WHYTE, G. N.: Principles of radiation dosimetry. New York: John Wiley & Sons 1959.

II. Technik des Strahlenschutzes

Lars Lorentzon

Mit 22 Abbildungen

Einleitung

Am 28. Dezember 1895 überreichte RÖNTGEN dem Vorsitzenden der Physikalisch-Medizinischen Gesellschaft von Würzburg seine erste Mitteilung über eine neue Art von Strahlen, die er als X-Strahlen bezeichnete. Nur vier Monate nach der ersten Mitteilung RÖNTGENs teilte Professor DANIEL von der Vanderbilt-Universität mit, daß 21 Tage nach einer Schädelaufnahme mit Röntgenstrahlen Epilation aufgetreten war. Die Belichtungszeit betrug 1 Std. Wenig später folgen Berichte über eine größere Anzahl von Verbrennungen, die teilweise eine Folge von Demonstrationen waren.

RÖNTGEN selbst hat sich kaum den Röntgenstrahlen ungeschützt ausgesetzt. In seiner zweiten Mitteilung vom 9. März 1896 berichtet er, daß er sich, um seine Meßinstrumente gegen ungewollte Bestrahlung zu schützen, eine große mit Zink- und Bleiblech beschlagene Kiste bauen ließ, in der er selbst mit seinen Meßinstrumenten Platz fand.

Obgleich ein von der Röntgengesellschaft in England im Jahre 1898 eingesetztes Komitee über die gefährlichen Wirkungen der Röntgenstrahlen berichtete, traten weitere Strahlenschäden auf.

ALBERS-SCHÖNBERG veröffentlichte im Jahre 1902 einen Artikel „Schutzvorkehrungen für Patienten, Ärzte und Fabrikanten gegen Schädigungen durch Röntgenstrahlen", in dem er unter anderem vorschlägt, daß hinter allen Durchleuchtungsschirmen Bleiglasscheiben und für das Personal mit Blei bekleidete Schutzkabinen angeordnet werden sollen.

Die Deutsche Röntgengesellschaft gab 1913 ein „Merkblatt über den Gebrauch von Schutzmaßnahmen gegen Röntgenstrahlen" heraus. Als Strahlenschutz wird hier 2 mm dickes Bleiblech empfohlen.

1921 wurden die ersten Strahlenschutzempfehlungen des British X-ray and Radium Protection Committee veröffentlicht, und 1922 gab die American Roentgen Society Anweisungen über Strahlenschutz heraus.

1. Höchstzulässige Personenbestrahlung

Die ersten internationalen Empfehlungen über Strahlenschutz wurden 1928 herausgegeben. Im Jahre 1934 wurde zum erstenmal eine höchstzulässige Dosis, nämlich 0,2 R pro Tag angegeben. 1950 wurde von der Internationalen Kommission für Strahlenschutz („International Commission on Radiological Protection", ICRP) für mit radiologischer Arbeit beschäftigte Personen die maximal zulässige Gesamtkörperdosis auf 0,3 R pro Woche herabgesetzt und für die Bestrahlung von Händen und Füßen eine höchstzulässige Dosis von 1,5 R pro Woche festgesetzt.

Gemäß den jetzt geltenden Empfehlungen der Internationalen Kommission für Strahlenschutz (ICRP, Publ. 9, 1966) soll die höchstzulässige Dosis für eine beruflich strahlenexponierte Person im Falle der Ganzkörperbestrahlung, bei der die Keimdrüsen und die blutbildenden Organe die kritischen Organe sind, 5 rem pro Jahr nicht überschreiten. (In den angegebenen Werten sind die natürliche Strahlung und Bestrahlungen, die aus medizinischen Gründen vorgenommen werden, nicht einbegriffen.)

Es wird weiter empfohlen, daß Personen unter 18 Jahren beruflich nicht strahlenexponiert werden. Sollte dies jedoch der Fall sein, so soll die Dosis 5 rem im Jahr und die bis zum 30. Lebensjahr akkumulierte Dosis 60 rem nicht überschreiten.

Der Jahresdosis von 5 rem entspricht eine mittlere Wochendosis von 0,1 rem. Diese kann im Einzelfall überschritten werden, jedoch soll die in 13 aufeinanderfolgenden Wochen akkumulierte Dosis die Hälfte der Jahresdosis nicht überschreiten.

Bei Frauen im gebärfähigen Alter soll jedoch die Bestrahlung des Bauches in 13 aufeinanderfolgenden Wochen 1,3 rem (entsprechend 5 rem pro Jahr) nicht überschreiten. Wenn eine Schwangerschaft festgestellt wird, soll die Bestrahlung des Fetus während der übrigen Zeit der Schwangerschaft 1 rem nicht überschreiten.

Wenn die bei einer Teilbestrahlung des Organismus von den blutbildenden Organen und den Keimdrüsen aufgenommenen Dosen nicht die oben angegebenen Grenzen überschreiten, können Organe und Körperteile den in Tabelle 1 angegebenen höchstzulässigen Dosen ausgesetzt werden.

Tabelle 1. *Höchstzulässige Jahresdosen (ICRP)*

	Akkumulierte Dosis pro Jahr rem
Bei Bestrahlungen, die von den Extremitäten (Hände, Unterarme, Füße und Knöchel) aufgenommen werden	75
Bei Bestrahlungen, die von der Schilddrüse, den Knochen und der Haut (ausgenommen die Haut der Hände, Unterarme, Füße und Knöchel) aufgenommen werden	30
Bei Bestrahlung innerer Organe mit Ausnahme der Keimdrüsen, der blutbildenden Organe und der Schilddrüse	15
Bei Bestrahlung der Keimdrüsen und der blutbildenden Organe	5

In 13 aufeinanderfolgenden Wochen soll die akkumulierte Dosis die Hälfte der oben angegebenen Jahresdosen nicht überschreiten.

Räumliche Bezirke, in denen die Möglichkeit besteht, daß beruflich strahlenexponierte Personen einer höheren Strahlendosis als 1,5 rem im Jahre ausgesetzt werden, bezeichnet man als Kontrollbereiche. In solchen Bereichen unterliegen alle Personen einer Strahlenschutz- und einer ärztlichen Kontrolle.

Für Personen, die sich normalerweise in der Umgebung des Kontrollbereiches aufhalten und deshalb einer höheren Bestrahlung ausgesetzt werden können, als für die Gesamtbevölkerung festgesetzt worden ist, sollen 0,5 rem im Jahr für die Keimdrüsen und die blutbildenden Organe, und $^1/_{10}$ der in Tabelle 1 angegebenen Werte nicht überschritten werden.

Für die Gesamtbevölkerung wird die bis zum Alter von 30 Jahren akkumulierte höchstzulässige Dosis auf 5 rem festgesetzt.

Den von der Europäischen Atomgemeinschaft für die Mitgliedstaaten herausgegebenen Richtlinien zur Festlegung der Grundnormen für den Gesundheitsschutz der Bevölkerung und der Arbeitskräfte gegen die Gefahren ionisierender Strahlungen (Euratom 1959) liegen im großen und ganzen die Empfehlungen der ICRP zugrunde.

In den deutschen DIN-Normen 6811: Medizinische Röntgeneinrichtungen bis 300 kV, 6812: Medizinische Röntgenanlagen bis 300 kV, und 6846: Medizinische Gammabestrahlungsanlagen wird vorgeschrieben, daß innerhalb des Kontrollbereiches die technischen Strahlenschutzvorrichtungen und der Strahlenschutz der Wände, Decken und Fußböden so bemessen werden muß, daß beruflich strahlenexponierte Personen, unter Voraussetzung sachgemäßen Verhaltens, eine Jahresdosis von höchstens 5 rem erhalten. Daraus errechnet sich z. B. als durchschnittliche Monatsdosis 0,4 rem oder als durchschnittliche Wochendosis 0,1 rem. Für den Strahlenschutz der Hände, Unterarme, Füße und Fußknöchel beruflich strahlenexponierter Personen sind als höchstzulässige Jahresdosis 60 rem, als durchschnittliche Monatsdosis 5 rem oder als durchschnittliche Wochendosis 1,2 rem zugrunde zu legen.

Der Bemessung des Strahlenschutzes außerhalb des Kontrollbereiches ist für nicht
beruflich strahlenexponierte Personen eine höchstzulässige Personendosis von 0,5 rem pro
Jahr zugrunde zu legen. Dies entspricht also einer durchschnittlichen Dosis von 0,01 rem
pro Woche.

2. Die Abschirmung medizinischer Röntgenanlagen

Wie im vorigen Kapitel erwähnt wurde, soll für mit radiologischer Arbeit beschäftigte
Personen die durchschnittliche Dosis im Bereich der blutbildenden Organe und der Keim-

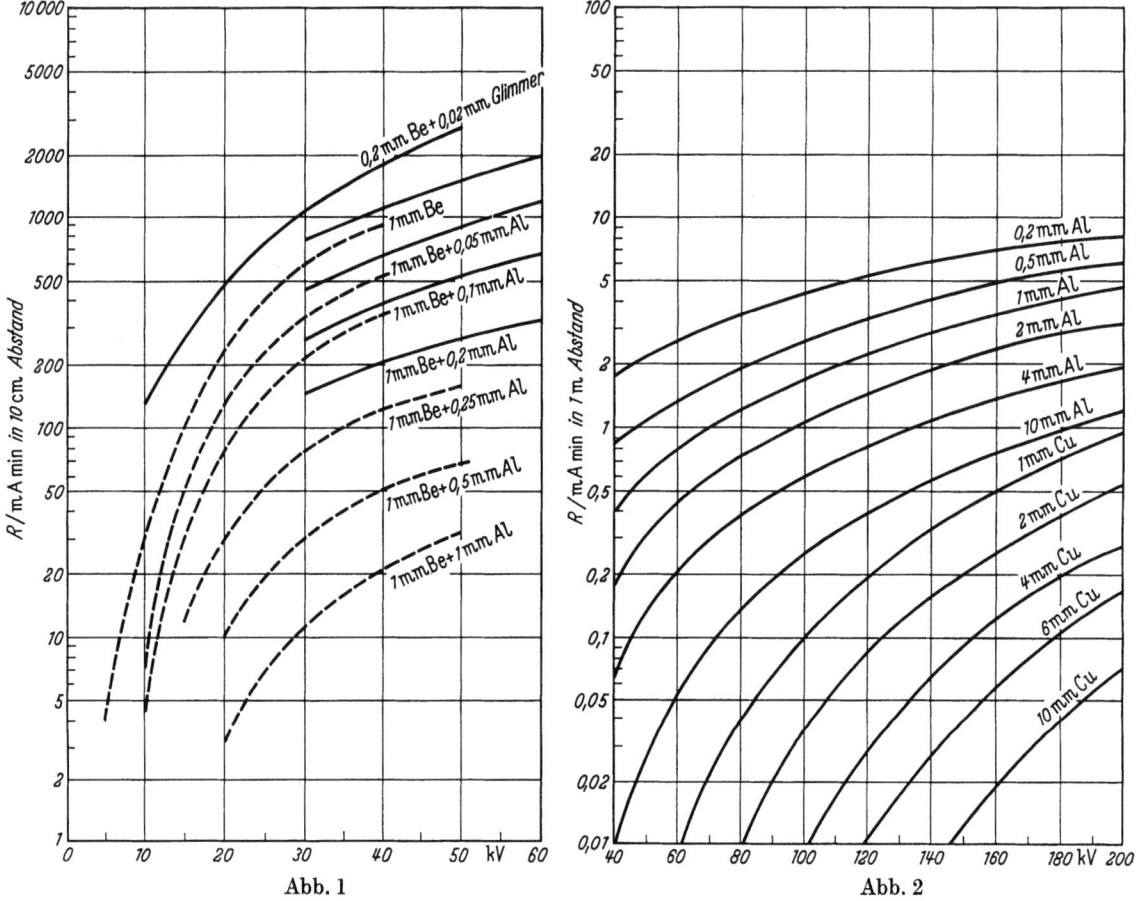

Abb. 1

Abb. 2

Abb. 1. Angenäherte Strahlenausbeute an Primärstrahlung einer Röhre mit Wolframanode bei Gesamtfilterungen von 0,2 mm Be bis 1 mm Be + 1 mm Al in R/mA min in 10 cm Focusabstand, gemessen in Luft. Um die
Dosisleistung für andere Anodenmaterialien als Wolfram zu erhalten, sind die Ausbeutewerte mit dem Faktor
Z/74 zu multiplizieren, wobei Z die Ordnungszahl des betreffenden Anodenmaterials und 74 die Ordnungszahl
von Wolfram ist. ——— Gleichspannung, — — — pulsierende Spannung (Jennings, 1950; Rogers, 1947)
Abb. 2. Angenäherte Strahlenausbeute an Primärstrahlung einer Röhre mit Wolframanode bei Gesamtfilterungen von 0,2 mm Al bis 10 mm Cu für 40—200 kV Gleichspannung in R/mA min in 1 m Focusabstand, gemessen
in Luft. Al-Filter, 40—100 kV, und Cu-Filter, 40—200 kV (Taylor, 1950)

drüsen 0,1 rem pro Woche nicht überschreiten. Die Abschirmung von Röntgenräumen
sollte also so dimensioniert werden, daß innerhalb des Kontrollbereiches dieser Wert
nicht überschritten wird.

Für außerhalb des Kontrollbereiches liegende Räume sollte der Strahlenschutz so
bemessen werden, daß ein Zehntel des obengenannten Wertes, 0,01 rem pro Woche, nicht
überschritten wird.

Bei der Lagerung von unentwickeltem photographischen Material ist zu beachten, daß schon eine akkumulierte Strahlendosis von 0,001 R ungewünschte Schwärzungen hervorrufen kann.

Die Abb. 1 und 2 geben die Strahlenausbeute der Primärstrahlung in R/mA min. Die Abb. 3 zeigt für verschiedene Röhrenspannungen und Betriebsbelastungen in mA min pro Woche die Abstände von der Röntgenstrahlenquelle, die erforderlich sind, um die Dosisleistung der Nutzstrahlung auf 100 mR pro Woche herabzusetzen (ICRP, Publ. 3, 1960).

Um den erforderlichen Strahlenschutz dimensionieren zu können, muß man die Betriebsbelastung („*work-load*" = W), die bei Röntgenanlagen in mA min pro Woche angegeben wird, kennen.

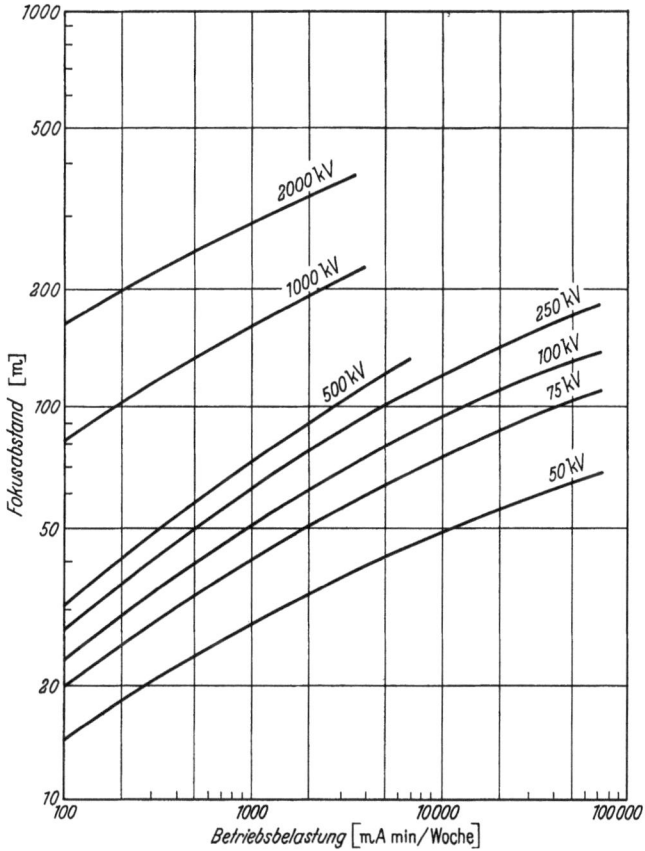

Abb. 3. Strahlenschutz für 50—2000 kV-Röntgenstrahlung durch Abstand. Die Kurven geben den Abstand an, in dem die Dosisleistung des Nutzstrahls 100 m R/Woche beträgt. Die benutzten Filterungen waren die gleichen wie für die Aufnahme der Kurven der Abb. 4, 5 und 6. Die Werte wurden unter Berücksichtigung der Absorption durch die Luft und infolge des Abstandes berechnet. Für die Bestimmung der Luftabsorption wurde angenommen, daß die Strahlung monochromatisch ist, und zwar wurde die kleinste Wellenlänge der polychromatischen Strahlung, die die Röhre bei der angegebenen Spannung erzeugt, verdoppelt (ICRP, Publ. 3, 1960)

Wenn man damit rechnen kann, daß in gewissen die Röntgenanlage umgebenden Räumen Personen sich nur kurzzeitig aufhalten und daß gewisse Teile der Wände, der Decke und des Fußbodens nur teilweise von dem Nutzstrahlenbündel getroffen werden, kann man bei der Berechnung des Strahlenschutzes darauf Rücksicht nehmen:

Aufenthaltsfaktor („occupancy factor" = T). Faktor mit dem man die Betriebsbelastung multiplizieren kann, um diese nach dem Grad oder der Art der Inanspruchnahme der betreffenden Räume zu korrigieren.

Belastungsfaktor („use factor" = U). Bruchteil der Betriebsbelastung, die als Nutzstrahlung in die betrachtete Richtung fällt.

Die folgenden Tabellen 2a und 2b sind den Empfehlungen der Internationalen Kommission für Strahlenschutz, Bericht des Komitees III, entnommen und als praktische Richtlinien gedacht, wenn Werte für den Aufenthaltsfaktor und den Belastungsfaktor nicht verfügbar sind.

Tabelle 2a. *Aufenthaltsfaktoren*

Volle Aufenthaltsdauer ($T = 1$)	Schalträume, Büroräume, Korridore und Warteräume, die groß genug sind, um Arbeitsplätze zu beherbergen; Dunkelkammern, Arbeitsräume und Werkstätten, Aufenthalts- und Ruheräume, die von mit radiologischer Arbeit beschäftigten Personen laufend benutzt werden; Wohnräume, Kinderspielplätze, benutzte Räume in angrenzenden Gebäuden.
Teilweise Aufenthaltsdauer ($T = 1/4$)	Korridore, die zu eng sind, um Arbeitsplätze zu beherbergen; Ruhe- und Aufenthaltsräume, die nicht laufend von mit radiologischer Arbeit beschäftigten Personen benutzt werden; Pflege- und Patientenräume, Fahrstühle mit Bedienungspersonal, unbewachte Parkplätze.
Gelegentlicher Aufenthalt ($T = 1/16$)	Räume, die als Aufenthaltsräume zu klein sind; Toiletten, die nicht laufend von mit radiologischer Arbeit beschäftigten Personen benutzt werden; Treppenhäuser, Fahrstühle ohne Bedienungspersonal, Gehsteige und Straßen.

Tabelle 2b. *Belastungsfaktoren*

Volle Belastung ($U = 1$)	Fußböden von Bestrahlungsräumen, mit Ausnahme von Dentalröntgenanlagen, Türen, Wände und Decken von Bestrahlungsräumen, die routinemäßig dem Nutzstrahlenbündel ausgesetzt sind.
Teilweise Belastung ($U = 1/4$)	Türen und Wände von Bestrahlungsräumen, die nicht routinemäßig dem Nutzstrahlenbündel ausgesetzt sind, Fußböden von Dentalanlagen.
Gelegentliche Belastung ($U = 1/16$)	Decken von Bestrahlungsräumen, die nicht routinemäßig dem Nutzstrahlenbündel ausgesetzt sind.

Es ist also nicht unbedingt notwendig, den Bestrahlungsraum mit vollkommenem Strahlenschutz zu umgeben. Im allgemeinen ist es jedoch ratsam, besonders wenn es sich um Neubauten handelt, volle Aufenthaltsdauer ($T = 1$) und volle Belastung vorauszusetzen, da man dann später die den Bestrahlungsraum umgebenden Räume unbegrenzt verwenden und in den Bestrahlungsräumen die Aufstellung der Apparate beliebig verändern kann. Nur in solchen Fällen, in denen durch Verwendung anderer Aufenthalts- und Belastungsfaktoren erhebliche Einsparungen erzielt werden können, sollte man vielleicht den Strahlenschutz gewisser Wände und Decken schwächer dimensionieren. Dies gilt vor allem für solche Anlagen, bei denen umfangreiche Strahlenschutzmaßnahmen erforderlich sind und bei denen oft der Nutzstrahl Wände und Decken nur in gewissen Richtungen treffen kann, z.B. Beschleuniger- und Kilocurieanlagen, die später behandelt werden.

Die Abb. 4 bis 9 sind dem Bericht des Komitees III (ICRP, Publ. 3, 1960) entnommen und zeigen die Schwächung der Röntgenstrahlung durch Blei und Beton.

Tabelle 3 gibt für verschiedene Röhrenspannungen, Betriebsbelastungen und Abstände die Blei- und Betondicken, die notwendig sind, um die Wochendosis auf 100 mR herabzusetzen.

In allen von der Primärstrahlung getroffenen Körpern (auch Luft) wird Sekundärstrahlung erzeugt. Abb. 10 (LORENTZON, 1954) zeigt die Dosisleistung der in einem Winkel von 90° zur Primärstrahlrichtung erzeugten Sekundärstrahlung. Wir sehen, daß die Dosisleistung der Sekundärstrahlung von Wachs ca. 10—20mal höher ist als die von Aluminium, Eisen und Blei herrührende. Ähnliche Werte wie Wachs gibt unter anderem Wasser, während man für die Sekundärstrahlung von Ziegel und Beton die Werte für Aluminium verwenden kann.

Abb. 11 gibt die Dosisleistung der Sekundärstrahlung von Wachs hinter verschiedenen Bleidicken an.

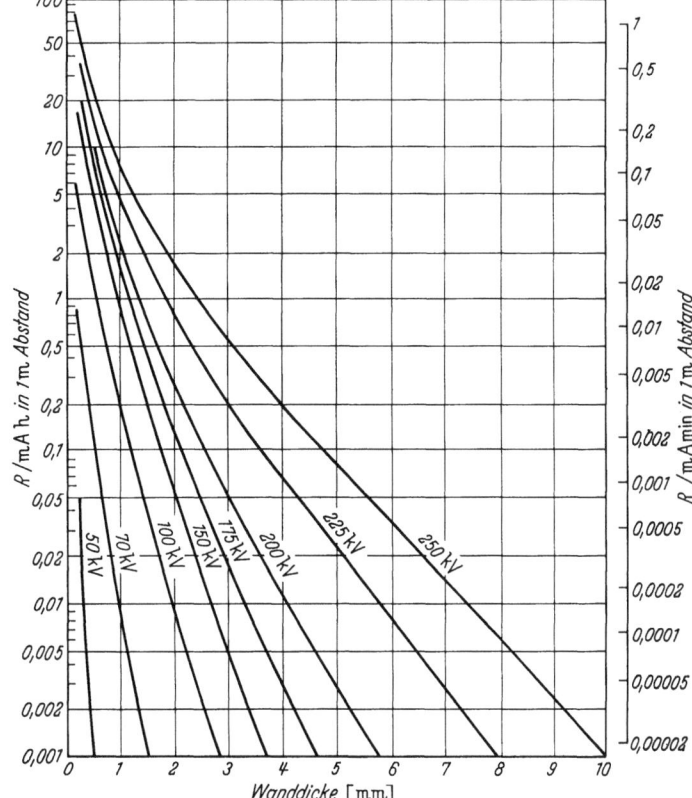

Abb. 4. Schwächung von 50—250 kV-Röntgenstrahlung in Blei. Die Kurven wurden an einem Halbwellengenerator bei einem Winkel von 90⁰ zwischen Elektronenstrahl und Achse des Röntgenstrahls aufgenommen. Die Eigenfilterung betrug 3 mm Al für die Kurven für 150—250 kV und 0,5 mm Al für die übrigen Kurven (BRAESTRUP, 1944). Bei Gleichspannung sind um 10% dickere Wände als die hier für pulsierende Spannung angegebenen erforderlich

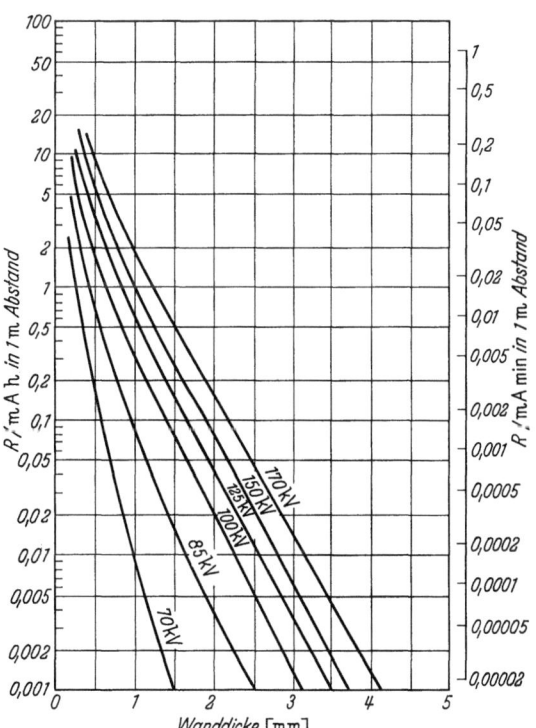

Abb. 5. Schwächung von 70 bis 170 kV-Röntgenstrahlung in Blei. Die Kurven wurden mit einem Gleichspannungsgenerator bei einem Winkel von 90⁰ zwischen Elektronenstrahl und Achse des Röntgenstrahls aufgenommen. Die Eigenfilterung betrug etwa 1 mm Al (THORAEUS, 1959)

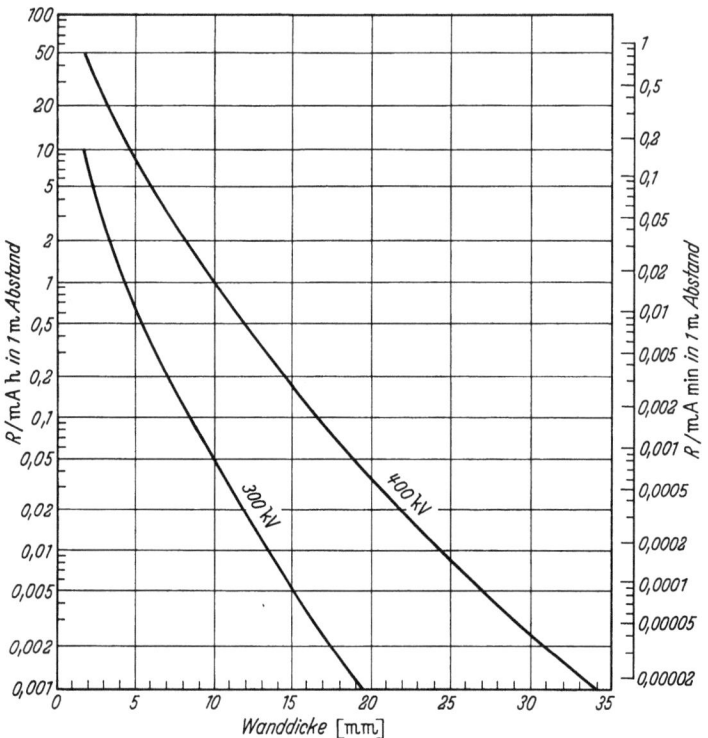

Abb. 6. Schwächung von 300 und 400 kV-Röntgenstrahlung in Blei. Die Kurven wurden mit einem Gleichspannungsgenerator bei einem Winkel von 90° zwischen Elektronenstrahl und Achse des Röntgenstrahls aufgenommen. Die Eigenfilterung betrug etwa 3 mm Cu (MILLER u. KENNEDY, 1955)

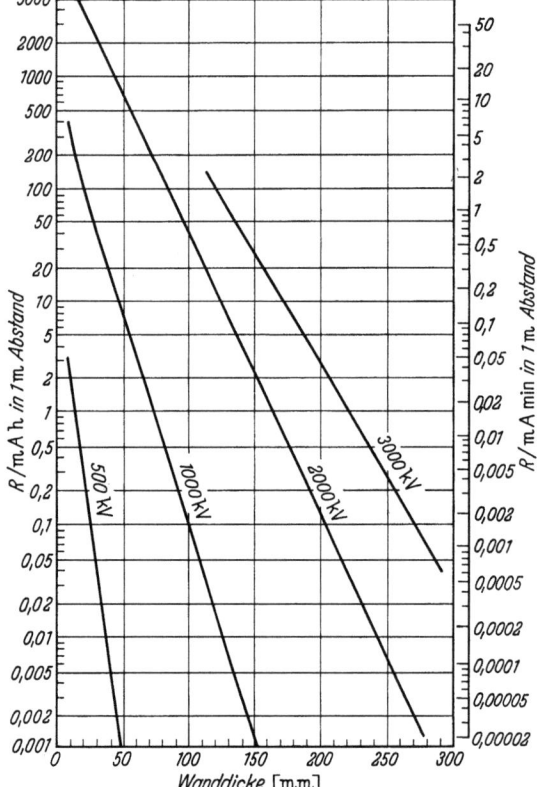

Abb. 7. Schwächung von 500—3000 kV-Röntgenstrahlung in Blei. Die Kurven für 500 und 1000 kV wurden mit einem Gleichspannungsgenerator bei einem Winkel von 0° zwischen Elektronenstrahl und Achse des Röntgenstrahls aufgenommen. Die Eigenfilterung betrug 2,8 mm W + 2,8 mm Cu + 2,1 mm Messing + 18,7 mm Wasser (WYCKOFF u. a., 1948). Die Kurve für 2000 kV ergab sich durch Extrapolation auf die Bedingungen des breiten Strahlenbündels aus Messungen, die mit einem Gleichspannungsgenerator bei einem Winkel von 0° zwischen Elektronenstrahl und Achse des Röntgenstrahls durchgeführt wurden. Die Eigenfilterung war 6,8 mm Pb äquivalent (EVANS u. a., 1952). Die Kurve für 3000 kV basiert auf Werten für große Felder. Der Mittelwert der vielen Halbwertschichten, die zur Berechnung der Abschirmung betrachtet werden müssen, beträgt 15 mm Pb (KAYE u. BINKS, 1940; WACHSMANN u. DIMOTSIS, 1957)

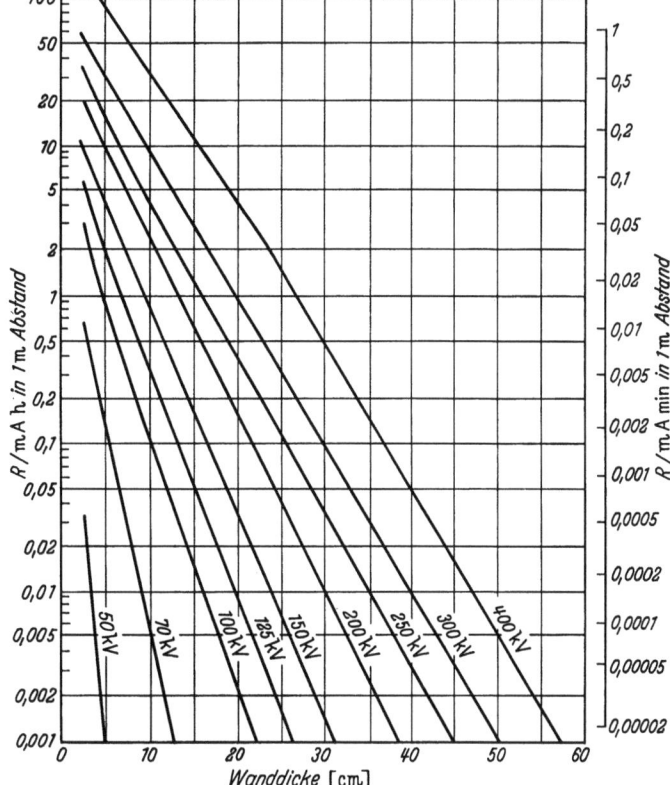

Abb. 8. Schwächung von 50—400 kV-Röntgenstrahlung in Beton (Dichte 2,35 g/cm³). Die Messungen wurden bei einem Winkel von 90⁰ zwischen Elektronenstrahl und Achse des Röntgenstrahls durchgeführt. Die Kurven für 50—300 kV wurden mit einem Halbwellengenerator aufgenommen. Die Gesamtfilterung lag zwischen 1 und 3 mm Al (TROUT u. a., 1959). Die Kurve für 400 kV wurde aus Daten interpoliert, die mit einem Gleichspannungsgenerator erhalten wurden. Die Eigenfilterung betrug etwa 3 mm Cu (MILLER u. KENNEDY, 1955)

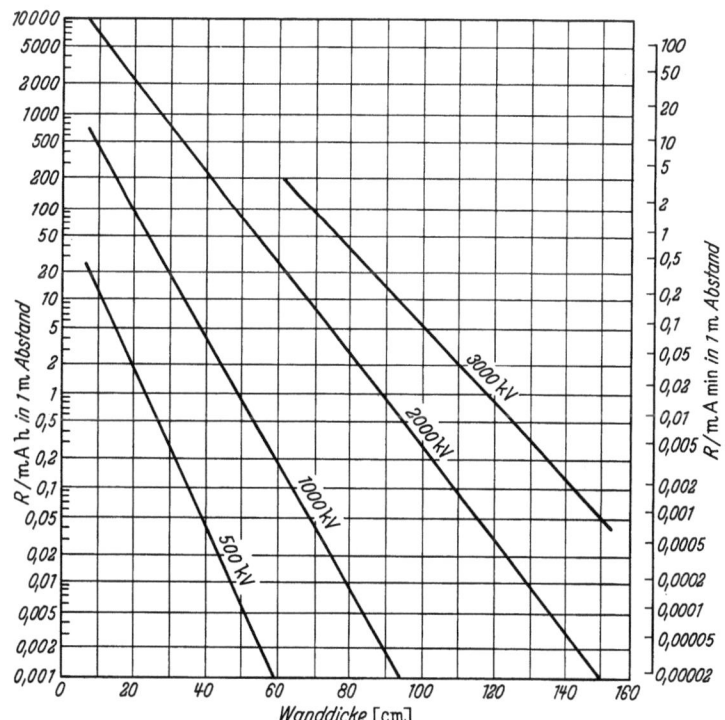

Abb. 9. Schwächung von 500 bis 3000 kV-Röntgenstrahlung in Beton (Dichte 2,35 g/cm³). Die Kurven für 500 und 1000 kV wurden mit einem Gleichspannungsgenerator bei einem Winkel von 0⁰ zwischen Elektronenstrahl und Achse des Röntgenstrahls aufgenommen. Die Eigenfilterung betrug 2,8 mm W + 2,8 mm Cu + 2,1 mm Messing + 18,7 mm Wasser (WYCKOFF u. a., 1948). Die Kurve für 2000 kV wurde durch Extrapolation auf die Bedingungen des breiten Strahlenbündels aus Messungen erhalten, die mit einem Gleichspannungsgenerator bei einem Winkel von 0⁰ zwischen Elektronenstrahl und Achse des Röntgenstrahls durchgeführt wurden. Die Eigenfilterung war 6,8 mm Pb äquivalent (EVANS u. a.). Die 3000 kV-Kurve basiert auf Werten für große Felder. Der Mittelwert der vielen Halbwertschichten, die zur Berechnung der Abschirmung betrachtet werden müssen, beträgt 75 mm Beton (WACHSMANN u. DIMOTSIS, 1957; GOLDIE u. a., 1954)

Tabelle 3. *Anforderungen an eine Primärstrahlenschutzwand für die Abschirmung auf 100 mR/Woche*
(ICRP, Publ. 3, 1960)

Die tabulierten Werte geben die Dicke einer Abschirmung an, die erforderlich ist, um die Ortsdosis auf 100 mR pro Woche zu reduzieren, die für die Planung in kontrollierten Bereichen als zulässig angenommen werden. Zur Berechnung der Abschirmung außerhalb kontrollierter Bereiche ist eine Zehntelwertschicht zu addieren, damit die Wochendosis auf 10 mR reduziert wird.

Gleich-spannung der Röhre [kV]	WUT [mA-min/ Woche]	Zehntel-wert-schicht mm Blei	Erforderliche Dicke einer Primär-strahlenschutzwand in mm Blei bei bei einem Focusabstand von					Zehntel-wert-schicht cm Beton	Erforderliche Dicke einer Primär-strahlenschutzwand in cm Beton (Dichte 2,35 g/cm³) bei einem Focusabstand von				
		ZWS	1 m	2 m	3 m	5 m	10 m	ZWS	1 m	2 m	3 m	5 m	10 m
50	10000		0,7	0,6	0,5	0,4	0,3		7	6	5	4	3
	3000		0,6	0,5	0,4	0,3	0,2		6	5	4	3	2
	1000	0,2	0,5	0,4	0,3	0,2	0,1	2	5	4	3	2	1
	300		0,4	0,3	0,2	0,2	0,1		4	3	2	2	1
	100		0,3	0,2	0,2	0,1	0,1		3	2	2	1	1
70	10000		1,6	1,3	1,1	0,9	0,7		14	12	10	8	6
	3000		1,4	1,1	0,9	0,7	0,5		12	10	8	6	4,5
	1000	0,5	1,1	0,9	0,7	0,5	0,4	4	10	8	6	4,5	3,5
	300		0,9	0,7	0,5	0,4	0,2		8	6	4,5	3,5	2
	100		0,7	0,5	0,4	0,3	0,1		6	4,5	3,5	2,5	1
85	10000		2,7	2,2	1,9	1,5	1,1		23	19	16	13	9,5
	3000		2,3	1,8	1,5	1,2	0,8		19,5	15,5	13	11	7
	1000	0,8	1,8	1,4	1,1	0,9	0,6	6,5	15,5	12,5	9,5	8	5
	300		1,4	1,1	0,8	0,6	0,4		12,5	9,5	7	5	3,5
	100		1,1	0,8	0,6	0,4	0,2		9,5	7	5	3,5	2
100	10000		3,3	2,8	2,5	2,1	1,6		26,5	22	20	17	13
	3000		2,9	2,4	2,0	1,7	1,2		23	19	16	14	10
	1000	0,85	2,5	2,0	1,6	1,3	0,8	7	20	16	13	10,5	6,5
	300		2,0	1,5	1,2	0,9	0,5		16	12	10	7,5	4
	100		1,6	1,1	0,8	0,6	0,3		13	9	6,5	5	2,5
125	10000		3,7	3,2	2,8	2,5	1,9		30	26	24	21	16,5
	3000		3,3	2,7	2,4	2,0	1,5		27	23	20	17	13
	1000	0,9	2,8	2,3	1,9	1,6	1,0	7	24	19	16,5	14	9
	300		2,4	1,8	1,5	1,1	0,7		20	16	13	10	6
	100		1,9	1,4	1,1	0,8	0,4		16,5	12	10	7	3
150	10000		3,9	3,4	3,1	2,7	2,1		33	29	26	23	18
	3000		3,5	2,9	2,6	2,2	1,6		30	25	22	19	14
	1000	0,9	3,0	2,5	2,2	1,7	1,2	8	25,5	21	19	14,5	10,5
	300		2,6	2,1	1,7	1,3	0,8		22	18	15	11	7
	100		2,2	1,6	1,3	0,9	0,5		19	14	12	8	4
200	30000		8	6,5	6	5	4		49	42	39	34	30
	10000		7	5,5	5	4,2	3,3		44	37	34	30	25
	3000	2	6	4,5	4	3,3	2,5	9	39	32	29	25	21
	1000		5	3,8	3,3	2,7	1,8		34	27	25	22	16
	300		4	3,0	2,5	1,9	1,2		30	23	21	17	12
	100		3,3	2,4	1,9	1,3	0,9		25	20	17	13	8
250	30000		13,5	12	10,5	9	7,5		55	49	45	41	35
	10000		12	10,5	9	7,5	6		50	45	40	35	30
	3000	3	10,5	8,5	7,5	6	4,5	10	45	39	35	30	25
	1000		9	7	6	5	3,5		40	34	30	26	20
	300		7,5	5,5	4,5	3,5	2,5		35	28	25	20	15
	100		6	4,5	3,5	2,5	1,5		30	25	20	15	10
300	30000		24	20	18	15,5	12		58	51	48	44	38
	10000		21	17	15	12,5	9,5		53	46	43	39	33
	3000	6	18	14	12	10	7	10	48	41	38	33	28
	1000		15	11,5	10	7,5	5		43	36	33	29	23
	300		12	9	7,5	5,5	3,5		38	32	29	24	18
	100		9,5	7	5,5	4	2,5		33	28	24	19	15

Tabelle 4. *Anforderungen an eine Sekundärstrahlenschutzwand für die Abschirmung auf 100 mR/Woche*
(ICRP, Publ. 3, 1960)

Die tabulierten Werte geben die Dicke einer Abschirmung an, die erforderlich ist, um die Ortsdosis auf 100 mR pro Woche zu reduzieren, die für die Planung im kontrollierten Bereich als zulässig angenommen werden. Zur Berechnung der Abschirmung außerhalb kontrollierter Bereiche ist eine Zehntelwertschicht zu addieren, damit die Wochendosis auf 10 mR reduziert wird. Die Dicke der Zehntelwertschicht ist in Tabelle 3 angegeben.

Gleich-spannung der Röhre [kV]	WUT [mA-min/Woche]	Erforderliche Dicke einer Sekundär-strahlenschutzwand in mm Blei bei einem Focusabstand von					Erforderliche Dicke einer Sekun-därstrahlenschutzwand in cm Beton (Dichte 2,35 g/cm³) bei einem Focusabstand von				
		1 m	2 m	3 m	5 m	10 m	1 m	2 m	3 m	5 m	10 m
50*	10000	0,35	0,25	0,2	0,1	0	3,5	2,5	2	1	0
	3000	0,25	0,15	0,1	0,1	0	2,5	1,5	1	1	0
	1000	0,2	0,1	0,1	0	0	2	1	1	0	0
	300	0,1	0	0	0	0	1	0	0	0	0
	100	0	0	0	0	0	0	0	0	0	0
70*	10000	0,9	0,7	0,5	0,3	0,1	7	5,5	4	2,5	1
	3000	0,7	0,5	0,3	0,1	0	5,5	4	2,5	1	0
	1000	0,5	0,3	0,1	0	0	4	2,5	1	0	0
	300	0,3	0,1	0	0	0	2,5	1	0	0	0
	100	0,1	0	0	0	0	1	0	0	0	0
85*	10000	1,4	1,0	0,8	0,4	0,2	12	8	6,5	4	2
	3000	1,1	0,7	0,4	0,2	0	9	6	4	2	0
	1000	0,8	0,4	0,2	0	0	6,5	4	2	0	0
	300	0,4	0,2	0	0	0	4	2	0	0	0
	100	0,2	0	0	0	0	2	0	0	0	0
100*	10000	1,6	1,1	0,9	0,5	0,2	13	10	7	4	2
	3000	1,2	0,8	0,5	0,2	0	10	7	4	2	0
	1000	0,9	0,4	0,2	0	0	7	4	2	0	0
	300	0,5	0,2	0	0	0	4	2	0	0	0
	100	0,2	0	0	0	0	2	0	0	0	0
125*	10000	1,8	1,4	1,0	0,5	0,2	14,5	11	8	4	2
	3000	1,4	0,9	0,5	0,2	0	11	7,5	4	2	0
	1000	1,0	0,5	0,2	0	0	7,5	4	2	0	0
	300	0,5	0,2	0	0	0	4	2	0	0	0
	100	0,2	0	0	0	0	2	0	0	0	0
150*	10000	1,9	1,5	1,0	0,6	0,2	15	11	8	5	2
	3000	1,5	0,9	0,6	0,2	0	11	7,5	5	2	0
	1000	1,0	0,6	0,2	0	0	8	5	2	0	0
	300	0,6	0,2	0	0	0	5	2	0	0	0
	100	0,2	0	0	0	0	2	0	0	0	0
200**	30000	5,1	3,9	3,2	2,6	1,6	36	29	25	22	15
	10000	4,1	3,0	2,4	1,8	0,8	31	24	20	16	9
	3000	3,2	2,2	1,6	0,9	0,3	26	19	15	10	5
	1000	2,4	1,4	0,9	0,3	0	21	14	10	5	0
	300	1,6	0,7	0,3	0	0	15	8	5	0	0
250**	30000	7,5	6,0	5,0	4,0	2,5	37	31	27	23	17
	10000	6,2	4,8	3,8	2,7	1,2	32	26	22	18	10
	3000	5,0	3,6	2,6	1,4	0,5	27	21	17	11	5
	1000	3,8	2,4	1,4	0,5	0	22	16	11	5	0
	300	2,5	1,0	0,5	0	0	17	9	5	0	0
300**	30000	14.5	11	9,5	7,5	5	40	32	28	25	19
	10000	12	8,5	7	5	3	34	27	24	19	14
	3000	9,5	6	5	3	1	28	22	19	14	8
	1000	7	4	3	1	0	24	16	14	8	0
	300	5	2,5	1	0	0	19	12	8	0	0

Die Werte der Tabelle gelten sowohl für Streu- als auch für Leckstrahlung. Die Streustrahlung in 1 m Abstand wurde zu 0,1% der einfallenden Strahlung angenommen. Zur Berechnung der Leckstrahlung wurde angenommen, daß die maximalen Werte 180 mA-min je Stunde für das Diagnostik-Röhrenschutzgehäuse (*) bzw. 900 mA-min je Stunde für das Therapie-Röhrenschutzgehäuse (**) betragen.

Tabelle 4 gibt die Dicken von Blei und Beton an, die notwendig sind, um die Störstrahlung, die sich aus der Sekundärstrahlung und der Leckstrahlung zusammensetzt, abzuschirmen. Leckstrahlung ist die Strahlung, die bei abgeschirmtem Nutzstrahlenbündel aus dem Röhrengehäuse austritt.

Aus Tabelle 5 gehen die Bleigleichwerte von Eisen, Bariumbeton und Ziegel hervor.

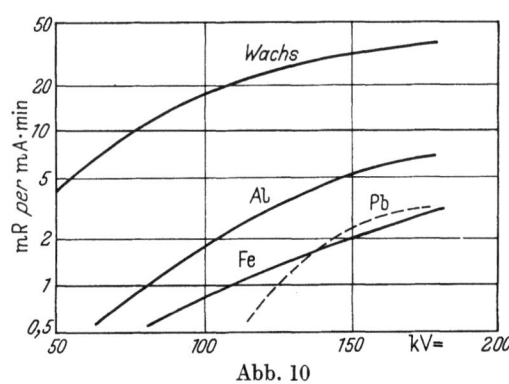
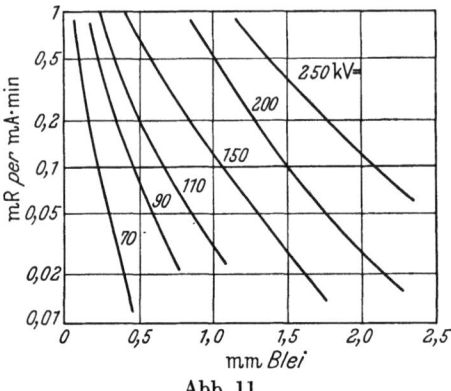

Abb. 10   Abb. 11

Abb. 10. Dosisleistung der Sekundärstrahlung in 1 m Abstand von der Sekundärstrahlenquelle. Feldgröße der Primärstrahlung in 0,5 m Focusabstand 600 cm². Gesamtfilterung 1 mm Al

Abb. 11. Dosisleistung der Sekundärstrahlung von Wachs (s. Abb. 10) nach Absorption durch Blei in mR pro mA min in 1 m Abstand von der Sekundärstrahlenquelle (LORENTZON, 1954)

Tabelle 5. *Bleigleichwerte für verschiedene Abschirmungsmaterialien unter den Bedingungen des schmalen Bündels*

In den meisten Fällen muß die Abschirmung für die Bedingungen des breiten Bündels projektiert werden. Die angegebenen Werte sollen deshalb nur als Richtwerte verwendet werden (KAYE, BINKS u. BELL, 1938).

Material	Mittlere Dichte [g/cm³]	Bleigleichwert [mm]	Gleichwert des Materials [mm] für Röntgenstrahlung, die erzeugt wurde bei Maximalspannungen von			
			150 kV	200 kV	300 kV	400 kV
Eisen	7,9	1	11	12	12	11
		2	25	27	20	18
		3	37	40	28	23
		4	50	55	35	28
		6			48	38
		8			60	45
		10			75	55
		15				75
Bariumbeton oder -mörtel	3,2	1	10	14	14	13
2 Teile grobes BaSO₄		2	21	30	27	24
2 Teile feines BaSO₄		3	35	45	40	35
1 Teil Zement		4	50	60	50	45
oder		6			70	65
1 Teil grobes BaSO₄		8			90	80
1 Teil feines BaSO₄		10			120	100
1 Teil Zement		15				140
Ziegel	1,6	1	130	130	100	90
(Klinker)		2	240	240	150	130
		3	340	340	200	160
		4		430	240	180
		6			320	240
		8			390	290
		10			460	340
		15				450

a) Das Strahlenschutzgehäuse

Da nur ein geringer Teil der Röntgenstrahlenmenge, die die Röntgenröhre erzeugt, verwendet wird, umgibt man die Röntgenröhre mit einem Gehäuse, dessen Strahlenschutz so bemessen ist, daß die Strahlung außerhalb des Nutzstrahlbündels ausreichend geschwächt wird.

Die Empfehlungen des Komitee III der ICRP stellen die nachstehenden Forderungen an Strahlenschutzgehäuse für medizinische Zwecke:

a) Diagnostik-Röhrenschutzgehäuse („diagnostic-type protective tube housing"): Gehäuse, das so konstruiert ist, daß bei jeder möglichen Belastung die Dosisleistung der Leckstrahlung in 1 m Abstand vom Röhrenfocus 100 mR pro Stunde nicht überschreitet.

b) Therapie-Röhrenschutzgehäuse („therapeutic-type protective tube housing"): Gehäuse, daß so konstruiert ist, daß bei jeder möglichen Belastung die Dosisleistung der Leckstrahlung in 1 m Abstand vom Röhrenfocus 1 R pro Stunde, und in 5 cm Abstand von jeder dem Patienten zugänglichen Stelle der Oberfläche des Gehäuses oder Zubehörs 30 R pro Stunde nicht überschreitet.

Die nach Strahlenschutzgesichtspunkten höchstmögliche Belastung ist im allgemeinen bei Diagnostikröhren der bei maximaler Röhrenspannung vorkommende Röhrenstrom, mit dem die Röntgenröhre kontinuierlich belastet werden kann, und bei Therapieröhren der bei maximaler Röhrenspannung erlaubte maximale Röhrenstrom.

In der deutschen DIN-Norm 6811 wird außerdem noch vorgeschrieben, daß bei Röntgenstrahlern für Kurzzeit-Nahbestrahlung, die während des Betriebes gelegentlich mit der Hand gehalten werden, die Dosisleistung bei der für diese Handhabung zugelassenen höchsten Röhrenspannung und dem dabei höchstzulässigen Dauerstrom in 2 cm Abstand von der Oberfläche des Schutzgehäuses an keiner Stelle 100 mR pro Stunde überschreiten darf.

In gewissen Fällen ist es notwendig, die von der Röhrenhaube kommende Leckstrahlung weiter zu schwächen. Bei der Berechnung der hierfür notwendigen Schutzschichten muß man beachten, daß die Halbwertschichtdicke (HWD) der von der Röhrenhaube kommenden Leckstrahlung erheblich größer ist als die Halbwertschichtdicke der ungeschwächten Primärstrahlung. Bei einer Röhrenspannung von z.B. 100 kV setzt 1 mm Blei bei einer Röhrenfilterung von 2 mm Al die Dosisleistung der Primärstrahlung auf ungefähr 0,5 % herab, während die Dosisleistung der durch den Strahlenschutz eines Diagnostikröhrenschutzgehäuses kommenden Leckstrahlung durch 1 mm Blei nur auf ungefähr 7 % herabgesetzt wird. Eine Schutzschürze, die einen Bleigleichwert von 0,25 mm hat, schwächt die von der Röhrenhaube kommende Leckstrahlung auf etwa die Hälfte. Dies ist zu beachten, wenn sich Personal ungeschützt in der Nähe der Röhrenhaube aufhält, was z.B. der Fall ist bei gewissen Geräten für Untertischdurchleuchtung und transportablen Anlagen mit Bildverstärker.

b) Anlagen für Röntgennahbestrahlung

Da die für Nahbestrahlung verwendeten Apparate im allgemeinen bei Spannungen arbeiten, die 50 kV nicht überschreiten und die maximale Betriebsbelastung in mA-min pro Woche auch relativ gering ist, bietet der bauliche Strahlenschutz keine besonderen Schwierigkeiten.

Aus Tabelle 3 können wir entnehmen, daß ein Strahlenschutz von 0,5 mm Blei (entsprechend 5 cm gerüttelter Beton oder 7 cm Vollziegel) bei einer maximalen Röhrenspannung von 50 kV in einem Abstand von 2 m bis zu einer Betriebsbelastung von 3000 mA-min pro Woche ausreichenden Strahlenschutz gewährleistet. Für Personen, die sich in der Umgebung des Kontrollbereiches aufhalten, ist der oben angegebene Strahlenschutz bis zu einer Betriebsbelastung von 300 mA-min pro Woche ausreichend.

Falls das Personal sich während der Bestrahlung nicht außerhalb des Bestrahlungsraumes aufhalten kann, ist es notwendig besondere Vorsichtsmaßregeln vorzunehmen.

Die deutsche DIN-Norm 6811 schreibt unter anderem vor, daß die bedienende Person sich außerhalb des Nutzstrahlenbündels und zum Schutz gegen Störstrahlung in genügend großem Abstand oder hinter einer Strahlenschutzwand aufhalten soll. Bei solchen Anlagen, wo während des Betriebes die Röhrenhaube gelegentlich mit der Hand gehalten werden darf, muß die Griffstelle als solche erkennbar sein. Gegen Streustrahlung muß ein Schutzschild für die haltende Hand angebracht sein, oder es muß ein Schutzhandschuh verwendet werden.

Da die Strahlenausbeute an der Strahlenaustrittsstelle infolge des kleinen Brennfleckabstandes und der geringen Eigenfilterung der Röhre sehr hoch ist, muß große Vorsicht gegen ungewollte Bestrahlung walten. Abb. 1 zeigt die Strahlenausbeute von Röntgenröhren mit geringer Eigenfilterung in einem Abstand von 10 cm vom Röhrenfocus. Bei Nahbestrahlungsröhren ist der Abstand zwischen Röhrenfocus und Strahlenaustrittsfenster jedoch meistens kleiner. Die nachstehende Tabelle 6 zeigt die Strahlenausbeute solcher Röhren in R pro Minute.

Tabelle 6. *Strahlenausbeute von Nahbestrahlungsröhren*

kV	Eigenfilterung der Röhre	Angenäherte Strahlenausbeute in R/Minute					
		Röhrenstrom 20 mA Focusabstand			Röhrenstrom 2 mA Focusabstand		
		2 cm	4 cm	10 cm	2 cm	4 cm	10 cm
10	0,2 mm Beryl-	60 000	15 000	2 500	6 000	1 500	250
20	lium oder	250 000	60 000	10 000	25 000	6 000	1 000
30	0,3 mm Linde-	500 000	120 000	20 000	50 000	12 000	2 000
50	mannfenster	1 500 000	400 000	60 000	150 000	40 000	6 000

Bei einer Eigenfilterung von 1 mm Beryllium kann man ungefähr mit der Hälfte der oben angegebenen Werte rechnen.

Es soll besonders darauf hingewiesen werden, daß die Werte obiger Tabelle sehr approximativ sind und nicht zur Berechnung von Behandlungszeiten verwendet werden dürfen.

c) Anlagen für Röntgentiefentherapie bis zu 400 kV

Bei Therapieanlagen kann man mit einer maximalen Betriebsdauer von etwa 15 Std pro 45 Stundenwoche rechnen. Bei einer Röhrenspannung von z.B. 200 kV kann eine solche Anlage mit einem Röhrenstrom von maximal 20 mA betrieben werden. Dies ergibt eine Belastung von 300 mA-Std oder 18 000 mA-min pro Woche. Wenn wir annehmen, daß sich niemand hinter Strahlenschutz in einem kleineren Abstand als 2 m aufhält, so sehen wir aus Tabelle 3, daß für den Kontrollbereich ein Strahlenschutz von 6 mm Blei oder 40 cm gerütteltem Beton erforderlich ist. Wenn an den Röntgenraum angrenzende Räume nicht zum Kontrollbereich gehören, z.B. Wohnräume oder nicht zu der Röntgenabteilung gehörige Räume, so muß zu dem oben errechneten Schutz eine Zehntelwertschicht (ZWS) hinzugefügt werden, so daß die gesamte Schutzschicht dann aus 8 mm Blei oder 49 cm Beton bestehen muß.

Tabelle 4 gibt die erforderlichen Blei- und Betondicken an, wenn der Strahlenschutz z.B. von gewissen Wandteilen nicht für Primärstrahlung sondern nur für Störstrahlung dimensioniert werden soll. Die Störstrahlung setzt sich zusammen aus der Streustrahlung, die alle von der Primärstrahlung getroffenen Gegenstände aussenden, und der Leckstrahlung, die die Röhrenhaube außerhalb des Nutzstrahlenbündels durchläßt. Wir sehen, daß unter den oben genannten Bedingungen ein Strahlenschutz von 3,5 mm Blei oder 26 cm gerütteltem Beton für den Kontrollbereich erforderlich ist. Für den Schutz nicht zu dem Kontrollbereich gehörender Räume soll auch hier eine Zehntelwertschicht (ZWS), die der Tabelle 3 zu entnehmen ist, hinzugefügt werden.

Gemäß den Empfehlungen des Komitee III der ICRP sollen fest angebrachte Blenden oder Tubusse, die zur Ausblendung des Nutzstrahls verwendet werden, den gleichen Schutz gewährleisten wie das Röhrenschutzgehäuse, während justierbare oder entfernbare, den Strahl definierende Blenden oder Tubusse so konstruiert sein sollen, daß die Integraldosis der Patienten soweit wie möglich herabgesetzt wird. In keinem Fall sollen sie mehr als 5 % des Nutzstrahlenbündels durchlassen. Wenn nun ein Patient z. B. mit einer Feldgröße von 5×5 cm in einem Focus-Hautabstand von 50 cm behandelt wird, so kann, wenn eine regulierbare Blende außerhalb des Nutzstrahlenbündels 5 % der Nutzstrahlung durchläßt, die Integraldosis außerhalb des Nutzstrahlenbündels größer sein als die Integraldosis innerhalb des Nutzstrahlenbündels. Die deutsche DIN-Norm 6811 fordert deshalb, daß solche Blenden oder Tubusse die Dosisleistung der Nutzstrahlung außerhalb des eingestellten Nutzstrahlenbündels auf höchstens 1 % der Dosisleistung im Nutzstrahlenbündel schwächen. Auf den Patienten gelegte Blei- oder Bleigummiplatten mit einem Bleiäquivalent von 1 mm schwächen die Nutzstrahlung bei 200 kV und einer Vorfilterung von 0,5 mm Cu auf etwa $^1/_{20}$, während die durch die Blenden kommende Leckstrahlung auf etwa $^1/_5$ verringert wird.

d) Anlagen für medizinische Röntgendiagnostik

Da bei der Röntgendurchleuchtung die Primärstrahlung praktisch ganz von der hinter dem Leuchtschirm befindlichen Bleiglasscheibe abgefangen wird, ist es bei der Bemessung des baulichen Strahlenschutzes nicht notwendig, auf die Belastung durch Durchleuchtung Rücksicht zu nehmen. Für ein normales Röntgenlaboratorium kann man im allgemeinen damit rechnen, daß die durch Aufnahmen entstehende maximale Belastung pro Woche bei einer Röhrenspannung von 100 kV 1000 mA-min nicht überschreitet. Wenn wir mit einem Abstand zwischen Röhrenfocus und Aufenthaltsplatz von 2 m rechnen, ergibt sich aus Tabelle 3 bei einer Röhrenspannung von 100 kV ein Strahlenschutz von 2,0 mm Blei oder 16 cm gerütteltem Beton mit einem Volumengewicht von 2,35. Eine große Anzahl der jetzt im Betrieb befindlichen Räume für Röntgendiagnostik haben einen solchen Strahlenschutz.

In den letzten Jahren ist man dazu übergegangen, in der Röntgendiagnostik höhere Spannungen als 100 kV anzuwenden. Die für eine gewisse Röntgenaufnahme erforderliche mAs-Zahl verringert sich beim Erhöhen der Röhrenspannung. Abb. 12 zeigt die Abhängigkeit der für eine Aufnahme notwendigen mAs-Zahl von der Röhrenspannung. Die Werte der Kurve sind angenäherte Mittelwerte, da natürlich auch die Aufnahmetechnik den Faktor beeinflußt. Wenn wir bei der Berechnung der Durchlässigkeit von Blei auf die Verringerung der mAs-Zahl bei Spannungserhöhung Rücksicht nehmen, so erhalten wir die ausgezogenen Kurven der Abb. 13. Die bei 100 kV durch 2 mm Blei pro Aufnahme durchgelassene Strahlenmenge ist als Einheit ($= 1$) genommen worden. Die gestrichelten Kurven zeigen die pro mAs durchgelassene Strahlenmenge, bezogen auf die Werte der Kurve für 100 kV (LORENTZON, 1959).

Wir sehen, daß die durch 2 mm Blei pro Aufnahme durchgelassene Strahlenmenge bei 150 kV nur etwa 30 % höher ist als bei 100 kV, während pro mAs die durchgelassene Strahlenmenge etwa 6 mal höher ist. Es ist also ohne weiteres möglich, eine Röntgendiagnostikanlage für max. 125 oder 150 kV Röhrenspannung in einem Röntgenraum zu verwenden, dessen Strahlenschutz ursprünglich für eine maximale Röhrenspannung von 100 kV vorgesehen war. Bei einer Erhöhung der Röhrenspannung über 150 kV ist allerdings notwendig, den baulichen Strahlenschutz zu verstärken. Das oben Gesagte gilt im großen und ganzen auch für andere Strahlenschutzstoffe, wie z. B. Ziegel und Beton.

Bei Anlagen, die ausschließlich für Durchleuchtungszwecke verwendet werden, wird im allgemeinen die Primärstrahlung von der hinter dem Durchleuchtungsschirm angeordneten Bleiglasscheibe aufgefangen. Hier ist es also nicht notwendig, den Strahlenschutz des Raumes für Primärstrahlung zu bemessen, sondern es reicht aus, den Strahlenschutz für die Störstrahlung zu dimensionieren. Die Störstrahlung besteht aus der Streustrahlung und der außerhalb des Nutzstrahlenbündels durch die Röhrenhaube austretenden geschwächten Primärstrahlung. Tabelle 4 gibt die zur Abschirmung der Störstrahlung erforderlichen Schutzschichten von Blei und Beton. Bei der Berechnung der Werte sind die in Kapitel 2a angegebenen Werte für die Dosisleistung der durch die Röhrenhaube austretenden Leckstrahlung verwendet worden.

Es ist nicht möglich, hier die Strahlenschutzverhältnisse an Durchleuchtungsgeräten ausführlich zu besprechen. Ich will hier nur an einigen Beispielen die Grundzüge des Strahlenschutzes an Durchleuchtungsgeräten besprechen und für ausführliche Informationen auf das Buch von LORENZ (1961) hinweisen.

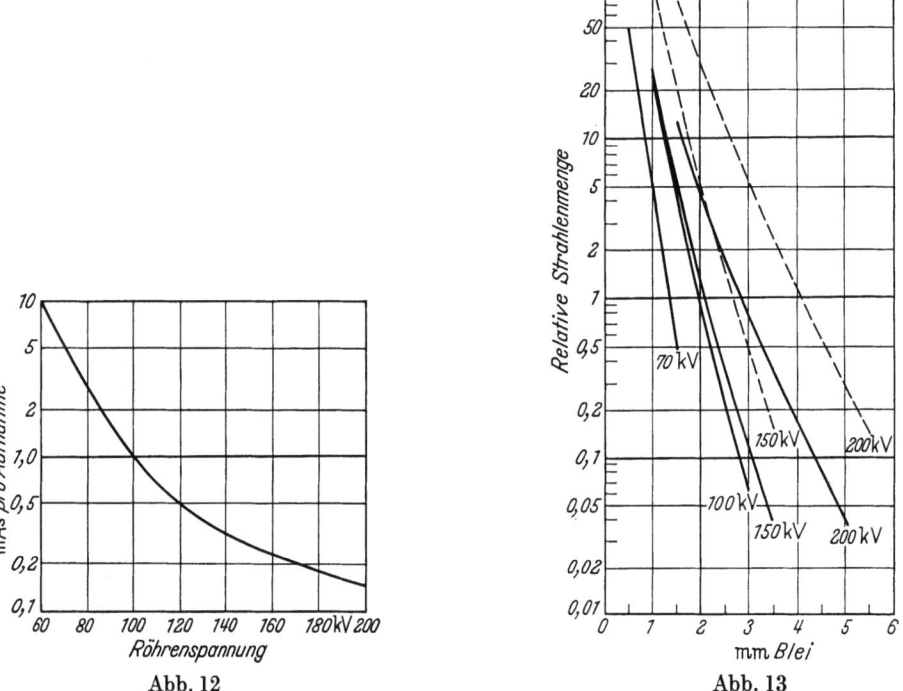

Abb. 12   Abb. 13

Abb. 12. Abhängigkeit der für eine Aufnahme erforderlichen mAs-Zahl von der Röhrenspannung

Abb. 13. Durch Blei pro Aufnahme durchgelassene Strahlenmenge. Die gestrichelten Kurven geben die pro mAs durchgelassene Strahlenmenge. Der Wert für 100 kV und 2 mm Blei ist gleich 1 gesetzt worden

Bei der Untersuchung von stehenden Patienten ist der Durchleuchter recht gut geschützt durch die hinter dem Durchleuchtungsschirm angebrachte Bleiglasscheibe, die die Primärstrahlung auffängt, und durch an der Unterkante des Durchleuchtungsschirmes befestigte Bleigummivorhänge und die Strahlenschutzkanzel, die gegen Störstrahlung schützen. Bei einem Durchleuchtungsgerät mit ausreichendem Strahlenschutz beträgt die Dosisleistung hinter der Bleiglasscheibe einige mR pro Stunde, seitlich der Bleiglasscheibe einige hundert mR pro Stunde. Der Hauptteil der seitlich des Durchleuchtungsschirmes gemessenen Strahlung ist Streustrahlung, die von dem Röhrenfenster, den Blenden, dem Öl in der Röhrenhaube, dem Haubenfenster, Filtern, Patient und der Luft, die von der Primärstrahlung getroffen wird, herrührt. Ein Teil der Strahlung ist die von der Röhrenhaube kommende Leckstrahlung. Schräg hinter dem Patienten in ungefähr 1 m Abstand von dem Patienten beträgt bei Durchleuchtung mit 80 kV und 3 mA bei einer Feldgröße von ca 25 × 25 cm die Dosisleistung ca. 1 R pro Stunde.

Bei Arbeitsplätzen für Untertischdurchleuchtung ist der Strahlenschutz verschiedener Geräte sehr unterschiedlich. Ich möchte an zwei Beispielen die Strahlenschutzverhältnisse

bei der Untertischdurchleuchtung zeigen. Aus der Abb. 14 geht die Plazierung des Untersuchers bei der Untertischdurchleuchtung hervor. Die Füße (A) des Untersuchers werden
von Streustrahlung, die von dem Patienten, der Tischplatte und der Luft kommt, sowie
von der von der Röhrenhaube kommenden Leckstrahlung getroffen, die Knie (B) und der
Körper (C) außerdem von der von der Röhrenhaube, den Blenden und Filtern herrührenden
Streustrahlung. Die von dem Patienten kommende Streustrahlung, die von dem schraffierten Teil des Körpers herrührt, muß einen Teil des Körpers des Patienten passieren,
um den Untersucher bei C zu treffen, und wird hierbei mehr oder weniger geschwächt.

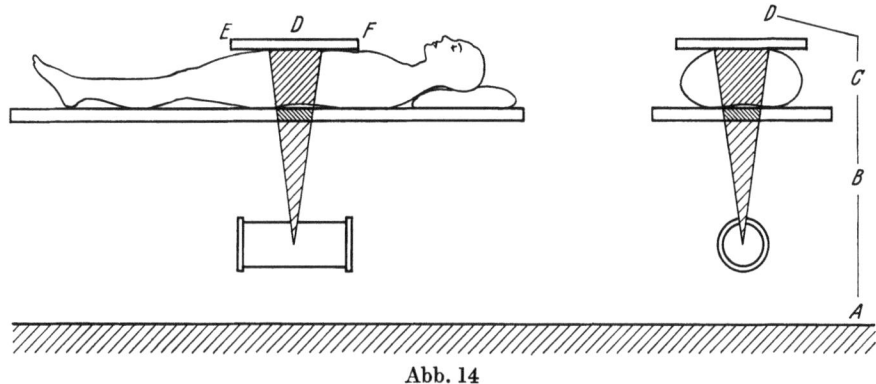

Abb. 14

Gleichzeitig wird dieser Anteil der Streustrahlung härter. 5—10 cm Gewebe absorbiert
ungefähr ebensoviel Strahlung wie 0,1 mm Blei. Der Kopf des Untersuchers (D) kann
nicht von Streustrahlung getroffen werden, da diese, ebenso wie die Primärstrahlung,
fast ganz von dem Bleiglas absorbiert wird. Bei E und F befinden sich die Arme des
Untersuchers.

Abb. 15 zeigt einen Arbeitsplatz für Untertischdurchleuchtung. Der Strahlenschutz für
den Untersucher (U) besteht aus der hinter
dem Durchleuchtungsschirm angeordneten Bleiglasscheibe (B), einem Bleigummivorhang (V)
mit einem Strahlenschutzvermögen von 0,5 mm
Blei, und einem Strahlenschutzschirm (S), der
lückenlos an den Bleigummivorhang anschließt
und beinahe bis zum Fußboden reicht.

Abb. 16 zeigt einen umlegbaren Universaltisch älterer Konstruktion. Der Arm mit den
Bedienungsknöpfen für die Regulierung der
Blende befindet sich vor der Mitte des Durchleuchtungsschirmes, so daß der Untersucher (U)
etwas seitlich stehen muß. Ein Strahlenschutzschirm fehlt hier.

Tabelle 7 zeigt die Dosisleistungen, mit
denen der Arzt (bei allen Untersuchungen der
gleiche Arzt) an diesen beiden Arbeitsplätzen
für Untertischdurchleuchtung bestrahlt wurde.
Es wurden Colonuntersuchungen bei einer
Röhrenspannung von 80 kV und einem Röhrenstrom von 3 mA durchgeführt. An dem umlegbaren Universaltisch verwendete der Untersucher
eine Bleigummischürze. Die verwendeten Meßkammern wurden hier an den entsprechenden
Stellen oberhalb der Bleigummischürze befestigt.

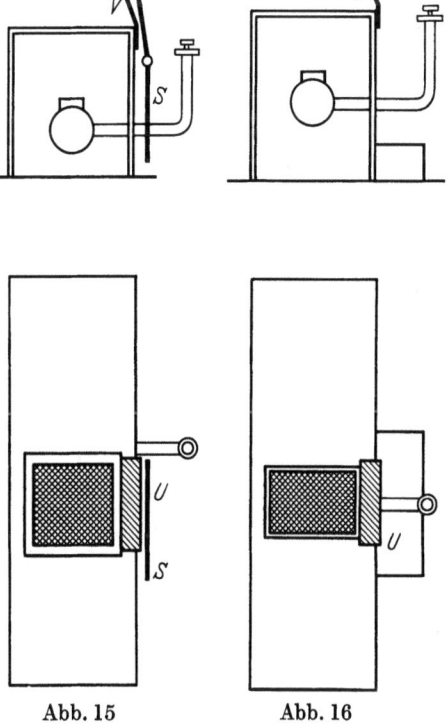

Abb. 15   Abb. 16

35*

Gleiche Untersuchungen wurden auch an zwei anderen Arbeitsplätzen für Untertischdurchleuchtung durchgeführt (HIMANKA u. LORENTZON, 1954).

Der Untersucher wurde also bei dem umlegbaren Universaltisch, der keinen seitlichen Schutzschirm hatte, und wo er etwas seitlich stehen mußte, erheblich höheren Dosisleistungen ausgesetzt. Da der Untersucher seitlich der Mitte des Durchleuchtungsschirmes stand, wurde die linke Seite erheblich mehr Strahlung ausgesetzt.

Tabelle 7. *Strahlenschutzmessungen bei Untertischdurchleuchtung*

Meßpunkt	Trochoskoptisch gemäß Figur 15	Umlegbarer Universaltisch gemäß Figur 16
Linke Schulter	1 mR/Std	20 mR/Std
Rechte Schulter	2 mR/Std	3 mR/Std
Kragen	3 mR/Std	3 mR/Std
Linkes Handgelenk, Unterseite	3 mR/Std	60 mR/Std
Rechtes Handgelenk, Unterseite	2 mR/Std	6 mR/Std
Rechter Fuß	2 mR/Std	175 mR/Std
Knie	—	80 mR/Std
Sternum	3 mR/Std	—

An dem umlegbaren Universaltisch betrug bei geschlossenen Blenden die auf den rechten Fuß und das Knie fallende Leckstrahlung 8 mR pro Stunde.

Bei dem Trochoskoptisch gemäß Abb. 15 sind Röntgenröhre und Schirm nicht gekuppelt, während dies der Fall ist bei dem umlegbaren Universaltisch gemäß Abb. 16. In Schweden werden in Krankenhäusern, Sanatorien und anderen größeren Diagnostikanlagen Trochoskoptische und Durchleuchtungsstative, bei denen Röntgenröhre und Durchleuchtungsschirm unabhängig voneinander bewegt werden können, häufig verwendet.

In der deutschen DIN-Norm 6811 vom Januar 1962 wird unter 6.3.1 gesagt, daß Röntgeneinrichtungen für Durchleuchtung so beschaffen sein müssen, daß bei normaler Benutzung die Bewegung der Röntgenröhre senkrecht zur Strahlenrichtung mit der Bewegung des Leuchtschirms gekuppelt ist. Diese Vorschrift hat zur Folge, daß der Durchleuchter oft mit einem großen Feld arbeitet um auch von dem Zentralstrahl weiter entfernte Details sehen zu können. Wenn Röhre und Durchleuchtungsschirm nicht gekuppelt sind, kann der Durchleuchter mit einem kleineren Feld arbeiten. Dies hat zur Folge, daß sowohl die Strahlenbelastung des Patienten als auch die Strahlenbelastung des Personals geringer wird.

In den letzten Jahren werden Tische für die Untertischdurchleuchtung verwendet, bei denen Röntgenröhre und Durchleuchtungsschirm gekoppelt sind, die Tischplatte mit dem Patienten jedoch verschoben werden kann, so daß auch hier der Durchleuchter mit einem kleinen Feld arbeiten kann. Da die Lagerung solcher Tischplatten sehr gut ist, kann der Patient mit geringem Kraftaufwand verschoben werden.

e) Anlagen für odontologische Röntgendiagnostik

Die Mehrzahl der in Privatpraxen benutzten Dentalröntgenapparate sind für eine Spannung konstruiert, die im allgemeinen 70 kV nicht überschreitet. Da außerdem die

Anwendungsfrequenz solcher Apparate verhältnismässig gering ist und kaum 10 mA-min pro Woche überschreitet, ist es im allgemeinen nicht notwendig, besondere bauliche Strahlenschutzmaßnahmen vorzunehmen. Der Strahlenschutz, den Ziegel-, Beton- und Leichtbetonwände bieten, ist hier ausreichend.

Da man annehmen kann, daß in angrenzenden Räumen Personen, die nicht beruflich mit radiologischer Arbeit beschäftigt sind, bestrahlt werden können, nehme ich bei der Berechnung des erforderlichen Strahlenschutzes an, daß in einem Abstand von 2 m vom Brennfleck der Röntgenröhre 10 mR pro Woche nicht überschritten werden, die Dosisleistung in 1 m Abstand vom Röhrenfocus also $0,01 \times 4/10 = 0,004$ R pro mA-min oder 0,24 R pro mA-Std nicht überschritten. Bei einer Röhrenspannung von 70 kV ergibt das gemäß Abb. 5 ca. 0,4 mm Blei oder gemäß Abb. 8 ca. 4 cm Beton mit einem Volumengewicht von 2,35. Eine solche Betonwand wiegt etwa 94 kg pro m² Fläche. Da man annehmen kann, daß eine Leichtbetonwand ungefähr aus dem gleichen Material besteht, würde eine Leichtbetonwand mit einem Volumengewicht von 0,5 und einer Dicke von 10 cm hinreichenden Strahlenschutz bieten, wenn sie beiderseitig mit je 1,5 cm Putz mit einem Volumengewicht von 1,6 versehen wird. Das Gewicht einer solchen Wand ist $1 \times 100 \times 0,5 + 0,3 \times 100 \times 1,6 = 98$ kg pro m² Wandfläche. Auf die Absorption der Strahlung im Patienten ist nicht Rücksicht genommen worden.

Zum Schutz gegen die Streustrahlung sollen sich Zahnarzt und Personal in mindestens 1,5 m Entfernung vom Patienten aufhalten. Bei der Installation von Dentalröntgenapparaten soll deshalb darauf geachtet werden, daß dieser Mindestabstand eingehalten werden kann. Bei uns ausgeführte Messungen haben gezeigt, daß in einem Abstand von 1,5 m vom Patienten die Streustrahlendosis etwa 3 mR pro mA-min beträgt bei einer Röhrenspannung von 70 kV und einer bestrahlten Hautoberfläche von 50 cm² (Brennfleck-Hautabstand 17 cm).

Am besten ist es, die Auslösung der Zahnaufnahme von einem Platz hinter einem Strahlenschutzschirm oder einer Wand aus Ziegel, Beton oder Leichtbeton vorzunehmen. Wände und Türen aus Holz oder Glas bieten kaum erforderlichen Strahlenschutz, da sie im allgemeinen die Dosisleistung der Streustrahlung nur etwa auf die Hälfte herabsetzen. Die Primärstrahlung wird noch weniger geschwächt. Damit der Strahlenschutz einer Holzwand etwa 0,4 mm Blei entspricht, müßte diese etwa 50 cm dick sein.

Bei größerer Arbeitsfrequenz oder bei Verwendung höherer Spannungen muß der Strahlenschutz kräftiger bemessen werden. Aus Tabelle 3 können die notwendigen Strahlenschutzschichten entnommen werden.

Da die in der dentalen Röntgendiagnostik verwendeten Filme im allgemeinen klein sind und eine Größe von 3×4 cm haben, kann das bestrahlte Feld klein gehalten werden. Vor allem ältere Apparate haben oft Felder, die auf der Hautoberfläche einen Durchmesser von 8 cm oder mehr haben. Dies bedeutet am Film einen Durchmesser des Feldes von 10 cm oder mehr. Es wird also hier weniger als ein Viertel der Feldgröße ausgenutzt. Da erstens der Patient unnötig bestrahlt (bei großen Feldern werden oftmals Augen und Gonaden unnötiger Bestrahlung ausgesetzt) und außerdem wegen der größeren Menge Streustrahlung der Filmkontrast geringer wird, sollte man immer mit kleinen Feldern arbeiten. Die Anwendung einer Schutzschürze zum Schutz der Gonaden ist zu empfehlen.

Die größte Gefahr beim Arbeiten mit Dentalröntgenapparaten ist das Halten des Filmes vom Zahnarzt oder anderem Personal. Die Finger der Personen, die den Röntgenfilm halten, sind teilweise der ungeschwächten Primärstrahlung ausgesetzt. Da der Abstand zwischen dem Brennfleck der Röntgenröhre und den Fingern sehr klein ist, werden die Finger erheblicher Bestrahlung ausgesetzt. Ich möchte dies mit einem Rechenexempel belegen.

Einige Finger der Hand, die den Film im Munde des Patienten halten, befinden sich auf höchstens 10 cm Abstand vom Brennfleck der Röntgenröhre. Wir ersehen aus Abb. 2, daß bei einer Röhrenspannung von 60 kV und einer Totalfilterung von 1 mm Al die Strahlendosisleistung in einem Abstand vom Brennfleck von 1 m 0,8 R pro mA-min beträgt. Da Dentalapparate pulsierende Spannung haben, können wir mit ungefähr 0,5 R pro mA-min rechnen. In einem Abstand von 10 cm beträgt also die Dosisleistung 50 R pro mA-min (= 60 mA-Sekunden). Wenn wir annehmen, daß der Röhrenstrom 12 mA und die Belichtungszeit 1 sec ist, beträgt also die Strahlendosis, mit der Teile der Hand beim Halten des Dentalfilmes bestrahlt werden, ca. 10 R. Bei längeren Belichtungszeiten erhöht sich natürlich die Strahlendosis in entsprechender Weise. Wenn jemand öfters Dentalfilme hält, so liegt große Wahrscheinlichkeit vor, daß früher oder später ein ernster Strahlenschaden auftritt.

Ich möchte nicht versäumen, hier auf eine Ursache hinzuweisen, die dazu beitragen kann, daß Personen ohne ihr Wissen erheblichen Strahlendosen ausgesetzt werden können. Es hat sich gezeigt, daß Einschaltuhren nach abgelaufener Belichtungszeit manchmal nicht den Apparat abschalten, so daß dieser auch weiterhin kürzere oder längere Zeit (eventuell Stunden!) Röntgenstrahlung aussendet. Die Mehrzahl der Dentalröntgenapparate (wie auch viele andere kleinere Röntgenapparate) haben keine Meßinstrumente oder andere Anordnungen, die anzeigen, daß die Röntgenröhre in Betrieb ist. Dies wird oft erst entdeckt, wenn die aufgenommenen Röntgenfilme entwickelt werden. Auch ein Kurzschluß in der zur Einschaltuhr führenden Leitung hat dieselbe Wirkung. Unter gewissen Bedingungen kann die Röhre in Betrieb sein, wenn schadhafte Leitungen mit Metallteilen des Apparates in Verbindung kommen. Ich möchte Sie deshalb bitten, besonders darauf zu achten, wenn der Ablauf der Schaltuhr sich anders als üblich anhört, wenn die in die Schaltuhr führende Leitung lose oder defekt ist, wenn andere elektrische Leitungen beschädigt sind und wenn die Röhrenhaube wärmer als üblich ist.

Es ist wünschenswert, daß alle Röntgenapparate mit einer Anordnung versehen sind, die deutlich anzeigt, wenn die Röntgenröhre strahlt. Einen guten Schutz bietet auch ein Netzschalter, den man erst kurz vor der Aufnahme einschaltet und sofort nach Beendigung der Aufnahme wieder abschaltet.

f) Transportable Röntgenapparate

Transportable Röntgenapparate werden hauptsächlich für medizinische Röntgenaufnahmen in Operations- und Pflegeräumen verwendet. Die Anzahl der Aufnahmen ist im allgemeinen verhältnismäßig gering. Baulicher Strahlenschutz kann in den hier in Frage kommenden Räumen meistens nicht angeordnet werden. Wenn die Wände und Decken aus Steinmaterial (Beton, Ziegel, Leichtbeton) bestehen, bieten diese einen gewissen Strahlenschutz. Ich möchte im Zusammenhang hiermit auf das hierüber im vorigen Kapitel Gesagte hinweisen.

Transportable Röntgenapparate sollten immer mit einer Anordnung versehen sein, die es erlaubt, Aufnahmen in größerer Entfernung, mindestens 4 m, auszulösen. Dann kann das Personal in den meisten Fällen Schutz z.B. hinter einer Wand nehmen.

Bei Operationen ist es oft notwendig, daß der Arzt oder die Schwester, die die Narkose überwachen, während der Aufnahme sich in unmittelbarer Nähe des Patienten aufhalten. In solchen Fällen muß ein Strahlenschutzschirm oder eine Strahlenschutzschürze verwendet werden.

Gemäß den Empfehlungen der Internationalen Kommission für Strahlenschutz (ICRP, Publ. 3, 1960), sollen ortsbewegliche Einrichtungen mit einem Abstandshalter versehen sein, um sicherzustellen, daß der Focus-Haut-Abstand nicht weniger als 30 cm beträgt. Außerdem sollen Blenden oder Tubusse verwendet werden, die den Nutzstrahl auf den für die Untersuchung kleinsten Querschnitt begrenzen. Dies wird am besten mit Blenden erreicht, die die Größe des Feldes mit Licht anzeigen.

Kassetten oder Patienten dürfen nicht vom Personal gehalten werden. Es ist praktisch immer möglich, die Kassetten mit Hilfe von Stativen, Sandsäcken und ähnlichen Anordnungen so zu fixieren, daß sich das Personal nicht der Röntgenstrahlung auszusetzen braucht.

Durchleuchtung darf mit transportablen Röntgenapparaten nur dann vorgenommen werden, wenn die Anlage den Forderungen, die man aus Gesichtspunkten des Strahlenschutzes an Durchleuchtungsapparate stellt, genügt.

Ich möchte es nicht versäumen, auch hier auf einen öfter entstehenden Fehler hinzuweisen, der schon unheilbare Strahlenschäden verursacht hat. Bei Röntgenapparaten, die keine Instrumente haben, die den Röhrenstrom anzeigen, besteht die Gefahr, daß man es nicht merkt, wenn bei einem eventuell auftretenden Fehler in der Schaltuhr oder einem Kurzschluß die Röntgenstrahlung nicht abgeschaltet wird, so daß die Röntgenröhre auch nach Ablauf der eingestellten Belichtungszeit Strahlung aussendet. Ich möchte in diesem Zusammenhang auf das im vorigen Kapitel 2e hierüber Gesagte hinweisen.

3. Die Abschirmung hochenergetischer Therapieanlagen

Während es bei Neubauten von Anlagen für Röntgendiagnostik, und oftmals auch für Röntgenbehandlung, empfehlenswert ist, den Strahlenschutz aller Wände, Decken und Fußböden für Primärstrahlenschutz zu dimensionieren, kann man bei Anlagen mit Beschleunigern und Kilocurieanlagen den Strahlenschutz solcher Teile der Wände, Decken und Fußböden, die nicht von Primärstrahlung getroffen werden können, nur für den Schutz gegen Sekundärstrahlung und Leckstrahlung dimensionieren.

Das Gewicht der erforderlichen Schutzwände, Decken und Fußböden ist erheblich, so daß es aus bautechnischen Gründen beinahe unmöglich ist, solche Anlagen in den oberen Stockwerken unterzubringen. Es ist deshalb bei der Planung von Krankenhäusern darauf zu achten, daß hochenergetische Bestrahlungsanlagen im Erd- oder Kellergeschoß aufgestellt werden.

Aus Abb. 17 sehen wir, daß für die Gammastrahlung von [60]Co (1,17 und 1,33 MeV) die HWD für Beton (2,35 g/cm³)

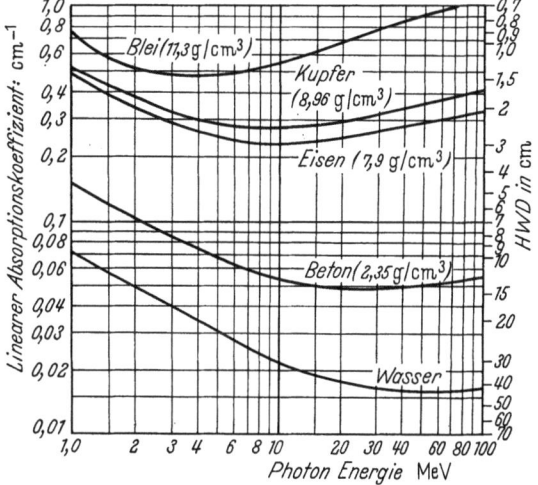

Abb. 17. Lineare Absorptionskoeffizienten und Halbwertschichtdicken für Wasser, Beton, Eisen, Kupfer und Blei (GRODSTEIN, 1957; ICRP, Publ. 4, 1963)

5,1 cm, für Eisen (7,9 g/cm³) 1,6 cm und für Blei (11,3 g/cm³) 1,1 cm beträgt. Wenn wir den Wert für die HWD mit dem Volumengewicht des Materials multiplizieren, erhalten wir die Gewichte 12, 12,6 und 12,4 g pro cm² Wandfläche. Dies bedeutet, daß für die Abschirmung der Gammastrahlung von ^{60}Co das Gewicht der Wand ungefähr dasselbe ist, gleichgültig ob man Beton, Eisen oder Blei verwendet.

Für Röntgen- resp. Gammastrahlung mit einer Energie von 30 MeV ergibt sich eine HWD für Beton von 14,5 cm, für Eisen von 2,6 cm und für Blei von 0,9 cm. Wenn wir hier den Wert für die HWD mit dem Volumengewicht des Materials multiplizieren, erhalten wir für Beton 34, für Eisen 20,5 und für Blei 10 g/cm². Für die sehr harte Röntgenstrahlung von Beschleunigern wiegt also eine Wand, die schweratomiges Material enthält, weniger als eine Wand aus Beton.

Ich möchte hier darauf hinweisen, daß dies auch der Fall ist für Gammastrahlung niedrigerer Energie als 1 MeV. Zum Beispiel wiegt eine Bleiwand zum Schutz gegen die Gammastrahlung von [137]Cs (0,66 MeV) ca. 45% weniger als eine Betonwand mit dem gleichen Strahlenschutzvermögen (s. Tabelle 9).

Für Röntgenstrahlung von z.B. 100 kV ist der Unterschied noch viel größer. Wie aus Tabelle 3 hervorgeht, wiegt hier eine Strahlenschutzwand aus Beton etwa 17 mal mehr als eine Wand aus Blei. Bei 200 kV wiegt eine Wand aus Beton etwa 14mal mehr und bei 300 kV etwa 6mal mehr als eine Bleiwand mit dem gleichen Strahlenschutzvermögen.

Dunkelkammern und Lagerplätze für nicht entwickeltes photographisches Material sollen so weit wie möglich von hochenergetischen Anlagen plaziert werden, da schon eine Bestrahlung von photographischem Material mit einigen mR während der gesamten Lagerungszeit den Film so schwärzen kann, daß er unbrauchbar ist.

a) Elektronenbeschleuniger-Anlagen

Die relative Dosisleistung der von Beschleunigern kommenden Röntgenstrahlung hinter Beton geht aus Abb. 18 und hinter Blei aus Abb. 19 hervor.

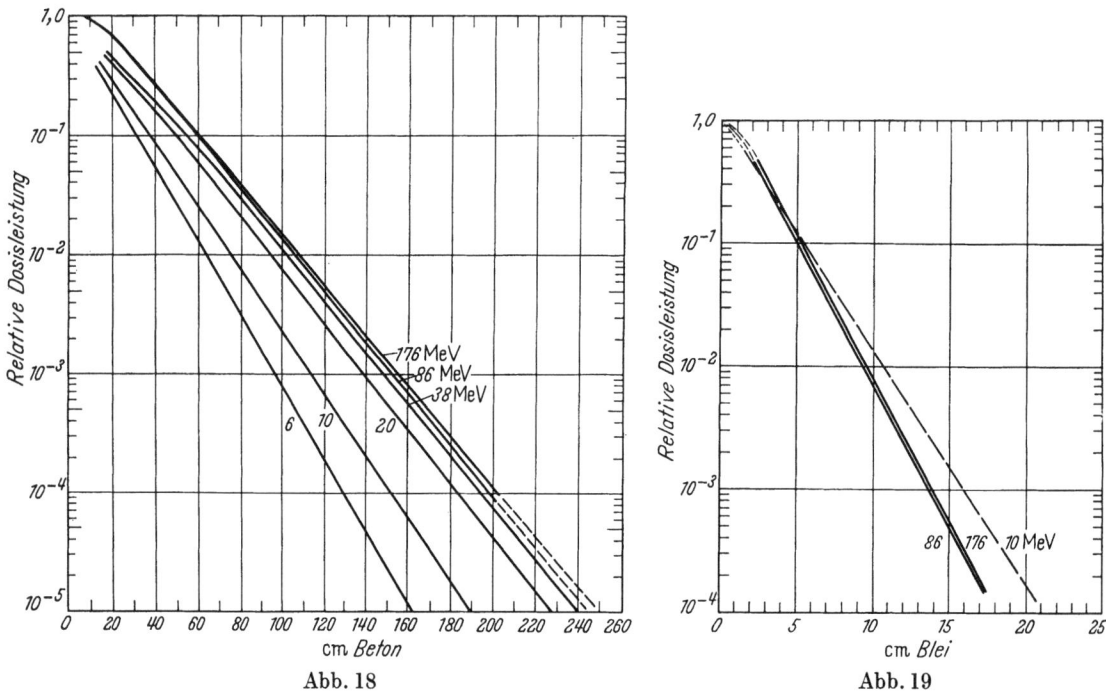

Abb. 18   Abb. 19

Abb. 18. Durchlässigkeit von Beton mit einem Volumengewicht von 2,35 g/cm³ für Röntgenstrahlen. Die Kurven gelten für große Felder (KIRN u. KENNEDY, 1954; ICRP, Publ. 4, 1963)

Abb. 19. Durchlässigkeit von Blei für Röntgenstrahlen. Die Kurven gelten für große Felder (MILLER u. KENNEDY, 1956; ICRP, Publ. 4, 1963)

Bei Linearbeschleunigern, Betatrons und ähnlichen Apparaten, die für die Behandlung von Patienten verwendet werden, kann man damit rechnen, daß die Strahlenausbeute im Nutzstrahlenbündel in 1 m Entfernung von dem Brennfleck etwa 25—100 R pro Minute beträgt.

Wenn z.B. hinter einer Schutzwand in 4 m Entfernung von dem Brennfleck die Dosisleistung 2 mR pro Stunde nicht überschreiten darf, und die Dosisleistung in dem Nutzstrahlenbündel 50 R pro Minute = 3000 R pro Stunde in 1 m Entfernung von dem Brennfleck beträgt, so erhalten wir für die Durchlässigkeit der Schutzwand $\frac{0,002 \times 4^2}{50 \times 60} = 1,07 \times 10^{-5}$.

Aus Abb. 18 geht hervor, daß hierfür bei 6 MeV etwa 160 cm und bei 38 MeV etwa 240 cm Beton erforderlich sind.

Eine Möglichkeit, die Dicke der erforderlichen Schutzschichten zu verringern, besteht darin, Spezialbeton mit schweratomigen Zusätzen, wie z.B. Schwerspat oder Eisenerz, zu verwenden. Wenn Schwerbeton mit einem Volumengewicht von 3,8 g/cm³ verwendet wird, kann gegenüber gerütteltem Beton mit einem Volumengewicht von 2,35 g/cm³ die erforderliche Dicke auf etwa 60 % vermindert werden. Dies gilt vor allem für Linearbeschleuniger mit Energien bis zu etwa 10 MeV.

Bei Energien über 10 MeV ist der lineare Absorptionskoeffizient von schweratomigen Material, wie aus Abb. 17 hervorgeht, aus Strahlenschutzgesichtspunkten günstiger als für Normalbeton. Messungen haben ergeben, daß bei einem Betatron mit einer maximalen Energie von 35 MeV die Dicke einer Schutzschicht aus Eisenerzbeton mit einem Volumengewicht von 3,8 g/cm³ nur etwa die Hälfte der Dicke einer Schutzschicht aus Normalbeton mit einem Volumengewicht von 2,35 g/cm³ beträgt.

Die Teile der Wände, der Decke und des Fußbodens, die nicht von der Nutzstrahlung getroffen werden, müssen so dimensioniert sein, daß sie ausreichenden Strahlenschutz gegen Streustrahlung, Leckstrahlung und eventuell entstehende Neutronenstrahlung bieten. Für den sekundären Strahlenschutz ist vor allem die Leckstrahlung maßgebend.

Die Leckstrahlung ist in verschiedenen Richtungen unterschiedlich. Gemäß den Empfehlungen der ICRP (ICRP, Publ. 4, 1963) soll die Dosisleistung der Leckstrahlung 1 R pro Stunde oder 0,1% der Dosisleistung im Nutzstrahlenbündel in 1 m Abstand vom Brennfleck nicht überschreiten.

Wenn wir bei einem 38 MeV-Betatron mit einer Strahlenausbeute von 50 R pro Minute in 1m Abstand vom Brennfleck rechnen und in 4 m Entfernung hinter der Strahlenschutzwand eine Dosisleistung von 2 mR pro Stunde nicht überschritten werden darf, so erhalten wir für die Durchlässigkeit der Schutzwand

$$\frac{0,002 \times 4^2}{50 \times 60 \times 0,001} = 0,0107.$$

Aus Abb. 18 geht hervor, daß hierfür 100 cm Normalbeton erforderlich sind.

Da es mit großen Schwierigkeiten verbunden ist, Türen herzustellen, die ausreichenden Schutz gegen die Nutzstrahlung bieten, ist es notwendig, den Raum so zu gestalten, daß die Türen weder von der Nutzstrahlung noch von der Leckstrahlung getroffen werden können.

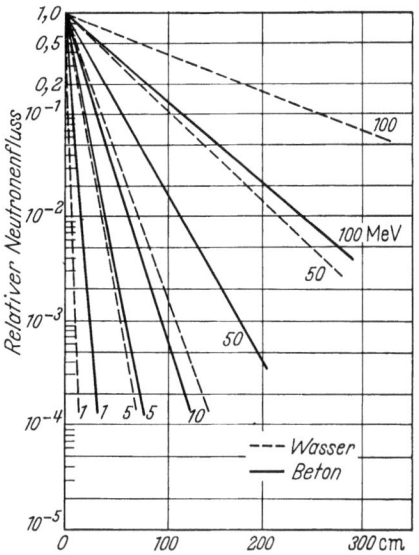

Abb. 20. Angenäherte Werte für die Durchlässigkeit von Wasser und Beton (Volumengewicht 2,35 g/cm³) für Neutronen. Die Kurven gelten für große Felder. Es ist zu beobachten, daß die Kurven die Verminderung der Neutronenflußdichte und nicht der Dosisleistung geben (IRCP, Publ. 4, 1963)

Betonwände mit den hier angegebenen Dicken bieten im allgemeinen auch ausreichenden Schutz gegen die bei Beschleunigern entstehende Neutronenstrahlung. Bei der Konstruktion von Türen ist darauf Rücksicht zu nehmen, daß diese die Neutronen möglichst vollständig absorbieren. Eine solche Tür kann aus einer Schicht bestehen, die die schnellen Neutronen abbremst (z. B. Paraffin), Cadmiumblech, das die langsamen Neutronen absorbiert, und schließlich Eisen oder Blei zur Schwächung der entstehenden Bremsstrahlung.

Abb. 20 zeigt die Verminderung des Neutronenflusses durch Wasser und Beton.

In den Empfehlungen des Komitee IV (ICRP, Publ. 4, 1963) wird angegeben, daß fest angebrachte Blenden oder Tubusse, die zur Abblendung des Nutzstrahls verwendet werden, den gleichen Schutz gewährleisten sollen wie das Gehäuse, während justierbare oder entfernbare, den Strahl definierende Blenden oder Tubusse so konstruiert sein sollen, daß die Integraldosis des Patienten soweit wie möglich herabgesetzt wird. In keinem Fall darf sie mehr als 5 % des Nutzstrahlenbündels durchlassen (gemäß Entwurf DIN 6847: 2 %). Ich möchte auch auf das im letzten Abschnitt des Kapitel 3 b hierüber Gesagte hinweisen.

b) Gamma-Bestrahlungsanlagen

Gemäß den Empfehlungen der Internationalen Strahlenschutzkommission (ICRP, Publ. 3, 1960) soll ein Teletherapieschutzgehäuse so konstruiert sein, daß unter anderem bei geschlossenem Strahlenaustrittsfenster die maximale Dosisleistung der durchgelassenen Strahlung in jeder Richtung in 1 m Abstand von der Quelle 10 mR pro Stunde und die durchschnittliche Dosisleistung 2 mR pro Stunde nicht überschreiten. Bei geöffnetem Strahlenaustrittsfenster soll die maximale Dosisleistung der Leckstrahlung in 1 m Abstand von der Quelle entweder 1 R pro Stunde oder 0,1% der Nutzstrahldosisleistung in 1 m Abstand von der Quelle nicht überschreiten.

Im allgemeinen wird als Strahlenquelle ^{60}Co oder ^{137}Cs verwendet. Die folgende Zusammenstellung zeigt einige Daten dieser Isotope.

Isotop	Quantumenergie der Gammastrahlung MeV		Halbwertszeit Jahre	Dosisleistung von 1 Curie in 1 m Abstand R/Std
^{60}Co	1,173	1,332	5,3	1,31
^{137}Cs	0,66		30	0,34

Abb. 21 gibt die Durchlässigkeit von Blei, Abb. 22 von Beton für die Gammastrahlung von Ra, ^{60}Co und ^{137}Cs.

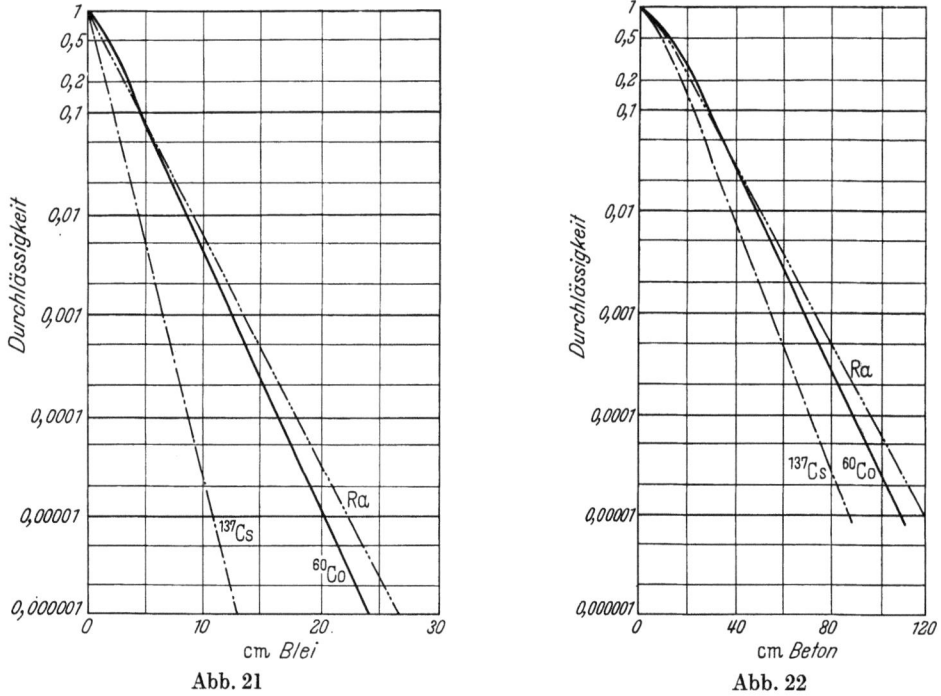

Abb. 21   Abb. 22

Abb. 21. Durchlässigkeit von Blei für die Gammastrahlung von Ra, ^{60}Co und ^{137}Cs (NBS handbook 73)

Abb. 22. Durchlässigkeit von Beton (Volumengewicht 2,35 g/cm³) für die Gammastrahlung von Ra, ^{60}Co und ^{137}Cs (NBS handbook 73)

Eine Strahlenquelle von 1000 Curie ^{60}Co gibt in einem Abstand von 1 m ungefähr 1300 R pro Stunde. Da die bei geschlossenem Strahlenschutzfenster austretende Leckstrahlung in 1 m Abstand von der Strahlenquelle 2 mR pro Stunde nicht überschreiten soll, erhalten wir für die Durchlässigkeit des Gehäuses $\frac{0,002}{1300} = 1,5 \times 10^{-6}$. Aus Abb. 21 ersehen wir, daß hierzu etwa 24 cm Blei erforderlich sind.

Der Strahlenschutz der Wände, der Decke und des Fußbodens sollte so bemessen sein, daß in den angrenzenden Räumen, in denen sich Personen aufhalten können, eine Dosisleistung von 2 mR pro Stunde nicht überschritten wird. Wenn wir mit einem Abstand von 3 m rechnen, so darf die Durchlässigkeit der Schutzschichten $\dfrac{0{,}002 \times 3^2}{1300} = 1{,}4 \times 10^{-5}$ nicht überschreiten. Aus Abb. 22 ergibt sich eine Betonschicht von etwa 105 cm. Wenn wir statt Normalbeton mit einem Volumengewicht von 2,35 g/cm³ Schwerbeton, z.B. Eisenbeton mit einem Volumengewicht von 3,8 g/cm³ verwenden, wird die erforderliche Dicke etwa $\dfrac{105 \times 2.35}{3{,}8} = 65$ cm.

Die Bereiche der Wände, Decken und Fußböden, die nicht von der Nutzstrahlung getroffen werden, können für den Schutz gegen die Streu- und Leckstrahlung dimensioniert werden. In den Tabellen 8 und 9 sind die erforderlichen Schutzschichten von Blei und Beton angegeben.

Tabelle 8. *Anforderungen an die Abschirmung von* ^{60}*Co-γ-Strahlenquellen zur Reduzierung der Dosisleistung auf 100 mR/Woche* (Braestrup u. Wyckoff, 1958)

WUT*	Annähernde		Abstand Quelle-belegte Bereiche [m]										
	HWD	ZWS											
80 000			1,4	2	2,8	4	5,6	8	11	16			
40 000			1	1,4	2	2,8	4	5,6	8	11	16		
20 000				1	1,4	2	2,8	4	5,6	8	11	16	
10 000					1	1,4	2	2,8	4	5,6	8	11	16
5 000						1	1,4	2	2,8	4	5,6	8	11
2 500							1	1,4	2	2,8	4	5,6	8
1 250								1	1,4	2	2,8	4	5,6
620									1	1,4	2	2,8	4
310										1	1,4	2	2,8
Art der Wand			**Bleidicke [cm]**										
Primärstrahlung	1,2	4,0	22,7	21,5	20,3	19,1	17,9	16,7	15,5	14,3	13,1	11,9	10,7
Leckstrahlung** 0,1%	1,2	4,0	10,7	9,5	8,4	7,3	6,2	4,9	3,6	2,2	0,8	0	0
Streustrahlung***													
30°	1,02	3,40	12,4	11,3	10,3	9,2	8,2	7,2	6,2	5,1	4,1	3,1	2,1
45°	0,87	2,90	9,8	8,9	8,1	7,2	6,3	5,4	4,5	3,7	2,8	1,8	1,1
60°	0,75	2,50	7,8	7,0	6,3	5,6	4,8	4,1	3,3	2,6	1,8	1,1	0,4
90°	0,43	1,45	3,7	3,2	2,8	2,4	1,9	1,5	1,1	0,7	0,3	0,1	0
120°	0,20	0,65	1,5	1,3	1,1	0,9	0,7	0,5	0,35	0,2	0,1	0	0
150°	0,14	0,45	0,9	0,8	0,7	0,55	0,45	0,3	0,2	0,1	0,05	0	0
Art der Wand			**Betondicke [cm] (Dichte 2,35 g/cm³)**										
Primärstrahlung	6,6	21,8	122	116	110	104	97	91	85	79	72	66	60
Leckstrahlung** 0,1%	6,6	21,8	60	54	48	41	34	27	19,5	12	4,5	0	0
Streustrahlung***													
30°	6,3	20,8	79	73	67	60	54	48	41	35	29	22	16
45°	6,1	20,3	70	64	58	52	46	39	33	27	21	15	9
60°	5,9	19,2	62	56	50	45	39	33	27	21	15	9	2,5
90°	4,6	15,8	44	39	35	30	25	21	16	11	6	1	0
120°	4,3	14,7	39	35	30	26	21	17	13	8,5	4	0	0
150°	3,8	12,5	32	28	25	21	17	13	10	6	2	0	0

Damit die Dosisleistung auf 10 mR/Woche reduziert wird, ist eine Zehntelwertschicht zu den angegebenen Werten zu addieren.

    * W = Betriebsbelastung in R/Woche in 1 m Abstand, U = Belastungsfaktor, T = Aufenthaltsfaktor.

    ** Bezieht sich auf die Leckstrahlung eines Strahlenquellenschutzgehäuses.

    *** Für großes Feld (20 cm Durchmesser) und einen Abstand Quelle-Streukörper von 50 cm. Die angegebenen Werte schließen die Streuung an Kollimator und Phantom ein.

Gemäß den Empfehlungen der ICRP sollen bei geöffnetem Strahlenaustrittsfenster die verstellbaren Strahlenblenden nicht mehr als 5% der Nutzstrahldosisleistung durchlassen. Wenn nur ein kleines Bestrahlungsfeld verwendet wird, kann die durch die Blenden kommende Leckstrahlung von 5% eine erhebliche Mehrbelastung des Patienten mit sich führen. Die Durchlässigkeit der Blenden verschiedener Apparate ist unterschiedlich, und es ist empfehlenswert, bei der Anschaffung auch die Durchlässigkeit der Blenden zu berücksichtigen. Bei Gammastrahlung, wie auch bei von Elektronenbeschleunigern herrührender Röntgenstrahlung, ist es kaum möglich, wie bei konventionellen Röntgentiefentherapieapparaten durch zusätzliche Abschirmungen die Umgebung des Einfallsfeldes zu schützen (s. Kapitel 2c). Um die Gammastrahlung von ^{60}Co auf die Hälfte herabzusetzen, sind etwa 12 mm Blei erforderlich.

Tabelle 9. *Anforderungen an die Abschirmung von ^{137}Cs-γ-Strahlenquellen zur Reduzierung der Dosisleistung auf 100 mR/Woche (ICRP, Publ. 3, 1960)*

WUT*	HWD	ZWS	Abstand Quelle-belegte Bereiche [m]										
24 000			1,4	2	2,8	4	5,6	8	11	16			
12 000			1	1,4	2	2,8	4	5,6	8	11	16		
6 000				1	1,4	2	2,8	4	5,6	8	11	16	
3 000					1	1,4	2	2,8	4	5,6	8	11	16
1 500						1	1,4	2	2,8	4	5,6	8	11
750							1	1,4	2	2,8	4	5,6	8
375								1	1,4	2	2,8	4	5,6

Art der Wand	HWD	ZWS	Bleidicke [cm]										
Primärstrahlung	0,65	2,1	10,6	10,0	9,4	8,7	8,1	7,5	6,8	6,2	5,6	4,9	4,2
Leckstrahlung** 0,1%	0,65	2,1	4,3	3,6	3,0	2,4	1,7	1,1	0,5	0	0	0	0
Streustrahlung*** 35°	0,45	1,5	5,4	5,0	4,5	4,0	3,6	3,1	2,7	2,3	1,8	1,4	0,9
56°	0,38	1,3	4,2	3,8	3,4	3,0	2,6	2,2	1,8	1,5	1,1	0,8	0,5
90°	0,22	0,7	2,1	1,9	1,7	1,4	1,2	1,0	0,8	0,6	0,5	0,3	0,2
119°	0,13	0,4	1,0	0,9	0,8	0,7	0,6	0,5	0,3	0,2	0,2	0,1	0,05

Art der Wand	HWD	ZWS	Betondicke [cm] (Dichte 2,35 g/cm³)										
Primärstrahlung	4,9	15,8	88	83	78	73	68	63	58	53	49	44	39
Leckstrahlung** 0,1%	4,9	15,8	39	34	29	24	19	14	6	0	0	0	0
Streustrahlung*** 35°	4,6	15,5	61	56	51	47	42	38	33	28	23	19	14
56°	3,8	12,5	49	45	41	37	33	30	26	22	19	15	11
90°	3,6	12,0	42	39	35	31	28	25	21	17	14	10	6
119°	3,3	11,2	39	36	32	29	25	22	19	15	12	8	4

Damit die Dosisleistung auf 10 mR/Woche reduziert wird, ist eine Zehntelwertschicht zu den angegebenen Werten zu addieren.

* W = Betriebsbelastung in R/Woche in 1 m Abstand, U = Belastungsfaktor, T = Aufenthaltsfaktor.

** Bezieht sich auf die Leckstrahlung eines Strahlenquellenschutzgehäuses.

*** Für großes Feld (20 cm Durchmesser) und einen Abstand Quelle-Streukörper von 50 cm. Die angegebenen Werte schließen nur die Streuung an einem schräg bestrahlten Betonstreukörper ein.

Literatur

BECK, H. R., H. DRESEL u. H. J. MELCHING: Leitfaden des Strahlenschutzes. Stuttgart: Georg Thieme 1958.

BRAESTRUP, C. B.: Industrial radiation hazards. Radiology 43, 286—292 (1944).

—, and H. O. WYCKOFF: Radiation protection. Springfield (Ill.): Ch. C. Thomas Publ. 1958.

DIN-Normen, Deutscher Normenausschuß, Fachnormenausschuß Radiologie. Beuth Vertrieb, Berlin.

DIN 6811 (Jan. 1962): Medizinische Röntgeneinrichtungen bis 300 kV, Strahlenschutzregeln für die Herstellung.

DIN 6812 (Jan. 1962): Medizinische Röntgenanlagen bis 300 kV, Strahlenschutzregeln für die Errichtung.

DIN 6813 (März 1962): Röntgen-Schutzkleidung, -Schutzkanzeln und -Schutzwände, Regeln für die Herstellung.

DIN 6815 (Jan. 1962): Regeln für Strahlenschutzprüfungen an medizinischen Röntgenanlagen bis 300 kV.

DIN 6816 (März 1964): Filmdosimetrie zur Strahlenschutzüberwachung.

DIN 6846 (Juni 1963): Medizinische Gamma-Bestrahlungsanlagen, Strahlenschutzregeln für die Herstellung und Errichtung.

DIN 6847 (Nov. 1965): Medizinische Elektronenbeschleuniger-Anlagen, Strahlenschutzregeln für die Herstellung und Errichtung.

Euratom, Europäische Atomgemeinschaft: Richtlinien zur Festlegung der Grundnormen für den Gesundheitsschutz der Bevölkerung und der Arbeitskräfte gegen die Gefahren ionisierender Strahlungen. Amtsblatt der Europäischen Gemeinschaften 2, 221—239 (1959).

EVANS, W. W., R. C. GRANKE, K. A. WRIGHT, and J. G. TRUMP: Absorption of 2 MeV constant potential roentgen rays by lead and concrete. Radiology 58, 560—567 (1952).

GOLDIE, C. H., K. A. WRIGHT, J. H. ANSSON, R. W. CLOUD, and J. G. TRUMP: Radiographic properties of X-rays in the two- to six-million volt range. Bull. Amer. Soc. Testing Materials, oct. 1954, p. 49—54.

GRODSTEIN, G. W.: X-ray attenuation coefficients from 10 keV to 100 MeV. National Bureau of Standards circular 583. Superintendent of Documents, U. S. Government Printing Office, Washington, 1957.

GUSSEW, N. G.: Leitfaden des Strahlenschutzes. Berlin: VEB Verlag Technik, Berlin 1957.

HIMANKA, W., u. L. LORENTZON: Untersuchungen über die Strahlenschutzverhältnisse an verschiedenen Universalgeräten. Acta radiol. (Stockh.) 42, 469—474 (1954).

ICRP, Recommendations of the International Commission on Radiological Protection. London: Pergamon Press.

ICRP Publ. 3, 1960: Report of Committee III on Protection against X-rays up to energies of 3 MeV and beta- and gamma-rays from sealed sources. Deutsche Übersetzung in Kernenergie 5, Heft 10—11, Beilage B. 181—218 (1962).

ICRP Publ. 4, 1963: Report of Committee IV on Protection against electromagnetic radiation above 3 MeV and electrons, neutrons and protons.

ICRP Publ. 9, 1966: Recommendations of the International Commission on Radiological Protection.

JAEGER, R. G.: Dosimetrie und Strahlenschutz. Stuttgart: Georg Thieme 1959.

JENNINGS, W. A.: Physical aspects of the roentgen radiation from a beryllium window tube operated over the range 2—50 kV$_p$ for clinical purposes. Acta radiol. (Stockh.) 33, 435—484 (1950).

KAYE, G. W. C., and W. BINKS: The emission and transmission of X-and gamma-radiation. Brit. J. Radiol. 13, 193—207 (1940).

— —, and G. E. BELL: The X-ray and gamma-ray protective values of building materials. Brit. J. Radiol. 11, 676—685 (1938).

KIRN, F. S., and R. J. KENNEDY: Betatron X-rays: How much concrete for shielding? Nucleonics 12, Heft 6, 44—48 (1954).

KRETSCHKO, J., H. LIESEM, W. POHLIT, S. RASE u. A. SEWKOR: Strahlenschutzmessungen an verschiedenen europäischen Betatronstationen. Fortschr. a. d. Geb. d. Röntgenstrahlen 95, 565—572 (1961).

LORENTZON, L.: Secondary roentgen radiation from wax, Al, Fe and Pb at tube voltages between 40 and 170 kV. Acta radiol. (Stockh.) 41, 201—208 (1954).

— Einige Gesichtspunkte über den Strahlenschutz bei Röntgendiagnostik mit Röhrenspannungen zwischen 100 und 200 kV. Vortrag auf dem IX. Internationalen Kongreß für Radiologie, München 1959, Abstracts Nr. 239.

LORENZ, W.: Strahlenschutz in Klinik und ärztlicher Praxis. Stuttgart: Georg Thieme 1961.

MILLER, W., and R. J. KENNEDY: Attenuation of 86 and 176 MeV synchroton X-rays in concrete and lead. Radiation Research 4, 360 (1956).

— — X-ray attenuation in lead, aluminium and concrete in the range 275—525 kV. Radiology 65, 920—925 (1955).

National Bureau of Standards Handbooks, U.S. Government Printing Office, Washington.

NBS handbook 55: Protection against betatron-synchroton radiations up to 100 million electron volts. (1954).

NBS handbook 63: Protection against neutron radiation up to 30 million electron volts. (1957).

NBS handbook 73: Protection against radiations from sealed gamma sources. (1960).

NBS handbook 76: Medical X-ray protection up to three million volts. (1961).

NBS handbook 93: Safety standard for non-medical X-ray and sealed gamma-ray sources. (1964).

RAJEWSKY, B.: Wissenschaftliche Grundlagen des Strahlenschutzes. Karlsruhe: G. Braun 1957.

ROGERS, T. H.: High intensity radiation from beryllium-window X-ray tubes. Radiology 48, 594—603 (1947).

TAYLOR, L. S.: Medical physics (ed. O. GLASSER), vol. II, p. 901—902. Chicago: The Year Book Publishers 1950.

THORAEUS, R.: Attenuation of roentgen radiation in lead at 70 to 1400 kV. Acta radiol. (Stockh.) **51**, 473—478 (1959).
— Iron-ore concrete in radiation protection. Acta radiol. (Stockh.) **54**, 410—416 (1960).
DALE TROUT, E., J. P. KELLEY, and A. C. LUCAS: Broad beam attenuation in concrete for 50—300 kV$_p$ X-rays and in lead for 300 kV$_p$ X-rays. Radiology **72**, 62—67 (1959).

WACHSMANN, F., u. A. DIMOTSIS: Kurven und Tabellen für die Strahlentherapie. Stuttgart: S. Hirzel 1957.
WYCKOFF, H. O., R. J. KENNEDY, and J. R. BRADFORD: Broad and narrow beam attenuation of 500 to 1400 kV X-rays in lead and concrete. Radiology **51**, 849—859 (1948).

Gesetze, Vorschriften und Empfehlungen

WHO: Protection against ionizing radiations, a survey of existing legislation. Int. Dig. Hlth Legis. **15**, 209—376 (1964).

III. Strahlenschutzdosimetrie

Von

F. Wachsmann

Mit 56 Abbildungen

1. Allgemeines

a) Zweck und Ziel

Die Anforderungen, die an die Dosimetrie im Strahlenschutz bezüglich Meßbereich, Art der zu messenden Strahlungen, Genauigkeit usw. gestellt werden, sind von der der therapeutischen Strahlenanwendung dienenden Dosimetrie (WACHSMANN u. KALLERT, 1968) so sehr verschieden, daß es gerechtfertigt ist, sie getrennt zu behandeln.

Im Rahmen dieses Handbuches sollen dabei aber vorzugsweise nur die im Zusammenhang mit der *medizinischen Strahlenanwendung* auftretenden Probleme der Strahlenschutzdosimetrie besprochen werden. Das heißt, daß insbesondere die Messung der bei der Anwendung von Röntgen- und γ-Strahlen auftretenden Strahlenschutzdosen zu erörtern sein wird. Der Messung von β- bzw. Elektronen-Strahlen kommt in diesem Zusammenhang geringere Bedeutung zu. Dagegen sollen den bei der medizinischen Anwendung von offenen radioaktiven Präparaten erforderlichen wichtigsten strahlenschutztechnischen Messungen wenigstens kurze Abschnitte gewidmet werden. Die vorwiegend bei Reaktoren und physikalischen Beschleunigern auftretenden Neutronen und schweren Teilchen und ihre Messung können hier nur erwähnt werden [Näheres hierüber vgl. z.B. BRAMBLETT (1960), KIEFER u. MAUSHART (1964) sowie NACHTIGALL (1964)]. *Zweck und Ziel* dieser Ausführungen ist es, dem mit ionisierenden Strahlungen arbeitenden Arzt Auskunft über die durch gesetzliche Verordnungen und Empfehlungen gegebenen Strahlenschutzvorschriften zu vermitteln und ihn darüber aufzuklären, mit welchen meßtechnischen Mitteln er die Einhaltung der höchsten zugelassenen Dosen bei der Einstrahlung von außen und der Bestrahlung durch inkorporierte radioaktive Stoffe überwachen kann. Die Besprechung von Strahlenschutzmaßnahmen dagegen gehört nicht hierher.

b) Gesetzliche Strahlenschutzvorschriften und Empfehlungen

Schon wenige Jahre nach der Entdeckung der Röntgenstrahlen, als die ersten Strahlenschädigungen von Patienten sowie Ärzten, Technikern und Krankenschwestern bekannt geworden waren, wurden auch die ersten *Empfehlungen* dafür gegeben, auf welche Weise das Entstehen von Strahlenschäden vermieden werden könne (in Deutschland z. B. ALBERS-SCHÖNBERG, 1903).

Die *Deutsche Röntgengesellschaft* gab 1913, gestützt auf Arbeiten von GOCHT, HOLZKNECHT, KÖHLER und WALTER (zit. nach GOCHT, 1921), ihr erstes Merkblatt über Strahlenschutzmaßregeln mit dem Titel „Über den Gebrauch von Schutzmaßnahmen gegen Röntgenstrahlen" heraus (HOLTHUSEN, 1959). Nicht zuletzt infolge der damals noch ungenügend entwickelten Dosimetrie dauerte es jedoch noch relativ lange Zeit, bis genauere Angaben über die *zulässigen Dosen* und die von diesen abhängigen Schutzmaßnahmen gemacht werden konnten.

Erst mit der von MUTSCHELLER (1925) auf Grund einer Umfrage bei Radiologen ermittelten nach ihm benannten „*Toleranzdosis*" — die bekanntlich 0,25 R/Tag betrug — wurden quantitative Dosisangaben zur Vermeidung von Strahlenschäden gemacht. Diese „*Körperschädigungsdosis*" wurde dann nach dem Bekanntwerden der Ergebnisse über die mutationsauslösende Wirkung ionisierender Strahlungen von Muller (1930), was die Gonaden anbetrifft, als „*genetische*" oder „*Erbschädigungsdosis*" auf $^1/_{10}$ der Mutscheller-Dosis, d.h. auf 0,025 R/Tag herabgesetzt.

So entstanden *in Deutschland* Anfang der 30er Jahre die *DIN-Blätter* Röntgen 2/1933 und 4/1933, die auch die Rolle behördlich empfohlener Unfallverhütungsvorschriften erhielten (Graf, 1966).

In *anderen Ländern* wurden in der Folgezeit mehr oder weniger parallel zu den deutschen ähnliche Vorschriften (Taylor, 1954) herausgegeben. Auf *internationaler Basis* wurde der Notwendigkeit des Strahlenschutzes auf dem 2. Internationalen Radiologen-kongreß 1928 in Stockholm durch Konstituierung einer Strahlenschutzkommission der

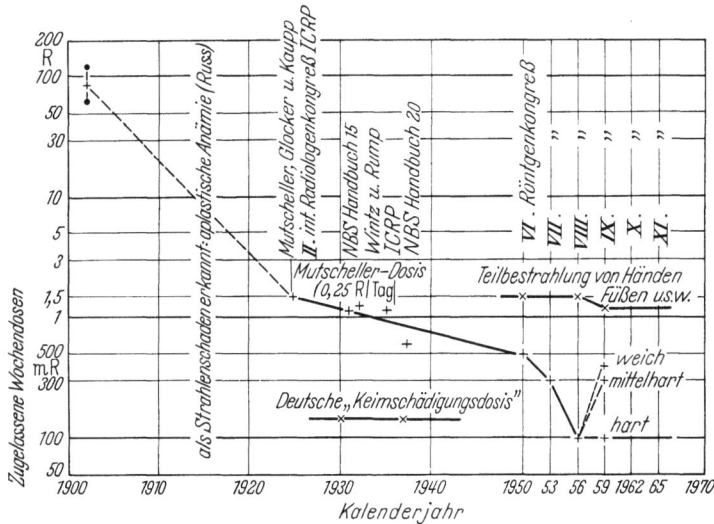

Abb. 1. Entwicklung der als zulässig erachteten Wochendosen im Laufe der Jahre. (Die Angaben für die Jahre vor 1925 sind unsicher, da in dieser Zeit genaue Meßmethoden fehlten und Dosiseinheiten noch nicht definiert waren)

„*International Commission on Radiological Protection*" (ICRP) Rechnung getragen (Jaeger, 1959). Diese Kommission, deren Arbeiten sich weitgehend auf die Veröffentlichungen der nationalen Strahlenschutzkommission der Vereinigten Staaten, die „NCRP" stützt, hat in der Folgezeit die Entwicklung der Strahlenschutzgesetzgebung in der ganzen Welt maßgebend beeinflußt (Jaeger, 1957). Die dabei gemachten Schritte hier im einzelnen zu schildern, würde zu weit führen. In Abb. 1 ist jedoch der Versuch unternommen, den zeitlichen Verlauf der Entwicklung der als zulässig erachteten Dosen vereinfacht darzu-stellen. Wesentlich erscheint uns, daß aus dieser Darstellung entnommen werden kann, daß zwar die „Toleranzdosen" in der Frühzeit der Radiologie offenbar zu hoch angesetzt waren, daß dann aber — nachdem in den 30er Jahren insbesondere erkannt worden war, daß es „kritische Organe" (z.B. Knochenmark und Gonaden) gibt, schon relativ früh-zeitig die auch heute noch im wesentlichen geltenden *höchstzulässigen Dosen* festgesetzt wurden. Eine nennenswerte Herabsetzung dieser Dosen ist nämlich, wenn man die ur-sprünglich auf Grund von beobachteten lokalen Schädigungen festgesetzte Mutscheller-Dosis von der genetischen Dosis getrennt betrachtet, innerhalb der letzten 30 Jahre als nicht notwendig erachtet worden. Die anläßlich des IX. ICR in München 1959 erörterte Erleichterung bei der Einstrahlung weicher Strahlungen (in Abb. 1 gestrichelt einge-zeichnet) wurde mit Rücksicht auf die Einfachheit der Durchführung von Strahlenschutz-kontrollen und eine Vergrößerung der Sicherheit, allerdings nicht akzeptiert. Diese Situation mag zur Beruhigung derjenigen Überängstlichen dienen, die auf Grund eventueller z. T. noch nicht bekannter Strahlenschäden eine Herabsetzung der zu-gelassenen Dosen in der Zukunft befürchten!

Heute gelten nach dem Stand von 1967 in Deutschland für die *Einstrahlung von außen* für die verschiedenen Gruppen von Beschäftigten und die Allgemeinheit die in Tabelle 1 zusammengefaßt dargestellten Dosen. Diese basieren auf den Empfehlungen der ICRP, die erstmalig 1928 aufgestellt und in der Folgezeit ergänzt wurden (ICRP 1937, 1960, 1964 usw.). *Internationale Institutionen*, wie z. B. die Internationale Atomenergie Organisation (IAEO) in Wien, das Internationale Arbeitsamt (ILO) in Genf, die Organisation für europäische wirtschaftliche Zusammenarbeit (OEEC) in Paris, wie auch die Europäische Atomgemeinschaft (EURATOM) in Brüssel haben diese Empfehlungen im wesentlichen übernommen (FREUND, 1958; KLIEFOTH, 1958).

Tabelle 1. *Durch verschiedene Organisationen empfohlene bzw. in der 1. Strahlenschutzverordnung gesetzlich festgelegte höchstzulässige Personendosen*

Gruppe	Bezug	Dosis/Bezugszeitraum	ICRP	Euratom	1. Strl. Sch.V.
Beruflich strahlenexponierte Personen (Kontrollbereich)	Ganzkörper (einschließlich kritische Organe)	rem/13 Wochen rem/Jahr	3 5	3 5	3 5
	Hände, Unterarm, Füße, Knöchel	rem/13 Wochen rem/Jahr	20 75	15 60	15 60
	Haut (+ Schilddrüse: ICRP)	rem/13 Wochen rem/Jahr	8 30	8 30	— —
	innere Organe (ohne kritische)	rem/13 Wochen rem/Jahr	— —	4 15	— —
Gelegentlich im Kontrollbereich bef.	Ganzkörper	rem/Jahr	1,5	1,5	1,5
Überwachungsbereich	Ganzkörper	rem/Jahr	0,5	0,5	0,5
Gesamtbevölkerung	Ganzkörper (Gonaden)	kumulierte Dosis bis 30 Jahre	5	5	—

Höchstzulässige Lebensalterdosis $D = (N-18) \cdot 5$ (N = Lebensalter in Jahren).

In Deutschland ist auf diese Art die sog. „*1. Strahlenschutzverordnung*" erlassen worden. Tabelle 1 enthält die von den einzelnen vorgenannten Organisationen empfohlenen bzw. von der 1. Strahlenschutzverordnung festgelegten Dosen, die für die verschiedenen Gruppen von Personen bzw. Organe usw. weitgehend übereinstimmen (vgl. auch PFAFFELHUBER, 1960 und 1966). In der 2. Strahlenschutzverordnung, der sog. „Schulverordnung", die hier der Vollständigkeit wegen auch erwähnt sei, sind die für den Schulbereich geltenden Vorschriften aufgeführt. Die erste Verordnung bezieht sich auf den Umgang mit radioaktiven Stoffen, während die zweite auch für Röntgenstrahlen Gültigkeit besitzt. Da die „Verordnung zum Schutze gegen Schädigungen durch Röntgenstrahlen und radioaktive Stoffe in nichtmedizinischen Betrieben" aus dem Jahre 1941, die sog. *Röntgenverordnung* für die medizinische Strahlenanwendung nicht gilt, gibt es heute für diesen Bereich keine gesetzliche Regelung. Diese Lücke schließen für ihren Bereich die *Unfallverhütungsvorschriften* der Berufsgenossenschaft für Gesundheitsdienst und Wohlfahrtspflege (Näheres s. S. 563), mindestens bis die neue in Bearbeitung befindliche Röntgenverordnung für medizinische Strahlenanwendungen vorliegt. Von dieser ist mit Sicherheit zu erwarten, daß sie gleiche Höchstdosen enthalten wird, wie die erste Strahlenschutzverordnung (vgl. Tabelle 1) und wahrscheinlich auch hinsichtlich der Strahlenschutzmaßnahmen (z. B. Überwachungspflicht) mit dieser übereinstimmen wird.

Um Mißverständnissen vorzubeugen, sei hier zu den in Tabelle 1 genannten Zahlen nur noch folgendes bemerkt: Als *Grundlage* für die Einstrahlung von außen gilt für die mit Strahlen Beschäftigten als „*Ganzkörperdosis*", d.h. auch für die „*kritischen Organe*", eine Höchstdosis von 3 rem/13 Wochen. Dieser Dosis sollen die Beschäftigten möglichst nicht auf einmal innerhalb einer kurzen Zeit, sondern zeitlich verteilt ausgesetzt sein.

Außerdem gilt eine höchste zugelassene Jahresdosis von 5 rem, die jedoch nur zur Berechnung der „*Lebensalterdosis*" D nach der Formel

$$D_{\text{Lebensalter}} \leqq (N-18)\ 5\ \text{rem}$$

— wobei N das Alter der beschäftigten Personen bedeutet — verwendet wird. Für „*Teilkörperbestrahlungen*", d.h. für Hände, Unterarme und Füße gelten dagegen 15 rem/13 Wochen oder 60 rem/Jahr als höchstens zugelassen. Für *gelegentlich im Kontrollbereich* sich aufhaltende Personen, in *Überwachungsbereichen* Beschäftigte und für die *gesamte Bevölkerung* gelten die ebenfalls aus Tabelle 1 ersichtlichen Werte. Bezüglich der *Patienten*

Tabelle 2. *Schematische Zusammenfassung der für die verschiedenen Strahlenschutzbereiche geltenden Definitionen und Vorschriften*

Bereiche	Kontrollbereich	Überwachungsbereich (engerer)	(weiterer)
Definitionen	1. Strl.Sch.V. § 22 bei einem Aufenthalt von 40 Std/Woche besteht die Möglichkeit eine Dosis $\geqq 1{,}5$ rem/Jahr zu erhalten	1. Strl.Sch.V. § 22 bei Daueraufenthalt besteht die Möglichkeit eine Dosis $\geqq 0{,}15$ rem/Jahr zu erhalten	
Dosisgrenze		1,5 rem/Jahr bei 40 Std/Woche 0,5 rem/Jahr bei Daueraufenthalt	0,15 rem/Jahr bei Daueraufenthalt
Überwachungsvorschriften	1. Strl.Sch.V. § 36 Die ständige Messung der Personendosis ist Pflicht	1. Strl.Schr.V. § 35 Die Messung der Ortsdosis ist Pflicht	
Zutritt (Aufenthalt)	1. Strl.Sch.V. § 22, § 24 Beruflich strahlenexponierte Personen Patienten und gelegentlicher Aufenthalt nicht beruflich strahlenexponierter Personen	1. Strl.Sch.V. § 29 Daueraufenthalt gestattet	
Dosisleistungsgrenze	5,77 mrem/h 2,5 mrem/h 0,75 mrem/h 3 rem/13 Wochen bzw. 5 rem/Jahr bei Aufenthaltsdauer von 40 h/Woche	0,06 mrem/h	0,018 mrem/h

aber werden — um die Freiheit des ärztlichen Handelns nicht einzuschränken — höchstzugelassene Dosen nicht genannt! Bei diesen gilt nur allgemein, daß jeder zu diagnostischen und therapeutischen Zwecken ionisierende Strahlungen anwendende Arzt sich stets die Frage nach der *klinischen Indikation* der Strahlenapplikation sowie des *Nutzens* und des eventuell möglichen *Schadens* der Strahlenanwendung stellen muß. Außerdem soll die Strahlenanwendung stets so erfolgen, daß die Strahlenexposition des Patienten möglichst klein gehalten wird (Lorenz, 1961).

In Tabelle 2 sind die im Vorhergehenden geschilderten oft nicht ganz einfachen Verhältnisse noch einmal schematisch zusammengefaßt.

Für die „*Bestrahlung von innen*", d.h. für die Bestrahlung durch inkorporierte radioaktive Stoffe sind von der ICRP für die verschiedenen Radionuklide auch Höchstmengen genannt worden, die — mit gewissen Korrekturen — in die 1. Strahlenschutzverordnung und ihre Novellen (1. StrlSchV, 1960 bzw. Neufassung 1965) übernommen wurden. Alle diese Werte beruhen auf dem Konzept, daß bei Ganzkörperbestrahlungen eine Dosis von 3 rem/13 Wochen, 5 rem/Jahr bzw. die Lebensalterdosis sowie die als zulässig befundenen Organdosen nicht überschritten werden dürfen. Unter Berücksichtigung der verschiedenen Aufnahme in den Körper und der sehr unterschiedlichen biologischen Halbwertzeiten der verschiedenen Radionuklide ergeben sich dabei für die einzelnen Stoffe, in Ci ausgedrückt, sehr verschiedene *zugelassene Höchstwerte*.

Im Einzelfall ist auf die entsprechenden Strahlenschutzvorschriften (besonders 1. Strl.Sch.V. 1965 und die Erläuterungen zu dieser (BECK, 1961 u. FISCHERHOF, 1962) zurückzugreifen. Erwähnt seien hier nur noch die verschiedenen *Unfallverhütungsvorschriften* der Berufsgenossenschaften (UVV). Von diesen haben für den radiologisch tätigen Arzt vor allem die UVV „Anwendung von Röntgenstrahlen in medizinischen Betrieben", Ausgabe 1953 und die UVV „Medizinische Anwendung radioaktiver Stoffe", Ausgabe 1959, beide von der Berufsgenossenschaft für Gesundheitsdienst und Wohlfahrtspflege (BGGW), Hamburg, Bedeutung.

In den „*Richtlinien für die Verhütung von Berufskrankheiten* und Unfällen bei der Anwendung und Lagerung radioaktiver Stoffe in medizinischen Betrieben", Ausgabe 1956, der BGGW in § 31, wird — was insbesondere für den vorliegenden Beitrag wichtig ist — vorgeschrieben:

„Für das Arbeiten mit radioaktiven Stoffen müssen geeignete Mittel zur *Bestimmung der Strahlendosis* (-Dosisleistung), zur Überprüfung des Strahlenschutzes, zum Aufsuchen verlorengegangener radioaktiver Präparate und zur Überwachung etwaiger radioaktiver Verunreinigungen von Räumen, Geräten und dergleichen zur Verfügung stehen."

Bezüglich des Zwanges zur Durchführung von *Überwachungen der Personendosis* sei hier nur festgehalten: Nach § 36 der ersten Strahlenschutzverordnung müssen Beschäftigte in Kontrollbereichen — die mit radioaktiven Stoffen umgehen und durch Kernzerfall entstehenden Strahlungen ausgesetzt sind (!) mit zwei voneinander unabhängigen Dosimetern bezüglich der „aufgenommenen Personendosis" überwacht werden, und zwar mit einem „*direkt anzeigenden*" und einem „*unlöschbaren Dosimeter*". Ersteres ist nach dem Stande der Technik heute in der Regel eine auf dem Kondensatorkammerprinzip beruhende Ionisationskammer — ein sog. „Taschen-" oder „Füllhalterdosimeter" — letzteres ein Filmdosimeter. Anstelle der Filmdosimeter werden in neuerer Zeit auch Festkörperdosimeter, d. h. besonders Glasdosimeter, empfohlen (z. B. BECKER, 1963). Für *Röntgenstrahlen* in der Medizin Anwendende besteht, wenigstens z. Z. noch, kein gesetzlicher Zwang zur laufenden *Überwachung der Personendosis*. Auch dort, wo diese nach der 1. Strl.Sch.V. vorgeschrieben ist, können aber die zuständigen Aufsichtsbehörden auf Antrag dann Befreiung von der Überwachungspflicht mit einer bzw. eventuell auch beiden Methoden gewähren, wenn sich hieraus strahlenschutztechnisch keine Bedenken ergeben. Bei der medizinischen Anwendung radioaktiver Stoffe ist diese Voraussetzung meist nicht erfüllt.

Aus den vorhergehenden Ausführungen erkennt man, daß die *Zusammenhänge* zwischen den verschiedenen nationalen und internationalen Organisationen, die sich mit Strahlenschutzfragen beschäftigen, und den von ihnen erlassenen *Empfehlungen und Verordnungen* recht kompliziert sind (vgl. auch SEELENTAG, 1964). In der Bundesrepublik Deutschland allein gibt es auf der Basis einzelner Länder und auf Bundesebene erlassene Gesetze. In den anderen Ländern sind ähnliche Verordnungen und Gesetze erlassen worden (vgl. z. B. Belgien: LAFONTAINE, 1962; Italien: BISCHOF, 1963; Schweiz: MINDER, 1964 usw.). Die Euratom-Grundnormen gelten für Mitgliedstaaten, die Empfehlungen des Europäischen Wirtschaftsrates für 17 Nationen, während die Empfehlungen der *ICRP* und der *IAEO* in Ost und West, d. h. praktisch in der ganzen Welt anerkannt werden. Entsprechend kompliziert ist auch die Organisation der *Strahlenschutzverwaltung* (LECHMANN, 1961). In dieser Beziehung gehen nicht nur die einzelnen Länder getrennte Wege (vgl. z. B. TAYLOR, 1954; KOCZKÁS, 1961), sondern oft auch einzelne Städte (vgl. z. B. New York: BLATZ, 1960).

c) Dosiseinheiten, Größen und Definitionen

Die Messung der im Strahlenschutz auftretenden Dosen oder Dosisleistungen beruht grundsätzlich zunächst auch auf den in der Strahlentherapie benützten Einheiten der *Ionendosis* „Röntgen" oder der *Energiedosis* „rad" (DIN 6809, 1963). Letztere bietet dabei den Vorteil, daß sie die verschiedene Strahlenabsorption in Geweben unterschiedlicher Ordnungszahl (z. B. Fettgewebe, Muskel, Knochen) berücksichtigt (BISTOLFI, 1964), gleichzeitig aber den Nachteil, daß sie — mindestens im praktischen Strahlenschutz — unmittelbar nicht gemessen werden kann.

Die Hauptschwierigkeit für die *Strahlenschutzdosimetrie* ergibt sich aber aus der Tatsache, daß Strahlungen verschiedener Art (z. B. Röntgenstrahlen, β-Strahlen, α-Strahlen oder Neutronen) bzw. die durch sie ausgelösten Rückstoßprotonen usw. in verschiedenen Geweben auch bei gleicher „physikalischer", d. h. in R oder rad-Einheiten gemessenen Dosis verschieden starke biologische Wirkungen auslösen. Zur Berücksichtigung dieser

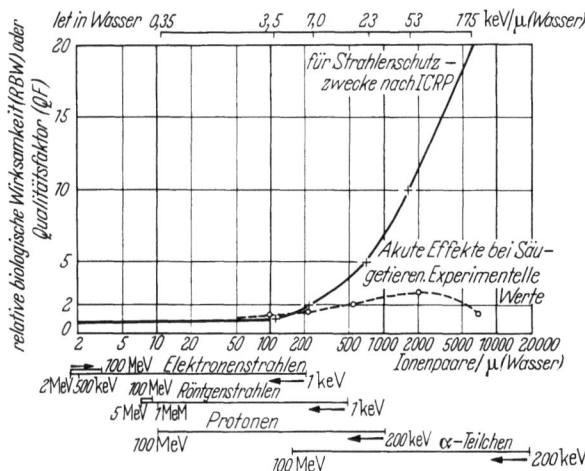

Abb. 2. Qualitäts-Faktoren (Faktoren für die relative biologische Wirksamkeit) verschiedener Strahlungen und Energien; für den Strahlenschutz von der ICRP (1964) empfohlene und bezüglich der akuten Effekte auf Säugetiere experimentell ermittelte Werte. (Nach HAGEN und LANGENDORFF, 1960)

Unterschiede wurde der *Qualitätsfaktor (QF)*, der etwa dem RBW-Faktor in der Strahlenbiologie entspricht, eingeführt. Seine Größe wurde auf Grund experimenteller, im einzelnen stark voneinander abweichender Ergebnisse (GRAUL, 1964) für Strahlenschutzzwecke (z. B. Katarakta-Entstehung!) mehr oder weniger willkürlich festgelegt (vgl. Abb. 2). Durch Multiplikation der in rad gemessenen Energiedosis mit dem Qualitätsfaktor ergibt sich nun die neue für Strahlenschutzzwecke besser geeignete Äquivalentdosis, die in rem (= Roentgenequivalentman) gemessen wird. Diese bietet den Vorteil, unabhängig von der Strahlenart und Energie, ein Maß für die zu erwartende Strahlenschädigung zu sein. Außerdem können bei

der Einwirkung von Mischstrahlungen die rem-Dosen der einzelnen Komponenten addiert werden. *Praktisch* kann man bei *Röntgenstrahlen*, da der Qualitätsfaktor bei diesen von 10 kV aufwärts 1 ist und da weiche Gewebe (Muskulatur, Organe, Nerven usw.) Strahlung ebenso absorbieren wie Wasser oder Luft, die in Röntgeneinheiten gemessene Dosis gleich der in rad und auch gleich der in rem ausgedrückten setzen. Demgegenüber sind die von *schnellen Neutronen* erzeugten Dosen stets in rem anzugeben und etwa 10mal und die von α-Strahlen erzeugten sogar 20mal größer als die in rad gemessenen!

Weiterhin spielt im Strahlenschutz die räumlich *inhomogene Verteilung* inkorporierter radioaktiver Stoffe und damit der Dosis im Gewebe eine Rolle. Eine ungleichmäßige Verteilung hat nämlich im allgemeinen zur Folge, daß die Gewebe und Organe eine höhere Dosis vertragen als bei einer gleichmäßigen Dosisverteilung. Um diesen Einfluß berücksichtigen zu können, wurde von der ICRP ein weiterer Faktor, und zwar der „*Verteilungsfaktor*" DF (= distribution factor) eingeführt (VAUGHAN, 1965). Man erkennt, wie komplex und unübersichtlich die Begriffe heute werden!

Zu definieren sind auch noch die Begriffe *Ganzkörperdosis* und *Teilkörperdosis* sowie der Begriff *Oberflächen-* und *Organ-Dosis*. Unter *Ganzkörperdosis* versteht man in der Strahlenschutztechnik diejenige Dosis, die eine mit Strahlung beschäftigte Person im unausgeblendeten Feld auf den ganzen Körper oder zumindest auf ausgedehnte Körperregionen eingestrahlt erhält. Maßgebend für die anzugebende Ganzkörperdosis ist der an der *Körperoberfläche* des Rumpfes gemessene Dosiswert. Im Gegensatz dazu versteht man unter *Teilkörperdosis* diejenige Dosis, die bei Bestrahlung nur einzelner Körperteile insbesondere an den *Händen*, *Unterarmen* und *Füßen* ermittelt wurde, für die höhere Dosen zugelassen sind. Unter *Oberflächen-* oder *Haut-Dosis* versteht man die an der Körperoberfläche in einer Tiefe von 10 mg/cm² gemessene Dosis, da angenommen werden kann, daß das strahlenbiologisch nicht interessante Stratum corneum diesem Flächengewicht entspricht. Dies festzulegen ist wichtig, um zu wissen, welche Dicke das Strahleneintrittsfenster des zur Messung der Oberflächendosis verwendeten Meßorgans (Meßkammer) besitzen soll. Unter *Organdosis* schließlich wird die in den einzelnen Organen — z.B. in den Gonaden — wirksam gewordene Dosis verstanden. Ihre Berechnung erfolgt bei der Einstrahlung von außen unter Berücksichtigung des Tiefendosisverlaufes der einwirkenden Strahlung bzw. bei der durch inkorporierte radioaktive Stoffe erzeugten Strahlenwirkung nach besonderen Verfahren.

d) Strahlenarten, Energiebereiche und Meßbereiche

Die Strahlenschutzdosimetrie hat sich grundsätzlich mit *allen ionisierenden Strahlungen* zu befassen, die in das Körpergewebe eindringen und hier biologische Wirkungen auszulösen vermögen.

Für die *Einstrahlung von außen* spielen dabei die *Röntgen-* und *γ-Strahlen* die wichtigste Rolle, da sie auch bei niedrigen Energien relativ tief in den Körper eindringen (vgl. Abb. 3). Für die Messung kommen dabei alle in der Rnötgendiagnostik verwendeten Strahlungen des Energiebereiches von etwa 40—150 kV (Röhrenspannung numerisch = Grenzenergie der Quanten) sowie die in der Therapie verwendeten Röntgenstrahlen von etwa 10 kV (Grenz- oder Weichstrahltherapie) über die harten Strahlungen von etwa 200 kV (konventionelle Tiefentherapie), den *γ-Strahlen* der für die Therapie (Fernbestrahlung) benütz-

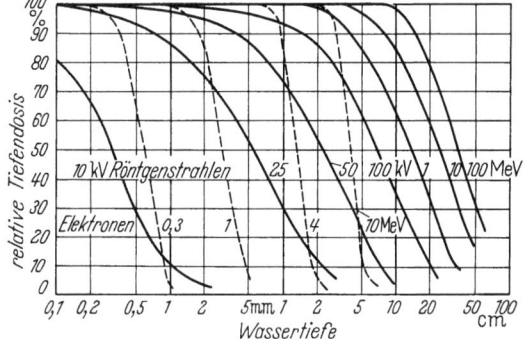

Abb. 3. Relative Tiefendosen von Strahlungen verschiedener Art und Energie in Wasser für Strahlenschutzzwecke vereinfacht dargestellt. (FA 100 cm, großes Feld)

ten Radionuklide von etwa 500—1000 keV Quantenenergie bis zu den in Beschleunigern erzeugten ultraharten Röntgenstrahlungen von Energien von 2—40 MeV in Frage.

Zu beachten ist, daß bei den im Strahlenschutz interessierenden Messungen die Qualität (z.B. gemessen als Halbwertschichtdicke HWSD) der Primärstrahlung durch Absorptions- und Streuprozesse in der Regel nicht erhalten bleibt. Bei weichen Primärstrahlungen tritt dabei meist eine Aufhärtung, während bei energiereichen Primärstrahlungen durch die hier vorherrschenden multiplen Compton-Prozesse eine Aufweichung überwiegt (Abb. 4).

β-Strahlung und in Beschleunigern beschleunigte *Elektronen* spielen im Strahlenschutz bei der Einstrahlung von außen nur insofern eine Rolle, als sie energiereich genug sind, die zwischen Strahlenquelle und dem bestrahlten Körper liegende Luftschicht zu durchsetzen und dann auch noch durch das biologisch nicht mehr reaktionsfähige Stratum corneum der Haut in das Stratum germinativum usw. einzudringen. Das bedeutet, wie aus Abb. 3 ersichtlich ist, daß — abgesehen von der direkten Bestrahlung der Schleimhaut — strahlenschutztechnisch nur *β-Strahlen* und schnelle Elektronen einer Energie über etwa 300 keV Interesse besitzen. Sie vermögen die biologisch inaktive Hornhaut, deren Dicke mit 10 mg/cm² angenommen wird, zu durchdringen.

Beim Kernzerfall entstehende *α-Strahlen* haben eine so geringe Reichweite — sie werden im allgemeinen bereits durch eine Luftschicht von 5 cm Dicke absorbiert —, daß sie bei der Einstrahlung von außen ganz vernachlässigt werden können. Anders verhält es sich dagegen bei *inkorporierten radioaktiven Stoffen* und den diese betreffenden Strahlenschutzmessungen. Bei diesen tragen die α-Strahlen — sofern es sich um einen gemischten Strahlen aussendenden radioaktiven Stoff handelt — zur Dosis am stärksten bei. Hier müssen bei Strahlenschutzmessungen eventuell vorhandene α-Strahlen also bevorzugt miterfaßt werden. Bei *schnellen Neutronen* des Energiebereiches von 10 keV bis 14 MeV gilt, sofern diese bei Kernreaktionen auftreten, daß sie ihrer relativ großen Reichweite im Körpergewebe entsprechend (vgl. z.B. Snyder, 1955) strahlenschutztechnisch eine große Bedeutung besitzen. Leider sind die Probleme ihrer Messung — besonders im praktischen Strahlenschutz — noch keineswegs gelöst.

Thermische Neutronen mit Energien über 0,5 eV, die in Kernreaktoren in großen Mengen erzeugt werden, spielen strahlenschutztechnisch eine kleine Rolle, da sie durch die zur Abschirmung der γ-Strahlung erforderlichen Schutzschichten kaum durchgelassen werden. Ihre Messung ist im Zusammenhang mit Strahlenschutzfragen daher weniger interessant.

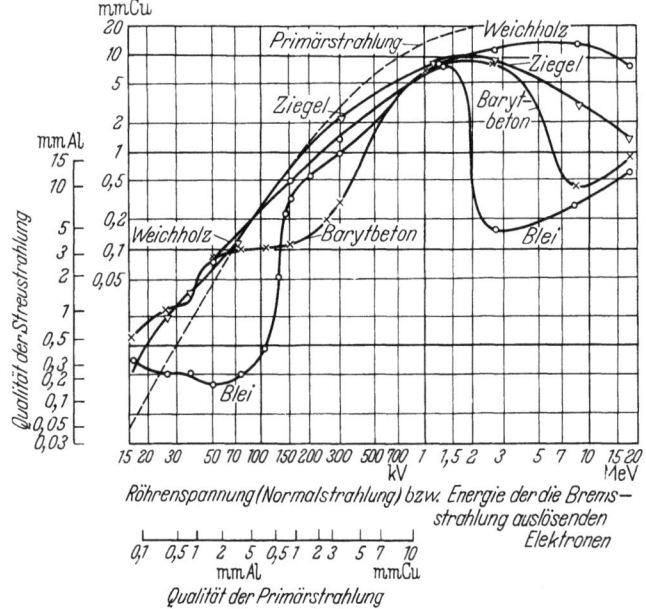

Abb. 4. Qualität d.h. HWSD der von Strahlenschutzwänden aus verschiedenem Material rückgestreuten Quantenstrahlung. Nach Messungen von Wachsmann, Tiefel und Berger, 1964)

Die Messung der in großen Teilchenbeschleunigern erzeugten und heute versuchsweise auch schon in der Medizin eingesetzten *schweren Ionen*, wie *Protonen, Deuteronen* und *Sekundärteilchen*, wie z.B. die μ-*Mesonen* usw. sehr hoher Energie von mehreren 100 MeV, erfordert besondere Maßnahmen, die im Rahmen dieses Beitrages nicht abgehandelt werden können.

Erwähnt sei jedoch, daß sich meßtechnisch für den Strahlenschutz insofern oft Schwierigkeiten ergeben, als die im vorhergehenden aufgezählten Strahlenarten meist nicht einzeln, sondern als *Mischstrahlungen* auftreten. Ihre Messung ist dann deshalb schwierig, weil ein für die Messung einer Strahlenart oder Energie geeignetes Meßprinzip oder Meßorgan für die Messung anderer Strahlungen häufig ungeeignet ist. Bei der Messung von Mischstrahlungen bieten die sog. *gewebeäquivalenten Ionisationskammern* (Rossi u. Failla, 1956) günstige Möglichkeiten. Dies sind Kammern, deren Wandmaterial und Füllgas aus Stoffen besteht, bei denen nicht nur die effektive Ordnungszahl ($Z_{\text{eff } H_2O} = 7,42$), sondern auch die atomare Zusammensetzung die gleiche ist wie die des Gewebes, in dem die Dosis gemessen werden soll. Mit Hilfe gewebeäquivalenter Ionisationskammern kann die Dosis beliebiger Strahlenarten — mindestens theoretisch richtig — in rad gemessen werden. Die Messung der Dosis in rem — der Einheit, die im Strahlenschutz vor allem interessiert — ist allerdings auch mit gewebeäquivalenten Ionisationskammern unmöglich, nicht zuletzt auch deshalb, weil ja die einzelnen Qualitätsfaktoren nicht endgültig festliegen. Hier ist man also immer auf die Berechnung der Äquivalentdosis unter Verwendung von Qualitätsfaktoren angewiesen.

In der Strahlenschutzmeßtechnik muß man beim Vorhandensein von Strahlungen sehr verschiedener Ionisationsdichte also fordern, daß die einzelnen *Strahlenkomponenten getrennt* gemessen werden, um die verschiedenen *Qualitätsfaktoren* berücksichtigen zu können. Dies ist auch erforderlich, um die verschiedenen Strahlenarten und Energien ihrer verschiedenen Eindringtiefe in den Körper entsprechend richtig beurteilen zu können (vgl. auch Abb. 3), was besonders in der Katastrophendosimetrie von Wichtigkeit ist. Charakteristisch für Strahlenschutzmessungen sind schließlich auch noch die hier — mindestens bei der sog. „*Überwachungsdosimetrie*" beruflich strahlenexponierter Personen — meist auftretenden kleinen Dosen bzw. *Dosisleistungen.* Diese betragen im *Kontrollbereich* bezogen auf eine zugelassene Jahresdosis von 5 rem bei 40stündiger Arbeitszeit/Woche und kontinuierlicher Einstrahlung z.B. nur 0,7—2 mrem/h, im Überwachungsbereich sogar nur etwa 0,2—0,7 mrem/h. Oft wird aber auch die Messung noch kleinerer Dosisleistungen für wünschenswert gehalten. Ähnlich niedrig liegen auch die zu messenden Dosen, sind doch z.B. für einen beruflich Strahlenexponierten entsprechend einer Jahresdosis von 5 rem je Arbeitstag nur etwa 20 mrem zugelassen.

Neben diesen kleinen Dosisleistungen und Dosen sollen mit den benützten Strahlenmeßgeräten in der „*Katastrophendosimetrie*" aber auch Dosisleistungen von etwa 10 000 rem/h (entsprechend der Dosisleistung von leistungsfähigen Therapie-Apparaten von etwa 150 R/min in 50 cm Focusabstand und Dosen bis zu 1000 rem) richtig gemessen werden können. Das bedeutet, daß die für Strahlenschutzzwecke interessierenden Dosen und Dosisleistungen sich über 6, vielleicht sogar über 7 oder 8 Größenordnungen erstrecken! Das alles sind meßtechnisch sehr harte und oft nur sehr schwer erfüllbare Forderungen, die an Strahlenschutzmeßgeräte gestellt werden bzw. zu Recht gestellt werden müßten, wenn sie allen möglichen Eventualitäten genügen sollen.

e) Meßprinzipien und Entwicklung der Strahlenschutzmeßgeräte

Die in der Strahlenschutzdosimetrie angewandten Meßverfahren sind sehr vielartig. Neben der *Ionisationsmethode,* für die in der Strahlenschutzdosimetrie vielfach besondere Formen entwickelt wurden (z.B. Kondensatorkammer-Taschendosimeter für die Personendosimetrie oder großvolumige Druck-Ionisationskammern eventuell mit Argonfüllung zum Messen kleinster Ortsdosisleistungen), finden auch alle anderen dosimetrischen Verfahren Anwendung, wie z.B. die Strahlenmessung mit *Zählrohren,* die *Filmdosimetrie,* die *Festkörperdosimetrie* in Form der *Fluorescenz-(Glas-)Dosimetrie,* die *Thermoluminescenzdosimetrie* usw. Nur die *chemische Dosimetrie* hat sich in die Strahlenschutzdosimetrie aus verschiedenen Gründen (geringe Empfindlichkeit, schlechte Konstanz) bis heute noch nicht einführen können.

Die *Hauptforderungen,* die an Strahlenschutzdosimeter gestellt werden, sind dabei *große Empfindlichkeit,* ausreichende *Energieunabhängigkeit, Konstanz* und *einfache Handhabung.* Bei Personendosimetern kommt noch die Forderung nach geringen Abmessungen, Netzunabhängigkeit und guter mechanischer Festigkeit hinzu. An die *Genauigkeit* werden dagegen bei Strahlenschutzdosimetern meist nur relativ bescheidene Ansprüche gestellt (zugelassene Abweichung etwa ± 25 %, eventuell auch mehr).

Über die *Grundlagen der Strahlenschutzmeßtechnik* und ihre Entwicklung ist in der Literatur oft berichtet worden, so z.B. zusammenfassend von TAYLOR (1952), RAJEWSKY u. JAEGER (1953), FASSBENDER (1957), BECKER (1962), SCHMIDT (1964) u.a.

2. Messung der Ortsdosen

a) Allgemeines

Der Messung der Ortsdosis, und zwar insbesondere als *Dosisleistung,* wurde früher, als die Strahlenschutzempfehlungen auch noch höchstzugelassene Dosisleistungen vorschrieben, vor allem Bedeutung zugemessen. Schwierigkeiten ergeben sich bei der Beurteilung einer *Strahlenschutzsituation* aus der Ortsdosis aber einmal daraus, daß sie mit dem Abstand von der Strahlenquelle und vor allem an den Grenzen von Abschirmungen oft einen sehr steilen Gradienten besitzt, daß aber auch daraus, daß ja die Ortsdosisleistungen stark von der Betriebsart der Anlage abhängen und daß z.B. gewisse Höchstwerte, wie z.B. bei Aufnahmen, in der Regel nur so kurze Zeit auftreten, daß auch hohe Dosisleistungswerte keine Strahlengefahr bedeuten können. Dies alles führt dazu, daß heute zur Beurteilung einer eventuell vorhandenen Strahlengefahr bei einzelnen Personen allgemein die Messung der *Personendosis* (vgl. Abschnitt 3 dieses Beitrages, S. 574) bevorzugt wird.

Bei der *Kontrolle*, ob angebrachte *Abschirmmaßnahmen*, z.B. der bauliche Strahlenschutz oder gewisse Strahlenschutzmittel, wie Bleigummischürzen usw., ausreichend sind, wird jedoch nach wie vor die Ortsdosis gemessen (GLOCKER, 1954a und b). Die zur Messung der Ortsdosis benützten *Meßgeräte* müssen bezüglich Energieunabhängigkeit, Meßbereich usw. die in Abschnitt 1d dieses Beitrages (vgl. S. 565 bis 567) genannten Eigenschaften besitzen. Wenn es darüber hinaus darum geht, mit ihnen auch begrenzte Lücken in der Abschirmung festzustellen, müssen ihre Meßorgane außerdem so klein sein, daß sie von dem auszumessenden Strahlenkegel ganz ausgestrahlt werden. Dieser Forderung entsprechen viele der praktisch meist benützten Dosisleistungsmesser (z.B. die empfindlichen großvolumigen Meßkammern) nicht.

b) Zur Messung der Ortsdosis meist benutzte Meßgeräte und ihre Eigenschaften

α) Strahlenschutzdosimetrie mit Leuchtschirmen und Filmen

Die Möglichkeit sich über das Vorhandensein von Strahlung im Zusammenhang mit Strahlenschutzproblemen mit Hilfe von Leuchtschirmen *qualitativ* zu orientieren, wird

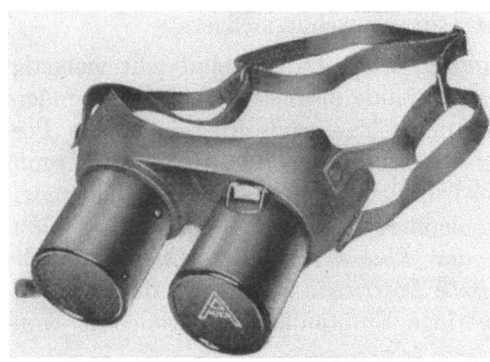

Abb. 5. Auer-Dosiskop

schon seit langem genützt. Ihr Vorteil ist dabei vor allem, daß man bei der Verwendung einer genügend großen Leuchtschirmfläche ein unmittelbares Bild über die *Verteilung* der Strahlung erhält. Deshalb wird die Methode auch noch in neuerer Zeit, z.B. zum Aufsuchen von Lücken in Abschirmungen, wie z.B. in Röhrengehäusen oder Schutzwänden usw., empfohlen (RAJEWSKY u. JAEGER, 1952) und benützt.

Die *quantitative* Bestimmung der auftretenden Dosisleistungen ist dagegen nicht ganz so leicht, da die Lichtempfindlichkeit des Auges doch individuell sehr verschieden und im starken Maße vom Adaptationsgrad abhängig ist. Man muß sich aber bewußt sein, daß man mit einem hochempfindlichen Röntgenleuchtschirm noch Dosisleistungen von etwa 1 μR/h erkennen kann. Verschiedene Autoren und Firmen haben sich also bemüht, eine quantitative Dosismessung mit Leuchtschirmen dadurch zu ermöglichen, daß sie ein Vergleichsfeld mit einer Helligkeit beleuchteten, die am Leuchtschirm einer bestimmten Dosisleistung entspricht. So entstand das seinerzeit viel benützte *Auer-Dosiskop* (ERNST-JAEGER-ZEILLER, 1944), bei dem Vergleichsflächen durch Einwirkung radioaktiver Stoffe zum Leuchten angeregt werden (VOGLER, 1948) oder das *Kryptometer* (RAJEWSKY u. JAEGER, 1952) und ähnliche Instrumente (LORENTZON u. WAHLBERG, 1950), bei denen die Vergleichsfläche durch ein Glühlämpchen beleuchtet wird. Zum Ausgleich der natürlich sehr starken Energieabhängigkeit dieser Geräte wurden dabei z.B. Kompensationsfilter verwendet. Um derartige Geräte auch im nicht abgedunkelten Raum benützen zu können, wird von verschiedenen Autoren die Verwendung von Kryptoskopen empfohlen. HESS dagegen (1954) beschreibt einen „*Helligkeitsgeber*", mit dessen Hilfe beliebige Leuchtschirme unter Verwendung eines Radium- oder neuerdings Strontiumpräparates mit bekannten Dosisleistungen angeregt werden, um auf diese Weise eine quantitative Messung vornehmen zu können. Einschiebbare Filter gestatten, die Strahlenqualität zu berücksichtigen.

Klein dimensionierte *Leuchtplaketten* können an den Untersuchungsgeräten oder der Kleidung des Röntgenpersonals angebracht, darüber hinaus auch zur Warnung im täglichen Routinebetrieb für das Vorhandensein von Strahlung benützt werden (BEWLEY, 1955).

Ähnlichen Zwecken wie Leuchtschirme können auch *Filme* dienen, die lichtdicht verpackt an den auf Strahlenschutz zu prüfenden Apparateteilen (z. B. Schutzgehäusen usw.) angebracht werden. Auch bei diesen wird die Prüfung vor allem zur Lokalisierung von

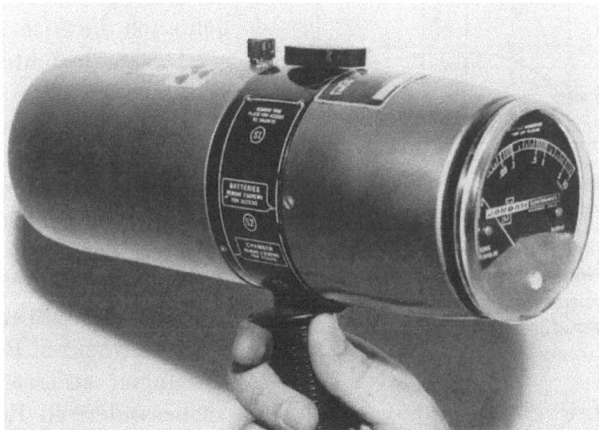

Abb. 6. Strahlenschutzmeßgerät Jordan „Radgun" mit Argon-Druckkammer der Firma Victoreen, Cleveland

Lücken oder schwachen Stellen in der Abschirmung und zunächst nicht zur quantitativen Bestimmung der Dosis dienen, obwohl auch diese möglich ist.

Filmdosimeter können aber auch zur Messung der Ortsdosen in Röntgenräumen und zur Beurteilung der Wirksamkeit von Abschirmungen herangezogen werden (FRIK, BUCHHEIM u. HÜRZLER, 1958). In diesem Zusammenhang sind sie, für längere Zeit ausgelegt, unter anderem besonders geeignet, zur Abgrenzung von Kontroll- und Überwachungsbereichen wertvolle Aufschlüsse zu liefern (WACHSMANN, 1966).

Die Filmmethoden werden im Abschnitt 3bβ und die Messung der Personendosis mit Filmen (S. 578) noch ausführlich behandelt.

β) Messung der Ortsdosisleistung mit Ionisationskammern

Die üblichen, vorwiegend in der Strahlentherapie verwendeten Ionisationskammer-Dosimeter sind für Strahlenschutzmessungen ihrer geringen Empfindlichkeit wegen ungeeignet. Um die erforderliche Empfindlichkeit zu erreichen, genügt es im allgemeinen nicht, die Anzeigegeräte empfindlicher zu machen — diese würden bei den kleinen auftretenden Strömen zu unstabil werden —, sondern es ist üblich, *größere Ionisationskammern* von etwa 1 Liter Inhalt oder mehr zu benützen. Um die Kammer nicht zu groß werden zu lassen, werden oft auch *Druckkammern* von z. B. 10 at oder als weitere Möglichkeit, Kammern mit *Argon als Füllgas* benützt. Der hohe Druck erfordert allerdings dickwandige Kammern aus Metall (Aluminium), was eine gewisse Energieabhängigkeit zur Folge hat.

Derartige Dosisleistungsmesser werden bzw. wurden seit längerer Zeit von verschiedenen Firmen gebaut (z. B. Frieseke und Höpfner, der Firma Ekco, Victoreen oder Jordan usw.). Ihre Meßbereiche gehen von etwa 0,1—100 mR/h (s. Abb. 6).

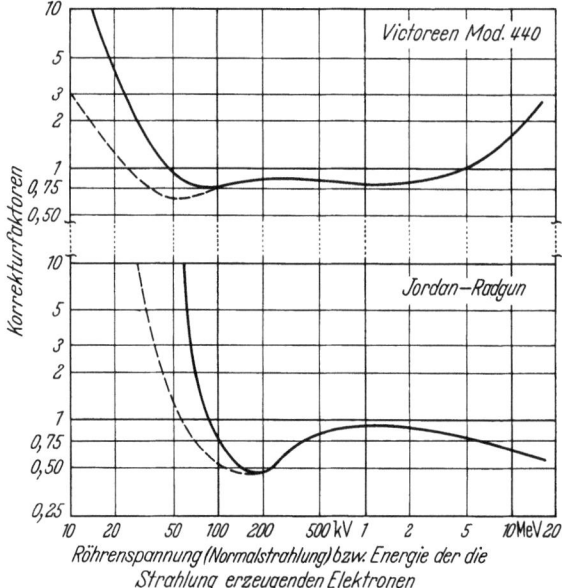

Abb. 7. Energieabhängigkeit verschiedener Strahlenschutz-meßgeräte mit großer Ionisationskammer mit und ohne Elektronenschutzfilter (ausgezogene Linie mit, gestrichelte Linie ohne Elektronenschutzfilter). (Nach Distel, Drexler u. Wachsmann, 1963)

Die *Energieunabhängigkeit* dieser Geräte ist von etwa 20 eventuell auch schon von 10 kV Normalstrahlung aufwärts befriedigend (Abb. 7). Bei ultraharten Strahlungen muß bei Messungen in engen Strahlenkegeln u.U. durch Überschieben einer Kunststoffkappe entsprechender Dicke für Elektronengleichgewicht gesorgt werden, da ohnedies insbesondere in engen Strahlenkegeln zu niedrige Dosisleistungen gemessen werden. Außerdem muß natürlich auch die *Richtungsabhängigkeit* dieser Geräte beachtet werden (Renner, 1963).

Eine besondere Gruppe unter den Strahlenschutzmeßgeräten mit großen Ionisationskammern nehmen diejenigen ein, die mit großen *ortsfest montierten* Meßkammern ausgestattet sind, die insbesondere als *Monitoren* dienen, um anzuzeigen, wenn an bestimmten Stellen der überwachten Räume zu hohe Dosisleistungen auftreten (z.B. Schubert, 1965 oder Hätty u. Pychlau, 1966). Sie werden insbesondere in Reaktorbetrieben und kerntechnischen Anlagen anderer Art sowie Isotopenlaboratorien benützt, weshalb ihre nähere Beschreibung hier unterbleiben kann. Bemerkt sei hier nur noch, daß Strahlenschutzmeßgeräte mit großen Ionisationskammern auch so gestaltet sein können, daß mit ihnen nicht nur Dosisleistungen, sondern auch Dosen — oder wahlweise beides — gemessen werden können (Sewkor, Dorneich u. Bunde, 1954 oder Wheatley, 1962).

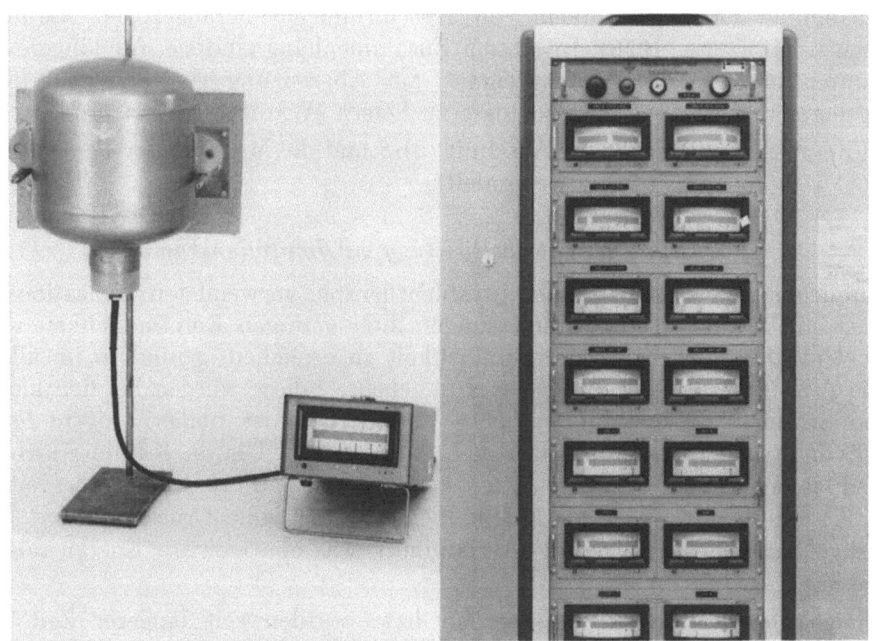

Abb. 8. Strahlenschutzwarnanlage der Firma Frieseke und Hoepfner, Erlangen, bestehend aus großer Ionisationskammer und einschubförmigem Anzeigegerät. Rechts: Überwachungszentrale

γ) Strahlenmeßgeräte mit Zählrohren

Die *hohe Empfindlichkeit* von Zählrohren — mit einem im Auslösebereich arbeitenden (Geiger-Müller-) Zählrohr können einzelne Quanten registriert werden — macht sie für Strahlenschutzmessungen bevorzugt geeignet (Abb. 9). Mit ihrer Hilfe können bei kleinen Abmessungen der Zählrohre auch kleinste Dosisleistungen bis herunter zu 0,1 mR/h gemessen werden. Es darf aber nicht vergessen werden, daß mit Zählrohren immer nur die

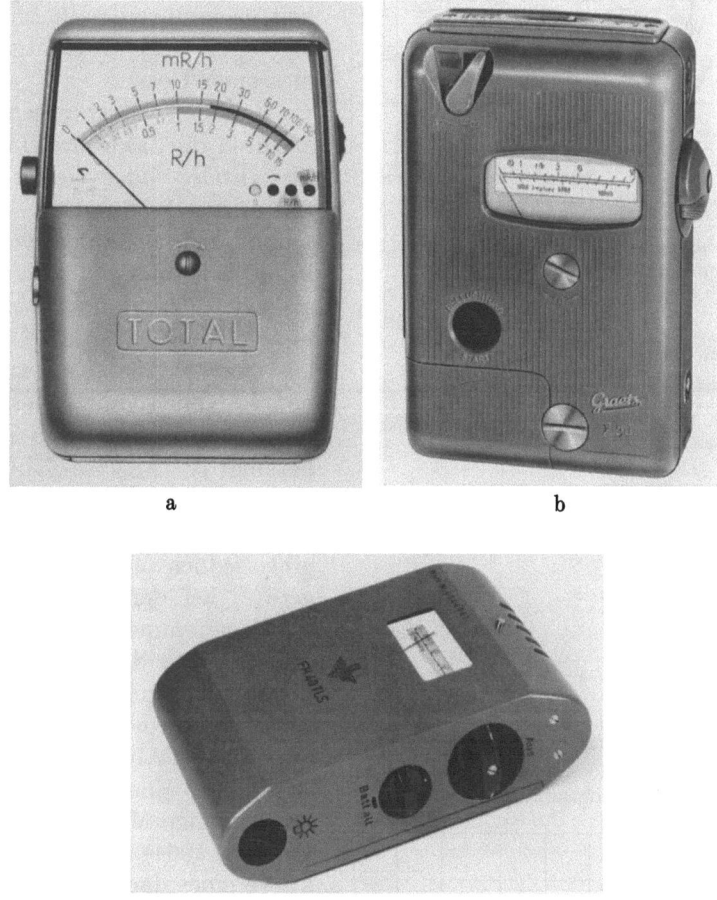

Abb. 9a—c. Strahlenschutzmeßgeräte verschiedener Hersteller mit im Auslösebereich arbeitenden Miniaturzählrohren: a) „Atometer" der Firma Total; b) Strahlenmeßgerät X 50 von Graetz; c) Strahlenmeßgerät 40 TLS von Frieseke und Hoepfner

Zahl der im Zählrohr zur Wirkung gelangenden Quanten bzw. bei geeigneten Schaltungen zur Mittelwertbildung die Quantenzahl/Zeit und nicht die Dosis gemessen werden kann. Bei Strahlungen bekannter Art und Energie kann allerdings eine gewisse Beziehung zwischen dieser Quantenzahl/Zeit und der Dosisleistung hergestellt werden. Störend macht sich bei Zählrohrgeräten aber stets die Anwesenheit von β-Strahlen neben γ-Strahlung bemerkbar, da durch diese die Kalibrierung in unkontrollierbarer Weise verändert wird. Mit Zählrohren ausgerüstete Strahlungsmeßgeräte besitzen deshalb häufig Filter zur Abschirmung der β-Strahlung, die vor das Zählrohr eingeschoben werden können. Aber auch bei reiner Quantenstrahlung spielt die *Energieabhängigkeit* der Zählrohre eine große Rolle. α- und β-Strahlen werden, falls sie nur energiereich genug sind, das Fenster zu durchsetzen, mit Sicherheit mitgezählt. Die Quanten von Röntgen- oder γ-Strahlen bringen dagegen ein Zählrohr praktisch nur dann zum Ansprechen, wenn sie in der Wand des Zählrohres absorbiert worden sind und hier ein Elektron ausgelöst haben, das in das empfindliche Volumen des Zählrohres eindringt. Hieraus ergibt sich, insbesondere bei den energieärmeren Quanten unterhalb etwa 100 keV, eine starke Energieabhängigkeit, je nachdem, aus welchem Material die Zählrohrwand besteht (Abb. 10).

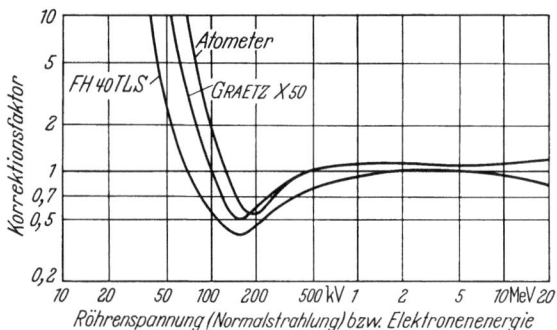

Abb. 10. Energieabhängigkeit der in Abb. 9 gezeigten Strahlenmeßgeräte (eigene Messungen)

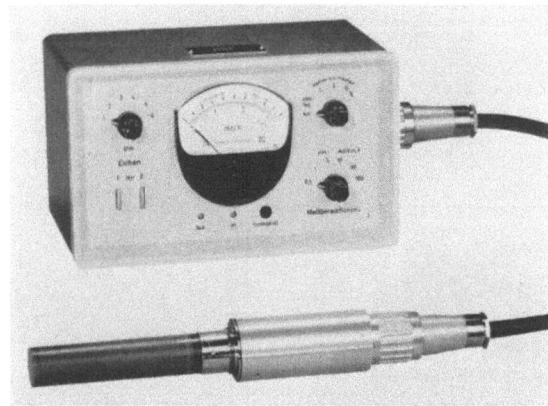

Abb. 11. Strahlenschutzmeßgerät Type TOL/D der Firma Berthold, Wildbad, mit im Proportionalbereich arbeitendem Plexiglaszählrohr

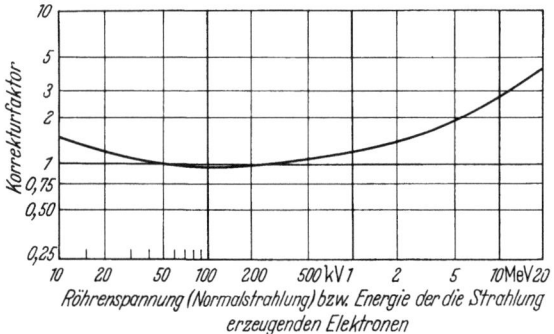

Abb. 12. Energieabhängigkeit des in Abb. 11 gezeigten Strahlenmeßgerätes

Kupfer und Messing ergeben dabei eine starke, Aluminium eine geringere und luftäquivalentes Wandmaterial, wie z. B. Plexiglas, die kleinste Energieabhängigkeit gegenüber der in Luft oder Wasser erzeugten und in Röntgeneinheiten gemessenen Dosen.

Bei den Strahlenschutzmeßgeräten arbeiten die Zählrohre im übrigen meist im *Auslöse-* oder *Geiger-Müller-Bereich* (KÜBLER, 1952). Das heißt, daß ein Quant, das das Zählrohr zum Ansprechen bringt, unabhängig von seiner Energie als solches gezählt wird bzw. bei Geräten mit Mittelwertsbildung, die die Dosisleistung unmittelbar anzeigen, unabhängig von seiner Energie mit einem feststehenden Betrag an der Dosisanzeige beteiligt ist. Auslöse-Zählrohre erfordern einen geringeren elektronischen Aufwand als im *Proportionalbereich* arbeitende. Es gibt jedoch auch Strahlenschutzmeßgeräte, bei denen der Mehraufwand in Kauf genommen wird (Abb. 11). Sind diese Geräte dann auch noch mit Proportionalzählrohren aus Plexiglas ausgerüstet, so ermöglichen sie bis herunter zu etwa 10 kV Röhrenspannung (Normalstrahlung) eine recht genaue energieunabhängige Messung (GLOCKER, 1952; WEBER, 1964). Abb. 12 zeigt die Fehlerkurve eines derartigen Gerätes. Der bei Strahlenenergien über 200 keV ansteigende Korrekturfaktor — d. h. die Minusanzeige bei ultraharten Strahlungen — ergibt sich nur bei Messungen im engen Strahlenbündel des hier auftretenden Aufbaueffektes wegen. Er kann leicht durch eine über das Zählrohr gestülpte Kappe entsprechender Dicke aus Kunststoff beseitigt werden.

Einen gewissen technischen Aufwand erfordert die Erzeugung der für den Betrieb der Zählrohre erforderlichen *Spannung*. Sie wird in der Regel einer kleinen Batterie entnommen, wobei der niedergespannte Gleichstrom dieser erst zerhackt, dann hochtransformiert und schließlich wieder gleichgerichtet und geglättet wird. Eine besondere Stabilisierungseinrichtung sorgt für Konstanthaltung der Spannung. Unter Verwendung von Transistoren lassen sich heute derartige Spannungsquellen sehr klein und stromsparend bauen (HEPP, 1953).

Um im übrigen nicht allzu hohe Spannungen zum Betrieb der Zählrohre zu benötigen, werden heute für Strahlenschutzmeßgeräte allgemein Miniaturzählrohre bzw. sog. Niederspannungszählrohre benützt (KUNZE, 1953). Diese enthalten in der Regel eine Halogenfüllung. Ihr Vorteil ist es auch, daß sie größere Impulszahlen zu verarbeiten vermögen, ohne unbrauchbar zu werden. Zählrohre mit Argon-Alkohol-Füllung können nämlich nicht mehr als insgesamt etwa 10^8- bis 10^9-Impulse zählen (HUMBEL u. STEBLER, 1961).

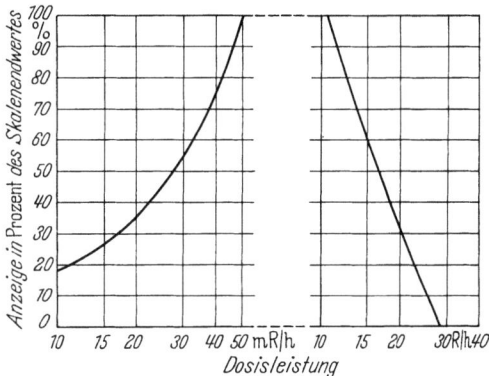

Schließlich sind Halogenzählrohre aber auch bezüglich der Löschung der Entladungsvorgänge und damit der Totzeit bzw. der pro Zeiteinheit registrierbaren Impulse den Zählrohren, bei denen organische Gase zur Löschung verwendet werden, überlegen (GEBAUER, 1959a und b).

Auf eine Erscheinung muß bei der praktischen Anwendung von Strahlenschutzmeßgeräten noch aufmerksam gemacht werden: Steigt die Dosisleistung über einen bestimmten Wert, so geht der Ausschlag des den Mittelwert anzeigenden Gerätes infolge von Sättigungserscheinungen im Zählrohr zurück (Abb. 13). Zu einem Zeigerausschlag gehören somit jeweils zwei Dosisleistungen. Auf welchem Ast der Kurve man sich befindet, kann man jedoch leicht feststellen, indem man sich der Strahlenquelle nähert. Fällt hierbei der Ausschlag des Anzeigegerätes statt anzusteigen, so bedeutet dies, daß das Gerät bereits im abfallenden Kurvenast arbeitet, in dem es natürlich nicht mehr in der Lage ist, die richtige Dosis anzuzeigen.

Abb. 13.   Anzeige von Strahlenmeßgeräten mit Zählrohren bei steigender Dosisleistung (Rückgang des Zeigerausschlages infolge von Sättigungserscheinungen bei hohen Dosisleistungen)

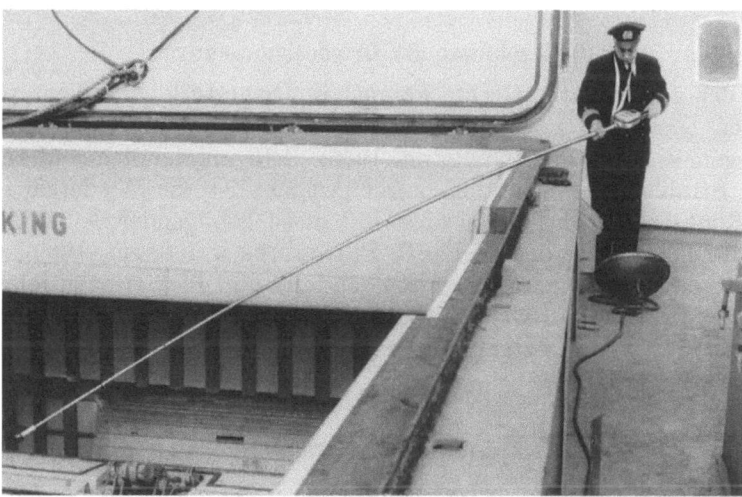

Abb. 14. „Teletector" Strahlenschutzmeßgerät mit zwei an einer Sonde angebrachten Auslösezählrohren verschiedener Empfindlichkeit beim Einsatz an der Ladeluke eines Frachters; fünf Meßbereiche von etwa 0,02 mR/h bis 1000 R/h reichend (Werkphoto der Firma Total, Ladenburg)

Die vorgenannte Eigenschaft von Zählrohren bei Strahlungen zu großer Dosisleistung, Sättigungserscheinungen zu zeigen, ist bei den sog. *Hochdosiszählrohren* in das Gebiet bis etwa 1000 R/h hinausgeschoben. Damit ist dann aber auch die Grenze erreicht, bis zu der Zählrohre für Strahlenmessungen benützt werden können. Ein Hochdosiszählrohr ist — neben einem normalen Zählrohr z.B. in dem „Teletector"-Strahlenmeßgerät der

Firma Total verwendet, das sich dadurch auszeichnet, daß die genannten Zählrohre am Ende einer bis zu einer Länge von etwa 4 m ausziehbaren Teleskopsonde eingebaut sind. Hierdurch wird das Gerät besonders geeignet zum Aufsuchen verlorener radioaktiver Strahler bei gutem Schutz des Suchenden durch Abstand vom Strahler (Abb. 14).

Unbrauchbar oder mindestens mit größter Vorsicht zu verwenden sind Zählrohrgeräte auch an *impulsweise* arbeitenden Strahlenquellen, d. h., z. B. Linearbeschleunigern oder am Betatron, da hier Sättigungserscheinungen in den Zählrohren bereits bei relativ niederen Mittelwerten der Dosisleistungen auftreten.

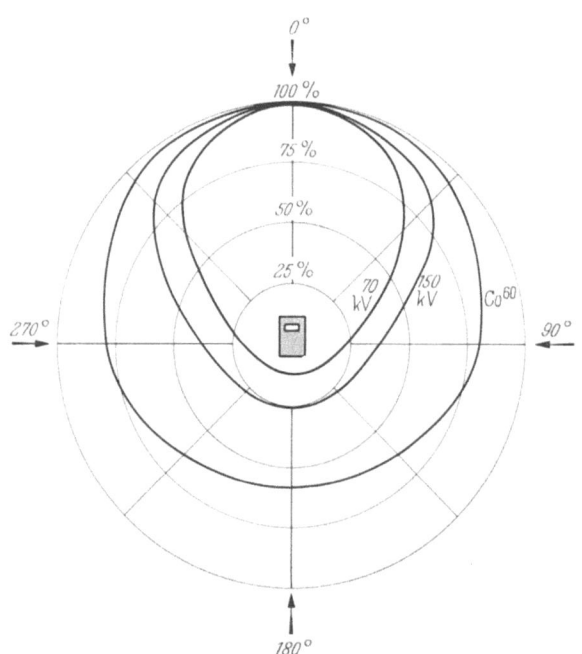

Abb. 15. Richtungsabhängigkeit des Strahlenmeßgerätes FH 40 TLS bei verschiedenen Energien (eigene Messungen)

Nicht vergessen darf man schließlich, daß zu der Energieabhängigkeit stets auch noch ein gewisser *Skalenfehler* (Eichfehler) kommt und daß die Geräte — besonders bei weichen Strahlungen — eine starke *Richtungsabhängigkeit* besitzen (Abb. 15).

Zusammengefaßt kann also festgestellt werden, daß Strahlenschutzmeßgeräte mit Zählrohren zweifellos sehr empfindliche und nützliche Meßgeräte sind. Zu große *Ansprüche bezüglich Genauigkeit der Anzeige* darf man an sie aber nicht stellen. Außerdem dürfen sie *nicht kritiklos angewendet* werden.

c) Ergebnisse der Ortsdosismessungen

Mit Hilfe der geschilderten Geräte können in Diagnostik- und Therapieanlagen, die an bestimmten *Orten* unter verschiedenen Betriebsbedingungen auftretenden *Dosisleistungen* ausgemessen werden (Glocker, 1950). Sehr anschaulich und zur Beurteilung der gesamten Strahlenschutzsituation besser geeignet ist die Wiedergabe vollständiger *Isodosen*. In Röntgenanlagen können diese mit meist genügender Genauigkeit mit Zählrohrgeräten ausgemessen werden (vgl. z. B. Frischbier u. Kuttig, 1960). Genauere und zuverlässigere Werte erhält man unter Verwendung von Plexiglaszählrohren oder Ionisationsgeräten (Seelentag, 1957). In Betatronanlagen ist es, der pulsierenden Strahlung wegen, unerläßlich auf letztgenannte zurückzugreifen (Kretschko, Liesem, Pohlit, Rase und Sewkor, 1961).

3. Messung der Personendosen

a) Allgemeines

Da es bei allen Strahlenschutzmaßnahmen letzten Endes nur darauf ankommt, die Dosen, die die Beschäftigten erhalten, in unschädlichen Grenzen zu halten, ist die unmittelbare Messung der *Personendosen* der Messung der Ortsdosen in der Regel vorzuziehen. Bei der Berechnung der Personendosen aus Ortsdosen geht nämlich die mit den Betriebsbedingungen sich laufend *verändernde Dosisleistung* und die praktisch nur sehr schwer erfaßbare *Verhaltensweise* der zu Überwachenden zu stark in das Ergebnis ein, als daß auch nur einigermaßen zuverlässige Dosisermittlungen möglich wären.

Die Messung der Personendosen erfolgt — gleich, ob es sich um *Ganzkörper-* oder *Teilkörperdosen* handelt — stets an der *Körperoberfläche* (vgl. z. B. EURATOM 1959).

Dies kann aus meßtechnischen Gründen nicht anders sein. Die Messung der Ganzkörperdosis hat dabei, den Bestimmungen entsprechend, am Rumpf zu erfolgen. Untersuchungen haben ergeben, daß als die am höchsten belastete Körperstelle im allgemeinen die linke Brustseite etwa in Höhe des Schlüsselbeines (Rockaufschlag oder Manteltasche usw. anzusehen ist) (LANGENDORFF u. WACHSMANN, 1956). Hier wird man Personendosimeter also meist tragen. Wenn in Sonderfällen, z.B. bei Untersuchungen am liegenden Patienten, die Gefahr besteht, daß andere Körperteile (z.B. die Hüfte) höheren Dosen ausgesetzt sind, so empfiehlt es sich, Personendosimeter an diesen Stellen anzubringen oder noch besser an diesen Stellen ein *zusätzliches* Dosimeter zu tragen.

Bei der Messung der *Teilkörperdosen* spielen vor allem die Hände die wichtigste Rolle. Hier treten besonders beim Arbeiten mit Radium und Radionukliden, aber auch beim Palpieren in der Röntgendiagnostik, in der Regel die höchsten Dosen auf. Filmdosimeter in Form von *Fingerringen* bieten dabei die besten Möglichkeiten, die Dosisbelastung der Hände zu ermitteln (vgl. auch Abschnitt 3b γ, S. 578).

Eine oft gestellte Frage ist, wo Personendosimeter beim Tragen von *Schutzkleidung* anzubringen sind: Innerhalb oder außerhalb ihres Schutzbereiches? Dazu ist zu sagen, daß Personendosimeter in der Regel dort zu tragen sind, wo die Gefahr der Überschreitung der zugelassenen Dosis gegeben ist, d.h., wenn zu befürchten ist, daß die Ganzkörperdosis am Körperstamm (im Mittel 400 mrem/Monat) überschritten wird, unter der Schutzschürze und wenn Gefahr besteht, daß die Teilkörperdosis zu hoch ist (im Mittel 5 rem/Monat), z.B. am Unterarm bzw. im Zweifelsfall an beiden Stellen. Fingerringe sind dagegen, wenn Schutzhandschuhe getragen werden, stets unter diesen zu benützen.

Eine gewisse Schwierigkeit ergibt sich bezüglich der *Strahleneinfallsrichtung*. Auch hier gilt allgemein, daß Personendosimeter stets auf der Körperseite getragen werden sollen, von der erwartet wird, daß sie von der ungeschwächten Strahlung direkt getroffen wird und die damit am stärksten belastet ist. Dies ist in der Regel die Körpervorderseite, da anzunehmen ist, daß der mit Strahlen Arbeitende, seine Tätigkeit zur Strahlenquelle zugekehrt verrichtet. Für Fälle, in denen die Strahleneinfallsrichtung nicht vorausgesagt werden kann (z. B. Strahlenkatastrophen) ist gelegentlich auch das Tragen mehrerer Dosimeter gleichzeitig, die z.B. an einem Gürtel anzubringen sind, vorgeschlagen worden. Eine andere Möglichkeit besteht darin, ein Dosimeter zu verwenden, das auch die Strahleneinfallsrichtung zu erkennen gestattet. Falls dieses auch die Bestimmung der Strahlenqualität gestattet, ist es möglich, von der auf der Strahlenaustrittsseite des Körpers gemessenen Dosis, wenigstens angenähert auf die auf der Strahleneintrittsseite absorbierte Dosis zu schließen (SHURCLIFF, 1953). Für die Personendosismessung in Röntgenbetrieben, bei der man dafür sorgen muß, daß der für die Überwachung getriebene Aufwand in tragbaren Grenzen bleibt, kommt jedenfalls nur letztgenannte Möglichkeit in Frage (Näheres hierüber vgl. Abschnitt 3b γ dieses Beitrages, S. 578).

Bei der Ermittlung der Personendosen werden im Gegensatz zu den Ortsdosismessungen in der Regel nicht Dosisleistungen, sondern *Dosen* gemessen. Es gibt jedoch auch Geräte, die als *Personendosimeter* Dosisleistungen anzeigen. Diese sind — da der mit Strahlung Arbeitende selbstverständlich nicht in der Lage ist, während seiner Tätigkeit ständig auch sein Dosimeter abzulesen, meist als *Warngeräte* mit akustischer Anzeige ausgebildet. Dem Verfasser dieses Beitrages will es scheinen, als würden diese Geräte, die zur Vermeidung von Strahlenschäden in besonders gefährdeten Betrieben sehr nützlich sein können, z.Z. noch zu selten benützt.

Zur Überwachung der Personendosis kommen verschiedene *Methoden* in Frage (WACHSMANN, 1964; KOSSEL, 1966). Über die technischen Einzelheiten dieser sowie über ihre Möglichkeiten und Grenzen soll im Folgenden die Rede sein. Dabei wird zwischen der *Überwachungsdosimetrie* Berufstätiger und der *Katastrophendosimetrie* der eventuell nur gelegentlich mit Strahlung in Berührung kommenden (Polizei, Feuerwehr usw.) zu unterscheiden sein. Auch im vorliegenden Abschnitt ist der Stoff der Übersichtlichkeit wegen nach Meßmethoden unterteilt.

b) Zur Messung der Personendosen benutzte Meßgeräte und ihre Eigenschaften

α) Messung der Personendosen mit Ionisationskammern

Die von Sievert (1961) angegebenen, ursprünglich hauptsächlich für Zwecke der medizinischen Dosimetrie benützten *Kondensatorkammern* sind in der Zwischenzeit in Spezialausführungen für Strahlenschutzzwecke als sog. *Taschen-* oder *Füllhalterdosimeter* zu einem der am weitesten verbreiteten und wichtigsten Geräte zur Messung der Personendosis entwickelt worden. Sie alle beruhen darauf, daß eine hochisolierte Ionisationskammer auf eine bestimmte, dem Dosiswert „0" entsprechende Spannung geladen wird und daß dann der bei Bestrahlung durch die Kammer fließende Ionisationsstrom eine Entladung der Kammer bzw. des mit ihr verbundenen Kondensators bewirkt, wobei die Restladung als Maß für die Dosis dient, der das Dosimeter ausgesetzt war.

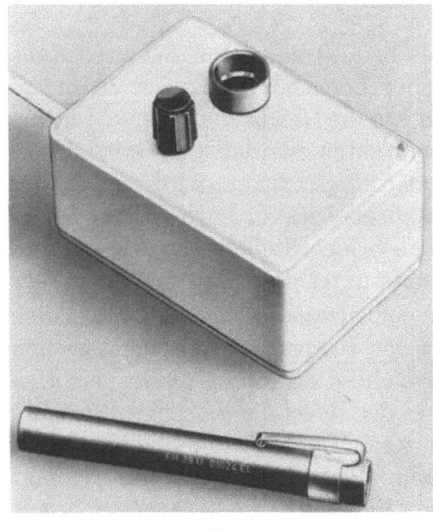
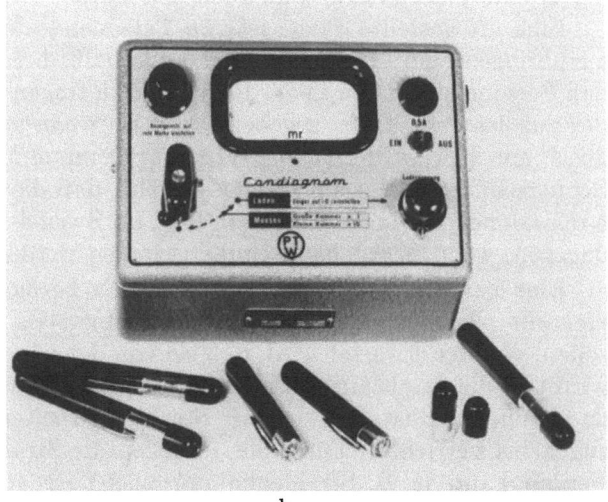

a   b

Abb. 16. Auf dem Kondensatorkammerprinzip beruhende Taschen- oder Füllhalterdosimeter. Links: Dosimeter mit eingebautem Elektrometer zum Direktablesen der Dosis (darüber Ladegerät), Hersteller: Frieseke und Hoepfner, Erlangen. Rechts unten: Dosimeter ohne Elektrometer, zur Erweiterung des Meßbereiches zweiteilig ausgeführt (darüber kombiniertes Lade- und Ablesegerät), Hersteller: Physikalisch-Technische Werkstätten, Freiburg

Je nach dem Volumen der Kammer und der Gesamtkapazität des Systems kann die *Empfindlichkeit* bzw. der *Meßbereich* des Dosimeters in weiten Grenzen variiert werden. Es sind Personendosimeter mit Endausschlägen von etwa 200 mR bis 1000 R in Gebrauch. Der kleinste, noch ausreichend ablesbare Dosiswert beträgt bei den meist verwendeten linearen Skalen etwa $^1/_{20}$ der Skalenendwerte, d. h. etwa 10 mR bzw. 50 R. Für einen Meßbereich von wenigen mR bis 1000 R sind also mehrere, d. h. vier entsprechend abgestufte Taschendosimeter erforderlich.

Die auf dem Kondensatorkammerprinzip beruhenden Taschendosimeter (Abb. 16) können entweder mit Hilfe eines getrennten *Lade-* und *Ablesegerätes* betriebsbereit gemacht und ausgewertet oder — wenn sie mit einem *eingebauten Elektrometer* (Abb. 17) ausgerüstet sind — direkt abgelesen werden. Letztere sind zwar teurer, besitzen aber den Vorteil, jederzeit und unabhängig von einem Auswertegerät abgelesen werden zu können.

Taschendosimeter in Form von Füllhaltern, sog. „Stabdosimeter" werden z. Z. von verschiedenen Firmen, meist jedoch in einander sehr ähnlicher Ausführung hergestellt. Daneben konnten andere Ausführungsformen, d. h. solche mit eingebauter Aufladevorrichtung (vgl. z. B. Drexler u. Siegmann, 1964) bis heute keine größere Verbreitung finden. Wesentliches Unterscheidungsmerkmal der einzelnen Stabdosimeter ist — natürlich abgesehen vom Meßbereich — eigentlich nur das Material und die Dicke der *Kammer-*

wand. Dünnwandige Kammern aus luftäquivalentem Kunststoff sind dabei bis zu weichen Röntgenstrahlen gut energieunabhängig, dafür aber stoßempfindlich und zerbrechlich. Deshalb zieht man dort, wo sicher nur harte Strahlen gemessen werden müssen, die resistenteren Kammern aus Aluminium vor, die aber zwangsläufig weniger energie-unabhängig sind (Abb. 18).

Die heute verfügbaren Kondensatorkammern bieten infolge ihrer ausgezeichneten Isolation zwar einen hohen Grad von Zuverlässigkeit (Selbstablauf $< 2\%/24$ h). Eine gewisse *Selbstentladung* ist jedoch nie ganz zu vermeiden. Dies macht es erforderlich, die Kammern regelmäßig, d. h. längstens etwa alle 3 bis höchstens 5 Tage abzulesen und neu zu laden. Kammern mit übermäßigem Selbstablauf sind dabei — wenn ein Trocknen im Exsiccator nicht hilft — zu eliminieren. Unangenehm ist aber, daß auch zuverlässige

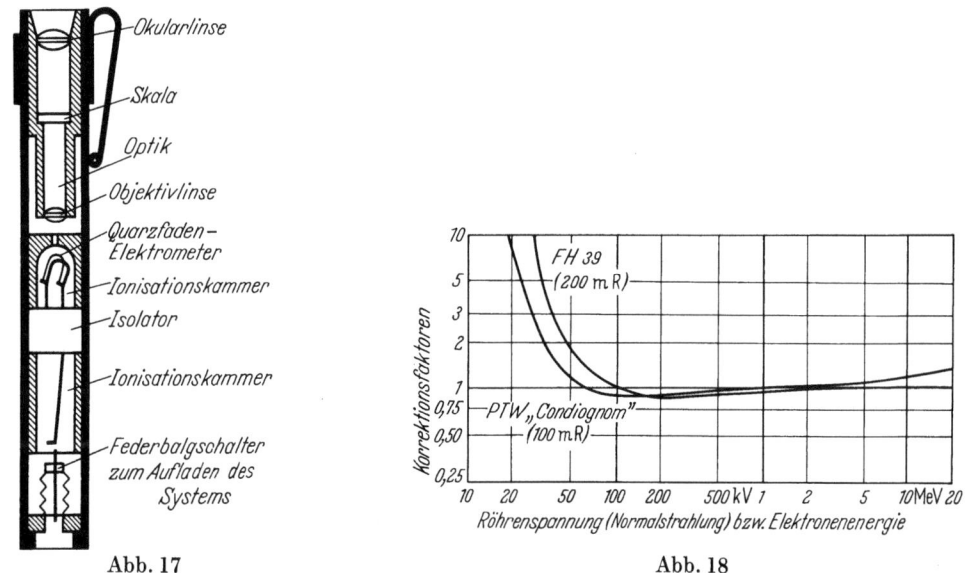

Abb. 17   Abb. 18

Abb. 17. Schematischer Schnitt durch ein Taschendosimeter mit eingebautem Elektrometer

Abb. 18. Energieabhängigkeit von zwei Taschendosimetern mit verschiedener Kammerwand

Kammern in einem gewissen, wenn glücklicherweise auch kleinen Prozentsatz, spontane Selbstentladungen übermäßig großen Ausmaßes — etwa hervorgerufen durch ein Staub-fädchen oder Kondenswasser — aufweisen können. Dies macht die Anzeige von Konden-satorkammern in einem gewissen Grade unzuverlässig. Da auch das Auftreten höherer Dosen im allgemeinen ein seltenes Ereignis ist, belastet die Möglichkeit der Selbstent-ladung, die nie mit Sicherheit ausgeschlossen werden kann, die Zuverlässigkeit von Kondensatorkammern doch erheblich. Ungeachtet dessen sind sie das im Sinne der 1. Strahlenschutzverordnung geforderte, am häufigsten verwendete „*Personendosimeter mit jederzeitiger Ablesemöglichkeit*" oder allgemein gesagt, das meistverwendete „*Kurzzeit-dosimeter*".

Eine besondere Gruppe von mit Ionisationskammern ausgerüsteten Strahlungsmeß-geräten stellen die *Strahlenmonitore* oder *Strahlenwarngeräte* dar. Von ihnen wird ent-weder beim Überschreiten einer fest eingestellten oder in gewissen Grenzen einstellbaren *Dosisleistung* oder beim Erreichen einer ebensolchen *Dosis* ein akustisches Signal gegeben (DREBLOW, 1952; ALLENDEN u. COLLIP, 1956; DIEBNER u. VÖLCKER, 1961). Einige dieser Geräte sind so konstruiert, daß die Höhe dieses Warntones von der Höhe der Dosis-leistung abhängt (FROST, 1959). Geräte dieser Art scheinen besonders dort geeignet zu sein, ihre Träger frühzeitig zu warnen und zum Ergreifen von Gegenmaßnahmen zu ver-anlassen, wo mit dem Auftreten hoher eventuell lebensgefährdender Dosen zu rechnen ist. Das ist z. B. bei Beschleunigern großer Leistung, Versuchsreaktoren usw. der Fall.

Sie können aber auch ganz allgemein beim Arbeiten in Kontrollbereichen dort verwendet werden, wo ungeschützte sog. *Gefahren-* oder *Sperrbereiche* vorhanden sind (PROCTER u. LEASK, 1964).

Es ist gelungen, Taschendosimeter, die während der Arbeitszeit getragen werden, in kleiner kompakter Form sogar als *Registriergeräte* zu bauen (SIEVERT, 1961). Mit Hilfe dieser Geräte ist es möglich, nicht nur die Höhe der aufgetretenen Dosen oder Dosisleistungen, sondern auch deren *zeitliche Verteilung* mit einer Auflösung, die bis zu Bruchteilen einer Minute geht, festzustellen. Dies kann z.B. bei der Rekonstruktion des Ablaufes eines Strahlenunfalles von Interesse sein.

β) Messung der Personendosis mit Zählrohrgeräten

Mit Zählrohren arbeitende Geräte zur Messung der Personendosis werden nur in Ausnahmefällen benützt, da hier vor allem die Messung der Dosis und nicht der Dosisleistung interessiert. Zur Messung dieser sind Zählrohrgeräte aber nur in Verbindung mit aufwendigen Integrierkreisen oder Zählwerken geeignet.

Lediglich *Warngeräte*, etwa in der im vorgehenden Abschnitt beschriebenen Ausführung sind auch als Zählrohrgeräte beschrieben worden (JONES, 1965).

γ) Messung der Personendosis mit Filmdosimetern

Die Messung der Dosis schlechthin auf dem Wege über die Schwärzung photographischer Emulsionen geht bis in die Frühzeit der Radiologie zurück (vgl. z.B. KIENBÖCK, 1905). Es gab eine Zeit, in der die photographische Dosismessung die am weitesten verbreitete, wenn nicht die einzige praktisch anwendbare Methode der Dosisermittlung überhaupt war. Die ihr von Anfang anhaftenden *Nachteile*, das sind die Abhängigkeit von der Empfindlichkeit der Emulsion und dem Entwicklungsvorgang, die starke Energieabhängigkeit und die Umständlichkeit der Auswertung, bestehen auch heute noch. Trotzdem stellt die Filmdosimetrie z.Z. die in der Personendosimetrie am *weitesten verbreitete Methode* dar.

Der erste, der die Verwendung von Filmen zur Bestimmung der „*Toleranzdosis*" für Strahlenschutzzwecke vorschlug, war FRANKE (1928). Auf breiter Basis in die Praxis eingeführt, hat sich die Methode aber erst in den 50er Jahren, nachdem verschiedene, insbesondere amerikanische Autoren (z.B. KIEFER, 1947 sowie TOCHILIN, DAVIS u. CLIFFORD, 1950) Mittel und Wege gezeigt hatten, die bereits früher von DORNEICH und SCHÄFER (1942) als „*Härtefaktor*" (Abb. 19) beschriebene Energieabhängigkeit der photographischen Emulsionen zu berücksichtigen und zu eliminieren. In Deutschland wurde die Methode in der Folgezeit vor allem von LANGENDORFF, SPIEGLER und WACHSMANN (1952) eingeführt.

In der Zwischenzeit sind zum Thema Filmdosimetrie eine Fülle von wissenschaftlichen Arbeiten erschienen, die hier aufzuzählen gänzlich unmöglich ist. Interessenten können also nur auf die Monographie von BECKER (1962) und die vom gleichen Autor (1962) stammende Literaturzusammenstellung verwiesen werden. Im übrigen muß sich dieser Beitrag darauf beschränken, die verschiedenen *Methoden* der Personendosismessung unter besonderer Berücksichtigung der praktisch wichtigsten kurz zu beschreiben, ihre Möglichkeiten und Grenzen darzulegen und nur einige der wichtigsten Literaturstellen zu zitieren.

Zunächst ist die Möglichkeit der Verminderung der *Energieabhängigkeit* der Filmemulsion (vgl. Abb. 19) mit Hilfe von *Kompensationsfiltern* zu erwähnen (STEPHENSON, 1953; EHRLICH, 1957). Vor den Film gesetzte Filter von zweckmäßigerweise etwa 0,5 mm Blei oder 1,0 mm Zinn schwächen die weichen auf den Film stärker einwirkenden Strahlungen nämlich in einem solchen Maße, daß eine Überbewertung weicher Strahlungen nicht mehr stattfindet. Noch weichere Strahlungen werden dann allerdings übermäßig stark unterdrückt, so daß diese dann schließlich nicht mehr mitgemessen werden können (vgl. Abb. 20). Die Anwendung von Kompensationsfiltern ist also vor allem dort angebracht, wo mittelharte bis ultraharte Strahlungen von etwa 150 kV (Normalstrahlung) oder 75 keV Quantenenergie aufwärts gemessen werden sollen, d.h. insbesondere in der *Katastrophendosimetrie*.

Um diesem Nachteil abzuhelfen, haben verschiedene Autoren versucht, Filter zu verwenden, in die konische Löcher eingebohrt sind bzw. nebeneinander *Filter verschiedener*

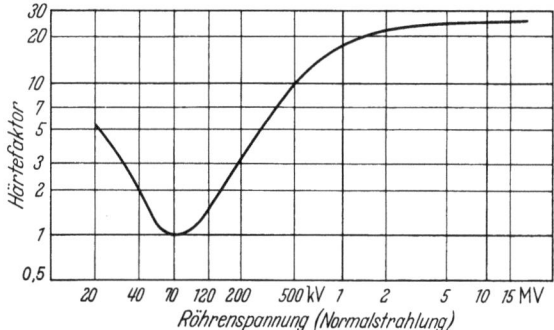

Abb. 19. Energieabhängigkeit von Dosisfilmen als „Härtefaktor" (nach DORNEICH und SCHÄFER, 1942) dargestellt

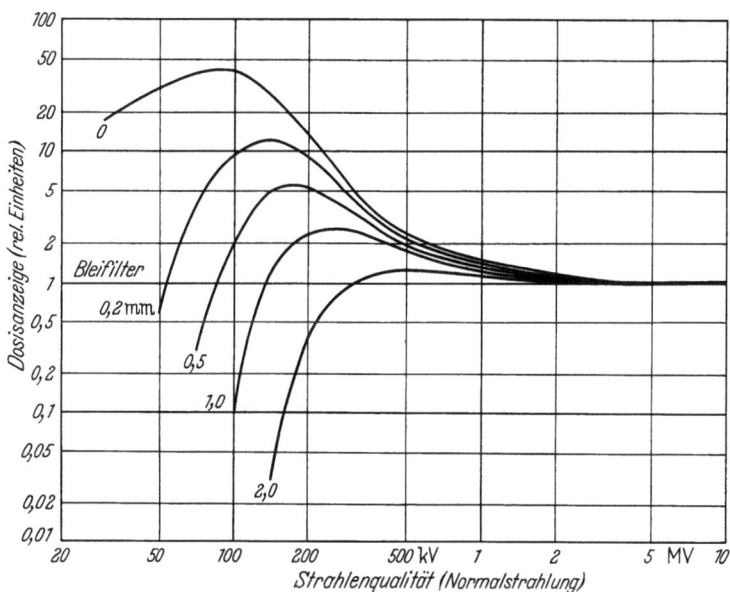

Abb. 20. Die Wirkung verschieden dicker Kompensationsfilter auf die Schwärzung von Dosisfilmen (nach MAUDERLI, 1957)

Dicke zu benützen (MAUDERLI, 1957 sowie WACHSMANN und STADELMANN, 1961). Tatsächlich läßt sich mit derartigen Anordnungen eine weitere Verbesserung der Kompensationswirkung erreichen. Ihr Nachteil ist jedoch, daß das System dosisabhängig wird.

Die zweite Möglichkeit der Energiekompensation von Filmdosimetern besteht in der Kombination der auf weiche Strahlungen stärker ansprechenden photographischen Emulsion mit *organischen Szintillatoren* — z.B. Terphenyl — die eine entgegengesetzte Energieabhängigkeit besitzen (HOERLIN u. KASZUBA, 1952). Diese Szintillatoren können dabei entweder als Verstärkerfolien dem Film angelegt oder auch in die Emulsion eingegossen werden (BECKER, 1960). Die auf diese Weise erzielbare Verminderung der Energieabhängigkeit photographischer Emulsionen kann u.U. zwar beachtlich sein, sie wird jedoch immer damit erkauft, daß die Schwärzung des Filmes beim Umweg über sichtbares Fluorescenzlicht *intensitätsabhängig* d.h. abhängig von der Zeit wird, in der eine bestimmte Dosis eingestrahlt wird (Schwarzschildexponent $\neq$ 1!). Versuche, diesen Nachteil durch Verwendung sehr grobkörniger Emulsionen, durch chemische Sensibilisierung oder durch Vorbelichtung zu eliminieren (MERCER u. GOLDEN, 1962), haben nicht zu einem befriedigenden Erfolg geführt. Dies ist wohl auch der Grund dafür, daß auch in Deutschland angestellte Versuche mit durch Szintillatoren energiekompensierten Filmen in der Zwischenzeit eingestellt wurden.

Eine weitere Möglichkeit der Energiekompensation besteht darin, *zwei Filme* entsprechend *abgestufter Empfindlichkeit* zu verwenden, wobei der eine — und zwar der empfindlichere — durch ein Filter hindurch und der andere — wenig empfindliche — direkt belichtet wird (ALLISY, 1955; EHRLICH, 1957; STEKELENBURG, 1958). Die beiden Filme zeigen dann in Abhängigkeit von der Strahlenenergie etwa die in Abb. 21 dargestellten Schwärzungen, deren *Summenkurve* in einem weiten Bereich von etwa 30 keV

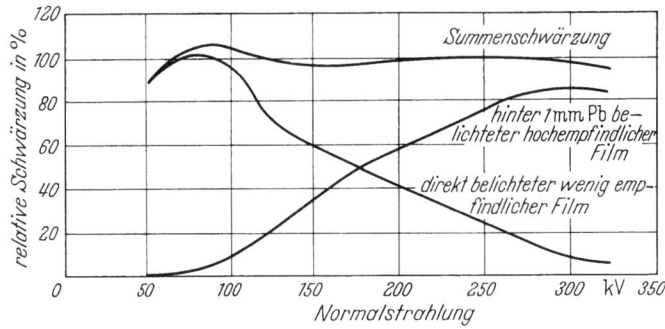

Abb. 21. Schwärzungskurven von zwei Filmen verschiedener Empfindlichkeit, von denen der eine direkt und der andere zwischen Filtern aus 1 mm Blei belichtet wurde, bei Strahlungen verschiedener Energie. Die Summenkurve der Schwärzung ist energieunabhängig. (Nach ALLISY, 1955)

aufwärts, unabhängig von der Strahlenenergie ist. Die Methode bietet neben Einfachheit der Auswertung, wie die Erfahrung gezeigt hat, recht genaue Ergebnisse. Ihr Nachteil ist jedoch, daß ihr Meßbereich sehr stark eingeengt ist (etwa 0,25 bis 6 R).

Die letzte Methode, die im Zusammenhang mit der Energieabhängigkeit von Dosisfilmen zu erwähnen ist, dient nicht der Energiekompensation sondern der *Erkennung* der Strahlenenergie. Sie wird „*Filteranalytische Methode*" genannt und wurde — mindestens für Zwecke der Strahlenschutzdosimetrie — zuerst von TOCHILIN, DAVIS und CLIFFORD (1950) sowie HUNTER, MERRILL, TRUMP und ROBBINS (1949) praktisch eingesetzt und später von DRESEL (1956) durch die Einführung von Filtern aus gleichem Material (Kupfer) verbessert (MAKIOLA, 1966). Diese Methode wurde von LANGENDORFF und WACHSMANN (1952) auch in Deutschland eingeführt und wird heute als die am weitesten verbreitete Methode in der ganzen Welt verwendet.

Die Bevorzugung der filteranalytischen Methode hat ihren Grund darin, daß sie nicht nur die Dosis als solche, sondern auch die *Strahlenart* und *-qualität*, der das Filmdosimeter ausgesetzt war, zu erkennen gestattet. Diese zu kennen, ist aber nicht nur zur richtigen Beurteilung der Strahlenbelastung der Betroffenen von Wichtigkeit, sondern auch zur Erkennung und damit zukünftigen Vermeidung ähnlicher Strahlenbelastungen.

Die in Deutschland allgemein verwendete und durch das Normblatt DIN 6816 *normierte Strahlenschutzplakette* ist in Abb. 22 zusammen mit dem nach der gleichen Methode aber vereinfacht arbeitenden *Strahlenschutz-Fingerring* dargestellt. Die Plakette enthält folgende Filterfelder: Ein Leerfeld, je ein Feld mit einem Kupferfilter von 0,05, 0,3 bzw. 1,2 mm Dicke und ein versetzt angeordnetes Bleifeld von 1 mm Stärke. Hinter dem als Kompensationsfilter wirkenden Bleifilter lassen sich Strahlungen von etwa 150 kV Normalstrahlung aufwärts praktisch energieunabhängig auswerten. Außerdem läßt das versetzt angeordnete Bleifilter die Strahleneinfallsrichtung („von vorne" oder „von hinten") erkennen (s. auch Abb. 26, *1*).

Abb. 23 zeigt in der deutschen Strahlenschutzplakette mit (Normal-)Strahlungen von 10 kV bis ultraharten Strahlungen des Betatrons von 17 MeV *belichtete Dosisfilme*. Die Schwärzungsbilder, d.h. die Schatten der verschieden dicken Filter sind schon beim visuellen Betrachten charakteristisch für die verschiedenen Strahlenqualitäten. Die genaue Auswertung jedoch erfolgt anhand eines empirisch gefundenen *Diagramms*, mit dessen

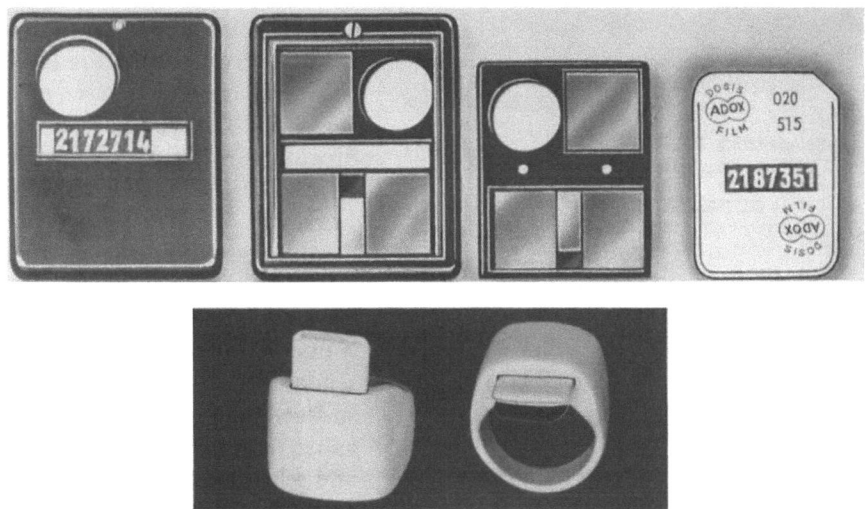

Abb. 22. In Deutschland gebräuchliche Strahlenschutzplakette (Filmdosimeter) für die filteranalytische Methode: unten Strahlenschutzfingerringe (Ringdosimeter)

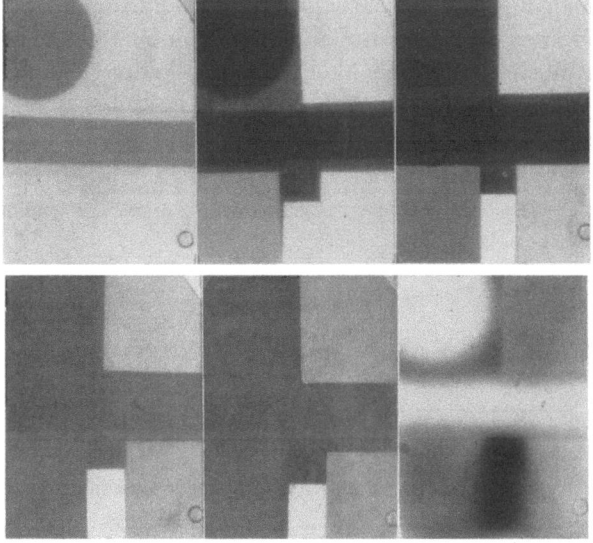

Abb. 23. In der Deutschen Strahlenschutzplakette mit Quantenstrahlung verschiedener Energie belichtete Dosimeterfilme (die Dosen, mit denen belichtet wurde, waren bei weichen Strahlungen niederer als bei harten, um gut erkennbare Schwärzungsbilder zu erhalten)

Hilfe sich aus dem Schwärzungsverhältnis jeweils zweier benachbarter Felder, die Strahlenenergie und damit auch der Härtefaktor herauslesen läßt, mit dem die „scheinbaren Dosen" multipliziert werden müssen, um die „*wahren Dosen*" zu erhalten (Näheres vgl. WACHSMANN, 1960). Nach dem von DRESEL (1956) angegebenen Verfahren ist es darüber hinaus auch noch möglich, bei Mischstrahlungen eine *Filteranalyse* zu machen, d.h. anzugeben, welche Dosen bei weichen, mittelharten, harten usw. Strahlungen verabreicht wurden.

Der *Meßbereich* eines Dosisfilmes umfaßt Dosen, die sich etwa wie 1:500 verhalten. Das heißt, daß z.B. mit dem in Deutschland verwendeten hochempfindlichen Dosisfilm bei harten Strahlungen (^{60}Co) Dosen von etwa 40 mR bis 20 R gemessen werden können. Um noch höhere Dosen zu erfassen, die zu kennen bei Strahlenunfällen besonders interessant ist, wird zusätzlich ein zweiter Film geringerer Empfindlichkeit benützt, dessen

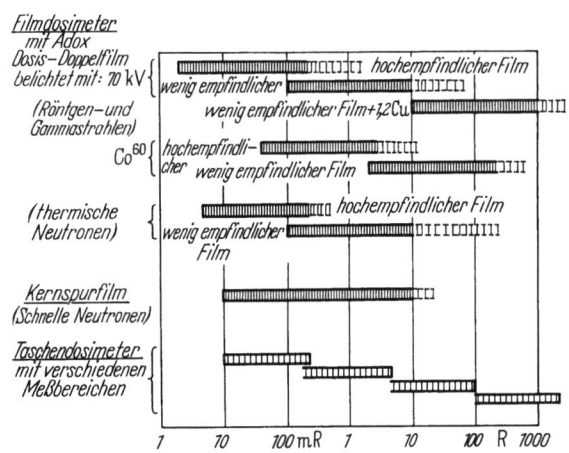

Meßbereich von etwa 20 R bis 1000 R reicht. Beide Dosisfilme sind in einer licht- und wasserdichten Kunststoffolie zum bekannten „*Dosis-Doppel-Film*" verpackt. Der Meßbereich bei weichen Strahlungen (70 kV Normalstrahlung) reicht für die beiden Filme von etwa 1 mR bis 75 R. Es ist bei weichen Strahlungen jedoch möglich, hinter den Filtern verschiedener Dicke Dosen bis ebenfalls etwa 1000 R abzulesen. Näheres über die Meßbereiche des deutschen Filmdosimeters ist aus Abb. 24 zu entnehmen. Sie enthält auch Angaben über die Meßbereiche thermischer und schneller Neutronen und vergleichsweise die Meßbereiche von Taschendosimetern nach dem Kondensatorkammerprinzip. Man erkennt, daß der Meßbereich des Dosisdoppelfilmes sechs

Abb. 24. Meßbereiche des deutschen Filmdosimeters mit dem Dosis-Doppel-Film der Firma „Adox-Foto-Werke", Frankfurt, Meßbereich des Kernspurfilms für schnelle Neutronen und vergleichsweise Meßbereiche von Taschendosimetern

Größenordnungen umspannt und daß etwa vier Taschendosimeter abgestufter Empfindlichkeit erforderlich wären, wollte man den gleichen Meßbereich erfassen!

Erwähnt sei hier noch eine Möglichkeit, mit Dosisfilmen auch *noch kleinere Dosen* — bei den Diagnostikstrahlungen von etwa 70 kV bis herunter zu 50 μR (!) — zu messen.

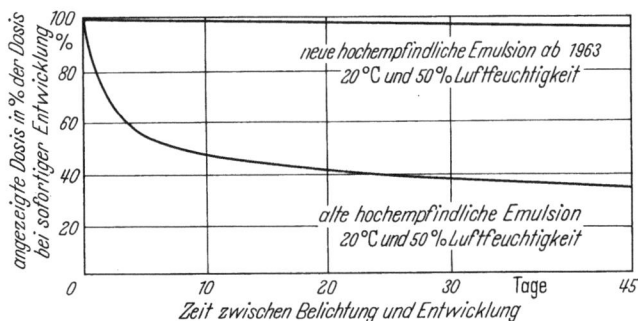

Abb. 25. Rückgang des latenten Bildes alter und neuer Dosisfilme der Firma Adox

Dies wird möglich, wenn man nicht Schwärzungen mißt, sondern die *Zahl der geschwärzten Körner* in der unbelichteten und belichteten Emulsion auszählt (Näheres vgl. Wachsmann u. David, 1967). Wendet man diese Methode an, so wird das Filmdosimeter mit zum empfindlichsten Dosimeter überhaupt, das im Strahlenschutz insbesondere zur Messung von Gonadendosen in der Diagnostik Interesse verdient.

Und nun noch einige *Einzelheiten* über die Filmdosimeter:

Lange Zeit machte der *Rückgang des latenten Bildes*, das sog. *Fading* erhebliche Schwierigkeiten, ging doch das latente Bild innerhalb einer Zeitspanne von 30 Tagen (= Überwachungsperiode) zwischen Belichtung und Entwicklung bei ungünstiger (feuchter) Aufbewahrung der Filme bei dem hochempfindlichen Dosisfilm bis um 50% oder sogar noch mehr zurück (Abb. 25). Diese u.U. sehr störende Eigenschaft alter Filmemulsionen (vgl. auch McLAUGHLIN u. EHRLICH, 1954 sowie KATHREN u. BRODSKY, 1963) ist bei dem in Deutschland benützten Dosis-Doppel-Film der Firma Adox glücklicherweise auf emulsionstechnischem Wege praktisch vollständig beseitigt (Abb. 25). Bei den Kernspurfilmen (vgl. S. 585) müssen allerdings auch heute noch besondere Maßnahmen, d.h. Einschweißen der Filme in wasserdampfdichte Aluminiumfolien, getroffen werden, um das Fading in tragbaren Grenzen zu halten.

Die *Winkelabhängigkeit* der Dosimeterfilme selbst ist relativ gering. Sie beträgt nach WILSEY, STRANGWAYS und CORNEY (1956) beim Einfall in einem gegenüber der Senkrechten um 60⁰ geneigten Winkel nur —5%, bei etwa 70⁰ etwa —10% und bei 80⁰ etwa

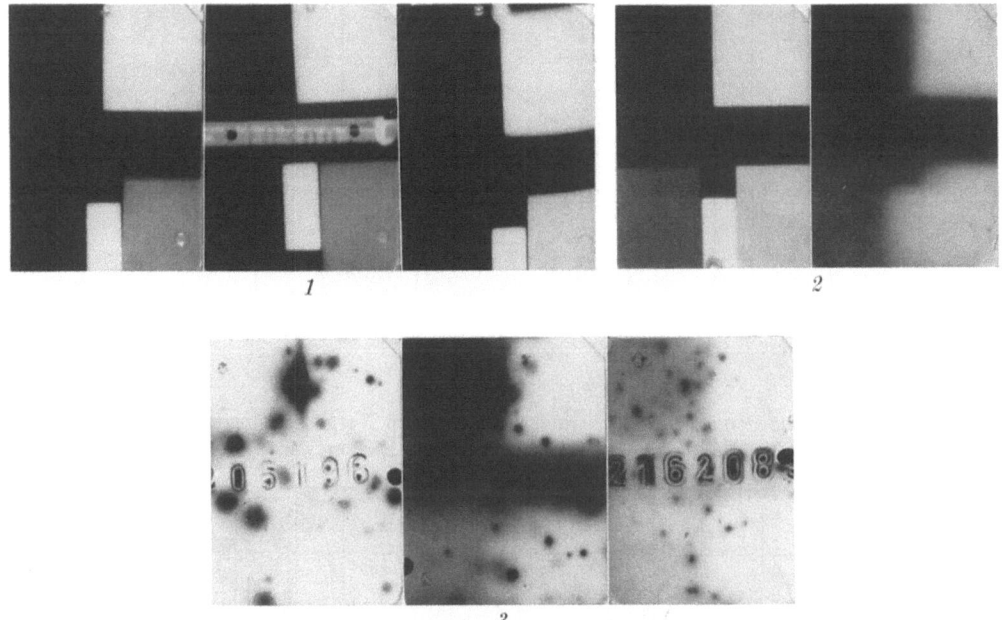

Abb. 26. Zusätzliche Möglichkeiten der Filmdosimeter. *1* Erkennung der Strahleneinfallsrichtung (links: von vorne; Mitte: von hinten; rechts: schräg unter etwa 80⁰ von oben einfallende Strahlung). *2* Erkennung der Art der Belichtung [links: einzeitig (absichtlich in Täuschungsabsicht); rechts: normal durch aus allen Richtungen diffus einfallende Streu- und Primärstrahlung]. *3* Radioaktiv kontmainierte Filme

—25%. Bei der im Strahlenschutz meist diffus einfallenden Strahlung ist sie also praktisch vernachlässigbar. Gewisse Schwierigkeiten entstehen bei der filteranalytischen Methode bei schräg einfallender Strahlung allerdings dadurch, daß die effektive Filterdicke sich ändert. Um dies zu vermeiden, wurden gelegentlich auch schon kugelschalenförmige Filter vorgeschlagen (LALE, 1960). Wir glauben jedoch, der Einfachheit wegen und ohne allzu große Nachteile in Kauf nehmen zu müssen, uns mit Planfiltern zufriedengeben zu können.

Die filteranalytische Methode kommt im übrigen der Forderung zur *Aufklärung eines Strahlenunfalles* und zur *richtigen Beurteilung* der Bedeutung einer Strahlenexposition, möglichst *viele Informationen* zur Verfügung zu haben, mehr entgegen als irgendeine andere Methode. Sie läßt neben der Dosis nicht nur — wie bereits erwähnt — auch die *Strahlenart und -qualität* und die *Strahleneinfallsrichtung* erkennen, sondern zusätzlich auch noch die *zeitliche Art der Belichtung* und eventuelle *Kontaminationen* mit offenen radioaktiven Stoffen (vgl. Beispiele in Abb. 26). Außerdem können mit Filmdosimetern vielfach besser als mit irgendeiner anderen für Zwecke der Strahlenschutzüberwachung in Frage kommenden Methode auch noch *Betastrahlen* bzw. schnelle *Elektronen* sowie *thermische* und *schnelle Neutronen* gemessen werden. Wie dabei vorgegangen wird, sei im folgenden kurz beschrieben:

Die in der deutschen Strahlenschutzplakette getragenen Dosisdoppelfilme sind unter Auswertung insbesondere des offenen Feldes auch zur Messung von *Betastrahlen* bzw. *schnellen Elektronen* geeignet. Natürlich können aber nur solche Elektronen gemessen werden, die energiereich genug sind, die Filmverpackung und die Emulsion zu durchdringen. Das sind Betastrahlen bzw. Elektronen mit einer Energie über etwa 300 keV, nicht also z.B. Betastrahlen von Tritium (vgl. Abb. 27). Oberhalb dieser Energie erfolgt die Messung, wie Abb. 28 zeigt, dann allerdings praktisch energieunabhängig (Jetter

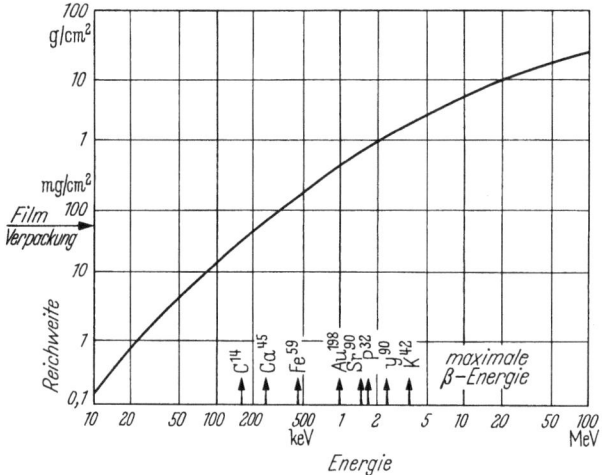

Abb. 27. Reichweite monoenergetischer Elektronenstrahlen (zum Vergleich eingezeichnet die Energie der Beta-Strahlen häufig gebrauchter Radionuklide

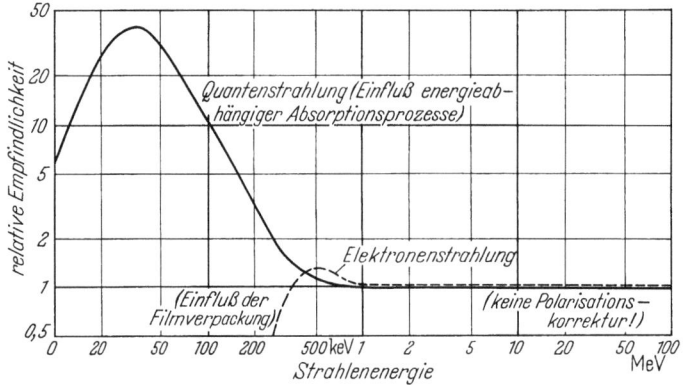

Abb. 28. Energieabhängigkeit von Dosisfilmen bei der Messung von Beta-Strahlen und schnellen Elektronen

u. Blatz, 1952; Fleeman u. Frantz, 1954; Breitling u. Seeger, 1963; Jones u. Marshall, 1965). Zur besseren Unterscheidung von Betastrahlen gegenüber weichen Röntgenstrahlen ist in die neue deutsche „Neutronenplakette" (vgl. Abb. 31) ein flächengewichtsgleiches Filterpaar, bestehend aus Aluminium und Kupfer eingebaut (Langendorff u. Wachsmann, 1954).

Thermische Neutronen können mit Filmen nach der sog. „*Differenz-Filtermethode*" gemessen werden (Dessauer u. Lennox, 1944). Sie besteht darin, daß in die Filmplakette ein Cadmiumblech von etwa 1 mm Dicke eingebaut wird, in dem die thermischen Neutronen stark eingefangen werden, wobei Gammastrahlen entstehen (sog. n-γ-Prozesse). Das dem Cadmiumblech anliegende Feld des Dosisfilmes wird durch diese Gammastrahlen geschwärzt und kann zur Bestimmung der Dosis thermischer Neutronen dienen. Zur Diskriminierung gegenüber eventuell gleichzeitig vorhandener primärer Gammastrahlung wird neben das Cadmiumfilter ein in bezug auf die Absorption von Quantenstrahlung äquivalentes Filter aus Zinn oder einem anderen Material gesetzt, in dem n-γ-Prozesse nicht stattfinden.

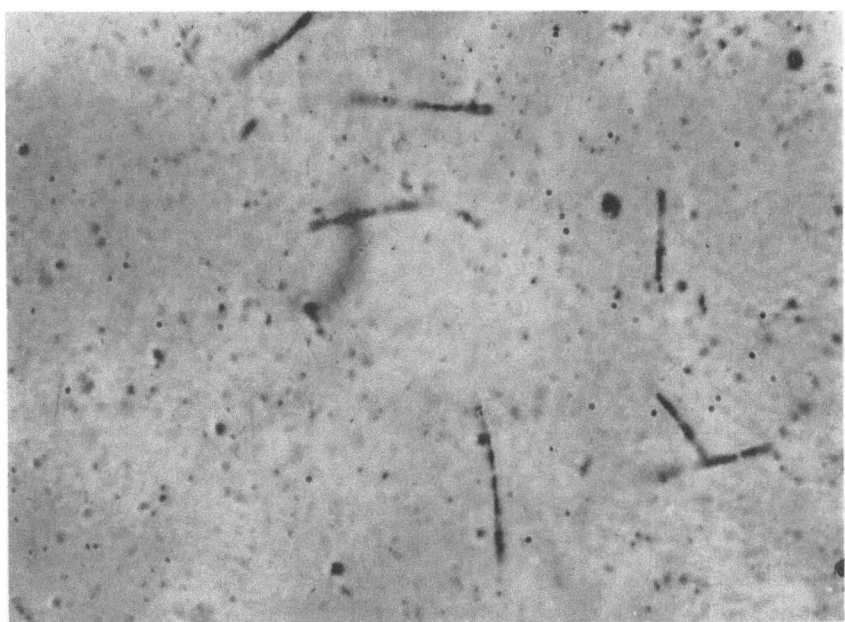

Abb. 29. Kernspurfilme mit Bahnen von durch schnelle Neutronen von über 0,5 MeV Energie ausgelösten Rückstoßprotonen

Schnelle Neutronen können dagegen mit Hilfe von *Kernspurfilmen* durch die Bahnen der Rückstoßprotonen gemessen werden, die sie in wasserstoffhaltigen Stoffen des Filterträgers oder der Verpackung auslösen (CHEKA, 1953). Diese Kernspuren (Abb. 29) lassen sich nach der Entwicklung der Kernspurfilme unter dem Mikroskop auszählen und zur Dosisermittlung verwenden.

Intermediäre Neutronen mit Energien zwischen etwa 1 eV und 500 keV, lassen sich mit der Filmmethode nicht, ebenso aber leider auch mit anderen Methoden nur schwer messen.

Die *Genauigkeit* von Filmdosimetern ist unabhängig davon, ob es sich um die Messung von Röntgen- oder Gammastrahlen, Elektronen oder Neutronen handelt, leider nicht sehr groß. Im allgemeinen wird man mit *Fehlern* von ± 30 %, bei einem bestimmten Prozentsatz der ausgewerteten Filme auch mit größeren Fehlern rechnen müssen (MAUDERLI, 1957; BRODSKY, 1963; BRODSKY u. KATHREN, 1963). Bei den Kontrollen, die jede deutsche Auswertungsstelle regelmäßig vornehmen muß, erzielte die Münchner (früher Erlanger) Meßstelle die in Abb. 30 wiedergegebenen Genauigkeiten. Bedenkt man, daß die zugelassenen Dosen letzten Endes nur Richtwerte darstellen und daß Dosisüberschreitungen um etwa 30 % noch keinesfalls eine akute Gefahr bedeuten, so kann die mit Filmdosimetern erzielbare Genauigkeit sicher als ausreichend bezeichnet werden (WACHSMANN u. DREXLER, 1965). Der

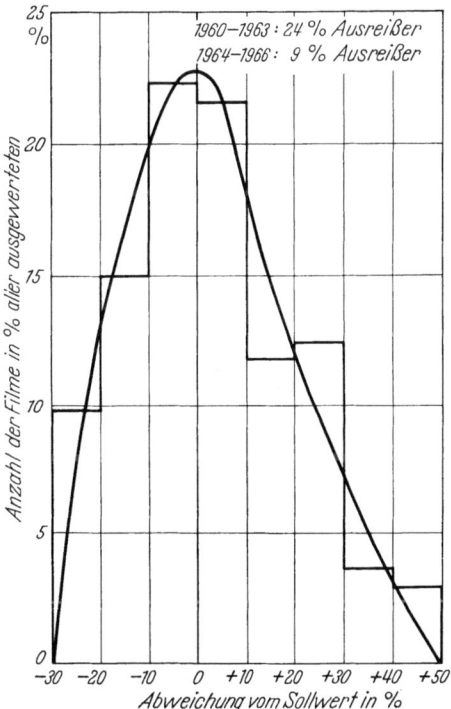

Abb. 30. Abweichungen der von der Münchner (früher Erlanger) Auswertungsstelle ausgewerteten Filmdosimeter gegenüber dem Sollwert aufgrund der von der Physikalisch-Technischen Bundesanstalt durchgeführten Kontrollmessungen. (Nach WACHSMANN und DREXLER, 1965 — auf neuesten Stand ergänzt)

Amerikaner NEWEL (1962) hat sich bezüglich der bei der Personendosisüberwachung zu fordernden Meßgenauigkeit einmal dahingehend geäußert, daß eigentlich nur drei Dosisgruppen interessieren. Die Gruppe „alles in bester Ordnung", die Gruppe „Achtung" und die Gruppe „Gefahr". In Deutschland wird allerdings gefordert, daß aus den mit der Filmdosimetrie ermittelten Dosen die Lebensalterdosis errechnet wird und daß Dosisüberschreitungen laufend den Aufsichtsbehörden gemeldet werden.

Die *Auswertungsstellen* tun im übrigen durch ständige *Kontrollen* jeder Emulsion, durch Vergleiche mit Filmen, die mit verschiedenen Strahlenqualitäten und Dosen belichtet werden, durch Entwicklerkontrollen usw. ihr Bestes, die Fehler in möglichst engen

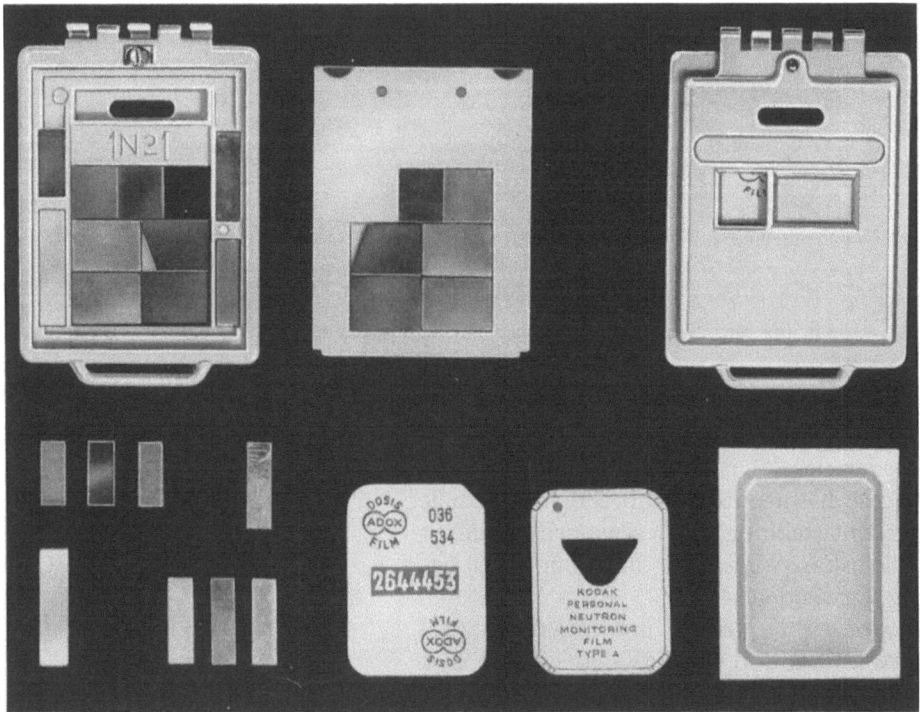

Abb. 31. Neue deutsche Neutronenplakette mit Glasdosimeter und Katastrophenpack (Näheres vgl. Text)

Grenzen zu halten. Der genaueren Auswertung wegen und um den ganzen Informationsinhalt der Filmdosimeter voll ausschöpfen zu können, sind die von verschiedenen Seiten vorgeschlagenen *automatischen Auswertungsapparaturen* (vgl. z.B. WILHELMSEN, 1960 oder STUTHEIT, 1964) u.E. abzulehnen. Wenn aber Differenzen gegenüber den mit anderen Dosimetern gemessenen Dosen auftreten, ist immer noch nicht sicher, ob das Filmdosimeter oder das andere Dosimeter fehlerhaft angezeigt hat!

Um die Sicherheit der Auswertungen zu vergrößern, wurden in der neuen deutschen *Strahlenschutzplakette* (Abb. 31) für *Reaktorbetriebe* im übrigen neben dem Dosis-Doppel-Film für Röntgen-, Gamma- und Betastrahlen sowie thermischen Neutronen, und neben dem zur Vermeidung von Fading wasserdampfdicht verpackten Kernspurfilm zum Messen schneller Neutronen, zusätzlich auch noch ein *Glasdosimeter* für Gammastrahlung und ein „*Katastrophenpack*" zur besseren Erfassung der Neutronen verschiedener Energiebereiche durch Aktivierung dieser Stoffe (Schwefel, Gold usw.) untergebracht. Sowohl das *Glasdosimeter*, als auch der *Katastrophenpack*, sollen aber nicht regelmäßig, sondern nur nach stattgehabten oder angenommenen Strahlenunfällen ausgewertet werden.

Zu erwähnen ist im Zusammenhang mit der Überwachungsdosimetrie schließlich noch die Frage nach der zweckmäßigsten *Länge der Überwachungsperiode*. Von einigen Stellen werden 8 oder 14 Tage (England!) für zweckmäßig gehalten. Wir in Deutschland und die meisten anderen Länder benützen monatliche, d. h. etwa 4 Wochen lange Überwachungsperioden. Zum Teil werden aber auch schon Überwachungsperioden von 3 Monaten Länge oder noch mehr vorgeschlagen (BRODSKY, 1963). In Anbetracht der Tatsache, daß Filmdosimeter nur *Langzeitdosimeter* sein sollen, daß aber zu lange Überwachungszeiträume auch ihre Nachteile haben (Strahlengefahr — nicht mehr Zuordnenkönnen der Exposition einem bestimmten Ereignis —) und

schließlich mit Rücksicht auf wirtschaftliche Überlegungen, erscheint uns eine Überwachungsperiode von 1 Monat ein guter Kompromiß zu sein.

Und nun noch ein paar Worte über die *Katastrophendosimetrie* mit Hilfe von Filmen (WACHSMANN u. KIMBERGER, 1964). Hier wird es sich, sofern es um die Messung von Quantenstrahlung geht, stets um energiereiche harte Strahlungen handeln. Es genügt also *ein Kompensationsfilter* anzuwenden. Da in der Katastrophendosimetrie kleine Dosiswerte uninteressant sind, genügt es auch nur *einen Film* mit einem Meßbereich von etwa 3—1000 R zu benützen. Die für die Katastrophendosimetrie bestimmten Plaketten müssen aber mechanisch widerstandsfähig, d. h. also am besten aus Metall gefertigt sein und möglichst eine automatische Kennzeichnung der Filme ermöglichen. Diese Bedingungen erfüllt die in Abb. 32 gezeigte, sog. IDOS-Plakette der Firma Total (RUDLOFF u. LUTZ, 1960).

Besondere Ansprüche sind auch an die Entwicklungs- und *Auswerteeinrichtungen* für Katastrophendosimeter zu stellen. Während man früher an möglichst automatisch arbeitende große Einrichtungen dachte, fordert

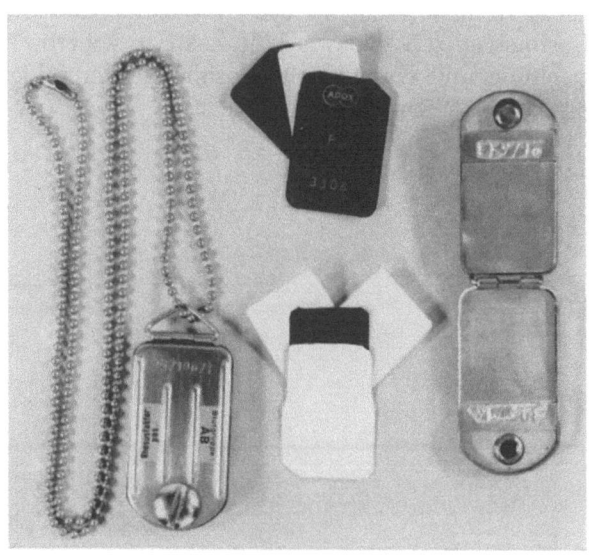

Abb. 32. Katastrophen-Filmdosimeter mit Selbstprägeplakette System ,,IDOS" der Firma Total, Ladenburg

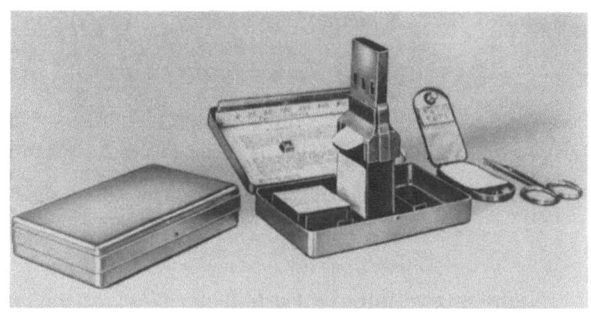

Abb. 33. Taschenentwicklungsbox in Miniaturausführung zur Verarbeitung von 2 × 20 IDOS-Filmen in Fixierentwickler. (Nach KIMBERGER, 1956)

man heute aus taktischen Gründen kleine billige, stark dezentralisierbare und einfach zu bedienende Auswertungseinrichtungen. Das Optimum, das in dieser Beziehung geleistet werden kann, stellt wohl die kleine ,,Taschenentwicklungsbox" nach KIMBERGER (1956) dar (Abb. 33), die mit Fixierentwickler arbeitet (BECKER, 1962 und EHRLICH, 1965). Leider konnte sich die Filmdosimetrie für Katastrophenzwecke, abgesehen von einigen wenigen Ausnahmen (Österreich), in der Praxis noch nicht einführen. Dies liegt unter anderem sicher auch daran, daß sie bezüglich der Dosimetrie von schnellen Neutronen nicht genügend leistungsfähig ist. Vielleicht wäre es aber besser, das Vorhandene bald einzuführen, als auf das Bessere zu warten!

δ) Photoluminescenz-(Glas-)Dosimeter

Das vom Wiener Physiker PRZIBRAM bereits 1924 entdeckte Phänomen der *Radiophotoluminescenz* gewisser Kristalle besteht darin, daß diese nach Bestrahlung mit energie-

reichen Strahlungen, je nach der verabreichten Dosis im Ultraviolettlicht mehr oder
weniger stark lumineszieren. Das Schema des hierauf beruhenden Auswertegerätes ist
in Abb. 34 wiedergegeben.

Heute werden für die Photoluminescenzdosimetrie anstelle natürlicher Kristalle,
silberaktivierte Phosphatgläser benützt. Um diese Entwicklung haben sich in den USA
besonders Schulman und Ginther (1952) und in Japan Yokota u. Mitarb. (1961 und
1962) verdient gemacht. Die Glasdosimetrie wird neuerdings sowohl für die medizinische
Dosimetrie (z.B. Roswitt, Malsky u. Amato, 1961) als auch für die Personendosisüberwachung und Katastrophendosimetrie empfohlen (Schulman, Shurcliff, Ginther u.
Attix, 1953, sowie Becker, 1963).

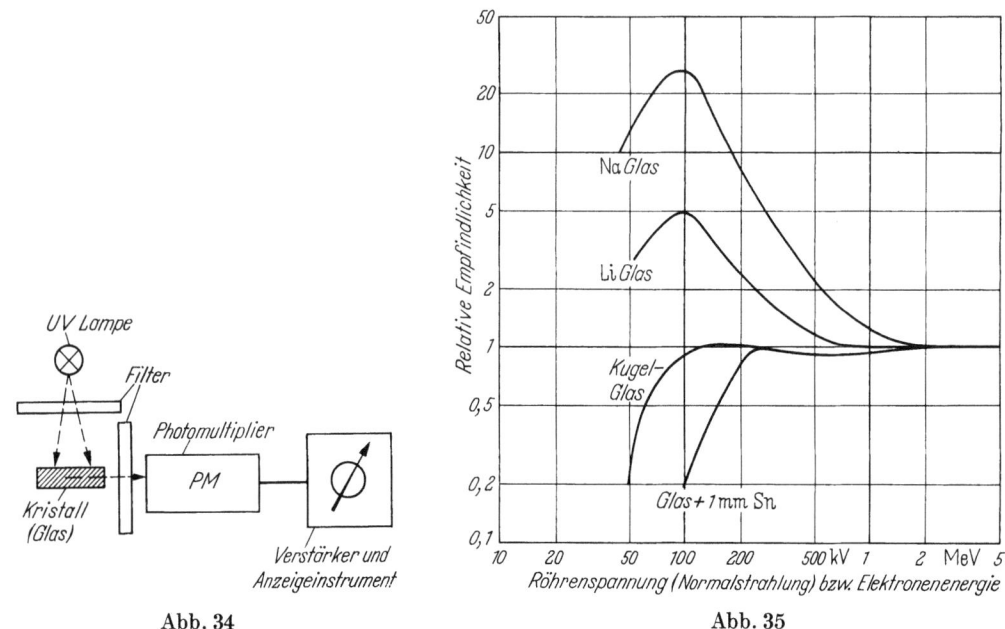

Abb. 34. Schema der Auswertung von Glasdosimetern

Abb. 35. Energieabhängigkeit verschiedener Glasdosimeter. *1* Natriumglas; *2* Lithiumglas; *3* Glas mit
Kompensationsfilter von 1 mm Zinn; *4* Kugeldosimeter

Nicht anzweifelbare *Vorteile der Glasdosimetrie* — insbesondere für die Strahlenschutzüberwachung — sind die große, praktisch unbegrenzte Haltbarkeit der Dosimetergläser
und ihre Unempfindlichkeit gegen mechanische, chemische und thermische Einflüsse.
Auch, daß Glasdosimeter — mit einem allerdings nicht ganz billigen Auswertegerät —
schnell und leicht ausgewertet werden können, ist ebenso, wie der große Meßbereich, der
von etwa 100 mR bis 1000 R und mehr reicht (Becker, 1963) und die gute Genauigkeit,
zweifellos ein großer Vorzug der Glasdosimeter (Hine, Hodara u. Friedman, 1962 sowie
Maushart u. Piesch, 1966). Ein Nachteil der Glasdosimeter ist dagegen die stets vorhandene, je nach Art der verwendeten Gläser, allerdings mehr oder weniger große Energieabhängigkeit (Abb. 35). Um diese zu kompensieren, können die gleichen Mittel wie bei
der Filmdosimetrie angewendet werden, d.h. entweder einfache Kompensationsfilter
(Schulman, Shurcliff, Ginther u. Attix, 1953) oder Kompensationsfilter mit Bohrungen (Kiefer und Maushart, 1965). Letztere Möglichkeit ist im sog. „*Kugeldosimeter*"
von Maushart und Piesch (1966) sehr schön verwirklicht, wobei durch die Anordnung
der Bohrungen gleichzeitig der Vorteil weitgehender Richtungsunabhängigkeit erreicht
wurde (Abb. 36). Ob die erzielte Energieunabhängigkeit (vgl. Abb. 35) allerdings ausreicht, die Glasdosimeter auch für die Strahlenschutzüberwachung mit weichen Röntgenstrahlen Arbeitender geeignet zu machen, ist zur Zeit noch umstritten (Wachsmann

u. KIMBERGER, 1964). Den gleichen vielseitigen Informationsinhalt wie Filmdosimeter (d.h. außer der Messung der Dosis von Röntgen- und Gamma-Strahlung, Angaben über Strahlenart und Energie, Messung der Betastrahlung, Strahleneinfallsrichtung, Art der Belichtung, Kontamination usw.) vermögen sie sicher nicht zu bieten. Sehr geeignet scheinen Glasdosimeter in Verbindung mit einfachen Auswertegeräten (vgl. z.B. Abb. 37) dagegen für die Katastrophendosimetrie zu sein, bei der weiche Strahlungen kaum von Interesse sind.

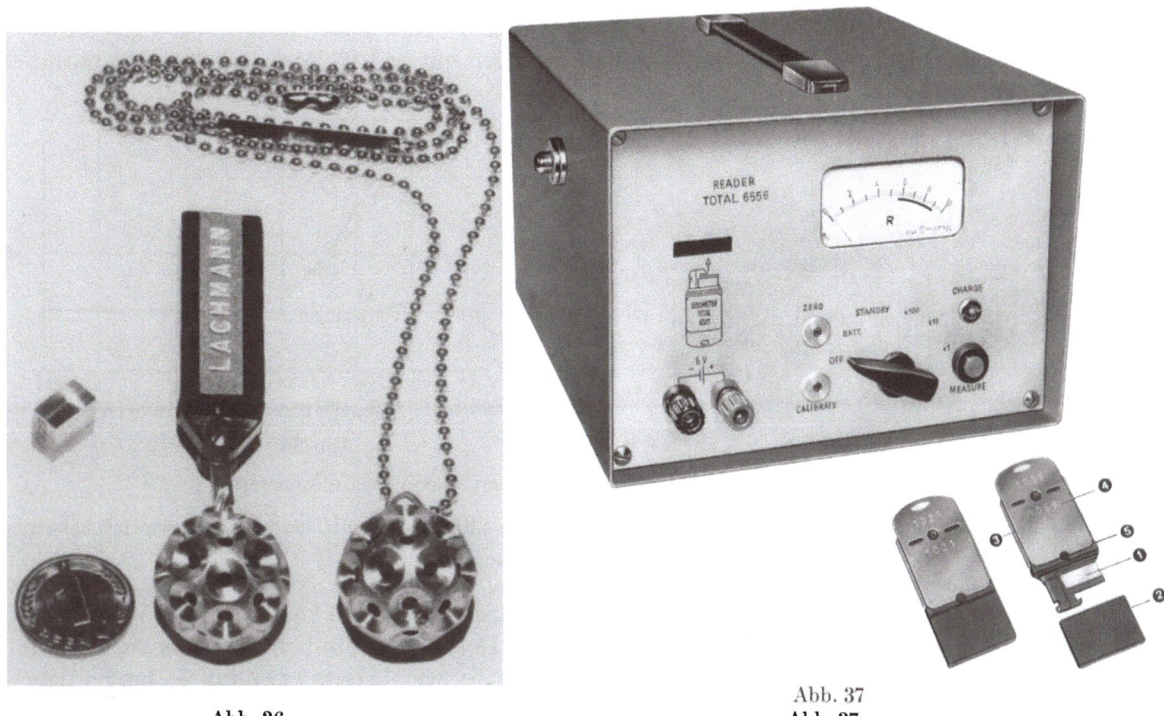

Abb. 36

Abb. 37
Abb. 37

Abb. 36. Glasdosimeter für die praktische Personenüberwachung; rechts: „Kugeldosimeter", d.h. Glasdosimeter in kugelförmigem Kompensationsfilter mit allseitig angebrachten konischen Bohrungen, an Tragkette, für Strahlungen über 80 kV; Mitte: Weichstrahldosimeter bestehend aus zwei Glasdosimetern, eines mit 0,06 mm Cu, eines ohne Zusatzfilter, zur Messung von Strahlungen von 30—50 kV, mit angehängtem Kugeldosimeter; links: ein Dosimeterglas und ein Pfennigstück zum Vergleich der Größenverhältnisse.
(Nach MAUSHART und PIESCH, 1966)

Abb. 37. Netzunabhängiges tragbares Auswertegerät für Glasdosimeter für Katastrophenzwecke; Meßbereich etwa 1—1000 R; unten Erkennungsmarken mit eingebauten Glasdosimetern: *1* Glasdosimeter; *2* Schutzkappe; *3* Kassette; *4* Erkennungsmarke; *5* Träger (Werkphoto der Firma Total, Ladenburg)

ε) Thermoluminescenzdosimetrie

Wachsende Beachtung findet in letzter Zeit auch die Thermoluminescenzdosimetrie, die auf dem von den Amerikanern FONDA und SEITZ (1948) beschriebenen *Thermoluminescenzeffekt* gewisser Stoffe nach der Bestrahlung mit ionisierenden Strahlungen beruht. Das Schema ihrer Auswertung ist in Abb. 38 dargestellt. Um die Anwendung des Verfahrens für dosimetrische Zwecke haben sich in den letzten Jahren vor allem KOSSEL, MAYER und WOLF (1954), GINTHER und KIRK (1957), SCHÖN, HÄRING, LUCHNER und SURJADI (1959), HANLE und PETER (1958), SCHULMAN, GINTHER, KIRK und GOULART (1960) sowie FRANK und HERFORTH (1960) verdient gemacht.

Als *Leuchtstoffe* kommen entweder das bezüglich Empfindlichkeit, Konstanz und Fading ausgezeichnete dosimetrische Eigenschaften besitzende mit Mangan aktivierte

Calcium-Fluorid (CaF$_2$: Mn) oder das nicht so günstige, dafür aber nahezu gewebe-äquivalente und daher bis zu weichen Strahlungen von etwa 10 kV praktisch energie-unabhängige *Lithium-Fluorid* (Li F) zur Anwendung (Abb. 39). Bei der Auswertung wird entweder die bei der Ausheizung insgesamt abgestrahlte Lichtsumme (Glow-Kurve) oder weniger genau die Spitze (Peak) der maximalen Helligkeit gemessen.

Die bemerkenswerteste Eigenschaft des Thermoluminescenzverfahrens ist der lineare Anstieg der Lichtemission mit der absorbierten Dosis, die von Bruchteilen eines mrad bis zu Mrad und mehr reicht (MALSKY und AMATO, 1963). Die Konstanz der Meßwerte und damit die Genauigkeit sind mit einigen Prozent recht gut; das Fading dagegen ist nicht ganz so klein wie beim Glasdosimeter, hält sich mit < 10 %/Monat jedoch in absolut

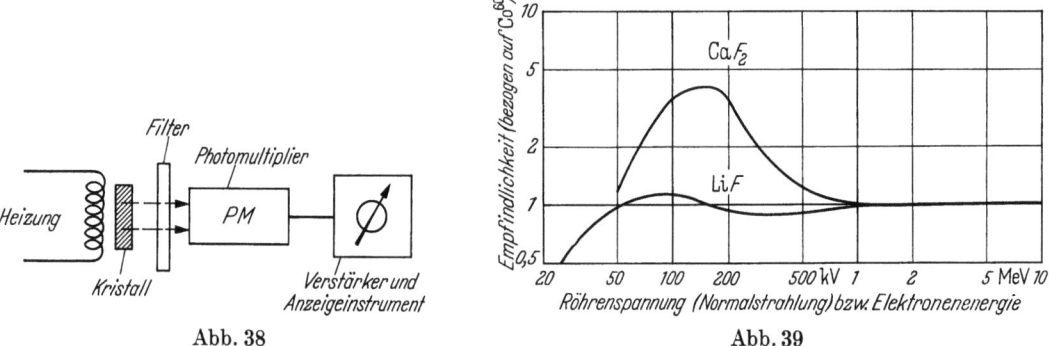

Abb. 38   Abb. 39

Abb. 38. Schema der Auswertung von Thermoluminescenzdosimetern

Abb. 39. Energieunabhängigkeit von Calcium-Fluorid und Lithium-Fluorid-Thermoluminescenzdosimetern

erträglichen Grenzen. Im Gebiet von Strahlenenergien > 100 keV (= 200 kV Brems-strahlung) ist die Energieabhängigkeit des CaF$_2$-Dosimeters ähnlich zufriedenzustellend wie beim Glasdosimeter und beim LiF-Dosimeter — wie bereits erwähnt — bis zu den weichsten interessierenden Strahlungen einmalig in der Festkörperdosimetrie (FRANK, 1963).

Eine gewisse Schwierigkeit besteht bei der Herstellung der Leuchtkristalle darin, daß es — z.Z. wenigstens — schwer ist, viele Kristalle mit gleicher Empfindlichkeit zu er-halten. Wo gleiche Empfindlichkeit der einzelnen Dosimeter verlangt wird, helfen sich gewisse Hersteller dadurch, daß sie pulverisiertes und entsprechend gemischtes Kristall-pulver verwenden. Der Empfindlichkeit einzelner Leuchtstoffe gegen Einflüsse von Luft, Feuchtigkeit usw. begegnet man gelegentlich auch dadurch, daß man in evakuierte Glas-gefäße eingeschmolzene Proben verwendet, die u.U. gleichzeitig die elektrische Ausheiz-vorrichtung enthalten (vgl. SCHULMAN u. Mitarb., 1960).

Bei der Beurteilung der Eignung der Thermoluminescenzdosimeter für Zwecke der Personen- und Katastrophen-Dosimetrie darf nicht vergessen werden, daß sie keine „*unlöschbaren Dosimeter*" im Sinne des Gesetzes darstellen und daß sie zur Auswertung in gleicher Weise wie die Glasdosimeter relativ komplizierte und teure Meßgeräte er-fordern.

Gegenüber *thermischen Neutronen* besitzen die verschiedenen Leuchtstoffe eine ver-schieden große, im allgemeinen ausreichende Empfindlichkeit. Auf schnelle Neutronen sprechen sie dagegen leider nur schlecht an.

Für Zwecke der *Personendosimetrie*, und zwar besonders für die *Katastrophendosimetrie* wurde ein sehr schönes *Auswertegerät* von der Firma Manufacture Belge de Lampes et de Material Electronique, Bruxelles (M.B.L.E.) entwickelt (Abb. 40). Es arbeitet mit in Glas eingeschmolzenen Calcium-Fluoriddosimetern, die Dosen von etwa 5 mR bis 1000 R und mehr zu messen gestatten (Abb. 41).

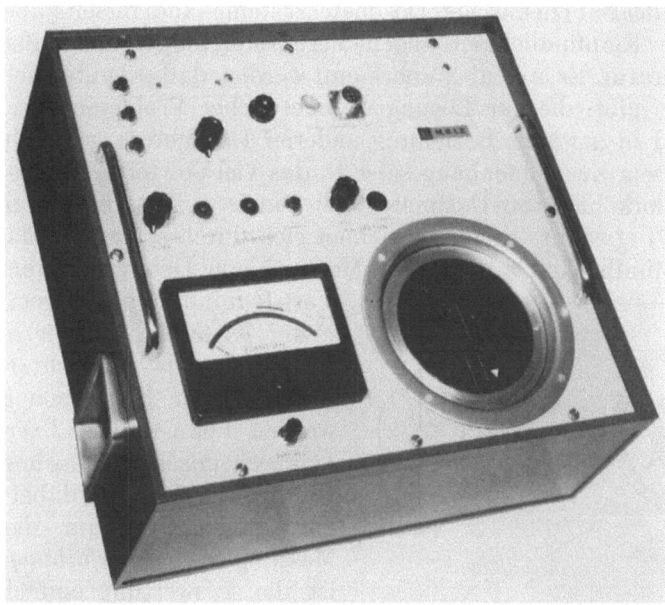

Abb. 40. Auswertegerät für Thermoluminescenzdosimeter der M.B.L.E., Bruxelles

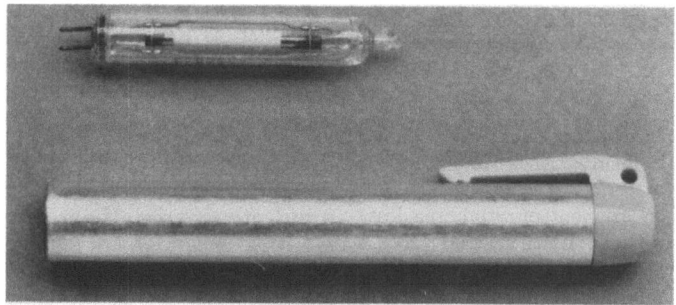

Abb. 41. Thermoluminescenzdosimeter (CaF) der M.B.L.E., Bruxelles

ζ) Andere Dosimetersysteme

Schließlich seien im Folgenden der Vollständigkeit wegen noch einige *andere Dosimetersysteme* erwähnt, die für die Anwendung im Strahlenschutz zur Messung von Röntgen- und Gamma-Strahlen diskutiert werden.

Als erstes ist in diesem Zusammenhang das *Strahlungselement* zu erwähnen (Abb. 42). Das ursprünglich von HESS (1959) angegebene und von HOSEMANN und WARRIKHOFF (1963) bzw. WARRIKHOFF (1964a—c) weiter entwickelte Dosimeter beruht auf der verschieden starken Elektronenemission verschiedener Metalle (z.B. Blei und Aluminium) unter dem Einfluß energiereicher Quantenstrahlung. Bei zwei im Vakuum einander gegenüber aufgestellten Elektroden kommt es also zu einer positiven Aufladung derjenigen Elektrode, aus der mehr Elektronen ausgelöst werden: Die entstandene Ladung kann mit einem Elektrometer, etwa ähnlich dem bei Kondensatorkammern üblichen, gemessen werden, wobei eine Aufladung des Gerätes jedoch entbehrlich ist.

Viel diskutiert wird in den letzten Jahren auch die *chemische Dosimetrie*, die ebenfalls bereits aus der Anfangszeit der Radiologie stammt (vgl. z.B. das „Chromoradiometer" von HOLZKNECHT oder das Sabouraud-Noiré-„Radiometer" (beide zitiert nach FÜRSTENAU, IMMELMANN u. SCHÜTZE, 1921). Obgleich es eine große Zahl von radiochemischen Reaktionen gibt (vgl. z.B. TAPLIN, 1956, oder MINDER, 1964), konnten sich chemische Dosimeter in die Praxis des Strahlenschutzes und insbesondere auch in die Überwachungsdosimetrie bis heute noch nicht einführen. Dies liegt einerseits an der im allgemeinen zu *geringen Empfindlichkeit* chemischer Dosimetersysteme, andererseits aber an ihrer *Inkonstanz* und großen Empfindlichkeit gegen Verunreinigungen und äußere Einflüsse, wie Licht oder Temperatur. Es muß aber anerkannt werden, daß es heute auch schon chemische Dosimetersysteme gibt, die zur Lösung dosimetrischer Probleme durchaus geeignet zu sein scheinen und in gewisser Beziehung anderen Dosimetern gegenüber sogar Vorteile aufweisen. In diesem Zusammenhang sei z.B. das viel erörterte Fricke-Dosimeter (1950) oder das Tetrachlorkohlenstoff-Dosimeter von Orbán u. Mitarb. (zit. nach Wachsmann u. Kallert, 1967) erwähnt. Ersteres zeichnet sich durch seine Zuverlässigkeit, letzteres durch seine Empfindlichkeit aus, die die Messung von Dosen von wenigen R gestattet.

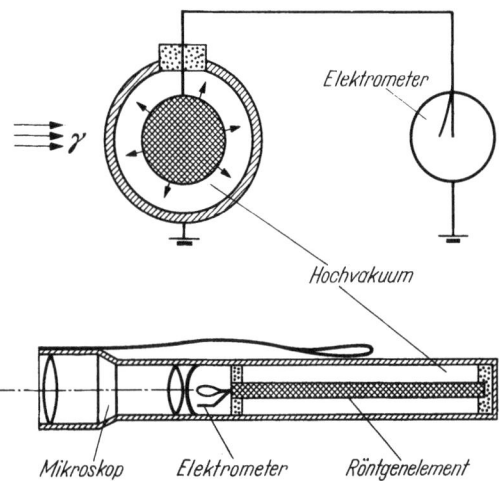

Abb. 42. Nach dem Prinzip des Röntgenelementes arbeitendes Taschendosimeter. (Nach Hosemann u. Warrikhoff, 1964). Oben: Wirkungsweise — die einfallende Gamma- oder Röntgen-Strahlung löst in der aus Blei bestehenden Innenelektrode Elektronen aus, wodurch diese positiv aufgeladen wird; unten: Längsschnitt durch das Taschendosimeter (schematisch); Hersteller: Telefunken, Ulm

Vorteil mindestens einiger chemischer Dosimeter ist dabei, daß sie auch zur Messung thermischer, ja vielleicht sogar thermischer und schneller Neutronen geeignet gemacht werden können. Die *Energieunabhängigkeit* von chemischen Dosimetern gegenüber Gammastrahlen ist dabei im allgemeinen gut. Solange es um die colorimetrische Messung sog. „*Verfärbungsdosimeter*" geht, ist die Auswertung einfach; sie kann aber kompliziert werden, wenn andere chemische Veränderungen der Dosimetersubstanz zu bestimmen sind. *Verfärbungsdosimeter* in Form fester Körper (z.B. Glas oder Kunststoffe) eignen sich ihrer geringen Empfindlichkeit wegen für Strahlenschutzzwecke nicht (Kügler u. Scharmann, 1959).

Ein besonderes Interesse verdienen — mindestens vom theoretischen Standpunkt gesehen — die sog. „*biologischen Dosimeter*". Es muß zugegeben werden, daß die physikalisch oder chemisch — dazu auch noch in der Regel an einer mehr oder weniger willkürlich gewählten Stelle des Körpers — gemessene Dosis ohne Berücksichtigung der Strahlenart und Energie und ohne Kenntnis der räumlichen und zeitlichen Dosisverteilung nicht ausreichend ist, Art und Ausmaß eines zu erwartenden Strahlenschadens vorauszusagen. Dazu kommen individuelle und zeitliche Empfindlichkeitsunterschiede des von Strahlen getroffenen Individuums hinzu, über die wir zwar noch wenig wissen, die aber sicher auch vorhanden sind (vgl. z.B. „Kombinationsschäden" (Streffer u. Messerschmidt, 1966). Hieraus erklären sich die immer wieder unternommenen Bemühungen, eine möglichst frühzeitig auftretende *Reaktion des Körpers* oder eines seiner *Organe* zu finden, die als Maß für die aufgenommene Dosis oder Integraldosis bzw. unmittelbar für die zu erwartende Strahlenreaktion dienen könnten. Untersucht wurden in diesem Zusammenhang vor allem Blutbildbeeinflussungen (vgl. z.B. Diethelm u. Hilscher, 1949 oder Dienstbier, Arient u. Pospisil, 1960), aber auch viele andere Organe bzw. Reaktionen (z.B. Milz, Testes, Veränderungen des zentralen und peripheren Nervensystems, des Zellstoffwechsels, des Reticulocyten-Resistenzwertes (Graul u. Damminger, 1960) und des Hautwiderstandes usw.). Die festgestellten Reaktionen haben meist den Nachteil, daß sie schwierige und umständliche Untersuchungsmethoden erfordern, relativ unempfindlich sind, nur in fortgeschrittenen Phasen des Strahlenschadens manifest werden und vor allem, daß sie unspezifisch und starken zeitlichen Schwankungen unterworfen sind.

Da alle Bemühungen, ein befriedigendes biologisches Dosimetersystem zu finden, bisher zu keinem praktischen Erfolg geführt haben, sei von einer näheren Schilderung abgesehen.

Der Vollständigkeit wegen seien schließlich die für den Radiologen uninteressanten, für die *Neutronendosimetrie* jedoch wichtigen sog. „*Aktivierungsdosimeter*" erwähnt (s. auch S. 586). Sie beruhen darauf, daß besonders thermische, in geringem Maße aber auch schnelle Neutronen die Eigenschaft haben, gewisse Stoffe zu aktivieren, d.h. radioaktiv zu machen. So werden z.B. Lithium 6, Bor 10, Mangan 55, Kobalt 59, Indium 113 sowie Gold 197 insbesondere durch thermische Neutronen und Bor 10, Phosphor 31, Schwefel 32 sowie Indium 113 auch durch mittelschnelle bzw. schnelle Neutronen aktiviert (vgl. z.B. DENNIS, 1963).

Eine Schwierigkeit der Aktivierungsmethode ergibt sich aus der Tatsache, daß der Grad der Aktivierung in starkem Maße von der *Energie* der Neutronen abhängig ist. Deshalb lassen sich genauere Angaben über die aufgetretenen Dosen nur machen, wenn die spektrale Verteilung der Neutronen bekannt ist bzw. wenn *mehrere Aktivierungssubstanzen* gleichzeitig angewendet werden. Vom medizinischen Standpunkt von Interesse ist, daß z.B. aus dem Gehalt an radioaktivem Phosphor 32, der aus dem in den Haaren enthaltenen Schwefel 32 durch Beschuß mit Neutronen des Energiebereiches von etwa 2—10 MeV entsteht, auf die aufgenommene Neutronendosis geschlossen werden kann (DENNIS, 1963).

c) Ergebnisse der Personendosismessungen

Über die bei der Überwachung von in *Röntgenbetrieben* beschäftigten Personen erzielten Ergebnisse ist oft berichtet worden, so z.B. in Deutschland von DRESEL (1952), LANGENDORFF und WACHSMANN (1953), BRICHZY und WACHSMANN (1959), DEGNER, HEGEWALD, DANDERS und KRÜGER (1962), KRAUS (1964) und BRICHZY und DREXLER (1964); in England von GREENING (1953), OSBORN (1955); in den USA von SPALDING, DEAMICIS und COWING (1953), SPALDING und COWING (1963); in Norwegen von KOREN, MAUDAL, FLATBY und BERTEIG (1961); in Polen von JASIAK, MUSIALOWICZ und WYSOPOLSKI (1966) usw.

Über die Strahlenbelastung in *Diagnostik, Therapie* und der medizinischen *Anwendung von Radium* und *Radionukliden* (vgl. LANGENDORFF u. WACHSMANN, 1953; BRICHZY u. WACHSMANN, 1959; BRICHZY u. DREXLER, 1964), ebenso wie über die Strahlenanwendung in Medizin, Forschung, Technik (KOREN, MAUDAL, FLATBY u. BERTEIG, 1961; BRICHZY u. DREXLER, 1964) sowie in Reaktoren liegen mehrere aufgeschlüsselte Ergebnisse vor. Speziell die Strahlenbelastung des Personals in der Zahnmedizin (GORSON, HALVORSEN, LIEBERMAN u. AITKEN, 1959), bei der Pflege radiumbestrahlter Patienten (BAEUMER u. HASE, 1956) oder bei der Arbeit mit ^{60}Co-Großquellen (BIRKNER u. KOSSEL, 1960) wurde bisher nur vereinzelt untersucht.

Über die Ergebnisse im einzelnen zu berichten, ist unmöglich, erübrigt sich aber auch, weil sie in allen wesentlichen Punkten übereinstimmen. Es seien hier jedoch einige der *wichtigsten Erkenntnisse und Entwicklungstendenzen* wiedergegeben:

Zunächst ist festzustellen, daß die *Überschreitungen* der Dosen von 0,4 rem/Monat (= im Monatsdurchschnitt zugelassene Jahresdosis von 5/12 rem) bzw. des Dreifachen dieses Wertes (1,2 rem/Monat) mehr oder weniger kontinuierlich von Jahr zu Jahr weniger werden (Abb. 43). Sie erreichen heute nur mehr etwa 0,6 bzw. 0,2⁰/₀₀ der insgesamt durchgeführten Überwachungen. Gliedert man die Überschreitungen der Jahresdosis von 5 rem nach *Art der Beschäftigung* auf, so ergibt sich das in Abb. 44 dargestellte Bild, aus dem zu ersehen ist, daß bei der *medizinischen Strahlenanwendung* relativ häufig Dosisüberschreitungen insbesondere bei der *gynäkologischen Radiumapplikation* vorkommen. Auch hier ist aber erfreulicherweise von Jahr zu Jahr eine sehr deutliche Abnahme des Prozentsatzes der Dosisüberschreitungen festzustellen! Ähnlich ist auch die Zahl der Überschreitungen der zugelassenen Monatsdosen von 5 rem (entsprechend 60 rem/Jahr) für *Teilkörperbestrahlungen* heute sehr klein, d.h. sie beträgt etwa 4,0⁰/₀₀ (BRICHZY u. DREXLER, 1964). Von Interesse mag schließlich sein, daß bei den Ärzten die *älteren*

offenbar höheren Dosen ausgesetzt sind oder besser gesagt, sich höheren Dosen aussetzen, als die *jüngeren* und daß aber Ärzte im allgemeinen kleinere Dosen erhalten als
technische Assistenten und Assistentinnen und diese wieder kleinere als das Hilfs-
personal, wie Pfleger, Krankenschwestern usw. (BRICHZY u. WACHSMANN, 1959).

Im Zusammenhang mit den eben mitgeteilten Dosen, die Radiologen und ihr Personal
heute erhalten, drängt sich einem die Frage auf, wie groß die *Dosisbelastung* in früheren

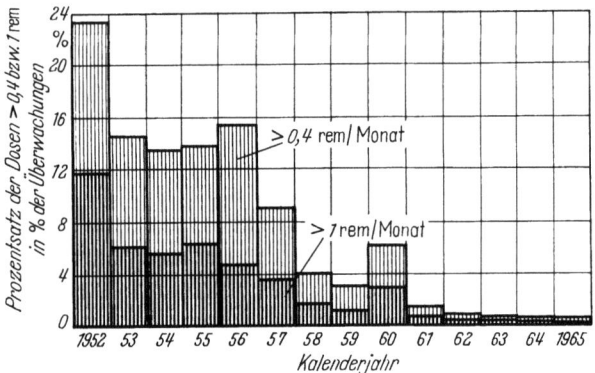

Abb. 43. Überschreitungen der Monatsdosis von 0,4 bzw. 1 rem nach Messungen der Münchner (früher
Erlanger) Auswertungsstelle in den Ländern Bayern, Hessen und Schleswig-Holstein

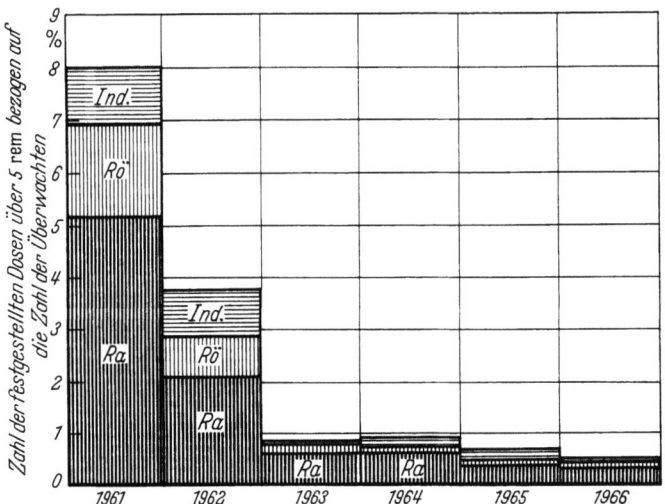

Abb. 44. Überschreitung der Jahresdosis von 5 rem unterteilt nach Art der Strahlenanwendung nach Erhebungen der Münchner Auswertungsstelle in den Jahren 1961—1966. *Ind* Industrie (Röntgen und Isotope);
Rö Röntgenstrahlen in der Medizin; *Ra* Radiumanwendung in der Medizin

Jahren gewesen sein mag, in denen man Strahlenschutzfragen noch weniger Beachtung
beimaß als das heute der Fall ist, d.h. etwa in den Jahren 1900 bis 1920. BRAESTRUP
(1957) schätzt diese Dosis auf etwa 100 R/Jahr, KITABATAKE und OKAJIMA (1964) für
das Jahr 1930 auf etwa 1000 R und für 1910 auf sogar 10000 R! Wenn diese Schätzungen
auch nur sehr grobe Annäherungen und sicherlich nicht Mittel-, sondern Höchstwerte
bedeuten, so wundert es einen beim Vergleich mit den heute noch auftretenden Dosen
nicht, daß die früher statistisch gesicherte verkürzte *Lebenserwartung* der Radiologen
heute nicht mehr zu befürchten ist (vgl. Abb. 45).

Und schließlich noch die Frage, ob die *Dosisbelastung* der Beschäftigten *noch weiter
herabgesetzt* werden kann. SCHINZ und EBERHARD (1958) kommen auf Grund einer
Analyse in der Schweiz zum Ergebnis, daß höhere Dosen als 1 rem/Jahr stets auf Nach-
lässigkeiten beim Umgang mit ionisierenden Strahlungen zurückzuführen sind, so daß

man die höchstzugelassene Dosis in Röntgenbetrieben und Radioisotopen-Laboratorien
auf 1 rem/Jahr herabsetzen könne. EBELER
(1960) widerspricht dieser Auffassung, da
nach seinen Erhebungen in den Jahren
1957—1959 der Prozentsatz der Personen,
bei denen Personendosen über 1 rem/Jahr
gemessen wurden, immerhin noch 11 % betrug. Wenn dieser Prozentsatz heute auch
sicher kleiner geworden ist, so sollte man
unseres Erachtens die höchstens zugelassene
Personendosis doch nicht nach dem fest-
setzen, was erreicht werden kann, sondern
nach dem, was erforderlich ist, um *gesund-
heitliche Schädigungen* auszuschließen.

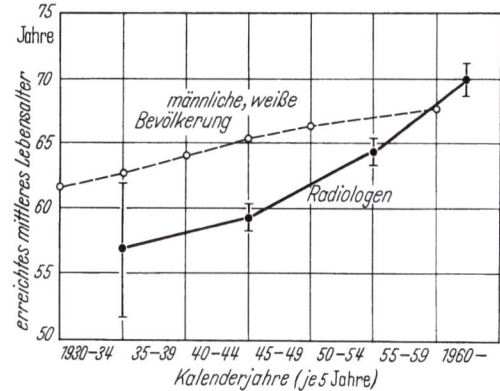

Abb. 45. Lebenserwartung der Radiologen in den
USA im Vergleich mit der der männlichen weißen
Bevölkerung. (Nach WARREN, 1965)

4. Messung der Patientendosis

a) Allgemeines

Unter den Strahlenbelastungen aus „künstlichen" Strahlenquellen spielt die *medizinische Strahlenanwendung* immer noch die größte Rolle. Auf ihr Konto gehen z.B. nach
sehr sorgfältig durchgeführten Untersuchungen (vgl. Abschnitt 4c α auf S. 599 dieses
Beitrages) in den verschiedenen Ländern etwa 20—100 mrem/Jahr Gonadendosis im
Durchschnitt je Kopf der Bevölkerung bzw. die Erhöhung der aus natürlichen Strahlen-
quellen stammenden Integraldosis auf das 2,4fache (SCHOEN, 1966). Mit Recht wird der
Messung der Patientendosis also wachsende Aufmerksamkeit geschenkt (vgl. z.B. SEELEN-
TAG, 1958; GOLDMAN, LORENZ u. WOLF, 1960; ZUPPINGER, 1961; Berichte des Adrian-
Committees von OSBORN, ARDRAN, SPIERS und MOLE, 1963).

Im Zusammenhang mit der Messung der Patientendosen interessieren dabei zwei
Größen, die streng voneinander geschieden werden müssen: Nämlich die *Belastung einzelner Organe*, die zu *lokalen Schäden*, z.B. der Haut, der Augenlinse und vor allem der
Gonaden oder allgemein des Erbgutes führen kann und die *Gesamt-* oder *Allgemeinbelastung*, d.h. diejenige Dosis, die *Lebensverkürzung*, Entstehung von Leukämie oder
Heraufsetzung des Prozentsatzes der Entstehung bösartiger Tumoren zur Folge hat. Die
beiden Größen erfordern zu ihrer Messung voneinander grundsätzlich verschiedene Geräte
und Meßanordnungen, die nur getrennt besprochen werden können.

Während die Belastung der einzelnen Organe als echte Dosis in den üblichen Einheiten
Röntgen oder rad gemessen werden kann, erfordert die letztgenannte Allgemeinbelastung
erst noch eine Erörterung, wie sie zu definieren und in welcher *Maßeinheit* sie zu messen
ist. Selbstverständlich sind die verschiedenen Organe und Systeme an der Allgemein-
schädigung verschieden stark beteiligt. Man könnte daher, wenn es darum geht, die
Schädigungen des blutbildenden Systems einschließlich der Leukämieentstehung zu erfassen, einfach die Knochenmarksdosis messen. Nun ist die Ermittlung dieser aber dadurch, daß das Knochenmark fast auf das ganze Skelet verteilt ist, sehr schwer; außerdem
gibt es sicher auch noch andere Organe und Systeme, deren Bestrahlung für das Zustandekommen einer allgemeinen Röntgenschädigung verantwortlich zu machen ist. Um nun
die anzuwendende Meßtechnik auch nicht allzu kompliziert zu machen, dachte man einfach an die *Messung der Integraldosis* (vgl. z.B. Bd. XVI dieses Handbuches, Abschnitt C. 3. b.). Jedenfalls wurde die Messung dieser Größe von Autoren, die sich um
die Messung der Allgemeinbelastung des Patienten in der Röntgendiagnostik verdient
gemacht haben, erörtert und versucht (vgl. z.B. REINSMA, 1960; MORGAN, 1961; ZIELER,
1961; SCHOEN, 1963 u.a.). Leider ist aber diese Integraldosis mit tragbarem Aufwand
nicht meßbar. Was bestenfalls meßtechnisch erfaßt werden kann, ist die *eingestrahlte*

Energie (Reinsma, 1959; Morgan, 1961). Diese ist aber, wie Zieler (1961) zeigen konnte, keineswegs identisch mit der im Körper *absorbierten Energie,* d.h. der Integraldosis, da der Prozentsatz der den Körper als Durchgangs- oder als Streustrahlung verlassenden Strahlenenergie u.U. bis zu 80% der eingestrahlten Energie betragen kann. Dies ist vor allem der Grund dafür, daß man sich in Deutschland unter Führung von Pychlau (1962 und 1964) mehr und mehr für die Messung der *Flächeneinfallsdosis,* oder wie diese Größe neuerdings korrekter genannt wird, für die Messung des *Flächendosisproduktes* in

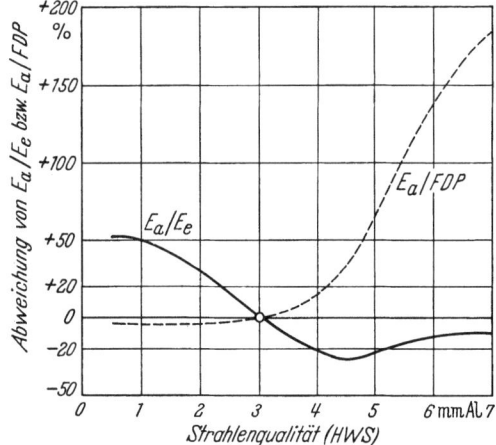

Abb. 46. Abweichungen der Verhältnisse der im Körper absorbierten Strahlenenergie Ea (Mg rad) zu der eingestrahlten Energie Ee (ausgezogene Linie) bzw. zum Flächen-Dosis-Produkt FDP (gestrichelte Linie) nach Messungen von Pychlau und Bunde (1965), zusammengestellt von Pychlau und Wachsmann, 1967

$R \cdot cm^2$ entschieden hat (Neboschew und Schott, 1959; Zieler, 1960 und 1961; Arnal u. Pychlau, 1961; Berger u. Fussangel, 1963).

Pychlau und Bunde (1965) konnten allerdings nachweisen, daß das Flächendosisprodukt bei verschiedenen Strahlen-Energien auch kein direktes Maß für die im Körper des Patienten absorbierte Strahlenenergie ist — nach Messungen von Schaal (1963) soll die eingestrahlte Energie hierfür besser geeignet sein (vgl. auch Pychlau u. Wachsmann, 1967). Im Gebiet der in der Diagnostik meist benützten Strahlungen von 60—100 kV — Röhrenspannung (1—4 mm Al HWSD) ist die *Proportionalität* jedoch hinreichend gewahrt (Abb. 46). Auch ist in diesem Gebiet eine numerische Umrechnung des Flächendosisproduktes in Integraldosis durch Multiplikation ersterer mit dem Zahlenfaktor 6,5 möglich (Pychlau u.

Wachsmann, 1967). Auch das in Bearbeitung befindliche DIN Normblatt 6819 sieht diese Größe vor und beschreibt, wie zu messen ist.

Jedenfalls stellt das relativ leicht meßbare *Flächendosisprodukt* gegenüber der früher üblichen Messung der Durchleuchtungszeit (z.B. Eggs u. Dietz, 1963) oder der Einfallsdosis allein (Wachsmann, 1962) einen wesentlichen Fortschritt bei der Messung der Patientenbelastung dar.

Frik (1960) hat darüber hinaus versucht, als Maß für die *Gesamtbelastung* der Strahlengefährdung in der Röntgendiagnostik eine Größe einzuführen, die die Integraldosis und die Gonadendosis in Prozenten der Integraldosis bzw. der Gonadendosis aus natürlichen Strahlenquellen als Vergleichswert benützt.

b) Technik der Messung der Patientendosis

α) *Messung von Teilkörperdosen und besonders der Gonadendosis*

Die Messung der Dosis an verschiedenen Stellen der Körperoberfläche und in Hohlorganen im Körperinnern kann grundsätzlich mit den auch sonst üblichen Strahlendosimetern und Meßkammern vorgenommen werden, wenn sie bezüglich Meßbereich (oft nur einige Milli- oder gar Mikro-R!), Größe und Energieunabhängigkeit den zu stellenden Anforderungen entsprechen. Praktisch kommen z.Z. für derartige Messungen vor allem *Kondensatorkammern* und *Filmdosimeter* bzw. neuerdings *Glas-* und *Thermoluminescenzdosimeter* (besonders Li F) in Frage. Bei Messungen an der Körperoberfläche dürfen die Kammern zur Erzielung der erforderlichen Empfindlichkeit gegebenenfalls auch groß sein. So beschreiben z.B. Osborn und Burrows (1958) *Ionisationskammern* für die Röntgendiagnostik von 40 bzw. 400 cm³. Im allgemeinen werden jedoch, um den Ort der Messung genauer feststellen und vor allem, um auch in Körperhöhlen (z.B. Vagina oder Rectum) messen zu können, kleine *Kondensatorkammern* bevorzugt (vgl. z.B. Möbius,

1951; HUDSON u. KUMPULA, 1955; SPIERS, 1957; SEELENTAG, v. ARNIM, KLOTZ u. NUM-
BERGER, 1957; SCHIRREN u. DITTMAR, 1959; ANGERSTEIN, 1960; RUMMEL, 1960; THURAU
u. DISTEL, 1961; EPP, WEISS u. LAUGHLIN, 1961 sowie EPP u. HESLIN, WEISS, LAUGHLIN
u. SHERMAN, 1963). Daß man aber auch Filme zu diesen Messungen benützen kann
— deren Vorteil bei Messungen in der Mundhöhle die einfachere Anwendungsmöglichkeit
ist — bestätigt SONNABEND (1962).

In Deutschland sind in diesem
Zusammenhang vor allem das Kondiometer der Firma Physikalisch-Technische Werkstätten Dr. Pychlau KG.,
Freiburg, mit den zahlreichen, allen
Sonderforderungen gerecht werdenden
dazugehörigen *Kondensatorkammern*
zu erwähnen (Abb. 47). In Körperhöhlen können diese Kammern am
zweckmäßigsten durch einen Gummi-
fingerling gegen Feuchtigkeit geschützt
angebracht werden.

Die Dosen an *unzugänglichen Organen* (wie z. B. dem Ovar) können durch
Einbringen von Dosimetern in zugängliche benachbarte Organe (z. B.
die Vagina) gemessen werden. Ist dies
nicht möglich, so kann die Strahlen-

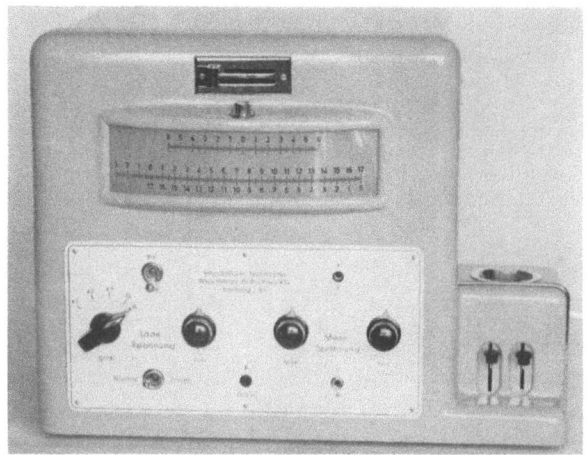

Abb. 47. „Kondiometer" zum Ausmessen von Kondensatorkammern (Hersteller: Physikalisch-Technische Werkstätten,
Freiburg)

belastung tiefliegender Organe aber auch aus der Oberflächendosis unter Berücksichtigung des Dosisabfalles der benützten Strahlung ermittelt werden.

Bei manchen Untersuchungen, z.B. bei der Thoraxdurchleuchtung, besteht auch ein
gewisser *Zusammenhang* zwischen dem gemessenen Flächendosisprodukt (s. folgenden
Unterabschnitt) und der Gonadendosis. Diese Korrelation ist aber keinesfalls sehr genau
(VALEYRE u. DUTRUEL, 1963), bei anderen Untersuchungen, z.B. Magendurchleuchtungen,
noch weniger eindeutig (SCHOEN, 1966). Jedenfalls besteht aber die Möglichkeit, aus dem
gemessenen Flächendosisprodukt die Gonadendosis unter Verwendung empirisch ge-
fundener Faktoren wenigstens angenähert abzuschätzen.

Tabelle 3. *Für Strahlenschutzmessungen bestimmte Kondensatorkammern der Physikalisch-Technischen Werkstätten,
Freiburg i. Br.*

Bezeich- nung	Kammer- volumen	Dosis-Meßbereich	Maximale Dosis- Leistung	Meßbare Strahlenqualitäten		Kammer-Art	Dosimeter
	cm³	R	R/min	kV	HWSD	mm ⌀	
18311	0,6	0,1—4	9000	80	0,08 Cu — Kobalt	Kugel 15	
18312	0,16	0,2—8	40000	80	0,08 Cu — Kobalt	Kugel 10	
18313	6	0,015—0,7	0,2	80	0,08 Cu — Kobalt*	Zylinder 15	
18317	48	0,001—0,04	0,2	80	0,08 Cu — Kobalt	Zylinder 30	
18320	160	0,0004—0,02	20	80	0,08 Cu Kobalt	Zylinder 45	Kondiometer
18321	13	0,00002—0,0012	50	50	1,0 Al — 80 kV 1,5 Al	Argon	
18322	0,1	1—40	60000	50	2,0 Al — Kobalt*	Zylinder 10 × 30	
18323	0,3	0,1—4	50000	50	2,0 Al — Kobalt*	Zylinder 10 × 20	
18324	3	0,015—0,7	150	50	2,0 Al — Kobalt*	Zylinder 15 × 40	
18328	0,01	15—650	60000	80	0,08 Cu — Kobalt*	Zylinder 6	
812	7	0,1—1	10	50	2,7 Al — Kobalt	Füllhalter	
812	0,7	0,1—1	10	50	2,7 Al — Kobalt	Füllhalter	
8121	160	0,00045—0,045	0,02	80	0,08 Cu — Kobalt	Zylinder 45	Condiognom
8124	800	0,0001—0,001	0,01	80	0,08 Cu — Kobalt	Quader	
8123	0,035	25—250	3000	10	1,6 Be — 100 kV 1,7 Al	Fenster 3 mg/cm²	

* Bei Messungen frei in Luft mit Kappe zur Erzeugung von Elektronen-Gleichgewicht.

β) Messung der Allgemeinbelastung, d.h. des Flächendosisproduktes in R·cm²

Die Erörterung der Messung der Allgemeinbelastung des Patienten in der Röntgendiagnostik oder kurz der *Patientenbelastung* kann sich vor allem auf die Beschreibung des von der Firma Physikalisch-Technische Werkstätten, Freiburg, unter dem Namen „*Diamentor*" hergestellten Dosimeters beschränken. Dieses Gerät hat, mindestens in Deutschland, aber auch im Ausland, die weiteste Verbreitung gefunden.

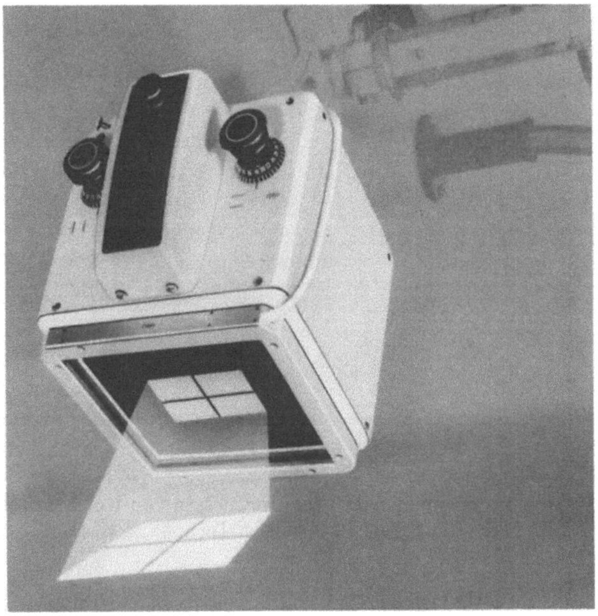

Das *Meßprinzip* des Diamentor-Patientendosimeters (vgl. auch H. und P. Pychlau, 1963 sowie Berger u. Fussangel, 1963) ist einfach: Eine zwischen der Primärblende (Blende zum Einblenden der Größe des benützten Strahlenkegels) und dem Patienten angebrachte großflächige *Ionisationskammer* mißt an beliebiger Stelle das Flächendosisprodukt. Dieses Produkt bleibt bei Vergrößerung des Abstandes vom Brennfleck konstant, da die Dosis oder Dosisleistung mit dem Quadrat des Abstandes vom Brennfleck abnimmt, gleichzeitig aber die Fläche des bestrahlten Feldes ebenfalls mit dem Quadrat des Abstandes zunimmt.

Abb. 48. Großflächige Durchstrahlungskammer des „Diamentor"-Patientendosimeters an der Lichtvisierblende einer Diagnostikröhre angebracht (Hersteller: Physikalisch-Technische Werkstätten, Freiburg)

Die *Kammer* ist eine praktisch schattenfreie Durchstrahlungskammer und außerdem durchsichtig, damit sie, zwischen Röhre und Patient angebracht, die Benützung eines eventuell vorhandenen Lichtvisiers nicht stört (Abb. 48). Der durch die Kammer fließende, von der jeweils herrschenden Dosisleistung und der Größe des ausgeblendeten Feldes abhängige *Ionisationsstrom* betätigt ein elektrostatisches Relais, das seinerseits in Schritten von 10 R·cm² ein Zählwerk steuert (Abb. 49). Die Zahl der Schritte, die Relais und Zählwerk je Sekunde verarbeiten können, beträgt 50, so daß auch die großen, bei Hochleistungsaufnahmen auftretenden Dosisleistungen richtig registriert werden. In einer Sonder-

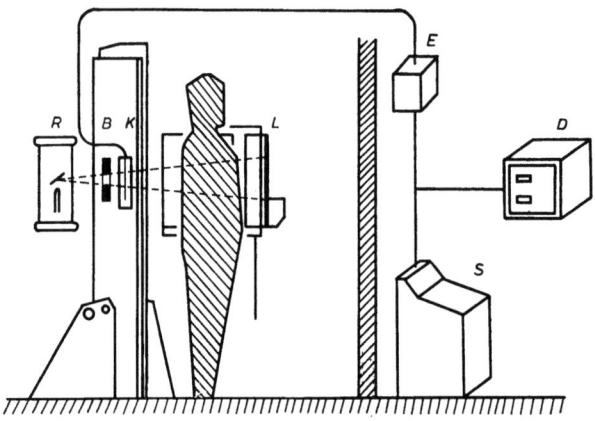

Abb. 49. Schema des „Diamentor"-Dosismessers zur Messung der Allgemeinbelastung des Patienten bei Röntgenuntersuchungen als Flächendosisprodukt in R·cm²

ausführung kann das Gerät mit *zwei Zählwerken* ausgerüstet werden, um die bei Durchleuchtungen und bei Aufnahmen auftretenden Patientendosen getrennt zu erfassen. Ein Patientendosimeter kann an einer Apparatur mit mehreren Arbeitsplätzen unter Verwendung mehrerer an die verschiedenen Blenden montierter Ionisationskammern gemeinsam benützt werden. Mit einem Dosisdrucker ausgerüstet, besteht außerdem die Möglichkeit, die den verschiedenen Patienten verabreichten Dosen automatisch festzuhalten. Airth (1964) koppelt sein Patientendosimeter sogar mit einem Dosisschreiber.

Geräte, die nicht das Flächendosisprodukt (R·cm²), sondern die *eingestrahlte Energie* (Mg·rad oder Joule, W·sec usw.) messen sollen, müssen so gebaut sein, daß außer dem Flächendosisprodukt auch noch die Strahlenqualität berücksichtigt wird (REINSMA, 1960 und MORGAN, 1961). Dies kann entweder dadurch erfolgen, daß man die Kammer energie-abhängig macht oder indem man ein von der kV-Einstellung am Schalttisch gesteuertes Korrekturglied einschaltet. Ersteres ist bei dem von der Firma Philips, Eindhoven, gebauten ,,*Diagnostik-Monitor*'' der Fall (ARDRAN u. CROOKS, 1965). Jedenfalls bedeuten beide Lösungen einen nicht unwesentlichen technischen Mehraufwand, der sich auch im Preis der Geräte ausdrücken muß.

c) Ergebnisse der Patientendosismessungen

α) *Messung der Gonadendosen und der Dosis in anderen Organen*

Bei der Besprechung der Ergebnisse der Gonadendosismessungen ist zu unterscheiden zwischen den Messungen, die in *Einzelfällen* an Patienten, Leichen und Phantomen mit dem Ziel ausgeführt wurden, Auskunft darüber zu erhalten, wie groß die Gonaden-belastung bei verschiedenen Untersuchungsverfahren ist und denjenigen Untersuchungen, die die Bestimmung der *Gonadenbelastung* durch röntgendiagnostische Strahlenanwendung von ganzen Bevölkerungsgruppen zum Ziel haben.

Was die Ergebnisse von *Einzeluntersuchungen* anbetrifft, kann zunächst festgestellt werden, daß sich je nach der angewandten Technik und Untersuchungsart große Unter-schiede in den gemessenen Gonadendosen ergeben. Allgemein gilt, daß Untersuchungen von *gonadenfernen Organen* und Körperteilen (z.B. Schädel- und Zahnaufnahmen, Aufnahmen der distalen Extremitätenabschnitte, aber auch Untersuchungen des Thorax) kleine Gonadendosen ergeben. Diese liegen bei guter Aufnahmetechnik (vgl. SEELENTAG, 1958) in der Größenordnung von etwa 0,01 bis 1 mR Aufnahme. Mittelhohe Gonadendosen liefern diejenigen Untersuchungen, die an in *Gonadennähe* gelegenen Organen ausgeführt werden, also z.B. Magen- und Darmuntersuchungen, Untersuchungen der Hüftgelenke oder der Lendenwirbelsäule usw. (PAPE u. ZAKOVSKY, 1960). Bei diesen ist je Aufnahme — unter der Voraussetzung, daß die Gonaden außerhalb des Strahlenkegels liegen — mit Dosen von etwa 1—100 mR zu rechnen. Die höchste Gonadenbelastung ergibt sich dagegen selbstverständlich dort, wo die Gonaden ungeschützt im *direkten Strahlenkegel* liegen, d.h. z.B. bei Beckenaufnahmen sowie Aufnahmen und Durchleuchtungen des Unter-bauches, bei denen die Gonadendosen Werte erreichen können, die bis 1000 mR und mehr hinaufgehen (vgl. z.B. ARDRAN u. CROOKS, 1957). Durch *Abschirmen der Direkt-strahlung* — Hodenkapseln beim Mann und Ovarienschutz bei Frauen (STIEVE, 1959) — können diese Dosen um den Faktor 20—100 verkleinert werden (SEELENTAG, 1958). Die *Hartstrahltechnik* bringt dagegen bezüglich der Gonadenbelastung nur bei Einstellungen in der Nähe der Gonaden eine mäßige Dosiseinsparung; bei Aufnahmen von den Gonaden entfernt liegenden Körperabschnitten (z.B. Thorax!) wächst die Gonadendosis bei An-wendung der Hartstrahltechnik nach Auffassung einzelner Autoren, infolge Zunahme und Härterwerden der Streustrahlung (vgl. z.B. OESER, MEHL u. SCHAEFER, 1958 oder CEN u. FRIK, 1958). Allgemeine Regeln lassen sich aber kaum aufstellen. Die von Durch-leuchtungen stammende Dosis ist dabei gegenüber der bei Aufnahmen auftretenden dem aufgewendeten mAs-Produkt entsprechend in der Regel größer.

Was weitere Einzelfragen anbetrifft, muß auf die sehr umfangreiche Literatur, die hier im einzelnen auch nur zu zitieren unmöglich ist, verwiesen werden (zusammen-fassende Darstellungen z.B. bei SEELENTAG, 1958 und SCHOEN, 1963).

Die *Gonadenbelastung der Bevölkerung* durch röntgendiagnostische Maßnahmen ist in letzter Zeit Gegenstand zahlreicher, z.T. groß angelegter Untersuchungen geworden. Bei den Erhebungen, die schon relativ frühzeitig in Dänemark, England, Schweden und den USA durchgeführt wurden (vgl. z.B. ICRP-Report 1957 sowie SEELENTAG, 1957) ergab sich, daß die mittlere Gonadendosis je Kopf der Bevölkerung pro Jahr etwa 20—100 mR

beträgt, wobei aber den einzelnen Untersuchungsarten sehr verschiedene Bedeutung zukommt (Abb. 50). Für Bayern fanden SEELENTAG und FALTENBACHER (1958) bei Männern
von 14—40 Jahren und Frauen von 14—35 Jahren weniger als 200 mR; bei Männern und
Frauen von 14—30 Jahren betrug die Belastung unter 100 mR. In Kinderkliniken konnten
SEELENTAG, NUMBERGER, KNORR und KOLBERG (1958) eine mittlere Dosisbelastung pro
Patient und Jahr von 77 mR feststellen, was umgerechnet auf den Kopf der Bevölkerung
aber nur 0,1 mR/Jahr ausmacht. Für die freie Praxis und kleinere Krankenhäuser wurden
von SEELENTAG, SEELENTAG-LUPP und KLOTZ (1960) pro Kopf minimale genetische Bela-

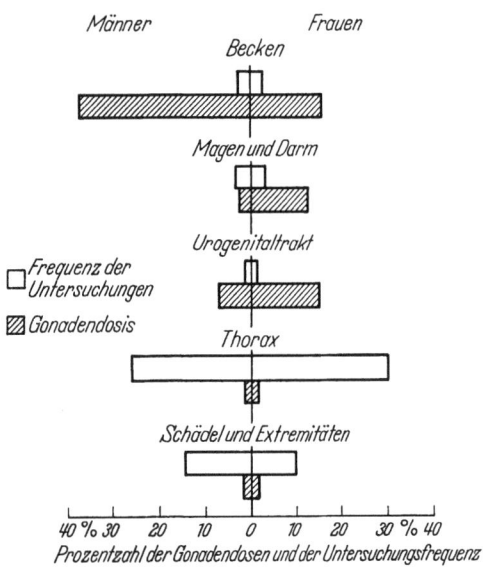

Abb. 50. Häufigkeit der Untersuchungen verschiedener Körperregionen und Höhe der dabei verabreichten Gonadendosen in Prozent der Untersuchungen bzw. der Belastung der Gonaden insgesamt.
(Nach SEELENTAG, 1957)

stungen von 5, mittlere von 14 und maximale
von 160 mR/Jahr gefunden. Das Ergebnis der
großen von HOLTHUSEN, LEETZ und LEPPIN
(1961) in Hamburg unternommenen Untersuchung war eine mittlere genetische Belastung
von 19,9 mR/Kopf und Jahr. Für Frankreich
fanden REBOUL, DELORME, TAVERNIER und
GEINDRE (1960) eine mittlere Gonadendosis
von 36 mrad/Jahr; für Budapest CSÁKÁNY,
VITTAY, VOLNI und BARSI (1960) 60 mrem/Jahr
und für die Schweiz ZUPPINGER, MINDER,
SARASIN und SCHAER (1961) 22,3 mR/Jahr.

Messungen der Dosen in *anderen Organen*
der untersuchten Patienten sind viel seltener,
doch liegen auch hier einige Ergebnisse vor;
so z.B. von EPP, WEISS und LAUGHLIN
(1961) und EPP, HESLIN, WEISS, LAUGHLIN
und SHERMAN (1963) bezüglich der Belastung
des *Knochenmarks.*

Wichtig scheint noch, darauf hinzuweisen,
daß man neben der Gonadendosis und der
Allgemeinbelastung des Patienten auch heute
niemals die *lokale Strahlenbelastung* der Haut
in der untersuchten Zone und der im Strahlenkegel liegenden inneren Organe vergessen sollte. Wenn heute Strahlenschäden bei der diagnostischen Strahlenanwendung
auch nur bei grober Fahrlässigkeit und Unachtsamkeit vorkommen können, so ist es doch
beachtlich, daß z.B. LARSSON noch 1956 bei Schichtaufnahmen der lumbalen Wirbelsäule
Dosen von über 200 R und bei Durchleuchtungen mehr als 100 R gemessen hat! Demgegenüber stellte allerdings SCHULTE-BRINKMANN (1966) bei Bronchographien in Narkose
eine mittlere Dosis von nur 8,4 R auf der Haut des Patienten fest. Ähnliche Messungen
haben bei Zahnaufnahmen (JUNG (1960), SONNABEND (1961) sowie ROTTKE und SAUER-
MOST (1961) mit dem Ergebnis gemacht, daß sowohl die lokale als auch besonders die
Gonadendosis durch eine geeignete Technik und zweckmäßige Abschirmung der Direkt-
und Streustrahlung sehr stark verringert werden kann. FRIK (1964) dagegen untersucht
die Verhältnisse bei *Röntgenfernsehen.*

β) Allgemeinbelastung

Auch über die Ergebnisse der Messungen der Allgemeinbelastung des Patienten liegen
bereits Ergebnisse vor. So haben ARNAL und PYCHLAU (1961) festgestellt, welche Flächen-
dosisprodukte bei den verschiedenen Untersuchungsarten im Mittel aufgewendet werden
und z.B. bei *Thoraxuntersuchungen* etwa 350—500 R·cm², bei *Oesophagus-* und *Gallen-
untersuchungen* 1000—2500, bei *Magen-* und *Colonuntersuchungen* aber 6000—9500 R·cm²
gefunden. Bei den Patienten, bei denen pathologische Befunde vorlagen, waren die Flächen-
dosisprodukte in der Regel größer. Bei sechs *verschiedenen Untersuchern* schwankte das
bei Magenuntersuchungen im Mittel aufgewandte Flächendosisprodukt zwischen 3150

und 7800 R·cm². FENDEL (1964) untersuchte verschiedene *Aufnahmearten* und fand unter anderem, daß sich mit einem 6-Ventil-Apparat dosissparender arbeiten läßt als mit einem Apparat mit vier Ventilen. Sehr ausführlich hat auch SCHOEN (1963 und 1966) Patientendosen untersucht und dabei interessante Hinweise bezüglich der verschiedenen *Aufnahmetechniken*, der Zusammenhänge des Flächendosisproduktes mit der *Berufserfahrung*, der *Ermüdung* des Untersuchers usw. gefunden.

Alle diese Ergebnisse zeigen deutlich, daß die Messung der Allgemeinbelastung des Patienten bei Röntgenuntersuchungen *mehrere Zwecke* zu erfüllen hat und zwar:

1. *Schutz des Patienten* vor übermäßiger und vermeidbarer Strahlenbelastung,
2. *Auswahl dosissparender Untersuchungsverfahren* und Techniken,
3. *Kontrolle der Untersucher* bezüglich einwandfreien und dosissparenden Arbeitens,
4. *Aufdecken von Mängeln* in der Apparatur (z.B. Fehlen eines Filters),
5. Schutz des Arztes vor eventuellen *Regreßansprüchen* und
6. *Wissenschaftliche Fragestellungen* (z.B. Zunahme der Leukämiehäufigkeit nach ausgedehnten Röntgenuntersuchungen).

5. Messung der radioaktiven Kontamination
a) Allgemeines

Beim Arbeiten mit *offenen radioaktiven Stoffen*, das heute zum täglichen Handwerk des Radiologen und Nuclearmediziners gehört, muß immer damit gerechnet werden, daß ein Teil der verwendeten Radioaktivität ungewollt Personen und die Umgebung des Arbeitsplatzes bzw. der Aufenthaltsorte des Patienten *kontaminiert*. Aber auch dort, wo mit umschlossenen radioaktiven Präparaten, z.B. mit Radium, umgegangen wird, ist stets die Möglichkeit gegeben, daß die *Umhüllung undicht* wird. Ferner gehört es mit zu den Aufgaben der Strahlenschutzmeßtechnik, die Aktivität von den die Kontrollbereiche verlassenden *festen Abfälle*, *Abwasser* und *Abluft* zu kontrollieren, um dafür sorgen zu können, daß die höchst zugelassenen Konzentrationen, die sog. *MZK-Werte*, nicht überschritten werden (vgl. 1. Strahlenschutzverordnung). Ähnliche meßtechnische Probleme ergeben sich bei der Messung der *Aktivität von Lebensmitteln*, *Trinkwasser* und *Atemluft*. Schließlich aber ist es erforderlich, Aktivität und Art der in bestimmten *Organen* des menschlichen Körpers oder in seiner Gesamtheit aufgenommenen radioaktiven Stoffe zu bestimmen, um die aus dieser inneren Bestrahlung sich ergebenden Dosen berechnen zu können.

Die mit den vorgenannten Aufgaben verbundenen meßtechnischen Probleme sind außerordentlich vielseitig und oft auch kompliziert. Dies ist nicht zuletzt dadurch bedingt, daß es sich in der Regel um die Messung *niederer Aktivitäten* handelt, woraus sich für die zu verwendenden Meßgeräte besondere Forderungen ergeben (SCHRÖCK-VIETOR, 1962). Oft können sie auch nur in Zusammenarbeit mit besonders ausgebildeten Meßtechnikern, Physikern und Radiochemikern gelöst werden. Es kann also unmöglich Aufgabe dieses Abschnittes sein, die im Einzelfall anzuwendende Meßtechnik, die Meßgeräte und ihre Wirkungsweise im einzelnen zu beschreiben. Diejenigen, die Einzelheiten interessieren, müssen auf die sehr umfangreiche Spezialliteratur oder auf gute Sammeldarstellungen (z.B. KIEFER und MAUSHART, 1964) verwiesen werden. Zweck dieses Abschnittes kann es vielmehr nur sein, die *Grundlagen* der Strahlenschutzmeßtechnik in einem solchen Umfang aufzuzeigen, wie sie für jeden Radiologen von allgemeinem Interesse sind.

b) Messung äußerer oberflächlicher Kontaminationen
α) *Messung der Kontamination von Gegenständen*

Verbindliche *zahlenmäßige Angaben* darüber, wann eine Oberfläche als in unzulässigem Maße kontaminiert anzusehen ist, sind international nicht festgelegt. Als Beispiel sind in Tabelle 4, die z.B. in Frankreich geltenden Richtwerte dargestellt. Die in anderen Ländern gebräuchlichen Werte liegen ähnlich (KOENIG, 1966).

Tabelle 4. *In Frankreich geltende Strahlenschutzrichtwerte der radioaktiven Kontamination von Arbeitsgegenständen und der Körperoberfläche.* (Nach Kiefer und Maushart, 1964)

Radio-toxicität der Isotope	Geräte und Arbeitsplätze		Kleidung	Haut
	in „inaktiven" Zonen	in „aktiven" Zonen		
sehr hoch	α-Strahler: $10^{-5}\,\mu\mathrm{Ci/cm^2}$	α-Strahler: $10^{-4}\,\mu\mathrm{Ci/cm^2}$	α-Strahler: $10^{-5}\,\mu\mathrm{Ci/cm^2}$	α-Strahler: $5\cdot10^{-6}\,\mu\mathrm{Ci/cm^2}$
	β-Strahler: $10^{-4}\,\mu\mathrm{Ci/cm^2}$	β-Strahler: $10^{-3}\,\mu\mathrm{Ci/cm^2}$	β-Strahler: $10^{-4}\,\mu\mathrm{Ci/cm^2}$	β-Strahler: $5\cdot10^{-5}\,\mu\mathrm{Ci/cm^2}$
hoch mittel nieder }	$10^{-4}\,\mu\mathrm{Ci/cm^2}$	$10^{-3}\,\mu\mathrm{Ci/cm^2}$	$10^{-4}\,\mu\mathrm{Ci/cm^2}$	$5\cdot10^{-5}\,\mu\mathrm{Ci/cm^2}$

Bei der Messung der Kontamination von Oberflächen müssen stets *Strahlendetektoren* (Zählrohre, Kristallzähler usw.) benützt werden, deren *Eingangsfenster* so dünn sind, daß sie von der zu messenden Strahlung möglichst ungeschwächt durchsetzt werden können. Das bedeutet, daß zur Messung von Alpha-Strahlen nur ganz in die Nähe der zu prüfenden Oberflächen gebrachte Endfensterzählrohre, zur Messung von Beta-Strahlen dünnwandige Zählrohre oder Szintillationszähler und zur Messung von Gamma-Strahlen praktisch beliebige Szintillationskristalle oder Zählrohre benützt werden können. Gelegentlich werden auch *Methan-Großflächen-Durchflußzählrohre* empfohlen (vgl. Rudat u. Strötges, 1964). Die Messung kann entweder *direkt* über der kontaminierten Oberfläche mit

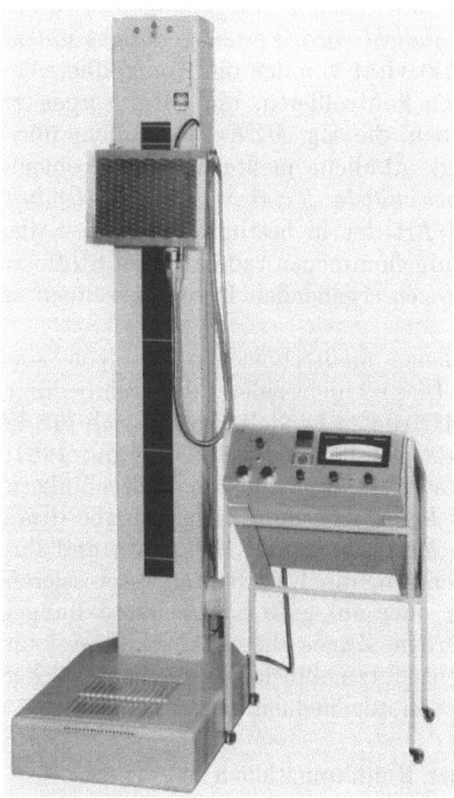

möglichst großflächigen Detektoren ausgeführt werden oder — bei geeigneter Beschaffenheit der Oberfläche — nach einer *Anreicherung* der Aktivität durch einen „*Wischtest*" mit einem Papierfilter oder Wattebausch. Man muß sich beim Wischtest aber darüber im klaren sein, daß je nach der Art der Oberfläche meist nur etwa 20—80%, bestenfalls allerdings auch bis 99% der auf der Oberfläche vorhandenen Aktivität eingesammelt werden (Koch, 1960; Moldenhower, 1962). Die einzelnen Wischproben werden nach Einsammlung in kleinen verschweißten dünnwandigen Kunststoffbeuteln untergebracht, um bei ihrer Ausmessung die benutzte Apparatur (eventuell Bohrlochkristall) nicht auch zu kontaminieren.

Eine besondere Bedeutung kommt der regelmäßigen Kontrolle der *Berufskleidung* auf eventuelle Kontamination zu. Stark kontaminierte Kleidungsstücke müssen dabei vor dem Waschvorgang ausgeschieden werden, damit sie andere Kleidungsstücke, das Waschwasser und die Waschanlage nicht unnötig weiter kontaminieren. Von *Wäschemonitoren* muß verlangt werden, daß sie Wäschestücke auszuscheiden gestatten, deren Gesamtaktivität $5\cdot10^{-8}$ Ci übersteigt (Kiefer, Maushart und Stäblein, 1961). Als Detektoren kommen auch hier für Beta-Strahler Zählrohre und für Alpha-Strahler großflächige Szintillationszähler mit sehr dünnen Abdeckungen in Frage.

Abb. 51. Hand- und Fußmonitor, gleichzeitig als Kleidermonitor verwendbar, zur Messung von α-, β- und γ-Strahlung mit Großflächendurchflußzählern (Werkphoto vom Labor Prof. Dr. Berthold, Wildbad)

β) Messung der Kontamination der Körperoberfläche

Da beim Arbeiten mit offenen radioaktiven Stoffen Hände und Füße (Schuhe) am häufigsten kontaminiert werden, kommt den *Hand-* und *Fußmonitoren* die größte Bedeutung zu (JONES, 1963). Auch hier werden als Detektoren entweder Zählrohre (für Beta-Strahlen) oder Szintillationszähler (für Alpha-Strahlen) verwendet, die aber meist so ausgebildet sind, daß die Messung der Alpha- und Beta-Aktivität gemeinsam oder auch getrennt erfolgen kann (ANDERSSON et al., 1961). Das Beispiel eines modernen Hand- und Fuß-Monitors zeigt Abb. 51.

Besondere meßtechnische Probleme wirft die Messung und Lokalisation eng *umschriebener Kontaminationen* an der Körperoberfläche und in Wunden auf. Hierzu werden Szintillationszähler sehr kleiner Dimensionen bis zu 1 mm Durchmesser benützt (DESNEIGES, 1962) oder auch Miniatur-Glockenzählrohre (AURAND u. STREMME, 1954).

γ) Dichtigkeitsprüfungen von umschlossenen radioaktiven Präparaten (besonders Radiumpräparaten)

Die erste Strahlenschutzverordnung schreibt in § 44 regelmäßige *Dichtigkeitsprüfungen* durch dazu berechtigte Stellen vor. Unabhängig hiervon kann es aber nützlich sein, derartige Prüfungen auch selbst durchzuführen, besonders wenn Verdacht besteht, daß die Umhüllung eines Präparates beschädigt sein könnte.

Bei der Durchführung von Dichtigkeitsprüfungen muß zwischen emanierenden — d. h. besonders Radium 226 — und nicht emanierenden Präparaten unterschieden werden. Für beide sind von der Physikalisch-Technischen Bundesanstalt Prüfungsvorschläge herausgegeben worden. Sie beschreiben für die nicht emanierenden Präparate den *Immersionstest* und den *Wischtest* und für die emanierenden, d.h. besonders für Radium folgendes, den Radiologen vor allem interessierende Vorgehen: Reinigen der Präparate mit Alkohol oder Benzin, Einbringen der Präparate mit einem Stückchen Adsorptionskohle oder einem Wattebausch in ein verschlossenes Reagensglas für die Dauer von 12 Std und Ausmessen der Probe in einer mit einer Quelle bekannter Emanationsabgabe kalibrierten Apparatur (Zählrohr oder Szintillationszähler). Ein Radiumpräparat ist als undicht anzusehen, wenn ihm innerhalb einer Expositionszeit von 12 Std mehr als 0,01 μ Ci Emanation entweicht.

c) Messung innerer Kontaminationen

Die im Körper aufgenommene Radioaktivität läßt sich nach zwei verschiedenen Methoden bestimmen:

1. durch Messung am Körper von außen,
2. durch Messung der *Aktivität in den Exkrementen.*

α) Direktmessung

Bei der Direktmessung können in erster Linie nur *Gamma-Strahlen* gemessen werden, da nur sie genügend Reichweite besitzen, aus dem Körperinnern auszutreten. Betastrahlende Isotope können mit einer viel geringeren Nachweiswahrscheinlichkeit über die durch sie im Körper erzeugte *sekundäre Röntgenstrahlung* nachgewiesen werden.

Bei den Apparaturen zur Messung der inkorporierten Radioaktivität in vivo sind diejenigen, die *lokale Aktivität* und möglichst auch deren topographische Verteilung im Körper und seinen Organen zu erfassen gestatten, von den sog. *Ganzkörperzählern* zu unterscheiden.

Apparaturen zur *lokalen Ausmessung inkorporierter Aktivität* besitzen als Nachweisorgan meist einen Szintillationszähler mit angebauter „*Optik*", d.h. einer Abschirmung aus Schwermetall, die zur Folge haben soll, daß eine möglichst ausgesprochene Richtungsabhängigkeit erzielt und damit auch eine Lokalisation der im Körper befindlichen Radioaktivitäten möglich wird (JAHNS u. SCHEER, 1965). Noch höhere Empfindlichkeiten und eine bessere örtliche Auflösung werden neuerdings durch Anwendung einer Anger-Kamera (1958) erreicht (Mallard u. Myers, 1963).

Ganzkörperzähler dagegen besitzen ebenfalls feste Szintillationskristalle oder plastische Szintillatoren, gegebenenfalls aber auch Flüssigkeitszähler, die den Körper ganz umgeben. Die dabei üblichen Anordnungen sind in Abb. 52 schematisch dargestellt.

Zwei Gesichtspunkte sind beim Bau von Ganzkörperzählern von besonderer Wichtigkeit:

1. die *Abschirmung* der störenden Umgebungsstrahlung und

2. die elektronische Ausstattung mit einem *Vielkanalanalysator*, um auch Aussagen über das Spektrum der gemessenen Strahlungen und damit die Art der inkorporierten Stoffe machen zu können.

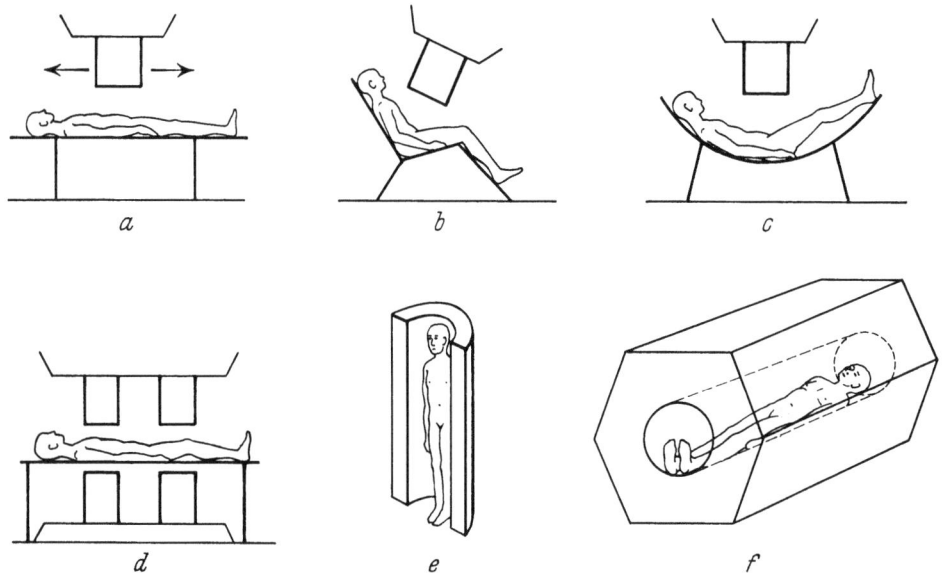

Abb. 52a—f. Meist gebräuchliche Meßanordnungen für Ganzkörperzähler. (Nach Kiefer und Maushart, 1964). a—c) Einkristallanordnungen; d) Vielkristallanordnung; e) und f) Flüssigkeitsszintillationszähler

Bezüglich Einzelheiten hierüber muß auch auf die Spezialliteratur bzw. die zusammenfassende Darstellung von Kiefer und Maushart (1964) verwiesen werden.

β) Messung durch Bestimmung der Aktivität in den Exkrementen

Aus der in *Urin, Stuhl, Speichel, Blut, Atemluft* usw. gemessenen Aktivität kann, sofern über den Verlauf der Ausscheidungsfunktion genügend bekannt ist, auf die im Körper vorhandene Aktivität gewisser Radioisotope geschlossen werden (vgl. z.B. Langham, 1957; Mergler, 1957; Bazzano, 1962). Bei Anwendung dieser Verfahren müssen verschiedene Zeiträume unterschieden werden, nämlich der Zeitraum unmittelbar oder kurz nach der einmaligen Inkorporation von dem Zeitraum längere Zeit nach der Inkorporation. Je nach Art des inkorporierten Isotops versagt die Methode einige Wochen bis längstens einige Jahre nach der Aufnahme des radioaktiven Stoffes. Das Verfahren erfordert eine komplizierte Aufbereitung der ausgeschiedenen Substanzen und eine komplizierte Meßtechnik. Auf der anderen Seite bietet sie aber bei bestimmten Nukliden (besonders Alpha-Strahlern) oft die einzige Möglichkeit, zuverlässige Werte zu erhalten (Näheres vgl. Kiefer und Maushart, 1964 und die hier reichlich zitierte Literatur). Eine weitere Schwierigkeit, die über das Aufgabengebiet eines Radiologen weit hinausgeht, ist schließlich die Berechnung der Ganzkörper- und Organdosen aus den festgestellten Inkorporationen.

d) Messung der Radioaktivität in Luft, Wasser und Nahrungsmitteln

Die Messung der Radioaktivität in der *Biosphäre* des Menschen ist — schon als prophylaktische Maßnahme — von großer Wichtigkeit, weil sie schließlich zum großen Teil verantwortlich für die in den Körper aufgenommene Radioaktivität ist und damit für das Ausmaß der Bestrahlung von innen (MORGAN, 1954). Sich mit ihr zu beschäftigen, gehört zu den wichtigsten Aufgaben des *Strahlenschutzarztes*, wenngleich es der auftretenden Schwierigkeiten wegen Aufgabe des Strahlenschutzphysikers bleiben muß, sie durchzuführen. Ziel folgender Zeilen kann es also wieder nur sein, einen kurzen Überblick zu geben.

α) Messung der Aktivität in der Atemluft

Die in der Luft als *Gas, Dampf, Staub* oder in Form von *Aerosolen* vorhandene Radioaktivität ist bei Einhaltung der höchstzugelassenen Konzentrationen so klein, daß sie ohne *Anreicherung* im allgemeinen nicht gemessen werden kann. Eine Direktmessung ist hier also nicht möglich. Für eine Anreicherung insbesondere der in der Luft vorhandenen festen Bestandteile (Staub) kommen *Filtermethoden* (HASENCLEVER, 1958 und 1959) oder die *elektrostatische Abscheidung* (WAGNER, 1959) in Frage, wobei mit ersterer zwar ein höherer Abscheidungsgrad (bis 99,9%), mit letzterer bei einem niedrigeren Abscheidungsgrad (etwa 30%) ein wesentlich größerer Luftdurchsatz erreichbar ist.

Die *Messung* der angereicherten Proben erfolgt wieder je nach Art der auftretenden Strahlen mit Zählrohren oder Szintillationszählern. Unter Verwendung dieser Strahlendetektoren wurden für die Luftüberwachung z.T. auch besondere Geräte entwickelt (vgl. z.B. KOWALSKI, 1962). Eine besondere Rolle spielt bei der Luftüberwachung die Trennung der kurzlebigen, natürlichen Radioaktivität (Radon und Thoron) von der langlebigen künstlichen, die vor allem auf den Fallout von Atombombenversuchen zurückzuführen ist. Zur Messung der einzelnen Komponenten der Luftkontamination muß auch hier die Alpha-, Beta- und Gamma-Spektrometrie eingesetzt werden (EHRET, KIEFER u. MAUSHART, 1963). Praktisch spielt die Überwachung der Aktivität der Atemluft bei uns vor allem in Laborräumen, Fabrikationsstätten, die staubende radioaktive Stoffe verarbeiten und in Kernreaktoren sowie in gewissen Bergwerken eine Rolle. Bezüglich weiterer Einzelheiten siehe KIEFER und MAUSHART (1964).

β) Messung der Radioaktivität im (Trink-)Wasser

Die Messungen der Radioaktivität des Wassers können *Erhebungsmessungen* mit Bestimmung der einzelnen Nuklide sein, ausgeführt mit dem Ziel, Angaben über die Strahlenbelastung größerer Bevölkerungskreise zu erhalten; *Kontrollmessungen*, um festzustellen, ob die gesetzlich zugelassenen MZK-Werte eingehalten sind bzw. *Sicherheitsmessungen*, bei denen das erwartete Radionuklid meist bekannt ist und die den Zweck haben, eine mittelbare oder unmittelbare Gefahr abzuwenden.

Auch Wassermessungen können als *Direktmessungen* oder als Messungen nach *Anreicherung* durchgeführt werden. Zur Direktmessung können bevorzugt *Eintauchzählrohre* (vgl. z.B. BERTHOLD, 1960), einfache oder mehrfache *Durchflußzählrohre* (GEBAUER u. MÜLLER, 1902) oder zur Messung an der Oberfläche auch *Großflächenzählrohre* in einfachen oder Koinzidenzschaltungen (KIEFER, 1964) verwendet werden. Anstelle von Zählrohren können sowohl beim Eintauchverfahren als auch bei der Messung an der Wasseroberfläche auch Szintillationszähler benützt werden, deren Empfindlichkeit etwa um den Faktor 20 größer ist (LJUNGGREN, 1958; MOSER u. RAUERT, 1960). Die Nachweisempfindlichkeit beträgt dabei je nach Radionuklid und Meßanordnung etwa 30—300 Impulse/min bei $10^{-6} \mu \mathrm{Ci/cm^3}$. Bei den *Anreicherungsmethoden*, die entweder im *Eindampfen* bzw. *Eintrocknen* (z.B. HABERER u. SPINDLER, 1961), in *chemischer Fällung* und *Adsorption* (DANNECKER, KIEFER u. MAUSHART, 1959) oder im *Ionenaustauschverfahren* (HINZPETER, 1957) bestehen können, ist eine wesentliche Steigerung der Empfindlichkeit bzw. Herabsetzung der Nachweisgrenze je nach Radionuklid bis etwa 10^{-8} für einzelne Stoffe (z. B. Kalium) sogar bis $10^{-12}\mu$ Ci/cm³ möglich (Kiefer und Maushart, 1964). Vorteil bei den Anreicherungsverfahren ist auch noch, daß es in der Regel möglich ist, die störende natürliche Aktivität zu eliminieren, was bei der Direktmessung natürlich nicht der Fall ist.

γ) Messung der Radioaktivität in Nahrungsmitteln

Die Messung der Radioaktivität in Nahrungsmitteln ist wichtig, weil die Aufnahme radioaktiver Stoffe in den Körper vorwiegend über die Nahrung erfolgt. Sie besitzt aber auch großes wissenschaftliches Interesse im Zusammenhang mit der Klärung von *Biocyclen* und *Anreicherungsprozessen*. Die Messung erfolgt grundsätzlich nach denselben Verfahren wie die Wasseruntersuchungen, d. h. daß zwischen der Direktmessung ohne Anreicherung und der Messung nach Anreicherung unterschieden werden muß.

Bei der *Direktmessung* ist auf die Probenentnahme und die entsprechende Zerkleinerung und Homogenisierung des Materials zu achten. Die Messung selbst kann mit Eintauch- oder Oberflächendetektoren, daneben aber auch in großen Bohrlochszintillationszählern (Perkins, 1961) oder in Ganzkörperzählern erfolgen, wobei bei letzteren eine Aufarbeitung gespart werden kann.

Bei der *Anreicherung* der Aktivität in Lebensmitteln kann Trocknung bis etwa $+105^{\circ}$C, Veraschung bei $+400$ bis 600°C oder die sog. Naßveraschung, d. h. die Lösung des Materials in Säuren (Fao, 1959), angewandt werden. Immer ist eine sorgfältige Trennung zwischen natürlicher und künstlicher Radioaktivität erforderlich, wobei insbesondere die Eliminierung des natürlichen Kaliums eine wichtige Rolle spielt. Es gibt aber auch Pflanzen, die Radium bevorzugt anreichern (Paranüsse!). Bezüglich weiterer Einzelheiten sei hier neben Kiefer und Maushart (1964), auch noch auf Scheuermann (1960), Bergner und Jägerhuber (1963) sowie Maushart (1963) verwiesen.

6. Messung des Schutzwertes von Abschirmstoffen

Der Vollständigkeit wegen sei hier schließlich noch das Problem der Messung des Schutzwertes von Abschirmmaterialien(-stoffen) behandelt.

a) Messung des Bleigleichwertes

Der Schutzwert von Strahlenschutzstoffen, z. B. Bleigummi oder Bleiglas, wird häufig als *Bleiäquivalent* angegeben (Jaeger, 1946). Solange es sich um Stoffe handelt, in denen das zur Strahlenabsorption hauptsächlich beitragende Element tatsächlich Blei ist (z. B. die vorgenannten Stoffe), ist hiergegen nichts einzuwenden. Bei anderen Stoffen, z. B. Ziegelstein oder Beton, ergeben sich beim Bezug des Schutzwertes auf Blei aber unübersichtliche Verhältnisse, da sich die Strahlenabsorption von Blei in der Nähe der Absorptionskanten (K-Kante von Blei 88, L-Kante 16 keV) sprunghaft ändert. Man sollte Bleigleichwertmessungen also nur bei Stoffen ausführen, deren wirksame Schutzsubstanz aus Blei besteht. Dann aber sind diese Messungen bei genau definierten Strahlungen z. B. „Normalstrahlungen" (Wachsmann, 1950) oder der monochromatischen bzw. eindeutig definierten Strahlungen gewisser Radionuklide (z. B. ^{137}Cs, 0,66 MeV oder ^{60}Co, etwa 1,33 MeV) in der Art auszuführen, daß man entsprechend dem DIN Normblatt 6845 § 4 einen Prüfling verwendet, dessen Fläche mindestens 10×10 cm groß ist (schmales Strahlenbündel). Die Geometrie der Meßanordnung soll Abb. 53 entsprechen. Der Strahlendetektor — in der Regel eine an ein empfindliches Dosimeter angeschlossene richtungsunabhängige Ionisationskammer, die mindestens zwischen 40 keV und der Maximalenergie innerhalb von $\pm 20\%$ energieunabhängig ist und deren Durchmesser und Tiefe 5 cm nicht übersteigt — muß dabei in einem Abstand (a) von der Rückseite des Prüflings angebracht sein, der größer ist als $10 \times \sqrt{A}$, wobei A dem Durchmesser des Strahlenbündels, mit dem gemessen wird, entspricht. Dies sind z. B. bei einem Felddurchmesser von 10 cm 31,5 bzw. bei 20 cm Felddurchmesser, 45 cm. Als Bleigleichwert gilt dabei die Dicke der

Schicht aus reinem metallischen Blei, gemessen in Millimeter (oder Zentimeter), die die Strahlung auf denselben Wert der Dosisleistung oder Dosis schwächt wie der Prüfling. Die Messungen sollten, um zuverlässige Werte zu erhalten, bei verschiedenen Schichtdicken durchgeführt werden, die durch Übereinanderlegen von Einzelschichten erreicht werden können.

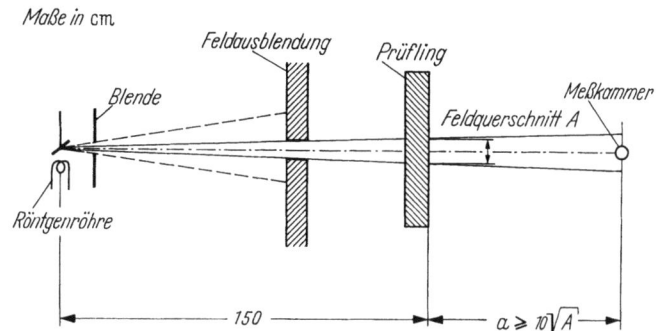

Abb. 53. Anordnungen zur Messung des Bleigleichwertes (schmales Strahlenbündel) nach DIN 6845

b) Messung des Schwächungsgrades

Bei allen Schutzstoffen vermag der *Schwächungsgrad* mehr auszusagen als der Bleigleichwert. Der Schwächungsgrad eines Schutzstoffes wird dabei nach DIN 6845 definiert als

$$\frac{\text{Dosisleistung im ungeschwächten Strahlenbündel}}{\text{Dosisleistung im geschwächten Strahlenbündel}}.$$

Der Schwächungsgrad gibt also an, um welchen Zahlenfaktor ein Strahlenschutzstoff oder eine Strahlenschutzwand aus einem bestimmten Material eine Strahlung bestimmter Qualität zu schwächen vermag.

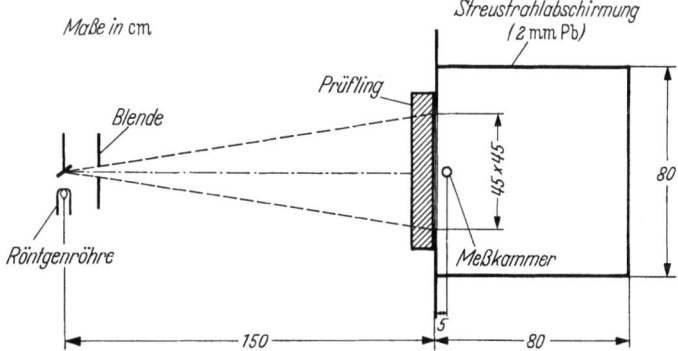

Abb. 54. Anordnung zur Messung des Schwächungsgrades von Schutzstoffen (breites Strahlenbündel) nach DIN 6845

Die Ermittlung des Schwächungsgrades ist dabei identisch mit der Messung der „*Durchlässigkeitskurven*" (im englischen Schrifttum: „Transmission curves", vgl. z.B. TROUT u. GAGER, 1950 oder TROUT, KELLEY u. LUCAS, 1956). Diese Kurven (vgl. auch Abb. 56) verlaufen dabei, im logarithmischen Maßstab dargestellt, nicht geradlinig, was darauf zurückzuführen ist, daß sich die Qualität der Strahlung beim Durchsetzen der Schutzschicht ändert, d.h. aufgehärtet oder aufgeweicht wird bzw. daß der sog. „Aufbaueffekt" auftritt (EBERT, 1961). Hieraus kann man ersehen, daß die Angabe eines *Schwächungskoeffizienten* (z.B. DAVISSON u. EVANS, 1951) oder der *1/10-Wertschicht*[1] für genauere Abschirmuntersuchungen nicht ausreicht, vgl. Abb. 54, da sich beide Werte entlang des Weges der Strahlung durch dickere Abschirmschichten mit der Strahlenqualität verändern.

---

[1] $^1/_{10}$-Wertschicht ist die Dicke der Schicht von Abschirmmaterialien, in denen die Strahlung auf $^1/_{10}$ des Ausgangswertes geschwächt wird.

Die Meßanordnung, nach der der Schwächungsgrad zu messen ist, wird ebenfalls durch DIN 6845 vorgeschrieben (vgl. Abb. 55) und entspricht im wesentlichen auch der von TROUT, KELLEY und LUCAS (1959) angegebenen Anordnung. Hier wird vorgeschrieben, daß die Größe des Prüflings mindestens 50×50 cm betragen soll, während das Strahlenbündel eine Größe von 45×45 cm haben soll (breites Strahlenbündel). Der Abstand der

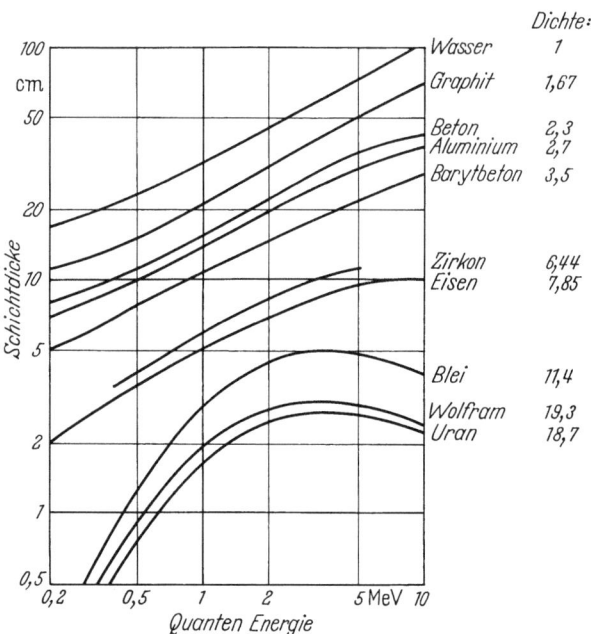

Abb. 55. $^{1}/_{10}$-Wertschichten verschiedener Abschirmmaterialien. (Nach OBERHOFER und SPRINGER, 1960)

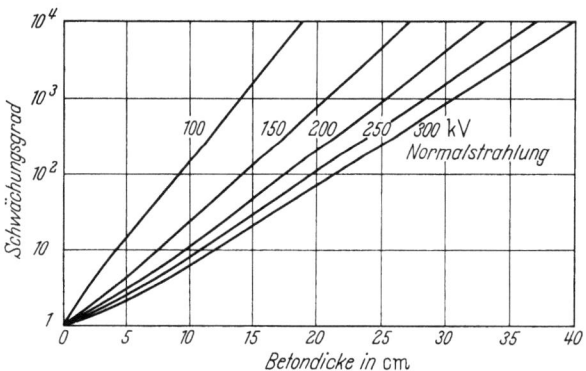

Abb. 56. Schwächungsgrad von Normalbeton bei verschiedenen Strahlungen. (Nach Messungen von GÖTTEL, unveröffentlicht)

Mitte des Strahlendetektors vom Prüfling soll hier — um die entstehende Streustrahlung mitzumessen — nur 4 cm betragen. Bezüglich der anderen Eigenschaften des Strahlendetektors gilt das unter a) dieses Abschnittes Gesagte.

Abb. 56 zeigt als Beispiel für die Messung des Schwächungsgrades einige Kurven für Normalbeton. Aus dem Diagramm kann die zur Erreichung eines bestimmten Schutzwertes (z.B. Schwächung der Primärstrahlung um den Faktor 100 oder 1000 usw.) erforderliche Materialstärke leicht abgelesen werden. Die Verwendung derartiger Kurven ist bei der Berechnung der Dicke der erforderlichen Strahlenschutzwände viel genauer und einfacher als der Umweg über Bleigleichwerte (WACHSMANN, 1966).

c) Homogenitätsprüfungen

Das Normblatt DIN 6845 schreibt bei der Prüfung von Strahlenschutzstoffen schließlich noch die Durchführung von Homogenitätsprüfungen vor (§ 5). Diese sollen je nach Größe des Prüflings an 5—10 repräsentativen, eventuell an Hand einer Röntgenaufnahme ermittelten Stellen an einem Prüfling von mindestens 100 cm² Fläche durchgeführt werden. Als festgestellte *Inhomogenität* gelten die ermittelte Plus- und Minus-Abweichung vom mittleren Bleigleichwert bzw. vom mittleren Schwächungsgrad.

Literatur

AIRTH, G. R.: Developments in diagnostic dosimetry. Clin. Radiol. 15, 90—97 (1964).

ALBERS-SCHÖNBERG, H. E.: Lehrbuch der Röntgentechnik. 1. Aufl. Leipzig: Georg Thieme 1903.

ALLENDEN, D., and I. W. COLLIP: A personal γ-radiation monitor with audible warning device. J. sci. Instrum. 33, 120—122 (1956).

ALLISY, A.: La mesure des doses de rayons x ou γ à l'aide d'émulsions photographiques. J. Radiol. Électrol. 37, 249—252 (1955).

AMMERS, H. VAN, u. J. HESSELINK: Ein empfindlicher Monitor für Röntgen- und Gammastrahlung. Philips Techn. Rdsch. 26, 155—158 (1965).

ANDERSSON, I. Ö., J. BRAUN, and B. SÄDERLUND: Hand monitor for simultaneous measurement of α- and β-contamination. In: Instruments and Measurements, Vol. 2. New York: Academic Press 1961.

ANGER, H. O.: Scintillation camera. Rev. sci. Instr. 29, 27—33 (1958).

ANGERSTEIN, W.: Messung der Gonadendosis bei Simultanschichtaufnahmen der Lunge. Fortschr. Röntgenstr. 93, 720—722 (1960).

ARDRAN, G. M.: II. Comments on the diagnostik aspects of the Adrian committee reports. Brit. J. Radiol. 36, 235—237 (1963).

—, and H. E. CROOKS: Gonad radiation dose from diagnostic procedures. Brit. J. Radiol. 30, 295—297 (1957).

— — The measurement of patient dose. Brit. J. Radiol. 38, 766—770 (1965).

ARNAL, M.-L., u. H. PYCHLAU: Die Strahlenbelastung des Patienten bei röntgendiagnostischen Untersuchungen. Fortschr. Röntgenstr. 95, 323—335 (1961).

AURAND, K., u. W. STREMME: Ein neues Miniatur-Glockenzählrohr. Strahlentherapie 94, 287—291 (1954).

BAEUMER, J., u. H. HASE: Über die Strahlenbelastung des Pflegepersonals bei der Pflege radiumbestrahlter Patienten. Krankenhaus 48, 340—341 (1956).

BAZZANO, E., C. GARAVAGLIA et E. GHISLANDI: L'esame delle urine nel controllo della esposizione ad irradiazone esterna ed interna. Med. d. Lavoro 53, 291—304 (1962).

BECK, H. R.: Die Strahlenschutzverordnungen (Kommentar), Bd. 1. Berlin u. Frankfurt a.M.: Franz Vahlen GmbH 1961.

BECKER, K.: Probleme und Ergebnisse der Filmdosimetrie ionisierender Strahlen. Photographische Korrespondenz 96, 83—88 (1960).

BECKER, K., Filmdosimetrie. Grundlagen und Methoden der photographischen Verfahren zur Strahlendosismessung. Berlin-Göttingen-Heidelberg: Springer 1962.

— Vereinfachung der Dosismeßfilmauswertung durch Fixierentwickler. Atomkernenergie 7, 234—235 (1962).

— Die Messung der Personendosis. Röntgen-Bl. 15, 161—179 (1962).

— Phosphatglasdosimeter für die Routine-Personendosisüberwachung in kerntechnischen Anlagen. Nukleonik 5, 154—159 (1963).

— Dosimetry (photographic, chemical and solid state dosimetry) AED information C-21-03. Gmelin-Institut, Frankfurt (1965).

BEELER, E.: Beitrag zur Frage: Besteht die Möglichkeit, die Toleranzdosis für Röntgenpersonal auf 1 rad pro Jahr herabzusetzen? Radiol. clin. (Basel) 29, 138—143 (1960).

BEGEMANN, H.: Läßt sich aus dem Blutbild frühzeitig eine Strahlenschädigung diagnostizieren? (Antwort auf eine Anfrage). Dtsch. med. Wschr. 81, 911 (1956).

BERGER, H., u. W. FUSSANGEL: Das Meßprinzip des Patienten-Dosis-Monitors. Bericht über den Deutschen Röntgenkongreß 1963. Fortschr. Röntgenstr., Beih. 171—176 (1964).

BERGNER, K. G., u. P. JÄGERHUBER: Beiträge zur Durchführung der Umweltradioaktivitätsüberwachung. Dtsch. Lebensmitt.-Rdsch. 59, 42 u. 78 (1963).

BERTHOLD, R.: Zum Problem der Kontaminationsmessung in Luft und Wasser. Schriftenreihe des Bundesministers für Atomkernenergie „Radionuklide", Bd. 2. Anwendung der Radioisotope in der Technik. München: Gersbach u. Sohn 1960.

Berufsgenossenschaft für Gesundheitsdienst und Wohlfahrtspflege: Richtlinien für die Verhütung von Berufskrankheiten und Unfällen bei der Anwendung und Lagerung radioaktiver Stoffe in medizinischen Betrieben, Ausgabe 1956 — R VIII/1956.

BEWLEY, D. K.: Leuchtplaketten zur Benutzung während der Durchleuchtung. Acta radiol. (Stockh.) 44, 434—436 (1955).

BIRKNER, R., u. F. KOSSEL: Strahlenschutz und Strahlenbelastung bei der Arbeit mit einem 2000 Curie Co-60 Bestrahlungsgerät in der Medizin. Atompraxis 6, 91—97 (1960).

BISCHOF, W.: Die italienischen Atomenergiegesetze von 1960 und 1962 (I u. II). Atomwirtschaft 481—483, 530—544 (1963).

Bistolfi, F.: Le concept d'énergie absorbée et les définitions modernes dosimétriques. J. Radiol. Électrol. **45**, 133—148 (1964).

Blatz, H.: A comprehensive radiation control programm in New York City. Radiology **74**, 474—479 (1960).

Braestrup, C. B.: Past and present radiation exposure to radiologists from the point of view of life expectancy. Amer. J.Roentgenol. **78**, 988—992 (1957).

Bramblett, R. L., R. I. Ewing, and T. W. Bonner: A new type of neutron spectrometer. Nucl. Instr. and Meth. **9**, 1—12 (1960).

Breitling, G., u. W. Seeger: Zur Filmdosimetrie schneller Elektronen. Strahlentherapie **122**, 483—492 (1963).

Brichzy, W., u. G. Drexler: Ergebnisse der Strahlenschutzüberwachung nach der Filmschwärzungsmethode in den Jahren 1959—1963. „Umweltradioaktivität und Strahlenbelastung" des Bundesministers für wissenschaftliche Forschung III/1964.

—, u. F. Wachsmann: Ergebnisse der Strahlenschutzüberwachung nach der Filmschwärzungsmethode in den Jahren 1957 und 1958. Atompraxis **5**, 305—310 (1959).

Brodsky, A.: Accuracy and sensitivity of film measurements of gamma radiation. II. Limits of sensitivity and precision. Hlth. Phys. **9**, 463—471 (1963).

Brodsky, A., and R. L. Kathren: Accuracy and sensitivity of film measurements of gamma radiation. I. Comparison of multiple-film and single-quarterly-film measurements of gamma dose at several environmental conditions. Hlth. Phys. **9**, 453—461 (1963).

Bundesminister der Justiz, Bonn. (Der Bundesminister für wissenschaftliche Forschung): 1. Strahlenschutzverordnung (1. StrlSchV) und Neufassung vom 15. Oktober 1965. Bundesgesetzbl. Teil I, 1653—1684 (22. 10. 1965).

Cen, M., u. W. Frik: Raumdosis und Keimdrüsendosis bei verschiedenen Strahlenqualitäten in der Röntgendiagnostik. Fortschr. Röntgenstr. **88**, 465—474 (1958).

Cheka, J. S.: Fast neutron film dosimeter. Phys. Rev. **90**, 353 (1953).

Combée, B., and K. Reinsma: Methods of measuring the effectiveness of protection against ionizing radiation. Zit. aus Fr. Fossati, Quantities units and measuring methods of ionizing radiation, p. 320—337. Milano: Ulrico Hoepli 1959.

Csákány, Gy., P. Vittay, Gy. Volni u. G. Barsi: Medizinische Strahlenbelastung der Bevölkerung von Budapest im Jahre 1958. Strahlentherapie **112**, 476—480 (1960).

Dannecker, A., H. Kiefer u. R. Maushart: Messung kleiner α- und β-Aktivitäten im Wasser. Nukleonik **1**, 319—324 (1959).

Davisson, C. M., and R. D. Evans: Measurements of gamma-ray absorption coefficients. Phys. Rev. **81**, 404—411 (1951).

Degner, W., H. Hegewald, H. Danders u. K. Krüger: Erfahrungen mit der filmdosimetrischen Strahlenschutzüberwachung in der DDR. Radiobiol. Radiother. (Berl.) **3**, 173—182 (1962).

Dennis, I. A.: Neutron dosimetry using activation techniques. Symposium on Personal Dosimetry; techniques for external Radiation, European Nuclear Energy Agency, Madrid 1963).

Desneiges, P.: Les appareils de détection et de mesure de la contamination radioactive. Nuclear Electronics **3**, 389 (1962).

Dessauer, G., and E. Lennox: Photographic neutron dosimetry to date. AESD — 2278 (M-1525 A) (1944). Zit. nach K. Becker, Filmdosimetrie. Berlin-Göttingen-Heidelberg: Springer 1962.

Diebner, K., u. H. Völcker: Ein einfaches Strahlungsmeß- und Warngerät. Kerntechnik **3**, 175—177 (1961).

Dienstbier, Z., M. Arient u. J. Pospisil: Hämatologische Veränderungen bei der Strahlenkrankheit. Atompraxis **6**, 416—421 (1960).

Diethelm, L., u. W. Hilscher: Strahlengefährdung und Blutbild. Röntgen-Bl. **2**, 160—161 (1949).

DIN 6809: Röntgen- und Gammastrahlung in Medizin und Biologie. Regeln für die Dosimetrie. Berlin: Beuth-Vertrieb GmbH. 1963.

DIN 6816: Filmdosimetrie nach dem filteranalytischen Verfahren zur Strahlenschutzüberwachung. Berlin: Beuth-Vertrieb GmbH. 1964.

DIN 6819: Strahlenexposition der Patienten in der Röntgendiagnostik — Messung des Flächendosisproduktes. Berlin: Beuth-Vertrieb GmbH. 1966 (Entwurf).

DIN 6845: Prüfung von Strahlenschutzstoffen für Röntgen- und Gammastrahlung. Berlin u. Köln: Beuth-Vertrieb GmbH. 1965 (Entwurf).

Distel, L., G. Drexler u. F. Wachsmann: Praktische Gesichtspunkte für die Anwendung von Strahlungsmeßgeräten und Taschendosimetern. Atompraxis **9**, 39—44 (1963).

Dorneich, M., u. H. Schäfer: Über die Strahlenschutzmessung in r nach der photographischen Methode. Phys. Z. **43**, 390—409 (1942).

Dreblow: Ein neues kombiniertes Meßgerät für Strahlenschutz. Beiheft **35**, 57 zu Fortschr. Röntgenstr. (1952).

Dresel, H.: Die Ermittlung der Strahlenbelastung des Personals in Röntgenbetrieben auf photographischem Wege. Fortschr. Röntgenstr., Beih. **76**, 72—73 (1952).

— Filmdosimetrie bei Strahlenschutzmessungen. Fortschr. Röntgenstr. **84**, 214—222 (1956).

Drexler, G., u. H. Chr. Siegmann: Ein einfaches, direkt ablesbares Taschendosimeter. DIRECT INFORMATION 13 (1964).

Eberhardt, H., u. R. Jaeger: Das Kryptometer, ein neues Strahlenschutzmeßgerät. Fortschr. Röntgenstr. **76**, 382—389 (1952).

Ebert, H. G.: Über Messungen von Dosis-build-up-Faktoren für Strahlenschutzzwecke. Z. angew. Physik **13**, 95—99 (1961).

Eggs, Fr., u. W. Dietz: Zur Frage der Registrierung der Durchleuchtungszeit im röntgendiagnostischen Routinebetrieb. Fortschr. Röntgenstr. **99**, 94—97 (1963).

Ehret, R., H. Kiefer u. R. Maushart: Zum Problem der unverzögerten Laborluftüberwachung bei schwankendem Radon- und Thorongehalt. Kerntechnik **5**, 97—107 (1963).

EHRLICH, M.: A photographic personnel dosimeter for X-radiation in the range from 30 keV beyond 1 MeV. Radiology 68, 549—554 (1957).
— Eigenschaften von in Phenidon-Thiosulfat-Fixierentwicklern entwickelten Dosimeterfilmen. Photogr. Sci. Engng. 2, 1—9 (1965).
EPP, E. R., and J. M. HESLIN: Measurement of bone marrow and gonadal dose from X-ray examination of the pelvis, hip and spine as a function of field-size, tube kilovoltage and added filtration. Brit. J. Radiol. 36, 247—265 (1963).
— D. H. WEISS, and J. S. LAUGHLIN: Measurement of bone marrow and gonadal dose from the chest x-ray examination as a function of field size, field alignment, tube kilovoltage and added filtration. Brit. J. Radiol. 34, 85—100 (1961).
ERNST, H. W., R. JAEGER u. O. ZEILLER: Ein optisches Strahlenschutz-Meßgerät (Dosiskop). Fortschr. Röntgenstr. 70, 123—127 (1944).
Europäische Atomgemeinschaft (EURATOM) Der Rat: Richtlinien zur Festlegung der Grundnormen für den Gesundheitsschutz der Bevölkerung und der Arbeitskräfte gegen die Gefahren ionisierender Strahlungen. Amtsbl. der Europäischen Gemeinschaften 2, 221—239 (1959).
FAO Genf (15.—20. Sept. 1958): Methods of radiochemical analyses. Wld Hlth Org. techn. Rep. Ser. No 173, 116 (1959).
FASSBENDER, H.: Nachweis- und Warngeräte für Kernstrahlung. ETZ „B" 9, 43—47 (1957).
FENDEL, H.: Patienten-Dosimetrie bei Röntgenuntersuchungen im Kindesalter. Mschr. Kinderheilk. 112, 233—235 (1964).
FISCHERHOF, H.: Deutsches Atomgesetz und Strahlenschutzrecht (Kommentar). Baden-Baden u. Bonn: August Lutzeyer 1962.
FLEEMAN, J., and F. S. FRANTZ: Film dosimetry of electrons in the energy range 0,5 to 1,4 MeV. Amer. J. Roentgenol. 71, 1049—1055 (1954).
FONDA, G. R., and F. SEITZ: Solid luminescent materials. New York: John Wiley & Sons 1948.
FRANK, M.: Thermoluminescenzdosimetrie mit LiF und Energieabhängigkeit von Thermoluminescenzdosimetern der Phosphore CaF_2: Mn und LiF. Kernenergie 6, 76—80 (1963).
—, u. L. HERFORTH: Zur Thermoluminescenzdosimetrie mit CaF_2:Mn. Kernenergie 5, 173—176 (1962).
FRANKE, H.: Über die Bestimmung der Toleranzdosis auf photographischem Wege. Fortschr. Röntgenstr. Beih. 38, 22—24 (1928).
FREUND, H.: Die internationale Organisation des Schutzes gegen radioaktive Strahlung. Atompraxis 4, 37—38 (1958).
FRICKE, H.: Chemistry and physics of radiation dosimetry part I. Army Chimical Center, MD. Symposium No IV, 24 (Sept. 1950).
FRIK, W.: Gesamtbelastung als Maß für die Strahlengefährdung in der Röntgendiagnostik. RöntgenBl. 13, 166—172 (1960).
— Röntgenfernsehen und Strahlenbelastung. Radiologe 4, 146—153 (1964).

FRICK, W., C. E. BUCHHEIM u. O. HÜRZELER: Zur Überwachung des Strahlenschutzes in Durchleuchtungsräumen, Dosisleistungskurven und Ortsdosisermittlung mit der Filmmethode. Fortschr. Röntgenstr. 88, 98—108 (1958).
FRISCHBIER, H.-J., u. H. KUTTIG: Orts- und Personendosen in der Telegammatherapie. Strahlentherapie 113, 1—7 (1960).
FROST, D.: Über die Senkung der Personendosis durch ein individuelles Strahlenwarngerät. Atompraxis 5, 310—313 (1959).
FÜRSTENAU, IMMELMANN u. SCHÜTZE: Leitfaden des Röntgenverfahrens, 4. Aufl. Stuttgart: Ferdinand Enke 1921.
GEBAUER, H.: Das selbstlöschende Geiger-Müller-Zählrohr. Atomwirtschaft 4, 21—25, 67—70 (1959).
—, u. S. MÜLLER: Kontinuierliche Direktmessung radioaktiver Substanzen in Wasser. Atomwirtschaft 7, 487—491 (1962).
GINTHER, R. I., and R. D. KIRK: The thermoluminescence of CaF_2: Mn. J. electrochem. Soc. 104, 365—369 (1957).
GLOCKER, R.: Strahlenschutzmessungen an Röntgenapparaten von Krankenhäusern. Südwestdtsch. Ärztebl. 9, 199 (1954).
— Erfahrungen bei Strahlenschutzmessungen in medizinischen Röntgenanlagen. Fortschr. Röntgenstr. 73, 1—12 (1950).
— G. FROHNMEYER, R. BERTHOLD u. A. TROST: Ein in bezug auf die Röntgeneinheit wellenlängenunabhängiges Zählrohr. Naturwissenschaften 39, 233 (1952).
GOLDMAN, S., W. LORENZ u. R. WOLF: Messung zur Integraldosis bei Röntgenuntersuchungen des Thorax und Abdomens Erwachsener im Hinblick auf das Leukämieproblem. Fortschr. Röntgenstr. 93, 269—281 (1960).
GORSON, R. O., R. M. HALVORSEN, J. LIEBERMAN, and E. V. AITKEN: A limited survey of radiation exposure from dental x-rays units. Radiology 72, 1—13 (1959).
GRAF, H.: Die deutsche Normung in der radiologischen Technik, ihre Entstehung und Entwicklung. Strahlentherapie 131, 568—576 (1966).
GRAUL, E. H.: Experimentelle und theoretische Studien über die relative biologische Wirksamkeit von Neutronen. II.: Das Konzept der RBW. Atompraxis 10, 28—32 (1964).
—, u. K. DAMMINGER: Das Verhalten der geformten Blutelemente bei chronischer Bestrahlung. Atompraxis 6, 357—362 (1960).
GREENING, J. R.: Radiation monitoring in the hospitals of Great Britain. Brit. J. Radiol. 26, 261—263 (1953).
HABERER, K., u. P. SPINDLER: Einfache Regelvorrichtung zum automatischen Eindampfen größerer Flüssigkeitsproben zur Radioaktivitätsmessung. Atompraxis 7, 206—208 (1961).
HAGEN, U., u. H. LANGENDORFF: Zur Frage der Verwendung des biologischen Dosiswertes „rem" im Strahlenschutz. Atomkernenergie 5, 173—181 (1960).

Hätty, A., u. H. Pychlau: Eine Strahlenschutz-warnanlage. Atompraxis 12, 414—415 (1966).

Hanle, W., u. H. Peter: Thermoluminescenz und Dosimetrie. Bericht d. Oberhess. Ges. f. Natur-u. Heilkunde, Naturwiss. Abt. 29, 105—110 (1958).

—, and A. Scharman: Measurement of external radiation doses by solid state dosimetry. Proc. of ENEA-Symposium Madrid 1963.

Hasenclever, D.: Über die Messung des radioaktiven Schwebstoffgehaltes der Atemluft. Staub 18, 44—49 (1958).

— Über die Prüfung von Filtern zur Abscheidung radioaktiver Aerosole. Staub 19, 37—43 (1959).

Hepp, G.: Ein batteriengespeistes Strahlungswarngerät. Philips Techn. Rdsch. 15, 18—27 (1953).

Hess, B.: Strahlenschutzkontrolle mit dem Leuchtschirm. Röntgen-Bl. 7, 411—415 (1954).

—, Röntgenelement. Z. angew. Physik 11, 449—453 (1959).

Hine, G. J., M. Hodara, and M. Friedman: Accuracy of fluorod dose measurements. Radiology 78, 44—48 (1962).

Hinzpeter, A.: Ionenaustauschverfahren zur Messung kleiner β-Aktivitäten im Regen. Naturwissenschaften 44, 611—612 (1957).

Hoerlin, H., u. F. Kaszuba: Wavelengt independent photographic dosimeter employing terphenyl intensifysing screens. Bull. Amer. physic. Soc. 27, 23 (1952).

Holthusen, H.: Bedeutung und Schwierigkeiten einer gesetzlichen Regelung des Strahlenschutzes. Atomkernenergie 4, 257—261 (1959).

— H.-K. Leetz u. W. Leppin: Die genetische Belastung der Bevölkerung einer Großstadt (Hamburg) durch medizinische Strahlenanwendung. Schriftenreihe des Bundesministers für Atomkernenergie und Wasserwirtschaft Strahlenschutz, Bd. 21. München: Gersbach & Sohn 1961.

Holzknecht, Köhler u. Walter: Zit. nach Holthusen, aus Atomkernenergie 4, 257—261 (1959). Abgedruckt in: H. Gocht, Handbuch der Röntgenlehre, 6. u. 7. Aufl., S. 552. Stuttgart 1921.

Hosemann, R., u. H. F. H. Warrikhoff: Ein direkt anzeigendes Stabdosimeter mit Strahlungselement. Kerntechnik, Isotopentechnik und Chemie 5, 114—117 (1963).

Hudson, D. C., and J. W. Kumpula: Ionization chambers for radiation data during dental X-ray exposure. U.S. Armed Forc. Med. J. 6, 1131—1135 (1955).

Humbel, F., u. A. Stebler: Einsatzmöglichkeiten von Halogen-Zählrohren zur Dosisleistungsmessung. Instruments and Measurements 2, 564—567 (1961).

Hunter, F. T., O. E. Merrill, J. G. Trump, and L. L. Robbins: The protection of personnel engaged in roentgenology and radiology. New Engl. J. Med. 241, 79—89 (1949).

ICRP (International Commission on Radiological Protection): Recommendations of the International Commission on Radiological Protection. X-ray and radium protection. Recommendations of the 2nd Internat. Congr. of Radiology 1928.

ICRP. International Recommendations for X-ray and Radium Protection. Revised by the International X-ray and Radium Protection Commission and adopted by the 5th International Congress of Radiology, Chicago, September 1937. Brit. Institute of Radiology 1938.

— Report of Commitee IV (1953—1959). Protection against electromagnetic radiation above 3 MeV and electrons, neutrons and protons (adapted 1962/63). Oxford-London-Edinburgh-New York-Paris-Frankfurt: Pergamon Press 1964.

— Publication 9. Recommendations of the International Commission on Radiological Protection Report of Committee III on Protection against X-rays up to Energies of 3 MeV and Beta- and Gamma-rays from Sealed Sources (1960). Oxford-London-Edinburgh-New York-Toronto-Paris-Braunschweig: Pergamon Press 1966.

Jaeger, R.: Verhütung von Strahlenschäden in Röntgen- und Radiumbetrieben. Röntgenphotographie 3, 49—56 (1946).

— Über eine vorläufige Festsetzung der maximal zulässigen Strahlenbelastung vom Nationalen Komitee für Strahlenschutz und Strahlenmessung der Vereinigten Staaten. Atomkernenergie 2, 223—225 (1957).

— Die Ausarbeitung internationaler Strahlenschutz-Empfehlungen durch die International Commission on Radiological Protection (ICRP). Atomkernenergie 4, 261—267 (1959).

Jahns, E., and K. E. Scheer: Über eine Apparatur zur gleichzeitigen Lokalisation und Messung von Radioaktivität im menschlichen Körper. Strahlentherapie, Sonderbd. 61, 402—407 (1965).

Jasiak, J., T. Musialowicz, and J. Wysopolski: Personnel film monitoring in Poland in the years 1963—1965. Central Lab. Radiological Protection, Warsaw, Poland (1966).

Jetter, E. S., u. H. Blatz: Messung der Beta-Strahlen-Dosis mit Filmen (Film measurement of beta radiation dose). Nucleonics 10, 43—45 (1952).

Jones, A. R.: The measurement of radioactive contamination on hands and feet. Nucl. Instr. and Meth. 21, 75—80 (1963).

— Miniatur-Warndosimeter. Hlth Phys. 11, 363—367 (1965).

Jones, B. E., and T. O. Marshall: Praktische Methode der Personenüberwachung gegenüber β-Strahlung mit Hilfe photographischer Emulsionen. J. photogr. Sci. 13, 12—19 (1965).

Jung, T.: Die Strahlenbelastung des Patienten durch zahnärztliche Röntgenuntersuchungen. Dtsch. zahnärztl. Z. 15, 1530—1536 (1960).

Kathren, R. L., and A. Brodsky: Accuracy and sensitivity of film measurements of gamma radiation. III. Effects of humidity and temperature during gamma irradiation. Hlth Phys. 9, 769—777 (1963).

Kiefer, H.: Das Großflächenproportionalzählrohr. Habilitationsschr. Dez. 1964, TH Karlsruhe (KFK Nr. 411, März 1966).

—, u. R. Maushart: Strahlenschutzmeßtechnik. Karlsruhe: G. Braun 1964.

— — Radiophotoluminescenz-Dosimetrie. Röntgen-Bl. 18, 49—53 (1965).

KIEFER, H., R. MAUSHART u. G. STÄBLEIN: Empfindliche Meßanlage zur Kontrolle radioaktiv verunreinigter Wäsche. Kerntechnik **3**, 316—317 (1961).

KIEFER, J.: Method and apparatus for determing radiation dose. U.S. Pat. 2496218 (angem. 1947).

KIENBÖCK, R.: Über Dosimeter und das quantimetrische Verfahren. Fortschr. Röntgenstr. **9**, 276—306 (1905).

KIMBERGER, F.: Anordnung zur Auswertung von zur Strahlenschutzmessung verwendeten Filmen. DBP 1 103620 (angem. 1956).

KITABATAKE, T., and S. OKAJIMA: Estimation of radiotherapeutic dose given for radiotherapy of benign diseases in the part Japan. Nippon Acta Radiol **23**, 1151 (1964).

KLIEFOTH, W.: Internationale Konferenz der Strahlenschutzexperten in Genf. Atomkernenergie **3**, 80—81 (1958).

KOCH, H.: Untersuchung der Eignung von Werkstoffen für den Ausbau und die Ausstattung von Isotopenlaboratorien. Kernenergie **3**, 109—116 (1960).

KOCZKÁS, J.: Über den Strahlenschutz der ungarischen medizinischen Röntgenbetriebe. Radiol. clin. (Basel) **30**, 185—189 (1961).

KOENIG, L. A.: Die Beschreibung der Flächenkontamination beim Umgang mit offenen radioaktiven Stoffen. Atompraxis **12**, 555—558 (1966).

KOREN, K., S. MAUDAL, J. FLATBY, and L. BERTEIG: Nation-wide film monitoring in Norway. Brit. J. Radiol. **34**, 327—328 (1961).

KOSSEL, F.: Physikalische Methoden zur Ermittlung der Strahleneinwirkung auf den Menschen. Bundesgesundheitsbl. **26**, 401—406 (1966).

KOSSEL, W., U. MAYER u. C. WOLF: Simultan-Dosimetrie von Strahlungsfeldern im lebenden Objekt. Naturwissenschaften **41**, 209 1954).

KOWALSKI, E.: Messung der Radioaktivität der Luft. Atomwirtschaft **7**, 481—486 (1962).

KRAUS, W.: Zur Situation der personellen Strahlenschutzüberwachung in der Deutschen Demokratischen Republik. Radiol. diagn. (Berl.) **5**, 647—655 (1964).

KRETSCHKO, J., H. LIESEM, W. POHLIT, S. RASE u. A. SEWKOR: Strahlenschutzmessungen an verschiedenen europäischen Betatronstationen. Fortschr. Röntgenstr. **95**, 565—572 (1961).

KÜBLER, A., u. P. NENNING: Ein neues Geiger-Müller-Strahlungsmeßgerät. Siemens-Z. **26**, 351—357 (1952).

KÜGLER, I., u. A. SCHARMANN: Dosimetrie ionisierender Strahlung mit Kunststoffen. Atomkernenergie **4**, 23—29 (1959).

KUNZE, P., u. G. SCHULZ: Niederspannungs-Zählrohre. Ann. Physik **11**, 225—238 (1953).

LAFONTAINE, A.: The regulations concerning protection against ionizing radiation. Acta clin. belg. **17**, 313—333 (1962).

LALE, P. G.: A modified method for personnel monitoring. I. Hemispherical filters. Brit. J. Radiol. **33**, 748—756 (1960).

LANGENDORFF, H., G. SPIEGLER u. F. WACHSMANN: Strahlenschutzüberwachung mit Filmen. Fortschr. Röntgenstr. **77**, 143—153 (1952).

LANGENDORFF, H., u. F. WACHSMANN: Ergebnisse der Strahlenschutzüberwachung mit Filmen. Fortschr. Röntgenstr. Beih. **79**, 30—31 (1953).

—, u. F. WACHSMANN: Ergebnisse der Strahlenschutzüberwachung mit Filmen. Fortschr. Röntgenstr. **80**, 382—386 (1954).

— — Untersuchung der Dosisbelastung an verschiedenen Körperstellen mit ionisierenden Strahlungen arbeitender Personen. Bundesarbeitsbl. **10** (1956), Beih. Arbeitsschutz 111—112 (1956).

LANGHAM, W. H.: The application of excretion analysis to the determination of body burden of radioactive isotopes. Brit. J. Radiol., Suppl. **7**, 97—113 (1957).

LARSSON, L.-E.: Radiation doses to patients and personnel in modern roentgen diagnostic work. Acta radiol. (Stockh.) **46**, 680—689 (1956).

LECHMANN, H.: Die Organisation der Strahlenschutzverwaltung in der Bundesrepublik Deutschland. Zuständigkeiten und ihre Rechtsgrundlagen. Atomwirtschaft **6**, 502—508 (1961).

LJUNGGREN, K.: Nachweis von Wasserströmen mit radioaktiven Isotopen nach der Szintillationszählmethode. Dechema-Monogr. **30**, 185—204 (1958).

LORENTZON, L., and F. WAHLBERG: A simple instrument for radiation protection measurements. Acta radiol. (Stockh.) **33**, 305—310 (1950).

LORENZ, W.: Strahlenschutz in Klinik und ärztlicher Praxis. Stuttgart: Georg Thieme 1961.

MAKIOLA, K.: Die Filteranalyse zur Ermittlung der Personendosis mit Filmplaketten. Strahlentherapie **131**, 536—551 (1966).

MALLARD, J. R., and M. J. MYERS: The performance of a gamma camera for the visualization of radioactive isotopes in vivo. Phys. in Med. Biol. **8**, 165—182 (1963).

MALSKY, S. J., and C. G. AMATO: Thermoluminescent dosimetry. J. nucl. Med. **4**, 181—218 (1963).

MAUDERLI, W.: Dosimetrie von Röntgen- und Gammastrahlen mittels photographischer Filme. 2. Teil: Anwendung auf die Filmdosimetrie. Fortschr. Röntgenstr. **86**, 784—794 (1957).

MAUSHART, R.: Radioaktivität in Lebensmitteln. Mitteilungsbl. der GDCh-Fachgruppe: Lebensmittelchemie und gerichtliche Chemie **17**, 21—31 (1963).

—, u. E. PIESCH: Dosimetrische Eigenschaften neuerer Phosphatgläser für die Routinedosimetrie. Atompraxis **12**, 568—573 (1966).

— — Die Verwendung von Radiophotolumineszenzglasdosimetern zur Personenüberwachung. Externer Bericht 20/66-2 der Ges. für Kernforschung, Karlsruhe (1966).

MC. LAUGHLIN, W. L., u. M. EHRLICH: Filmplaketten-Dosimetrie: Wie groß ist das Verblassen? (Film badge dosimetry: how much fading occurs?) Nucleonics **12**, 34—36 (1954).

MERCER, T. T., and R. GOLDEN: The application of high-intensity pre-exposures to film-phosphor dosimetry. Hlth Phys. **8**, 357—369 (1962).

MERGLER, H.: Inkorporation künstlich radioaktiver Isotope. In: RAJEWSKY, B., Wissenschaftliche Grundlagen des Strahlenschutzes. Karlsruhe: G. Braun 1957.

Minder, W.: Dosimetrie mit Hilfe strahlenchemischer Reaktionen. Radiologe 4, 267—272 (1964).

— Die neuen gesetzlichen Vorschriften über den Strahlenschutz in der Medizin. Ther. Umsch. 21, 51—56 (1964).

Möbius, W.: Die Strahlenbelastung bei geburtshilflicher Röntgendiagnostik. Fortschr. Röntgenstr. 75, 734—739 (1951).

Moldenhower, H. F.: Kontamination und Dekontamination von Oberflächen. Kernenergie 5, 585—600 (1962).

Mole, R. H.: Possible consequence of radiographic tissue dose. Brit. J. Radiol. 36, 241—246 (1963).

Morgan, K. Z.: Die höchstzulässige Konzentration von Radioisotopen in der Nahrung, im Wasser und in der Luft und die höchstzulässigen Gleichgewichtsmengen im Körper. Acta radiol. (Stockh.) 41, 30—46 (1954).

Morgan, R. H.: The measurement of radiant energy levels in diagnostic roentgenology. Radiology 76, 867—876 (1961).

Moser, H., u. W. Rauert: Die Anwendung radioaktiver Isotope in der Hydrologie. Atomkernenergie 5, 462—471 (1960).

Muller, H. J.: Radiation and genetics. Amer. Naturalist 64, 220—251 (1930).

— 1. The nature of the genetic effects produced by radiation. 2. The manner of production of mutation by radiation. In: A. Hollaender, Radiation Biol., p. 351—473 and p. 475—626, vol. 1, part 1. New York: McGraw-Hill Book 1954.

Mutscheller, A.: Physical standards of protection against roentgen-ray dangers. Amer. J. Roentgenol. 13, 65—70 (1925).

Nachtigall, D., u. F. Rohloff: Neue Kugeltechniken zur Messung von Flußdichten und Dosisleistungen thermischer, intermediärer und schneller Neutronen. Vortrag auf dem Congr. Internat. sur la Dosimetrie des Irradiations dues a des Sources Externes 23.—27. Nov. 1964 in Paris.

Neboschew, A., u. O. Schott: Zur Überwachung der Patientenbelastung während der Röntgen-Durchleuchtung. Röntgen-Bl. 12, 244—254 (1959).

Newel, R. R.: The filmbadge. Radiology 77, 995—996 (1962).

Oberhofer, M., u. T. Springer: Abschirmung von Gammastrahlen. Kerntechnik 2, 124—126 (1960).

Oeser, H., G. Mehl u. P. Schaefer: Gonadendosis bei Thoraxaufnahmen. Fortschr. Röntgenstr. 88, 703—711 (1958).

Osborn, S. B.: Strahlungsdosen, die das Personal in der Röntgendiagnostik erhält (Radiation doses received by diagnostic X-ray workers). Brit. J. Radiol. 28, 650—654 (1955).

—, and R. G. Burrows: An ionization chamber for diagnostic x-radiation. Phys. in Med. Biol. 3, 37—43 (1958).

—, The implications of the reports of the committee on radiological hazards to patients (Adriancommittee). I. Variations in the radiation dose received by the patient in diagnostic radiology. Brit. J. Radiol. 36, 230—234 (1963).

Pape, R., u. J. Zakovsky: Die Strahlenbelastung des Untersuchten bei Routinedurchleuchtungen. Fortschr. Röntgenstr. 92, 543—561 (1960).

Perkins, R. W.: A large well crystal for the direct measurement of trace amounts of radioisotopes in environmental samples. Hlth. Phys. 7, 81—86 (1961).

Peter, H.: Thermoluminescenz und Dosimetrie von Samarium-aktiviertem Kalziumsulfat. Atomkernenergie 5, 453—455 (1960).

Pfaffelhuber, J.: Das neue Strahlenschutzrecht in der Bundesrepublik. Atomwirtschaft 5, 384—390 (1960).

— Die Rechtsquellen des Strahlenschutzes. Radiologe 6, 338—342 (1966).

Procter, N. M., and E. Leask: A pocket radiation monitor. Brit. J. Radiol. 37, 872—874 (1964).

Przibram, K.: Verfärbung nach Luminescenz durch Becquerelstrahlen. Z. phys. 20, 196—208 (1924).

Pychlau (Physikalisch-Technische Werkstätten KG., Freiburg i. Br.): Messen der Patientendosis in der Röntgendiagnostik. Die Medizinisch-Technische Assistentin in der Radiologie 2, 174—175 (1962).

Pychlau, H., u. P. Pychlau: Ein Diagnostik-Dosimeter, Grundform und Abwandlung. Fortschr. Röntgenstr., 102, Beih. 46 177—180 (1964).

Pychlau, H., u. F. Wachsmann: Patientendosimetrie. In: Strahlenschutz in Forschung und Praxis, 7. Jahrbuch. Freiburg i. Br.: Rombach 1967.

Pychlau, P., and E. Bunde: The absorption of x-rays in a body equivalent phantom. Brit. J. Radiol. 38, 875—877 (1965).

Rajewsky, B., u. R. Jaeger: Über Methodik der Strahlenschutzmessungen unter Verwendung neuer Instrumente. Fortschr. Röntgenstr. 76, 61—62 (1952).

— — Die Methodik der Strahlenschutzmessungen bei Röntgen- und Gamma-Strahlung unter Verwendung neuer Instrumente. Strahlentherapie 90, 373—389 (1953).

Reboul, J., G. Delorme, J. Tavernier et M. Geindre: Doses gonades résultant de l'utilisation des radiations ionisations en France. II. Radioscopie. Ann. Radiol. 3, 89—99 (1960).

Reinsma, K.: Dosimeters voor het bepalen van integrale doses in de medische Röntgendiagnostiek. Dissertation Eindhoven 1960.

Renner, K.: Vergleichende Dosismessung von Streustrahlung in Abhängigkeit von der Einfallsrichtung. Röntgen-Bl. 16, 337—344 (1963).

Rossi, H. H., and G. Failla: Tissus-equivalent ionization chambers. Nucleonics 14, 32—37 (1956).

Roswit, R., S. J. Malsky, C. G. Amato, L. Maddalone, and C. Spreckels: An „ideal" in vivo dosimetry system for clinical and experimental radiation therapy. Radiology 76, 295 (1961).

Rottke, R., u. W. Sauermost: Ein Beitrag zum Strahlenschutz in der zahnärztlichen Praxis. Dtsch. Zahnärztebl. 15, 273—282 (1961).

Rudat, W. G., u. M. W. Strötges: Die Verwendungsmöglichkeit eines Methan-Großflächendurchflußzählers zur Feststellung von Personenkontaminationen. Atompraxis 10, 469—471 (1964).

Rudloff, A., u. E. Lutz: Ergebnisse der Erprobung des „Strahlendosimeters personell" (IDOS-Filmdosimeter). Ziviler Luftschutz 24, 105—115 (1960).

Rummel, A.: Untersuchungen über die Gonadenbelastung der Frau in der Röntgendiagnostik. Strahlentherapie 112, 124—132 (1960).

SCHAAL, A.: Messungen der Integraldosis bei Diagnostikspannungen. Fortschr. Röntgenstr. **99**, 406—410 (1963).

SCHEUERMANN, W.: Biologische Bedeutung der Meßergebnisse. Schriftenreihe des Bundesministers für Atomkernenergie und Wasserwirtschaft, „Strahlenschutz" Bd. 15. München: Gersbach & Sohn 1960.

SCHINZ, H. R., u. W. EBERHARD: Ergebnisse der Strahlenschutz-Filmdosimetrie am Kantonsspital Zürich im Jahre 1957. Schweiz. med. Wschr. **1958**, 280—283.

SCHIRREN, C. G., u. R. DITTMAR: Die genetische Strahlenbelastung des Patienten bei der Röntgentherapie von Hautkrankheiten. Strahlentherapie **108**, 127—144 (1959).

SCHMIDT, TH.: Messung kleiner Dosen in der Strahlenschutzüberwachung. Radiologe 4, 355—359 (1964).

SCHOEN, D.: Systematische Untersuchungen über die tatsächliche Strahlenbelastung des Kranken bei der therapeutischen Anwendung schneller Elektronen, konventioneller und ultraharter Röntgenstrahlen. 1. Teil: Problemstellung und historischer Überblick. Strahlentherapie **120**, 108—118 (1963).

— 2. Teil: Versuchsanordnung und Ergebnisse der Untersuchungen über die Größe der Integraldosis innerhalb des Strahlenkegels. Strahlentherapie **120**, 235—261 (1963).

— 3. Teil: Ergebnisse der Untersuchungen über die Größe der Integraldosis außerhalb des Strahlenkegels. Strahlentherapie **120**, 335—356 (1963).

— 4. Teil: Diskussion der Ergebnisse und Schrifttum. Strahlentherapie **120**, 533—549 (1963).

— Beziehungen zwischen Flächenionisationswert und Skrotaldosis bei Durchleuchtungen der Thorax- und Abdominalorgane. Fortschr. Röntgenstr. **105**, 213—222 (1966).

— Über die Messung der Patientenbelastung und ihre Bedeutung. Vortrag anläßl. d. Kolloquiums praktisch tätiger Radiologen in München, am 13. 12. 1966.

SCHÖN, M., N. HÄRING, K. LUCHNER u. A. H. SURJADI: Dosimetrie von ionisierender und von Neutronenstrahlung mit Hilfe der Thermolumineszenz. Zusammenfassungen IX. Intern. Congr. Radiologie München 1959. Stuttgart: Georg Thieme 1959.

SCHRÖCK-VIETOR, W.: Forderungen an Überwachungsgeräte zur Messung niedriger Aktivitäten. Atomwirtschaft 7, 474—481 (1962).

SCHUBERT, G.: Das Röntgen-Gamma-Dosimeter VA-J-15 A. Med. Techn. Assistentin in der Radiologie 5, 135—139 (1965).

SCHULMAN, J. H., R. J. GINTHER, F. ATTIX, and E. WEST: A new thermoluminescent dosimeter. Symp. on Selected Topics in Radiation Dosimetry IAEA-Symp., Wien, p. 531—540 (1960).

— R. H. GINTHER, and C. C. KLICK: NRL Report No 65 (1952).

— — R. D. KIRK, and S. GOULART: Thermoluminescent dosimeter. Nucleonics 18, 92—102 (1960).

— W. SHURCLIFF, R. J. GINTHER u. F. H. ATTIX: Die Methode der Dosimetrie mittels Radiophotoluminescenz bei der U.S.-Marine. Nucleonics 11, 52—56 (1953).

SCHULTE-BRINKMANN, W.: Strahlenexposition von Patient und radiologisch Beschäftigten bei Bronchographien in Narkose. Fortschr. Röntgenstr. **105**, 710—716 (1966).

SEELENTAG, W.: Zur Messung und Abschätzung von Streustrahlendosen in der Röntgendiagnostik, insbesondere bei Untersuchung am liegenden Patienten. Fortschr. Röntgenstr. **87**, 363—377 (1957).

— Zur Frage der genetischen Belastung der Bevölkerung durch die Anwendung ionisierender Strahlen in der Medizin, I. Teil. Strahlentherapie **104**, 182—196 (1957).

— Die Bedeutung des Strahlenschutzes in der Röntgendiagnostik. Röntgen- u. Lab.-Prax. 11, 129—144 (1958).

SEELENTAG, W., D. v. ARNIM, E. KLOTZ u. J. NUMBERGER: Zur Frage der genetischen Belastung der Bevölkerung durch die Anwendung ionisierender Strahlen in der Medizin. II. Teil: Messungen über die bei röntgendiagnostischen Untersuchungen an die Gonaden gelangenden Dosen. Strahlentherapie **105**, 169—195 (1957).

—, u. K. FALTENBACHER: Zur Frage der genetischen Belastung der Bevölkerung durch die Anwendung ionisierender Strahlen in der Medizin. III. Teil: Die Strahlenbelastung durch Röntgendiagnostik in großen gemeindlichen Krankenhäusern sowie in Urologischen Kliniken. Strahlentherapie **107**, 337—353 (1958).

— J. NUMBERGER, D. KNORR u. G. KOLBERG: Zur Frage der genetischen Belastung der Bevölkerung durch die Anwendung ionisierender Strahlen in der Medizin. IV. Teil: Die Strahlenbelastung durch die Röntgendiagnostik in Kinderkliniken. Strahlentherapie **107**, 537—555 (1958).

— E. SEELENTAG-LUPP u. E. KLOTZ: Zur Frage der genetischen Belastung der Bevölkerung durch die Anwendung ionisierender Strahlen in der Medizin. V. Teil: Werte und Schwankungsbreiten von Untersuchungsfrequenzen und gemessenen Dosen in zehn großen und kleinen Krankenhäusern und in der freien röntgenologischen Praxis. Strahlentherapie **111**, 435—467 (1960).

— Strahlenschutz in Gesetzen, Vorschriften und Empfehlungen. Radiologe 4, 349—355 (1964).

SEWKOR, A., M. DORNEICH u. E. BUNDE: Über ein einfaches neues Instrument zur wellenlängenunabhängigen Messung sehr kleiner Röntgenstrahlendosen. Standarddosimeter für Strahlenschutzmessungen. Strahlentherapie **95**, 148—154 (1954).

SHURCLIFF, W. A.: The true body dosimeter principle. Nucleonics 11, 76—80 (1953).

SIEVERT, R. M., in: Proceedings Series selected Topics in Radiation Dosimetry. Small instruments for the automatic registration of dose-rates to be worn by persons exposed to X-rays and gammarays. IAEA, Wien 105—115 (1961).

SNYDER, W. S.: Calculated depth dose curves in tissue for broad beams of fast neutrons. Brit. J. Radiol. **28**, 342—350 (1955).

SONNABEND, E.: Verfahren zur Minderung der Röntgendosis bei Zahnaufnahmen. Dtsch. zahnärztl. Z. **16**, 319—323 (1961).

Sonnabend, E.: Zur Dosimetrie am Patienten bei Röntgenaufnahmen der Zähne und Kiefer. Stoma (Heidelb.) 14, 231—239 (1962).

Spalding, C. K., and R. F. Cowing: A summary of radiation exposures received by workers in medical X-ray departments from 1950—1960. Excerpta med. (Amst.), Sect. XIV, 17, 499—502 (1963).

— E. Deamicis u. R. F. Cowing: Überblick über die Strahlengefährdung des mit Röntgenstrahlen oder Isotopen arbeitenden Personenkreises. Nucleonics 11, 46—47 (1953).

Spiers, F. W.: Measurement of the gonadal dose in the medical use of X-rays; A preliminary report on a survey being made in the united kingdom. Phys. in Med. Biol. 2, 152—156 (1957).

— III. Interm report on the determination of dose to bone marrow from radiological procedures. Brit. J. Radiol. 36, 238—240 (1963).

Stekelenburg, L. H. M. van: New film badge enables cheaper x-ray monitoring. Nucleonics 16, 83—86 (1958).

Stephenson, S. K.: Filter für Filmdosimeter zu Strahlenschutzzwecken. (Filters for health film holders.) Brit. J. Radiol. 26, 380—381 (1953).

Stieve, F. E.: Untersuchungen über Maßnahmen der Reduzierung der Strahlenbelastung der männlichen Keimdrüsen bei röntgendiagnostischen Maßnahmen in deren Umgebung. Fortschr. Röntgenstr. 90, 373—386 (1959).

Streffer, Chr., u. O. Messerschmidt: Untersuchungen über Kombinationsschäden. 5. Mitteilung: Die Ausscheidung von Taurin und Harnstoff im Urin weißer Mäuse bei einer Kombination von Strahlenbelastung und Hautwunde. Strahlentherapie 130, 285—295 (1966).

Stutheit, J. S.: Automatic reader for dosimeter films. Hlth. Phys. 10, 501—503 (1964).

Taplin, G. V.: In: Hine and Brownell, Radiation dosimetry. New York: Academic Press 1956.

Taylor, D.: Strahlenmeßgeräte. J. sci. Instrum. 29, 315—322 (1952).

Taylor, L. S.: State control of protection against ionizing radiation. Amer. J. Roentgenol. 71, 691—702 (1954).

Thurau, R., u. L. Distel: Messungen der Gonadendosis bei röntgendiagnostischen Untersuchungen von Kindern. Fortschr. Röntgenstr. 94, 522—527 (1961).

Tochilin, E., R. H. Davis, and J. Clifford: A calibrated roentgen-ray film badge dosimeter. Amer. J. Roentgenol. 64, 475—488 (1950).

Trout, E. D., and R. M. Gager: Protective materials for filed definition in radiation therapy. Amer. J. Radiol. 63, 396—408 (1950).

— J. P. Kelley, A. C. Lucas, and E. J. Furno: Broad beam attenuation in concrete for 50 to 300-Kvp X-rays and in lead for 300-Kvp X-rays. Nondestructive Testing 14, 24—27 (1956).

Valeyre, J., et R. Dutruel: Examen radiologique systématique du thorax et doses-gonades comparées. J. franç. Méd. Chir. thor. 17, 457—463 (1963).

Vaughan, J.: Non uniformity of radiation dose in space with special reference to radiological protection. Int. J. Radiat. Biol. 9, 513—543 (1965).

Verwaltungs-Berufsgenossenschaft:Unfallverhütungsvorschriften. Hamburg 1964.

Vogler, H.: Röntgen-Assistentin und Strahlenschutz. Röntgen-Photographie und Med. Photographie 1, 37—41 (1948).

Wachsmann, F.: Vorschläge zur Standardisierung der Bestrahlungsbedingungen in der Röntgentherapie. Strahlentherapie 83, 41—50 (1950).

— The customary method in Germany for personnel monitoring by film badges. IAEA Dosimetry Symposium Wien 1960.

— Probleme der Patientendosimetrie. Röntgen-Bl. 15, 113—121 (1962).

— Die Überwachung der Personendosis. Radiologe 4, 359—362 (1964).

— Bemessung des Strahlenschutzes in Röntgen-Anlagen. Vortrag gehalten anläßlich der Herbsttagung 1966 der Bayerischen Röntgengesellschaft in München.

—, u. J. David: Dosismessung im Mikroröntgenbereich durch Auszählen der geschwärzten Körner in photographischen Emulsionen. Photograph. Korrespondenz 103, 91—94 (1967).

—, u. G. Drexler: Ergebnisse der Auswertung der von der PTB in den Jahren 1961 bis 1964 für die Erlanger Auswertungsstelle bestrahlten Kontrollfilme. Atompraxis 11, 93—95 (1965).

—, u. S. Kallert: Strahlentherapeutische Dosimetrie. In: Handbuch der med. Radiologie, Bd. 16, Absch. C. Heidelberg: Springer 1968.

—, u. F. Kimberger: Möglichkeiten und Grenzen der verschiedenen Methoden zur Messung der Individualdosis. Zivilschutz 28, 243—251 (1964).

— — Die Katastrophen- und Kriegsdosimetrie „K-Dosimetrie"). Radiologe 4, 372—374 (1964).

—, u. H. Stadelmann: Unterdrückung der Energieabhängigkeit von Dosisfilmen durch Kombinationsfilter. Phot. Korresp. 97, 83—86 (1961).

Wagner, R.: Anwendung von Elektrofiltern zum Studium radioaktiver Ärosole. Atomenergie 4, 481—490 (1959).

Warrikhoff, H. F. H.: Röntgenelemente für die Dosimetrie. Z. angew. Physik 18, 44—53 (1964).

— Röntgenelemente für die Dosimetrie, 2. Mitt. Z. angew. Physik 18, 89—95 (1964).

— Röntgenelemente für die Dosimetrie, 3. Mitt. Z. angew. Physik 18, 95—105 (1964).

Weber, K.-H.: Vergleich der Energieabhängigkeit der Dosisempfindlichkeit von Ionisationsdetektoren im Auslöse- und im Proportionalbereich für Röntgen- und β-Strahlung. Atompraxis 10, 308—314 (1964).

Wheatley, B. M.: A integrating ion chamber dosemeter. Hlth. Phys. 4, 301—302 (1962).

Wilhelmsen, M., D. Parker, R. W. Coulter, and P. R. Boren: Automatic film-badge reader. Nucleonics 18, 84—88 (1960).

Wilsey, R. B., D. H. Strangways, and G. M. Corney: Experiments in the photographic monitoring of stray X-rays, part I. General considerations. The choice of film-calibrating radiations in roentgen therapy at 220 kvp and 1,000 kvp. Radiology 66, 408—417 (1956).

WILSEY, R. B., H. R. SPLETTSTOSSER, and D. H. STRANGWAYS: Experiments in the photographic monitoring of stray X-rays, part II. The characteristics of the stray radiations, and the choice of film-calibrating radiations in diagnostic radiology. Radiology **66**, 418—428 (1956).

YOKOTA, R., S. NAKAJIMA, and H. OSAWA: Fluoroglass dosimeter. Toshiba Review, Spring 1962, 1—8 (1962).

— —, and E. SAKAI: High sensitivity silver-activated phosphate glass for the simultaneous measurement of thermal neutrons, γ- and/or β-rays. Hlth Phys. **5**, 219—224 (1961).

ZIELER, E.: Messung der Strahlenbelastung von Patienten in der Röntgendiagnostik. Fortschr. Röntgenstr. **92**, 211—216 (1960).

ZIELER, E.: Untersuchungen zur Bestimmung der Integraldosis in der Röntgendiagnostik. Fortschr. Röntgendiagnostik. Fortschr. Röntgenstr. **94**, 248—260 (1961).

— Erfahrungen mit der simultanen Dosismessung in der Röntgendiagnostik. Röntgen-Bl. **14**, 106—112 (1961).

ZUPPINGER, A.: Der Strahlenschutz des Patienten. Schweiz. med. Wschr. **91**, 1221—1226, 1250—1254, 1319 (1961).

— W. MINDER, R. SARASIN u. M. SCHAER: Die Strahlenbelastung der schweizerischen Bevölkerung durch röntgendiagnostische Maßnahmen. Radiol. clin. (Basel) **30**, 1—27 (1961).

Namenverzeichnis — Author Index

Die *kursiv* gesetzten Seitenzahlen beziehen sich auf die Literatur

Page numbers in *italics* refer to the bibliography

Sachverzeichnis

(Deutsch-Englisch)

Bei gleicher Schreibweise in beiden Sprachen sind die Stichwörter nur einmal aufgeführt

Subject Index

(English-German)

Where English and German spelling of a word is identical, the German version is omitted

MIX
Papier aus verantwortungsvollen Quellen
Paper from responsible sources
FSC® C105338

If you have any concerns about our products,
you can contact us on
ProductSafety@springernature.com

In case Publisher is established outside the EU,
the EU authorized representative is:
Springer Nature Customer Service Center GmbH
Europaplatz 3, 69115 Heidelberg, Germany

Printed by Libri Plureos GmbH
in Hamburg, Germany